U0397822

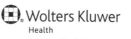

Wolters Kluwer

Health

Philadelphia • Baltimore • New York • London
Buenos Aires • Hong Kong • Sydney • Tokyo

下肢肌筋膜疼痛和机能障碍

——触发点手册（第二册）

Myofascial Pain and Dysfunction
The Trigger Point Manual Vol.2
The Lower Extremities

【美】珍妮特·特拉维尔 大卫·西蒙 著

王祥瑞 郑拥军 赵延华 主译

杭燕南 审阅

世界图书出版公司

上海·西安·北京·广州

Janet G. Travell, David G. Simons: Myofascial Pain and Dysfunction : The Trigger Point Manual;Vol.2.,The Lower Extremities , ISBN: 9780683083675

© 1993 by Lippincott Williams and Wilkins, a Wolters Kluwer business. All rights reserved.

This is a Simplified Chinese translation published by arrangement with Lippincott Williams & Wilkins / Wolters Kluwer Health, Inc., USA

Not for resale outside People's Republic of China (including not for resale in the Special Administrative Region of Hong Kong and Macau, and Taiwan.)

本书限在中华人民共和国境内（不包括香港及澳门特别行政区和台湾）销售。

本书贴有 Wolters Kluwer Health 激光防伪标签，无标签者不得销售。

图书在版编目（ＣＩＰ）数据

下肢肌筋膜疼痛和机能障碍. 第2册, 触发点手册 /（美）特拉维尔，（美）西蒙著；王祥瑞，郑拥军，赵延华译. —上海：上海世界图书出版公司, 2014.6（2023.3重印）
ISBN 978-7-5100-7645-9

I. ① 下… Ⅱ. ① 特… ② 西… ③ 王… ④ 郑… ⑤ 赵… Ⅲ. ① 下肢-筋膜疾病-疼痛-研究 Ⅳ. ① R686.3

中国版本图书馆CIP数据核字（2014）第044838号

责任编辑：胡　青

下肢肌筋膜疼痛和机能障碍——触发点手册（第二册）

［美］珍妮特·特拉维尔　大卫·西蒙　著
王祥瑞　郑拥军　赵延华　主译
杭燕南　审阅

上海世界图书出版公司出版发行
上海市广中路88号9–10楼
邮政编码　200083
杭州锦鸿数码印刷有限公司印刷
如发现印刷质量问题，请与印刷厂联系
（质检科电话：0571–88855633）
各地新华书店经销

开本：787×1092　1/16　印张：35.75　字数：650 000
2014年6月第1版　2023年3月第9次印刷
印数：14201–16200
ISBN 978-7-5100-7645-9 / R·312
图字：09-2013-946 号
定价：180.00元
http://www.wpcsh.com.cn
http://www.wpcsh.com

ISBN 978-7-5100-7645-9
9 787510 076459

翻 译 人 员

主 译

王祥瑞　郑拥军　赵延华

审 阅

杭燕南

译 者（排名不分先后）

王舒燕　俞劼晶　范逸辰　詹琼慧　瞿亦枫　郑蓓洁　周　洁

朱紫瑜　龚　寅　陆秉玮　王　苑　滕凌雅　周姝婧　张　婷

赵贤元　陈毓雯　曹　强　黄　丹　朱慧琛　孙晓琼　郑华容

毛　煜　丁　佳　马霄雯　怀晓蓉　黄　萍　肖　洁　赵嫣红

於章杰　张晓怡　朱玫娟　吕焕然　夏苏云　许雅萍

序　言

　　特拉维尔博士和西蒙博士编写了具有划时代意义和高度成功的《下肢肌筋膜疼痛和机能障碍——触发点手册》，他们很顺利地就达到了这一高度。很多人一定会认为，作者们在完成第一册的卓越编写工作后非常疲劳不会再去续写该书了。如我（我是没有耐心而不是悲观主义者）一样的书迷现在非常高兴地看到了该书的第二册。对该书的作者持有悲观的态度完全是错误的。

　　我相信第二册甚至会优于第一册，因为作者有了进一步的体验、感想和思考，增加了巨大的新能量。因此，第二册比最初设想的内容多得多，如实际考虑了躯体下半部分的解剖意义。第一册讲的确实是躯体上半部分，但也展示了肌筋膜触发点综合征（MPS）的重要原理和经过亲自实践过的最新技术。第二册的不同在于，不仅涉及基本原理，而且提出了很多基于极其丰富经验的新原理并提到了骨骼肌肉疾病方面独特的肌筋膜触发点综合征（MPS）。没有一本书（即使是第一册）有如此广阔的视角，目前可能也没有其他作者会做得如此好。

　　肌筋膜触发点及其在疼痛方面的重要性不再像第一册展示的那样具有争议性，特拉维尔博士和西蒙博士所教授的治疗方法也是如此。这些内容已经被牢固树立，并且日益被那些一度持有怀疑态度的临床研究者所证实。在本书中作者写得更深入，为临床医生开辟了新领域，一方面使其意识到肌筋膜疼痛综合征与关节功能障碍的关系，另一方面使其认识到纤维肌痛（纤维组织炎）的重要性。对这些问题进行研究、评估和整合是明智的做法，对此我表示赞同。

　　当我第一次知道*氟甲烷*喷雾剂对大气层存在有害效应时，我为我的两位作者朋友和许多可能会因此否定喷雾及牵拉治疗方法的患者感到失望和沮丧。令人感到欣慰和激动的是，他们已经充分认识到这种物质对环境的危害和作用。他们没有为此寻找借口并坚持使用碳氟化合物，而是找到了可供选择的技术并正在积极寻求恰当的替代物。我的直觉告诉我，他们一定会成功的。

　　在本书中有大量具有临床价值的宝贵信息。有些很明显（如等长收缩后放松和对于活动过多患者提出的提醒）；有些则随意散在本书内容中，没有经验的读者可能不会注意到。

当然，在看过具有说服力的图示说明后，漫不经心的读者会留下深刻印象。我可以预言，他们很快会变成严肃而专注的读者。插图的效果不仅是由聪明的画图者表达作者的意思，而是二者在文章内容中的紧密结合。我很少看到像本书中作者和画图者之间这样完美的组合。

当然，第二册章节中的主要内容是关于"腰部以下"的不同肌肉。它们单独就可以成为一本对临床医生帮助很大的书。但是作者又一次超越了*手册*一词所包含的"应该怎样做"的内涵。他们增加了处理不同肌肉疼痛的最新方法，以一种我从来没有见过的方式将形态学、功能和常规方法融合在一起。

简而言之，能够有机会写这个序言，我感到荣幸和高兴。本书是该领域的所有作者需要努力达到的高水准之作。这是一本属于一个时代的书，以后很多年都会是经典书籍。

约翰·V.倍斯马吉安

医学博士，美国麻醉师学会会员

澳大利亚皇家康复学院院士

FRCPC,FSBM,FABMR

麦克马斯特大学名誉教授

汉密尔顿，安大略，加拿大

前　　言

　　《下肢肌筋膜疼痛和机能障碍——触发点手册（第二册）》包括躯体下半部分的肌肉，而第一册包括躯体上半部分的肌肉。本书遵循第一册的格式，也是仔细专注于细节，而且同样反映出作者之间的通力协作和相互依赖。这些作者贡献出各自的临床经验，孜孜不倦地追求对问题的认识。

　　第一册得到了广泛的认可，促使我们着手编写本书。第一册现在已经售出超过50 000本，部分原因是临床实践者应用书中的方法缓解了患者的症状，部分原因是临床实践者通过插图作者芭芭拉·D.卡明斯提供的图片认识了该书。第一册已经以英语、俄语和意大利语出版，计划将以德语、法语和日语出版。随着肌筋膜疼痛综合征的识别和治疗内容被纳入到医学院校和物理治疗学校的课程，受肌筋膜疼痛折磨的患者将会获益良多。

　　读者会注意到第一册和第二册之间的几处不同。本书经常参考相关的内科诊断和治疗手册。治疗部分描述了不需使用冷却剂进行喷雾的治疗技术，在环保的喷雾冷却剂问世之前，这些技术可用于替代喷雾治疗。第二章对这些治疗技术进行了总结。

　　以小号字体编排的段落提示该内容可能不是处理患者症状的基本内容，但是该内容列举了详细资料和参考文献，这些是总结陈述的基础。在解剖学部分后面的补充参考资料主要是为教师和高年级学生提供的。

　　本书有独特的特色，包括其他地方所没有的特别内容。腰方肌的章节包括关于功能性脊柱侧弯原因和如何进行临床鉴别的大量综述。本书特别提出了下肢长度不等（通常称为一条腿短），并且通过影像学技术仔细检查以进行准确测定。关于盆底肌的第六章前所未有地描述了如何检查盆腔内肌肉的触发点。用一种实用性的三音调方法触诊触发点时，可以简便地区别3块臀肌和梨状肌。关于梨状肌的第十章提出了坐骨神经、臀肌和会阴支的疼痛肌肉起源的新理解。内收肌章节（第十五章）研究了非常复杂的内收大肌，这有助于解释为何它的重要性容易被忽略。关于腓骨肌的第二十章详细讲解了莫顿足结构的识别和矫正。第二十一章详尽讲解了夜间小腿痉挛及其与腓肠肌触发点的关系。

关于比目鱼肌和跖肌的第二十二章总结了胫骨夹与触发点关系的近期文献。附录中回顾了锻炼后肌肉酸痛的内容。调查显示，这种现象现在已经得到很好的理解。总的来说，这两种情况都不可能与触发点密切相关。

最后一章（第二十八章）是关于慢性肌筋膜疼痛综合征的处理，关注了多发性肌筋膜综合征患者的护理，这些患者对于通常用于单块肌肉肌筋膜综合征非常有效的治疗方法没有反应。该章节对慢性肌筋膜疼痛综合征和纤维肌痛进行了鉴别。

医疗人员第一次接触这方面内容时通常会问，"怎样才能精通于此？"答案包括三个层次：ⓐ认识到牵涉痛的普遍性和特殊性；ⓑ熟悉肌肉解剖；ⓒ学习触摸紧张带、定位触发点、引出局部颤搐反应。为了达到第一个层次，必须倾听和相信患者。为了达到第二个层次，将触发点手册放在检查房间内，向患者展示最有可能引起疼痛的肌肉的图示（检查者对其解剖进行回顾）。第三个层次需要通过勤奋的锻炼学习运动技能，就像学习其他任何技能一样。

在本书8年的构思过程中，很多人以多种方式提供了帮助。临床实践者向患者肯定第一册书价值的积极性和他们对第二册书迫切的需求，让我们能够忍受编写工作的沉重负担。

在本书编写过程的大部分时间（即使不是全部时间）内，编写团队基本包括5个人：2位共同作者；绘图作者芭芭拉·D.卡明斯通过坚定不移的奉献精神和非常娴熟的绘画技能完成了所有的原图；第二作者的妻子洛伊斯·斯坦森·西蒙是理疗师，她对书稿发自内心的评论使其步入正轨，她一丝不苟地对每个章节进行编辑确保内容正确合理；第二作者忠实可靠的秘书芭芭拉·察斯特罗，她把每个章节7个（或更多个）版本的草稿打成文字并进行处理，自始至终没有丧失她的幽默感。

迈克尔·D.雷诺兹博士是一位风湿病学专家，他对每个章节都一丝不苟地进行了审查，值得特别认可。他把握了语法的准确性、表达的正确性并且明确了模糊不准确的表述。本书书经过他的审查任何赘述都消失不见了。

我们应该向罗伯特·格温博士致以深深的谢意，他检查了神经病学和肌筋膜触发点现象的交叉内容大部分章节，并给出了正确评价。理疗师马龙基于多年的内科技能和关于肌筋膜触发点的全面临床知识做出评论，丰富了很多章节的内容。理疗师丹尼·史密斯和安·安德森对几个章节的内容做出了评论和建议。杰伊·戈尔茨坦博士对于盆内肌肉触发点引发疼痛的患者有着丰富的治疗经验，他对第六章梨状肌提出了严格的评论。我们对于理疗师A.J.尼尔森的热情支持充满感激，他自愿对本书插图中的方法进行实践而且带我们进入物理治疗解剖实验室。

与捷克斯洛伐克的卡雷尔·列维特教授进行的富有刺激性的讨论，极大地丰富了第二作者对于关节功能障碍与肌筋膜触发点相互关系重要性的理解。

赫伯特·肯特博士是加州长滩退役军人医疗中心康复医学服务部的主任，医学博士杰罗姆·托比和于珍（音译）教授接连担任欧文加州大学物理治疗和康复科的主任，他们提供了最大的支持，对此我们表示发自内心的感激。同一大学的戴维斯博士热情地赋予我们使用解剖标本的特权，并和我们进行了富有帮助性的讨论。洪章仁博士是第二作者的朋友和同事，具有杰出的临床能力和丰富的研究经验，关于肌筋膜疼痛问题一直与我们进行着富有成效的讨论。

图书管理员为第二作者提供了很多参考文献，为我们提供了极其宝贵的帮助。包括早些年的卡伦·沃格尔和乌特·M.舒尔茨；后来的苏珊·拉塞尔（欧文加州大学医学中心图书馆的主任）、玛吉·林惇（也是这个图书馆的）、琳达·列·墨菲（帮助第二作者的家用计算机通过图书馆可以使用Melvyl论文查询系统）；图书馆间借用的管理员克里斯·阿什、乔迪·哈蒙德和琳达·温伯格（帮忙获取参考文献的复印件）。关于梨状肌的参考文献是由勒罗伊·P.W.弗雷斯彻博士收集的，他在住院医生期间为第十章的编写准备帮助非常大。

对于威廉姆斯和维金斯出版社执行编辑约翰·巴特勒一贯的支持、耐心和理解，表示我们深切的感谢。

最后，我们向提出问题的医学生和住院医生致谢，向一直提出具有难度的尖锐问题的评论家和怀疑论者表达感激之情。

大卫·G.西蒙，医学博士

珍妮特·G.特拉维尔，医学博士

致　谢

对于我的共同作者大卫·G.西蒙在《下肢肌筋膜疼痛和机能障碍——触发点手册》的编写过程中，做出的不知疲倦和开拓性的努力，致以最深切的感激，感谢他做出的巨大贡献。

在30年间，能与西蒙博士共同工作以阐明局部肌筋膜疼痛综合征的基本神经生理学机制，并且建立了常见复杂疼痛问题的临床有效治疗和管理方法，我感到非常骄傲。

珍妮特·G.特拉维尔，医学博士

译 者 的 话

近 20 年来,欧美国家的医生逐渐将肌筋膜组织源性疼痛的病症归类于肌筋膜触发点(trigger points)或肌筋膜疼痛综合征。触发点这一概念是由美国临床教授珍妮特·特拉维尔开创性地提出的。通过几十年来对疼痛治疗积累的临床经验总结,她发现了肌筋膜触发点的存在,并与大卫·西蒙教授共同编写了《肌筋膜疼痛和机能障碍——触发点手册》。在该手册中,作者用一些随时随地都可以用的简单治疗方法缓解和治愈肌筋膜疼痛。

许多临床医学的专家将触发点观念和珍妮特·特拉维尔提供的治疗方法用于他们对疼痛治疗的临床实践中,收到了很好的疗效,缓解和治愈了大批患者的疼痛,并且发表了关于触发点治疗经验的大量医学文献,还将其诊断和治疗方法加以更大的发展。因此可以说,《肌筋膜疼痛和机能障碍——触发点手册》一书,对于肌筋膜疼痛的诊疗发展具有里程碑式的意义。

《肌筋膜疼痛和机能障碍——触发点手册》分为上下两册,上册主要讲解上肢包括上半部分躯干的肌筋膜疼痛和功能障碍,下册主要讲解下肢包括下半部分躯干的肌筋膜疼痛和功能障碍。原作者出版上册后读者反映良好,发行量突破 5 万册,在此基础上又编写了下册。下册主要讲解从躯干下半部分、髋部、大腿和膝部、小腿、脚踝和脚部的肌肉疼痛问题,还有慢性肌筋膜疼痛综合征的处理。

珍妮特·特拉维尔教授编写的《肌筋膜疼痛和机能障碍——触发点手册》是肌筋膜疼痛方面提出触发点观念的第一本专著。鉴于原作在肌筋膜疼痛诊疗发展方面具有的里程碑意义和原作者在国际上的重要学术地位,我们此次组织翻译该手册的下册,向珍妮特·特拉维尔教授表达崇高的敬意,同时也是为了帮助从事肌筋膜疼痛诊疗工作的广大医务工作者更好地了解和掌握触发点技术。下册全面回顾了躯体下半部分和下肢肌筋膜触发点相关的解剖学和生理学知识,介绍肌筋膜触发点疼痛点的分布,有助于读者了解和熟悉肌筋膜疼痛触发点和临床诊疗技术。

历经 1 年多时间的辛勤耕耘,《下肢肌筋膜疼痛和机能障碍——触发点手册(第二册)》的译作终于完成了,我们感到无比欣慰,殷切希望该译作能够为广大医务工作者的临床工作提供参考与支持。在编译过程中虽经仔细校对和反复讨论,书中仍不免还有错误之处,欢迎读者给予批评和指正。

衷心感谢在编译和审阅中倾注了大量心血的年轻医生和杭燕南教授,衷心感谢世界图书出版公司对本译作的出版和发行所给予的大力支持。

王祥瑞

于上海交通大学医学院附属仁济医院

2013.12.30

目　　录

第一章
词语总汇

该词语总汇首先是要确保读者能够了解本书所使用词汇的意思，并且帮助读者熟悉这些不常用的词汇。*斜体字是与词汇定义有关的评论。*

Abduction（外展）：离开中线。对足趾来说，是通过运动离开第二足趾所在的中线。对足部来说，是前足通过运动水平向外朝向小腿的腓骨侧。对大腿来说，是通过运动离开身体中线。*外展是内收的相反方向。*

Action（作用）：本书中描述的肌肉作用是该肌肉收缩所产生的解剖学上的运动。*与功能有所不同。*

Active Range of Motion（主动运动范围）：解剖段通过关节的运动范围（通常表示为角度）。该运动应该是主动用力使身体的检查部位产生活动。

Active Myofascial Trigger Point（活跃的肌筋膜触发点）：某块肌肉或其筋膜上应激性亢进的病灶，有疼痛症状；该病灶引起这块肌肉特异性的静息和（或）运动下的牵涉痛。活跃的触发点具有压痛，使肌肉不能完全拉长，使肌肉无力，直接按压触发点通常会引起疼痛。对肌肉紧张带进行刺激时，可产生局部拉紧肌肉纤维的颤搐反应，会引起疼痛牵涉区域的压痛，经常会在其疼痛牵涉区域引起特异性的自主神经现象。*需要与潜在的肌筋膜触发点相区别。*

Acute（急性）：近期发作（数小时、数天或数周内）。

Adduction（内收）：朝向中线移动。对足趾来说，是朝向第二足趾所在的中线运动。对足部来说，是前足通过运动水平向内朝向小腿的胫骨侧。对髋关节来说，内收是指大腿朝向身体中线运动。*内收是外展的相反方向。*

Agonists（协同肌）：肌肉或肌肉的部分解剖附着相关，收缩时形成的力量相互加强。

Anatomical Position（解剖位置）：身体直立位，面部朝前，双上肢放置于身体两侧且手掌向前，足趾朝前双足并拢。*单词 posterior（后）、anterior（前）、lateral（外）、medial（内）等是在该解剖位置下表示身体各个部位的相互关系和相对于身体轴线的关系* [16]。

Antagonists（对抗肌）：肌肉或肌肉的部分解剖附着相关，收缩时形成的力量相互对抗。

Antalgic Gait（防痛步态）：由于负重时紧张带疼痛而形成的一种步态。其特征是受累侧的肌肉在站立步态相处于缩短状态 [4]。

Anterior Tilt（of the pelvis）（骨盆前

倾）：前倾是使骨盆的头侧部分（髂嵴）向前转动，以增加腰椎前凸。

Associated Myofascial Point（相关的肌筋膜触发点）：肌肉上肌筋膜触发点是由于其他肌肉触发点的激活使该肌肉存在代偿性过负荷、缩短状态或牵涉现象而形成的。*相关的肌筋膜触发点包括卫星灶和继发性触发点。*

Chronic（慢性）：长期存在（数月或数年），但并不是不可逆的。*症状可能轻微也可能严重。*

ck：肌酸激酶。

Composite Pain Pattern（复合的疼痛区域）：2 块或多块紧邻肌肉上触发点总的牵涉痛区域。*每块肌肉的牵涉痛区域没有明确分界。*

Concentric (contraction)（向心性收缩）：肌肉缩短性收缩。

Contracture（挛缩）：肌肉纤维收缩机制自身持续性激活。挛缩时肌肉在运动单位没有动作电位的情况下出现缩短。*本书使用的这个生理学定义，必须与临床定义相区别，后者是指肌肉由于纤维化而缩短。挛缩也要与 spasm（痉挛）相区别。*

Coronal Plane（冠状面）：将身体分为前后部分的 [15] 额面（垂直面）。

Dorsiflexion（背屈）：使足部或足趾翻转向上 [2]。

Eccentric (contraction)（离心性收缩）：肌肉拉长性收缩。

EMG：肌电图。

Essential Pain Zone（Area）（主要疼痛区域）：触发点活跃时，几乎每位患者都会出现的牵涉痛区域（在疼痛区域图上用实心红色来表示）。*需要与疼痛的扩散区*

域相区别。

Eversion（外翻）：足部的外翻是在距骨处转动整个足部和在后足跗横关节处转动前足。*该运动很复杂。该单词 eversion（外翻）有时是 pronation（旋后）的同义词 [26]。需要与内翻相区别。*

Extrinsic Foot Muscles（足部非固有肌肉）：起源于足部以外但附着于足部结构的肌肉。

Fibromyalgia（纤维肌痛）：持续至少 3 个月的广泛疼痛，而且 18 个特定压痛点中 11 处或更多处存在压痛，可确定为纤维肌痛 [34]。

Fibrositis（纤维组织炎）：这个是具有多重含义的词语。早在 1977 年，经常是指能触摸到的紧张带，有力地提示筋膜触发点的存在。后来 [30]，经常作为现在称为纤维肌痛的实际上的同义词。

First ray（第一束）：足部的第一束包括第一跖骨和大足趾的骨骼（2 节趾骨）。第二、第三、第四和第五束包括各自相应的连续骨骼（跖骨和趾骨）。

Flat palpation（平触诊）：用手指以合适的角度将肌肉按压到其下坚硬的结构如骨骼，并且沿肌肉进行检查。*用于检查紧张带和触发点。需要与钳形触诊和用力抓压触诊相区别。*

Forefoot（前足）：前足是指跗横关节之前的部分。跗横关节位于前面舟骨和骰骨、后面距骨和跟骨之间 [25]。

Function（功能）：本书中提到的肌肉功能，是指该肌肉在身体姿势和活动中何时以及如何发挥作用。*需要与 action（作用）相区别。*

Gait cycle（步态周期）：行走过程中的

步态周期是指同一只脚从这次足跟离地到下次足跟离地的整个过程。

Greater pelvis（Pelvis Major, Large Pelvis, False Pelvis）（大骨盆、假骨盆）：骨盆边缘以上的张开部分[12,27]。*需要与小骨盆相区别。*

Groin（腹股沟）：本书中提到的腹股沟包括腹股沟区域，并不单指大腿与躯干连接的前面折痕处[5]。

h：小时，时间单位。

Hallux valgus（蹞外翻）：第一足趾朝向4个小足趾移动[6]。

Hallux varus（蹞内翻）：第一足趾偏离4个小足趾移动[6]。

Hammer toe（锤状趾）：大足趾趾间关节持续性屈曲[22]，或4个小足趾中的一个足趾近节趾间关节持续性屈曲而远节趾间关节伸展。

Hindfoot（后足）：后足是指跗横关节之后的部分，包括跟骨和距骨。

in：寸，长度单位，约为2.54cm。

Innominate upslip：髋骨上移（剪应变）功能障碍[28]的特征是髋骨相对于骶骨向上移位[29]。

Intrinsic foot muscles（足部固有肌肉）：足部固有肌肉的两头均附着于足部。

Inversion（内翻）：足部的内翻是指足部向内侧转动，包括整个足部在通过距骨和前足通过跗横关节处的后足进行转动。*单词 inversion（内翻）有时作为 supination（旋前）的同义词*[26]。*需要与外翻相区别。*

Involved muscle（受累肌肉）：已经形成一个或多个活跃或潜在触发点的肌肉。

IP Joint：趾间关节。

Ischemic compression（缺血性压迫，也称为针式按压、肌肉疗法、指压按摩、"拇指"疗法）：对触发点进行按压，逐渐加大用力引起疼痛，目的是减轻其压痛和应激性亢进。*按压会使受压部位发白，解除压迫后局部通常会过度充血（发红）。*

Jump sign（弹跳征）：按压触发点引起的自然疼痛反应，患者出现惊跳，可能会喊叫和回缩肢体。*曾有一段时间，错误地使用该词语表示触发点刺激引起的肌纤维局部颤搐反应。*

kg：千克，重量单位，等于1000g，约为2.2磅。

kg/cm²：千克每平方厘米，单位面积下重量或压力的单位。

LaSegue's Sign（拉塞格征）：当患者仰卧，髋关节屈曲、膝关节伸直和踝关节被动屈曲情况下，大腿后部的疼痛或肌肉痉挛。可以考虑为腰神经根或坐骨神经刺激[20]，或腓肠肌过度紧张。

Latent Myofascial Trigger Point（潜在的肌筋膜触发点）：肌肉或其筋膜上应激性亢进的病灶，相对于自发性疼痛而言，临床上表现为无症状：只有按压该部位才会引发疼痛。*潜在的触发点可能具有活跃触发点的其他所有临床特征，据此可以加以鉴别。*

Lateral Rotation（侧旋、外旋、向外旋转）：大腿通过髋关节或小腿通过膝关节外旋，是指大腿或小腿的前面从中间矢状位向旋转。与内旋不同。

Lateral tilt（侧倾）：骨盆的侧倾是指沿额面（冠状面）使骨盆向低的一侧倾斜。

Leg（小腿）：在本书中，leg仅指膝关节和踝关节之间的下肢部分，而不是整个下肢。

Lesser Pelvis（小骨盆、真骨盆）：骨盆边缘或上口以下的盆腔[13]。与大骨盆不同。

Lewit Technique（Lewit 技术）：肌肉牵拉下，等长收缩后放松与通过呼吸和眼球运动达到的放松反射性增强相结合，如同本书第二章第 10 ~ 11 页所描述的那样。

LLLI: 下肢长度不等。

Local Twitch Response（局部颤搐反应）：触发点所在肌纤维（通常是能触摸到的条带）的短暂收缩。这种收缩是刺激（通常为突然的触摸或针刺）触发点或附近触发点引发的反应。将局部颤搐反应称为弹跳征是错误的。

Long Sitting Position（直腿坐位）：笔直坐位，髋关节屈曲而膝关节伸直（伸展）。

Lordosis（脊柱前凸）：腰椎前凸是指脊柱前后曲度使腰椎曲线的凸面向前。

Lotus Position（盘腿莲花坐）：一种垂直坐的姿势，两条小腿交叉使两只脚的足底向上分别放在对侧大腿的上半部分[32]。

Lumbago（腰痛）：后背中间和下部的疼痛，是*没有指明原因的描述性词语*[7]。

m: 米，距离的测量单位，*约等于 39 英寸*。

Medial Rotation（内旋，向内旋转）：大腿通过髋关节或小腿通过膝关节旋转，大腿或小腿的前面从中间矢状位向内转动。与内旋不同。

mm: 毫米，距离单位，等于 1/1000 m 或 1/10 cm（约为 1/25in）。

MP (MTP) Joint: 跖趾关节。

mrad: 毫拉德，电离辐射的剂量单位，0.001 拉德。

Muscular Rheumatism（Muskel Rheumatismus）（肌肉风湿病）："风湿性"原因（特别是暴露于冷的环境）引起的肌肉疼痛和压痛，有别于风湿性关节炎。经常作为肌筋膜触发点综合征的同义词。

Myalgia（肌痛）：1 块或多块肌肉的疼痛[8]。*肌痛表示两种意思：①由于全身疾病如病毒感染引起的弥散性肌肉疼痛；②由于肌筋膜触发点引起的 1 块或多块肌肉的点状压痛。读者必须要区别作者表达的是哪种意思。*

Myofascial Pain Syndrome（肌筋膜疼痛综合征）：是肌筋膜综合征和肌筋膜炎的同义词。*是躯体功能障碍的重要组成部分。需要与纤维肌痛相区别。*

Myofascial Syndrome（肌筋膜综合征）：由活跃的肌筋膜触发点引发的疼痛、压痛和自主神经现象，有相关的功能障碍。*应该对引起症状的特异性肌肉或肌群加以鉴别。*

Myofacial Trigger point（肌筋膜触发点）：应激性亢进病灶，通常位于骨骼肌的紧张带或肌筋膜内。该病灶有按压痛，会引起特征性的牵涉痛、压痛和自主神经现象。*肌筋膜触发点不同于皮肤、韧带、骨膜和非肌肉的筋膜触发点。其类型包括活跃的、潜在的、原发的、相关的、卫星灶和继发性触发点。*

Myofascitis（肌筋膜炎）：本书中所提到的肌筋膜炎是指与肌筋膜触发点有关的疼痛、压痛、其他牵涉现象和功能障碍的综合征[9,10]。

Myogelosis（肌硬结）：在 1 块或多块肌肉上触摸到，坚硬并且有压痛。*硬结的形成是由于局部肌肉蛋白胶凝化，肌硬结的名称由此而来。该概念的产生早于我们对滑丝是肌肉收缩基础结构的认识。局灶性压痛和触摸到绷紧肌纤维也是肌筋膜触*

发点的特征。大多数诊断为肌硬结的患者也会被诊断存在肌筋膜触发点。

Myotatic Unit（肌牵张单位）：协同肌和对抗肌的肌群，因为有共同的肌纤维反射反应，作为一个共同单位一起发挥作用。协同肌可能按照顺序或平行地共同发挥作用。

Ober's Test（奥伯检查）：患者左侧卧位，左小腿和大腿屈曲，检查者拉住患者的右下肢使其外展和拉伸。如果检查者突然放手，患者的右下肢固定不动并没有落下来，说明存在阔筋膜肌的收缩[1]或阔筋膜张肌的缩短。

Orthosis（支具）：一种矫形外科的装置，用以矫正畸形[11]或结构缺陷。

Palpable Band（Taut Band，or Nodule）［触摸到的条带（紧张带或结节）］：与肌筋膜触发点有关的绷紧的肌肉纤维群，可通过对肌肉进行触诊加以确定。*该紧张带上肌纤维收缩产生局部颤搐反应。*

Passive Range of Motion（被动运动范围）：在被检查者没有主动协助或抵抗的情况下，外力作用于某个关节所产生运动的范围（通常在指定的平面进行检查）。*被检查者必须放松关节周围的肌肉。*

Pes Anserinus（鹅足肌）：缝匠肌、股薄肌和半腱肌的肌腱延伸并附着于胫骨粗隆的内侧缘[14]。

Pincer Palpation（钳形触诊）：用拇指和手指做钳形夹住肌肉进行检查。*让肌纤维在手指尖之间滚动，以发现纤维的紧张带，明确肌肉上的触发点，并引发局部颤搐反应。需要与平触诊和用力抓压触诊相区别。*

Plantar Flexion（跖屈）：使足或足趾向下旋转[3]。

Posterior Tilt（后倾）：骨盆后倾是骨盆的头侧部分（髂嵴）向后转动，以使腰椎变平（减少腰椎前凸）。

Primary Myofascial Trigger Point（原发的肌筋膜触发点）：骨骼肌紧张带内应激性亢进的病灶。这种应激性亢进是由于其所在肌肉急性或慢性负荷过重而激活的，并不是其他肌肉上触发点造成的。*需要与继发性和卫星灶触发点相区别。*

Pronation（旋后）：足部的旋后包括足外翻和外展，使其内侧缘向下[17]。

Reactive Cramp（反应性痉挛）：参见shortening Activation。

Rearfoot（后足）：参见 Hindfoot。*单词 hindfoot 更常用。*

Reference zone（牵涉区）：参见 Zone of Reference。

Referred Autonomic Phenomena（牵涉区域自主神经现象）：由触发点激活所引起但是发生于触发点以外区域皮肤的血管收缩（发白）、冰凉、出汗、竖毛反应、血管扩张和分泌过度。该现象通常出现于触发点牵涉痛的大概位置。

Referred（Trigger-point）Pain［（触发点）牵涉痛］：由触发点引起但是在远处感觉到的疼痛，通常完全远离其来源部位。牵涉痛区域与其来源部位有关。*触发点牵涉痛的分布区域很少与外周神经或皮支的全部分布区域相重合。*

Referred（Trigger-point）Phenomena［（触发点）牵涉现象］：由触发点引起但是出现于其他部位的感觉、运动和自主神经现象如疼痛、压痛、运动单位活动增加（痉挛）、血管收缩、血管扩张、分泌过多。

Rotation, Pelvic（骨盆转动）：骨盆在

横断面上绕身体长轴进行旋转。骨盆朝右侧旋转使骨盆的前面部分转向右侧而后面部分转向左侧。

Sagittal Plane（矢状面）：将身体分为右侧部分和左侧部分的垂直的前后面，或与之平行的任何面。需要与特异的中间矢状面相区别，后者将身体分为右半部分和左半部分。

Satellite Myofascial Trigger Point（卫星灶肌筋膜触发点）：肌肉或其筋膜上应激性亢进病灶，由于位于另一个活跃的触发点的牵涉区域内而受到激活。*需要与继发性触发点相区别。*

Sciatica（坐骨神经痛）：腰背和髋部疼痛，向下投射到大腿后面并到达小腿，没有特定原因 [18]。

Scoliosis: 脊柱侧弯 [19]。

Screening Palpation（筛查性触诊）：用手指对肌肉进行平触诊和（或）钳形触诊，以确定是否可触摸到条带和压痛性触发点。

Secondary Myofascial Trigger Point（继发性肌筋膜触发点）：某块肌肉或其筋膜上出现活化的应激性亢进病灶，因为该肌肉作为协同肌替代或作为对抗肌对抗含有原发触发点的肌肉的作用。*需要与卫星灶触发点相区别。*

Shortening Activation（缩短性激活）：当对肌肉进行牵拉治疗时，其对抗肌肉由于发生突然的不常见的缩短使潜在的肌筋膜触发点得以激活。*潜在触发点的激活会增加缩短肌肉的张力，引起严重的牵涉痛。*

SI: 骶髂（关节）。

Snapping Palpation（用力抓压触诊）：以合适的角度用手指尖抓住肌肉紧张带的压痛点，然后突然向下用力按压并且手指向后收使得肌肉在手指间滚动。这种动作需要一直紧贴皮肤，与拨吉他弦相似。为了最有效地引发局部颤搐反应，应触摸到紧张带并横向抓住触发点，被触诊的肌肉应处于自然长度或稍拉长。需要与平触诊和钳形触诊相区别。

Spasm（痉挛）：运动单位非自主性动作电位引起张力增加，伴或不伴有肌肉的缩短。进行自主放松并不能终止肌肉的痉挛。肌肉的拉紧可能会由痉挛引起，也可能不会。

Spillover Pain Zone（Area）（疼痛的扩散区域）：超出基本疼痛范围的疼痛区域，是某些但不是所有活跃触发点患者经受的牵涉痛范围。*疼痛的扩散区域在疼痛区域图中用红色的散点表示。需要与基本疼痛区域相区别。*

Square Brackets [ ]（方括号）：在本手册中，方括号内的内容是作者的评论或解释。

Stance Phase（站立相）：站立相是指在行走步态周期中足底和地面接触的时间阶段。

Stripping Massage（Deep-stroking Massage）［挤搓法按摩（深部肌肉按摩）］：见第一册 [31] 第 26、第 88 页和本书第二章第 9 页的描述。

Supination（旋前）：足部的旋前包括足内翻和内收，使其内侧缘向上抬高。

Swing Phase（摇摆相）：摇摆相是指行走步态周期中足底未与地面接触的时间阶段。

Synergistic Muscles（协同肌）：在本手册中协同肌定义为在收缩时作用相互协

助的肌肉。

Toe（of shoe）（鞋尖）：是指鞋子中包住足趾的那部分。

Triceps Surae（小腿三头肌）：腓肠肌和比目鱼肌的统称。

Trigger Point（Trigger Zone, Trigger Spot, Trigger Area）（触发点）：应激性亢进的组织病症，对其进行压迫会引起局部压痛，如果具有足够高的敏感性会引起牵涉痛和压痛，有时会出现牵涉性自主神经现象和扭曲本体感觉。其类型包括肌筋膜、皮肤、筋膜、韧带和骨膜触发点。

TrP：触发点。

TrPs：触发点。

Upslip（上滑）：参见 **Innominate Upslip**。

uV：微伏，电压的测定单位，为 10^{-6} 伏或 0.000001 伏。

Valgus（外翻）：在本书中使用的该词语与普遍接受的骨科用语一致，是指指定结构的远端部分弯曲或向外扭曲：膝外翻（X 形腿）[23] 或足外翻（足部距骨下部分向外翻转）[21]。

Vamp（鞋靴面）：覆盖于足背和足趾的鞋或靴的部分 [33]。

Varus（内翻）：在本书中使用的该词语与普遍接受的骨科用语一致，是指指定结构的远端部分弯曲或向内扭曲：膝内翻（O 形腿）[24] 或足内翻（足部距骨下部分向内翻转）[21]。

Zone of Reference（牵涉区）：远离触发点的特异性区域，在此可以观察到触发点引起的（感觉、运动和自主神经的）牵涉现象。

（赵延华 译　王祥瑞　杭燕南 校）

参考文献

1. Agnew LRC. *Dorland's Illustrated Medical Dictionary,* 24th Ed. W.B. Saunders, Philadelphia, 1965 (p.1546).
2. Basmajian TV. *Stedman's Medical Dictionary,* 24th Ed., Williams & Wilkins, Baltimore, 1982 (p. 421).
3. *Ibid.* (p. 540).
4. *Ibid.* (p. 569).
5. *Ibid.* (p. 608).
6. *Ibid.* (p. 618).
7. *Ibid.* (p. 811).
8. *Ibid.* (p. 913).
9. *Ibid.* (p. 920).
10. *Ibid.* (p. 922).
11. *Ibid.* (p. 997).
12. *Ibid.* (p. 1046).
13. *Ibid.* (p. 1047).
14. *Ibid.* (p. 1062).
15. *Ibid.* (p. 1093).
16. *Ibid.* (p. 1126).
17. *Ibid.* (p. 1148).
18. *Ibid.* (p. 1262).
19. *Ibid.* (p. 1265).
20. *Ibid.* (p. 1288).
21. *Ibid.* (p. 1408).
22. *Ibid.* (p. 1458).
23. *Ibid.* (p. 1530).
24. *Ibid.* (p. 1534).
25. Basmajian JV, Slonecker CE. *Grant's Method of Anatomy,* 11th Ed. Williams & Wilkins, Baltimore, 1989 (pp. 316-317).
26. *Ibid.* (p. 332).
27. Clemente CD. *Gray's Anatomy of the Human Body,* American Ed. 30. Lea & Febiger, Philadelphia, 1985 (pp. 270-271).
28. Greenman PE. Innominate shear dysfunction in the sacroiliac syndrome. *Manual Medicine* 2:114-121, 1986.
29. Greenman PE. *Principles of Manual Medicine.* Williams & Wilkins, Baltimore, 1989 (pp. 234, 236, 246).
30. Smythe HA, Moldofsky H. Two contributions to understanding of the "fibrositis" syndrome. *Bull Rheum Dis* 28:928-931, 1977.
31. Travell JG, Simons DG. *Myofascial Pain and Dysfunction: The Trigger Point Manual.* Williams & Wilkins, Baltimore, 1983.
32. Webster N, McKechnie JL. *Webster's Unabridged Dictionary,* 2nd Ed. Dorset & Baber/New World Dictionaries/Simon and Schuster, New York, 1979 (p. 1069).
33. *Ibid.* (p. 2018).
34. Wolfe F, Smythe HA, Yunus MB, *et al.* American College of Rheumatology 1990 criteria for the classification of fibromyalgia: report of the multicenter criteria committee. *Arth Rheum* 33: 160-172, 1990.

第二章
概　述

这篇导言章节不是为了重复先前在第一册中(第二~四章)介绍的资料[93],这里增加了新的话题或是代表先前探讨领域中进展的话题。此处省略了许多更新,包括流行病学数据和关于疼痛的神经生理学新理解,这些会在将来的第一册修订版中介绍。此处仅包括与临床问题直接相关的更新。

在本章中介绍关于触发点指南的五个新话题:氟化甲烷对于大气上层臭氧层的危害、多种治疗技术、Lewit技术、恰当的测定触发点(TrPs)新技术以及目前关于肌肉疼痛疾患的术语。另一节讨论骶髂(SI)关节松动。四个增加的小节详述活动过度综合征、缩短性激活、注射技术和头前伸的姿势。

1. 氟化甲烷喷雾的问题

众所周知,大气层上层的臭氧层损害是由于氟氯烃造成的环境污染而引起的。因为已经排放的氟氯烃所造成的破坏需要十年甚至更长的时间才能被完全估计。最重要的是尽快清除被释放出来的氟氯烃。那么我们就会有时间来确定已经对大气层造成危害的范围以及恢复率。

Vallentyne已经解释了应该停止使用氟氯烃混合物——氟化甲烷[98]。尽管和制冷工业相比,在医疗中使用的氟氯烃含量极小,但我们认为每一个人都应该充分合作以消除对大气层的危害[84,85]。

幸运的是,还能选择其他技术来代替氟化甲烷喷雾伸展法[65,72,84,85]。同时,一项重要研究旨在努力寻找一种合适的氟化甲烷替代品,但这可能需要花几年时间。喷雾剂的间歇性冷却效果可以通过另一种途径获得,因此在本书中,"喷雾和牵拉"被"牵拉下的间断性冷喷疗法"代替。很多情况下仅使用牵拉技术,而不进行冷疗,也是有效的。

2. 可供选择的治疗技术

间断性冷喷疗法

蒸汽冷却剂(如氟化甲烷)的气雾剂对感觉和反射的大部分效应也可以通过冰敷来达到。装有冰水的塑料盒或纸盒是一种简便的容器。在水结冰之前插入一根搅拌棒可作为简易的把手。撕开杯子的一部分暴露冰块,衬一块塑料薄膜以防冰块直接接触皮肤时融化而弄湿皮肤。根据每个肌肉章节所示的喷雾区域,用塑料薄膜包裹的冰面边缘以同一个方向平行地涂擦。涂擦动作慢慢加快至喷雾的速度:10cm(4in)/s。这种强烈的、干燥的冰敷可以模拟蒸汽冷气雾剂的喷雾。

必须保持皮肤干燥,因为潮湿会降低冰敷对皮肤的降温效率。潮湿也会延长并且扩散冷却效应,延迟皮肤的回暖。医生必须避免在冰敷以及使用蒸汽冷气雾剂喷雾时冷却深层肌肉 [65,76,95]。

尽管一些医学教授仍然使用氯乙烷进行喷雾,但是由于几个方面的原因我们并不推荐它作为冷气雾剂(见第一册 [94])。氯乙烷是一种速效全身麻醉药,常规使用时过于冰冷,安全范围非常窄,并且造成意外死亡。它具有可燃性,其蒸汽与空气混合时有爆炸危险。患者在家里使用并不安全。

其他牵拉方法

如果肌肉被动伸长到出现抵抗,都对抑制肌肉筋膜 TrPs 有利,并且肌肉接着应积极而缓慢地从完全缩短到完全延长(如果肌肉力学及解剖学允许)。肌肉伸展时拉开一个或多个肌肉交叉的连接处也对缓解肌筋膜 TrPs 张力有利。

结合 Karel Lewit 提出的缓解肌张力技术会非常有效,这将在本章第 3 节中叙述。

缺血性压迫包括持久地用手指压迫 TrP 大约 20s 至 1min,压力逐渐增大,TrP 随之减弱,紧束感减退。当医生感觉 TrP 减弱或不再严重时放松压迫。这项技术在第一册第 26 页和第 87～88 页有图示 [93],本书中也有很多这样的示例。持续性压迫时不可压迫血管或某神经,因为可能导致麻木和刺痛感。缺血性压迫应该在拉伸肌肉后进行,除非有拉伸的禁忌,如肌肥大。

深部按摩是另一种对于可触及的浅表肌肉的有效技术。这个操作在第一册

88 页被描述为"脱衣按摩" [93](术语指深部摩擦按压的另一种技术,并非此处讨论的方法)。我们称其为脱衣按摩是因为它产生的挤压效应。脱衣按摩是通过润滑皮肤和(或)手并沿着紧张带的长轴逐渐推移,在 TrP 的区域施加稳定的压力的过程。Danneskiold-Samsoe 和他的同事 [10,22] 发现通过应用这种技术可以软化"纤维组织炎小结节"或"肌筋膜疼痛",在 10 个按摩疗程后可缓解大部分患者的体征和症状。对治疗有反应的患者在初始的疗程之后会有短暂的血清肌球蛋白水平升高,但在最后的疗程症状完全缓解后则没有这种现象。

收缩－舒张由 Voss 和同事提出 [99],推荐由于被动运动范围受限的患者。收缩—舒张利用拮抗肌收缩后舒张来使较弱的拮抗肌能够积极缩短。同样的技术可使 TrP 消除,增进拮抗肌的舒张。在这种情况下,重点是设法使患者的紧张肌肉进行等长收缩,然后放松后,只在不经意中伸长紧绷的拮抗肌。按原文描述,患者被指示最大力量地收缩紧张的拮抗肌,然后放松协同肌,以此试着伸长紧绷的拮抗肌(相反,Lewit 推荐等长收缩后舒张技术,收缩期仅有轻柔的自主收缩,相当于最大收缩力度的 10%～25% [36])。

交互抑制法是一种建立完善的神经生理学定律,可用于辅助肌肉伸展。交互抑制刺激后,受支配肌(不被伸展的肌肉)会主动收缩,与此同时它的拮抗肌会伸展(当它需要被放松)。

呼气时舒张将在下一节中描述为 Lewit 技术的一部分,本身就可能很有用。通过在呼气时集中于舒张肌肉,可能

减轻 TrP 兴奋性,缓解相关肌肉张力。肌肉必须伸展到完全舒张(开始产生阻力)尤其是在每个周期开始,在过程中也同样如此。

叩击和伸展开始于肌肉伸长到产生被动阻力。医生或者患者用一个硬的橡胶槌或可回弹的榔头来精确地敲击 TrP10 次,需要速度较慢,每秒不超过 1 次,但是至少要达到 5s1 次;速度越慢,越有效果。这个方法可能增进或代替间断性冷喷疗法和牵拉。高年资作者认为这特别适用于腰方肌(自己进行)、肱桡肌、指长伸肌、腓骨长肌和腓骨短肌。这不适用于小腿前后肌群,因为如果造成出血,可能会引起室筋膜综合征。

肌肉能量技术包含患者为了反抗医生的作用力而使肌肉主动收缩,患者而非医生借此提供矫正的力量。这项技术已经用于关节活动,可用于伸长紧张的肌肉,也可以舒展筋膜[37,69]。

肌筋膜缓解是一项综合性技术,有来自软组织技术定律,有来自肌肉能量技术,有来自颅骶骨的固有力量技术。它在诊断和治疗方面结合了软组织变化、身体畸形的力学和改变的反射机制。

超声的应用对于未活动的 TrPs 在第一册第 89 页和第 90 页讨论[93]。这个方法尤其对不易触及治疗深部肌肉有用。

运用高压脉冲直流电刺激的例子会出现在第六章"盆底肌"第 12 节。

3. Lewit 技术

这个概念是指通过等长收缩后舒张来治疗肌筋膜疼痛,于 1984 年首次发表在一份北美杂志上[58]。将这种技术与反复充分舒张[55,57]结合可以大大增强它的效用。改善措施包括利用重力来进行肌肉放松、协调呼吸和眼部运动。

为了使这项技术有效,患者必须放松身体。肌肉被逐渐伸长至放松(达到分界线或开始产生阻力的程度)。如果这个初始姿势导致疼痛,说明动作的程度过大或患者在主动抵抗这个动作。

等长收缩后舒张

等长收缩后舒张的过程是通过对抗阻力等长收缩紧张的肌肉,然后促进它在主动舒张时伸长。重力对于肌肉释放力量是一个有效的"激励"。

等长收缩后舒张在开始时让患者进行一个在初始耐受范围内的等长收缩,医生稳定这个部位以防肌肉短缩。收缩应该很微小(最大自主收缩的 10% ~ 25%)。在坚持这个收缩 3 ~ 10s 后,放开患者使其完全放松身体。在这个放松期,医生轻轻放松肌肉,记录动作范围的增加。注意保持肌肉的伸长,不要在下一个等长收缩和舒张中回到中立位。

呼吸

舒张期的呼吸动作能增强等长收缩后舒张技术的效果。由于吸气能促进大多数肌肉的收缩,而呼气能促进大多数肌肉的舒张,所以收缩-舒张周期应与呼吸的这些时期相协调。患者在等长收缩期慢慢吸气,然后在舒张期慢慢呼气。这里的呼吸应进行深呼吸。对于进行这种缓慢呼吸模式有困难的患者,可短暂停顿,间隔几次自然呼吸周期,然后在每次周期之间舒张。

对于躯干,吸气于有利时动作朝向重力垂直位,呼气自然伴随前倾和放松。向前弯曲的体位,站立或坐直与吸气相关,类似的,当人处于向后伸(背曲)的体位时,再次吸气有利于挺直回到垂直的体位;呼气有利于进一步向后伸展。

抬伸下颌肌肉对呼吸的反应与其他大部分肌肉相反。抬下颌同时打哈欠吸气引起反射性舒张,这可能是交互抑制的最好例子。对于抬伸下颌,等长收缩期伴随着呼气,而舒张(伸展)期伴随着吸气(指导患者打哈欠或想象打哈欠)。

眼部运动

总体来说,眼部运动有利于头部和躯干的运动朝着患者的注视方向,抑制反方向运动。这使抬头、弯腰和躯干旋转保持平稳。然而,眼部运动(注视)对侧弯并不有利。向上看有利于从侧弯的姿势回到挺直。这些眼部运动不可过于夸张,因为最大程度的运动可能会产生抑制效应[55,57]。

4. 新的测定技术

这一节将介绍痛觉测定、组织顺应性测定、温度记录和磁共振光谱学的新进展,因为它们有助于加深对肌筋膜 TrPs 的理解。

测定痛觉、组织顺应性和温度可佐证临床观察,也可作为研究工具。它们本身不能用于诊断肌筋膜 TrPs。

痛觉测定方法

有两种痛觉测定仪,一种机械的弹簧测力仪和一种电子拉力仪。

弹簧测力痛觉测定仪

压力测痛并不是新方法[66],但专门为肌筋膜 TrPS 而设计的压力阈值、压力耐受力和组织顺应性测定设备是新的[29]。

压力阈值是指受试者在接受逐渐变大的压力时开始产生痛觉的压力值。Fischer[28,29] 描述了一种弹簧压力阈值计,记录的力最多达 11 kg。这个力量的评估仪器有一个 $1cm^2$ 的橡胶圆顶,测量仪读出直接施加在 TrP 上的压力值,以 kg/cm^2 为单位。这个仪器的下端常对确定不同 TrP 间不同的敏感度敏感,但在测量更高的肌肉压力阈值时则不敏感。[20,25,29]

压力耐受仪[29] 测量受试者的肌肉和骨骼可耐受的最大压力,最大达 17kg。通常肌肉的压力耐受能力要强于骨骼。如果这个关系颠倒过来,则提示存在某种肌病[22]。应用两种类似的仪器是因为如果用压力阈值计来测量压力耐受,常常会超过量程,如果用压力耐受仪来测量压力阈值,则敏感性太低,无法精确区分活化的 TrPs 的敏感度。

Tunks 和他的同事[97] 对 Preston 压痛测量仪加以改变,发明了一种弹簧痛觉仪。这种仪器的半球形顶端有一个 $2cm^2$ 的接触面。这个装置是用来模拟拇指的压力检查患者肌痛的敏感点。

拉力计量仪

使用者可迅速重新调节电子拉力计量仪的敏感度来进行压力阈值和压力耐受的测量。拉力计量仪也能直接记录输入电脑。

Ohrbach 和 Gale[71] 设计了一种拉力压力耐受计量仪来检测咀嚼肌的压痛点,一端有一个仅 0.5cm^2 的面。Jensen 和他的同事们[44]发明了一种拉力计量仪来测量头痛患者颞部的敏感性。Schiffman 和同事[78]发明了一种拉力计量仪,特别用来测量触诊时感受到的绷紧感,其塑料钝头可模拟指尖。对于头颈部 14 块肌肉,压力剂量仪的可靠性均高于触诊的可靠性。

应用

利用 Fischer 压力阈值仪[20,23]比较正常值与左右侧增加 2kg/cm^2 压力后表现出的非正常敏感性。另外,任何肌肉的压力阈值超过 3kg/cm^2 都被认为不正常[20,23]。在两组使用不同仪器的研究中,女性的肌肉对压力比男性更敏感。

List 和同事[59]发现 Fischer 痛觉计量仪对于测量大块肌肉的敏感性(触痛)是可靠而有效的。一项由 Reeves 和同事[77]控制良好的研究也证明这种计量仪能准确反映 5 块咀嚼肌和颈部肌肉肌筋膜 TrP 敏感性。他们也发现这个 TrP 敏感度比医生在旁边 2cm 处确定的最大触痛点的敏感度显著增加。Jaeger 和 Reeves[41]证明肌筋膜 TrP 敏感度在被动伸展时减弱。Fischer[28]提供实例,在进行以下几种不同疗法时发现敏感性降低。

在应用 Jensen 的仪器对偏头痛患者进行的研究中,研究者[45]得出结论:肌筋膜 Trps 是偏头痛的一个重要因素,尤其是疼痛发作间歇期的偏头痛间期。

Thomas 和 Aidinis[89]对肌肉骨骼疼痛综合征患者进行了大量的客观研究记录其在硫喷妥钠麻醉下接受压力阈值测量时的痛苦表情和体动反应。

压力阈值测量仪可以为治疗提供一个客观的有效性测量[20,27,29]。计量仪并不能确定触痛点本身的病因。

组织顺应性的测定

Fischer[24,29]描述并举例说明了测定组织顺应性的方法,通过特定压力作用于皮肤所产生的凹痕间距来测定皮下组织的相对硬度。他认为,两侧相应位置分别产生的间距相差超过 2mm 提示存在局部肌肉痉挛、TrPs 紧张带、正常肌腱或腱膜、瘢痕组织[25]。他后来又报道了该方法的临床应用[26]。

Jansen 及其同事[43]通过测定脊柱旁正常组织的顺应性来评价该测定方法的可靠性。间隔 10min 后再次进行测定,其中 26％ 的位点并没有得出重复的结果。而且,这些正常个体中 85％ 显示至少有 1 次左右两侧测量差值大到根据 Fischer 标准可判断为病理状态。另外,Airaksinen 和 Pontinen[1]发现用不同力量进行测定时同一实验者和不同实验者测定可靠程度的相关性变化范围为 0.63～0.98。据我们所知,上面提到的测定工具这时只有 Fischer 装置可以买到。(可以从 Pain Diagnostics and Thermography, 17 Wooley Lane East, Great Neck, New York 11021 买到)

该部分所描述的测痛仪提供了一种对肌筋膜 TrP 现象进行定量研究的机会,对肌筋膜 TrP 的探索研究刚开始。可靠应用该方法需要进行培训和掌握技能。

温度记录仪

可以通过电子红外仪或液晶胶片进行温度记录。近来具有计算机分析功能的红外（电子）热成像仪的进展，为快速反应皮肤温度变化提供了一种有用的方法。该方法能显示肌筋膜 TrPs 特异性的皮肤反射现象。与电子红外仪相比，接触性液晶胶片的价格相对便宜，局限性是难以可靠地对测定结果进行解释。

这些方法都只能测定皮肤下数毫米深度的温度。温度变化与皮肤内部而不是皮肤下面的循环变化一致。引起温度变化的内在原因通常是交感神经系统活性。因此，温度记录与皮肤电阻或汗液分泌的变化具有可比性。但是，电子红外成像仪在方便性、空间性和时间性方面都优于其他方法。

此时，单独测定温度并不足以明确诊断肌筋膜 TrPs。但是，有助于证实肌筋膜 TrPs 的存在，这些触发点事先已经通过病史和体格检查得以确认。温度测定也提供了一种有价值的试验方法。

早期的肌筋膜疼痛温度研究显示 TrP 上有直径 5~10cm 的圆形热点[17]。Diakow[12] 研究了 1 例患者的上斜方肌 TrP（经体格检查确认）和另 1 例患者的冈上肌 TrP。每位患者的特异性 TrP 上都有一个直径约 2cm 的热点。在这 2 例患者中，可能会发生牵涉痛的区域也有温度上升的情况，但是其特性弱于 TrP 区域。

磁共振频谱法

^{31}P 磁共振波谱法可以测定某个选定区域肌肉内含磷代谢产物的相对浓度。这些代谢产物能反映肌肉能量新陈代谢的连续过程。该技术能确定糖磷酸、无机化磷酸、磷酸激酶和三种形式的三磷腺苷（ATP）的相对浓度[14]。

Kushmeric[50] 对关于 ^{31}P 磁共振波谱法和肌肉新陈代谢之间关系的研究进行大量的回顾，注意到这些代谢产物的相对浓度是可以进行测定的，误差率小于 10%。这种新技术为肌肉酶缺乏提供了一种简便而有用的鉴别方法，揭示了重复性拉长收缩导致轻度肌肉损伤后，代谢产物分布的异常改变[64]，显示了肌肉疲劳引起的特征性变化[67,68]。

Kushmeric[50] 总结道，需要这样一种动态的应力测试方法以揭示纤维肌痛患者肌肉代谢异常情况。两项关于磁共振频谱法的研究确实发现纤维肌痛患者进行锻炼时代谢产物的分布有几个异常改变[46,63]。

如果 ^{31}P 磁共振波谱法能够显示多种形式纤维肌痛的弥漫性代谢异常，在被检查部位的定位非常明确时，那么很可能可以显示肌筋膜 TrP 紧邻区域内的代谢异常。

5. 目前关于肌肉疼痛疾病的术语

接下来是目前较常使用的术语，或者与 TrPs 引起的肌筋膜痛相关的术语。在很多病例中，这种相关性并没有被不同的作者所明确，或者说是有争议的。其结果容易引起混淆，同样也具有启发性。每一个术语按字母顺序排列都附有参考文献。

本书中无法完整地列出所有术语，但都是目前常用的术语。过去使用的术语列在第一册第 9~11 页[93]，附加的术语也有所标注[81]。

一个病种下的许多混乱或有争议的

诊断术语混为一谈，通常只会增加肌肉疼痛疾病分类的复杂性和无序性。我们认为，分离现有的诊断，明确地界定综合征，更有助于我们的理解。

慢性疲劳（综合征）[34,39,101]　现在普遍认为，慢性疲劳与纤维肌痛密切相关，或是其部分症状。由于肌筋膜痛综合征通常会引起局部症状，而不是四肢乏力，有慢性疲劳的患者更有可能患有纤维肌痛而不是肌筋膜痛。

慢性肌痛[51]　慢性肌痛主要强调在重复工作中的静载负荷的肌肉疼痛，这将可能激活 TrP。Larsson 界定慢性肌痛还包括肌纤维痛的特征。由于患者并没有接受专门的肌筋膜综合征的检测，TrP 活化的作用并不可知。

慢性肌筋膜痛[73]　作者描述慢性肌筋膜痛的患者"深部肌筋膜压痛（比如触发点），关节检查正常，血清学检测阴性"。没有指征表明，接受检测的患者可以辨别纤维肌痛的压痛点和肌筋膜的 TrPs。所以，我们对于它的定义，并不一定适用于这些作者。

为了防止混淆，在本书第二十八章我们定义了慢性肌筋膜痛[83]和慢性区域性肌筋膜痛综合征[81]，并将它们区分为急性肌筋膜痛和纤维肌痛。

纤维肌痛[103]　正如目前的定义，纤维肌痛是一种普遍的、痛苦的症状，持续至少 3 个月，在躯体的 18 个位置发现至少有 11 个压痛点。因为诊断慢性区域性肌筋膜痛综合征和纤维肌痛存在困难，所以这两者的关系也是目前国际上主要的研讨方向[30]。Simons[81]和 Bennett[5]详细讨论了两者特征性的差别。所有的指定关节的活性 TrPs 都是压痛点，但并非所有的压痛点都是 TrPs。

全身性肌腱病　德语为"*Generalisierte tendomyopathie*[52,70]"，经常等同于纤维肌痛，最初发病在单侧，随后经数月或数年累及全身。体格检查并没有包括确定肌筋膜 TrP 的具体标准。因此，如纤维肌痛一样，它很容易包括慢性区域性肌筋膜痛综合征的患者。

神经骨髓病疼痛综合征[61]　神经骨髓病疼痛综合征患者的特点是对普通治疗无效的慢性疼痛，轻微但广泛的神经功能损伤。他们经常也有 TrPs。许多患者的特征与创伤后高应激综合征[82]的患者相类似，在本书第二十八章中有所描述。

非关节性风湿[6]　引用文章的作者定义了非关节性风湿，包括肌筋膜痛综合征、纤维肌痛综合征、肌腱炎和滑囊炎。这个诊断术语往往被等同于德语的 *Weichteilrheumatismus*（见下文）。

骨软骨病[74]　Popelianskii 回顾了这个术语的历史和其概念的演变，包括肌筋膜痛综合征和脊神经的卡压综合征。俄罗斯文献广泛采用这个术语。

过劳综合征[2,32,33]　这种综合征常见于从事反复体力劳动的产业工人、音乐家和运动员。这些患者主诉乏力而不是疲劳，现有的报道显示与 TrPs 相关，我们怀疑这些人已经有肌筋膜的 TrPs，而其中一导致了他们的症状。由于引用的报告没有显示患者是否检查过肌筋膜的 TrPs，TrPs 在过劳综合征的作用仍然是一个悬而未决的问题。

区域性肌筋膜痛[79]　Sheon[79]使用术语"区域性肌筋膜痛"在本质上等同于我

们的"慢性肌筋膜痛综合征"。需要区别于纤维组织炎(纤维肌痛),它是由肌筋膜的 TrPs 造成。慢性区域性肌筋膜痛综合征有三个不同的阶段(严重程度)[92]。

重复性劳损[40,80]　重复性劳损与过劳综合征类似,也有肌筋膜痛综合征的特征。在没有明确诊断的情况下,患者可能已经患有肌筋膜痛综合征,但是没有指征对他们的肌肉进行检查。

牵拉肌痛[86,88,90]　这个术语起源于梅奥诊所的物理医学部,并在 1977 年首次使用,描述盆底肌肉的牵拉痛[88]。盆底牵拉肌痛与肌筋膜的 TrPs 的关系将在本书第六章中详细讨论。1990 年梅奥诊所出版的书中将肌筋膜痛综合征、纤维织炎和纤维肌痛的诊断融合为一,而如今已扩大到包括整个身体的肌肉。

Weichteilrheumatismus[62]　字面上意思为"软组织风湿",这个术语通常译为"非关节性风湿"。它是指所有的软组织结构都可能成为疼痛来源,一些作者[62]建议更恰当的是"反应性的肌腱成形术"。它清楚地包括肌筋膜痛综合征及其他许多症状。

6. 骶髂关节的活动(图 2-1)

不管早期的争议如何,如今认为,骶髂关节具有活动度,而且随着年龄的增长而降低[36]。男性活动度较女性差,通常在老年开始变得僵硬[36,100]。Frigerio 和他的同事[31]演示了从无名骨到骶骨的相对旋转几厘米的运动。然而,Weisl[100]指出骶髂关节的旋转轴线的概念是没有意义的;骶髂关节的 2 个相对的表面是不平的,而正面和矢状面上旋转中心的位置很有可

能是分散的。出于这个原因,并且需要力量来分离被周围韧带包绕的关节表面,Wilder[102]得出的结论是骶髂关节的功能主要是作为一个减振器。

根据 Lewit[56]的看法,骶髂关节是体内 3 个不随肌肉移动的关节之一(其他 2 个关节是肩锁关节和胫腓骨关节)[56]。然而,肌张力异常,可以使其处于移位的状态。Porterfield[75]图文并茂地展示了,骨盆关节功能障碍的患者肌肉功能的检查。Egund[15]描述了立体可视化识别骨盆骶髂关节位移的诊断价值。

许多学者都描述了骶髂关节功能障碍的诊断和治疗[8,13,37,38,53,60,69,75]。下节描述的方法已被证实成功有效。

诊断

患者已经经历突然或逐渐加重的一侧或双侧骶髂关节区域的疼痛发作。即使只有一侧位移,患者也可能感到两侧骶髂关节疼痛,但通常是受累的一侧更严重。发病通常涉及简单的运动,包括前弯、倾斜骨盆、扭转躯干,比如挥杆、铲雪、弯腰和侧身捡起地板上的物体,或侧身从软椅上起来。疼痛也可能源于轻微跌跤、怀孕或全身麻醉过程中的不适宜体位。有时候,坐骨神经的剧烈疼痛,可能是骶髂关节功能障碍的主要症状,所以患者可能对不会提到背部疼痛。某种程度的下肢疼痛是常见的,可能包括腰部、大腿、臀部、骶骨、髂骨、坐骨神经支配的区域[95,96]。运动的限制是多种多样的,可能是轻微的或是残疾。弯腰、穿鞋、跷二郎腿、从椅子上站起、在床上翻身,都可能会加剧疼痛。

Steinbrocker[87]和合作者注射6%的氯化钠溶液0.2~0.5ml到骶髂关节,观察到疼痛可放射到膝盖上下。

压痛始终最早出现于患侧的髂后上、下棘。如果不存在压痛,那么骶髂关节功能障碍的诊断是有疑问的。此外,骶髂关节区域的肌肉可有 TrP 的触痛,包括竖脊肌、腰方肌、臀肌和梨状肌的下端。这些肌肉可能比后缘关节本身更敏感,这一发现可能导致混淆和误诊。

常规的骨盆和腰椎 X 线片很少显示骶髂关节的排列不齐。

在检查中,直腿抬高通常受限。更严重的情况是,患侧的大腿向腹部屈曲往往会出现限制。腰椎曲线通常是扁平的,而骨盆向上倾斜于患侧,这造成了患侧髋关节的凸出。疼痛加重时,患者具有明显的弯腰跛行,以减轻肢体对患侧骶髂关节的影响[95,96]。

左骶髂关节检查是让患者仰卧,检查者面向患者身体的右侧。患者右侧膝盖弯曲,足部位于另一侧膝盖旁,充分外展外旋右大腿,如图 15-14 所示。右膝盖轻轻地向上和向下移动,以大腿为杠杆,摇动左骶髂关节,如果关节异常,患者会感觉不适。有时移动肢体,疼痛也出现在骶髂关节的同一侧。如果该检查阴性,则没有骶髂关节功能障碍[95,96]。

治疗

本书的第一作者[91]描述了她如何从她的医生父亲那里学到了骶髂关节的技术。一张他父亲 1942 年的照片[95]展示了这种技术,后来由 Bierman[7]使用,并且定义为 "Travell 动作"。

在操作骶髂关节之前,要首先处理当前存在的腰椎关节功能障碍。还必须确保,任何导致腰方肌缩短的 TrPs 已经消除;这种肌肉张力可以使骶髂关节处于一个错乱的位置。

如图 2-1 所示,患者卧于患(右)侧,右下肢髋关节和膝关节伸直。在上面的下肢处于自然的状态,膝盖微曲和脚踝自然勾起。下面的手臂与身体成直角,上面的手臂在背后自然下垂。

操作者站在患者的前面,用一只手抵住骶骨尾端,另一手抓住患者的躯干上前部。同时,操作者向后推动躯干上部,向前上推动骶骨,如拧螺丝状。这个动作引起腰椎前凸,骶骨上部向前倾转,以及躯干的扭转;导致骶骨最下的髂骨正向的旋转,并且由患者的体重固定[95]。

施加的力必须平稳(没有抽搐),以产生一个循序渐进的拉伸运动。当获得躯干的最大扭转时,施以一个快速的最终推力;通常在骶髂关节会听到咔嗒声。操作者需要有力量的储备,以顺利完成操作,并维持足够的时间来尽量克服肌肉抵抗,通常 15~30s,有时更长[95,96]。

这个动作之后,重复上述测试,通常患者有显著的改善。

7. 过度运动综合征

对于真正活动过度的关节,禁忌行牵拉治疗。当有 TrPs 横跨关节时,必须对这些 TrPs 消除,使肌肉不至于延伸到最大长度。替代疗法包括缺血性压缩、TrP 注射、深部按摩、低压电刺激和超声波。这些患者的肌肉需要加强,而不是整体拉长。

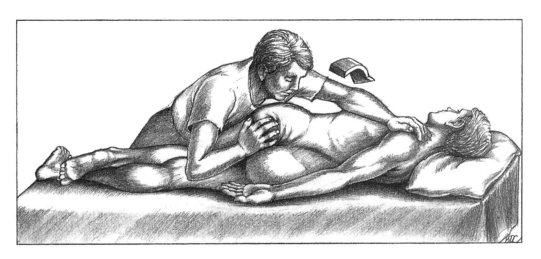

图2-1　右骶髂关节的操作技术。患者卧于患侧，操作者右手如拧螺丝状，对骶骨施加一个稳定的向上的推力，以产生骶骨最下层骨盆的旋转运动。操作者另一只手对上胸部施加反作用力（Travell[95]，第224页）。

无论如何，这些患者能从触发点消除中获益，还可以使用一些列出的方法来松弛紧张带。虽然目前还没有规定韧带松弛的标准来诊断过度运动综合征，Beighton标准[35]被普遍接受。这些测试都有很好的描述和图片演示[4,42]。九个点中的第四点和第六点被多数研究者用来诊断过度运动。过度运动的另一个特征是患者可以将非惯用手4个指关节（而不是通常的3个）插入到上下门牙之间（三齿测试，第一册第226~227页[93]）。如果检查者只注重有症状的区域，那么那些表面上关节活动正常的过度运动患者将会被忽略。

过度运动并不少见，高达5%的成人可能为此烦恼[35,47]。过度运动经常被忽视，因为临床医生主要接受寻找运动范围减少，而不是增加的培训。在童年时期，过度运动通常是显著减少，而成人是逐渐减少[35,54]。女性普遍比男性有更大的运动范围，亚洲人比黑人更大，黑人比高加索人

更大[35]。由于韧带松弛，通常伴有体位肌肉的无力，过度运动的个体很难适应需要整天保持静态体位的工作。

过度运动综合征与二尖瓣脱垂、腹部和盆底肌腱的支撑无力、皮肤过度伸展以致皮肤变薄变干出现细纹，具有相关性。这种综合征具有明显的遗传模式，大多数病例都有性基因表型现象[35]。它也可能与罕见的、更严重的遗传性疾病相关，包括Marfan综合征、Ehlers-Danlos综合征和成骨不完全[35]。

许多人有这样的状况，但他们并不寻求医疗援助。人们经常把足部症状归咎于扁平足，而膝盖问题则归咎于髌骨运动过度[16]。

Lewi[54]认为过度运动的患者都会有普遍的不稳定倾向和运动协调的缺乏，这也被小儿神经科医生确诊为轻微脑功能障碍。这些成人患者似乎无法学习怎样协调地运动，即使患者和主管治疗师都尽

了最大努力。这些患者通常也难以应对日常生活中的问题。他们很难成为牙医、电话接线员、电脑操作员，因为这些工作都需要花很长时间弯腰坐于桌前[54]。

8. 缩短性激活

当紧张的肌肉（如股直肌）突然松弛，对抗肌（如腘肌）可能发生缩短激活（反应性痉挛）。当紧张的肌肉（如股直肌）超出习惯的伸展极限，其活性 TrPs 被消除，对抗肌（如腘肌）同时缩短至其极限。如果对抗肌包含潜在的（或轻度活跃）的TrPs，他们可能会被突然和剧烈地激活。患者会感到严重的痉挛样牵涉痛，这种痛来自于与之前紧张的肌肉相对抗的肌肉的 TrPs。如果采用牵拉下的间断性冷喷疗法或其他特定肌筋膜疗法消除对抗肌的 TrPs，问题则迎刃而解。在治疗造成疼痛的肌肉紧张之前放松对抗肌，可以防止缩短激活。腓骨长肌和胫前肌，包括其对抗的下肢肌肉是这一现象的另一个例子。缩短激活在第一册第 73 ~ 74 页、第 360 页和第 589 页有所讨论[93]。

9. 注射技术

TrP 注射的基本原理和技术，在第一册第三章[93]有详细描述，在操作之前应进行彻底的研究。

在相对危险的姿势注射 TrPs 时患者发生突然的运动，如惊吓反应、打喷嚏、咳嗽，应该持针筒以保持针筒和针头随患者移动。拿着针筒的手必须以患者的身体为支撑，如图 2-2 所示。拇指和其他手指夹持针筒，示指下压针芯，操作的手牢固地倚靠在患者的身上。这一点对于在肺脏周围注射，或者针尖靠近大的动脉或神经时尤为重要。

这一技术见于第一册的图 13-5、图 19-7 和图 20-11[93]。

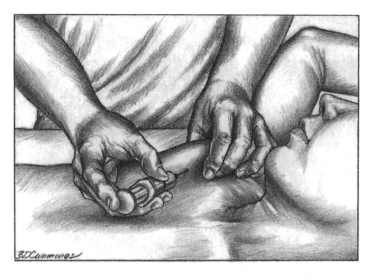

图2-2 触发点的注射，握住针筒最大限度地减少因患者的突然动作，而意外导致的比预期更远地进针。原始照片来自John Hong医生，他提出并成功运用了这个方法。

10. 头部前伸姿势

当站立和坐位时，身体的上半部分包括头部、颈部、和（或）肩膀过度向前弯曲，一些肌肉群容易出现 TrPs，特别是胸部和颈后的肌肉。甚至过度的头前位会导致颞下颌的问题。这里着重强调是因为下半躯体的骨骼和肌肉问题很有可能促使上半身处于不良姿势。任何改变正常腰椎弧度的站姿或坐姿都会产生头前位姿势。一些作者强调认识和改善这种姿势的重要性，尤其患者已经出现相关症状[9,49,53]。正如 Joseph[48] 记载，在表面看起来健康正常的个体身上，这种姿势是多样化的；但是当肌肉出现疼痛，我们必须识别这一体位并且加以解决。

椅子和沙发普遍缺乏适当的腰部支撑，这也促使了这一不良姿势，因为腰椎平直会促使头部向前。如第一册图 42-9E（第 592 页）[93] 所示的方法纠正坐姿。

Alexander[3] 尝试采取一种全新的姿势，需要持续的精神和体力，但并没有提供长久的改善；却产生了生理和心理的双重疲劳。他建议使头部向上复位，从而让身体维持一个更加平衡而不费力的姿势。

（瞿亦枫 俞劼晶 译
王祥瑞 杭燕南 校）

参考文献

1. Airaksinen O, Pontinen PJ. The reliability of a tissue compliance meter (TCM) in the evaluation of muscle tension in healthy subjects. *Pain,* Suppl 5, 1990.
2. Ames DL. Overuse syndrome. *J Fla Med Assoc* 73:607-608, 1986.
3. Barker S. *The Alexander Technique.* Bantam Books, New York, 1978.
4. Beighton P, Grahame R, Bird H. *Hypermobility of Joints,* Ed. 2. Springer-Verlag, New York, 1989.
5. Bennett RM. Myofascial pain syndromes and the fibromyalgia syndrome: a comparative analysis, Chapter 2. In *Myofascial Pain and Fibromyalgia,* edited by J.R. Fricton, E. Awad. Raven Press, New York, 1990 (pp. 43-65).
6. Bennett RM. Nonarticular rheumatism and spondyloarthropathies. *Postgrad Med* 87:97-104, 1990.
7. Bierman W. *Physical Medicine in General Practice.* Paul B. Hoeber (Harper and Row), New York, 1944 (pp. 442-443, Fig. 265).
8. Bourdillon JF, Day EA. *Spinal Manipulation,* Ed. 4. William Heinemann Medical Books, London, 1987.
9. Briigger A. *Die Erkrankungen des Bewegungsapparates und seines Nervensystems.* Gustav Fischer Verlag, Stuttgart, New York, 1980.
10. Danneskiold-Sams0e B, Christiansen E, Andersen RB. Myofascial pain and the role of myoglobin. *Scand J Rheumatol* 75:174-178, 1986.
11. Danneskiold-Sams0e B, Christiansen E, Lund B, *et al.* Regional muscle tension and pain ("fibrositis"). *Scand J Rehab* 75:17-20, 1983.
12. Diakow PRP. Thermographic imaging of myofascial trigger points. *J Manipulative Physiol Ther* 77:114-117, 1988.
13. DonTigny RL. Dysfunction of the sacroiliac joint and its treatment. *J Orthop Sports Phys Ther* 7:23-35, 1979.
14. Duboc D, Jehenson P, Dinh ST, *et al.* Phosphorus NMR spectroscopy study of muscular enzyme deficiencies involving glycogenolysis and glycolysis. *Neurology* 37:663-671, 1987.
15. Egund N, Olsson TH, Schmid H, *et al.* Movements in the sacroiliac joints demonstrated with roentgen stereophotogrammetry. *Acta Radiol Diagn* 79:833-846, 1978.
16. Finsterbush A, Pogrund H. The hypermobility syndrome: Musculoskeletal complaints in 100 consecutive cases of generalized joint hypermobility. *Clin Orthop* 168:124-127, 1982.
17. Fischer AA. Diagnosis and management of chronic pain in physical medicine and rehabilitation, Chapter 8. In *Current Therapy in Physiatry,* edited by A.P. Ruskin. W.B. Saunders, Philadelphia, 1984 (pp. 123-154).
18. Fischer AA. The present status of neuromuscular thermography. Academy of Neuro-muscular Thermography: Clinical Proceedings. *Postgrad Med.* Custom Communications, pp. 26-33, 1986.
19. Fischer AA. Correlation between site of pain and "hot spots" on thermogram in lower body. Academy of Neuro-muscular Thermography. Clinical Proceedings, *Postgrad Med:* Custom Communications, p. 99, 1986.
20. Fischer AA. Pressure threshold meter: its use for quantification of tender spots. *Arch Phys Med Rehabil* 67:836-838, 1986.
21. Fischer AA, Chang CH. Temperature and pressure threshold measurements in trigger points. *Thermology* 7:212-215, 1986.
22. Fischer AA. Pressure tolerance over muscles and bones in normal subjects. *Arch Phys Med Rehabil* 67:406-409, 1986.
23. Fischer AA. Pressure algometry over normal muscles. Standard values, validity and reproducibility of pressure threshold. *Pain* 30:115-126, 1987. Chapter 2 / General Issues 21.

24. Fischer AA. Tissue compliance meter for objective, quantitative documentation of soft tissue consistency and pathology. *Arch Phys Med Rehabil* 68:122-125, 1987.

25. Fischer AA. Muscle tone in normal persons measured by tissue compliance. *J Neurol Orthop Med Surg* 8:227-233, 1987.

26. Fischer AA. Clinical use of tissue compliance meter for documentation of soft tissue pathology. *Clin J Pain* 3:23-30, 1987.

27. Fischer AA. Letter to the Editor. *Pain* 28:411- 414, 1987.

28. Fischer AA. Pressure threshold measurement for diagnosis of myofascial pain and evaluation of treatment results. *Clin J Pain* 2:207-214, 1987.

29. Fischer AA. Documentation of myofascial trigger points. *Arch Phys Med Rehabil* 69:286-291, 1988.

30. Fricton JR, Awad E (eds). *Myofascial Pain and Fibromyalgia*. Raven Press, New York, 1990.

31. Frigerio NA, Stowe RR, Howe JW. Movement of the sacroiliac joint. *Clin Orthop* 100:370-377, 1974.

32. Fry HJH. Overuse syndrome, alias tenosynovitis/tendinitis: the terminological hoax. *Plast Reconstr Surg* 78:414-417, 1986.

33. Fry HJH. Prevalence of overuse (injury) syndrome in Australian music schools. *Br J Ind Med* 44:35-40, 1987.

34. Goldenberg DL, Simms RW, Geiger A, *et al*. High frequency of fibromyalgia in patients with chronic fatigue seen in a primary care practice. *Arthritis Rheum* 33:381-387, 1990.

35. Grahame R. 'The hypermobility syndrome.' *Ann Rheum Dis* 49:197-198, 1990.

36. Gray H. Sacro-iliac joint pain: II. Mobility and axes of rotation. *Int Clin* 7 7:65-76, 1938 (see pp. 68 & 69).

37. Greenman PE. *Principles of Manual Medicine*. Williams & Wilkins, Baltimore, 1989.

38. Haldeman S (ed). *Modern Developments in the Principles and Practice of Chiropractic*. Appleton-Century-Crofts, New York, 1980.

39. Holmes GP, Kaplan JE, Gantz NM, *et al*. Chronic fatigue syndrome: a working case definition. *Ann Intern Med* 708:387-389, 1988.

40. Ireland DCR. Repetitive strain injury. *Aust Fam Physician* 75:415-416, 1986.

41. Jaeger B, Reeves JL. Quantification of changes in myofascial trigger point sensitivity with the pressure algometer following passive stretch. *Pain* 27:203-210, 1986.

42. Janda V. *Muscle Function Testing*. Butterworths, London, 1983 (pp. 244-250).

43. Jansen RD, Nansel DD, Slosberg M. Normal paraspinal tissue compliance: the reliability of a new clinical and experimental instrument. *J Manipulative Physiol Ther* 73:243-246, 1990.

44. Jensen K, Andersen HO, Olesen J, *et al*. Pressure-pain threshold in human temporal region. Evaluation of a new pressure algometer. *Pain* 25:313-323, 1986.

45. Jensen K, Tuxen C, Olesen J. Pericranial muscle tenderness and pressure-pain threshold in the temporal region during common migraine. *Pain* 35:65-70, 1988.

46. Jensen KE, Jacobsen S, Thomsen C, *et al*. Paper presented to the Society of Magnetic Resonance in Medicine, San Francisco, August 22 -26, 1988.

47. Jessee EF, Owen DS Jr, Sagar KB. The benign hypermobile joint syndrome. *Arthritis Rheum* 23:1053-1056, 1980.

48. Joseph J. Man's *Posture*. Charles C Thomas, Springfield, 1960.

49. Kendall HO, Kendall FP, Boynton DA. *Posture and Pain*. Williams & Wilkins, Baltimore, 1952. Reprinted by Robert E. Krieger, Melbourne, FL, 1971.

50. Kushmerick MJ. Muscle energy metabolism, nuclear magnetic resonance spectroscopy and their potential in the study of fibromyalgia. *J Rheumatol (Suppl 19)* 76:40-46, 1989.

51. Larsson S-E, Bengtsson A, Bodegard L, *et al*. Muscle changes in work-related chronic myalgia. *Acta Orthop Scand* 59:552-556, 1988.

52. Lautenschlager J, Bruckle W, Schnorrenberger CC, *et al*. Die Messung von Druckschmerzen im Bereich von Sehnen und Muskeln bei Gesunden und Patienten mit generalisierter Tendomyopathie (Fibromyalgie-Syndrom). *Z Rheumatol* 47:397-404, 1988.

53. Lewit K. *Manipulative Therapy in Rehabilitation of the Motor System*. Butterworths, London, 1985.

54. *Ibid*. (pp. 38-39).

55. *Ibid*. (pp. 192-196, 256-257).

56. Lewit K. The muscular and articular factor in movement restriction. *Manual Med* 7:83-85, 1985.

57. Lewit K. Postisometric relaxation in combination with other methods of muscular facilitation and inhibition. *Manual Med* 2:101-104, 1986.

58. Lewit K, Simons DG. Myofascial pain: relief by post-isometric relaxation. *Arch Phys Med Rehabil* 65:452-456, 1984.

59. List T, Helkimo M, Falk G. Reliability and validity of a pressure threshold meter in recording tenderness in the masseter muscle and the anterior temporalis muscle. *J Craniomandibular Practice* 7:223-229, 1989.

60. Maigne R. *Orthopedic Medicine. A New Approach to Vertebral Manipulations,* (edited and translated by W.T. Liberson). Charles C Thomas, Springfield, 1972.

61. Margoles MS. Stress neuromyelopathic pain syndrome (SNPS): Report of 333 patients. *J Neurol Orthop Surg* 4:317-322, 1983.

62. Mathies H. Gedanken zur Nomenklatur des "Weichteilrheumatismus." *Z Rheumatol 47:* 4 3 2 ^ 3 3, 1988.

63. Mathur AK, Gatter RA, Bank WJ, *et al*. Abnormal 3 1P-NMR spectroscopy of painful muscles of patients with fibromyalgia. *Arthritis Rheum 31 (4) (suppl):S23*, 1988.

64. McCully KK, Argov Z, Boden BA, *et al*. Detection of muscle injury in humans with 31-P magnetic resonance spectroscopy. *Muscle Nerve* 77:212-216, 1988.

65. Mennell JM. The therapeutic use of cold. *J Am Osteopath Assoc* 74:1146-1157, 1975.

66. Merskey H, Spear FG. The reliability of the pressure algometer. *Br J Soc Clin Psychol* 3 : 1 3 0 - 136, 1964.

67. Miller RG, Boska MD, Moussavi RS, *et al*. 3 1P nuclear magnetic resonance studies of high energy phosphates and pH in human muscle fatigue:

comparison of aerobic and anaerobic exercise. *J Clin Invest* 87:1190-1196, 1988.

68. Miller RG, Giannini D, Milner-Brown HS, *et al.* Effects of fatiguing exercise on high-energy phosphates, force, and EMG: evidence for three phases of recovery. *Muscle Nerve* 70:810-821, 1987.

69. Mitchell FL, Moran PS, Pruzzo NA. *An Evaluation and Treatment Manual of Osteopathic Manipulative Procedures.* Mitchell, Moran, and Pruzzo Associates, Valley Park, MO, 1979.

70. Miiller W, Lautenschlager J. Die generalisierte Tendomyopathie (GTM): Teil I: Klinik, Verlauf und Differentialdiagnose. *Z Rheumatol* 49:11- 21, 1990.

71. Ohrbach R, Gale EN. Pressure pain thresholds, clinical assessment, and differential diagnosis: reliability and validity in patients with myogenic pain. *Pain* 39:157-169, 1989.

72. Parker R, Anderson B, Parker P. Environmentally conscious PTs. *Clinical Management* 70:11- 13, 1990.

73. Perry F, Heller PH, Kamiya J, *et al.* Altered autonomic function in patients with arthritis or with chronic myofascial pain. *Pain* 39:77-84, 1989.

74. Popelianskii Ya.Yu. Soviet vertebroneurology: successes and problems. *Revmatologikila* 4:13- 19, 1987.

75. Porterfield JA. The sacroiliac joint, Chapter 23. In *Orthopaedic and Sports Physical Therapy,* edited by J.A. Gould III and G.J. Davies, Vol. II. C.V Mosby, St. Louis, 1985 (pp. 550-580).

76. Price R, Lehmann JF. Influence of muscle cooling on the viscoelastic response of the human ankle to sinusoidal displacements. *Arch Phys Med Rehabil* 77:745-748, 1990.

77. Reeves JL, Jaeger B, Graff-Radford SB. Reliability of the pressure algometer as a measure of myofascial trigger point sensitivity. *Pain 24:* 313-321, 1986.

78. Schiffman E, Fricton J, Haley D, *et al.* A pressure algometer for myofascial pain syndrome: reliability and validity testing, Chapter 46.In *Proceedings of the Vth World Congress on Pain,* edited by R. Dubner, G.F. Gebhart, M.R. Bond, Vol. 3. Elsevier Science Publishers, BV, New York, 1988 (pp. 407-413).

79. Sheon RP. Regional myofascial pain and the fibrositis syndrome (fibromyalgia). *Compr Ther* 72:42-52, 1986.

80. Sikorski JM. The orthopaedic basis for repetitive strain injury. *Aust Fam Physician* 77:81-83, 1988.

81. Simons D. Muscular Pain Syndromes, Chapter 1. In *Myofascial Pain and Fibromyalgia,* edited by J.R. Fricton and E.A. Awad. Raven Press, New York, 1990 (pp. 1-41, see p. 31).

82. Simons DG. Myofascial pain syndrome due to trigger points, Chapter 45. In *Rehabilitation Medicine,* edited by Joseph Goodgold. C. V. Mosby Co, St. Louis, 1988 (pp. 686-723).

83. Simons DG, Simons LS. Chronic myofascial pain syndrome, Chapter 42. In *Handbook of Chronic Pain Management,* edited by C. David Tollison. Williams & Wilkins, Baltimore, 1989 (pp. 509-529).

84. Simons DG, Travell JG, Simons LS. Suggestions: alternate spray; alternative treatments. *Progress Report, Am Phys Therap Assoc 18:2,* March 1989.

85. Simons DG, Travell JG, Simons LS. Protecting the ozone layer. *Arch Phys Med Rehabil* 77:64, 1990.

86. Sinaki M, Merritt JL, Stillwell GK. Tension myalgia of the pelvic floor. *Mayo Clin Proc* 52:717- 722, 1977.

87. Steinbrocker O, Isenberg SA, Silver M, *et al.* Observations on pain produced by injection of hypertonic saline into muscles and other supportive tissues. *J Clin Invest* 32:1045-1051, 1953.

88. Stonnington HH. Tension myalgia: *Mayo Clin Proc* 52:750, 1977.

89. Thomas D, Aidinis S. Objective documentation of musculoskeletal pain syndrome by pressure algometry during thiopentone sodium (Pentothal) anesthesia. *Clin J Pain* 5:343-350, 1989.

90. Thompson JM. Tension myalgia as a diagnosis at the Mayo Clinic and its relationship to fibrositis, fibromyalgia, and myofascial pain syndrome. *Mayo Clin Proc* 65:1237-1248, 1990.

91. Travell J. *Office Hours: Day and Night.* The World Publishing Company, New York, 1968 (pp. 289-291).

92. Travell JG. Chronic myofascial pain syndromes. Mysteries of the history, Chapter 6. In *Myofascial Pain and Fibromyalgia,* edited by J.R. Fricton and E.A. Awad. Raven Press, New York, 1990 (pp. 129-137).

93. Travell JG, Simons DG. *Myofascial Pain and Dysfunction: The Trigger Point Manual.* Williams & Wilkins, Baltimore, 1983.

94. *Ibid.* (p. 67).

95. Travell W, Travell J. Technique for reduction and ambulatory treatment of sacroiliac displacement. *Arch Phys Ther* 23:222-246, 1942 (p. 224).

96. Travell J, Travell W. Therapy of low back pain by manipulation and of referred pain in the lower extremity by procaine infiltration. *Arch Phys Ther* 27:537-547, 1946.

97. Tunks E, Crook J, Norman G, *et al.* Tender points in fibromyalgia. *Pain* 34:11-19, 1988.

98. Vallentyne SW, Vallentyne JR. The case of the missing ozone: are physiatrists to blame? *Arch Phys Med Rehabil* 69:992-993, 1988.

99. Voss DE, Ionta MK, Myers BJ. *Proprioceptive Neuromuscular Facilitation,* Ed 3. Harper & Row, Philadelphia, 1985 (p. 304).

100. Weisl H. The movements of the sacroiliac joint. *Acta Anat* 23:80-91, 1955.

101. Wigley RD. Chronic fatigue syndrome, ME and fibromyalgia. *N Z Med J* 703:378, 1990.

102. Wilder DG, Pope MH, Frymoyer JW. The functional topography of the sacroiliac joint. *Spine* 5:575-579, 1980.

103. Wolfe F, Smythe HA, Yunus MB, *et al.* American College of Rheumatology 1990 Criteria for the Classification of Fibromyalgia: Report of the Multicenter Criteria Committee. *Arthritis Rheum* 33:160-172, 1990.

第 一 部 分

第三章
躯干下半部分的疼痛与肌肉相关的标识

本章要点：本书的第一部分共涵盖三个区域的肌肉问题，即第一册中未涉及的腰部肌肉以及臀部肌肉和骨盆肌肉[9]。该书中的腰部肌肉为髂腰肌和腰方肌，腹部和椎旁肌肉的内容是在第一册第四部分[9]。本书第一部分的臀肌包括臀大肌、臀中肌和臀小肌，骨盆肌肉可触诊骨盆内肌肉如梨状肌。本章还包括连接骨盆与股骨大转子的大腿深部和外侧的肌肉，同时讨论腰椎关节突（面）关节产生的牵涉痛。

不同肌肉牵涉痛的鉴别诊断见于每一章第6节"症状"的内容。

肌肉疼痛标识

该标识列出了可能与图3-1所示各个区域牵涉痛有关的肌肉，这些疼痛区域按字母顺序排列。最有可能引起该区域牵涉痛的肌肉列在其标题下。可以利用此图表先确定疼痛的区域，再查找与该区域疼痛有关的肌肉。然后根据不同肌肉在其后的圆括号内找到与该肌肉有关的图片和内容页码。因第一册所涉及的肌肉的疼痛区域列有参考文献[9]，本书所涉及的肌肉的疼痛区域则未列参考文献。

通常情况下，肌肉的前后顺序是根据其引起该区域疼痛的频率来排列，这只是一个大概的顺序，主要是根据体检过程中患者的疼痛主诉。**粗体字**提示该肌肉与这一区域的疼痛有关。正常字体则表明该肌肉可能会牵涉到这一区域的疼痛。TrP表示触发点。

疼痛标识
腹部疼痛

腹直肌（第一册49.2B, P. 664）[9]

腹外斜肌（第一册49.1C, P. 662）[9]

胸髂肋肌（第一册48.1B, P. 638）

多裂肌（第一册48.2B, P. 639）[9]

腰方肌（4.1A, P. 29）

锥状肌（第一册49.2D, P. 664）[9]

臀部疼痛

臀中肌（8.1TrP$_1$和TrP$_2$, P. 148）

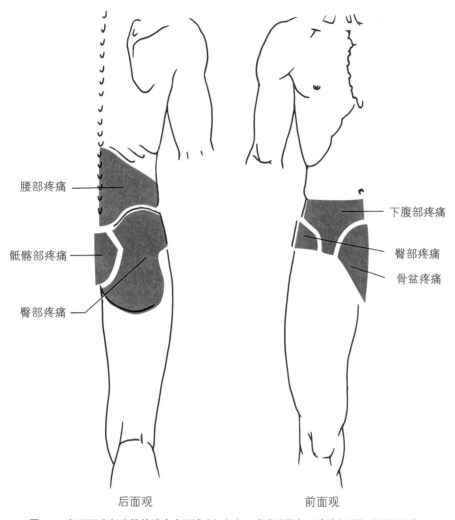

图3-1　躯干下半部分肌筋膜疼痛区域（红色）。疼痛可能与"疼痛标识"中的肌肉有关。

腰方肌（4.1A 和 4.1B，P. 29）

臀大肌（7.1A、B 和 C，P. 130）

腰髂肋肌（第一册 48.1C，P. 638）[9]

胸最长肌（第一册 48.1D，P. 638）[9]

半腱肌和半膜肌（16.1A，P. 312）

梨状肌（10.1，P.184）

臀小肌（9.1，P.166 和 9.2，P. 166）

腹直肌（第一册 49.2A，P. 664）[9]

比目鱼肌（22.1TrP，P. 425）

骶髂部疼痛

肛提肌和尾骨肌（6.1A，P.110）

臀中肌（8.1Trp$_1$ 和 Trp$_3$，P.148）

腰方肌（4.1B，P. 29）

臀大肌（7.1B，P. 130）

多裂肌（第一册 48.2A和48.28，P.639）[9]

腹直肌（第一册 49.2A，P.665）[9]

比目鱼肌（22.1TrP，P.425）

腰部疼痛

臀中肌（ 8.1 TrP$_1$ 和 TrP$_3$，P. 148）

多裂肌（第一册 48.28，P.639 ）[9]

髂腰肌（5.1，P. 88 ）

胸最长肌（第一册 48.1D，P. 638 ）[9]

腹直肌（第一册 49.2A，P. 664 ）[9]

胸髂肋肌（第一册 48.1B，P. 638 ）[9]

腰髂肋肌（第一册 48.1C，P. 638 ）[9]

骨盆疼痛

尾骨肌（ 6.1A，P. 110 ）

提肛肌（ 6.1A，P. 110 ）

闭孔内肌（ 6.1B，P. 110 ）

大收肌（15.2B，P. 287 ）

梨状肌（ 10.1，P. 184 ）

腹内斜肌（第一册 P. 661 ）[9]

关节突关节相关疼痛

关节突关节（骨突或面）是研究最详细的与牵涉痛有关的滑膜关节。颈椎关节突关节是头部、颈部、肩部疼痛的来源[2]，腰椎关节突关节的疼痛多往向下牵涉，很少向上[4]。本节探讨关节突关节相关疼痛的诊断。尽管这些来源的牵涉痛经常未能识别，但通过特殊的技术是可以诊断和治疗的。颈椎和腰椎关节突关节的牵涉痛区域已经很明确。但是作为触发点，引起牵涉痛和压痛的原因尚未确立。

1. 诊断

明确关节突关节疼痛患者病因的诊断技术包括 Bogduk 和 Marsland[2] 描述的两种诊断性阻滞方法：①在接近神经关节分支的起始部分，在关节的上方和下方阻滞脊神经背侧支的内侧束。②在增强造影下直接关节腔内注射麻醉药[2]。每个关节仅能容纳约 1ml 或更少的液体，超出的液体会浸润至邻近组织[1]。

其他研究者除了在透视下进行关节面之间的注射[7]，还通过注射造影剂来显示关节并确定注射针的位置[67]。注射长效局部麻醉剂如丁哌卡因可以减轻关节突关节引发的症状，这种作用通常是暂时的，但有时可长达数月或数年。

有研究对 25 例患者进行关节面注射，其中 14 例患者注射后症状得到缓解（有效者）[4]。有效者在发病和症状等方面与其他没有得到缓解的患者（无效者）明显不同。有效者有急性发作的疼痛病史，通常与运动如弯腰或扭腰有关；无效者则为隐匿发病。有效者坐位时疼痛加剧，步行缓解；而无效者则相反，坐位缓解步行加剧。无效者的疼痛更易延伸至臀部甚至腿部，而且直腿抬高试验时，更容易产生臀沟以下的疼痛。有效者脊柱前屈时会伴随疼痛，其椎管平均前后径显著大于无效者。

仅靠最大压痛点并不能可靠定位到相关的关节突关节[1,4]。但是，有经验者完全可以通过触诊检测颈椎关节活动度的丧失进行可靠定位[5]，这需要对受累关节突关节进行独立的综合评估。

2. 关节突关节的牵涉痛

牵涉痛

每个脊神经背根的内侧分支支配其走行经过的上下关节突关节[3]。该分支还支配腰背筋膜、深部的椎旁肌肉、骨突关节滑膜囊的纤维帽、黄韧带和棘间韧带。它不支配关节突关节的关节软骨或滑膜[6]。

前面提到的 14 例对关节突关节局麻药有反应的患者[4]，最初都曾抱怨过骶髂关节或腰骶部位的疼痛；10 例患者抱怨过臀部的部分或全部区域的疼痛；5 例患者抱怨过大腿疼痛；4 例患者抱怨过膝盖以下的疼痛；2 例患者抱怨过腹股沟区的疼痛。这表明源自关节突关节的疼痛很可能牵涉到多个区域。腰部关节突关节的牵涉痛区域可能与多裂肌、腰方肌、闭孔内肌、三块臀肌和梨状肌上 TrPs 引发的疼痛相一致或重叠。

图 3-2 显示了对 6 名正常人 $L_1 \sim L_2$ 和 $L_4 \sim L_5$ 关节突关节注射 6%氯化钠溶液 0.4ml 可引发牵涉痛。显然，牵涉痛和压痛并不局限于刺激节段。尽管三个

节段有所区别，但牵涉痛的区域互相重叠。其区域与患者的牵涉痛相一致[6]。在关节囊外面而不是里面注射高渗盐水也会产生相似的牵涉痛区域[6]。Mooney 和 Robertson[7] 通过注射大剂量的盐水，观察到牵涉痛的区域更广，有症状的患者有时甚至可达到脚踝。增加生理盐水的注射剂量可产生更广泛的牵涉痛区域。

对下腰部疼痛的患者，电刺激其 L_4 和 L_5 脊神经背根的内侧支可诱发疼痛[1]。电刺激 L_4 的双侧内侧支可再现两侧腹股沟区、右侧大腿前部和腰骶部的疼痛。电刺激 L_5 的两侧背根可再现左侧臀部、右侧大腿后部和右侧小腿前部的疼痛。关节突关节内注射丁哌卡因(0.5%溶液)可使症状完全缓解达 10h[1]。

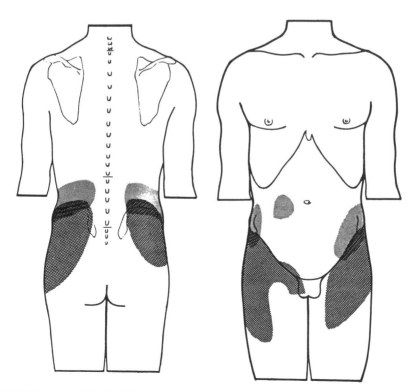

图3-2 对6名正常人$L_1 \sim L_2$（用对角线表示，上面）和$L_4 \sim L_5$（用交叉线表示，下面）关节突关节注射高渗盐水引发的牵涉痛。尽管三个节段有所区别，但牵涉痛的区域互相重叠。经认可后重新绘制[6]。

其他牵涉现象

对延髓被阻滞的猫,刺激背根神经可引发股后肌群的电活动[1]。Mooney 和 Robertson[7]发现,对患者 $L_4 \sim L_5$ 和 $L_5 \sim S_1$ 关节突关节注射高渗盐水可引起显著的股后肌群肌电活动,而且使直腿抬高试验受限于 70° 内。此外,他们指出,关节突关节内注射局麻药缓解疼痛,可使直腿抬高受限于 70° 内的患者其抬高范围恢复到正常值。McCall 等报道[6],关节囊内和囊外注射高渗盐水偶尔可引起椎旁肌肉的痉挛。

Mooney 和 Robertson 报道[7],与治疗前肌腱的剧烈反应相比,3 例患者经关节突关节注射局麻药后肌腱反应受到抑制恢复至正常。

3. 治疗

当局麻药和(或)类固醇类药物注射到骨突关节并没有持续缓解疼痛,可手术烧灼支配受累关节的脊神经背根的内侧分支[18]。

(俞劼晶 译

赵延华　王祥瑞　杭燕南 校)

参考文献

1. Bogduk N. Lumbar dorsal ramus syndrome. *Med J Aust* 2:537-541, 1980.
2. Bogduk N, Marsland A. The cervical zygapophysial joints as a source of neck pain. *Spine 13:* 610-617, 1988.
3. Bogduk N, Twomey LT. *Clinical Anatomy of the Lumbar Spine.* Churchill Livingstone, New York, 1987 (pp. 98-99).
4. Fairbank JCT, Park WM, McCall IW, *et al.* Apophyseal injection of local anesthetic as a diagnostic aid in primary low-back pain syndromes. *Spine* 6:598-605, 1981.
5. Jull G, Bogduk N, Marsland A. The accuracy of manual diagnosis for cervical zygapophysial joint pain syndromes. *Med J Aust* 748:233-236, 1988.
6. McCall IW, Park WM, O'Brien JP. Induced pain referral from posterior lumbar elements in normal subjects. *Spine* 4:441-446, 1979.
7. Mooney V, Robertson J. The facet syndrome. *Clin Orthop 7* 75:149-156, 1976.
8. Shealy CN. Facet denervation in the management of back and sciatic pain. *Clin Orthop* 775: 157-164, 1976.
9. Travell JG, Simons DG. *Myofascial Pain and Dysfunction: The Trigger Point Manual.* Williams & Wilkins, Baltimore, 1983.

第四章
腰方肌

"腰背痛之首要原因"

本章要点：腰方肌触发点（TrPs）导致的**牵涉痛**向后可至骶髂关节以及臀部下方，有时范围也可向前沿髂嵴到达下腹部、腹股沟以及股骨大转子区域。严重的大转子牵涉痛会影响睡眠。腰方肌**解剖附着**于三处，由此产生三种不同走行方向的肌纤维组。**髂肋纤维**几乎垂直向下附着于髂嵴和髂腰韧带，向上连接第12肋。较少的**髂腰纤维**向下经过同侧髂骨附着点，向上经过上方4个腰椎横突，对角穿过并延伸至髂肋纤维内侧。数量最少的**腰肋纤维**向下跨越 L_2 ~ L_4 或者 L_5 横突，向上到达第12肋，并对角穿过髂腰纤维，形成交织结构。腰方肌的**神经支配**来自相邻的胸腰椎神经。单侧腰方肌的**功能**是稳定腰椎，参与髋部运动，也可作为腰椎的侧屈肌。双侧腰方肌可以伸展腰椎，协同被动呼气（如咳嗽时）。双侧对应的肌肉组成**功能单位**按所需功能进行协同或抵抗动作。腰方肌 TrPs 特征性的**症状**中，主要表现为严重的腰背痛。患者几乎不能在床上翻身，无法承受站立或行走带来的痛苦。减轻上身重量减少腰椎负重可以缓解疼痛。咳嗽或打喷嚏，也异常痛苦。这种肌筋膜疼痛易被误诊为腰椎根性痛。腰方肌 TrPs 的**激活**往往是因弯腰的同时在一侧拉或抬东西，或与摔倒、车祸造成

严重身体创伤有关。引起腰方肌 TrPs 持续存在的机械因素是骨骼不对称，尤其是低位肋骨长短不一、小半骨盆、和（或）短上臂。**体检**发现在检查床上翻身或采取直立的姿势，会出现肌紧张和躯干活动受限。下肢长度不等（LLLI）及其他骨骼的不对称导致的代偿性脊柱侧凸是非常重要的病因，可以是单纯或复合性质的骨骼不对称，难以做出临床判断；评估骨骼不对称最可靠的方法是负重下的 X 线片检查。短上臂也很重要且容易识别。腰方肌**触发点检查**需要通过一个可以将第12肋与髂嵴分离的姿势，使肌肉容易触及且处在轻度张力下。通常情况下，只有靠近骶尾的髂肋纤维能被浅触到，其余的只能间接通过深压痛触及。臀小肌可能作为腰方肌 TrPs 引起的牵涉痛的卫星区，产生**相关触发点**，造成沿坐骨神经分布的大腿牵涉痛。**牵拉下的间断性冷喷疗法**对腰方肌的疗效不佳。除非患者的体位能够让腰方肌的三组纤维都能得到拉伸。不能仅向单侧侧屈拉伸，须增加单侧或双侧的旋转动作。侧卧能使患者彻底放松。对深部的腰方肌 TrPs 进行**注射与拉伸**治疗需要更仔细地摆放体位、进行 TrPs 压痛定位及合适的处理。代偿性腰椎侧凸的**矫正措施**，包括 LLLI 全校正的牵引鞋和

小半骨盆的坐骨（抵抗）牵拉。倾斜的扶手或在水平扶手上加一靠垫可纠正短上臂。患者需要做出上身前倾或从高处取物的动作时应避免侧斜。平时生活中进行腰方肌的拉伸锻炼也十分必要。

　　腰方肌是腰背痛中最常被忽略的肌肉之一，其卫星区臀小肌的触发点（TrPs）引起"伪椎间盘综合征"和"腰椎手术失败综合征"的原因。

　　腰背部疼痛集中在腰部，俗称腰痛[90]，更多的是肌肉来源引起。腰方肌的肌筋膜 TrPs 疼痛在严重时可能产生肌麻痹，表现为负重时无法直立。

　　腰痛带来巨大的疼痛及劳动能力丧失[73]。每年估计有10%~15%的成年人因腰痛而丧失部分劳动能力[73]。那些腰痛的患者所获得补偿每年约消耗美国27亿美元。仅公共劳动保险公司在1981年每工作日就为此支付近100万美元[130]。还有很多患者因为疼痛致病致残，却因为没有找到病因，而无法上报获得赔偿。

　　腰方肌是最常见的腰痛的来源[51,128,133]。Good[51] 报道了腰方肌是军人服役中最常见的骨骼肌疼痛来源（500中的32%）。

1. 牵涉痛
（图 4-1）

　　急性发作的严重腰方肌筋膜疼痛综合征会造成极其痛苦的紧急情况，比如患者早上起床时，尿意急迫却没有人协助，此时的感觉是让人绝望的。只好用手和膝盖爬去一趟卫生间，因为这种姿势不需要腰方肌固定腰椎。

　　腰方肌 TrPs 引起的牵涉痛有持续性，

其中混杂了诸多非常重要的长期因素。

　　图示的 4 个腰方肌疼痛触发点引起的疼痛区域为特有的单侧疼痛区域（图4-1）。疼痛位置深，疼痛性质为酸痛，如在运动中可呈撕裂性痛。这些不同区域的组合形式已有报道[126,129]。2 个 TrPs 点位置表浅（侧面），另 2 个则位于肌肉深层（中间），每一对都包含头侧和尾侧的 TrPs 区域。表浅的（侧面）TrPs 疼痛比深层的更靠侧面和前部。尾侧 TrPs 往往提示更远端的疼痛。

　　在头侧表浅 TrPs（标示 7，图 4-1A）可沿髂嵴放射，有时可放射至相邻的下腹部，也可延伸至腹股沟上外侧。浅表 TrPs 的尾侧面积较大（位置编号 2，图 4-1），可引起股骨大转子和大腿的外侧的牵涉痛。大转子"酸痛"（压力敏感），使患者无法忍受患侧卧位，进而患侧下肢无法负重。

　　头侧的深部 TrPs（图 4-16）可引起骶髂关节（SI）的剧烈牵涉痛；双侧 TrPs 造成的疼痛可延伸至整个骶区上部。尾侧深部的 TrPs 可造成臀部下方的牵涉痛。这些牵涉痛区也可表现为压痛[147]，尤其是在骶髂关节至大转子区域。这种压痛往往被误认为是局灶性的病理痛。

　　少数患者描述过一种闪电样的跳动（或震颤），从深部腰方肌 TrPs 放射到大腿前部，从髂前上棘至髌骨上部的外侧，仅有一个手指的宽度的狭长区域。就像把手指放在一个电灯插座时的感觉，与运动无关。

　　咳嗽或打喷嚏时腰方肌的剧烈收缩来加强胸廓的稳定性，可引起短暂却极其严重的牵涉痛。笔者已确定腰方肌为腰痛[52,83,98]，

腰方肌

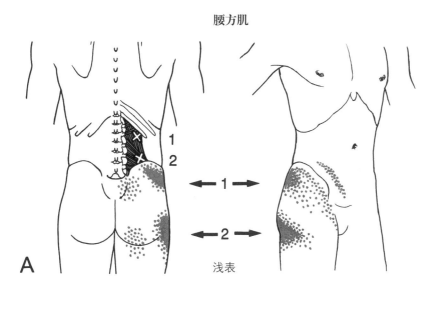

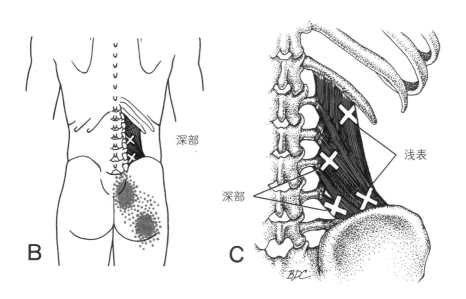

图4-1　腰方肌（红）触痛点（Xs）牵涉痛（亮红）
实红代表基本的疼痛区域，点红为扩散区域。A. 表浅(侧面)触痛点可感知于①第12肋下或近第12肋；②髂嵴正上方。B. 深部（较内侧）触痛点靠近腰椎横突。较头侧的深触痛点牵涉至骶髂关节；较尾侧的触发点向下牵涉至半边臀部。C. 腰方肌触发点定位示例（由Postgraduate Medicine[128]许可提供）。

背痛[62,111,132,134,167]以及腰部肌痛[52]的来源。具体地说,已经确定了腰方肌是骶髂关节,[128,133,147]髋部或臀部[51,128,133,147],大转子[128,147],腹部[71,76,132,133,134]和腹股沟[128,147]的疼痛来源。另外,还包括之前报道过的大腿[134]、睾丸及阴囊疼痛[62]。

2. 解剖附着和注意事项 (图 4-2~ 图 4-4)

纤维排列

该腰方肌纤维有三个方向的走行(图4-2):几乎垂直的髂肋纤维,斜行的髂腰纤维,斜行的腰肋纤维,后两者横向交叉。因此,在牵拉肌肉时无论解剖还是功能上都应视其为 3 块肌肉。

近乎垂直走行的肌肉纤维常常构成肌肉最显著的侧面。这些纤维向头侧移行时朝内侧倾斜,向下则朝外侧弯曲止于骨盆。这些髂肋纤维向上附着于在第 12 肋内半侧。**向下**它们附着于髂后上嵴最高点,往往也是髂腰韧带所在处(图 4-2 和图 4-4)。该韧带将强劲的 L_5 横突与髂嵴牢牢固定。腰方肌纤维与髂腰韧带纤维紧密交织。

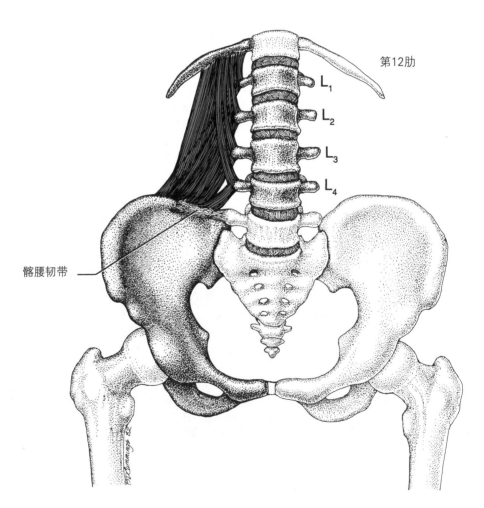

第12肋

L_1
L_2
L_3
L_4

髂腰韧带

图4-2　前面观腰方肌的解剖附着（红色）。髂腰韧带未着色。

另两组的斜形纤维束向上附着于邻近的 4 个腰椎的横突尖端。纤维从椎体后外侧表面向外延伸，略向后倾斜，在椎体中上 1/3 几乎与脊椎纵轴垂直。每个腰椎横突尖端远远超出椎体外缘。**髂腰**斜行纤维**向上**连接 3 个或 4 个（$L_1 \sim L_4$）横突末端，**向下**连接髂嵴，往往还包括髂腰韧带。**腰肋**斜行纤维，**向上**连接第 12 肋骨，**向下**连接大多数、甚至全部的腰椎横突（图 4-2 和图 4-3）。

两组腰方肌斜行纤维可能是节段性控制侧屈以及节段性维持腰椎正常屈曲度的"拉绳"。髂肋纤维提供整条腰椎曲度控制。

髂腰斜行纤维只有背侧观能看到 [23,55,84,99,145]。它们有时被描述 [25] 或图示 [168] 为中间的过渡层。变异最大的是斜行腰肋纤维，通常被描述 [17,169] 或图示 [23,145] 位于大量的横向髂肋纤维前方。这些斜行腰肋纤维被描述 [25] 或图示 [115] 与其他两组纤维的交错连接。Eisler[25] 绘制了内侧至外侧的区别，这在详细的背侧观时是明显的。斜行髂腰和腰肋纤维组成肌肉的内侧缘和逐步垂直的髂肋纤维在移行中逐渐交织、重叠构成肌肉的外侧缘。斜行纤维常常在更侧面纵向（垂直）的纤维层中相互交错，这在背侧观时最显著。更多的细节和变异参考 Eisler 经典表述。

经典描述
（图 4-3 和图 4-4）

到目前为止对腰方肌最完整的描述见于 Eisler 以德文发表于 1912 年的文章 [25]。因为此肌肉的重要性，也因为一些特性变化导致了解剖书中不一致的描述，以下对其进行了部分翻译。其中包括由 Eisler 所绘制的包含三种变化的 2 个插图（图 4-3 和图 4-4）[25]。

这个扁平的，强壮的，有四边的肌肉从髂嵴背侧部分延伸至最后 1 根肋骨，内侧边以锯齿样附着于腰椎横突。外侧边平滑且游离。肌肉的两个平面分别面向腹侧面与背侧面。

肌肉的结构总是复杂的，从外侧面看去，给人一种单一的紧凑的肌肉的印象（图 4-4 右侧）。从内侧看，肌肉可区分为两层，两层之间穿插一层或多层肌纤维。从背面看（图 4-3），肌肉沿髂嵴起源约 6cm，并越过其背屈处达到侧向 3 ~ 4cm。除了在侧角有一个小的三角形肌腱，在髂嵴顶的这个插入的成分几乎全部是肌肉。从起源侧 1/2 或 2/3，这个几乎是平行的肌肉束向头侧或偏内侧走行。这些肌纤维在第 12 肋尾端插入，穿过肌腱内侧。有时，这个肌肉主体广泛锚定于腰背筋膜上。

沿肌肉的内侧边，纤维束扩散伸展为锯齿形，肌腱到达 $L_1 \sim L_4$ 椎横突的后部（图 4-3）。这些锯齿形状增加了尾部的体积，偶尔彼此相互交叠。并在肌肉侧部的下面向腹侧延伸（图 4-4，右）。这种锯齿附着于腰椎横突的结构与横突间肌外侧肌相接。

从腹侧视图（图 4-4）看，肌肉边界显得明显扩大（它附着于横突和第 12 肋）。看上去，髂嵴处的起源似乎全是韧带（而不是骨骼）。该处至横突的纤维束伸入髂腰韧带的纤维中。在肌肉侧缘附近，扁平的肌腱向上伸入肌腹 4~5cm。在中间，起源于髂腰韧带和 L_5 横突的纤维交替重叠。依附于 L_5 横突的纤维经常呈锯齿状，

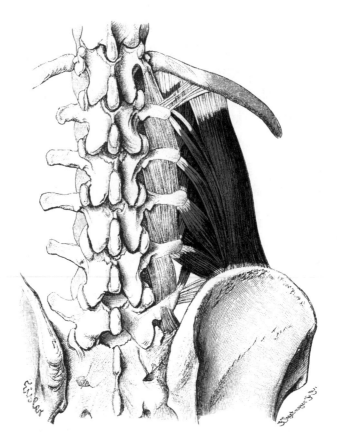

图4-3　腰方肌（红色）和侧面的横突间肌（未着色），背面观。

并同主要肌肉分离（图4-3和图4-4受试者右侧图形）。在典型的患者,此纤维束是代表着这样的锯齿最尾端的部分。每个锯齿连接肌腱的尖端和相邻的从第二腰椎横突前的边界开始的一部分。作为一种规则,这些锯齿只有最尾部的位于腹侧表面;其余的延伸到背面。

总体上,腹侧束（图4-4）比背侧更向内倾斜（图4-3和图4-4）向上延伸。从腱条产生的侧束穿透到肌肉并向上呈扇形扩散。腹内侧的纤维层平行于上文提到的外向纤维（图4-4）。外侧,肌纤维沿第12肋插入一个较短的距离,呈肉质状。较内侧处,插入的肌腱,沿第12肋腹面尾部边缘到第12肋头部。从腹侧看来,一些锯齿通过狭窄的腱条沿着 T_{12} 外侧和（或） L_1 插入 T_{12},有时到达（ $T_{12} \sim L_1$ 椎间盘）椎骨之间（图4-4）。更罕见的是,锯齿附加到 L_1 横突面尾部边缘或腹侧面。一部分腹面纤维规则的终止于附着在腰肋弓侧面的肌腱上,形成一个介于之间的 L_1 和第12肋的纤维弓并作为一半腰部横膈的起源。这个腱形的插入向内侧迅速增加。通常此肌腱至少延伸到横膈的方肌弓和第12肋之间的区域。

腰方肌中间层的发育有明显的个体差异,中间层附着到 L_3 的横突。部分肌腱和肌肉来自 L_3 横突尖端和上缘。扇形

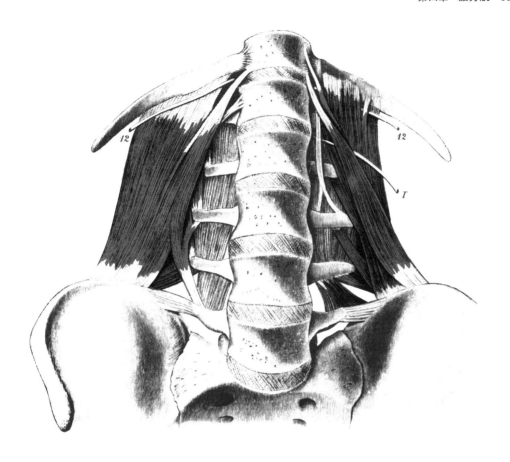

图4-4　腰方肌（红色）和横突间肌（未着色），腹面观。图中两半边分别取自2个人，T_{12}神经；L_1神经（选自Eisler[24]）。

分布至第12肋中间部分的腹面上缘[25]。

髂腰韧带

髂腰韧带起源于20岁前腰方肌不成熟的肌纤维，仅在具有直立姿势的动物中存在[89,100]。这个韧带在40岁后呈现退行性改变。它包括2个束带，连接L_5横突和髂嵴以及髂骨的内表面。前面的束带在冠状面横向走行为腰方肌的一个解剖附着点。另一个韧带走行更加倾斜和向后[89]。

尸体的载重实验显示髂腰韧带的前束主要功能是限制侧弯，后束主要是限制脊椎前屈。后束也可以防止L_5椎体自骶骨向前方滑脱。这个韧带显著限制了由腰方肌活动引起的$L_5 \sim S_1$活动。

补充参考资料

人们普遍认为腰方肌解剖复杂，其纤维通常沿三个方向走行[3,25,74,106,168]。其斜行纤维延伸的变异以及背腹侧定位的变异导致对该肌不同的描述。

这个肌肉的分别有横截面图示[15,31,56,108,135]，含斜行纤维的腹面图示[2,4,30,69,74,104,109,111]，不含斜行纤维的腹面图示[28,54,136,146]。含斜行纤维的背面图示[17,23,27,55,101,115,145]，和不含斜行纤维的背面图示[84]。

3. 神经支配

腰方肌肌肉由腰丛的分支 T_{12} 和 $L_1 \sim L_3$[25,74,99] 或 $L_1 \sim L_4$[17,28] 脊神经来支配。

4. 功能
（图 4–5 和图 4–6）

在直立状况下，腰方肌的功能是通过伸长收缩来控制或"制动"一侧肌肉向对侧弯曲。根据 Knnapp[81] 的观点，肌肉完全的双侧麻痹，使患者即使应用支具仍不能步行。在吸气和被动呼气时，这块肌肉也可以稳定第 12 肋骨。

固定骨盆后，单侧的腰方肌肌肉的功能如图 4–5A、B 所示，主要是使脊椎横向弯曲至同侧（凹向收缩的肌肉）[3,13,17,21,69,74,78,85,88,99,106,114,118,144,169]。脊椎固定后，单向收缩抬高患侧臀部。腰方肌协助抗阻力同侧屈曲[77]；如此，主要在腰部产生脊柱侧弯。双侧运动，腰方肌可延展腰椎。

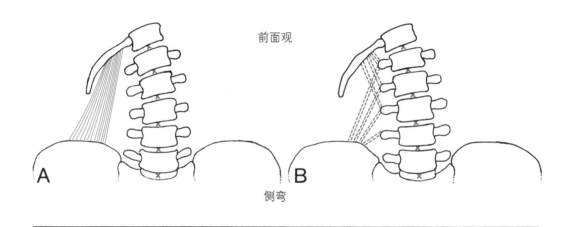

前面观

侧弯

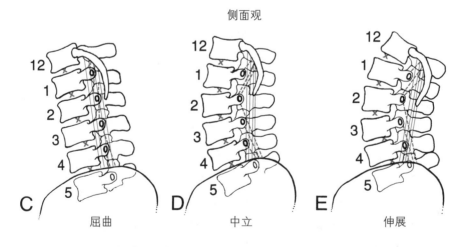

侧面观

C　屈曲　　D　中立　　E　伸展

图4–5　描记腰椎平片（黑色）与腰方肌纤维（红线）叠加显示它们的附着情况和走行。A和B.为前后面观；C、D和E为后面观。X标记两椎骨之间中心；开环位于横突尖。实红线标记纵向的髂肋肌；虚红线表示斜行的髂腰肌和腰肋肌。A. 表浅的腰肋肌纤维使腰椎向一侧弯曲。B. 中间和深部的髂腰肌和髂肋肌纤维产生相同作用。C、D和E显示当患者站立，分别在屈曲、中立和伸展位时所有的肌纤维均使腰椎伸展。

作用

当患者斜卧位，肌肉固定在胸廓底部，向头侧拉伸同侧骨盆（抬高臀部）[68,69,74,133]。大多数学者认为双侧腰方肌是腰椎的伸肌[3,69,77,106,117,144]，但也有报道其可作为屈肌[71,147]。针对2具尸体的腰方肌区域进行杠杆臂和肌肉横断层的计算机分析[117]，计算出腰方肌在脊柱侧弯时产生约9%的肌力，13%（在一具尸体）或22%（另一具尸体）的腰椎延伸力。此研究证实从图4-5C、D、E推导出腰椎从充分屈曲到充分伸展的所有位置的功能。在脊柱向对侧旋转，腰方肌提供9%或13%的力量[117]。

根据解剖关系，双侧腰方肌通常认为通过稳定沿第12肋附着的膈肌来协助正常吸气[69,85,88,99,106,169]，它也被认为在被动呼气时用来固定最后1根或2根肋骨[4,17,78,114,118]。Knapp[80]从临床观察总结得出，如没有明显的臀肌无力，在行走时骨盆摆动的跛行步态可能由于对侧腰方肌斜行纤维较弱所造成。

通常认为，腰方肌功能几乎只有垂直髂肋纤维完成。在1951年Knapp[80]提出，腰方肌的斜行髂腰和腰肋纤维有对抗自身的纵向髂肋纤维的作用。他采用一个多关节的有横臂（横突）节段连接的电线杆（脊柱）的比喻，在Knapp的比喻中，髂腰肌肉纤维束通过拉索从地面（髂嵴和髂腰韧带）的斜行运行至每个横臂（横突）。髂腰韧带将L5横突锚定在S1上。

为了证实这一概念的准确性，另一作者研究了腰椎正位（图4-5A和图4-6）和侧位（图4-5C、D、E）的X线片。髂

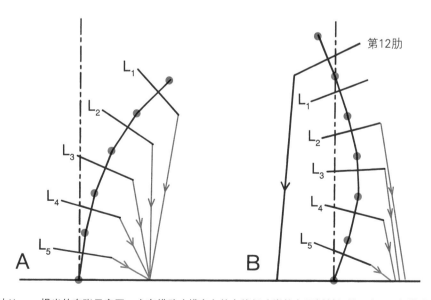

图4-6 由Knapp提出的夸张示意图。由有横臂（横突）的电线杆（脊柱）示例斜行的腰方肌一侧收缩使脊柱弯曲的两种可能效果。红色箭头显示髂腰肌收缩力的方向，黑色箭头表示对侧髂肋肌收缩方向。黑色横臂代表横突。A. 腰椎上端如自由活动腰椎凹面朝向收缩的髂腰肌。同侧的髂肋纤维可能辅助这一动作（未显示）。B. 在Knapp的模型中，腰椎上端由对侧腰肋纤维（黑色箭头）收缩拉向对侧，推测会产生凸向收缩的髂腰纤维的效果。髂腰纤维（还有腰肋纤维）有助于这种效果。对侧髂腰韧带可严重限制L5~S1关节活动度的增大以及任何L5髂腰纤维的活动。

肋肌肉纤维添加在图4-5A上,斜行纤维添加在图4-5B中。这显示如果在腰椎上端的 T_{12} 可以自由移动,那三个部分的肌肉都能使脊柱凹面朝向活动肌肉侧屈(图4-5A、B,图4-6A)。

然而,斜行髂腰纤维可能会产生相反的效果(图4-6B)。据 Knapp 的模型,斜行纤维可以协助腰椎侧屈凹面远离它们,那么如果对侧纵行的髂肋纤维同时牵拉第12肋和 T_{12},那么产生的肌力会使整个腰椎都朝对侧弯曲。这种假设认为这些垂直的髂肋纤维产生一种拉力,以平衡对侧斜行纤维。斜行的腰肋纤维与同侧斜行的髂腰纤维应有一样的效果。

功能

植入 fine-wire 电极的肌电图(EMG)记录了五个动作中腰方肌肌电:脊柱侧弯,当站立或坐着时提髋(提升同侧的骨盆),腰椎伸展,被动呼吸[4,123]和骨盆固定时躯干向同侧旋转[123]。在一项研究中[123],腰方肌激活与安静的呼吸无关,只与增加腹内压的动作,比如在做 Valsalva 动作时(对抗声门被动呼吸),大声说话,或咳嗽相关。当站立时向前弯曲,作为腰椎伸肌的腰方肌对抗重力向前运动,这就解释了为什么这个运动加剧了 TrPs 的发生。

Waters 和 Morris[165] 报道了在行走时腰方肌肌肉活动的肌电图。录像均是从身体右侧拍摄。突发右侧腰方肌的肌电活动发生在中速和快速步行,右足和左足后跟接触之前[165]。

5. 功能(肌牵张)单位

按照计算出的相对有效性[117],除了腰方肌能使躯干侧屈,其他参与这一动作的还有腹内、外斜肌、腰大肌、竖脊肌、腹直肌和回旋肌。背阔肌也有明显作用[77]。

竖脊肌、多裂肌、回旋肌、后下侧锯齿肌一同协助腰方肌伸展。腹外斜肌协助腰方肌使脊椎朝对侧旋转[117]。对抗腰方肌的主要肌肉是其对侧相应的肌肉。因此,一侧腰方肌的 TrPs 发作或缩短常常会导致对侧腰方肌的负荷过重。

6. 症状 (图4-7)

腰方肌的 TrPs 可引起腰背痛,但此来源经常被忽视。长期因素导致的(见第7节和第8节)肌筋膜来源的急性腰痛并不复杂,针对此肌肉的肌筋膜治疗也十分

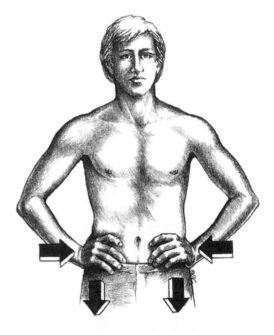

图4-7 当激活的腰方肌触发点引起的牵涉痛不是那么厉害以至于不能走路时,减压技术使腰方肌卸掉足够的负荷以允许患者小心地短距离慢行。手掌内压力施加在髂骨上。这种向下的压力将重要的上半身部分重量越过腰椎直接转移到了臀部。

有效(见第 12 节和第 13 节)。但是,长期因素所致腰痛通常持续数月或数年,或对特异性肌筋膜 TrPs 治疗暂时有效,或两者兼而有之。这些因素造成的额外的压力已经使急性的单一肌肉症状转化为一种慢性肌筋膜疼痛症候群[127],其中可能包括会引起非对称肌肉负荷[75]和关节功能障碍[96]。

患者主诉

患者经常诉及静息时长期持续的深层的疼痛[128],而在无支撑的直立位以及坐下或者站起这些增加腰椎负重或需要稳定腰椎的动作时,疼痛会加剧。由 Sola 和 Kuitert[133] 还曾报道,躯干下部微小的动作可引起刀割样爆发性锐痛。腰方肌 TrPs 疼痛严重时可以使患者完全不能活动,导致抑郁等情绪症状。

腰方肌 TrPs 限制向前弯曲,疼痛可以功能性地制动腰椎。患者描述在转弯或倚靠对侧时感到困难,爬楼梯时疼痛难忍。从仰卧位向任一方翻转都是痛苦和艰难的。在睡醒时,患者可能会被迫用手和膝盖爬行至浴室。咳嗽或打喷嚏时极为痛苦。从卧位或坐在椅子上站起可能很困难,没有上肢的帮助不可能完成。

腰方肌 TrPs 引起的疼痛(图 4-1)分布区除了背部疼痛,疼痛也可延伸到腹股沟、睾丸、阴囊或坐骨神经分布区域[62]。在后面提到的疼痛区域还和脊柱旁肌肉[162]或臀小肌的后部产生相应的卫星群(图 9-2)TrPs 有关。

因刺激腰方肌 TrPs 而导致慢性疼痛的患者常诉及丧失活力和耐力,因为不管有意还是无意尝试抑制疼痛,疼痛均持续存在。在这些情况下,可以通过增加力量和活动来判断症状是否加重[133]。也有报道患者有臀部沉重、小腿抽筋、下肢有灼热感[133]。

缓解疼痛(图4-7)

患者仰卧或侧卧以寻求解除痛苦。他们发现,与腰椎相关的髋部向前或向后倾斜的角度是至关重要的。在严重的情况下,只有使用四肢爬行,患者才能活动。

坐姿与站姿,在严重的情况下,可能会变得更容易忍受,因为它能卸载一些上半身的重量。患者用上肢推下椅背或手放在臀部向下按能获得暂时的解脱(图 4-7)。在腰方肌区域直接按压皮肤或挤压皮肤可暂时解脱(同样的,挤压胸锁乳突肌的皮肤可以缓解咽喉疼痛,因为吞咽期间,会刺激胸锁乳突肌的 TrPs)[156]。

在急性病例中,腰骶部的支持可能很有帮助。如果运用得当,它可以帮助固定腰椎,减少腰方肌的负荷。然而,在急性期后,连续使用造成肌肉长时间制动,可能会增加腰方肌 TrPs 的兴奋性。制动持续数周,最终会使肌肉弱化,增加其 TrPs 敏感性。

鉴别诊断

其他背部肌肉如胸长肌和多裂肌的 TrPs,也可以引起臀部和骶髂关节的疼痛[158]。髂腰肌 TrPs[128]引起背部痛,患者形容为单侧沿脊柱上下的放射痛,而不是整个背部。腹直肌下部 TrPs 引起双侧腰痛[160],为骶髂关节水平横向走行。必须通过病史、疼痛区域、受限的运动以及体检区分这些 TrPs 和腰方肌 TrPs 疼痛。腰方肌 TrPs 引起的大转子区域牵涉痛,很容易被误诊为粗隆部滑囊炎。

由卫星 TrPs 引起的沿坐骨神经分布的牵涉痛,可能比主要腰方肌 TrPs 引起的疼痛更难以忍受[62]。这种形式的坐骨神经痛或"伪椎间盘综合征"[147] 很容易被误认为 S_1 神经根型脊椎病。这种坐骨神经区域的疼痛,当下列条件存在时,这种坐骨神经区域的疼痛,可以归因于卫星样的臀小肌 TrPs:ⓐ患者的坐骨神经痛通过再次按压腰方肌 TrPs 或臀小肌 TrPs 而产生。ⓑ通过消除臀小肌 TrPs 治疗,而不处理腰方肌 TrPs 的方式可缓解"坐骨神经痛",但很快复发。ⓒ消除腰方肌 TrPs,可立即缓解腰背和坐骨神经疼痛。

神经根病具有神经学上的运动和感觉缺失症状,可以通过运动神经根受压的 EMG,或感觉神经根受压的感觉诱发电位来诊断。

研究发现骨性关节炎(骨刺)和(或)腰椎间盘狭窄,本身并不成为腰痛的来源,因为许多中度退行性骨关节病的患者并没有痛苦[159]。此外,许多中度骨性关节炎患者,当消除腰方肌肌筋膜 TrPs 时,腰痛完全缓解。Friberg[39] 采用了创新的动态影像学技术证实,腰背痛的严重性和频率,与腰椎之间的平移运动的量显著相关,但与脊柱运动没有关联。平移运动是腰痛很容易被忽视的原因。

骶髂关节功能障碍的局部疼痛与腰方肌 TrPs 引起的疼痛类似[119];第 2 章第 16 页所述的测试可区别他们。骶髂关节功能障碍的形式是,髋部上抬或剪切功能障碍[58](髋骨向上位移);它被认为是腰背

部和腹股沟疼痛的一个重要来源。在一个私人诊所接待因为疼痛而接受检查的 63 名患者中,发现均有髋骨的上斜功能障碍,疼痛主诉最常见的部位是腰背部和腹股沟(50%)[79]。

由于腰椎横突骨折的腰椎疼痛尖锐,呈刀割样,非特征性的 TrPs 刺痛,位置局限,与肌筋膜疼痛并不类似,没有肌紧张。骨折可由摄片证实。

很难区分胸腰段关节功能障碍继发的腰方肌 TrPs 和主要来自腰方肌负荷超量的 TrPs。这两个情况彼此相互作用。典型的胸腰椎关节功能障碍导致旋转、侧弯、屈曲及偶尔胸腰段的伸肌不对称活动受限。单独腰方肌受累可以限制向相关侧弯曲,以及腰椎的旋转和屈曲。

还应考虑其他诊断包括脊柱肿瘤,重症肌无力,胆结石和肝脏疾病,肾结石和其他泌尿道问题,腹腔内感染,肠道寄生虫病和憩室炎,主动脉瘤和多发性硬化症。

7. 触发点的激活和持续存在(图 4-8)

激活

笨拙的动作和突发性创伤,尤其是机动车事故,都可能刺激急性腰方肌肌筋膜 TrPs[1]。

刺激腰方肌 TrPs 的原因,可以是异常沉重的负荷,就像搬运一台电视机,抱孩子或大狗,或快速弯腰运动时躯干扭转向某一侧,通常是为了捡起在地板上的东西[147]。后一种情况的另一个版本是从很软的陷得很深的椅子、低床或汽车座椅里向前弯腰时侧身(图 4-8)。许多患者描

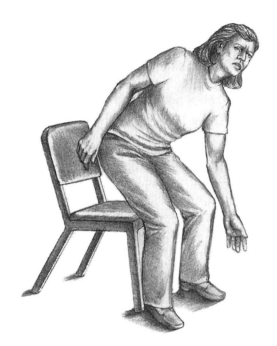

图4-8　当一个人从椅子上站起和从地上拾物时同时，弯曲和扭转的动作引起腰方肌受损。

述弯身站立并倾向一侧拉裤子时，或者双足被衣服缠住失去平衡时，疼痛发作。为了避免快要摔倒时造成的肌肉紧张，应该坐下来穿袜、连裤袜、裙子或裤子等，或通过扶着墙壁或家具来保持平衡。

　　腰方肌 TrPs 经常因车祸而产生。Baker[1] 调查了 100 位遭受单次车祸的乘员（司机和乘客）的 34 块肌肉的肌筋膜 TrPs 的出现率。碰撞来自驾驶员侧（81％）以及后侧（79％）时，腰方肌比任何肌肉要来的关联密切。碰撞来自从前方时，这是第二个最常见的受伤肌肉（81％），来自乘客一侧时是第三个最常见受损肌肉（63％）。在这项研究中[1]，已经存在的 TrPs，事故刺激的潜在 TrPs，和由这次大创伤引发的 TrPs 没有任何区别。

　　轻微、持续或重复的活动也能刺激腰方肌 TrPs，如园艺（轻微劳损）、擦洗地板、

抬水泥块[111]，或在一个倾坡上或沿海滩或林荫大道上步行或慢跑。此外，当一侧腰方肌受损，静息时肌肉也缩短，往往会加重对侧负荷，导致 TrPs 的产生，伴有轻度的疼痛。

　　值得注意的是，有半英寸下肢长度差异的步行模具也可以刺激出腰方肌的 TRP 综合征，这已被实验证实[71]。踝关节骨折后使用步行模具之后立即出现腰方肌疼痛，也可能是跌落时的碰撞刺激了 TrPs，同时造成骨折，而如果步行模具使用后一两周出现肌肉疼痛，可能是因为新产生的肢体长度不等引起的慢性劳损可能刺激了潜在 TrPs。当另一只足穿上鞋，消除长度差异，这种疼痛得到缓解（或预防）。

　　Sola 和 Kuitert[133] 报道发病腰方肌肌筋膜炎与疲劳、免疫接种、药物注射、上呼吸道感染、扭曲的躯干运动有关。

持续存在

　　易持续刺激腰方肌 TrPs 的机械因素是：下肢长度不等（LLLI）[147]、小半骨盆[147]、短上臂[151]、极软的床铺、以手肘向前倾斜着支撑办公桌（经常戴眼镜焦距太短所致）、站立和俯身在低水槽或工作台平面、腹部肌肉孱弱。前三个因素在本章第 8 节讨论，其他因素在第一册讨论[148]。

　　LLLI 和小半骨盆作为的腰方肌来源腰痛的持续因素的重要性，通常体现在患者站立和坐位的相对忍受程度及站立的姿势。当患者一只足站着，另一只足负重（短边），或双足打开站立，短小骨盆倾向一侧（短边），或者站立和行走时有疼痛，可能是 LLLI。只有坐着时疼痛加剧，短

上臂或短小骨盆都可能是主要病因。如症状同时存在，患者很可能既有短小骨盆，又同一侧下肢较短，也就是说，身体的一侧短小。突然增加的负重导致刺激腰方肌 TrPs 后，肢体长度较对侧缩短 3mm（1/8in）时，腰方肌 TrPs 会持续存在，6mm（1/4in）也是如此。

Gould[53] 指出，后面口袋放一皮夹，使得坐位时一侧骨盆抬高时，可以持续产生"后兜坐骨神经痛"，此时取出钱包即缓解疼痛。使腰方肌 TrPs 持续存在的全身因素包括维生素和其他营养缺乏，代谢紊乱，尤其是甲状腺功能不足，慢性感染和侵袭，情绪紧张[147,151]。任何导致寒战的因素，可使肌筋膜 TrPs 持续，必须予以处理。尤其是在夜间，必须保持体温，防止睡眠障碍。

8. 患者检查（图 4-9~ 图 l4-20）

本节大纲

本节首先介绍体检和新的成像技术的对腰方肌 TrPs 患者的检查结果，再讨论如何评估三个重要的机械持续因素，即小半骨盆、短上臂和下肢长度不等（LLLI）。由于其复杂性和在腰方肌 TrPs 中的重要地位使得评价 LLLI 的相关文献很多，主要介绍 LLLI 的临床角色，LLLI 与代偿性（功能性）腰椎侧弯的关系，并详细分析 LLLI 和代偿性腰椎侧凸的影像学评估。

腰方肌检查
体检

伴有腰方肌 TrPs 激活的患者表现出肌肉紧张，在行走、躺下、在床上翻身、从床上起来或从椅子里起来时腰椎和骶骨之间的活动受限。剧烈咳嗽可能会引起特征性的疼痛分布。患者站立时，健侧骨盆可能向下倾斜。腰椎形成代偿性腰椎侧弯，通常反向凸向患侧腰方肌[83]。（其他原因造成的结构异常稍后讨论）。尽管腰方肌是脊椎的伸肌，由于椎体旋转伴随脊柱侧凸，正常的腰椎前凸可能变平。腰椎屈曲和伸展受限，有时则不能屈曲和伸展。健侧侧弯受限，有时双侧受限。

测试腰方肌紧张引起的侧弯受限，可由 2 位检查者在患者坐位或倾斜（Jull 和 Janda[75] 提出），或侧躺并从检查桌上抬肩膀[75,93] 来进行。但髂肋纤维也受累时，患者坐位或站位，胸腰段的旋转经常受限于患侧肌肉。

斜卧时，刺激 TrPs 会使肌肉缩短，从而可以扭曲骨盆，使肌肉紧张的一侧骨盆抬高（图 4-9）。

深触诊可以引起明显的肋骨侧面疼

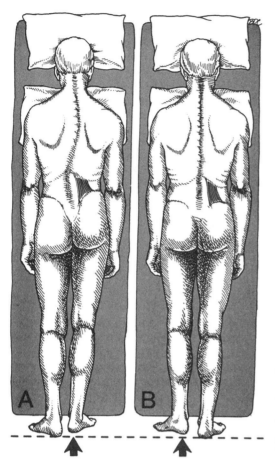

图4-9 由于腰方肌紧张引起下肢显著不等长。A.由于右侧腰方肌触发点激活和短缩紧张（暗红色），比较患者俯卧位内踝，显示右下肢短于左下肢。B.当右侧腰方肌触发点激活消除后，真正的下肢不等长可显示出来，肌肉回到正常静息状态（浅红色）。在B图，A图中功能性脊柱侧凸的表现也不见了。

痛，但很容易错过，因为患者的体位，通常夹闭了第 10 肋骨和髂嵴之间的空间[128]，而且大多数的腰方肌前方覆盖了大量的椎旁肌肉（图 4-23）。

由于腹内斜肌、腹外斜肌侧方部分产生平行的力，单独评估腰方肌的肌力是很困难的。以躯干侧弯和徒步行走时髋关节活动测试肌力。躯干侧弯的检查是通过让受试者以对侧身体侧躺，将枕头夹于膝盖之间，当下肢固定时，上抬肩膀使之

离开检查床。徒步行走时髋关节活动的检查包括患者俯卧位[77]和仰卧位[74]检查。患者可使下肢外展 20°~30° 并向肋骨方向上抬髋部以对抗检查者向其同侧下拉足踝的阻力。

当肌筋膜 TrPs 引起腰方肌肌力减弱或抑制时，针刺 TrPs 上方的皮肤可以暂时恢复其功能。相似的现象在第一章胸锁乳突肌压缩实验中有所描述[156]。患者仰卧检查 LLLI 可注意到腰方肌一侧的短肢（图 4-9A）。这一效果可能超过该侧较长的下肢的补偿作用（图 4-9B）。

三种成像技术（在第二章详细讨论）证明 TrPs 的持续存在：热成像、超声、磁共振波谱。Zohn 发表了一份关于腰方肌 TrPs 的热点热谱图[170]。图 4-10 显示另一位观察者对一位 5 年半前工作中受过伤的 50 岁女性的热谱图。通常用声像图观察腰方肌，但偶尔会出现不明原因的超声通过而不发生折返。还可以通过磁共振成像来进行区别。据我们所知，不管哪种区域能够给 TrPs 成像都需要严格检查，但是这两种方法都有潜力做到。

小骨盆检查（图4-11和图4-12）

当 LLLI 患者骨骼不对称，很可能在短下肢一侧也伴有小半骨盆、小脸、小上肢。小半骨盆可在坐位和仰卧位引起不适症状。Inglemark 和 Lindstrom[72] 发现在肢体长度和半骨盆大小之间有很强的相关性（+0.78）。因此，LLLI 是一个有用的初步指南。在第一册中提到了许多小半骨盆患者管理和坐位诊断的关键点[152]。这些内容包括对坐位时骨盆侧倾，坐位检查，以及坐骨提升时大小的正确判断。

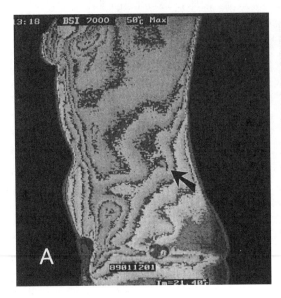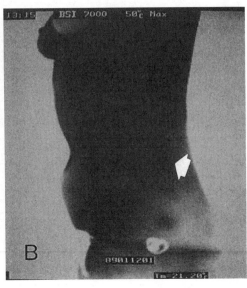

图4-10 左侧腰方肌触发点的热谱图显示覆盖左侧腰方肌温度升高0.5℃以上可显示出"热点"（箭头）。热谱图由贝尔斯MCT7000医疗成像系统获得。A.色彩区域分析，温度范围为23.8～30.5℃，0.20°/L。黑丝箭头标记升高温度可见的小岛。B.相应的灰度分辨率0.1°/L。"热点"为白色箭头所示的小黑区域（感谢Bernard E. Filner, M.D提供的热谱图，马里兰州洛克威尔温度记录成像中心，20850）。

坐位

在第一册图48-10中图示了有或无校正措施时，坐位下小半骨盆的骨骼影响[148]。此图还包括了将小半骨盆侧大腿交叉叠放于较大骨盆一侧的膝盖上的代偿效果，同样由Northup进行阐述[112]。由骨骼肌不对称引起的代偿性脊柱侧弯主要由腰方肌来维持。

如患者坐位时有疼痛症状，就怀疑有小半骨盆。坐位时承重的坐骨结节之间只有10～12cm，两边骨盆大小的任何差异都会更为放大至躯干，这是由于脊柱长度比坐骨结节之间的距离大得多的原因。

小半骨盆对脊柱的影响比两腿相同长度差异对脊柱侧弯的影响更大。由于坐骨结节之间的距离大约是股骨头距离的一半，坐位时骨盆不对称的影响就比站位时相同幅度的LLLI带来的影响更大。但是对患者来说，像需要一只升高鞋垫一样需要升高坐骨，那是不寻常的。

一张小半骨盆患者坐位检查的临床图片如图4-11所示。该图显示患者骨盆显示倾向小的一侧，呈现代偿性S型脊柱侧弯，以及肩关节轴的相应倾斜。图4-11显示通过在小骨盆侧的坐骨结节下方适当抬高可以恢复骨骼肌的对称性。坐骨的抬高需要调整为柔软的座椅形状。

仰卧位

由于小半骨盆的原因，一些患者在前后位仰卧时感到疼痛。这种未被纠正的不对称可能是腰方肌TrPs的重要的持续性因素。那些需要纠正的患者晚上仰卧

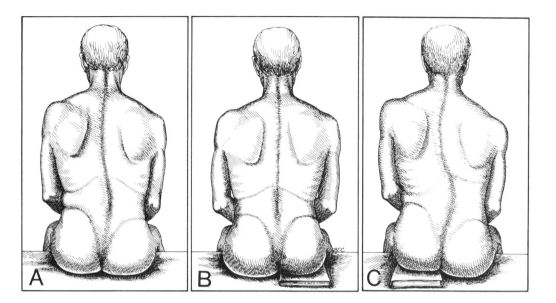

图4-11 右侧小骨盆患者坐位检查。A.未纠正的不对称导致骨盆侧向倾斜，S型的功能性脊柱侧弯和肩关节轴的倾斜。B.通过衬垫物提高坐骨从而使骨盆水平来纠正姿势的扭曲。C.在另一侧用同样的方法提高坐骨。患者会马上由于增加了侧弯的程度而感觉到不适。这使他们认识到在坐位时候使用合适纠正方法的重要性。

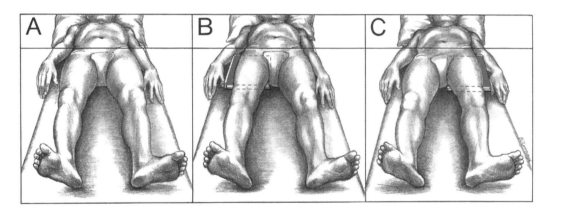

图4-12 以仰卧位前后视角检查患者的右半骨盆。髂嵴用红色标出，黑色实线为水平线。红色的虚线勾画出在骨盆下的衬垫物。A.未纠正的骨盆倾斜导致右髂前上棘相对于左侧向下位移。B.经过纠正的，垫在右半骨盆下的物体（红书）使两侧髂前上棘处于同一水平。C.对侧纠正、在另外一侧的骨盆下垫物体使姿势的扭曲更加突出。

睡觉时疼痛难以缓解。如图 4-12 所示，小半侧骨盆向床面倾斜。这种不对称会加剧并持续存在腰方肌的 TrPs,通过在小半骨盆侧下方适当抬高可以得到纠正(图 4-12B)。反方向纠正通常会加重这种不适(图 4-12C)。

短上臂检查（图4-13）

使肌筋膜疼痛持续存在的因素在第一册中有所介绍[154],这对腰方肌非常重

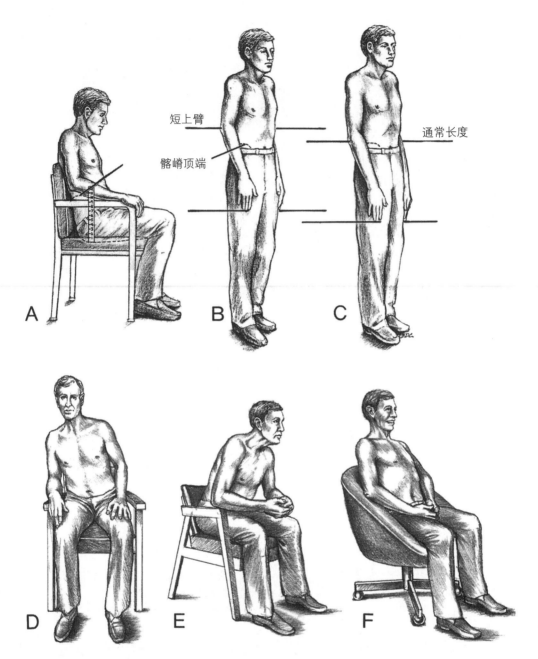

图4-13　因为与躯干高度相比上臂较短，所以腰方肌触发点持续存在。虚线代表髂嵴水平。A.手肘无法触及椅子的扶手，扶手离开座位底部22.9cm，这种设计适合90％的美国人。B.放松的站立位，短侧上臂的手肘位于髂嵴顶端以上，而手指尖位于大腿中部以上。C.以该国内上臂与躯干高度的平均值确定手肘和手的位置。D.代偿性的坐姿：为了找到肩胛带的支撑点而向一边倾斜，这种姿势使得颈部和腰部的肌肉非常紧张。腰方肌和斜角肌特别容易受损。E.肢体向前倾斜寻找肘部支撑点，这种姿势会牵拉椎旁的肌肉。F.有倾斜扶手的扶手椅可以解决这个问题，它能使不同手臂长短的人均可以找到支撑点。

要。短上臂在高加索人、土著美国人、波利尼西亚人以及部分东方人中是一种常见的结构异常。相对躯干高度来说的短上

肢患者在标准椅子上直坐时最易鉴别（图4-13A）。他们的肘部无法碰到扶手。当站立时他们肘部无法像正常人的上臂（图

4-13C）一样到达髂嵴（图 4-13B）。当坐位时，患者要么将肘部放在扶手上向一边倾斜，这会使得颈部和腰部的肌肉非常紧张（图 4-13D），要么向前弯腰休息两肘撑在椅子扶手，又会使颈椎后路和椎旁肌受到牵拉（图 4-13E）。

矫正措施需要解决这一重要的持续因素，这在第 14 节中进行讨论。

姿势不对称的检查
（图4-14 ~ 图4-16）

临床上最常用鉴定姿势不对称的方法在第一册的第 107 ~ 108 页以及第 650 ~ 653 页中有详细的描述 [148]。既然 LLLI 是最常见脊柱侧弯代偿方式，使腰方肌负荷过重，如果不存在其他的脊柱、骨盆、下肢不对称或者关节功能障碍使情况变得更复杂，这一简单的过程可以鉴别 LLLI 以及建立必要的纠正措施。图 4-14 和图 4-15 图示其原理。以下讨论用于评估站立患者姿势不对称的要点。

通过在明显的短肢下增加鞋底高度，使肢体最大限度平衡，患者肢体压力达到最小化。然后把短腿的纠正方法试用于长腿所在。患者会被问及这个姿势与前者的区别。即使没有疼痛，许多患者也会明显感觉到不适。通过把足垫从一侧挪到另一侧，测试者可以确定哪一个是短腿 [49] 并向患者指出持续纠正的重要性。如果患者能在镜子中看到自己全身，他们会震惊

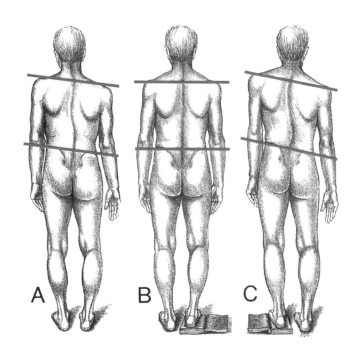

图4-14 检查右下肢较短，S型脊柱侧弯和右肩的下垂的站立患者。黑线代表当下肢长度的不等被足垫纠正后肩胛带和髂嵴的水平。红线表示倾斜状态下骨盆和肩胛带所成的角。A. 未纠正的，右髋比左髋位置低，已经被腰部的不对称以及较低的右侧髂嵴、右侧髂后上嵴和右半臀表现出来了。当双腿之间的差异达10mm甚至更多，其导致的功能性腰椎侧弯也会影响到肩部，经常导致同侧肩部下降。臀部向左侧靠近导致右手比左手更远离大腿。B. 纠正的，右足下使用足垫能使骨盆处于水平位置，同时纠正A中所出现的不对称。肩胛带和髂嵴现在都处于水平位置，脊柱处于垂直位。C. 对侧纠正，将足垫置于长腿下可以将A中所显示的不对称扩大化，这种下肢长度的扩大化导致患者不适以及肌肉的过负荷，这可以使患者更愿意选择B，而且使其了解纠正姿势的重要性。

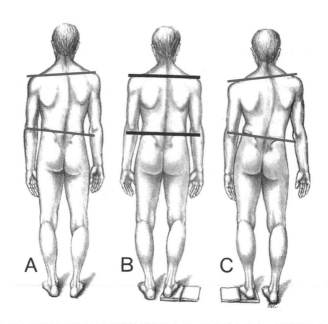

图4-15　检查由于右下肢短而形成的C型脊柱侧弯和左肩下垂的站立患者。黑线表示右足下放置足垫，下肢不等长被纠正后，髂嵴和肩部的水平。红线表示倾斜时髂嵴和肩胛带轴的成角。A. 未纠正，右髋、右髂嵴、右髂前上棘都要比左侧低。肩胛带的成角和髋部的移位导致右手远离肢体。这种功能性侧弯使得左侧肩部下移，左侧肩胛骨较低。B. 已纠正，当出现C型脊柱侧弯时，用于纠正骨盆和肩胛带水平和肢体不称的足垫最好小于6mm。C. 对侧纠正，相同的足垫放置在长腿下时会使A的姿势扭曲加重，增加患者不适和对于肌肉的压力，患者会更愿意选择B，同时了解纠正的重要性。

于自己的改变并且会认同这种纠正方法。

　　这种技术并不能证明其他不对称的存在，但是患者可以通过选择纠正措施来对自己调节，使肌肉的张力降到最低。可纠正的骨盆不对称应在修改鞋类之前得到明确诊断和处理。

　　图 4-16 是一种鉴别结构性腰椎侧弯的方法，这种侧弯在老年男性中更常见。这个例子中，在短腿下加足垫并没有纠正反而增加了不对称，同样，在长腿下加足垫也没有好的效果。

　　第一作者曾提出如果让患者先单腿站立，然后换另一条腿，那么当他用长腿站立时，骨盆水平以及姿势对称度都会提高，然而用短腿站立时会增加不平衡。当患者用单腿站立并且前后摆另一腿，如同走路时尤为明显。短腿能够自如摆动，但

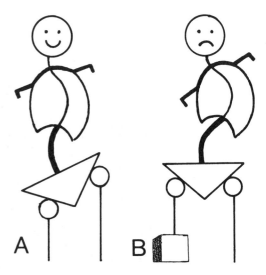

图4-16　当腰椎侧弯是固定性（结构性）而不是代偿性（功能性）时，纠正下肢的长度会使脊柱侧弯加重。腰部的粗线代表固定性侧弯，颈胸部的细线代表功能性侧弯。A.脊柱侧弯合并骨盆倾斜但下肢长度的不同不予纠正。B.通过纠正下肢长度的不等，胸椎的侧弯加重。尽管由于下肢长度的不同导致的简单的代偿性侧弯能被鞋垫所纠正，但是固定性的侧弯在使用这种方法后病情会恶化。

摆动长腿需要躯体向短腿方向倾斜以使长腿不至于接触到地面。

通过要求患者行走，Hallin[64] 在观察上述现象的同时，从长腿的角度观察触诊了髂骨。他观察到对侧骨盆的下降以及当重心移向长腿时，上部躯体向长腿侧移动。他描述的情况与下肢长度相等时类似，但是一侧髋部外展肌比较弱。LLLI 患者在行走中可能会同时出现跛行[67]。

肢体不对称的依据
（图4-17）

许多观察法可以确定 LLLI 患者站立时的状态和方向，虽然没有一个是可以单独成立的，但是他们的相容性或不相容性有助于你认知简单或者复杂的状态。这些测试包括检查站立患者的姿势的不对称、腰椎侧弯、髂嵴高度、肩带倾斜度以及相关的肢体不对称。

姿势不对称提供了一个对于骨骼不对称敏感的指示，会损害肌肉。LLLI 时，站立是有压力的状态，因为姿势的代偿需要肌肉不停地运动。通常个体需要尝试不同的方式来平衡骨盆，伸直脊柱。例如，通过把长腿伸到前方或者放到旁边，使重心移动到短腿上[67]。这姿势在患者身上很容易看到。

双腿不均匀受力可以通过仪器检测出来，检测时需要被测者站在专门的仪器上并叮嘱双足"平均受力"[92,97]。如果一侧足上的重量超过另一侧 5kg，那么其站立的姿势一定是不对称的[97]。这种读数上的差异也可能是由于头颈部关节连接障碍造成的[97]。

当存在 LLLI 时，功能性腰椎侧弯常常会进展。这是一个造成腰方肌受损重要的原因，不幸的是，测试期间，真正的腰椎弯曲常常被腰椎体旋转及其伴随的侧面弯曲所掩盖或者夸大。在这一过程中，由 Steinder 描述表面上好像脊柱呈一条直线，但是实际上，它是侧弯的向凹侧旋转[137]。相反，当椎体旋转时，也会加重腰椎侧弯的临床表现。X 线片可以很好地反映出这种情况，就像在图 4-17B、C 所示。这种现象被 Friberg[36,38] 和 Grice[59] 描述出来了。

比较髂嵴的相对高度是一个最方便和最常用来指示 LLLI 的方法，人们通常认为髂嵴相对高度和 LLLI 直接与骶尾和 L_5 腰椎体的倾斜有关，这是对腰方肌最重要的因素之一[41]。不幸的是，与 LLLI 及骶尾相关髂嵴相对高度的测量技术还不可靠。髂嵴的倾斜只暗示了某个机体的不对称。

如果涉及腰方肌且一侧髂嵴显著高于另一侧，就需要检查是否存在髋部剪切功能障碍，这是产生 LLLI 的因素，即使现在未发现 LLLI。

有 50 例大于 10mm 的 LLLI 患者通过 X 线片明确诊断，其中 12 例患者（24%）髂嵴水平与 LLLI 不符[16]。Fisk 和 Baigent[33] 研究了 31 例有 LLLI 的患者，有 26% 的患者出现同样的结论。Inglemark 和 Lindstrom[72] 通过 X 线片研究 370 例背痛患者后发现，有 72% 的患者有一侧下肢短和小骨盆。在这些病例中，根据髂嵴高度诊断会出现高估 LLLI。这些作者[72] 总结：通过髂嵴相对高度来估计 LLLI 所得出的结果不能令人满意。

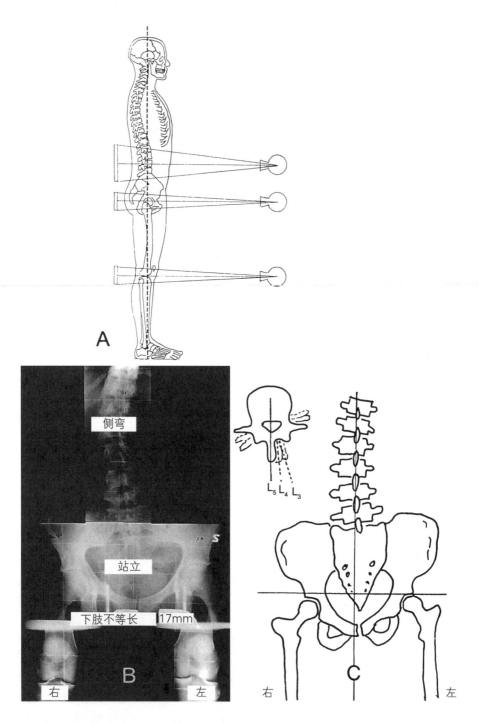

图4-17　站立位X线片和结果。A.正确暴露而得到腰椎的X线片，并且尽可能不暴露髋关节和膝关节。B.骨关节摄片的例子，20°腰椎侧弯，同时双下肢相差17mm，右腿短。腰椎侧弯的代偿就是向右侧凸出，但是腰椎的棘突因为双侧腰椎体轴向的旋转而保持垂直。两侧的水银柱从骨盆下缘沿股骨头方向向上延伸。两条垂线用以确定骶骨和耻骨的中心并测量骨盆的旋转度。Dx 9°代表右足旋外9°，1°S代表左足旋外1°。C.X线片的图解展示了腰椎轴向的旋转加上外侧弯曲可能难以发现侧弯，在站立患者的检查时，常通过使腰椎棘突恢复成直线来暴露侧弯。

通过研究站立位和坐位髂前上棘和髂后上嵴的相对位置,Fisk和Baigent[33]认为通过骨盆标志评估下肢长度的方法是不可靠的。

Gofton[49]比较了这些临床数据和X线片,结果表明要证实LLLI,必须要在站立患者中满足3点:ⓐ长腿的大腿部有侧向突出物;ⓑ脊椎侧弯表现;ⓒ触摸两侧髂嵴最高点有不同。必须牢记的是,ⓐ和ⓑ的出现可能是由于TrPs相关的脊椎凹侧腰方肌收缩(图4-9)。因此,在评估机体不对称之前要排除腰方肌的TrPs。

站立位股骨大转子的相对高度常被用来估计LLLI。Hoskins[70]对使用这种方法测量股骨颈不对称成角所出现的错误印象深刻。

当患者斜着倚靠时,许多临床常用的测量LLLI、减缓腰方肌和姿势压力的方法都是不准确的。下面是这方面内容的简要进展。

使用临床技术检测双下肢的不等长已经被证明不仅不准确,其观察误差在10mm左右或者更多[18,105,110],而且有时会产生误导[33,34,43,164]。仰卧位时,髂前上棘到内踝的平均距离可能有用[7],但是只能做一个参考,因为存在骨盆结构的个体差异。在第一册中提到[150],在无负荷的倚靠状态下观察LLLI患者,通常没有腰方肌压力的存在[120]。当使用髋-踝距离测量或者比较左右两侧计量结果时,错误和误差所产生的值基本相等[18,110]。5位临床医生对站立位的患者进行了检查[43]。与X线检查的可靠性相比,在21例腰背痛患者中,有超过一半的临床估计出现错误,而且误差超过5mm。13%的患者其短腿被搞错了。

从前面可以看出,之前讨论的(髂嵴倾斜、腰椎前后倾斜、股骨大转子相对高度)都不是骨骼不对称的明确诊断标准,但都对诊断有帮助,当有疑问时,站立位X线片可有助于诊断。

如果LLLI对个体而言是至关重要的,个体就能检测每一个导致肢体不对称的因素。足的姿势、足踝高度等在站立时都可以左右对比。当患者仰面朝天并且足后跟靠近臀部时,膝关节高度的差异会很明显[166]。坐位时,由于臀部紧贴座位,此时左右大腿的差异显而易见。

一系列相关的不对称对于骨盆的不对称和下肢长度的不等都是有用的线索。一侧脸也经常会变小,因为眼角和嘴角外缘距离变短而容易发现。倾斜的骨盆经常会导致同侧肩胛带的倾斜,这通常可以通过触诊双侧骨性标志物发现,包括肩锁关节和肩胛下角。如果患者上部斜方肌紧张或收缩,如果前锯肌和胸小肌旋转或者伸展一侧肩部,你可能会被表面现象所蒙蔽。患者会被告知一侧袖子或者裤子需要缩短,女性患者可能会被告知裙摆不平坦。短下肢的足可能会更小。患者通常会用大足去试新鞋子的大小,却不能买下它。

代偿性腰椎侧弯
(图4-18~图4-19)

由于腰方肌为代偿性腰椎脊柱侧突的主要原因,因此任何骨骼不对称导致腰椎倾斜,腰方肌筋膜触发点均可被持续激活。要腰部弯曲以保持平衡常需要这块肌肉超负荷。通过 X 线片来举例腰椎侧弯代偿是很有意义的 [16,22,37,38,40,43,45,46,57,63,67,105,142]。

上面所描述的各种不对称,同样也会在对侧发生。

骨骼不对称所导致的腰椎根部倾斜同样也出现在较低的腰椎,骨盆或者是下肢。脊柱或者是骨盆的不对称通常是结构性的或者是功能性的,功能性(代偿性)是可逆的,而结构性(固定的)通常需要外科手术才能纠正。显而易见,导致骶骨根部倾斜最常见的原因是 LLLI。腰椎侧弯的严重程度可以被 X 线片很方便地发现,因为是在骶骨底和骶骨终板最容易倾斜的部位[41]。

图 4-18 列出了单一和联合的不对称。固定的不对称,比如儿童特发性侧弯或由于外伤所致[47],都可以在斜位 X 线片上看见。但是功能性不对称常常不能在未负重,斜位 X 线片下发现,常需要站立位才行。站立位时,LLLI 使骨盆和骶骨底向短腿倾斜(图 4-18B),从而导致低位腰椎向那边偏移,腰部代偿性向短腿方向凸出并保持平衡。

Northup[112] 指出站立时,当所有重量都集中在短腿上,如果患者的长腿没有向旁边伸,只是垂直放在地上,那么代偿性的脊柱侧弯程度达到最大。双足同时承受重量时侧弯减轻。当长腿承受重量时,侧弯进一步减轻,但是这种姿势非常的不舒服,因为长腿除了承受体重外,还要附加小腿的重量。

Edinger and Biedermann[22] 用 X 线片解释了在正常人通过先把一只足垫高,接着另一只足垫高来形成交替性腰椎侧弯。

骨盆内关节的位移同样也可以造成骶骨底部的倾斜,如骶髂关节置换(图 4-18C),因这种原因所造成的不对称的检查,已经在第二章第 16 页中讲述。骨盆不对称的其他检查在其他地方简述[11,48,141]。另一方面 Friberg[38] 发现在下腰部疼痛的患者中,存在 LLLI 但不伴有骶骨底凸出的病例是很少的,大约 236 人中仅仅有 4 人。

即使在骶骨底,腰椎也可以因为 $L_5 \sim S_1$(图 4-18D)或 $L_4 \sim L_5$ 的成角而凸出(图 4-18E)。当没有 X 线片作为辅助时,复合不对称是很难判断的。比如腰椎基底部的成角能够代偿 LLLI(图 4-18F)或者代偿由骨盆内关节功能障碍(图 4-18G)所导致的骶尾部倾斜,从而使侧弯消失。但是,如果脊柱底部的固定成角指向骶骨斜向下的部分,则这会扩大这种不对称,而不会代偿。

当一个不对称被另一个过度代偿时,对于它的检查将会变得很困难。图 4-18H 示,一侧 LLLI 被骨盆不对称过度代偿。图 4-18I 示,LLLI 被脊椎下部成角过度代偿。

所有这些复合改变都可以在腰痛患者的 X 线片上见到。一个对于 50 人(从童年到成年)的长期研究[63] 显示出了很大的变异。72% 的患者,其骶骨底部向短腿一侧倾斜(图 4-18B),而只有 18% 的患者向长腿方向倾斜。在非选择性人群中,单独的 LLLI 并不是对于骶骨底倾斜的良好的标准。1/3 的病例脊柱弯曲的类型会随年龄而发生改变[63]。

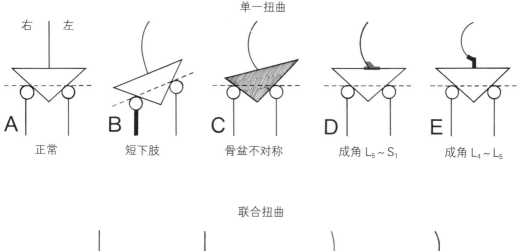

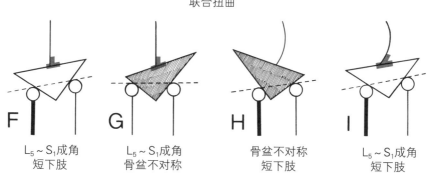

图4-18 下肢、骨盆和腰椎单一和联合的扭曲（骨骼不对称）通常要依靠X线片检查。这些不对称（在图中用红色标出）通常是结构性的，但也可能是代偿性（功能性）（在图中用黑色标出）。A.正常对称的双下肢和骨盆以及垂直的脊椎。B.右下肢短，对称的骨盆以及代偿性的脊柱侧弯。C.双下肢等长，骨盆不对称，代偿性脊柱侧弯。D.双下肢等长，骨盆对称，在骶骨L_5水平向右成角，以及代偿性脊柱侧弯。E.双下肢等长，骨盆对称，L_4在L_5水平向右成角，代偿性腰椎侧弯。F.右下肢短，骨盆不对称，L_5在S_1水平向左侧成角。因为两种不对称的相互抵消，结果并没有代偿性的脊柱侧弯。G.双下肢等长，同时骨盆不对称，L_5在S_1水平向左成角，这种情况和F一样，也不造成代偿性的侧弯。H.是一种不常见的组合，由于右下肢短所造成的结果被将骶骨底推向左侧的骨盆不对称过度纠正，这就需要代偿性的侧弯。I.最常见的组合就是右下肢短支撑不对称的骨盆和L_5在S_1水平的成角，这种结构的成角所产生的代偿性侧弯与单独下肢长度不等所造成的侧弯方向相反。

对于复杂不对称患者的骨骼结构的清晰认识对于相关的肌肉不平衡的管理非常关键。

骶骨底倾斜的代偿

当骶骨底向一侧倾斜，脊柱不在垂直时，躯干及头部均向一侧倾斜就像图4-19A、E中表现的。2种代偿性弯曲中的一种将会出现，图4-19C、D中的S形弯曲，图4-19F、G中的C形弯曲。这些弯曲能使头部恢复到身体垂直重心上，重新建立平衡，是双眼水平（图4-19D、G）。两种弯曲的不同是由不同肌肉决定的。

在**S形侧弯**的例子中，产生代偿性侧弯的力是图4-19B、C、D中的**作用力1**，主要由腰方肌产生，髂肋肌协助。腹内斜肌和腹外斜肌可能也参与其中。

图4-19**C、D**中的**作用力2**使脊柱回归正中线，利用胸大肌的肋肌纤维和前锯

肌的下部肌纤维下拉肩胛带,同样髂肋肌也有协助作用,但是作用很小。

最后,图 4-19D 中的**作用力 3** 使头部维持正中,其中作用的肌肉包括:斜角肌,斜方肌上部,肩胛提肌和头夹肌。

在 **C 形侧弯**的例子中,最主要的纠正的力是由图 4-19F、G 中的**作用力 4** 提供的,由背阔肌前部纤维产生,有肱骨延伸至髂嵴,髂肋肌也参与其中。

图 4-19G 的**作用力 5** 与图 4-19D 中的**作用力 3** 同样重要,只不过作用力 5 作用于颈部的另一侧。很明显,骶骨底部的倾斜是许多肌肉慢性过负荷的潜在原因,这也解释了为什么要花时间去理解倾斜的原因以及值得去纠正倾斜。

下肢长度不等

关于 LLLI 的问题已经在第一册[150],短肢标题中提及,不再重复,分析的结果提供了对于这些概念的更深层次的发掘。

如果 LLLI 是导致脊柱弯曲并压迫腰方肌和椎旁肌肉的唯一原因,那么对于它的认知以及纠正会是一个简单的过程。虽然,肢体不对称是复杂和难以评估的,但也不能忽略简单的情况。

就施加于腰方肌上的代偿性负荷来说,骶骨底部的弯曲是毫无疑问的。无论是什么原因,姿势的过度负荷需要肌肉使头部保持垂直,双眼水平位在人体重心之上能使 TrPs 长久保持。既然 LLLI 是导致功能性腰椎侧弯最常见的原因而且在文献中有深入的讨论,那么这部分就是回顾文献。纠正功能性腰椎侧弯在成功的控制腰方肌 TrPs 中起重要作用。

LLLI 是很常见的,大约有 10% 的人群下肢的长度有 10mm(3/8 in)的差别,如果不纠正,可能会导致髋部的骨关节炎,对于肌肉来说,LLLI 是一个持久的导致机体没有症状的因素,直到腰方肌 TrPs 被外伤激活。然后由于 TrPs 的激活,LLLI 能使疼痛恶化及持久。在 X 线片下,腰背痛与 LLLI 有很强的相关性,但是,在临床体格检查时,其相关性很差。这种不平衡在站立、走路以及跳跃时比较明显,但是在跑步运动员上不明显,因为跑步时双足不会同时落地。只要仔细,通过 X 线片检查 LLLI 具有可重复性,而且其最大误差在 2~5mm(1/32~1/8 in)以内。

以下总结和详细叙述了安全和正确的站立位 X 线片检查的方法。通过穿 T 形防护服可以使对男性和女性性腺的离子辐射降到最低,使用粘扣带限制骨盆的旋转,同时不阻碍明显的体表标志,胶卷可以垂直或水平单侧记录,或者垂直和水平同时记录。需要一个铅垂吊在链子上并且位于被照射物体之前,朝向 X 线,同时一个充满水银的 U 形管放置于性腺防护罩下方与黏扣带之间。患者所要做到的是双腿在同一水平分开达 15cm,指尖朝前,双足承受相等的力。臀部不能转动,面朝 X 线正中。通过这项技术,臀部摇晃所带来的误差最小化,无论哪个方向的骨盆旋转达到 8° 其误差都不会大于 1mm(1/25 in)。

断层扫描可以在一张片子中直接比较膝关节,股骨头包括骨关节的高度,腰椎的结构等。第二张片子能帮助确认骶骨底倾斜的来源以及是功能性的还是固定性的。

关于下肢不等长的研究,主要是关于

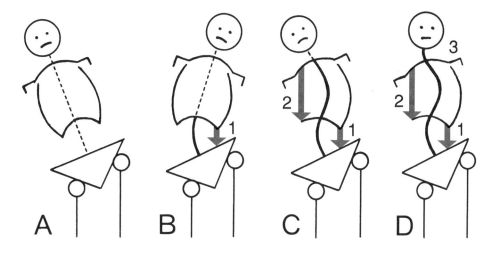

通过"S"形侧弯代偿

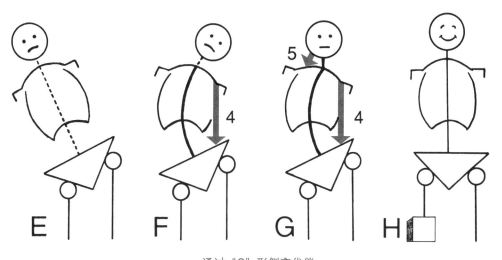

通过"C"形侧弯代偿

图4-19 为了代偿由于双下肢的不等长所造成的骶骨底的倾斜，肌肉的活动将会产生功能性的脊柱C或S形侧弯。A和E展示了如果骶骨底的倾斜没有被肌肉所代偿，则可能发生的肢体不稳定和失衡。B. 腰方肌代偿腰椎，作用力1将12肋和髂嵴在高位相互拉进，胸椎与骨盆所倾斜的方向相反。C. 胸外肌代偿胸椎，作用力2将肩胛带向下拉向下侧胸骨。颈椎的基底与胸椎的基底向相反的方向倾斜，产生了S形的侧弯。D. 颈外肌代偿颈椎，作用力3将头部置于身体重心上，重新建立了平衡和双眼水平位。F. 躯干外侧肌肉对于胸椎的代偿产生了作用力4在高位髂嵴，可能也有同侧腰方肌的帮助。这个肌肉的作用将肩胛带和髂嵴拉进，此时颈椎将倾斜向与骨盆相反的方向。G. 颈外肌代偿颈椎，作用力5（与D中的作用力3相近，但是位于另外一侧）。H. 通过在短下肢下增加足垫从而不需要肢体的代偿性侧弯。

其发病率和原因、临床重要性和必要性。不同的病例,使用 X 线片而不是单独临床评估。

追溯历史,最早的关于 LLLI 的记载出现于圣经中"下肢的长度不等"[116]。最经典的关于下肢长度不等的研究出自于 Taillard 和 Morscher 在 1965 年用德语写的书[142]。最近的研究主要是 Friberg 写的一系列的科普文章[35,38,40,42,43]。Lawrence[87] 最近也对 LLLI 完成了回顾性的论文。

从腰椎和控制其稳定的肌肉组织的角度来说,它并没有对为什么脊柱倾斜造成什么不同。脊柱的不对称,不管其原因,一定是为了维持在人体重心部位的头部的垂直和眼睛的水平位置。之前提到的不对称可以使脊柱的基底部倾斜,LLLI 是最频繁的,而且也是最常在文章中讨论到的。

流行病学

流行病学数据在第一册[150]中已经提及。Friberg[36]另外做了一些研究,对 359 名无症状的入伍士兵进行检查,发现其中 56% 存在 0~4mm(0 到接近 3/16 in)的下肢肢体长度不对等(LLLI),30% 存在 5~9mm(3/16 in 到接近 3/8 in)LLLI,14% 存在 10mm(3/8 in)或更大 LLLI。表 4.1 对 6 项研究的结果进行了总结。正常人群中约 10% 存在 10mm(3/8 in)的 LLLI。这就意味着我们 10 人中会有 1 人,一旦腰方肌 TrP 被激活并且由于这么大程度的 LLLI 使其持续存在,就有可能发展成慢性下腰痛。

一项关于 50 位大学新生的研究发现其中 46% 存在至少 5mm 的 LLLI[86],

而另一项关于 361 位男性研究生的研究报道显示其中 48% 有超过 5mm 的 LLLI(3/16 in)[19]。为了明确出现下肢肢体长度不对等的原因,Heufelder[87]对 315 例有证据显示 LLLI 的患者进行影像学检查,发现大多数真正的长度差异是后天或先天形成的。Morscher[105]列举了 7 种可能导致下肢肢体长度不对等的原因。

下肢肢体长度不对等的影响

LLLI 导致慢性的肌肉牵拉和过度负荷,从而出现下腰痛,如图 4-19 中显示。只有在过度负荷的肌肉因慢性牵拉而激活 TrPs 时,或急性的肌肉过度负荷激活并持续强化 TrPs 时,才会出现肌筋膜疼痛综合征。这就解释了为什么许多人终身存在未矫正的 LLLI 但没有肌筋膜疼痛症状,而有慢性疼痛者可以通过跛足的方式以矫正 LLLI 从而缓解疼痛。LLLI 在行走时会对腰部肌肉施加压力,在跑步时则不会。

LLLI 的其他影响也是值得注意的。它会显著地促进较长侧下肢的髋部骨关节的退行性变。侧弯的脊柱也会导致关节的变化。这可能就会使原本需要肌肉维持的功能性侧弯转变为无肌肉负荷的固定性侧弯。LLLI 也会引起骨盆的扭曲。

下肢肢体长度不对等和腰背痛

通过影像学诊断的下肢肢体长度不对等,通常与腰痛存在密切相关性,而临床检查中发现的下肢肢体长度不对等,与下腰痛不存在相关性。表 4-1 显示,通过影像学诊断的下肢肢体长度不对等患者中,25% 的腰痛患者有 10mm(3/8 in)以上的下肢肢体长度不对等,是对照组的 2 倍(11%)。

表4-1　腰背痛患者与正常人经影像学检查发现下肢长度不等（LLLI）达10mm的发生率

	研究者	被研究者数量		下肢长度差异（mm）	LLLI发生率	
		腰背痛患者	正常人		腰背痛患者（%）	正常人（%）
1946	Rush和Steiner[120]	1000	100	≥11	15	4
1959	Stoddard[138]	100	50	≥12.5	17	8
1970	Bengert[8]	324[a]		≥10	58	
1974	Henrard等[66]		50	≥10		8
1979	Giles[44]	300		≥10	13	
1983	Friberg[36]	653	359	≥10	30	14
	每项研究中被研究者数量的平均权重				25%	11%

*被研究者也有腰椎侧弯

通过仔细的影像学检查，Friberg[36]发现653名慢性腰痛患者中只有25%的人有小于4mm（3/16 in）的下肢肢体长度不对等，而对照组的359名入伍士兵中57%的人有相同程度的下肢肢体长度不对等。相反，却有12%的下腰痛患者有大于15mm（5/8 in）的下肢肢体长度不对等，而对照组中只有2%的人出现同样情况，存在显著性差异（P<0.001）。

慢性下腰痛（包括髋部和膝部）与由于肢体长度不对称而行截肢手术装入假肢的关系密切[37]。28%截肢患者有严重的长期下腰痛，他们正常下肢和植入假体的截肢腿之间的平均长度差达到22mm（7/8 in）。22%的偶尔下腰痛的患者，双腿的长度差异只有平均6mm（1/4 in）。单侧坐骨神经痛和髋部疼痛在腿长的一侧肢体出现的频率更高（60%）。

整形外科医生Bengert[8]使用影像学检查了1139名有腰痛的患者，其中324名下腰痛患者合并腰椎侧凸，在这324亚组中，58%的患者有至少1cm（3/8 in）的下肢肢体长度不对等，有5%的人有5cm（2 in）以上的下肢肢体长度不对等。最近有篇研究表明下肢肢体长度不对等和腰痛没有关系[61]，这篇研究中的下肢肢体长度不对称是通过机械夹具测量的，而不是影像学检查。

下肢肢体长度不对等和肌肉不平衡

在下肢肢体长度不对等的患者中可以观察到肌电图可记录到的肌肉活动不对称和肌筋膜紧张性增加。

站立时，如果下肢肢体长度不对等患者把足自然放置，双足距离数英尺，其结果就是倾斜的骨盆会形成腰椎侧弯[22]。为了使骨盆维持在水平位置以及避免肌肉侧弯，患者可以将较长的下肢前伸或者伸向一边，主要依靠较短的下肢站立。也可以两足张开站立，使骨盆向短腿处倾斜，使骨盆轴处于水平位置(如图4-21B)。肌电图显示,站立位时的代偿方式是因人而异的[140]。

在1965年的一项大样本研究中,Taillard和Morscher[142]检测了有下肢肢体长度不对等人群和没有下肢肢体长度不对等人群站立时的肌电图变化。下肢的长度差异主要由影像学检查来确定。下肢长度差异为2cm(3/4 in)的患者在肌电图中显示为单侧的竖脊肌和臀大肌活动,站立时短腿侧小腿三头肌的活动增加,无论这个差异是结构性的或者是足后跟抬起人为造成的。如果差异在1cm(3/8 in),甚至更小的范围内,则观察不到肌电图的异常。

几年以后,Strong等人[140]使用表面电极,报道8组肌肉的肌电图活动,其中包括椎旁肌肉,臀肌和大腿肌肉。下肢肢体长度不对等通过站立位影像学检查确定。当下肢肢体长度不对等的差异超过5mm(3/16 in)时,可以看到站立在较长侧下肢时维持机体姿势的肌肉的肌电图活动增加,在某些个体中,臀肌的活动明显增加。在Strong和Thomas[139]研究中使用相同方法时,两肢体的不对称有抵消各自效应的趋势,同时也可以使肌肉的活动平衡。他们同时指出,当腰椎侧凸与某种肌肉运动不对称相关时,最大的肌肉活动出现在腰椎侧凸的凹面侧。

Bopp[9]观察到超过5mm(3/16 in)的下肢肢体长度不对等患者经常会有压痛,有时股骨大转子处会有疼痛,也会在较长的腿侧小转子髂腰肌的附着处、腰椎的横突、附着于耻骨上的大腿内收肌出现压痛。Morscher[105]在自己的患者中也证实了这些发现。Heufelder[67]发现肌肉紧张性和肌肉压痛与影像学检查出的下肢肢体长度不对等相关。

Mahar等人[101]使用中心压力板检测了体位摇摆对LLLI的作用。他们发现使用1cm(3/8 in)的垫物会使压力中心向较长的腿侧改变,并形成一个很大的角度。增加下肢肢体长度不对等的差异并不会成比例地增加这种效应。同样,身体向中间外侧位倾斜时显著增加了1cm(3/8 in)的LLLI,这种效应成比例地增加双下肢不等的程度。作者总结出即使1cm(3/8 in)的LLLI也可能对生物力学产生重要作用。

下肢肢体长度不对等和关节变化

LLLI在整形方面的最主要并发症就是髋部的骨关节炎,脊柱和膝关节也会出现同样改变。

就像之前参考文献[36,37,82,105]中提及的Wiberg's角一样,这个角与髋关节表面承受的压力大小有关。在较长的腿侧Wiberg's角更加小,这样增加了单位面积所承受的压力,从而明显促进软骨的损害以及单侧髋关节炎的产生[82]。

Gofton和Trueman[50]发现36例髋关节退行性变的患者中,81%的患者患侧下肢要长于正常的下肢。这似乎与其他情况引起的髋关节退行性变相一致[49]。

Turula等人[163]的研究显示,需要研究来证实下肢肢体长度不对等是非感染性假体松解术和髋关节成形术后不可解释的疼痛的原因。

许多作者报道了由于LLLI所产生的腰椎凹侧骨赘生物的形成[38,46,105],Giles和Taylor[46]展示了腰椎向同一个方向楔入会使功能性侧凸转变为固定性侧凸。

Dixon 和 Campbell-Smith[20] 向我们展示了 6 例等于或大于 2.5cm（1in）差异的 LLLI 最终产生膝关节损害的病例，出现了较长腿侧的胫骨部位外侧部分的破坏、足外翻和骨关节炎。

下肢肢体长度不对等的运动功能影响

走路时，下肢肢体长度不对等的患者有几种不同代偿方式。可以通过强迫弯曲足底，或者使臀肌和下肢肌肉过负荷来使短腿与长腿平齐，从而使骨盆位于水平位置，就像肌电图展示的一样[142]。儿童更倾向于旋转长腿。站立时长腿膝盖的弯曲并不多见，但是日益增加的膝部的关节炎可能是由于这种代偿方式造成的。如果患者只是使骨盆向较短下肢侧下降，则腰部的肌肉必须在每个步态周期做出相应调整形成代偿性的脊柱侧凸。

Delacerda 和 Wikoff[18] 研究了 32mm（11/4 in）的下肢肢体长度不对等患者，发现他们在走路时会出现暂时的不协调，通过在足下垫鞋垫可以使下肢平衡，从而消除不对等并减少活动时能量过度的消耗。

Botte[10] 检测了 25 名足步异常且有下腰疼痛的住院患者，8 名患者通过 X 线检查出 5mm 的下肢肢体长度不对等，其中的 7 位在站立位时出现代偿性的足和踝内翻，这导致整个下肢向中间旋转并且扭曲了正常的步伐。

通过同时记录肌电图活动和步态周期的时间，Taillard 和 Morscher[142] 发现 2cm（3/4 in）或大于 2cm 的下肢肢体长度不对等就可以严重破坏竖脊肌、臀大肌、臀中肌和小腿三头肌的活动时间和强度。但是 1cm（3/8 in）的下肢肢体长度不对等不会出现这样的破坏。

Gross[60] 没能在 5～25mm（3/16～1in）LLLI 的马拉松运动员中找到使用足垫所产生的持续有益的证据，跑步时，双足不会同时落地，很明显，不需要任何的代偿机制。

下肢肢体长度不对等患者在力板试验[122] 中显示，在较短腿的足下增加外侧力可以避免代偿性的跖足。这个力可增加较短腿鞋子鞋底和足外踝侧的磨损，也可能无意识地增加下肢的长度。

骨盆扭转与下肢肢体长度不对等有关。Bourdillon 和 Day[11] 提出下肢不等的患者的骨盆会自然地出现相应地姿势扭曲，几乎接近骶骨的前上水平面。他们解释了骨盆如何向**后**旋转髋骨来降低同侧的骶骨。Fisk[32] 阐述了骨盆如何向**前**旋转髋骨来提高同侧的骶骨。所以他们认为较短的下肢会出现骨盆的代偿性向前旋转，较长的下肢会出现骨盆的代偿性向后旋转。过一段时间以后功能性的代偿就会逐渐转变为固定性的变化。

Denslow 等人[19] 也提出骨盆会出现水平旋转来代偿较长的下肢。

影像学检查评估下肢肢体长度不对等引起的脊柱侧弯
（图4-20和图4-21）

本节主要讨论下肢肢体长度不对等的影像学检查，包括 X 线片、患者对于离子射线的防护、检测的精确度、患者体位的误差、球管放置的误差、读片以及书写结论。

影像学检查的指征

当简单的矫正措施不能充分缓解患

者的症状时,当下肢功能障碍缓解后,当任何显著的骨盆扭曲被矫正后,当任何腰部功能障碍缓解后,当导致的腰方肌缩短和固定的 TrPs 被阻止激活后,都需要 X 线的影像学检查。

Greenman[57] 提出首次正常骨盆结果的重要性,影像学检查对于指导矫正性踮足疗法非常重要。Lewit[91] 展示了如何通过额面和矢状面站立位 X 线片来找出脊柱底部倾斜的原因,并且这也是矫正下肢长度的最理想方法。

患者的防护

可以通过两种方式减少患者暴露于离子射线,①射线防护可以只覆盖拍摄范围:髋臼窝内股骨头顶部,骶骨底部以及腰椎[42,45],②患者使用性腺防护罩。

Giles 和 Taylor[45] 在 1981 年描述了一个适合男女的 T 形性腺防护罩,通过尼龙粘扣带限制骨盆的旋转。1985 年 Friberg 等人[42] 在 10 个男性股骨头摄片患者中检测辐射量,这些患者都带有 12cm（$4\frac{3}{4}$ in）× 20cm（$7\frac{7}{8}$ in）×1.8mm（1/16 in）的性腺防护罩,这个防护罩使性腺的平均辐射量降低到 11.4mrad,皮肤辐射量降低到 989mrad,骨髓辐射量降低到 13.6mrad。未使用防护罩的女性,卵巢辐射量 123mrad,而在下腹部使用后其辐射量降低到 30mrad, Friberg 等人在之后的研究中使用了这种防护罩[43]。

检测的准确性

有研究显示 X 线检查下肢肢体长度不对等的最大误差有 2~5mm（1/16~3/16 in),平均误差为 1mm（1/25 in）[36,38,44,50,66]。

Gofton 和 Trueman[50] 在 108 名患者中做了重复试验,其中 66 人有髋关节炎,92 个患者的结果与第一次的误差不到 1.5mm（1/16 in）,13 名患者第二次试验的误差达到 3mm（1/8 in）,有 3 名患者误差达到 5mm（3/16 in）。1983 年 Friberg 做了精确性试验[38], 在 1~30 个月以后对 25 名患者重复试验,另外 25 名患者在第二次试验中增加了足垫,与第一次监测记录到的下肢肢体长度不对等结果相同,平均误差是 0.6mm（<1/32 in),最大误差达 2mm（<1/8 in）。显然, X 线片是临床评估的准确标准。

X线片水平和中心线

为了读片,必须建立水平参考线。使用 X 线片边缘参考读片容易出现不准确。要在片子中标注水平参考点或水平线和垂直线。尽管片子下缘一直用作水平参考,但是这种方法的使用前提是:ⓐ铅条板底部水平或者与患者站立处平行。ⓑ盒子方正地放于铅条板。ⓒ片子方正地放于盒子内。这种方法并不能被众多作者采纳,因为没有一种简便方法来检测是否同时满足以上条件,通常不能同时满足。

最简单可行的水平参考就是装满一半水银的闭合塑料环,附于垂直的铅板或患者。水银的摆动很快会消失,水银柱的顶端(半月形)会清晰地显示在 X 线片上(图 4-20),如果半月形的水银柱与两侧髋臼顶端接近,2 个半月板就提供了可靠的水平参考线[12,37,42]。根据第二个作者的经验,其他的不透射线的水溶性或者脂溶性复合物会蒸发或者结晶,形成模糊的半月形,这些液体黏度很高以至于达到稳定的位置需要很长的时间。

除了这个可靠度较高的水平参考线,Friberg还在盒架上附了水平的丙烯酸碟子;在这上面绕了0.3mm(0.0181 in)的细铜丝,铜丝的阴影能在片子上提供水平线和垂直线,有助于之后的研究分析[36,38]。

无论垂直线是垂直的还是向两边摇晃的,真正的垂直线可以通过双足之间不透光的直线悬吊线而建立,这条线也可以用以证明水平线是否水平。要找到一根垂直悬吊线,同时能够满足足够细地能在片子上清晰显示且不会弯曲,这是一个难题。第二个作者发现可以使用不同长度的细银链,它便宜、悬挂准确且在片子上可见。

一些作者将铅垂线悬挂于患者和X线管之间[16,33,50],另外一些人将其悬挂于患者和盒式暗匣之间[45],后者的放置有困难,因为患者通常会向盒式暗匣依靠使垂线偏离位置。如果垂线被固定于一个位置,它的准确性依赖于仔细避免放置时或放置后的移位。

患者体位的误差

患者要站在水平表面上,双足分开,笔直向前,足后跟平放在地上,膝盖伸直,身体的重量平均施加在双足上,髋部不旋转,面朝X线。图4-20描述了这一很好的技术。

为了得到准确的下肢肢体长度不对等的站立位片,患者站的地方一定要水平[6,50],这需要通过水平仪测得,地板并不一定是水平位的,患者要站在一块带有水平仪的钢板上[45]。

足的位置 患者需要保持双足平坦置于地板上,这样可以避免为了平衡体重而出现的足底屈曲。同时也要使双足后跟离开盒式暗匣相同的距离,以避免一足在前,一足在后。

为了避免下肢肢体长度不对等的测量过程中骨盆向旁边摇晃的情况,双侧的足后跟要位于股骨头的正下方以构成平行四边形。为了达到这一目标,许多作者要求双腿内侧缘分开15cm(6 in)[6,16,33,37,38,45,57,104]。

除非骨盆摇晃得非常厉害,双腿分开的距离出现微小的误差不会造成实质性的不同。一些作者在地板上简单地标注足印来确定患者的位置,另外一些作者通过在足间和足后跟放入木条来固定足的位置。

如果患者双足并拢或者分得很开,超过双侧股骨头的间距,那么在下肢肢体长度不对等的测量中,骨盆的摇晃会使结果出现很大的误差(图4-21)[12,22,50,164]。即使当双足置于股骨头正下方并形成长方形时,由于X线不对称发射,骨盆的摇晃也会产生扭曲。但这不会造成很大的误差[45],如有需要,可以通过计算来矫正[113],或者在铅板之前用压缩带固定髋部[45]。但是,这种限制会使患者腰椎骨盆出现扭曲,这种扭曲会影响到肌肉,拍片时应该排除这种扭曲状态。

膝关节伸直 要保证患者双侧膝关节伸直,相同的伸展度,要避免一侧膝关节比另一侧更屈曲[6,36,38,48,50]。

平衡负重 首先应该"双足或者双侧足后跟承受相同的重量",可以减少患者抬高足后跟或者无意识地屈膝以平衡骨盆和伸直脊柱[16,45,50,63,104]。另外需要"放松、

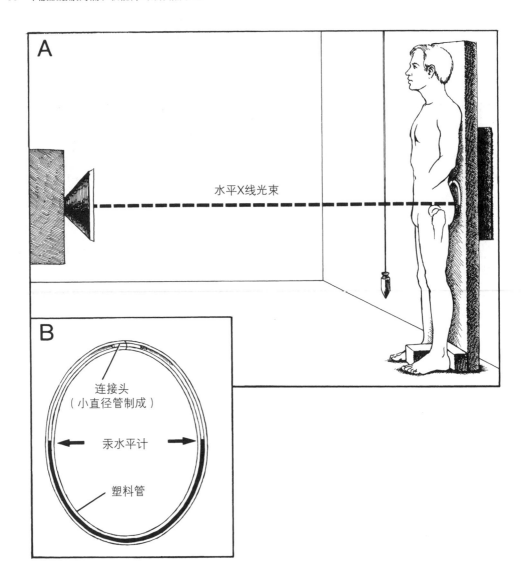

图4-20　获得标准影像学图像以评估下半身不对称包括下肢肢体长度不对等情况的技术示意图。A.球管焦距应当距离胶片至少100cm（39 in），最好是150cm（5ft）或更远。汞水平表贴在盒架上，在汞水平表的两端的半月板置于股骨头顶端的水平。一根无线电不透明垂线悬吊在患者的脊柱前，作为胶片的垂直线。X线通过调整使得水平光束接近股骨头顶部，大概位于耻骨结节和髂前上棘之间的中点。X线片的下缘应低于坐骨结节以记录闭孔椎间孔和每个半骨盆的垂直尺寸；X线片的上缘要尽可能多地包括腰椎部分。患者站在一个水平面上，足跟之间放一个阻挡，是两足之间相距15cm（6in）宽。指导患者身体放松，将体重均匀分布在两足上，膝关节伸直，往后轻轻靠在盒架上。B.水平计，用一个塑料"O"管装半管汞。水平线是由2个半月形汞来确定的，半月形汞可以清楚地显示在X线片上。塑料管的开口端是通过插入玻璃管来连接的，并使用硅胶密封接头，玻璃管周围贴身短木板可以防止漏电。

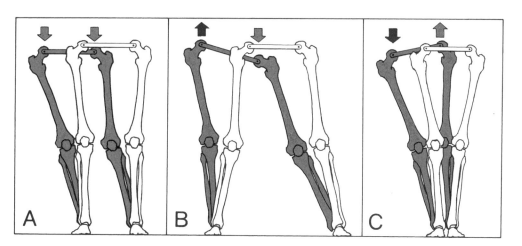

图4-21 当使用站立位检测不等长的下肢时，要避免几种错误。这几种错误是由于双腿没有摆放正确而造成骨盆的倾斜。A.足踝之间的距离与股骨头之间的距离相等。双下肢之间没有长度差异，因为双腿与骨盆形成平行四边形导致双下肢缩短相等长度。B.双腿分开，一侧下肢倾斜的更厉害导致另一侧看上去更长。C.双足并拢，一侧下肢倾斜的更厉害导致另一侧看上去更短。

双足承重"，可以帮助缓解骨骼不对称。

骨盆旋转 如果 X 线在双侧股骨头顶端保持水平，那么由于骨盆旋转所导致的预测误差将会最小化[45]。Gofton 和 Trueman[50] 允许骨盆旋转达 8°，超过这个值可以在片子上清晰地观察到[50]。而且可以允许患者双侧臀部轻微地向后倾靠在盒式暗匣上以减少骨盆的旋转(同时使患者尽量靠近片子可以减少发射误差)[6,37]。Clarke[16] 通过在骨骼上和在活体上的实验发现，在100cm（39 in）的焦距下，15°的骨盆旋转会产生小于3mm的误差。Denslow 等人[19] 发现在342位患者中39%的患者没有出现旋转。

球管位置

对于球管放置的位置要考虑两方面因素：球管与 X 线片之间的焦距以及水平射线照射与患者的水平面。

增加焦距能够减少 X 线片投影的失真，虽然不会增加患者暴露的范围，但是会增加球管数量以及辐照时间。很多作者的焦距设定在100cm 或 1m（39 in）[16,22,57,72]。也有文章设定在102cm（40 in）[45]，另有一部分文章设定于150cm（5 ft）[33,164]。

为了明确下肢肢体长度不对等，大部分的作者尝试将水平射线直接投射到股骨头顶端[6,37,45,50,184]。为了达到上述目的，就出现了许多不同的观点。推荐的射线中心水平应该包括耻骨联合[37]、髂前上棘[164]以及髂前上棘下方1~2cm（3/8~3/4in）[38]。髂前上棘或者耻骨联合与髋臼窝之间的垂直距离，主要决定于骨盆前倾的角度。因此，最可靠的水平线应该是股骨大转子上方1~2cm（3/8~3/4in）。

狭缝扫描形式的骨关节射片[19]（图4-17）可以显示膝关节、股骨头以及腰椎的结构。

影像学图像解读

除了显示下肢肢体长度不对等以外，X 线片也可以显示骶骨底水平、腰椎侧凸的角度以及其他骨盆和腰椎的不对称。这里回顾了X线片检查包括下肢肢体长度不对等、骶骨底部水平、骨盆旋转、脊柱成角以及功能性和固定性侧弯的对比。

下肢肢体长度不对等

在X线片中对于下肢肢体长度不对等的测量，主要是以较高一侧股骨头延伸出一条水平线到较低侧股骨头上方，这条水平线到较低侧股骨头之间的距离就是下肢肢体长度不对等的差异幅度。图4-17B显示了17mm（5/8 in）差异的下肢肢体长度不对等。20°侧弯就会出现显著的轴向旋转，导致了临床上明显的腰椎挺直，如图4-17C。这个旋转的出现，成了临床检查中难以评估侧弯程度的一个主要的问题。

骶骨底平面

下肢肢体长度不对等对腰椎的重要性，在某种程度上是因为它可以导致骶骨底的倾斜，但不幸的是，该平面很难在骨盆前后位或者后前位被描述出来。

Greenman[57]在X线片上建立了骶骨底平面参考线：一条线穿过骶骨岬最后方，一条线穿过骶骨翼上相对应的点，或一条线穿过骶关节柱的中线，因为它附着于骶骨体。Heilig[65]选择$L_5 \sim S_1$椎间盘外侧延伸的相对应点或者骶骨前面相对应的点，如果还不能确定骶骨底，就要以通过骶骨体中央与两侧骶骨翼之间的小槽作为参考。

如果想要单独一张X线片就能很好地显示腰骶关节和骶髂关节，Greenman[57]推荐患者骨盆向头侧呈30°，但他描绘的

是患者仰卧位时的骨盆。如果患者是站立位，X线片应该可以提供更多的信息。

如果弯曲的腰椎与倾斜的骶骨底不相关，那这种扭曲可能是由于骨盆不对称引起的。

骨盆的旋转

在站立前后位X线片中，如果骨盆是旋转的，耻骨联合就会偏离中线，与骶骨嵴中线位置不同，旋转侧的闭孔就相对狭窄而坐骨棘则相对变大19。Friberg[38]发现在236例LLLI的下腰痛患者中有76%的患者耻骨联合向较长腿侧旋转。腰椎和骨盆同时的旋转应该与单独骨盆旋转相区别。

即使骨盆旋转达8°，也不会使站立位X线片测量的结果出现1～2mm的偏差[50]。旋转可能会影响肌肉运动以及姿势扭曲，但是还没有相关研究确认。

椎体间成角

显著的椎体间成角，尤其是$L_4 \sim L_5$或者$L_5 \sim S_1$，理论上是固定性或者由肌肉不对称的张力引起的。但侧弯对于腰骶连接部的限制比其他腰椎体更明显。Tanz[143]发现35～65岁没有腰背痛的人，每一对腰椎体之间都有平均6°～8°侧弯，除了$L_5 \sim S_1$只有1°～2°。这就意味着腰骶连接部成角可能是固定性的，并不是肌肉的代偿反应。但是$L_4 \sim L_5$的外成角可能是固定性的，也可能是代偿性的。倾斜可以向对侧（矫正性的），可以向同侧，这些都增加了骶骨底的成角畸形。

侧凸

如果观察到腰椎侧凸，那就出现两个

问题,第一,是不是骨骼不对称的原因? 要回答这个问题,图 4-18 中总结了其中的可能性[57,65,105]。第二个问题是,弯曲是功能性的还是固定性的,这可以通过 X 线片的比较(治疗或没有治疗,措施包括足垫)得到结果,代偿性弯曲可以被治疗措施改变而固定性弯曲不会改变。但是紧张的腰方肌能使代偿性弯曲看上去类似于固定性弯曲。

功能性(代偿性)侧凸引起肌肉限制的机制可以被认为是由于脊柱最大限度的偏离中线位置以及弯曲成最大角度导致。椎体偏离中线的距离决定了肌肉矫正侧凸的难度。侧凸的角度越大,所需要矫正的力度就越大,因为着力点越短。

9. 触发点检查
(图 4-22~ 图 4-25)

髂嵴和第 12 肋之间的腰方肌外侧缘

向上方及中间走行。当腰方肌到达第 12 肋时,行走于髂肋肌外侧缘的深面,而髂肋肌逐渐向外侧走行(图 4-25)。腰方肌的下外侧走行于皮下,除非背阔肌到达该处。腰方肌的上外侧在胸肋部位于背阔肌和髂肋肌深面(图 4-23)。当触诊腰方肌外侧缘时,它的纤维常到达第 11 肋[3]。

检查腰方肌的 TrPs,体位非常重要。除非患者正好躺在不痛的一边,否则难发现该肌肉的 TrPs[124,125,171]。普通的体位(图 4-22A)通常不能触及足够深度的紧张的腰方肌,因为第 10 肋与髂嵴之间没有足够的空间。

举起检查侧的手放在检查桌上,并置于头后部,能够提高胸廓(图 4-22B)。检查侧的膝部靠在检查桌上,置于另一侧膝部后方,可以牵拉骨盆并使髂嵴下降。这个姿势能够腾出足够的空间来检查肌肉

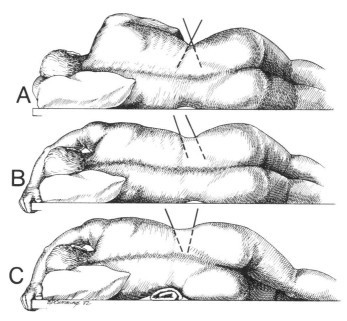

图4-22 患者检查腰方肌的体位。A.侧卧时患者通常会选择的方式。两条线交叉组成的闭合区域位于第10~11肋和髂嵴之间。B.让患者上臂伸展过头提高胸廓,从而放开该区域的范围。C.提供一个腰垫或枕头置于腰部以及将上方的下肢膝部置于下方膝部的后方,使骨盆拉离胸廓,从而完全打开上述的区域。这个区域的展开有助于触诊腰方肌。

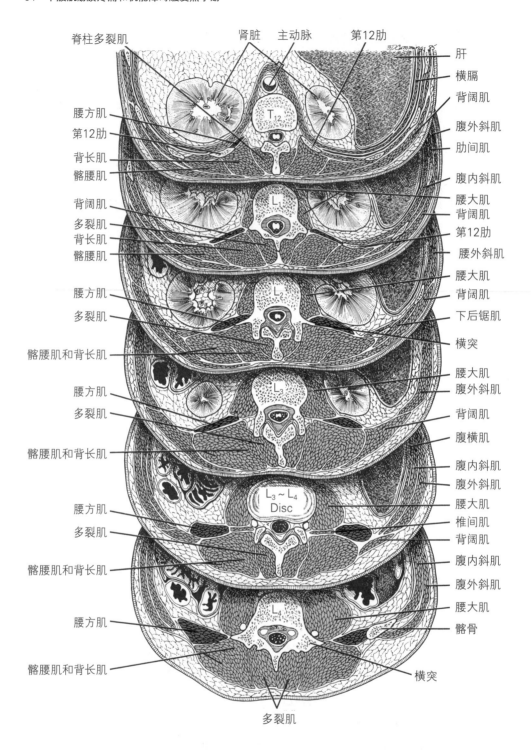

脊柱多裂肌

肾脏 主动脉 第12肋

肝

横膈

背阔肌

腰方肌

第12肋

背长肌

髂腰肌

腹外斜肌

肋间肌

腹内斜肌

腰大肌

背阔肌

第12肋

背阔肌

多裂肌

背长肌

髂腰肌

腰外斜肌

腰大肌

背阔肌

腰方肌

多裂肌

下后锯肌

横突

髂腰肌和背长肌

腰方肌

多裂肌

腰大肌

腹外斜肌

背阔肌

腹横肌

髂腰肌和背长肌

腹内斜肌

腹外斜肌

腰大肌

椎间肌

背阔肌

腰方肌

多裂肌

髂腰肌和背长肌

腹内斜肌

腹外斜肌

腰大肌

髂骨

腰方肌

髂腰肌和背长肌

横突

多裂肌

图4-23 腰方肌连续断面（深红表示）；其他肌肉，淡红表示。在T_{12}和L_1可见肌肉附着于第12肋。L_2可见肌肉附着于腰椎横突。L_4可见肌肉附着于髂嵴。再下一个断面（未包括）只能显示髂腰韧带，没有腰方肌。背阔肌通常位于触诊手指与腰方肌之间。只有在L_4时，腰方肌可直接在皮下触及。摘自Carter等人的研究[15]。

（图 4-22C），并为触诊提供必要的肌肉紧张度。但是，当腰方肌 TrPs 很活跃并且肌肉很紧张时，摆放这样的姿势会使患者感到疼痛。骨盆不能与肋骨拉开，上侧的膝部也不能靠到桌子上，患者腿部需要支撑，支撑点可以是患者另一只足的足踝。在开始触诊这些 TrPs 前，临床医生需要把指甲剪短，以方便进行触诊。这样可以避免不必要的患者皮肤疼痛，这种疼痛在深触诊时，可能误认为是 TrPs 的紧张。

腰方肌 TrPs 容易被忽略的原因在于几乎所有的肌肉都在椎旁肌群之前，而且常规后背检查也触及不到（图 4-23）。通过对椎旁肌群外侧缘、第 12 肋和髂嵴的触诊，开始检查腰方肌 TrPs。许多患者中只有背阔肌腱膜覆盖在腰方肌上，这些腱膜对于触诊的影响很小。有时，背阔肌纤维会延伸到髂嵴（图 4-23）。

对腰方肌需要做 3 个区域的检查，第一个区域较深，是髂嵴与椎旁肌肉交汇所形成的一个角（图 4-24A 和图 4-25），如图 4-23 和图 4-25 所示，这是腰方肌最厚的一部分，靠近 L_4 横突水平。这个位置朝向头端时，可见垂直的髂肋肌纤维和斜

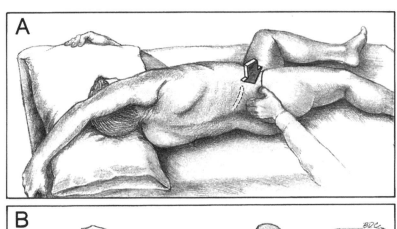

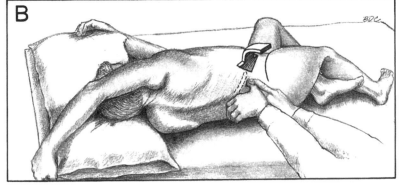

图4-24　对位于右侧腰方肌的两个触发点的检查。患者上侧上臂高举过头并抓住治疗桌角，从而提高胸廓。虚线表示第12肋，而实线表示髂嵴。箭头表示用力引出压痛点的方向。A. 如果肌肉紧张度中等，但对伸展敏感，那么将上侧膝部置于下侧膝部的后方可以使上侧髂骨降低。为了确定骶尾部表面压痛点的触发点，大拇指要在髂嵴上方和椎旁肌群前方施加向下的压力。B. 如果肌肉非常紧张，那么上侧下肢的膝部就要置于下侧下肢足踝上方，以避免伸展肌肉时过度地疼痛。为了确定较深的、向头侧的触发点，要从骶尾部向第12肋施加较大的压力，同样要在椎旁肌群前方。

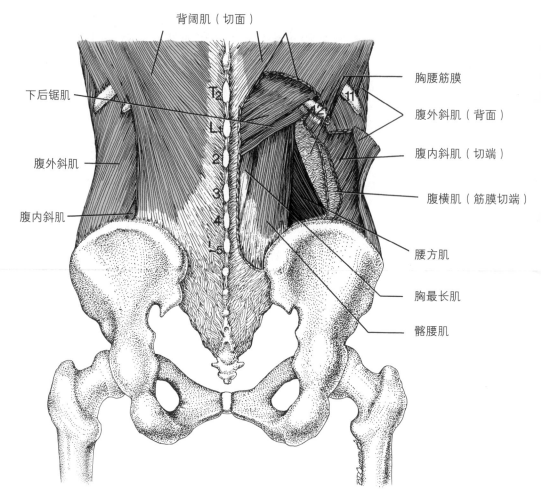

图4-25 右侧腰方肌的区域解剖（红黑表示）。邻近肌肉为淡红色。胸腰筋膜位于腰方肌前方（深面），腹横肌切缘与腰方肌之间。腹横肌、背阔肌、腹内斜肌被切断，部分移除。腹外斜肌同样被切断，部分反折。

向的髂腰肌纤维与髂腰韧带交织在一起，如图 4-24。要在髂嵴表面和椎旁肌肉前方施加压力，以检查这块肌肉的紧张度。压力要朝向横突顶端，一开始要用较小的力，因为较大的力会造成疼痛。斜向施加力于下部腰方肌的髂腰肌纤维。这些纤维很深，以至于我们感觉不到紧绷感或引出痉挛反应。

第二个检查腰方肌 TrPs 的区域是延伸至髂嵴内部髂肋肌附着的部分。即图 4-25 中指尖越过肌纤维的方向，这种浅触诊

可以确定这些肌纤维紧张带的压痛点，痉挛反应不是很常见，除非个体很瘦，而且背阔肌纤维很少延伸至此。

如果检查过于外侧，手指触及腹外斜肌外侧缘，而这些纤维与腰方肌的腰肋纤维相平行。腹外斜肌有紧张带和 TrPs，很容易与腰方肌相混淆（图 4-25）。腹外斜肌的紧张带自第 12 肋尖起向前下方走行直至髂嵴前方（见第一册 [148] 中第 666 页的图 49-3A），与相邻的腰方肌纤维几乎是平行的，但有时也会有肌纤维自第 12

肋中部和后部起至髂嵴后方。

第三个区域位于椎旁肌群与第12肋交汇所形成的交角(图4-24b)。如图4-2、图4-23和图4-25中所示,指尖施加于L_1和L_2横突的压力会向腰方肌的髂肋肌和腰肋肌纤维头侧附着处传递。在部分患者中,髂肋肌纤维在第12肋的附着部位会向外侧延长,通过浅触诊就能触及,就像在之前的第二个区域中所描述的一样。如图4-24中患者体位,也可以向L_2尾部施加压力,在区域1和区域3之间的L_3横突上寻找压痛。如果这些肌肉太深以至于不能触及紧张带,那么就只能引出压痛。

虽然在这些肌肉中用针刺TrPs引出相关疼痛是较可靠的方法,但在这些TrPs中的任意一个上持续用力,都可以引出相应疼痛。

1931年,Lange[83]发现了上述第一个区域腰方肌的硬化。如果肌肉处在一个非常疼痛和紧张的状态下,肌肉的硬化很难辨别。但是当通过按摩使肌肉不紧张时,触诊时感觉的改变会很明显。随着一系列其他的治疗,肌肉压痛减少,异常的肌肉紧张也会消失。其他作者也报道腰方肌的压痛点,其中一些被明确认为是TrPs,包括肌肉外侧缘[62,132,13,1]、L_1~L_3横突尖端附着点[132,134]、第12肋的附着点[134]。

10. 神经卡压

目前没有证实存在神经被腰方肌卡压。

11. 相关触发点

与腰方肌相关的肌筋膜TrPs可能继发于其他功能肌肉,或作为卫星TrPs存在于疼痛相关区域,腰方肌TrPs还可能与关节功能障碍有关,这些相关表现可能同时出现。

第二触发点

临床上,由于腰方肌中的TrPs通常存在于对侧腰方肌、同侧髂腰肌和T_{11}与L_3之间的髂肋肌,腹外斜肌也不罕见,有时存在于背阔肌,这些肌肉很有可能成为功能性第二肌筋膜TrPs。

两侧腰方肌互相协同,这就解释了为什么一侧的腰方肌TrPs活性较大而另一侧腰方肌TrPs较小。腰大肌和腰椎旁肌肉帮助腰方肌稳定腰椎。腰方肌和腰椎旁肌肉都是脊柱伸肌,腹外斜肌后部的纤维几乎与腰方肌的髂肋肌纤维平行,并且在肋窝和骨盆有相同的附着点,如果腰方肌存在TrPs,TrPs会隐藏其中。

卫星触发点

因为臀中肌和臀小肌位于腰方肌疼痛区域内,所以它们经常成为卫星TrPs。如果在腰方肌TrPs上施加压力,患者有时主诉在臀中肌和臀小肌相关区域内的疼痛。抑制臀肌卫星TrPs,在腰方肌TrPs上施加压力,疼痛就只会分布在臀部和骨盆这些典型区域。这种情况并不少见,"坐骨神经痛"患者需检查腰方肌。Sola[132]发现臀中肌TrPs的激活通常与腰方肌TrPs相关。

其他相关性

反过来说,腰方肌TrPs也可以随着其他肌肉TrPs的产生而出现。Jull和

Janda[75]发现如果行走时腰方肌代偿较弱的髋外展肌，导致容易负荷过重。臀中肌和臀小肌TrPs被激活是导致髋外展肌衰弱的原因之一。

Lewit[96]将胸腰段关节活动受限与髂腰肌、竖脊肌、腰方肌和腹肌的TrPs联系在一起。目前还未有关关节功能障碍作为这些肌肉TrPs的永久因素的重要性。另一方面，这些肌肉TrPs的紧张性也能加大胸腰椎连接部椎体的活动受限。

12. 牵拉下的间断性冷喷疗法（图4-26 ～ 图4-28 ）

这部分首先介绍使用牵拉下的间断性冷喷办法抑制腰方肌TrPs，然后介绍许多其他可能有效的非创伤性方法。无论使用哪一种方法，医生应该同时考虑和处

理胸腰连接部、腰椎和骨盆的关节功能障碍。腰方肌紧张与肋间肌紧张相关，也限制了第12肋的活动。

使用冰块进行牵拉下的间断性冷喷疗法已经在本书的第8~9页提到，用冷气雾剂的方法也在第一册的第67～74页详细写明了[148]。加强肌肉松弛和伸展的方法已经写在本书的第10页了。

缓解腰方肌筋膜TrPs是非常复杂的，因为它存在三种不同方向的肌纤维以及不同附着点。在检查体位时（图4-24），所有位于髂嵴与第12肋的肌纤维都被伸展到了一定程度。当上述体位改变，即检查侧的下肢向前放置同时躯体旋转向后时（图4-26），髂肋肌的纵向纤维以及髂腰肌深部的斜向纤维被拉长。在这种体位使用冰块或者喷雾时，范围也应该包括臀肌，因

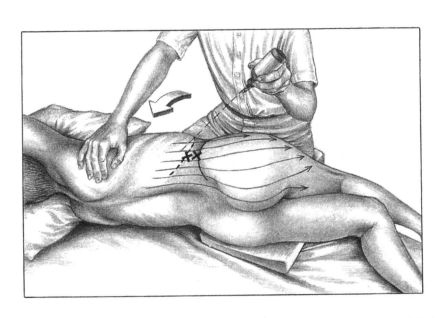

图4-26 右侧腰方肌的牵拉下间断性冷喷方法，临床医生坐位。上侧下肢（治疗侧）转向前。虚线表示胸廓下缘，实线表示髂嵴。触发点最常出现的位置在X处。平行涂撒的冰块或者冷气雾剂（细箭头）覆盖肌肉及其疼痛相关区域。在重力作用下，患者上侧下肢自然放置，这样，在紧张释放时，肌肉可以充分放松。治疗者向患者胸廓施加向前及向后轻柔的力（粗箭头）来调整肌肉紧张度以及产生被动伸展。冰块和冷气雾剂也同样用于臀部肌肉，不仅因为腰方肌疼痛模式与臀肌相同，而且也因为臀肌经常存在卫星触发点，同时也在这个体位充分舒展。用一个泡沫橡胶平板放置于患者髋部以减轻股骨大转子的压力。如果像图4-28中放置一个枕头体位会更好。

为这块肌肉被动拉伸并可能会发展成卫星TrPs。

腰肋肌纤维斜向穿过髂腰肌纤维,为了拉长肌肉需要躯干向对侧旋转。为了产生躯干的旋转,上侧的下肢要放于另一侧下肢的后方(图4-27和图4-28)。将上侧髋部旋转向后,同时同侧肩部转向前。这种姿势同样伸长髂腰肌,因此间歇冰敷和喷雾范围也包括腹部的皮肤(图4-28B)。

为了确保抑制这3处肌肉的TrPs,患者需要被摆放成两种体位:下肢前置和下肢后置。

注意不要过度用力伸展而引起疼痛,只要能够通过冰敷(或者其他方法,比如等长收缩后放松技术)出现肌肉松弛便可。

如果患者上肢过伸去抓桌角时,感觉到疼痛,问题可能出现在背阔肌TrPs。在这种情况下,要抑制背阔肌TrPs同时使肌肉放松。当上臂和肩部充分伸展时,通常可以沿髂嵴至上臂的肌纤维使用喷雾或者冰敷进行治疗。关于喷雾拉伸的具体过程,以及对背阔肌TrPs进行注射的方法,已经在第一册中说明[157]。因为背阔肌与腰方肌同属一种功能单位,所以对背阔肌使用冰敷或喷雾方法,同时使背阔肌被动地拉伸(见第一册中第399页的图24-4[148]),也可以减轻疼痛。

如果治疗桌较低,医生可以在坐位时使用间歇冰敷配合肌肉伸展的方法。如果治疗桌高度正常,医生可以站立完成以上操作。在这两种方法中,使肌肉松弛的力度是不同的。

医生取坐位(见图4-26和图4-27),

腰方肌的一端可以通过位于上侧的下肢定位(患侧下肢位于上侧),上侧的下肢可以位于前方(图4-26)或者后方(图4-27),同时可以使肌肉松弛。当使用下肢前伸时,患者面对医生,躺在治疗桌的边缘。之后,医生在患者胸部施加压力,旋转胸廓远离髋关节,使肌肉松弛,以取得治疗效果。随着肌肉的拉伸,要避免躯干过度地弯曲,其方法就是在下肢前伸(图4-26)或者后伸(图4-27A、B、C)时,调整位于上侧的下肢位置,使其抬离桌缘。每次调整位置,躯干都要重新定位于治疗桌中间。

医生处于站立位时,就要使用相反的方法。通过使患者上肢伸过头部,手抓住桌角来确定腰方肌(图4-28),拉开髂嵴与第12肋之间的距离来使肌肉松弛。刚开始,医生提住患者患侧大腿,然后逐渐放开,使其能对抗重力,同时保持一个较舒适的位置(Nielsen[111]详述了腰方肌喷雾和拉伸的体位)。最重要的是医生用身体挡住患者不让其从桌子上摔落,同时提供支撑物使患者充分放松。当下肢处于后位时,要使用身体接触患者上侧的髋部,虽然这样可能会引起一定的疼痛,但能使脊柱足够地伸展。同时,在髂骨施加一定的牵拉力,将其拉离胸部,这样有助于拉伸腰方肌。

应用下述的双人牵拉下的间断性冷喷疗法在临床上非常有效[102]。

患者坐在治疗桌的边缘,大腿置于桌上,双足放在凳子上。ⓐ医生站在患者背后,在患者髂前上棘水平放置一块毛巾,使用毛巾顶住患者。医生不间断使用冰块或者喷雾使骶棘肌、腰方肌及其周围的皮肤冷却。ⓑ助手站在患者前方帮助患者缓慢

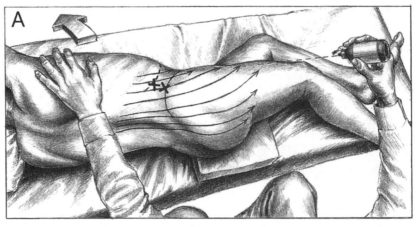

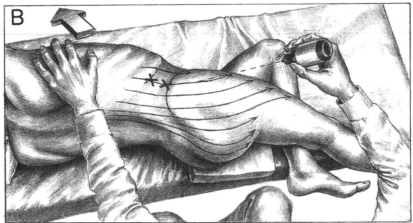

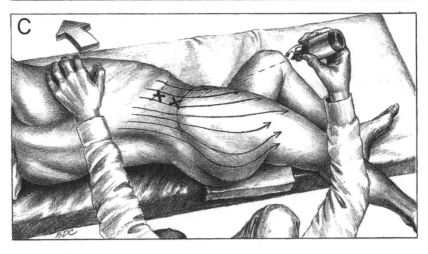

图4-27　右侧腰方肌进行牵拉下的间断性冷喷疗法，临床医生坐位，上侧下肢（右侧）置于另一条腿的后方。以冰敷或者喷雾的方式（细箭头）覆盖肌肉以及触发点（X）引起疼痛的区域。图中展示了3个伸展体位。在所有体位中，医生都对胸廓施加向上及向前的力，像粗箭头显示的一样。A. 疼痛症状严重的患者开始时的体位。右侧腿部和膝部（治疗侧）放置于治疗桌上，上侧上肢高举过头。B. 右侧大腿放置于左腿上增加伸展度，从而增加髋部内收以及对于骨盆向下的拉力。C. 去除对于右膝的支持，达到充分的伸展。医生用手施加压力抬高胸廓，加强伸展腰方肌。如果没有髋部功能障碍，悬于治疗桌边缘的右侧下肢向末端下垂，保证肌肉充分松弛，使骨盆远离第12肋。这里未见间歇冷敷治疗范围，可见于图4-28，覆盖于髂腰肌表面的皮肤直达腹中线附近。在患者髋部下垫泡沫塑料平板以缓解对于股骨大转子的压力。像图4-28中垫个枕头，定位更好。

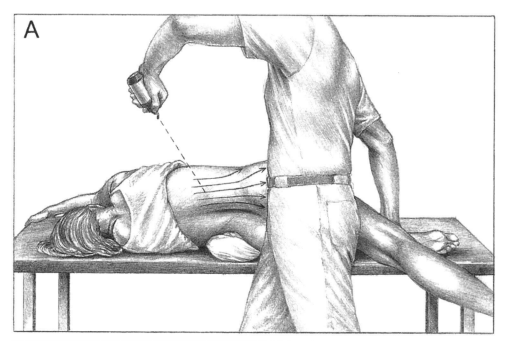

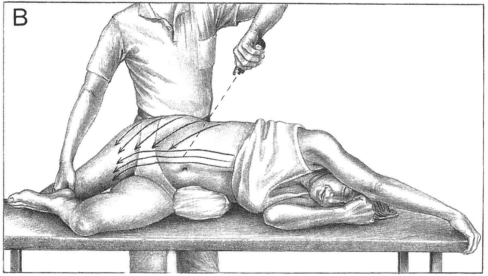

图4-28 右侧腰方肌进行牵拉下的间断性冷喷疗法，医生站立位。右侧患肢位于上侧并伸向左下肢的后方。冰敷或者喷雾沿箭头方向平行用于患者。患者需要伸手抓住桌角，使肋部弓起。腰部下方的枕头有助于体位的摆放。A. 后位。医生首先要握住患侧下肢，以防止紧张的腰方肌在伸展时出现疼痛。医生的髋部要顶住患者的臀部，防止摔落。B. 前位。完成一些冷敷治疗以后，缓慢放下患侧下肢，直到完全放手。冰敷或者喷雾斜向用于腹部外侧，髋部和腹股沟，覆盖腰方肌疼痛相关区域。这个视角也显示了在腹中线附近平行向下使用冰敷技术，这些区域主要覆盖髂腰肌的皮肤，与其相关疼痛模式不同。

向前屈曲,患者通过深长呼气尽可能使躯体前屈。ⓒ然后助手坐在患者旁边,用自己下肢压住患者大腿,使骨盆固定,助手用放置于患者髂前上棘的毛巾拉住患者,同时医生用力使患者侧屈拉离助手。同样,患者缓慢呼气放松肌肉,被动伸展。患者将手臂过伸头部,提升肋骨,充分拉伸肌肉。ⓓ通过轻微地向后转再向前转来重复侧屈拉伸动作,以拉伸多裂肌、髂肋肌和对侧腰方肌纤维。ⓔ对侧也按照ⓒ和ⓓ的步骤进行。ⓕ助手站于患者前方,在髂前上棘水平固定患者,医生位于患者后方,帮助患者躯干旋转,但髋部位置固定。这种旋转可以发生在不同水平(胸部、腰部),取决于医生的手固定于哪里。

在牵拉下的间断性冷喷疗法之后,患者仰卧平躺,双侧髋关节交替上下运动(图 4-34),随后,在腰方肌表面的皮肤上覆盖热平板或者热毛巾等物品。

两侧的腰方肌共同作用,控制腰椎的侧屈。因此,在一侧腰方肌舒展松弛以后,疼痛可能转移向对侧,时间久了,未被治疗的对侧腰方肌 TrPs 就会成为疼痛的来源。所以,要常规抑制双侧腰方肌 TrPs。如果没有这么做,至少患者要被告知疼痛可能会转向对侧(未治疗侧)。

当腰方肌的治疗完成后,医生要让患者平卧在治疗桌上,检查股三角确定髂腰肌的柔韧度,如果髂腰肌同样被松弛,那么就可以进一步确保疼痛的缓解。这将在下一章的第 101~102 页介绍。

其他无创的治疗方法

Lange[83] 通过使用持续 6 周的用力按摩治疗使部分患者腰方肌的疼痛、压痛和硬化得以缓解。

在很多时候,医生使用叩诊锤敲击压痛点来抑制腰方肌 TrPs,力度相当于检测腱反射时使用的力,在压痛处敲击 8～10 次,速度不超过 1 次 /s,患者需要被摆放于一个能使肌肉疼痛缓解,但不松弛的体位。这种体位通常为坐位,向拉伸肌肉的对侧倚靠,身体的重量由扶手支撑,使肌肉不受重力影响。这种简单的技术显得非常有效。

等长收缩后松弛的反射增强对于腰方肌尤其有效。根据 Lewit 的描述[94,96],这一过程,需要患者双足分开站立,身体向松弛肌肉的反方向倾斜,同时双眼向上看,缓慢地呼吸。在吸气过程中,腰方肌自然收缩,缓慢抬起躯干,然后在缓慢呼气以及双眼下视时,患者通过提升躯干来放松腰部的肌肉,因为重力的作用会使身体倾斜的角度增大。

由作者通过 Lewit 的这种技术,联合实施前倾和侧倾的方法,可以使腰方肌的各个部分得到拉伸。所有被限制的肌肉都要被松弛。为了达到完全的松弛,非常重要的是患者双手随意上举。在实施这一过程前,患者需要完成另一个姿势,就是由倾斜位还原为垂直位,同时不限制下腰部的伸肌。以治疗桌为支点,同时手支撑膝盖和大腿使整个身体竖直。或者通过屈膝使身体竖直,当身体垂直后,再伸直膝盖。最后一个步骤就是摇动髋部,使其向下至腰椎而不是通过腰椎伸肌提升躯干超过髋部。通过以上方法,患者可以轻松地从屈曲位伸直。

Saudek[121] 描述了"坐位弯曲",这种方法可以用于伸长坐位时的腰方肌。患者前倾于髋部之前,以适当的角度旋转脊柱,伸展腰部外侧的肌肉,这种伸张运动每一侧持续 30~60s。

13. 注射和拉伸（图 4-29 和图 4-30）

在第一册中描述了关于任意肌肉 TrPs 的注射和拉伸的过程[149]。对于腰方肌 TrPs 注射的体位与其检查的体位相同(图 4-22)。腰方肌不同部分肌肉 TrPs 的注射需要两种不同的方法,一种对于浅表的髂肋肌纤维 TrPs,另一种用于深部的肌纤维。

通过浅触诊在紧张带中明显触及髂肋肌前部肌纤维 TrPs(在之前的第 9 小节中的第二部分中提到)时,进针靠近髂嵴附近,注射的方式与其他肌肉浅表 TrPs 一样[149]。当 TrPs 只能通过深部触诊触及时(在第 9 小节的第一、第三部分中提到),就需要深部注射。背部需要垂直于治疗桌。引出疼痛性 TrPs 的压力的方向需要仔细地标注。

在图 4-29 和图 4-30 中详细描述了腰方肌 TrPs 深部注射的必要性。需要确定的是髂肋肌的外侧缘,同时也是椎旁肌肉的边缘。到达压痛点的方向也要确定。检查者的两指按压跨越压痛点的边缘,并消毒压痛点周围的皮肤。两指压下腰方肌上的皮肤,使用 62~87mm($2\frac{1}{2}$~$3\frac{1}{2}$ in)长的 22 号针垂直向下刺入压痛点,当患者主诉疼痛时注入 0.5% 的普鲁卡因 0.5~1ml。通常,在患者感觉到疼痛时,针穿刺的阻力也会加大。

在有 TrPs 的肌肉中穿刺,患者疼痛会非常剧烈(跳痛)。在深部的纤维中很难检测到肌肉的痉挛,只能通过穿刺针不断地深入和浅出来寻找 TrPs 压痛点,同时向横突方向寻找。向着髂腰肌的方向(如之前的第 9 节中第一部分所述)进针

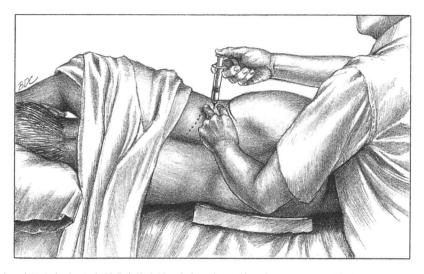

图4-29 在腰方肌上方对于深部触发点的注射。患者下肢需要放置成如图4-22C一样,使相关肌肉完全松弛。实线为髂嵴的位置。虚线为第12肋下缘。针向第12肋尾部、椎旁肌群前方刺入。针要与背部平面平行,并朝向L₂或L₃横突。注意:针尖向头侧不能超过L₁横突,否则容易刺穿横隔和胸膜导致严重的并发症(气胸)。在患者下部髋部下垫了泡沫塑料平板以缓解对于股骨大转子的压力。像图4-28和图4-22C中垫个枕头,效果更好。

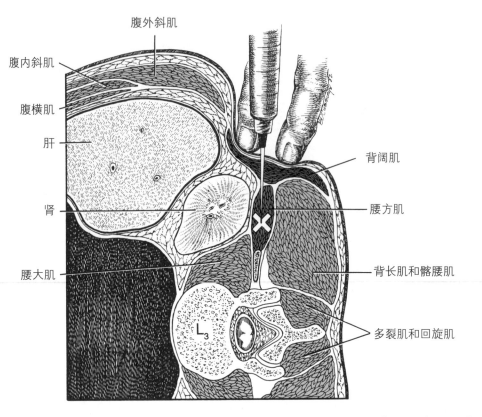

图4-30　腰方肌（深红）触发点注射技术（X），断面（患者侧卧）。针头需要穿过下压的背阔肌（中红），其他邻近肌肉是淡红色。断面为L_3。

可以向肌肉 L_4 横突的附着点以及沿着髂腰韧带注射。向着腰肋肌的方向（如之前的第 9 节中第三部分所述）进针，可以在 L_2 和 L_3 横突的附近注射。最好应避免向头侧在 L_1 附近注射，但如果要这么做也必须非常谨慎。髂腰肌和横隔都附着于第 12 肋[13]，所以如果针尖刺穿横隔和胸膜，将会导致气胸。

注射以后，需要肌肉充分活动同时用热平板或者热蒸汽作用于肌肉。要告知患者在之后的 1～2 天可能出现的疼痛，以及避免在 24h 内的肌肉活动。因为肌肉内 TrPs 位于深部，针要足够长才能到达横突。针柄必须要留置于皮肤外。否则，如果当针刺入一半，而患者又打喷嚏或者在针筒上施加外侧的力，就可能导致针有一半断在皮下，除非外科手术，否则无法取出。当针尖碰到横突，针尖可能变钝，从而产生鱼钩效应。为了避免损伤肌肉，如果在进针和退针的过程中出现"刮擦感"，那么就应该退出，换个针头。

Sola[134] 推荐沿着腰方肌外侧缘进针，在髂腰肌纤维的腰椎横突附着点进行注射。Baker[2] 报道了一名有 4 年腰背痛病史的患者，对注射木瓜凝乳蛋白酶无反应，而需要用电子肌肉刺激器来控制疼痛。腰方肌 TrPs 的注射能够缓解疼痛并保留功能。

当注射疗法对于 TrPs 反应很差或者根本没有反应时，或者 TrPs 短时间内再次出现时,临床医生就应该寻找在第 8 小节中提到的未矫正的机械因素。同时患者本身可能会存在使疾病不愈的因素,包括维生素和其他营养物质的缺乏、代谢障碍、慢性感染、高组胺水平的感染以及压力过大等[147.151]。

14. 矫正措施
（图 4-31 ~ 图 4-34）

这部分首先回顾对骨骼缺陷的矫正,比如下肢肢体长度不对等、小半骨盆和短上肢。然后明确了可以矫正的错误姿势,尤其在睡觉时出现的异常姿势,总结了正确的矫正动作。最后,阐述了能够维持正常腰方肌功能的练习。当主要承受体重和维持姿势的肌肉出现 TrPs 时,患者对于肌肉的理解将决定其预后,他们必须学会使用肌肉而不是滥用。继续使用年轻时候的习惯和活动是不可取的。其中最主要的难点就是如何正确处理需要做和想做之间的关系,不要过度使用肌肉,过度疲劳。

机体自身矫正机制

本节主要讨论对于腰方肌特别重要的力学因素（全身因素也同样或者更重要,这已经在第一册第四章[155]中讨论过了）。首先,这一部分讨论了骨骼不对称和其他导致腰方肌过负荷的因素,重点在 LLLI、小半骨盆以及短上肢畸形。

足部力学因素,包括足和踝部的向下旋转都能产生不对称的步态,引起选择性的肌肉过负荷[10],其中就包括腰方肌的过度使用,这里推荐使用合适的矫正鞋。由不对称产生的疼痛性功能性（代偿性）脊柱侧凸,这种侧凸需要对侧肌肉的收缩来维持身体正常的姿势。如果患者同时存在永久性腰方肌筋膜综合征,这种不对称就应该被矫正。如果骨盆的不对称已经通过适当的检查明确（见第 8 节）,那么就应该稳定骶骨底。矫正骶髂关节的方法在第二章中已阐述。

任何下肢功能障碍、骨盆扭转、腰椎关节功能障碍等均要矫正,以保证能够对腰方肌 TrPs 进行持续治疗。

下肢肢体长度不对等

LLLI 的矫正方法已经在第一册中已总结[153]。这里我们要简单回顾何时以及为什么要矫正 LLLI、矫正的程度、年龄对于矫正的影响,以及如何进行矫正。在这里提出一个疑问,就是为什么一部分人存在 LLLI 却没有症状,而另一部分却会出现疼痛,需要矫正。就 LLLI 本身来说,可以使肌肉过度负荷来代偿肢体不对称。当肌肉不存在 TrPs 时,LLLI 施加于肌肉上的额外的力在可承受的范围之内,然而,当个体突然承受一个负荷,而产生腰方肌 TrPs 时,对于 TrPs 来说,LLLI 就变为了一个持久的因素,这时 LLLI 就表现出其重要性,也就需要被矫正了。

为什么要矫正及何时矫正

从肌筋膜疼痛综合征的角度来说,如果出现以下两种情况,那么 LLLI 就需要被矫正。首先,LLLI 所引起的不对称需要持续或者不平衡的肌肉收缩去矫正。其次,过度负荷的肌肉出现隐蔽的 TrPs 或者特别容易产生 TrPs。在第 8 部分"患者检查"提到的原因中,腰方肌是最容易因 LLLI 而产生超负荷的肌肉。不少作者特别提到矫正 LLLI 来持续缓解腰方肌 TrPs[105,111,147]。矫正 LLLI 通常会对由于 TrPs 导致的下腰痛造成两种结果，即持续缓解和慢性疼痛（另一个要矫正 LLLI 的原因就是要降低较长侧下肢髋关节炎[32,40,50,142]和腰椎关节炎[38,40,42]的可能性）。最基本的原则，就是必须避免在矫正 LLLI 的过程中加重已经出现的脊柱不对称以及增加肌肉负荷[32,67,105]。

由于 LLLI 的存在，使骶骨底出现倾斜，腰椎向较短侧下肢凸出（图 4-18B），在这种情况下，足垫就能矫正 LLLI，使脊柱挺直，减轻肌肉的负荷[38,57,8,7,105]。但是，当腰椎侧凸是固定而不是代偿性的时候，上述治疗方式会使上部的腰椎偏离位置，远离中线，使不对称更加严重（图 4-16）。

如果固定的腰骶部成角畸形对下肢肢体长度不对等进行代偿（图 4-18F），并且挺直脊柱，那么对 LLLI 的治疗就不应该使用足垫，因为这会诱发代偿性腰椎侧凸，即有一种不对称代替另一种不对称，导致肌肉更加紧张。下肢功能障碍以及腰部骨盆结构在使用足垫之前就需矫正。

LLLI 的重要性

依据我们的经验和 Friberg 的理论[38]，矫正 3mm（1/8 in）以上的 LLLI 对于下腰痛和髋关节痛以及腰方肌 TrPs 的患者有好处。许多研究显示 10mm（3/8 in）的差距在功能上有显著差异。

Heufelder[67] 推荐差距在 10mm 以上时进行矫正治疗。在通过影像学检查到的 LLLI，10mm（3/8 in）这一数值通常作为诊断显著差异的标准（表 4-1）。如果使用不敏感或者不可靠检测技术，就不太可能检测出下肢长度细微的差别。

矫正的效果

临床观察表明，那些已经由代偿性侧凸向固定侧凸转变，并且已经出现骨关节炎表现的老年患者。是否这就意味着老年患者对于足垫治疗的方法不敏感？老年患者对于治疗的敏感性可能有个体差异性，所以他们授权了一个关于足垫的治疗试验。

在一个 50 例患者的研究中，Giles 和 Taylor[45] 发现，年轻患者的脊柱比老年患者对于足垫疗法更加敏感。30 岁的侧凸患者，其侧凸角度能减少 6°，40～50 岁的患者能减少 4°，超过 50 岁，侧弯只能减少 1°。但是在一项关于 14～76 岁的 288 例持续性腰痛患者的研究中，Friberg[38] 发现，足垫治疗可以改善严重的 LLLI，其中包括相当一部分高龄患者。

如何矫正

我们推荐完全矫正 LLLI，需要矫正的程度要通过站立位摄片决定。这个我们已经在这一章节的第 8 小节中提到。临床评估的细节在第一册[148]的第 107～108 页中描述，在这一章的第 43～49 页已经总结和插图描绘过了。合适的矫正治疗物品是较厚的杂志以及标准的足垫，这些通过实验和错误不断调整，可以消除身体不对称和肌紧张。图 4-14 和图 4-15 展示了矫正物对于 S 形侧弯和 C 形侧弯的矫正效果。图 4-19 列出了这些侧弯所牵连到的肌肉。患者对于不对称和平衡的感觉和感受是非常宝贵的信息。被问及时,许多患者都能够因为感觉不自然或者肌肉紧张而指出甚至 1mm(< 1/16 in)的过度矫正。因此,运用足垫时要谨慎以防止出现过度矫正。

可以做到的最大限度的矫正角度还不得而知,Delacerda 和 Wikoff[18] 发现尽管 32mm(1⅓ in)的足垫增加体重的不平衡,但矫正骨骼使其对称可以提高身体活动能力,减少氧耗。

作为一个较小的矫正治疗,可以将增高足垫放入短腿穿着的鞋子中进行垫高,或者由修鞋匠将鞋子的跟增高。将较大的足垫塞入鞋子后会将患者的足跟挤出鞋子,同时会将鞋垫压的更紧实从而失去其相应的治疗效果。即便仅仅进行中等大小的矫正治疗,如果将原来一半的足垫放置于短腿处,同时减少长腿处的足垫,这样治疗的效果会更好[65]。我们认为一般来说 13mm(1/2 in)以上的脚跟垫高需要一个完整的全足足垫[65]。为小型矫正治疗增加全足足垫可能会引起不必要的体重不对称从而改变平衡。

对患者的教育在整个治疗过程中占有很重要的部分。如果患者不相信 LLLI 的存在和矫正治疗的效果,那么其治疗依从度将会很低。将矫正物放置于较长腿下(图 4-14C 和图 4-15C)会刺激患者出现负面的反应,从而提醒患者和治疗医生矫正 LLLI 的重要性。通过让患者站在镜子前,观察和感受不使用矫正物、短腿下使用矫正物和长腿下使用矫正物的区别,使其意识到矫正物的重要性。

即使当患者充分意识到矫正物的必要性而且也已经使用时,他们也有可能会忘记症状而随意换双新鞋,尤其是在症状改善的一段时间内,当重新出现症状时,需要提醒他们换一双新鞋,并在 1~2 周内反馈是否改善了症状。

当其在马背上时,LLLI 的患者可以通过缩短短腿侧的马镫从而提高平衡而且感觉更舒适。

小半骨盆和短上肢

在垂直方向矫正小半骨盆的方法已经在第一册中提到[152]。当 LLLI 患者坐在固定的平板上时其矫正的过程也在之前有所描述。在柔软弹性表面的矫正治疗量通常要大于在坚硬的表面的矫正治疗量,这样才能消除骨盆倾斜、侧凸以及肌紧张。无论患者到哪里都会携带一本小杂志或者泡沫塑料并放置于较小的臀部下方(坐骨结节)。另一种类似的方法就是将小骨盆滑向凹型椅的外侧或者凸型椅的中间。患者必须体会到肌肉在不同体位时的感受,从而区别正确或不正确的姿势。

在前后位矫正小半骨盆的方法与在站立位基本类似,在小的一侧臀部下方放入垫子来平衡骨盆,如果检查者怀疑它的效果,就要把垫子放在正常骨盆的下方(图 4-12C),这样会加重不对称的情况,从而加重疼痛,明确哪一侧为小骨盆。

与躯干长度相关的短上肢患者肌筋膜疼痛的管理问题在第一册中也提到过[154]。当一个患者存在短上肢,腰方肌就会处于缩短痉挛位置,坐位时,患者就会向一侧倾斜,以肘部为支撑点靠在扶手上(图 4-13D)。可以通过使用有倾斜扶手的椅子,减少肘部的支撑(图 4-13D)。另一种方法就是改造椅子使其适应患者,使用宽扶手并在其上方加上塑料海绵垫,以患者的身材为基准,调整扶手的高度,其高度应在 2.5～15cm(1～6 in)不等,同时提供舒适的肘部支撑点。在端坐位时可以使上臂垂直,肩部放松。如果座位上有合适的手臂支撑处,这些患者将更喜欢坐着。

矫正姿势和动作(图4-31和图4-32)
矫正姿势

睡觉时的状态对于腰方肌 TrPs 具有深远的影响。使用下陷的吊床样床垫会将腰方肌变为收缩状态,导致情况的恶化。可以通过使用坚硬的平板床垫或者在床垫下纵向放置 2.5cm 厚的木板来制止上述情况的发生。每块木板都要达到 10～15cm

(4～6 in)宽,其长度要达到患者的身高,在床的每边都要留有 10cm 的余地。木板要携带方便。如果携带不成问题,就要在床的弹簧上覆盖 1～2 块胶合板。

仰卧位使腰方肌相对收缩,导致骨盆向前倾斜,增加腰椎前凸。要避免这一位置,就要在膝部下方垫一块枕头,或者人侧卧。但是这种弯曲和旋转向一边的位置会导致对侧的问题,包括在已经紧张的腰方肌上施加额外的压力(图 4-31A),如果存在促进因素,也可能会进一步导致椎间盘功能紊乱[103]。半胎位也可以引起易激惹的骶髂关节不舒服。这些并发症可以通过在大腿与膝关节之间放置枕头,避免该问题。要避免髋关节

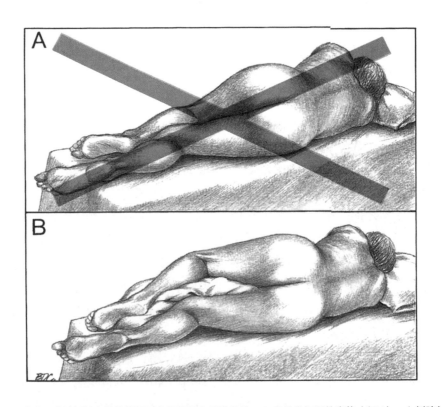

图4-31　睡觉时正确的侧躺姿势能缓解腰方肌触发点的激惹性。A.容易出问题的姿势(红X),上侧膝部直接置于床上,这样的姿势会使骨盆向下倾斜和向前旋转。这个姿势会使已经绷紧的腰方肌更加紧张,从而引起触发点相关疼痛。B.正确的姿势,下侧髋部适度弯曲,同时腿部和膝部放置于枕头上使大腿保持水平。这个姿势能消除骨盆问题和腰椎间盘突出。

下部过分的过度屈曲,如图 4-31B 所示。如果枕头放置合适,腰椎就能保持其生理弯曲,同时保护腰方肌和椎间盘(如果患者椎间盘突出出现于后部,那么体位就应该是俯卧位)。

水床会产生吊床样作用,不能够产生所需要的支持,因此可能对那些腰方肌 TrPs 的患者没有帮助。目前生产的水床中嵌入导管可以解决该问题。

矫正动作

应该避免前屈和侧弯去提拉物品的动作,这一动作结合了屈曲和旋转,是一个非常危险的动作,对于有腰方肌 TrPs 的患者尤其。如果要提拉物体,则需要整个身体一直向下,不能弯曲躯干。当身体转向后时,也必须保持上身笔直,旋转时不能弯曲。打扫时提倡使用直立型吸尘器而不是下腰型吸尘器,因为下腰型需要使用者弯腰进行工作,如果使用此种吸尘器,使用者要保持躯干垂直,面向吸尘器,双手握住把手笔直向前走,而不是一只手握住。

持续的脊柱弯曲和用力伸展也应该要避免。如果下肢肌肉和膝部没有问题,就可以通过弯曲膝盖保持上身垂直的方式提起重物,但不幸的是,人们发现这很难做到,不仅因为这个动作除了需要提起头部、颈部和肩部外,还需要额外的力量提起躯干和臀部,并且会施加额外的负荷于股四头肌,因此这个动作是非常不利的 [131]。下蹲动作使足部和踝部屈曲,会被紧张的比目鱼肌所限制,在这个病例中,另外一种触地的方法在图 22-16 中展示。

学习避免不必要的弯腰动作是非常关键的。最重要的不是已经做了什么,而是如何去做。患者必须学会用膝盖跪在床上整理床铺,而不是站立或者弯腰,并用膝盖在床上"行走"。刷牙时需要笔直身体而不是向水槽倾斜,漱口时要用双手支撑于水槽上抵消身体的压力。

避免突然向下弯腰,比如拉袜子或者连裤袜、裙子和裤子,或者依靠墙壁或家具以保持身体的平衡。

从没有扶手的椅子上起身是引起身体不必要前屈的最常见例子(图 4-32A)。当臀部离开椅子时,身体以屈曲位向前,使身体的重心落于双足上。当身体伸直时,背部的伸肌会承受很重的负荷。

正确起身离开座位,不使背部受力的姿势在图 4-32B 中展示。臀部首先要向椅子前移动,然后身体转向一边,一只腿置于椅子前缘,重心落于这只足上。最后以身体垂直的姿势起立,股四头肌承受所有的力。如果股四头肌比较无力,则可以用手支撑起立。

图 4-32C 展示了相反的过程,即坐下的同时保持背部肌肉松弛。在以身体笔直姿势坐下前,双足要倾斜 45°,如果需要,可以用手放于大腿上给予辅助,然后身体下降坐于椅子前缘,最后身体向后靠,变为正常坐位。

同样的原理也适用于爬梯子和上楼,身体斜向 45° 可以使上升和下降更加容易。

喜欢园艺工作的患者可以坐在高 20.3~25.4cm(8~10 in)的椅子或者箱子上,进行嫁接或者除草工作,这种坐位可以避免弯腰。在房子内,小型物体可以放置于椅子或者桌子上而不是地板上。

对于擅长马术的患者,即使患者存在骨盆不对称和(或)LLLI 所引起的腰方肌　疼痛综合征,马背上的运动也是非常好的运动方式。小半骨盆可以通过坐在马鞍

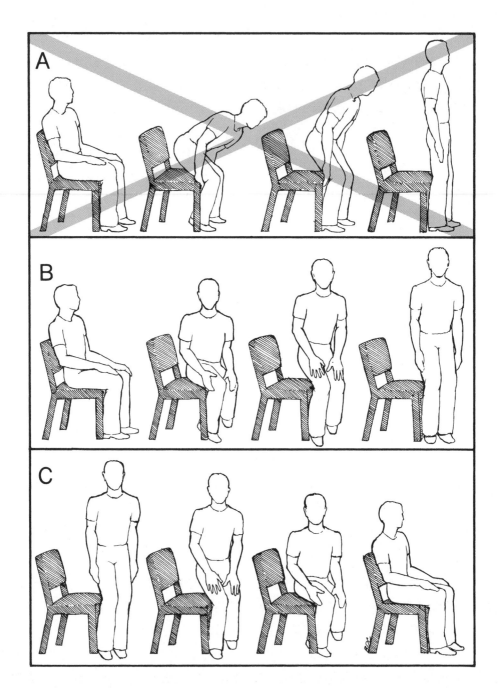

图4-32　坐–站和站–坐技术能在站起和坐下时减少颈部和背部以及椎间盘的拉力。A. 先抬起臀部的方式是对背部有害的起立方式（红X）。这一系列方式,因为过度地屈曲而是背部和腰方肌绷紧。B. 坐–站技术,臀部移向座椅前方,身体旋转45°,这个姿势在坐和站过渡阶段,使脊柱保持垂直和一个正常的腰椎的弯曲度。它使髋部和膝部伸肌受力,而不是胸腰椎,颈椎旁肌肉和其他伸肌。C.相反,站–坐技术,身体旋转,保持上身直立,向下坐于椅子前部,滑动臀部向后,但仍要保持上身垂直。

的一侧斜面来对骨盆进行代偿，使骨盆处于水平位。可以缩短较短下肢的马镫以代偿 LLLI。

LLLI 的患者在沙滩上休息具有双重风险。患者需要赤足站立和行走，LLLI 不能被矫正。在海滩斜坡上沿着一个方向走，会加重 LLLI，而沿另一个方向时，可能会过度矫正。

当晚上睡觉转动身体时，存在持续腰方肌问题的患者要学习如何滑动或者转动髋部而不是提升髋部。

矫正锻炼
（图4-33和图4-34）

腰方肌仰卧位自身伸展运动（图4-33）对于其对角肌纤维特别有效果，该运动首先要在仰卧位进行，屈曲髋部和膝部，需要腰方肌伸展的一侧大腿可以完全舒展松弛肌肉，另一腿要斜跨其上提供阻力（图 4-33B）。然后患者放松，使一侧的骨盆向尾部下降。患者缓慢吸气，使腰方肌收缩，当患者想要一侧大腿伸展，以对抗另一侧下肢的阻力。在缓慢呼气的过程中，患者希望延长肌肉舒展的时间并用另一侧大腿下拉骨盆，进一步使治疗侧的大腿松弛（图 4-33C）。收缩和松弛的运动交替进行数次，不出现额外的运动范围。然后患者滑动上侧的下肢，使其离开治疗的下肢，并回到自然的位置（图 4-33D）。这个动作可以避免在舒展位的肌肉过度的负荷。在伸展之后需要关节主动活动（抬高和降低臀部数次）。

Zohn[170] 描述了 4 种腰方肌自身伸展练习的方法，所有这些练习都主要舒展同侧髂肋肌纤维而非对侧。第一种伸展方式需要在坐位时向一侧弯曲。第二种是站立位侧弯。第三种需要患者的患侧卧位，以肘部为支撑点，抬高肩部，伸展下部的肌肉。第四种伸展方式，患者以手和膝盖撑地，髋部向足后跟摆动，面朝下，手臂伸过头，最后侧弯身体。

Lewit[94-96] 描述了站立位并结合呼吸增强的腰方肌自身伸展练习，在之前的第 12 小节其他无创治疗中也有提及。

Saudek[121] 所描述的椅子弯曲法已经在本章第 12 节中提及，它可以作为坐位舒展腰方肌的一个方法。

要保持腰方肌运动幅度就要练习降低髋部和弯曲身体，就是髋关节行走和脊柱伸展方法。髋关节行走练习（图 4-34）对于腰方肌的髂腰肌纤维最为有效，并且首先要在仰卧位伸直髋部和膝部。这个练习需要使一侧髋部向下远离肩部，同时提高另一侧髋部使其靠近肩部，然后进行交替。这种骨盆运动可以对腰方肌进行交替伸展，如果同步进行呼吸运动，会更加有效。在抬高骨盆时吸气，然后在降低骨盆时呼气。此外，如果在进行练习时，髋部和膝部都是弯曲的，那么腰方肌会得到更大程度的舒展。

一种易于接受的弯曲练习就是坐-站练习。但是常常要考虑到患者的腹肌并不发达。因为肌肉伸长时收缩没有缩短时收缩那么费力，所以患者开始时需要使用坐-靠的方法，然后腹肌蜷曲，最后通过膝盖屈曲减少髂腰肌负荷的方法完成坐-站练习。这些练习参见第一册中的图 49-11[181]。患者需要通过类似于坐-站的练习保护椎间盘[103]。

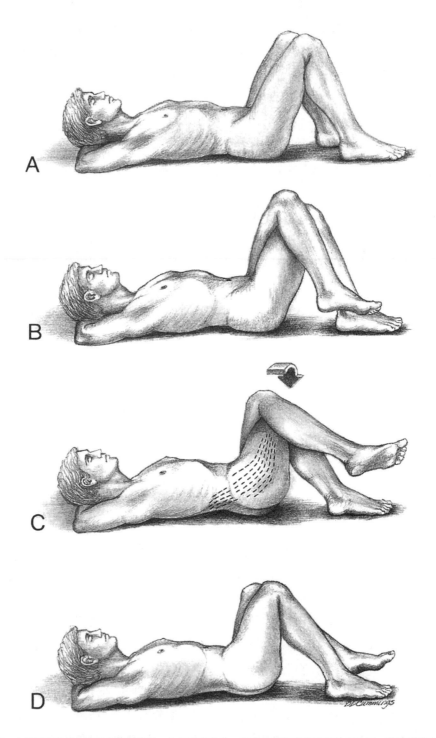

图4-33　右侧腰方肌的仰卧自身伸展练习。A.开始的体位，髋部和膝部弯曲双手放于头后，使胸廓抬高。B.预备体位，是左腿交叉于右腿上，右腿是需要伸展的一侧。右腿一直保持内收直到感觉不到阻力，在深长吸气时，左腿阻挡右腿外展。C.当患者缓慢呼气，放松右侧时，左腿缓慢向中间和下方压右腿，这个动作使右半骨盆向尾部旋转，充分松弛腰方肌和臀外展肌纤维（虚线）。大箭头表示施加压力的方向。步骤B和C可以重复，直到不能进一步得到运动范围的增加。D.将左侧腿部从右侧膝部滑下，结束拉伸，松弛紧张部位，同时支持治疗侧的腿部。髋部和膝部最后放置成A样。

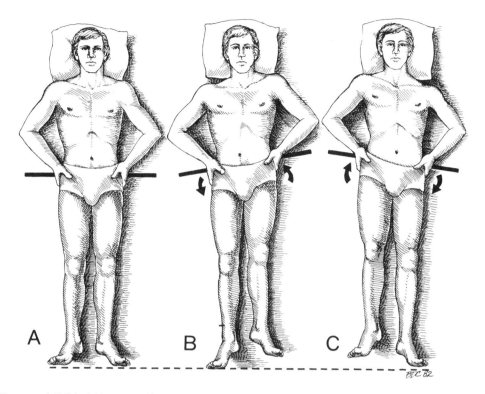

图4-34 髋关节行走练习可以维持腰方肌主动运动的范围。A. 初始体位。B. 左侧髋部上提，拉伸右侧腰方肌。C. 右侧髋部上提，拉伸左侧腰方肌。然后患者暂停，呼吸，放松，重复之前的动作。

（俞劼晶　范逸辰 译

王舒燕　詹琼慧　王祥瑞　杭燕南 校）

参考文献

1. Baker BA. The muscle trigger: evidence of overload injury. *J Neurol Orthop Med Surg* 7:35-44, 1986.

2. Baker BA. Myofascial pain syndromes: Ten single muscle cases. *J Neurol Orthop Med Surg* 10:129-131, 1989.

3. Bardeen CR. The musculature, Sect. 5. In *Morris's Human Anatomy,* edited by C. M. Jackson, Ed. 6. Blakiston's Son & Co., Philadelphia, 1921 (p. 469).

4. Basmajian JV, Deluca CJ. *Muscles Alive,* Ed. 5. Williams & Wilkins, Baltimore, 1985 (pp. 3 8 5 -387, 423).

5. Beal MC. A review of the short-leg problem. *J Am Osteopath Assoc* 50:109-121, 1950.

6. Beal MC. The short-leg problem. *J Am Osteopath Assoc* 76:745-751, 1977.

7. Beattie P, Isaacson K, Riddle DL, *et al*. Validity of derived measurements of leg-length differences obtained by use of a tape measure. *Phys Ther* 70:150-157, 1990.

8. Bengert O. uber die Bedeutung der Beinlangendifferenz. *Z Orthop* 708:435-445, 1970.

9. Bopp HM. Periarthrosis coxae oder Trochanterschmerz bei Beinlangedifferenzen? *Orthop Praxis* 70:261-263, 1971.

10. Botte RR. An interpretation of the pronation syndrome and foot types of patients with low back pain. *J Am Podiatr Assoc* 77:243-253, 1981.

11. Bourdillon JF, Day EA. *Spinal Manipulation,* Ed. 4. Appleton & Lange, Norwalk, 1987 (pp. 1 8 -19, Fig. 2.2).

12. *Ibid.* (pp. 50, 52-53, Fig. 3.12).

13. Brash JC, Jamieson EB. *Cunningham's Manual of Practical Anatomy,* Ed. 10, Vol. 2. Oxford University Press, New York, 1942 (p. 389).

14. Callen PW, Filly RA, Marks WM. The quadrates lumborum muscle: a possible source of confusion in sonographic evaluation of the retroperitoneum. *J Clin Ultrasound* 7:349-52, 1979.

15. Carter BL, Morehead J, Wolpert SM, *et al. Cross-Sectional Anatomy.* Appleton-Century-Crofts, New York, 1977 (Sections 29, 31-34).

16. Clarke GR. Unequal leg length: an accurate method of detection and some clinical results. *Rheum Phys Med 7* 7:385-390, 1972.

17. Clemente CD. *Gray's Anatomy of the Human Body,* American Ed. 30. Lea & Febiger, Philadelphia, 1985 (Fig. 6-19, p. 498).

18. Delacerda FG, Wikoff OD. Effect of lower extremity asymmetry on the kinematics of gait. *J Orthop Sports Phys Ther* 3:105-107, 1982.

19. Denslow JS, Chace JA, Gardner DL, et.al. Mechanical stresses in the human lumbar spine and pelvis. *J Am Osteopath Assoc* 61:705-712, 1962.

20. Dixon A St J, Campbell-Smith S. Long leg arthropathy. *Ann Rheum Dis* 28:359-365, 1969.

21. Duchenne GB. *Physiology of Motion,* translated by E.B. Kaplan. J. B. Lippincott, Philadelphia, 1949 (p. 504).

22. Edinger Von A, Biedermann F. Kurzes Bein—schiefes Becken. *Forschr Rdntgenstr* 86:754-762, 1957.

23. Eisler P. *Die Muskeln des Stammes.* Gustav Fischer, Jena, 1912 (Fig. 105, p. 654).

24. *Ibid.* (Fig. 106, p. 655).

25. *Ibid.* (pp. 653-656).

26. Elze C. *Hermann Braus Anatomie des Menschen,* Ed. 3, Vol. 1, Springer-Verlag, Berlin, 1954 (Fig. 100, p. 165).

27. *Ibid.* (Fig. 274, p. 522).

28. Ferner H, Staubesand J. *Sobotta Atlas of Human Anatomy,* Ed. 10, Vol. 2. Urban & Schwarzenberg, Baltimore, 1983 (Fig. 102).

29. *Ibid.* (Fig. 136).

30. *Ibid.* (p. 137).

31. *Ibid.* (Fig. 351).

32. Fisk JW. *Medical Treatment of Neck and Back Pain.* Charles C Thomas, Springfield, 1987.

33. Fisk JW, Baigent ML. Clinical and radiological assessment of leg length. *NZ Med J* 87:477-480, 1975.

34. Ford LT, Goodman FG. X-ray studies of the lumbosacral spine. *South Med J* 59:1123-1128, 1966.

35. Friberg O. Leg length asymmetry in stress fractures. *J Sports Med* 2 2 : 4 8 5 ^ 8 8 , 1982.

36. Friberg O. Clinical symptoms and biomechanics of lumbar spine and hip joint in leg length inequality. *Spine* 8:643-651, 1983.

37. Friberg O. Biomechanical significance of the correct length of lower limb prostheses: a clinical and radiological study. *Prosthet Orthot Int 8:* 124-129, 1984.

38. Friberg O. The statics of postural pelvic tilt scoliosis; a radiographic study on 288 consecutive chronic LBP patients. *Clin Biomechanics 2:* 211-219, 1987.

39. Friberg O. Lumbar instability: a dynamic approach by traction-compression radiography. *Spine* 72:119-129, 1987.

40. Friberg O. Hip-spine syndrome. *Manual Med 3:* 144-147, 1988.

41. Friberg O. Personal communication, 1989.

42. Friberg O, Koivisto E, Wegelius C. A radiographic method for measurement of leg length inequality. *Diagn Imag Clin Med* 54:78-81, 1985.

43. Friberg O, Nurminen M, Korhonen K, *et al.* Accuracy and precision of clinical estimation of leg length inequality and lumbar scoliosis: comparison of clinical and radiological measurements. *International Disability Studies* 70:49-53, 1988.

44. Giles LGF. Leg length inequality: Its measurement, prevalence and its effects on the lumbar spine. Master's *preliminary thesis.* Department of Anatomy, University of Western Australia, 1979.

45. Giles LGF, Taylor JR. Low-back pain associated with leg length inequality. *Spine* 6:510-521, 1981.

46. Giles LGF, Taylor JR. Lumbar spine structural changes associated with leg length inequality. *Spine* 7:159-162, 1982.

47. Gilsanz V, Miranda J, Cleveland R, *et al.* Scoliosis secondary to fractures of the transverse processes of lumbar vertebrae. *Radiology 134:* 627-629, 1980.

48. Gitelman R. A chiropractic approach to biomechanical disorders of the lumbar spine and pelvis, Chapter 14. In *Modern Developments in the Principles and Practice of Chiropractic,* edited by S. Haldeman. Appleton-Century-Crofts, New York, 1980 (pp. 297-330, see pp. 299-306).

49. Gofton JP. Studies in osteoarthritis of the hip: Part IV. Biomechanics and clinical considerations. *Can Med Assoc J* 704:1007-1011, 1971.

50. Gofton JP, Trueman GE. Studies in osteoarthritis of the hip: Part II. Osteoarthritis of the hip and leg-length disparity. *Can Med Assoc J* 104: 791-799, 1971.

51. Good MG. Diagnosis and treatment of sciatic pain. *Lancet* 2:597-598, 1942.

52. Good MG. What is "fibrositis"? *Rheumatism 5:* 117-123, 1949.

53. Gould N. Back-pocket sciatica. *N Engl J Med* 290:633, 1974.

54. Grant JCB. *An Atlas of Human Anatomy,* Ed. 7. Williams & Wilkins, Baltimore, 1978 (Fig. 2-119).

55. *Ibid.* (Fig. 5-28).

56. *Ibid.* (Fig. 5-29).

57. Greenman PE. Lift therapy: use and abuse. *J Am Osteopath Assoc* 79:238-250, 1979.

58. Greenman PE. *Principles of Manual Medicine.* Williams & Wilkins, Baltimore, 1989 (p. 234,236).

59. Grice AS. Radiographic, biomechanical and clinical factors in lumbar lateral flexion: Part I. *J Manipulative Physiol Ther* 2:26-34, 1979.

60. Gross RH. Leg length discrepancy in marathon runners. *Am J Sports Med* 77:121-124, 1983.

61. Grundy PF, Roberts CJ. Does unequal leg length cause back pain? *Lancet* 2:256-258, 1984.

62. Gutstein-Good M. Idiopathic myalgia simulating visceral and other diseases. *Lancet* 2:326-328, 1940.

63. Hagen DP. A continuing roentgenographic study of rural school children over a 15-year period. *J Am Osteopath Assoc* 63:546-557, 1964.

64. Hallin RP. Sciatic pain and the piriformis muscle. *Postgrad Med* 74:69-72, 1983.

65. Heilig D. Principles of lift therapy. *J Am Osteopath Assoc* 77:466-472, 1978.

66. Henrard J-Cl, Bismuth V, deMolmont C, Gaux J-C. Unequal length of the lower limbs: Measurement by a simple radiological method: Application to epidemiological studies. *Rev Rheum Mai Osteoartic* 41:773-779, 1974.

67. Heufelder P. Die Beinlangendifferenz aus der Sicht des Allgemeinarztes. *Z Orthop 118:* 345-354, 1979.

68. Hollinshead WH *Functional Anatomy of the Limbs and Back,* Ed. 4. W.B. Saunders, Philadelphia, 1976 (p. 400).

69. Hollinshead WH. *Anatomy for Surgeons,* Ed. 3. Vol. 3, The Back and Limbs. Harper & Row, New York, 1982 (pp. 164-165, Fig. 2-74).

70. Hoskins ER. The development of posture and its importance: III Short leg. *J Am Osteopath ASSOC* 34:125-6, 1934.

71. Hudson OC, Hettesheimer CA, Robin PA. Causalgic backache. *Am J Surg* 52:297-303, 1941.

72. Inglemark BE. Lindstrom J. Asymmetries of the lower extremities and pelvis and their relations to lumbar scoliosis. *Acta Morphol Neerl Scand* 5:221-234, 1963.

73. Institute of Medicine. *Pain and Disability: Clinical, Behavioral, and Public Policy Perspectives.* Washington, D.C., National Academy Press, May 1987.

74. Janda J. The pelvis, Chapter 6. In *Muscle Function Testing.* Butterworths, London, 1983 (pp. 41-43).

75. Jull GA, Janda V. Muscles and motor control in low back pain: assessment and management, Chapter 10. In *Physical Therapy of the Low Back,* edited by L.T.Twomey and J.R. Taylor. Churchill Livingstone, New York, 1987 (pp. 253-278).

76. Kelly M. Some rules for the employment of local analgesic in the treatment of somatic pain. *Med J Austral* 7:235-239, 1947 (p. 236).

77. Kendall FP, McCreary EK. *Muscles, Testing and Function,* Ed. 3. Williams & Wilkins, Baltimore, 1983 (pp. 222, 230).

78. *Ibid.* (p. 227).

79. Kidd R. Pain localization with the innominate upslip dysfunction. *Manual Med* 3:103-105, 1988.

80. Knapp ME. Function of the quadratus lumborum. Arch *Phys Med Rehabil* 32:505-507, 1951.

81. Knapp ME. Exercises for lower motor neuron lesions, Chap 16. In *Therapeutic Exercise,* edited by J. V. Basmajian, Ed. 3. Williams & Wilkins, Baltimore, 1978 (p. 369).

82. Krakovits G. Uber die Auswirkung einer Beinverkurzung auf die Statik und Dynamik des Huftgelenkes. *Z Orthop* 702:418-423, 1967.

83. Lange M. *Die Muskelharten (Myogelosen).* J.F. Lehmanns, Miinchen, 1931 (pp. 90, 91 [Fig. 31], 92 [Case 2], 113 [Case 10] 118 [Case 13]).

84. Langman J, Woerdeman MW. *Atlas of Medical Anatomy.* W.B. Saunders, Philadelphia, 1978 (p. 143, A, B & C).

85. Last RJ. *Anatomy, Regional and Applied,* Ed. 5. Williams & Wilkins, Baltimore, 1972 (pp. 331 -332).

86. Lawrence D, Pugh J, Tasharski C, Heinze W. Evaluation of a radiographic method determining short leg mensuration. *ACA J Chiropractic* 78:57-59, 1984.

87. Lawrence DJ. Chiropractic concepts of the short leg: a critical review. *J Manipulative Physiol Ther* 8:157-161, 1985.

88. Leeson CR, Leeson TS. *Human Structure.* W.B. Saunders, Philadelphia, 1972 (p. 269).

89. Leong JCY, Luk KDK, Chow DHK, Woo CW. The biomechanical functions of the iliolumbar ligament in maintaining stability of the lumbosacral junction. *Spine* 72:669-674, 1987.

90. Lewinnek GE. Management of low back pain and sciatica. *Int Anesthesiol Clin* 27:61-78, 1983.

91. Lewit K. Rontgenologische Kriterien statischer Storungen der Wirbelsaule. *Manuelle Med* 20: 26-35, 1982.

92. Lewit K. *Manipulative Therapy in Rehabilitation of the Motor System.* Butterworths, London, 1985 (p. 106, Fig. 4.1; pp. 167-8, Fig. 4.65; p. 291).

93. *Ibid.* (pp. 154-5, Fig. 4.44)

94. *Ibid.* (pp. 275-6, Fig. 6.94)

95. Lewit K. Postisometric relaxation in combination with other methods of muscular facilitation and inhibition. *Manual Med* 2:101-104, 1986.

96. Lewit K. Muscular pattern in thoraco-lumbar lesions. *Manual Med* 2:105-107, 1986.

97. Lewit K. Disturbed balance due to lesions of the cranio-cervical junction. *J Orthop Med:58*-59, (No. 3) 1988.

98. Llewellyn LJ, Jones AB. *Fibrositis.* Rebman, New York, 1915 (Fig. 53 facing p. 280).

99. Lockhart RD, Hamilton GF, Fyfe FW. *Anatomy of the Human Body,* Ed. 2. J.B. Lippincott, Philadelphia, 1969 (p. 181).

100. Luk KDK, Ho HC, Leong JCY. The iliolumbar ligament. *J Bone Joint Surg [Br]* 68:197-200, 1986.

101. Mahar RK, Kirby RL, MacLeod DA. Simulated leg-length discrepancy: its effect on mean center-of-pressure position and postural sway. *Arch Phys Med Rehabil* 66:822, 1985.

102. Maloney M, PT. Personal communication, 1990.

103. McKenzie RA. *The Lumbar Spine: Mechanical Diagnosis and Therapy.* Spinal Publications, Ltd., New Zealand, 1981.

104. McMinn RMH, Hutchings RT. *Color Atlas of Human Anatomy.* Year Book Medical Publishers, Chicago, 1977 (p. 243B-6).

105. Morscher E. Etiology and pathophysiology of leg length discrepancies. *Progr Orthop Surg 1:* 9-19, 1977.

106. Mortensen OA, Pettersen JC. The musculature, Section VI. In *Morris' Human Anatomy,* edited by B.J. Anson, Ed. 12. McGraw-Hill, New York, 1966 (p. 542).

107. Netter FH. *The Ciba Collection of Medical Illustrations,* Vol. 8, Musculoskeletal System. Part I: Anatomy, Physiology and Metabolic Disorders. Ciba-Geigy Corporation, Summit, 1987 (p. 4).

108. *Ibid.* (p. 5).

109. *Ibid.* (p. 77).

110. Nichols PJR, Bailey NTJ. The accuracy of measuring leg-length differences. *Br Med J* 2:1247-1248, 1955.

111. Nielsen AJ. Spray and stretch for myofascial pain. *Phys Ther* 58:567-569, 1978.

112. Northup GW. Osteopathic lesions. *J Am Osteopath Assoc* 77:854-865, 1972.

113. Norton JL. Pelvic side shift in standing roentgenologic postural studies. *J Am Osteopath Assoc* 57:482-484, 1952.

114. Pansky B. *Review of Gross Anatomy,* Ed. 4. Macmillan Publishing Co., Inc., New York, 1979 (pp. 306, 316-317).

115. *Ibid.* (p. 355).

116. Proverbs, Chapter 26, Verse 7. *Holy Bible,* New Testament.

117. Rab GT, Chao EYS, Stauffer RN. Muscle force analysis of the lumbar spine. *Orthop Clin North Am* 8:193-199, 1977.

118. Rasch PJ, Burke RK. *Kinesiology and Applied Anatomy,* Ed. 6. Lea & Febiger, Philadelphia, 1978 (p. 228).

119. Reynolds MD. Myofascial trigger point syndromes in the practice of rheumatology. *Arch Phys Med Rehabil* 62:111-114, 1981 (Table 1, p. 112).

120. Rush WA, Steiner HA. A study of lower extremity length inequality. *Am J Roentgen Rad Ther* 56:616-623, 1946.

121. Saudek C. C'mon let's twist. *Orthop Phys Ther Prac* 7:24-27, 1989.

122. Schuit D, Adrian M, Pidcoe P. Effect of heel lifts on ground reaction force patterns in subjects with structural leg-length discrepancies. *Phys Ther* 69:663-670, 1989.

123. Simons DG. Functions of the quadratus lumborum

muscle and relation of its myofascial trigger points to low back pain. *Pain Abstracts,* Vol. 1. Second World Congress on Pain, International Assn for the Study of Pain, Montreal, Canada, August 27-September 1, 1978 (p. 245).

124. Simons DG. Myofascial pain syndromes due to trigger points: 2. Treatment and single-muscle syndromes. *Manual Med 1:72-77,* 1985.

125. Simons DG. Muskulofasziale Schmerzsyndrome infolge Triggerpunkten. *Manuelle Med* 23:134-142, 1985.

126. Simons DG. Myofascial pain syndrome due to trigger points, Chapter 45. In *RehabilitationMedicine,* edited by J.Goodgold. C.V. Mosby Co, St. Louis, 1988 (pp. 686-723).

127. Simons DG, Simons LS. Chronic myofascial pain syndrome, Chapter 42. In *Handbook of Chronic Pain Management,* edited by C. David Tollison. Williams & Wilkins, Baltimore, 1989 (pp. 509-529).

128. Simons DG, Travell JG. Myofascial origins of low back pain. 2. Torso muscles. *Postgrad Med* 73:81-92, 1983.

129. Simons DG, Travell JG. Myofascial pain syndromes, Chapter 25. In *Textbook of Pain,* edited by P.D. Wall and R. Melzack, Ed 2. Churchill Livingstone, London, 1989 (pp. 368-385).

130. Snook SH, Jensen RC. Cost, Chapter 5. In *Occupational Low Back Pain,* edited by M.H. Pope, J.W. Frymoyer and G. Andersson. Praeger, New York, 1984 (pp. 115-121, see p. 116).

131. Snook SH, White AH. Education and training, Chapter 12. In *Occupational Low Back Pain,* edited by M.H. Pope, J.W. Frymoyer and G.Andersson. Praeger, New York, 1984 (p. 234).

132. Sola AE. Trigger point therapy, Chapter 47. In *Clinical Procedures in Emergency Medicine,* edited by J.R. Roberts and J.R. Hedges. W.B. Saunders, Philadelphia, 1985 (pp. 674-686, see pp. 682, 684).

133. Sola AE, Kuitert JH. Quadratus lumborum myofasciitis. *Northwest Med* 53:1003-1005, 1954.

134. Sola AE, Williams RL. Myofascial pain syndromes. *Neurology* 6:91-95, 1956.

135. Spalteholz W. *Handatlas der Anatomie des Menschen,* Ed. 11, Vol. 2. S. Hirzel, Leipzig, 1922 (p. 306).

136. *Ibid.* (p. 344).

137. Steindler A. *Diseases of Spine and Thorax.* C.V. Mosby, St. Louis, 1929.

138. Stoddard A *Manual of Osteopathic Technique.* Hutchinson Medical Publications, London, 1959 (p. 212).

139. Strong R, Thomas PE. Patterns of muscle activity in the leg, hip, and torso associated with anomalous fifth lumbar conditions. *J Am Osteopath Assoc* 67:1039-1041, 1968.

140. Strong R, Thomas PE, Earl WD. Patterns of muscle activity in leg, hip, and torso during quiet standing. *J Am Osteopath Assoc* 66:1035-1038, 1967.

141. Sutton SE. Postural imbalance: examination and treatment utilizing flexion tests. *J Am Osteopath Assoc* 77:456-465, 1978.

142. Taillard W, Morscher E. *Die Beinlangenunterschiede.* S. Karger, Basel, New York, 1965 (pp. 26-42).

143. Tanz SS. Motion of the lumbar spine, a roentgenologic study. *AJR* 69:399-412, 1953 (see Fig. 6).

144. Thompson CW. *Manual of Structural Kinesiology,* Ed. 9. C.V. Mosby, St. Louis, 1981 (p. 110).

145. Toldt C. *An Atlas of Human Anatomy,* translated by M.E. Paul, Ed. 2, Vol. 1. Macmillan, New York, 1919 (p. 339).

146. *Ibid.* (p. 344).

147. Travell JG. The quadratus lumborum muscle: an overlooked cause of low back pain. *Arch Phys Med Rehabil* 57:566, 1976.

148. Travell JG, Simons DG: *Myofascial Pain and Dysfunction: The Trigger Point Manual.* Williams & Wilkins, Baltimore, 1983.

149. *Ibid.* (pp. 82-85).

150. *Ibid.* (pp. 104-109).

151. *Ibid.* (pp. 104-156).

152. *Ibid.* (pp. 106-110, 651-653, Fig. *48.10A).*

153. *Ibid.* (pp. 108-109).

154. *Ibid.* (pp. 112-190, 196-197, Fig. 6.10).

155. *Ibid.* (pp. 114-156).

156. *Ibid.* (p. 209).

157. *Ibid.* (pp. 398-491).

158. *Ibid.* (pp. 638, 639).

159. *Ibid.* (p. 645).

160. *Ibid.* (p. 664).

161. *Ibid.* (pp. 680-681).

162. *Ibid.* (Chapter 48).

163. Turula KB, Friberg O, Lindholm TS, *et al.* Leg length inequality after total hip arthroplasty. *Clin Orthop* 202:163-168, 1986.

164. Venn EK, Wakefield KA, Thompson PR. A comparative study of leg-length checks. *Eur J Chiropractic* 37:68-80, 1983.

165. Waters RL, Morris JM. Electrical activity of muscles of the trunk during walking. *J Anat* 111:191-199, 1972.

166. West HG Jr: Physical and spinal examination procedures utilized in the practice of chiropractic, Chapter 13. In *Modern Developments in the Principles and Practice of Chiropractic,* edited by S. Haldeman. Appleton-Century-Crofts, New York, 1980 (Fig. 13, p. 294).

167. Winter Z. Referred pain in fibrositis. *Med Rec* 757:34-37, 1944.

168. Woerdeman MW. *Atlas of Human Anatomy,* Vol. 1. Williams & Wilkins, Baltimore, 1948 (Fig. 345).

169. Woodburne RT. *Essentials of Human Anatomy,* Ed. 4. Oxford University Press, London, 1969 (p. 369).

170. Zohn DA. The quadratus lumborum: an unrecognized source of back pain, clinical and thermographic aspects. *Orthop Rev* 74:163-168, 1985.

171. Zohn DA. *Musculoskeletal Pain: Diagnosis and Physical Treatment,* Ed. 2. Little, Brown and Company, Boston, 1988 (pp. 204, 206).

第五章
髂 腰 肌

"隐藏的恶作剧者"

本章要点：髂腰肌是"隐藏的恶作剧者"，它相对难以触及，且在疼痛中起着重要作用。未经确认的腰方肌和（或）髂腰肌触发点（TrPs）通常是引起手术失败后腰背痛综合征的原因。腰大肌筋膜 TrPs 的**牵涉痛**沿胸椎延伸同侧的骶尾部，有时到达臀部上方。髂肌引起类似的牵涉痛，常到达大腿前侧和腹股沟。腰大肌上端**附着**于腰椎和椎间盘，下端的肌腱附着于股骨小转子。髂肌上端附着于髂窝上 2/3，下端与腰大肌肌腱融合，此外一些肌纤维还直接附着于股骨近小转子处。髂肌和腰大肌的主要**功能**是屈髋。正常站立时，腰肌也能协助伸展腰椎（增加脊柱的前弯），对维持直立姿势发挥重要作用。站立或坐位时腰肌和髂肌都可协助大腿外展及稍微的外旋作用。行走时两者可能都发挥作用。慢步、跑步或冲刺时屈髋，髂肌也发挥作用。从坐位站起达 60° 时，该肌肉强力收缩。髂腰肌 TrPs 的疼痛**症状**在负重活动时明显加重，在斜靠休息时减轻，屈髋时明显缓解。腰小肌综合征很容易被误诊阑尾炎。自发性因素或抗凝治疗引起的腰肌出血，能导致股神经压迫性疼痛综合征。髂腰肌 TrPs 的**激活**通常是继发于功能单位的其他肌肉 TrPs，但是压力负荷过重或长时间过度屈髋坐位也会使其激活。腰方肌 TrPs 由过度负荷或长时间坐位后髋部剧烈屈曲引起，也通常由于其他肌肉 TrPs 而被动激活。对髂腰肌紧张的**患者**，需要检查髋部大腿伸展的受限情况。髂腰肌**触发点检查**需要检查三个位置：ⓐ用手指按压股骨小转子上方的股三角外侧缘深部，可以引发髂肌远端肌纤维的压痛，该处通常是腰肌的肌肉肌腱结合处。ⓑ在髂前上棘后方触诊髂骨内侧缘，可以发现髂肌最上部纤维的紧张带和 TrPs。ⓒ在腹直肌外侧腹部向下按压，然后向内侧按压腹直肌，按压到腰椎上可以引发腰肌压痛。股神经、股外侧皮神经和生殖股神经股支的**神经卡压**可见于腹股沟韧带下方的肌间隙中，因为这些神经穿出骨盆时需要经过髂腰肌组成的狭窄肌间隙。生殖股神经从腰丛发出后经常要穿过腰大肌，髂腹下神经和髂腹股沟神经则偶尔会穿过腰大肌。对髂腰肌实施**牵拉下的间断性冷喷疗法**，患者健侧向下侧卧位，大腿伸展，用冰或冷喷雾剂从腹部向下平扫至大腿前上部。最后，对背部和臀部的牵涉痛区域进行间断性冷喷疗。牵拉下的间断性冷喷疗完成后，对治疗区域进行温热湿敷并且进行完全充分的活动。**注射和拉伸**，首先要对位于股三角的髂腰肌 TrPs 注射，但是要避免碰到相邻的股神经和股动脉。治疗者可以通过下腹壁在髂嵴下方的髂窝内对髂肌的近端纤维进行注射。在温热湿敷后，患者应主动进行数次最大限度的髂腰肌运动。**矫正措施**首先要抑制相关的触发点和纠正引起触发点持续存在的系统性因素。胸腰部、腰骶部、骶髂部关节活动受限或障碍会影响症状的缓解，需要进行治疗。其他方法包括纠正下肢长度的不等、避免过长时间坐位不动特别是使髋关节呈锐角的姿势、纠正反常呼吸以及在睡觉保持恰当的姿势。最佳的治疗计划是先进行适度轻柔的伸髋锻炼，之后进行平衡、渐进性的腹直肌-髂腰肌强化训练。

1. 牵涉痛（图5-1）

髂腰肌触发点（TrPs）的牵涉痛的明显特点为疼痛区域位于腰椎**垂直**的一侧。可以向下延伸至骶髂关节处，也会扩散到骶骨和臀部内侧近端（图5-1）[81]。牵涉痛区域还包括同侧腹股沟区和大腿前内侧的上部。在腹部用力触诊腰肌或髂肌 TrPs，主要引起背部牵涉痛。触诊股骨小转子髂腰肌（主要是髂肌）附着点附近 TrPs 可以引起背部和大腿前部的牵涉痛。

有些老年患者走路时髋关节和大腿前侧剧烈疼痛，但患者只要走路时过伸腰椎并且向下按压疼痛侧的股骨大转子就不会感觉疼痛。拉伸髂腰肌时阴囊的疼

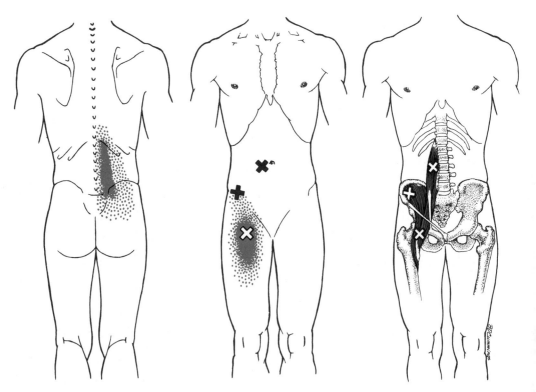

图5-1　右侧髂腰肌（暗红色）上可触及的肌筋膜触发点（Xs）的牵涉痛区域（亮红色）。实心红代表基本的疼痛区域，点状红色反映疼痛的扩散区域。

痛加重[47]。腰肌背部疼痛的扩散据报道可高达肩胛间区域[24]。

占据了腰椎体旁、横突前方的区域[2]。腰肌在腰部位于腰方肌的前中部[28]。更向尾端,腰肌主要位于骶髂关节前方,然后沿着骨盆边缘,向前穿过髋关节顶部的前方[29]。在骨盆内部,髂肌也参与其中,从而组成了髂腰肌。腰肌部分因为向深部穿过了腹股沟韧带并穿出了骨盆,变得较为柔软形成了股三角的外侧边。髂腰肌腱**向下**附着于股骨小转子,位于股骨后中部[17]。

2. 解剖附着和注意事项 （图 5-2）

腰大肌（图 5-2）**向上**通过粗纤维束附着于 T_{12} 和所有的腰椎体以及相应的椎间盘,通过薄纤维束附着于腰椎横突的前表面和下缘[7,17]。这块肌肉沿着腰椎,

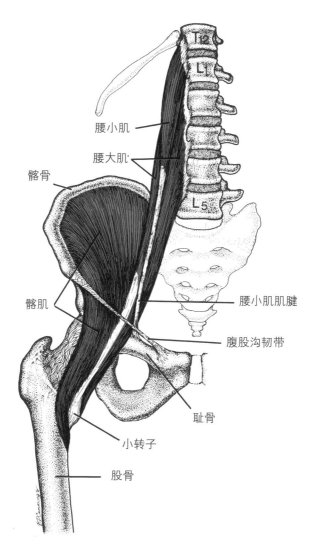

图5-2 右侧腰大肌、腰小肌和髂肌（红色）的附着点。腰大肌经过很多关节包括腰椎、腰骶、骶髂和髋关节,腰小肌同样行走,但不经过髋关节,髂肌则仅经过髋关节。

腰小肌的位置多变,41%~50%的人两侧均没有腰小肌。腰小肌存在时,通常在腰椎区域位于腰大肌前方,**向上**附着于 T_{12} 的前外侧和 L_1、L_2 椎体,**向下**附着于耻骨上支的肌线、髂耻隆起和髂筋膜[17]。

髂肌**向上**附着于髂窝上 2/3 的内侧面,完全贴覆在大骨盆的外侧壁上。髂肌也附着于髂嵴内唇。髂肌的许多纤维**向下**汇入腰大肌肌腱,其余的纤维直接附着于股骨小转子前方和邻近的股骨[17,77]。腰大肌经过腰椎间、腰骶、骶髂和髋关节。腰小肌同样如此,但不经过髋关节,髂肌则仅经过髋关节。

髂肌和髂腰肌腱经过肌间隙与股神经一起穿出骨盆[17],股外侧皮神经也经常伴随其中。肌间隙相对坚固狭窄,前方由腹股沟韧带组成,后方和外侧是骨盆,内侧是筋膜带和髂耻弓。增大或缩短(增粗)的髂腰肌经过该狭窄出口时可能会造成神经卡压(这种神经卡压类似于坐骨神经穿过坐骨大孔时被梨状肌卡压的情况,参见第十章)。

大的髂耻囊[34]位于髂腰肌前方,髋关节囊和耻骨髂耻隆起后方,这个囊可能与髋关节囊内液体有交通[17]。小的髂腱下囊[18]在其股骨小转子附着点将髂腰肌腱和股骨分开。

每一个断层水平,腰大肌附着于横突内半部分或前面、椎间盘、腰椎体边缘以及连接上下椎体边缘的纤维弓。这块肌肉的纤维在较高的断层面上相互重叠。因此,肌肉是分层的,上部的肌肉形成了肌肉的外表面而下部的肌肉深埋在其中[12]。因为所有的肌纤维都是等长的,这种结构反映在远端肌肉肌腱连接的分布上

(图 5-2)。

一项研究对 9~86 岁的 44 位男性和 52 位女性进行 X 线断层扫描[46],30 岁者腰大肌的断层扫描长度最大,40 岁者迅速下降为该数值的 2/3,60 岁者则最多只有该数值的一半。其中女性的腰大肌断层扫描长度随年龄增大仅有轻微改变。不论男女,20~80 岁肌肉的相对密度逐渐减小约 25%。

补充参考资料

去除血管或神经后,从前面看腰大肌、腰小肌和髂肌[28,77]。在腹部 3 块肌肉和神经关系[1,27,30],在股三角髂腰肌与神经和血管的关系[3,72]。

骨骼上的标记显示髂肌的附着点[4,35,69]。

显示 3 块肌肉整个长度的断面[14],L_2~L_3 水平的腰肌[2]、下腰部水平的腰肌[31]和股骨附着点水平上的髂腰肌[71]。3 块肌肉矢状面的侧面观[32],髋关节处髂腰肌的额面观显示该肌肉与骨盆筋膜的关系[29]。

插图描绘了髂耻囊[34]和髂腱下囊[18]的位置。

3. 神经支配

L_1 的分支支配腰小肌。L_2、L_3、L_4 脊神经纤维的腰丛分支支配腰大肌。L_2、L_3 脊神经支配髂肌[17]。

4. 功能

除非另有说明,文中所有提到的腰肌均代表腰大肌。

作用

毋庸置疑,髂腰肌和腰大肌首要的作

用是屈髋[79, 17, 22, 37]，除此以外，其他作用多年来并未形成统一认识[9]。现在发现，正常站立时腰大肌可以伸展腰椎，身体前屈时腰大肌可协助腰椎屈曲[9]。髂腰肌对大腿旋转的作用是使其外旋[9, 11, 22]。髂腰肌有时可以协助大腿外展，但不能内收[39]。理想的拉伸体位是髋部伸展，同时大腿内旋或不旋和大腿内收[39]。

屈髋

屈髋时髂肌和腰肌发挥作用，无论是什么体位或用力程度。伸髋时这两块肌肉并不发挥作用[89]。对髂腰肌或仅对髂肌进行电刺激主要引起屈髋[37]。髂腰肌主要是屈髋肌。

脊柱和骨盆的屈曲或拉伸

腰大肌对于脊柱屈曲和拉伸的直接作用并不能在解剖上直接观察到。

$L_4 \sim L_5$ 的机械性活动进行复杂分析，结果表明腰大肌可以拉伸腰椎下部，但只占全部拉伸力量的 4%，竖脊肌、回旋肌和腰方肌提供大部分拉伸力量[75]。就像预测和试验证明的那样[68]，腰大肌的收缩可以增加椎间盘的负荷。这块肌肉向前经过骶髂（SI）关节的运动轴，因此，应该会在髂骨和骶骨之间产生一个明显的屈曲力量。

站立位时，腰椎尽量前凸（伸展腰椎）可以使腰肌恢复，但是腰椎尽量伸直就没有这样的作用[9, 11]。Rasch、Burke[76] 和 Janda[49] 提出，临床上腹肌较弱的患者，如果从座位上站起，将会出现椎体过度伸展[78]。

大腿的旋转

Basmajian[9] 认为：从功能的角度来说，

关于髂腰肌是否使大腿旋转的问题不值得深入探讨。Hooper 对 11 个样本的旋转轴线仔细进行机械力学分析，证实了他们的结论，发现髂腰肌对正常股骨的旋转起不到重要作用，因为它的肌腱大部分情况下与旋转轴线平行。但是，对肌肉的旋转效应可以影响最佳的拉伸位置。电生理研究显示，大腿内旋时髂肌和腰肌都没有发挥作用，但外旋时 2 块肌肉表现出活动性[9,11]。站立或仰卧时，电刺激这 2 块肌肉都会引起大腿轻微的外旋[22]。基于这些结果，最佳的拉伸位置应该避免外旋，下肢应该摆正或内旋。Evjenth[26] 推荐在大腿内旋时进行伸展[66,67]。腰肌缩短者走路时大腿外旋。

大腿的外展和内收

一项 13 人的研究中[11]，站立时大腿外展，用细线电极可以监测到腰肌的电信号，但是没有提到髂肌的信号[11]。Close[20] 发现在外展过程中其他肌肉开始对抗重力外展大腿后腰大肌才表现出肌电活动。但是，Greenlaw 对于 10 人的研究[39] 显示，大腿外展和内收时腰肌都没有肌电活动，大腿外展时髂肌才表现出活性。提示最佳的伸展位置应该避免大腿外展。

腰小肌

当存在腰小肌时，它对于大腿的活动基本没有作用，但当屈曲腰骶关节时，可以帮助腰大肌伸展正常的腰椎生理性弯曲。屈曲腰骶关节也可以抬高同侧骨盆的前部。腰小肌并没有功能性的研究报道。

综上所述，髂腰肌的最佳伸展位置是伸髋位，最好不要外展，可以摆在正中或内旋。

功能

当一个人站立或者坐位时,腰大肌持续兴奋收缩,对于维持上身的直立起到了重要作用。髂肌在坐位时很少兴奋。行走时,髂肌持续兴奋收缩,但是腰大肌却只在很短的时间内处于兴奋状态,仅仅在起步时收缩。跑步时由于大腿的屈曲,降低了髂肌的活动。有些人在仰卧起坐的整个过程中髂肌都表现出活动性,而有些人只有在仰卧起坐的前30°角以后髂肌才表现出活动性。对没有髂肌的患者进行检测和仰卧起坐的过程中得到的数据显示,髂肌是屈髋前30°角以后最有效的兴奋是屈髋肌。

站位或坐位

安静站立时的肌电图显示髂肌存在间歇性、小的不规则爆发电活动,且间隔时间不规律[9],有时甚至没有电活动[56],而腰大肌会出现持续的轻微肌电活动[9]。Nachemson[68]从后背直接将电极植入腰大肌中,发现在站和坐的过程中都存在腰大肌的电活动。如果双手举着10kg的重物,那么在站和坐的过程中,电活动将加强,当放下重物时,电活动将减弱[68],因此腰大肌在保持上身的垂直姿势上起到了重要的作用。

移动

在行走周期中,髂肌持续兴奋收缩,并有两个高峰期。较大的高峰出现在迈步期,而另一个高峰出现在站立中间期。腰肌的两个峰与髂肌的两个峰相似,但它有三个高峰期,第三个高峰出现在站立

期[10]。一项早期研究发现,腰大肌活动主要在足趾触地前,而且只在迈步期的前40%持续出现。该活动确切产生于下肢迈步向前加速时[51]。

在漫步、跑步和跳跃过程中,屈髋时髂肌表现出强健的活性。这时肌肉非常有力,可以产生向前的推进力[62]。该研究没有监测腰大肌的肌电活动。

仰卧起坐

多数人认为在仰卧起坐向上运动的前30°后,髂肌表现出强健的活性[9,36,56]。Laban等对5人进行观察发现,下肢伸直时,在仰卧起坐前30°角内髂肌并没有肌电活动,但当屈膝时,可以观察到活动。Flint[38]对3人进行观察发现,在仰卧起坐前30°角内髂肌有轻到中度的活动。很明显,在仰卧起坐的开始阶段,有些人靠股直肌发挥作用不需要髂肌,而有些人则要靠这两块肌肉的共同作用。

脊柱侧弯

在1500例腰背痛或因工体检者的影像学检查中,其中80%达到5°或更多的侧弯程度,在凸侧可见明显的腰肌阴影,但只有30%同时在凹侧可见阴影。但没有一人单独在凹侧见到阴影。因而质疑在侧凸中,腰大肌的不对称生长和兴奋收缩会起到了多少重要作用。

5. 功能(肌牵张)单位

对髂腰肌屈髋起协同作用的肌肉是股直肌和耻骨肌,受到缝匠肌、阔筋膜张肌、股薄肌和3块内收肌即长收肌、短肌、大收肌中部的协助。与屈髋肌相对抗

的肌肉主要是臀大肌、股后肌群和大收肌后部。

双侧的髂腰肌共同作用,协同完成动作,并同时发生改变。在仰卧起坐过程中,起协同作用的其他肌肉还包括腹直肌和腰小肌。

6. 症状

有单侧髂腰肌 TrPs 的患者通常会主诉腰背痛。患者描述这种疼痛时用手沿脊柱上下而不是水平比画。当双侧髂腰肌都有 TrPs 时,患者可能感到疼痛穿过腰背部,与双侧腰方肌 TrPs 疼痛类似。患者直立时疼痛加剧,斜靠时会出现持续轻微的背部疼痛。其他经常被患者抱怨疼痛的部位是大腿前方。

患者可能难以从深陷的椅子上站起来,也不能仰卧起坐。在严重的病例中患者可能只能靠手和膝盖爬行。腰大肌 TrPs 患者若有便秘,排便时硬结的粪便对 TrPs 施加压力,可能会引起牵涉痛。对一名女运动员进行结肠钡餐检查发现,过度增生的腰大肌会压迫相邻的大肠[23]。

在一项对 6 例髂腰肌肌筋膜功能障碍患者的回顾性研究中,Ingber[47]发现患者的腰背痛因重力对抗性活动而加重,斜靠时疼痛缓解。最舒服的倚靠体位是近乎婴儿体位的侧卧位,或髋部和膝部屈曲平卧位。

对一些芭蕾舞演员来说,当他们试图对肌肉功能的丧失进行代偿时,髂腰肌紧张(伸展活动范围减小)会引发一系列严重结果。表演阿拉贝斯克舞姿会引起疼痛,演员因翻转能力下降而苦恼[6]。

腰小肌综合征[86]由腰小肌及其肌腱的紧张引起。该综合征是由一名外科医生提出,最常见 15~17 岁女孩的右侧,诊断疑似阑尾炎。作者认为,肌肉与骨盆的生长速度不相应导致了肌肉紧张。在大部分患者,他都可以通过腹壁触摸到腰小肌的紧张带(肌腱)。几乎所有病例中,患者都抱怨右下腹疼痛,触摸紧张的"肌腱"会加重这种疼痛,而阑尾通常无异常,肌腱切断术能够缓解症状。在有些患者,肌腱切断术还能缓解腰椎侧弯(凸向受累腰小肌的对侧)。

不成比例地生长可能也是引起肌肉症状的原因。前述的发现提示腰小肌的肌筋膜 TrPs 可能会引起疼痛、压痛和肌肉缩短。那么,该肌肉牵涉痛局限于相应的下腹部。右侧症状比较突出,可能是因为患者左侧有同样的疼痛和压痛时通常不会被外科医生怀疑为阑尾炎。

腰小肌综合征中,髋关节伸展受限通常会影响行走。因为腰小肌正常情况下仅向骨盆方向伸展而不向股骨方向伸展,造成这种局限性的原因还不是很明确。可以从以下几个方面考虑:ⓐ Vos[86] 注意到腰小肌肌腱的外侧部分加入到髂筋膜,有时会延伸至小转子。在这种情况下,作用于髋关节的肌纤维特别容易过负荷。肌肉的紧张度会随大腿伸展而增加。ⓑ缩短的肌肉会造成腰椎异常弯曲从而会限制骨盆活动。ⓒ腰小肌 TrPs 可能会激活髂腰肌的继发性 TrPs,而后者反过来会限制髋关节的伸展。通过恰当的体格检查应该能够确定其机制。

鉴别诊断

髂腰肌以外的许多肌肉的 TrPs 引起

的牵涉痛区域可能会与髂腰肌 TrPs 引起的疼痛相混淆。同样,腰背痛也可以由腰方肌、腹直肌最下部分、胸长肌、回旋肌、臀大肌、臀中肌 TrPs 引起。咳嗽或深呼吸时,髂腰肌 TrPs、腰方肌 TrPs 不会引起疼痛[81],如本书第四章中所述。当患者描述说疼痛沿腰背部水平扩散时,这种疼痛更有可能来自双侧腰方肌 TrPs 或腹直肌最下部分(第一册,图 49-2A,第 664 页)[83]。腹直肌 TrPs 通常与髂腰肌 TrPs 相关。

大腿和腹股沟的疼痛也可能与阔筋膜张肌、耻骨肌、股中间肌、长收肌和短收肌、内收大肌的远端部分上的 TrPs 有关。在这些肌肉中,应该只有阔筋膜张肌和耻骨肌能限制髋关节的伸展。通过体格检查,能够轻易地将上述 2 块肌肉更为浅表的 TrP 与髂腰肌深部压痛加以区别。

Ingber[47] 报道了几例因腰椎间盘病变行椎板切除术后长期背痛的患者和一例有椎间盘病变但没有做手术的患者。对这些患者进行髂腰肌 TrPs 注射治疗,并且开始伸展锻炼,会缓解其症状。

腰大肌似乎特别容易在抗凝治疗中出现血肿[25,38,53,64,65,73],有时也见于青少年受到小的创伤后[41]。血肿会引起局部疼痛、肿胀、行走困难,经常严重影响股神经的功能。抗凝治疗引起的髂肌血肿也会导致股神经病理改变[85]。可通过 CT[73] 或超声[38,41] 对血肿进行诊断。

髂腰肌化脓性炎症的患者没有股神经压迫,但存在局部疼痛、压痛和跛行[55]。CT 检查发现的髂腰肌其他异常情况包括萎缩、肥大、神经纤维瘤、转移性肿瘤、原发性肿瘤、淋巴瘤[46,73] 和脓肿[42,73]。

髂腰肌滑囊炎不常见,但它可以导致腹股沟触痛区紧张团块,伴有髋部外侧的持续性弥漫疼痛,有时可扩散至膝盖,这种情况很常见,但并不总是见于风湿性关节炎患者[43]。

股骨小转子单侧后脱位的患者会出现疼痛、不能活动的髂腰肌肌腱弹响综合征。肌腱在经过髂耻隆起处出现弹响。肌腱离断术可缓解该症状[80]。

7. 触发点的激活和持续存在

激活

髂腰肌 TrPs 的激活通常继发于同一功能单位内其他肌肉 TrPs 的激活。也可能在摔倒时由于突然的负荷过重,与其他肌肉 TrPs 同时激活。长时间坐位时髋部处于折刀位(屈曲),使髂腰肌缩短,TrPs 也会被激活并持续存在。这种体位常见于骑摩托车,但是其他任何使得臀部靠后从而躯干必须前倾、膝部高于髋部的坐姿,都会引起同样的问题。卡车司机特别容易腰背痛,由于髂腰肌长时间处于缩短状态。他们应该在驾车过程中每次停车时,常规做一些伸髋锻炼。

患者通常会诉说,第一次感到这些 TrPs 引发的疼痛是在早晨起床时。晚上睡觉时采用像婴儿一样的侧卧位并且膝盖贴近胸部,会激活髂腰肌潜在的 TrPs。

Lewit[57,59] 将腰肌的 TrP 压痛与胸腰段 $T_{10} \sim L_1$ 关节功能障碍联系在一起。这种功能障碍临床表现为该区域的转体和侧弯障碍。他将髂肌的 TrP 压痛与腰骶段关节功能障碍联系在一起[57]。

怀孕期间由于髂腰肌 TrPs 引起的腰背痛很常见。Dobrik[21] 发现女性内生殖器疼痛性功能障碍与髂腰肌张力增加的密切关系,可能与内脏躯体反射有关。但并没有阐明相反过程的重要性:躯体内脏反射会通过髂腰肌 TrPs 加重妇科症状。

Klawunde[54] 观察 12 名男性和 9 名女性患者,发现髂肌自发性电活动与同侧骶髂、上颈段关节运动受阻明显相关。临床显示,骶髂关节运动受阻时同侧髂肌张力增加,但是髂肌的最大自发性电活动受到抑制,尽管对侧髂肌的活动有所增加。对高位颈椎上的同侧受阻关节进行处理会将这种差别减小至 25%,对受阻的骶髂关节进行处理则差别减小更多。经过治疗后,受累侧肌肉活动恢复,其程度等于非受累侧肌肉过度活跃恢复正常的程度。

张力增加和最大收缩程度受限通常见于有肌筋膜 TrPs 的肌肉[83]。但是不幸的是在该研究中没有特别检查患者髂肌 TrPs。这种关系是否是由于关节肌肉反射直接引起的,还是关节运动受限使 TrPs 持续存在而进行处理后 TrPs 消失,并不清楚。但是,除了存在其他如由 TrPs 引起的机制能说明非电生理性肌肉收缩,难以理解为什么反射性受限的肌肉会表现出张力增加。

持续存在

仰卧起坐时由于腰肌反复地用力收缩加重其负荷,会使其激活的 TrPs 持续存在。该肌肉更能耐受缓慢后仰或休息时的离心收缩(参见第一册,第四十九章,图 49-11)[83]。

股直肌收紧会妨碍髋部的完全伸展,从而使髂腰肌 TrPs 持续存在。

下肢长度不等或半侧小骨盆会引起该肌肉 TrPs 持续存在。出现症状的肌肉最常见于下肢偏长的一侧,但也不是一直如此。

8. 患者检查 (图 5-3)

有活动性 TrPs 的患者髂腰肌明显缩短,站立时会把重心移到未受累及的下肢上,患侧的下肢前倾,膝部稍弯曲,这样可以缓解髂腰肌的紧张。其躯干也会稍稍向患侧倾斜。当要求患者站着弯腰时,在躯干刚开始弯曲约 20° 角以内,身体会明显向患侧倾斜,然后继续弯腰时则回到中线不再倾斜[40]。

髂腰肌上存在活动性或隐藏 TrPs 的患者,走路时通常会弯曲身体,骨盆前倾,表现为腰椎过度前凸。这些因素的共同作用会使站立时的身高减少数厘米(2.5cm 或更多)。这些患者走路时必须伸展其头部或颈部以便看路,由于身体前屈和腰背痛他们可能必须要使用拐杖。Michelle[66,67] 将这类患者的特征称为腰肌跛行(或步态),这种步态通过使髂腰肌缩短来降低负荷,与大腿屈曲、外展和外旋(足趾向外弯)一样。

如图 5-3 显示和描述,患者仰躺在检查床上大腿放置在床头,通过检查髋部的活动范围来确定髂腰肌缩短的程度。患者抓住不需检查的那侧下肢,把它拉向胸前使背部变平并且稳定骨盆,以防脊柱过度前凸。图 5-3A 中,右下肢充分伸展,显示无需肌肉收紧所达到的正常牵拉体位。髋部伸展,小腿自然下垂且膝部正常屈曲。用红色绘出的下肢显示了明显缩短的髂腰肌的影响(在股直肌长度正常的

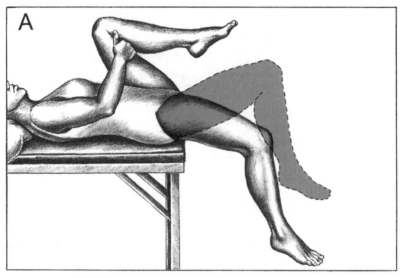

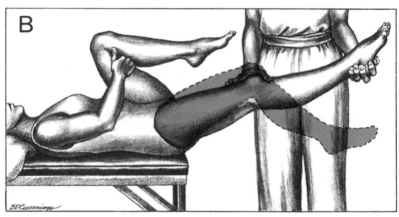

图5-3　检查右侧髂腰肌的紧张度。A.完全下垂的右下肢显示正常的牵拉体位,未产生过度的张力。用红色绘出的下肢反映股直肌长度正常的情况下髂腰肌明显缩短的影响。髋部对抗重力保持屈曲,大腿抬高,小腿自然下垂,收紧的股直肌未见拉长。B.用红色绘出的下肢显示屈髋肌和伸膝肌均收紧,可能是由于髂腰肌和股直肌均缩短或单纯股直肌缩短。下肢完全下垂时,股直肌缩短不会产生影响。抬高踝部以伸直膝部时,髋部更为伸展,但在图A中并没有完全伸展。股直肌紧张可能会引起最早的髋部屈曲,但是在股直肌放松后,髂腰肌紧张可能会引起持续的髋部屈曲。该检查并不能区分髂腰肌和阔筋膜张肌的紧张,该检查见文中描述（改编自Kendall和McCreary[52]）。

情况下）。在该图中,髋部对抗重力保持屈曲,所以大腿抬高。小腿自然下垂,如果存在股直肌紧张将不会见到膝部过伸的情况。

被检查的下肢维持于过度屈髋和过度伸膝的位置(图 5-3B 中用红色绘出的下肢),这可能是由于髂腰肌和股直肌均缩短或单纯股直肌缩短。如图 5-3B 下肢完全下垂时,股直肌缩短不会产生影响。抬高踝部以伸直膝部时,髋部更为伸展,但并没有完全伸展,这提示股直肌紧张使髋部伸展受到一定限制而髂腰肌紧张进一步限制髋部伸展。相反,如果被动性伸展膝部并没有引起髋部屈曲的改变,可能是由于股直肌没有出现紧张[58]。

该项检查（图 5-3B）并不能区分髂腰肌和阔筋膜张肌的紧张。通过大腿外展和内旋来被动性伸直膝关节，可以使阔筋膜张肌得以放松。髂腰肌紧张可能是引起髋关节伸展仍然受限的原因。髂腰肌TrPs 引起肌肉紧张，对该髂腰肌继续牵拉很可能会引起骶髂部的牵涉痛。

肌肉之间的平衡对于良好的身体力学机制来说非常重要。髂腰肌与腹直肌互相协调，如果腹直肌肌力减弱，那么髂腰肌在代偿过程中会出现问题。如果患者能够屈膝，而且不用足部支撑，就可以确定腹部肌肉功能完好[50]。Porterfield 指出，在行走过程伸髋时髂腰肌缩短对骨盆造成的压力会导致两侧髂骨向前弯曲[74]。髂肌和腰肌附着点提示髂肌缩短会引起同侧髂骨的前屈，而腰大肌缩短会通过对侧骶髂关节引起对侧髂骨的前屈。

Hellsing[44] 在 4 年时间内检查了 547名年轻士兵的股后肌和髂腰肌紧张度共 3次，发现其中 21% 士兵入伍 4 年期间肌肉的牵拉运动范围受限。没有发现髂腰肌紧张与这些士兵入伍前或入伍期间的腰背痛有明显的相关性。作者对此的解释是，在这些士兵中髂腰肌紧张并没有相应地引起背痛，而且除了髂腰肌通常还有其他重要原因引起背痛。如果髂腰肌紧张是由潜伏的 TrPs 引起的，肌肉紧张不会引起后背痛，除非是对肌肉进行检查时激惹了 TrPs。

9. 触发点检查（图 5-4 ）

髂腰肌 TrPs 的压痛点可以在三个位置进行触诊（图 5-4 ）。在其中两个位置，可以直接在皮下触诊到肌纤维，中间没有其他肌肉。检查者应修剪指甲再进行检查，以免刺痛患者的皮肤。

（1）患者仰卧位，如同图 5-4A 描述（也可参见图 13-4）的那样，朝向股三角外侧壁按压腰肌的肌肉肌腱连接处和髂肌的肌肉纤维。该部位 TrPs 引起的疼痛会牵涉到腰背部、大腿前内侧和腹股沟区域。由于股神经位于肌肉的内侧[33]，大腿外展时（图 5-4A ）检查者很少会将肌肉朝向神经进行按压。如果髂肌非常紧，可以在患者大腿下面垫个枕头，使大腿稍屈曲，让患者舒适同时又避免肌肉过度紧张。

（2）检查者可以在骨盆髂嵴内（图 5-4B ）通过腹外斜肌腱膜，触诊髂肌的近端纤维。患者要松弛腹肌，调整体位以松弛腹壁皮肤。触诊时手指置于髂嵴内部，先在髂前上棘后方触诊，然后触诊到髂肌纤维，朝向髂骨进行按压，手指平行于髂嵴向前后滑动。有时，通过触诊可以发现肌肉紧张带和相关压痛点。这些 TrPs 所引起的疼痛最有可能会牵涉到腰背部和骶髂关节区域，而不是大腿。

（3）可以经过腹壁对腰大肌进行间接触诊（图 5-4C ），如果方法得当则非常有效。患者必须体位舒适，放松腹壁皮肤。沿着腰椎都可以触诊腰大肌的压痛。如果有压痛，通常是位于脐水平或稍下方。检查者将手指置于腹壁上，指尖位于腹直肌外侧缘的外侧。手指在腹直肌下缓慢轻柔地向下按压。如果只是直接向下按压而没有向内侧用力，则可能引出腹部其他部分的压痛。因此，检查者需要向脊柱的方向缓慢用力。腹部中间的部分可以

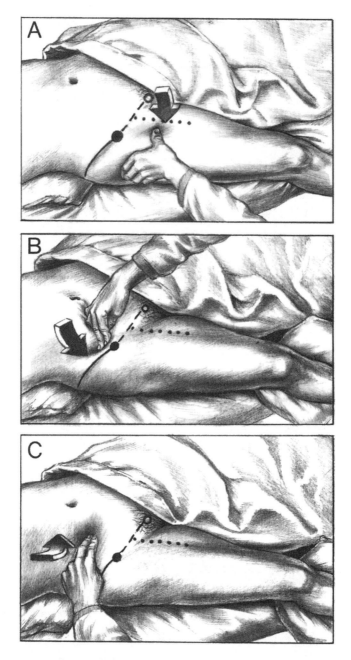

图5-4　在三个不同位置触诊右侧髂腰肌的触发点。箭头表示用力方向。实心圆代表髂前上棘，空心圆代表耻骨结节。实线表示髂嵴，虚线表示腹股沟韧带，点状线表示股动脉的走行。A. 触诊髂腰肌远端触发点，在股三角外侧壁深部，恰好位于该肌肉在股骨小转子上。

将压力传递至腰大肌，将其抵在腰椎上。令人惊奇的是，当腰大肌存在活跃 TrPs 时，只需很小的压力就会引出剧烈的疼痛。检查者通过触摸不到肌肉本身的张力，但是对于较瘦且皮肤松弛的患者可能会触摸到肌肉的张力。这部分腰肌引出的疼痛主要牵涉到腰背部。

临床医生发现一侧髂腰肌上存在活

跃 TrPs 时,应该对另一侧的髂腰肌进行检查,因为它们是一起发挥作用的。对侧肌肉通常也需要治疗。一侧的髂腰肌 TrPs 通常比另一侧更为活跃。

10. 神经卡压

髂腹下神经、髂腹股沟神经、股外侧皮神经、股神经均从腰大肌的外侧缘穿出 [19]。闭孔神经从其内侧穿出 [17]。生殖股神经在其前面穿出,向前沿肌腹的中心走行 [1,15-17,27,30,72,78]。有时,髂腹下神经 [16] 和髂腹股沟 [1,78] 也走行于该肌肉的肌腹。

尽管这些腰骶部感觉神经的卡压症状与腰大肌 TrPs 并没有特异性相关,但是当患者出现原因不明的疼痛和这些神经分布区域的感觉障碍时应该考虑到神经卡压的可能性。例如,腰大肌 TrP 紧张带卡压生殖股神经会导致腹股沟、阴囊或阴唇、大腿近端前部的疼痛和感觉异常 [47]。

Lewit[57] 提出,当髂腰肌与股外侧皮神经一起经过肌间隙穿出骨盆(参见第 2 节)时,髂腰肌(收缩)增粗可能会卡压股外侧皮神经。股神经和生殖股神经股支也同样经过这个间隙 [70]。因为在此水平腰大肌大部分是肌腱而髂肌大部分仍为肌肉,因此神经卡压更有可能是由髂肌 TrP 或反射性收缩而不是由腰大肌引起的。有些原因不明的股神经卡压可能是这样产生的。

腰肌及其周围的占位性病变可能导致腰骶部神经丛病变症状。这种病变可通过 CT 检查进行诊断,占位性病变包括抗凝治疗患者腰肌内出血、腹膜后血肿、左侧腰大肌脓肿、淋巴瘤引起的腹部多发淋巴肿大 [64]。

11. 相关触发点

"隐藏的恶作剧者"会造成姿势的扭曲,从而加重背部和颈部的负荷,使 TrPs 持续存在。受累肌肉可能包括腘绳肌、臀肌、胸腰段椎旁肌肉和颈后肌肉。

髂腰肌 TrPs 通常与其他肌肉 TrPs 有关,而且很少表现为单个肌肉的肌筋膜综合征。髂腰肌和腰方肌通常会被同时累及,它们共同稳定腰椎,腰肌有时伸展腰椎。因此,为了能持续缓解髂腰肌综合征,必须同时消除腰方肌和髂腰肌的 TrPs。腰肌双侧受累会影响双侧的腰方肌,但通常一侧的症状明显重于另一侧。腰方肌和髂肌后部可能会形成片状肌纤维附着于髂嵴 [77]。

可能与受累髂腰肌一起出现肌筋膜 TrPs 的肌肉包括腹直肌 [47]、腰方肌 [47]、股直肌 [47]、阔筋膜张肌 [47]、耻骨肌、腰段椎旁肌以及对侧髂腰肌。当股直肌因 TrPs 而缩短时,髂腰肌同样也处于缩短状态,使其更容易形成 TrPs。相反,也是如此。由于股直肌紧张而引起的髋股关节功能障碍,患者可能会受益于髂腰肌伸展锻炼 [48]。

与髂腰肌对抗的肌肉包括臀大肌和股后肌群。后者的紧张对于腰背痛患者极其重要。股后肌群的功能性缩短会引起骨盆不自然向后倾斜,加重腰肌的负荷,从而激活 TrPs 并使其持续存在。

12. 牵拉下的间断性冷喷疗法 (图 5-5)

除非确定同时存在腰椎关节功能障碍,否则最好不要用牵拉的方法治疗髂腰肌肌筋膜 TrP。如果有腰椎关节功能障碍,必须要与 TrPs 同时治疗,因为两者会互相影响。

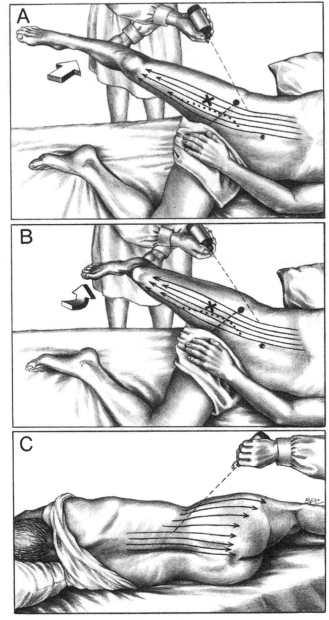

图5-5 右侧髂腰肌远端触发点（Xs）治疗时的牵拉位置和间断性冷喷区域（细箭头表示）。虚线代表腹股沟韧带，实心圆位于髂前上棘。圆点线代表股动脉。粗箭头指示牵拉肌肉的用力方向。A. 在髋关节伸展大腿的最初牵拉位置。B. 在髋关节内旋大腿的完全牵拉位置。C. 最后对后背和上臀部的疼痛牵涉区域实施冰敷或冷气雾剂喷疗。

对双侧髂腰肌 TrPs 实施牵拉下的间断性冷喷疗法很重要，很少会一侧存在 TrPs 而另外一侧不存在的情况。

股后肌群对腰背部肌筋膜疼痛综合征非常重要，因此，即使髂腰肌是引起腰背痛的主要肌肉，明智的做法是先松解双侧的股后肌群（见第十六章第 311 ~ 334 页）。

用冰进行间断性冷喷疗法的技术详见本书第二章第 8 ~ 9 页，用冷气雾剂进行间断性冷喷疗法的技术详见第一册第 67 ~ 74 页[83]，放松和拉伸的技术详见本书第二章第 10 页。

对髂腰肌进行牵拉下的间断性冷喷

疗时,健侧在下侧卧位,腰背部靠近治疗床的边缘。患侧下肢髋部轻微伸展(图5-5A)。开始时用冰或者冷气雾剂沿着肌肉平行喷敷,治疗者缓慢伸直患者的大腿并使其内旋(图5-5B)。每次喷敷范围包括腹部、腹股沟区和大腿前侧。然后对后背和臀部喷敷冷气雾剂,如图5-5C所示,以覆盖后面的牵涉痛区域。

牵拉下的间断性冷喷疗法之后,立即将温热潮湿的垫子敷在冰冷的皮肤上。当皮肤完全复温后,让患者通过完全屈曲和伸展髋关节来缓慢地主动活动大腿数次。

双侧进行治疗后,由于屈髋所引起的屈曲姿势代之以直立姿势,再对患者进行检查时会发现患者站得高一些。改变更显著的是那些老年患者,他们之前没有疼痛主诉,但是多年来由于隐藏的髂腰肌TrPs而身体向前弯曲,在治疗后身高会增加数厘米(2.5cm或更多)。放松髂腰肌TrPs后,他们可能会看上去年轻十几岁。

19世纪50年代早期,氯乙烷是唯一可用的冷气雾剂,有经验的作者观察到对患者感到疼痛的后背实施喷疗和牵拉技术并没有缓解髂腰肌的紧张[84],后来,可能该肌肉的问题是反映在腹部皮肤,而不是后背皮肤。平行于腹中线对腹部皮肤向下进行喷疗后,证明该方法非常有效。这就强调了,对肌肉的皮肤反射区域的皮肤特异性进行冷喷疗法而不是仅针对患者主诉疼痛的皮肤进行冷喷疗法,极其重要。

等长收缩后放松[60,61]被证明可有效缓解下腰部椎间盘患者髂腰肌的紧张[82],而且有助于消除该肌肉上肌筋膜TrPs。深部按摩和伸髋锻炼也可能有助于缓解髂腰肌TrPs引起的疼痛[47,79]。

患者离开医疗场所前,应该教给他本章第14节所述的牵拉方法以便于回家后进行锻炼。

13. 注射和拉伸
(图5-6)

只有腰大肌的远端才能进行常规注射技术。一般来说,要等腰方肌、腹直肌、股直肌、腘绳肌和臀肌上相关触发点被消除后,才能进行腰大肌注射。髂腰肌TrPs通常可以采用牵拉下的间断性冷喷疗和Lewit's等长收缩后放松法使之消除(见第二章第10~11页)。有时TrPs会仍然存在,需要注射治疗。

如果在功能相关性肌肉的相关TrPs触发点被清除前,进行髂腰肌TrPs注射,随后数天里患者会感到严重的局部酸痛并且功能障碍程度增加。患者抱怨站立和行走困难加重。进行髂腰肌TrPs注射前,应首先确定相关肌肉触发点并使之消除,因为受累髂腰肌纤维上的紧张带为其所在功能单元的其他肌肉提供保护性夹板作用。去除了髂腰肌的这种保护性夹板作用,却没有首先消除它所保护的肌肉上的TrPs,常常会加重这些肌肉的肌筋膜疼痛综合征。在这种情况下,其他肌肉TrPs症状加重会掩盖髂腰肌TrPs被消除后的疼痛缓解。这种对治疗的矛盾性反应同样也见于其他的功能单元。

髂肌远端纤维和腰肌肌肉肌腱连接处的纤维可在股三角内进行注射。必须考虑肌肉与股神经和股动脉的关系,已详

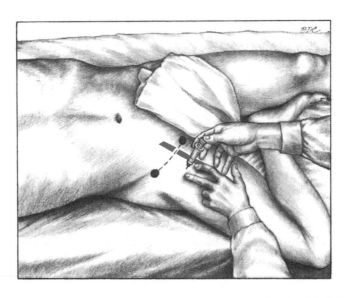

图5-6 右侧髂腰肌远端触发点注射。实心圆代表髂前上棘和耻骨结节。腹股沟韧带位于两者之间虚线的下面。股动脉为红色。大腿外展外旋，将髂腰肌和股动脉分开。注射针在股动脉外侧朝向股骨小转子旁边的触发点压痛处。通常能触摸到股动脉的搏动。股神经在股动脉外侧与其紧靠。

细阐述过[3,72]。第 9 节"触发点检查"提到髂腰肌附着于股骨小转子，可以通过触诊该附着点近端来确定注射部位。附着点位于股骨内侧（图 5-2）。

注射时将大腿伸直外展外旋以尽可能使髂腰肌远离股神经和股动脉（图 5-6）。通常，大腿应平放于检查桌上，否则髂腰肌可能十分松弛。髂腰肌 TrP 压痛的内侧可触摸到股动脉搏动。但临床医生一定要注意股神经位于髂腰肌和股动脉之间。

髂腰肌 TrPs 注射时，将一个手指（图 5-6 左手示指）放于股动脉旁股神经上。通常用 50mm（2 in）针朝向压痛区域进针，调整角度避开股动脉和股神经。因肌肉位置较深，针碰到触发点时偶尔能见到局部颤搐反应，若患者出现疼痛反应（跳跃征）则可确定无疑。如果在注射前要求患者指出注射针引起疼痛的部位，患者能够说出触发点注射引发疼痛的特定范围。

在注射后，给予牵拉下的间断性冷喷疗法有助于确保残留 TrPs 被消除。间断性冷喷疗法后对腹部的大腿前上部分进行温热湿敷。当皮肤温度恢复后，应在运动范围内缓慢进行数次屈髋和伸髋运动。

据报道，对股三角区髂腰肌 TrPs 进行单纯针刺激也是有效的。当针到达触发点时会引发"肌束抽搐"（局部抽搐反应），患者和检查者把手轻放于该区域时均可感受到[47]。

髂腰肌远端 TrPs 的消除可能偶尔也会消除腰肌近端 TrPs。靠近髂棘的髂腰肌 TrPs 可以通过下腹部途径谨慎注射。如第 9 节"触发点检查"描述，在髂窝上部触摸紧张带和 TrP 压痛。长 67～87mm（2½～3½ in）的腰麻针刺入髂峰内，朝向有 TrP 压痛的紧张带。针必须紧贴髂骨内表面走行，避免穿破腹腔内容物。偶尔碰到骨质，确保针还在肌肉内。患者的疼痛反应通常表示针碰到了触发点。局部颤搐反应在此处很少见。牵拉下的间断性冷喷疗法后同样也是进行温热湿敷和主动活动，从而完成治疗过程。

尽管没有报道关于腰椎旁腰肌 TrPs 注射的后路方法，但因为其他原因有时会后路进针。Awad[5] 描述和说明了通过这种方法来进行腰椎旁腰肌运动阻滞，Nachemson[68] 描述了从后路进针进行肌肉内 EMG 监测。对于那些熟悉腰交感神经阻滞的医生，这应该没有什么难度。正常情况下，主动脉位于髂腰肌前面，椎体可以挡住后路的进针以免碰到主动脉。

14. 矫正措施
（图 5-7 和图 5-8）

最初的矫正措施包括使触发点消除（见第 11 节）和纠正引起触发点持续存在的机械性和全身性因素（见第一册第四章）[83]。当髂腰肌触发点引发疼痛需要紧急缓解时，应该指导患者对腹部进行温热湿敷，覆盖上自肋骨下至股骨小转子的肌肉全长范围。需要向患者解释清楚，引起腰背痛的髂腰肌位于脊柱旁边，为什么却要对腹部进行热敷。这是因为该肌肉的皮肤反射区域是腹部而非背部皮肤。

如果直立时痛得难以走路，建议患者试着手和膝盖着地爬行可能会暂时缓解。这种姿势可以缓解髂腰肌的负担。

身体的非对称性

下肢长度不等和（或）半个骨盆偏小应通过适当的足垫加以矫正（参见第四章，第 76～77 页）。

骶髂关节绞锁可能会加重髂肌的触发点[54]，可以通过适当的操作手法加以矫正（参见第二章，第 16～17 页）。Lewit 认为腰骶关节功能障碍与髂肌触发点有关[57]，而脊柱胸腰段活动受限加重了腰肌的触发点。

姿势和活动

手和膝盖着地的姿势至少可以暂时缓解疼痛，比任何躺着休息的体位都更为有效，该观察结果有助于诊断和治疗。如果只有一个人时，患者睡醒后想要上厕所，突然感觉到一阵急性疼痛，可能只能采用这种手膝着地爬行的方法了。

患者坐位时，髋关节的角度不能太小避免折刀位，需至少大于直角 10°。升高座位靠背使得大腿斜放在座位的前面，可以达到这种效果。靠在略微后倾的后背上也是很有帮助的。如果不能避免折刀坐位，那么应该经常站起来伸展臀部并且拉伸髂腰肌，避免该肌肉长时间处于缩短的位置不动。任何坐姿的长期不动都可能会影响髂腰肌的循环并加重触发点。长时间驾驶汽车时，操控速度控制器需要改变坐姿，有利于改善肌肉的运动性。

反常呼吸（见第一册，图 20-13）可严重妨碍髂腰肌触发点的恢复。有反常呼吸的患者应练习腹式呼吸直到习惯于协调地进行正常呼吸。睡觉时，患者若平躺，则应在膝下放一小枕，若俯卧，则应在髋下垫一小枕。这样会形成一定程度的屈髋，减轻髂腰肌的张力，足以改善睡眠。患者应该避免以紧胎姿势侧卧而使髂腰肌过度短缩。床面下陷如吊床，会使髂腰肌处于过度缩短位置而加重疼痛。在这种情况下，将床褥放在地板上睡觉，可以暂时解决这个问题，长久解决办法是在床上放一张硬板（见第四章，第 78 页）。

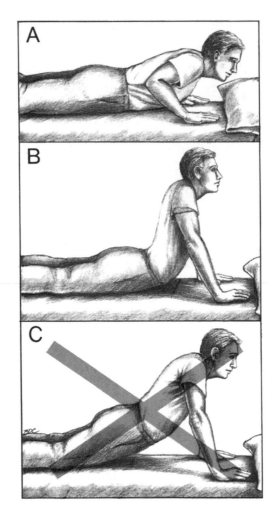

图5-7   运动性伸展腰椎和拉伸屈髋肌的锻炼。这种锻炼仅适用于没有颈椎和肩周问题的患者。A. 起始姿势。B. 正确的伸展姿势，髋部平放在床上。C. 不正确的姿势（红色X）不能伸展腰椎反倒增加伸肌的负荷。

锻炼疗法

（图5-7和图5-8）

如图 5-7 所示，伸髋锻炼以被动性拉伸髂腰肌。需要提醒患者的是，过伸腰椎和髋部时，应将大腿和骨盆紧贴床面（或地板）。对于某些患者来说，患侧大腿内旋有助于最大限度地拉伸髂腰肌。

另一种减轻髂腰肌紧张的锻炼是利用等长收缩后放松的技术，曾由 Lewit 描述并以图说明[57]。这一技术非常有效且简单易行。该技术需要采用如图 5-3A 所示的检查体位。髂腰肌存在问题的那侧下肢膝盖屈曲大腿自然下垂。如果大腿需要更多的支撑，可让患者沿检查床上移。将另侧膝盖向胸部靠拢可使压力增强。这一姿势也使得股直肌被充分缩短。Lewit 放松-拉伸法还可以让患者仰躺在楼梯平台上，患侧下肢用足沿台阶缓缓"行走"，而健侧下肢的膝盖紧靠胸部（个人通信，玛丽马洛尼，PT，1990 年）。

室内伸展锻炼（见第一册，图42-10）[83]

也能有效拉伸髂腰肌。向前交替摆动髋部，同时位于后面的下肢保持膝盖伸直可加强髋部伸展。

另一种有效拉伸髂腰肌的方法是，患者在办公室里一手抓稳文件柜，一只足向后伸髋和腿，同时另一侧膝盖向前弯曲。

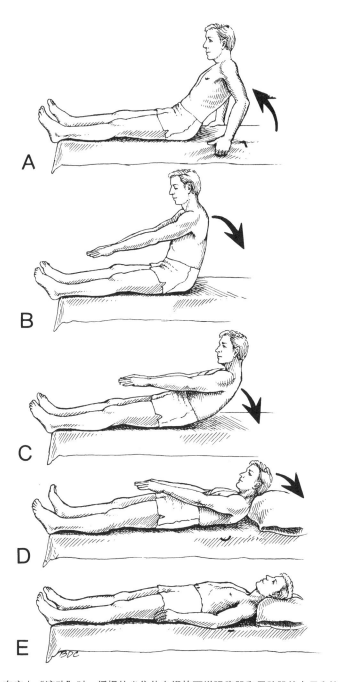

图5-8 当脊柱在床上"滚动"时，缓慢的坐位休息锻炼可增强腹肌和屈髋肌的力量和协调性。这种锻炼需要较少的拉长收缩，而不是仰卧起坐过程中的缩短收缩。A. 用胳膊撑着坐起，这可以避免增加躯干屈肌和臀部屈肌的负担。B. 开始缓慢坐位休息，腰椎屈曲。C. 向后躺到床上，维持脊柱屈曲以便于脊柱的每个节段能顺次挨到床上。D. 完成缓慢坐位休息。E. 腹式（膈肌）呼吸下完全放松阶段。每天进行3次这种缓慢坐位休息锻炼就能发挥其完全效果。

另外,也可坐在无扶手的椅子边上,半边臀部在椅子外,弯曲膝盖向后伸展臀部以拉伸屈臀肌。

完成肌肉拉长锻炼后,应进行髂腰肌和腹直肌的协同增强锻炼。这种锻炼应先由缓慢坐位休息(图 5-8 和第一册[83]图 49-11)开始。然后当肌肉力量得到加强后,患者可将这个过程反过来做,开始安全舒适地做几个仰卧起坐。但是,这种锻炼会增加胸锁乳突肌和斜角肌的负荷从而加重这些肌肉上的 TrPs。

提醒患者什么不能做同样重要。许多患者在浴缸里进行如第一册中图 48-13 所示的拉伸锻炼时长时间坐着,会加重髂腰肌 TrPs[83]。患者用力收缩缩短髂腰肌,屈身向前想要碰到足趾,这可严重地加重髂腰肌 TrPs 并引起剧烈疼痛。患者应当练习借助重力作用而不是肌肉用力使得头、躯体和上肢向前伸。有些患者无法学会用这种方法放松,应该劝阻他们不要进行浴缸拉伸锻炼。

（范逸辰　王舒燕 译　赵延华 校译

王祥瑞　杭燕南 校）

参考文献

1. Anderson JE. *Grant's Atlas of Anatomy*, Ed. 8. Williams & Wilkins, Baltimore, 1983 (Fig. 2-119).
2. *Ibid.* (Fig. 2-125).
3. *Ibid.* (Fig. 4-22).
4. *Ibid.* (Figs. 4-23, 4-24).
5. Awad EA. Phenol block for control of hip flexor and adductor spasticity. *Arch Phys Med Rehabil* 53:554-557, 1972.
6. Bachrach RM. The relationship of low back/pelvic somatic dysfunctions to dance injuries. *Orthop Rev* 77:1037-1043, 1988.
7. Bardeen CR. The musculature, Sect. 5. In *Morris's Human Anatomy*, edited by C. M. Jackson, Ed. 6. Blakiston's Son & Co., Philadelphia, 1921 (p.489).
8. Basmajian JV, Deluca CJ. *Muscles Alive*, Ed. 5. Williams & Wilkins, Baltimore, 1985 (pp. 2 3 4 -235).
9. *Ibid.* (pp. 310-313).
10. *Ibid.* (p. 380).
11. Basmajian JV, Greenlaw RK. Electromyography of iliacus and psoas with inserted fine-wire electrodes. *Anat Rec* 160:310-311, 1968.
12. Bogduk N, Twomey LT. *Clinical Anatomy of the Lumbar Spine*. Churchill Livingstone, New York, 1987 (pp. 72-73).
13. Bloom RA, Gheorghiu D, Verstandig A, *et al.* The psoas sign in normal subjects without bowel preparation: the influence of scoliosis on visualisation. *Clin Radiol* 41:204-205, 1990.
14. Carter BL, Morehead J, Wolpert SM, *et al. Cross-Sectional Anatomy*. Appleton-Century-Crofts, New York, 1977 (Sects. 30-42, and 44-48).
15. Clemente CD. *Anatomy. A Regional Atlas of the Human Body*. Lea & Febiger, Philadelphia, 1975 (pp. 231, 235).
16. *Ibid.* (p. 232).
17. Clemente CD. Gray's *Anatomy of the Human Body*, American Ed. 30. Lea & Febiger, Philadelphia, 1985 (pp. 557-558).
18. *Ibid.* (p. 564, Fig. 6-70).
19. *Ibid.* (pp. 1227-1232).
20. Close JR. *Motor Function in the Lower Extremity*. Charles C Thomas, Springfield, 1964 (p. 128).
21. Dobrik I. Disorders of the iliopsoas muscle and its role in gynecological diseases. *J Man Med 4*: 130-133, 1989.
22. Duchenne GB. *Physiology of Motion*, translated by E.B. Kaplan. J. B. Lippincott, Philadelphia, 1949 (pp. 259-260).
23. Duprat G Jr, Levesque HP, Seguin R, *et al*. Bowel displacement due to psoas muscle hypertrophy. *J Can Assoc Radiol* 34:64-65, 1983.
24. Durianova. [Spasm of the m. psoas in the differential diagnosis of pain in the lumbosacral region.] *Fysiatr Reumatol Vestn* 52:199-203, 1974.
25. Ekelund L, Jonsson G, Riinow A. [Compartment syndrome in the iliopsoas region with compression of the femoral nerve. *J Lakartidningen 77*: 4539-4540, 1980.
26. Evjenth O, Hamberg J. *Muscle Stretching in Manual Therapy, A Clinical Manual*. Alfta Rehab Ferlag, Alfta, Sweden, 1984 (p. 102).
27. Ferner H, Staubesand J. *Sobotta Atlas of Human Anatomy*, Ed. 10, Vol. 2. Urban & Schwarzenberg, Baltimore, 1983 (Fig. 91).
28. *Ibid.* (Fig. 137).
29. *Ibid.* (Fig. 152).
30. *Ibid.* (Fig. 261).
31. *Ibid.* (Fig. 351).
32. *Ibid.* (Fig. 404).
33. *Ibid.* (Fig. 410).
34. *Ibid.* (Figs. 416, 417).
35. *Ibid.* (Fig. 421).
36. Flint MM. An electromyographic comparison of the function of the iliacus and the rectus abdominis muscles. *J Am Phys Therap Assoc 45*: 248-253, 1965.
37. Fujiwara M, Basmajian JV. Electromyographic study of two-joint muscles. *Am J Phys Med 54*: 234-242, 1975.
38. Graif M, Olchovsky D, Frankl O, *et al*. Ultrasonic demonstration of iliopsoas hematoma causing femoral neuropathy. *Isr J Med Sci 18*: 967-968, 1982.

39. Greenlaw RK. *Function of Muscles About the Hip During Normal Level Walking.* Queen's UniversityKingston, Ontario, (thesis) 1973 (see pp. 108-111).
40. Grice A. Personal communication, 1991.
41. Giuliani G, Poppi M, Acciarri N, *et al.* CT scan and surgical treatment of traumatic iliacus hematoma with femoral neuropathy: case report. *J Trauma* 30:229-231, 1990.
42. Haines JD, Chop WM Jr, Towsley DK. Primary psoas abscess: an often insidious infection. Posf*grad Med* 87:287-288, 1990.
43. Helfgott SM. Unusual features of iliopsoas bursitis. *Arthritis Rheum* 37:1331-1333, 1988.
44. Hellsing A-L. Tightness of hamstring and psoas major muscles. *Ups J Med Sci* 93:267-276, 1988.
45. Hooper ACB. The role of the iliopsoas muscle in femoral rotation. *Irish J Med Sci* 746:108-112, 1977.
46. Imamura K, Ashida H, Ishikawa T, *et al.* Human major psoas muscle and sacrospinalis muscle in relation to age: a study by computed tomography. *J Gerontol* 38:678-681, 1983.
47. Ingber RS. Iliopsoas myofascial dysfunction: a treatable cause of "failed" low back syndrome. *Arch Phys Med Rehabil* 70:382-386, 1989.
48. Ingber RS. Personal communication. 1989.
49. Janda V. *Muscle Function Testing.* Butterworths, London, 1983 (p. 29).
50. Jull GA, Janda V. Muscles and motor control in low back pain: assessment and management, Chapter 10. In *Physical Therapy of the Low Back,* edited by L. T. Twomey and J. R. Taylor, Churchill Livingstone, New York, 1987 (pp. 253-278 see p. 271).
51. Keagy RD, Brumlik J, Bergan JJ. Direct electromyography of psoas major muscle in man. *J Bone Joint Surg [Am]* 48:1377-1382, 1966.
52. Kendall FP, McCreary EK. *Muscles, Testing and Function,* Ed. 3. Williams & Wilkins, Baltimore, 1983 (pp. 160-163).
53. Klammer A. [Fascia compartment syndrome of the iliacus-psoas compartment.] *Z Orthop 121:* 298-304, 1983.
54. Klawunde G, Zeller H-J. Elektromyographische Untersuchungen zum Hartspann des M. iliacus (Sagittale Blockierungen im lumbo-iliosakralen Bereich). *Beitr Orthop Traumatol* 22:420-430, 1975.
55. Kvernebo K, Stiris G, Haaland M. CT in idiopathic pyogenic myositis of the iliopsoas muscle: a report of 2 cases. *Eur J Radiol* 3:1-2, 1983.
56. LaBan MM, Raptou AD, Johnson EW. Electromyographic study of function of iliopsoas muscle. *Arch Phys Med Rehabil* 46:676-679, 1965.
57. Lewit K. *Manipulative Therapy in Rehabilitation of the Motor System.* Butterworths, London, 1985 (pp. 138, 276, 315).
58. *Ibid.* (p. 153, Fig. 4.42).
59. Lewit K. Muscular pattern in thoraco-lumbar lesions. *Manual Med* 2:105-107, 1986.
60. Lewit K. Postisometric relaxation in combination with other methods of muscular facilitation and inhibition. *Manual Med* 2:101-104, 1986.
61. Lewit K, Simons DG. Myofascial pain: relief by post-isometric relaxation. *Arch Phys Med Rehabil* 65:452-456, 1984.
62. Mann RA, Moran GT, Dougherty SE. Comparative electromyography of the lower extremity in jogging, running, and sprinting. *Am J Sports Med* 14:501-510, 1986.
63. Markhede G, Stener B. Function after removal of various hip and thigh muscles for extirpation of tumors. *Acta Orthop Scand* 52:373-395, 1981.
64. Massey EW. CT evaluation of lumbosacral plexus disorders. *Postgrad Med* 69:116-118, 1981.
65. Mastroianni PP, Roberts MP. Femoral neuropathy and retroperitoneal hemorrhage. *Neurosurgery* 13:44-47, 1983.
66. Michele AA. The iliopsoas muscle. *Clin Symp 12:* 67-101, 1960 (Plates I, III, VI, pp. 67, 70, 87, 89).
67. Michele AA. *Iliopsoas.* Charles C Thomas, Springfield, 1962 (pp. 195, 282, 489-491).
68. Nachemson A: Electromyographic studies on the vertebral portion of the psoas muscle. Acfa *Orthop Scand* 37:177-190, 1966.
69. Netter FH. *The Ciba Collection of Medical Illustrations,* Vol. 8, Musculoskeletal System. Part I: Anatomy, Physiology and Metabolic Disorders. Ciba-Geigy Corporation, Summit, 1987 (p. 86).
70. *Ibid.* (pp. 77, 89).
71. *Ibid.* (p. 87).
72. *Ibid.* (p. 89).
73. Nino-Murcia M, Wechsler RJ, Brennan RE. Computed tomography of the iliopsoas muscle. *Skel Radiol* 70:107-112, 1983.
74. Porterfield JA. The sacroiliac joint, Chapter 23. In *Orthopaedic and Sports Physical Therapy,* edited by J.A. Gould III and G.J. Davies, Vol. II. CV Mosby, St. Louis, 1985 (p. 553).
75. Rab GT, Chao EYS, Stauffer RN. Muscle force analysis of the lumbar spine. *Orthop Clin North Am* 8:193-199, 1977.
76. Rasch PJ, Burke RK. *Kinesiology and Applied Anatomy,* Ed. 6. Lea & Febiger, Philadelphia, 1978 (pp. 243-244).
77. Rohen JW, Yokochi C. *Color Atlas of Anatomy,* Ed. 2. Igaku-Shoin, New York, 1988 (p. 417).
78. *Ibid.* (p. 308).
79. Saudek CE. The hip, Chapter 17. In *Orthopaedic and Sports Physical Therapy,* edited by J.A. Gould III and G.J. Davies, Vol. II. CV Mosby, St. Louis, 1985 (pp. 365-407, see p. 406, Fig. 17-48).
80. Silver SF, Connell DG, Duncan CP. Case report 550. *Skel Radiol* 78:327-328, 1989.
81. Simons DG, Travell JG. Myofascial origins of low back pain. 2. Torso muscles. *Postgrad Med* 73:81-92, 1983 (see pp. 91, 92).
82. Stodolny J, Mazur T. Effect of post-isometric relaxation exercises on the ilio-psoas muscles in patients with lumbar discopathy. *J Manual Med* 4:52-54, 1989.
83. Travell JG, Simons DG. *Myofascial Pain and Dysfunction: The Trigger Point Manual.* Williams & Wilkins, Baltimore, 1983.
84. Travell J. Ethyl chloride spray for painful muscle spasm. *Arch Phys Med Rehabil* 33:291-298, 1952.
85. Uncini A, Tonali P, Falappa P, *et al.* Femoral neuropathy from iliac muscle hematoma induced by oral anticoagulation therapy. *J Neurol* 226:137-141, 1981.
86. Vos PA. The psoas minor syndrome. *J Int Coll Surg* 44:30-36, 1965.

第六章
盆 底 肌

球海绵体肌、坐骨海绵体肌、会阴横肌、肛门括约肌、肛提肌、尾骨肌和闭孔内肌

"会阴部痛"

本章要点：为肛提肌和尾骨肌提供了一个独特直接触诊的机会，最低程度地影响组织紧张度，减轻与触发点相关的疼痛。出球海绵体肌和坐骨海绵体肌触发点引起的**牵涉痛**通常投射至会阴和邻近泌尿生殖器结构。肛门括约肌触发点产生的疼痛出现在骨盆底的后方。肛提肌和尾骨肌涉及的疼痛和压痛出现在骶尾部区域。肛提肌的牵涉痛也可能至阴道。闭孔内肌触发点引起肛门尾骨区和阴道内的疼痛，伴随向大腿后方放射。在男性，球海绵体肌的**解剖附着**下方为会阴体，上方为所包含的阴茎海绵体和海绵体。在女性，这一肌肉也连于会阴体，围绕阴道并到达阴蒂海绵体。坐骨海绵体肌在男性和女性均从侧面连于坐骨结节。在男性它与阴茎足混合，女性则混于阴蒂足。源于肛提肌的许多前部和内侧的耻尾肌形成了一围绕直肠和泌尿生殖结构的悬带。它前面连接耻骨，后面连与肛尾和会阴体。来自肛提肌中更深层的髂尾肌形成穿过骨盆底的吊带，沿骨盆壁侧面连于肛提肌腱弓，达肛门尾骨体正中和尾骨最后两个节段。尾骨肌通常覆盖于骶棘韧带的内表面。总之，这2块肌肉跨越坐骨棘的外侧和尾骨、骶骨的内侧。闭孔内肌覆盖并连于骨盆的前外侧壁，包括闭孔。它经坐骨小孔出骨盆，并止于股骨大转子。这些肌肉由 $L_5 \sim S_5$ 的脊**神经支配**。肛门括约肌的**功能**是作为直肠的"守门人"。女性的球海绵体肌收缩阴道。球海绵体肌和坐骨海绵体肌可增强男性阴茎和女性阴蒂的勃起。肛提肌支撑盆底并协同肛门和尿道括约肌，它辅助女性的阴道收缩。尾骨肌使尾骨向内屈向骨盆并使骶髂关节产生旋转力。闭孔内肌可外旋伸展的大腿和使屈曲90°的大腿外展。那些有1块或多块盆底肌肌筋膜触发点患者的**症状**，与一些被其他作者归类为尾痛症、肛提肌综合征、痉挛性肛部痛，以及盆底肌紧张性肌痛患者的表现非常相似。**患者检查**时，当下腰部和盆底疼痛提示可能有盆底内触发点痛时，应包括尾骨的压痛和活动度的检查。应检查大腿由于闭孔内肌触发点肌紧张引起的内旋受限的情况。所有这些骨盆内肌**触发点检查**都需要直肠或阴道的检查。一些肌肉使用其中一种方法有效，其他一些则用另一种更有效。检查者使用相应的骨性和韧带标志定位每一块肌肉，并仔细地与触诊方向和肌肉走行方向相联系。**牵拉下的间断性冷喷疗法**对这些肌肉不适用，但其他一些例如按摩、牵引、等长收

缩后放松肌肉、高电压脉冲电刺激、超声以及坐位校正的方法可能有效。会阴肌肉触发点**注射**采用表面技术,但骨盆内其他肌肉的肌筋膜触发点注射需要双手的技术方法。**矫正措施**要考虑到机械性和全身的长期因素、坐姿、骨盆关节功能障碍、内痔以及骨盆的慢性炎症等情况。

1. 牵涉痛
（图 6-1）

盆底后半部分的肌肉触发点,包括肛门括约肌、会阴浅横肌、肛提肌和尾骨肌可能涉及一些局部的疼痛。患者常常不能确切描述是尾骨、臀部或后背的疼痛[77]。疼痛集中在尾骨区域,但常包括肛区和骶骨下部(图 6-1A)。肛提肌和尾骨肌典型的牵涉痛表现在尾骨区[88]。这种牵涉痛常称为尾痛症,尽管尾骨本身无异常且没有压痛[33,62,94,95]。由于肛提肌是最常累及的肌肉,所以尾骨区域的疼痛也称为肛提肌综合征[62]。

盆底前半部分肌肉:坐骨海绵体肌和球海绵体肌的触发点,其牵涉痛可能在生殖器结构,如阴道和阴囊下阴茎底部。阴道痛也可由肛提肌触发点产生,可向此肌肉压痛位置施压而使疼痛再次出现[94]。

另外,Glodstein 发现闭孔内肌触发点的注射可减轻阴道疼痛[45]。闭孔内肌触发点的牵涉痛也会表现在肛尾区域并可放射至大腿后上部(图 6-1B)[88]。

闭孔内肌综合征引起疼痛和直肠内的充胀感,一些疼痛向下牵涉至同侧大腿后部[56]。这里大腿的疼痛也可由梨状肌引起(图 10-1),因此梨状肌也应进行触发点检查。

2. 解剖附着和注意事项
（图 6-2 和图 6-3）

正如先前对牵涉痛的描述所示,仅了解患者骨盆区牵涉痛的模式并不足以辨别出是哪块肌肉的触发点引起的疼痛。因此,如果想通过触诊确定受累肌肉,对这些肌肉全面的解剖学知识和它们的相互联系就十分必要。这些知识对肌肉触发点的按摩非常重要,尤其想进行触发点注射治疗则更显重要。

本节内容,首先以体格检查的顺序介绍骨盆内主要肌肉。然后,回顾一些较少涉及的浅表会阴肌。最后是一些不常涉及的、但在临床中偶尔也是重要的骨盆内肌。

肛门括约肌
（图6-2）

肛门括约肌由内外,总体4层同心环层肌肉所组成。最内层,肛门内括约肌组成了自主神经支配的肛壁的不随意肌纤维[39]。其他3层是肛门外括约肌的深层,浅层和皮下层。肛门外括约肌是可随意支配的。这个括约肌是椭圆形的,前后是左右的3~4倍距离,包绕肛管的最后 2cm。肛门外括约肌的浅中层组成肌肉的主体。浅层括约肌向后附着于肛尾韧带,向前附着于会阴体腱。这里汇集了肛提肌、球海绵体肌和会阴浅横肌肌腱(图 6-2)。肛门外括约肌的深层与肛提肌的耻骨直肠部分悬吊相连,这里是肛提肌耻骨尾骨部分后外侧,最深的部分(图 6-2)[73]。

肛提肌
（图6-3）

成对的肛提肌在中线处形成一肌肉

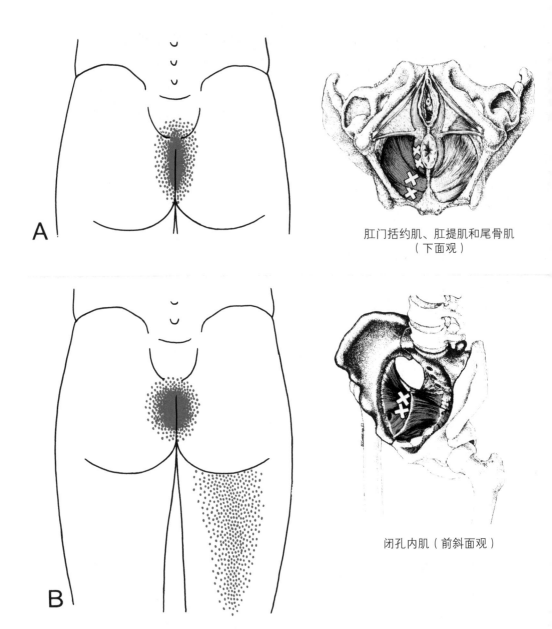

肛门括约肌、肛提肌和尾骨肌
（下面观）

闭孔内肌（前斜面观）

图6-1　由触发点（以X表示）产生的牵涉痛范围（红色散点和红色点画状表示），A. 为右侧的肛门括约肌、肛提肌和尾骨肌。B. 为右侧的闭孔内肌。闭孔内肌的牵涉痛有时会放射至大腿近端的后侧区域。

薄层，骨盆隔膜横跨大部分的小骨盆底。这一隔膜被泌尿生殖系统裂孔和直肠裂孔所穿过（图 6-3）。肛提肌是由 2 块不同的肌肉组成：前部的耻尾肌（骨盆较低位置）和后部的髂尾肌（骨盆较高位置）。

耻尾肌附着在耻骨联合到闭膜管的耻骨背面（图 6-3）。它形成了一个围绕肛门、前列腺、阴道和尿道的悬带。这两半耻尾肌在中线处连接，部分在会阴体，而大多数在肛尾体处[26]（图 6-2 和图 6-3）。

男性耻尾肌的前（中）部纤维大多相交于肛门前双侧的会阴体，称为前列腺提

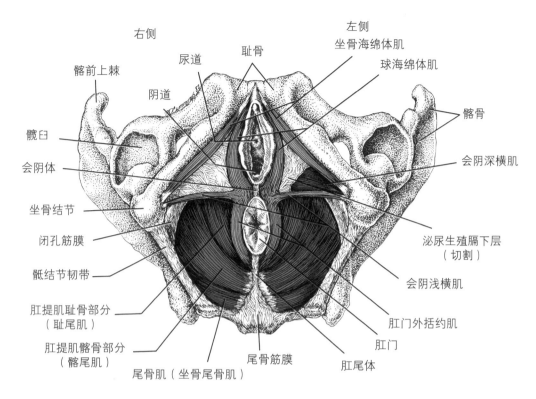

右侧 左侧

耻骨 坐骨海绵体肌

尿道 球海绵体肌

髂前上棘 阴道 髂骨

髋臼 会阴深横肌

会阴体 泌尿生殖膈下层（切割）

坐骨结节 会阴浅横肌

闭孔筋膜 肛门外括约肌

骶结节韧带 肛门

肛提肌耻骨部分（耻尾肌） 肛尾体

肛提肌髂骨部分（髂尾肌） 尾骨筋膜

尾骨肌（坐骨尾骨肌）

图6-2 由下自上观察仰卧位女性盆底肌肉。骨盆隔膜肌肉用深红色表示，相关的骨盆肌肉用浅红色表示。在图示的左侧，部分泌尿生殖膈的深筋膜被切割和去除，以显示会阴深横肌的肌肉。

肌。而女性这些前部纤维被称为耻骨阴道肌，是阴道重要的括约肌。耻尾肌（耻骨直肠肌部分）后部的纤维形成一个围绕直肠的悬带。最接近尾骨的耻尾肌纤维通常附着于肛尾体[26]。

Tichy[97]在胚胎学上很好地阐述了肛提肌如何发育为一系列可伸缩的环和悬带。

肛提肌后部区域、髂尾肌，向上连接于肛提肌的腱弓和坐骨棘处。肛提肌的腱弓后面连接于坐骨棘，前面连于闭孔膜的前缘或耻骨，恰好在膜边缘的内侧（远前部）。此腱弓牢固地附着在覆盖着闭孔内肌的筋膜上[27]。从骨盆内面可见，肛提肌覆盖下1/2~2/3的闭孔内肌及基本上全部闭孔。

髂尾肌的下部附着于肛尾体和尾骨的最后两节段[2]。

耻尾肌和髂尾肌的相邻边缘可能是分开的也可能是重合的。髂尾肌可能会被纤维组织代替。它上缘邻近骶棘韧带和其上覆盖的尾骨肌（图6-3）[26]。

尾骨肌
（图6-3）

尾骨肌，又称为坐骨尾骨肌，位于头侧且邻近肛提肌的髂尾肌。这两块肌肉往往形成一个连续的平面（图6-3）。尾骨肌由内覆盖着坚固的骶棘韧带（图6-3）。在外侧，这个三角形肌的顶点连于坐骨棘和骶棘韧带纤维。在内侧，它呈扇形展开终止

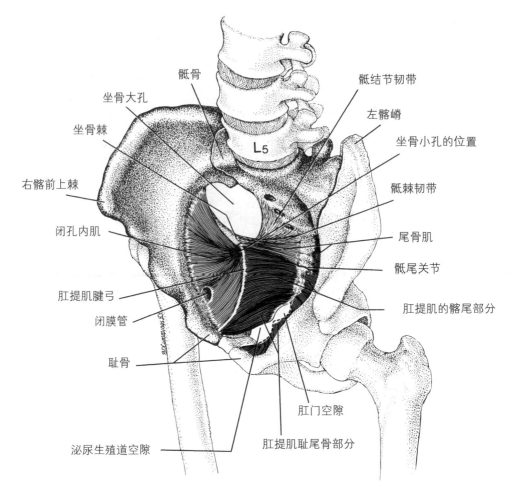

骶骨
坐骨大孔
坐骨棘
右髂前上棘
闭孔内肌
肛提肌腱弓
闭膜管
耻骨
泌尿生殖道空隙

骶结节韧带
左髂嵴
坐骨小孔的位置
骶棘韧带
尾骨肌
骶尾关节
肛提肌的髂尾部分
肛门空隙
肛提肌耻尾骨部分

L5

图6-3 患者于右侧卧位，通过骨盆内检查的右侧骨盆盆底肌触诊。从左侧观，这些肌肉可自上向下及对角地在盆内用倾斜角度观察。肛提肌用深红色表示。闭孔内肌为浅红色，尾骨肌的红色介于两者之间。

于尾骨边缘和最低一块骶骨的一侧[26]。

闭孔内肌

本书第十章阐明了解剖学上闭孔内肌位于骨盆外且附着于股骨大转子。这里，我们关注覆盖着小骨盆前外侧壁的骨盆内部分，它围绕并覆盖着闭孔的大部分（图6-3）。闭孔内肌呈扇形，其纤维横跨约135°的弧度。其肌纤维形成前、后肌团，分别位于闭膜管的前面和后面。闭膜管使神经和血管可以沿闭孔的前缘、坐骨小孔对面进入闭膜孔。

骨盆内，闭孔内肌附着于盆腔内缘、闭孔边缘和许多直穿骨孔的闭孔膜。肌纤维汇集于坐骨小孔，终止于4或5个腱带。由于肌肉通过坐骨小孔穿出骨盆，使脊柱和坐骨结节之间的沟槽表面形成一个直角弯曲。这骨滑轮上覆盖着软骨，肌腱的推移也由闭孔内肌的坐骨囊协助[10]。由于肌腱穿过髋关节囊，它可被闭孔内肌的腱下囊所缓冲（见第十章，第2部分）[32]。闭孔内肌经坐骨小孔穿出骨盆可由韧带的触诊所标记，它们形成孔的两个边界：后方的骶结节韧带和上面的骶棘韧带[25]。

由于两个韧带的纤维在通过孔上端时相互掺杂[25]，孔内是肌肉无法扩张的紧闭空间。坐骨小孔的结构如图10-5所示。该图可以作为本章有用的参考，因为它阐明了骨盆内肌肉和韧带的关系。

球海绵体肌、坐骨海绵体肌、会阴横肌

女性解剖

在女性，球海绵体肌、坐骨海绵体肌和阴浅横肌在身体的每一边形成一个三角形（图6-2）。这个三角的内侧边，球海绵体肌（又称球海绵体肌或者阴道括约肌）包绕着阴道口。肌肉**向前**通过一个肌纤维束与阴蒂海绵体相连，穿过阴蒂体并覆盖深部的背侧静脉。球海绵体肌**向后**则连于会阴体，与肛门外括约肌和会阴浅横肌混合（图6-2）[28]。

女性的坐骨海绵体肌（以前称为阴蒂竖肌）形成三角形的外侧（图6-2）。这块肌肉沿着会阴外侧界，毗邻前耻骨支的骨脊，延伸至耻骨联合和坐骨结节之间。坐骨海绵体肌**向上**和**向前**终止于腱膜，与阴蒂足的两侧和底面融合。**向下**和**向后**则连于阴蒂足的表面和坐骨结节[28]。

会阴浅横肌形成三角形的底边。两块肌肉在坐骨结节之间共同跨越会阴外侧，在会阴体中线处与肛门括约肌和球海绵体肌会合（图6-2）。会阴深横肌位于浅横肌深面，是跨越了坐骨结节和阴道的较为宽阔的肌肉（图6-2）[28]。

男性解剖

男性球海绵体肌较女性更复杂，是围绕阴茎的尿道海绵体，是中央勃起结构，尿道从中通过。如前所阐述[4,29,39]这一肌肉对称的两个部分始于会阴体下，并且沿着正中缝走行。肌纤维以羽状向外和向上延伸，包绕后面大部的阴茎海绵体和前面的阴茎海绵体。一些纤维向上终止于肌腱的延伸部，覆盖阴茎的背侧血管[28]。胎儿5个月后形成肌肉环绕阴茎的球状体[73]。

男性的坐骨海绵体肌较女性更大，每侧坐骨海绵体肌向后附着于坐骨结节并且向前拐过会阴到达阴茎。向外穿过球海绵体肌，它终止于一个腱膜，并且与阴茎足的侧面或底面结合组成阴茎体[4,28,39]。

会阴深横肌在女性**向外**连于坐骨结节，但在男性肌肉交织于**中线**，球海绵体深处的腱脊处[28,29,39]。

骶尾腹侧肌

骶尾腹侧肌（前面的）存在变异，有研究表明110个成年人中102人有骶尾腹侧肌。主要由腱带与短的肌纤维[37]组成。发育良好的骶尾肌腹侧肌，垂直延伸到第四和第五骶椎两侧，从第一尾椎骨的前方以及骶棘韧带到第二至第四尾椎骨和骶尾韧带的前部[13,37,43,80]。骶尾腹侧肌可能分为内侧和外侧的肌纤维束。这种情况下，外侧的纤维束被认为是骶尾腹侧肌（压着尾骨外侧），内侧纤维是尾骨下肌肉（压着尾骨内侧）[37]。这些纤维可能是摆尾肌的进化残留。

补充参考资料

肛门括约肌

肛门括约肌描述如下[4,5,29',39]，横截面[23]、矢状切面[1,42,81]和冠状切面[27,83]。

肛提肌

在男性和女性，以层状描述肛提肌与其他会阴肌之间的关系[3]。如下面观[5,29,39]、上面观[2]所描述，它可分为 3 个部分：耻尾肌、髂尾肌和坐骨尾骨肌。分别显示肛提肌的横截面[21]、矢状面[1]、冠状面[27,38,83]及其骨性连接[44]。

尾骨肌

正中矢状面提供了一个从骨盆内观察尾骨肌的内视角[7,43,66,68]。它以横截面显示[22]并标记骨性连接[44,65]。

骶棘韧带，有助于触诊骨盆内深处肌肉时的定位，一并在此示例并描述[8,25]。

闭孔内肌

通常这块肌肉的解剖视角是从骨盆内部的正中矢状面来观察的[7,43,66,68]。这一视角也包括了尾骨肌。它显示了经髋关节的横截面[11]、经前列腺和坐骨结节的横截面[82]，包含所有肌肉的一系列横截面[18]，以及冠状面情况[27,38,83]。闭孔内肌的骨性连接被标注[9,44,70,72]以及闭孔内肌的坐骨囊情况[10]。

球海绵体肌、坐骨海绵体肌和会阴横肌

描述球海绵体肌，坐骨海绵体肌和会阴浅横肌在男性和女性与会阴其他层面之间的联系[3]，以及标示骨性连接[70]。这 3 块不含神经和血管的肌肉阐述如下，男性[4,29,41]（除了会阴前横肌[84]）和女性[6,30,41,86]。男性[40,89]显示神经和血管的这 3 块肌肉如下，除外会阴浅横肌[85]。男性和女性[19]的坐骨海绵体肌以横截面表示，以及男性球海绵体肌的横截面[20]和正中矢状面的情况[167]。

骶尾腹侧肌

退化的骶尾腹侧肌（一种摆尾肌肉的进化遗留）可由上向下在骨盆横截面[80]、矢状面[43]、冠状面[13,37]观察到。

3. 神经支配

肛门外括约肌受 S_4 分支以及阴部神经的直肠分支的一部分支配。内括约肌由自主神经系统的神经纤维支配[31]。闭孔内肌由闭孔神经支配，其包含来自 L_5、S_1 和 S_2 节段的神经纤维[32]。

肛提肌由 S_4 节段的神经纤维支配，有时也由经阴部神经丛的 S_3 或 S_5 节段的神经纤维支配[26]。刺激 S_3 腹侧神经根能使尿道外括约肌产生近 70% 的闭合压力，其余的 30% 通过刺激 S_2 和 S_4 脊髓神经根产生[50]。

尾骨肌由经阴部神经丛的 S_4 和 S_5 节段神经纤维支配[26]。

所有的会阴肌（包括球海绵体肌、坐骨海绵体肌、会阴浅横肌和会阴深横肌）都是由通过阴部神经会阴分支的 S_2、S_3 和 S_4 神经支配[28]。

S_4 和 S_5 节段纤维通常支配骶尾腹侧肌[37]。

4. 功能

目前参考文献只有应用于更浅层盆底肌肉及括约肌的肌电图研究。可以理解为，没有利用运动电刺激实验的相关研究。

肛门括约肌

临床经验结果以及肌电图[15]研究确认肛门括约肌处于持续紧张性收缩状态,随绷紧、说话、咳嗽、大笑,或举重而增加。睡眠期间,紧张性收缩将落到一个很低的水平,在排便期间被强烈抑制。它有很强的自发复原效应,并伴随会阴肌的普遍收缩,尤其是尿道括约肌[15,16]。

肛提肌

一般情况下,耻尾肌和肛提肌的髂尾肌支撑和轻微提升盆腔底,阻止腹内压的增高[26]。在男性,更靠前(内侧)的耻尾肌部分,有时称为前列腺提肌,它能在前列腺周围形成吊索,并对其产生特殊的向上的力。相应地在女性,也称为耻骨阴道肌,可以收缩阴道口。在耻尾肌较靠后的耻骨直肠肌纤维,能在肛门周围形成吊索,并在结构上与肛门括约肌相连续,当肛门括约肌收缩时[34],肛门也会收缩。这一部分肛提肌的强烈收缩有助于排出粪便。更靠前的尿道周围纤维收缩,在排尿结束时有助于排空尿道,并被认为在咳嗽或打喷嚏时,能防止尿失禁。

耻尾肌的肛门周围和尿道周围区域组织学比较揭示,尽管尿道周围区域纤维大多都是1型纤维(氧化代谢型),仅4%是2型(糖酵解型)的纤维,而肛门周围区域23%是2型纤维。肛门周围更高比例的2型纤维表明,与尿道周围持续的收缩相比[34],它的作用在于偶尔强力收缩。同一研究团队[46]在随后的一项研究中提出,尿道外(自主)括约肌只具有1型纤维。

新近研究[53]指出,很大比例的1型(慢颤搐)纤维与改善盆腔脏器支持有关,尤其是在腹内压增加的情况下。较大比例的2型(快速颤搐)纤维能改进尿道周围的节制机制,在机械压力下,能增加尿道闭合。

对24位正常女性(约半数为经产妇)的肌电图研究中得出,在膀胱截石位,没有一位能放松肛提肌的耻尾肌部分,而其中一些女性能够完全放松尿道括约肌[16]。

尾骨肌

解剖学上,尾骨肌前拉尾骨,并且支撑骨盆底,抵抗腹内压[26]。尾骨肌也能稳定骶髂关节[64],并有强大的杠杆作用旋转骶髂关节。因此,尾骨肌的异常肌紧张很容易使骶髂关节处于被动位置。

闭孔内肌

闭孔内肌是下肢肌肉,在骨盆中没有运动功能。如本书第十章指出,闭孔内肌是大腿外展时,大腿最强的外旋肌肉;当大腿屈曲时,这块肌肉便成为臀部的外展肌[32]。

球海绵体肌、坐骨海绵体肌和会阴横肌

在男性,球海绵体肌收缩可以有助于在排尿结束时排空尿道[28]。阴茎勃起主要是自主神经控制下的一种血管反应[12,75],但球海绵体肌前、中纤维和坐骨海绵体肌可通过反射和自发的收缩使阴茎球部勃起组织和背深静脉压缩,从而有助于勃起[17,28,51]。在女性,这块随意肌的收缩可以压缩阴道口,并通过背深静脉的压缩而有助于阴蒂的勃起[28]。

男性坐骨海绵体肌收缩可通过延缓

阴茎内的血液回流,而有助于保持和增强阴茎勃起。在勃起期间,海绵窦内的压力,与坐骨海绵体肌自发肌电活动的持续时间密切相关[54]。改变阴茎头上压力能反射性地激活坐骨海绵体肌。在性交过程中阴茎头的压力刺激有助于勃起过程[55]。女性坐骨海绵体肌作用相似,通过延缓阴蒂足的血液回流,而保持阴蒂的勃起[28]。

两对横向会阴肌形成一个肌肉吊索,使会阴体处于两坐骨结节之间。两侧浅层和深层会阴横肌的收缩有助于固定会阴体于肛门和生殖器之间的中线,并支撑骨盆底。男性和女性,所有的会阴肌一般作为一个单元收缩。肌电图研究表明,并非不可能,但选择性收缩个别会阴肌是很困难的[15,16]。

5. 功能(肌牵张)单位

盆底肌肉,尤其是肛门和尿道括约肌和肛提肌,它们的功能是联系在一起的。生殖器球海绵体肌和坐骨海绵体肌的收缩几乎是不可能与括约肌活动脱离的。

髂尾肌和肛提肌的上部耻尾肌是尾骨的强大屈肌。这个动作的对抗肌,是同样强大的臀大肌,它通过纤维连于尾骨的背外侧面[65]。纤维的作用是横向定向并形成臀沟。与肛提肌的单独作用相比,肛提肌和臀大肌的协作能使肛门最有力地收缩(闭合)。当肛门需要最大程度的收缩时,臀大肌能起到有力的作用。

闭孔内肌的功能与大腿其他外旋肌有关,如本书第十章的阐述。

6. 症状

有肛门括约肌触发点的患者主要抱怨肛门区域定位模糊的酸痛,并可能有排便的痛苦。

对于女性,球海绵体肌的触发点会导致性交困难,尤其是在插入时,会阴区有酸痛。男性的这些触发点会导致阴囊区疼痛,坐位勃起时的不适感,有时还会导致阳痿。

坐骨海绵体肌的触发点同样引起会阴部疼痛,但不太可能影响性交。

累及闭孔内肌会引起疼痛和直肠的充胀感,疼痛偶尔会延伸大腿后侧[56]。它的牵涉痛也可能至阴道[53]。

肛提肌被认为导致会阴区牵涉痛最可能的原因。其牵涉痛,可能会表现在以下几个部位:骶骨[62]、尾骨[62,77,94,95]、直肠[62,71,87]、盆底或直肠周围[62,71]、阴道[95]或下腰部[77]。这些肌肉的牵涉痛,会使患者感觉坐位不适[71,77,87],仰面躺下[94]或排便[87]的时候疼痛可能会加重。

尾骨肌的肌筋膜触发点与肛提肌触发点一样被认为是导致疼痛的原因,疼痛牵涉至尾骨、髋关节或背部。这种疼痛使患者不能久坐[77]。这块肌肉的触发点可能导致孕晚期和分娩早期肌筋膜背痛。在1350位因不孕不育就诊的妇女中,尾骨肌压痛和肌肉痉挛(紧张)常常是造成下腰痛的关键因素[64]。

鉴别诊断

接下来对不能用常规检查和诊断程序结果来解释的尾骨痛和骨盆内疼痛的原因进行讨论。

骨盆外肌最常在骨盆内产生牵涉痛的是大收肌(见第十五章,图15-2)。

有关描述大范围的骨盆肌肉组织肌

筋膜疼痛综合征的表现：尾骨压疼[57]、尾痛症[33,35,77,94,95,100]、尾骨肌痉挛[64]、提肛综合征[47,74,76,87,92]、肛提肌综合征[71]、提肛痉挛综合征[91]、肛提肌痉挛综合征[62,103]、盆底紧张性肌痛[89]、盆底综合征[63]、骨盆疼痛综合征[90]、痉挛性肛痛[36,49,79,93,96,101]、闭孔内肌痉挛[56]。

尾痛症

虽然字典里尾痛症的定义是"尾骨区域的疼痛"[14]，有些作者[57,59,77]明确地指出了他们认为"真正的"尾痛症是由外伤造成的和其他因素导致的尾骨区域牵涉痛或压痛之间的区别。其中一类情况是有肌筋膜疼痛综合征。很多作者将非压疼尾骨（背侧面）区域的疼痛与肛提肌[59,77,87,94]，尾骨肌[64,7,94]，臀大肌[59]的异常紧张和明显压痛相联系起来。Pace[77]和Long[63]明确认为尾痛症是由骨盆肌肉肌筋膜触发点引起的。

肛提肌综合征

许多骨盆的疼痛，明确地被认为是肛提肌导致的：提肛痉挛综合征[91]、肛提肌痉挛综合征[62,103]、提肛综合征[47,87]以及盆底综合征[63]。

肛提肌痉挛综合征[62]会导致骶骨、尾骨、直肠以及盆腔隔膜的疼痛。诊断通过直肠检查"痉挛"，盆底肌肉（耻骨直肠肌，髂尾肌和尾骨肌）压痛的检查结果。梨状肌不包括在该组中，它的疼痛牵涉至臀部和大腿向下[33,62,63,91,95]。

肛提肌综合征[62]在一项物理治疗服务的31位患者中得到验证。患此综合征的大部分患者为女性（比例为90%）。疼痛位于骶骨的患者（比例为100%），盆腔隔膜（比例为90%），肛门区域（比例为68%），在臀区（比例仅为13%）。双侧肛提肌有压痛和"痉挛"症状的比例占55%。所有患者指检后骶骨区域都会有剧烈的疼痛，持续5~10min。患有此病的女性若试图性交，43%会有性交困难。40%的患者会出现肠功能紊乱（便秘或次数增加），但没有排便时疼痛的经历。20%的患者抱怨坐立时会疼痛。只有10%的患者对肛提肌的按摩治疗无效，74%的患者接受按摩后症状消失或只有很轻微的残余症状。

盆底综合征[63]患者的疼痛牵涉许多不同的组合：臀部、骶骨下部、臀部外侧以及大腿后部，由梨状肌、尾骨肌、肛提肌产生的痛。当患者坐在坚硬的表面或者从椅子上坐下、站起来的时候，他们都会抱怨疼痛。对相关肌肉的指检可发现局部疼痛的触发区域和相关肌肉的紧绷、纤维状、结节状的感觉。

痉挛性肛部痛

原因不明的肛门部肌肉疼痛性痉挛定义为痉挛性肛部痛[14]，它以没有明确局部损伤下，肛门直肠疼痛的发作为特征[79]。这种情况并不少见，13%~19%的表面上健康的被调查者具有痉挛性肛部痛的症状，尽管他们每年发作的次数少于7次[79]。这种疼痛发作不规律，通常与患者的活动和状况没有联系[79]。有早在13岁肛部痛发生病例[101]。具有这种症状的一位内科医生对它进行了生动逼真的描述[93]。

关于大多数"特发性"疾病我们已经

了解许多,他们在一个主题下代表多种情况的综合表现。痉挛性肛部痛也不例外。前面提到的肛提肌综合征和尾骨痛,如Thiele[94,95]描述的,具有痉挛性肛部痛显著的相似性。

两项研究发现了引起痉挛性肛部痛明确原因的证据。一项研究[49]报道了2名经历复发性疼痛的患者,通过插入仪表化的气球测量他们直肠和乙状结肠中的压力。观察到直肠中很小的压力变化与疼痛的发作没有关系,但乙状结肠中间歇的压力峰值与疼痛的发作有关系。压力峰值越大,被试者在峰值前很短时间发生的疼痛就越可能被确定。这项研究强有力地指出疼痛的原因是乙状结肠壁的肌肉收缩而不是肠腔内部的压力。肌紧张刺激导致的触发点可能存在于平滑肌、结缔组织间隙或肠壁内层。当某物在肠腔内产生压力时,增加的腔内的压力很有可能加剧位于肠黏膜上的触发点。这可能是肠内的触发点与实验研究相一致的一个例证。

在另一项研究中,Douthwaite[36]报道了10位内科医生在痉挛性肛部痛发作时对自己的检查。没有发现肛门括约肌的痉挛。他们确实触诊到肌紧张、紧张性带,位于直肠的一边或者另一边,即定位于肛提肌。这些发现与肛提肌触发点相一致。一些患者会产生伴随性交发作的痉挛性肛部痛,Peery[79]假定这样的疼痛来源于性高潮后直肠括约肌过度和持续的收缩。这样的疼痛也可能来源于肛门括约肌、球海绵体肌或者坐骨海绵体肌的触发点。口服可乐定能帮助缓解疼痛[93],吸入沙丁胺醇也被推荐使用[102]。

骨盆底紧张性肌痛

Sinaki和她的同事[89]把骨盆底肌肉组织各种综合征:梨状肌综合征、尾骨痛、肛提肌痉挛综合征和痉挛性肛部痛合并为一种形式——盆骨底紧张性肌痛。他们观察在Mayo临床物理治疗和康复部的患者,94位患者几乎全部介于30~70岁,大部分处于40~50岁,妇女占了83%,也是患有肛提肌综合征女性患者的一般比例[91]。有尾骨部位疼痛和直肠或阴道部位严重不适突出症状的患者分别占82%和62%。排便引起的疼痛占33%。在直肠检查中,所有患者都有盆底肌压痛。这项检查使梨状肌、尾骨肌、肛提肌、骶尾部韧带、附着于骶骨和尾骨的肌肉或者它们之间联合导致局部压痛。很多患者在压痛肌肉上可能有肌肉筋膜的触发点,但在按压压痛点时并未提及是否有紧绷条带或产生牵涉痛。

皮肤触发点

大家都很熟悉外科手术切口产生的瘢痕组织上的触发点,但发生在子宫切除引起的阴道口却非常麻烦[90]。这些触发点通常与阴道壁上的其他触发点相联系。据报道,阴道壁触发点与下腹部和子宫宫颈旁区域的牵涉痛有关。这种疼痛被患者描述为一种熟悉的情况,如"卵巢痛""经期痛"或"膀胱痉挛"。向这些触发点施加压力可以再次产生那些症状[90]。阴道壁触发点可能与皮肤触发点或结肠的触发点(参见这部分前面的内容"痉挛性肛部痛")类似。

皮下脂肪组织中的非肌筋膜触发点

已经被报道[57]，Dittrich[35] 指出了覆盖骶骨上的脂肪垫触发点，牵涉至尾骨区域引起尾骨痛。Pace 和 Henning[78] 描述了压痛触痛，可触及结节的骶骨上脂肪瘤，它牵涉至大腿外侧的疼痛。Slocumb[90] 报道了骶骨上组织的触发点，注射治疗对其有效，尤其当施压后再次产生与刺激腹壁和阴道触发点相似疼痛的时候。

关节功能失调

在骶髂关节，继发于关节功能障碍的肌肉痉挛和压痛可能与尾骨和下腰痛有关。相反，附着于尾骨的肌肉紧张可能破坏骶髂关节稳定性[84]。腹侧尾骨压痛常与骶髂关节的僵硬有关[57]。Lewit[59] 发现在触诊尾骨腹侧有压痛的患者中，只有 1/5 的患者有尾骨的疼痛，而大多数是感到下腰痛。

髋骨上斜或剪切功能障碍[48]，（髋骨相对于骶骨向上移位）是下腰痛和腹股沟痛的重要来源。整形外科诊治的 63 名患者，因为疼痛和发现髋骨的上斜功能障碍进行了检查，最主要的主诉疼痛部位是下腰和腹股沟（50%）[52]。在第三章第 25～26页，对下腰部小关节功能障碍的疼痛特点进行了讨论和说明，可能与盆腔内肌肉牵涉痛相似。

7. 触发点的激活和持续存在

严重摔伤、车祸或骨盆手术可以激活骨盆底肌肉的触发点。这些患者常常不能确定具体的起因。仅 1/5 下腰痛和腹侧尾骨痛的患者，创伤被确定是这种疼痛的原因[59]。肛提肌的触发点是一直存在的，长时间维持一个下滑的坐姿可能激活触发点。Thiele[95] 以放射影像证实以一个下滑的姿势坐在一个坚硬的表面会引起尾骨关节急性成角。显然，被挤压的臀大肌将压力传递到尾骨。Thiele 将 325 个尾痛症患者的 32% 归结于由这种姿势所引起。Cooper[33] 认为长时间以一个懒散的姿势看电视是 100 个尾痛症中 14% 患者的原因。Lilius 和 Valtonen[62] 认为这种姿势是肛提肌痉挛综合征的一个重要原因。在那些不知病因的患者中，引起肌肉的过度应激和触发点的原因可能是营养不良或其他全身性的长期因素（见第一册，第四章）[98]。

骶髂关节[57]、骶尾关节、腰骶关节的关节功能障碍可能是这些盆底肌触发点加重的潜在原因。

慢性痔疮可能会加重相关肌肉的症状[62]。骨腔内的慢性炎症，如子宫内膜炎、慢性输卵管卵巢炎、慢性前列腺精囊炎[62] 以及间质性膀胱炎[61] 可能引起牵涉痛和盆底压痛，并与肛提肌痉挛综合征相关[82]。然而，其他共存的盆腔疾病，包括卵巢囊肿、盆腔粘连、子宫肌瘤都不会影响在肛提肌、尾骨肌肉或子宫切除后阴道断端瘢痕的触发点局部注射治疗的有效性[90]。

8. 患者检查

盆底肌肉存在触发点的患者可能出现行走僵硬，坐下很谨慎的行为，往往半边臀部靠近椅子的边缘[94,95]。患者转换坐姿频繁，并且在长时间坐位后，从椅子上站起常常引起明显的疼痛并且更费力[95]。

如果闭孔内肌有激活的触发点，那么活动的伸展范围会有一定的限制。临床医生通过检查仰卧患者髋部伸直时大腿内旋受限情况来进行判断。大腿弯曲90°,然后内收,可使闭孔内肌获得很好地伸展。然而,这个动作也使梨状肌,孖肌和闭孔外肌肌肉紧张。

正常情况,骶尾关节是可以自由移动的。尾骨通常伸展大约30°的弧,弯向外侧可产生自中线约一厘米的倾斜。女性的移动性比男性要好[95]。尾骨肌肉的双侧紧张往往会使骶尾关节弯曲。一边尾骨肌肉的紧张会将尾骨拉向一边[95]。

Lewit[57,59]等强调患者时常抱怨下腰痛时尾骨尖端内侧有显著的压痛。在这些病例,尾骨前弓位(向骨盆牵拉), 但背侧表面无压痛,并且骶尾关节运动也无疼痛。由于这个前弓弯曲以及邻近的臀大肌的张力过高,检查者很难达到尾骨尖端下方,那里腹侧面压痛敏感[57]。因此,这个压痛很容易被忽略。然而,当出现时,强烈提示需要做盆内检查以确定原因,如下一节所述。

如本书第四章所描述,这有助于筛查骨盆倾斜和骨盆不对称,也有助于发现骨盆关节功能障碍[48]。

9. 触发点检查

为了定位骨盆肌筋膜的触发点,骨盆肌肉可以分三类:会阴肌肉,盆底肌肉,骨盆壁肌肉。盆腔内的肌肉可以通过直肠检查。不幸的是,传统的直肠检查不包括肌肉的辨别[24]。随后考虑了阴道检查的特殊功能。对于直肠检查,患者需要截石位仰卧,如无搁足板,以Sim式的半俯卧位置。最好是用手检开始,朝向有症状的一侧手心向上。如果在这侧发现触发点,明智的做法是检查对侧的骨盆进行比较,此

时用另一只手更有效率。用一只手来对两侧骨盆的肌肉进行充分的直肠检查是困难和不合适的。

骨盆底肌肉

骨盆底肌肉常受触发点影响,最早充分了解的是肛门括约肌、肛提肌和尾骨肌肉。尽管肛提肌和尾骨肌覆盖骨盆底的大部分,骨盆内直肠指检以肛门括约肌开始。

肛门括约肌

当患者肛门括约肌有触发点时,即使非常小心地进行指检,患者还是会感到痛苦。首先,临床医生会检查肛门口有无内痔,这表示肛门括约肌长期存在触发点。使用润滑油涂到戴手套的手指和肛门口。通常,当检查者插入手指时,他或她会向肛门一边**轻轻**施压来帮助肛门括约肌放松。但是,如果不小心压到肛门括约肌的触发点,将会加剧疼痛。如果肛门括约肌过于紧张或有压痛时,当医生向肛门口缓慢插入检查的手指时,不必向一侧施压,患者可向直肠施加压力以促进括约肌松弛。

当检查者轻轻地弯曲指尖,可以感觉越过肛门括约肌。手指先通过外括约肌,然后是内括约肌。手指沿括约肌向后退一半,沿括约肌每1/8圈(位于12点、1点半、3点等位置)**轻轻**按压,以找到可能的触发点压痛。当手指在一个方向上定位压痛,检查该肌肉最显著的压痛点位置。如果触发点不是十分紧张或患者能忍受继续施压,可以找到相关的紧张带。如果肌肉强烈收缩,患者可以通过屏气用力使之放松,

这可使紧张带和松弛的纤维对比更显著，更易于辨认。若存在紧张带，通常环绕肛门 1/4 至半圈。这些紧张带通常是很多的。

当肛门括约肌存在激活的触发点，它们的压痛会妨碍进一步对骨盆内肌的直肠检查。手指活动和附加的压力是令人难以忍受的。女性则可采用阴道检查代替。然而，肛门括约肌触发点未激活，才可对患者骨盆内触发点进行检查。

骨盆内定位

确定相关的骨性和韧带标志对触诊法确定骨盆内肌肉非常有帮助。为了定位的目的，确定肛提肌附着结构很有用处（图 6-2、图 6-3 和图 10-5）[2]。

通常，尾骨和骶骨的腹侧面中线处没有肌肉。当患者直肠检查时，手指和这些骨之间只有直肠壁。尾骨尖中线以下（远端），肛尾体（通常触诊很难分辨）延伸至肛门括约肌，并连接肛提肌中大部分的耻尾肌。直肠前面有一类似结构，会阴体，有球海绵体肌、会阴横肌和肛门括约肌附着于此。

检查尾骨的活动度则相对简单。一手示指自内、拇指自外抓住尾骨屈曲，伸展和侧向弯曲，检查关节的柔韧性。所有的尾骨关节都是可活动的。最邻近、可活动的关节通常是骶尾关节。

骶尾关节水平，跨越骨盆的一条坚韧的肌腱边缘确定了骶棘韧带的下缘（图6-3）。这一边界常常被清楚地描绘。它有时向下覆盖肛提肌的髂尾肌边界，向上覆盖尾骨肌边界。外侧，韧带终止于一个可触及的坚硬的骨性隆起，坐骨棘，肛提肌的腱弓也连接于此[2]。至少腱弓的后半部分可触及，它环绕骨盆连接前部的耻骨。腱弓在闭孔隔膜前缘变得难以分辨。这个腱弓为肛提肌中髂尾部分的外侧连接，因此，这部分肛提肌位于其下。闭孔内肌延伸至肛提肌腱弓的上面和下面。在腱弓之上，闭孔内肌可直接触及，但在腱弓之下，它只能通过肛提肌触诊。

仅在坐骨棘尖端尾侧可感到经肛提肌，坐骨小孔开口位置有一处柔软点。

肛提肌

耻尾肌最内侧和前方部分环绕泌尿生殖道并收缩女性阴道（耻骨阴道肌），提拉男性前列腺（前列腺提肌）。耻尾肌的后部（耻骨直肠肌）在肛门外括约肌水平环绕直肠；它可提拉并帮助收缩肛门。双侧肛提肌的髂尾肌部分在髂骨和尾骨之间形成一悬带，支撑盆底并将尾骨拉向内。在直肠或阴道检查时可触诊到该肌肉收缩。

肛提肌的触诊始于感到肌纤维末端压痛。接着，检查者手指滑过肌肉的中腹部，自会阴体移至骶棘韧带中间，感觉预示触发点的局部压痛和紧张带。在可及的更高位置，从一侧到另侧滑动180°，检查者可以触及肛提肌和尾骨肌的所有纤维[95]。Thiele[95]表述了这一技术。他指出了松弛肌肉之间存在如紧张绳索样的独肌束的高发生率，并报道了有时整个肛提肌都是紧张的，像一层坚韧的片状肌肉，延伸其腱弓至骶骨，尾骨和肛尾韧带[95]。一个相似的梨状肌检查如图 10-5 所示，并标注有用的解剖标记。向肛提肌触发点施压几乎总能使患者再次产生疼痛，常在尾骨区域。

当检查者发现压痛点似乎在腱弓下肛提肌外侧部分时,小心检查以确定该压痛不是由于闭孔内肌的触发点引起。这两个肌肉可通过触诊区别,如请患者紧压直肠指检的手指(肛提肌的作用),放松,然后外展屈曲的大腿或在对抗同侧阻力的情况下外旋伸直的大腿(闭孔内肌的作用)。肌肉紧张性增加提示肌肉的收缩。

尾骨肌

尾骨肌主要在骶尾关节水平触诊(图6-3)[2]。大多肌肉在检查者手指和骶棘韧带下之间。一些患者,此肌与韧带相缠绕,其尾端常可清楚触及。不同于坚韧的韧带,紧张带及其触发点可通过触诊肌纤维简单地识别。

偶尔,尾骨肌纤维的一个厚条带越过中线,在此可容易触诊以区分骶骨最下部或尾骨最主要区域。

附着在骶骨和尾骨外缘的臀大肌相应地邻近附着在这些骨内缘的尾骨肌[65]。

Malbohan 及其同事[64]发现:1500 名下腰痛患者中,仅有小部分没有经历过内压增加所致的尾骨痛。作者将这种不适归为尾骨肌压力增加所致。但是,这同时会拉伸肛提肌的髂尾部分,它也连于尾骨。若存在沿尾骨边缘的压痛,提示肛提肌肌肉肌腱联合,尾骨肌肌肉肌腱联合(图6-3)或骶尾肌腹侧面的压痛[13,37]。

盆壁肌

闭孔内肌是盆壁肌的一种,覆盖小骨盆的前外侧。从上往下观察骨盆,可见大部分闭孔内肌被肛提肌所覆盖(见图10-5)。闭孔内肌自坐骨小孔出骨盆,两侧连接骶棘韧带和骶结节韧带。骶结节韧带与坐骨结节相连,后者在体表易于辨认。另一种主要的盆内肌为梨状肌,位于骶棘韧带头侧,可见本书第十章。若存在骶尾腹侧肌,则可沿骶骨和尾骨下缘触及其纵形纤维。

闭孔内肌

骨盆上面观可见闭孔内肌后部的触诊需经肛提肌[2](见图10-5)。经肛门的额切面[27]同样说明了这一点,且显示了这些肌肉与腱弓的关系。经前列腺的额切面[82]和横切面[83]描述了如何自前列腺两侧(或阴道)通过肛提肌的薄层肌触及闭孔内肌后部厚层肌。

当手指在肛提肌腱弓上方的骨盆外侧壁,自坐骨嵴向耻骨方向滑动时,所发现的任何压痛点或紧张带都在闭孔内肌上。闭孔内肌自坐骨小孔出骨盆,出口点位于腱弓下坐骨嵴顶点下方(尾侧)。由于该部位是闭孔内肌肌肉肌腱连接处,其大部分肌纤维均出现在该部位,因此该点需重点检查,以发现任何压痛,明确任何可能在闭孔内肌存在的触发点。该部位的压痛类似它与小转子的附着处上方,腰大肌肌肉肌腱连接处的压痛(见第五章)。

梨状肌

请参阅本书第十章中有关梨状肌骨盆内检查的内容。其直肠检查方法如图10-5所示。

骶尾腹侧肌

若骶尾腹侧肌(当其存在时)存在触

发点,检查者可沿骶骨下部或尾骨发现与脊柱长轴平行的紧张带,其上可有压痛点。肛提肌和尾骨肌纤维亦可引起尾骨边缘的压痛,但其压痛部位更贴近脊柱右侧角。按压在骶尾肌激活的触发点上可能再次引起尾骨的疼痛。

阴道检查

女性球海绵体肌的触发点通过阴道检查就可获得满意的结果。检查时患者应取截石位。球海绵体肌和肛提肌的阴道提肌一起包绕阴道口。这些肌肉可定位,通过让患者阴道紧缩握住检查者手指可评估肌力。肌筋膜触发点可减弱上述肌肉的肌力。这些肌肉触发点的检查通过每一个阴道口外侧壁中部采用轻柔的钳触法。如该处存在 TrPs,则可清楚描述其紧张带,具有紧张性,紧张带上有触发点,加压后通常可再次引起阴道和会阴部疼痛,患者可有疼痛主诉。

检查者可通过直接按压对应于耻骨边缘的远端阴道内外侧壁来检查坐骨海绵体肌。正常情况下,坐骨海绵体肌及其所覆盖的阴蒂足并不紧张。如存在激活的触发点,加压后可引起会阴区牵涉痛。

与直肠检查相比,阴道检查的优点在于检查者可更进一步深入骨盆检查尾骨肌和梨状肌。如检查者将两个手指置于骨盆外侧壁耻骨弓内缘上方闭孔膜上,位于上方的手指置于闭孔内肌前部,下方的手指可触及肛提肌。如这部分前述肛提肌讨论内容,此法可用于辨别这些肌肉。此外,检查者还可通过肛提肌的横向走行来辨别闭孔内肌前部纤维的后倾角,这在直肠检查中更难实现。检查者还可在骨盆更上方触及坐骨崤前方,较大的后部闭孔内肌。

经阴道比经直肠更难进行尾骨区和尾骨肌的触诊。因为经阴道检查者必须透过两层直肠黏膜和一层阴道黏膜方可触及。为实现骨盆内肌肉骨骼结构的最佳定位,需同时联合直肠和阴道检查两种方法。

会阴肌

会阴肌包括会阴横肌、球海绵体肌和坐骨海绵体肌。会阴肌位于最表浅部位,有助于支撑盆底。如无紧张带,则很难识别这些肌肉。紧张带与肌纤维走行方向平行。在男性和女性,双侧坐骨海绵体肌为耻骨弓提供了框架,在耻骨联合下毗连会阴。

外观检查，男性

理想状态下,患者应取截石位,双足置于踩蹬上。如无法实现,则应仰卧位躺下,将膝关节提起靠近腋窝。用毛巾作为吊带将睾丸提起[4,39]。透过睾丸间的阴囊皮肤,在肛门和阴茎根部之间中线位置可触及阴茎球。球海绵体肌纤维呈翼状成角环绕阴茎球,圆周环绕多于纵形环绕。若阴茎球有至少部分肿胀,可容易地发现紧张带和触发点压痛,这也是一个有力的证据反对平面触诊。在阴茎球任何一侧,坐骨海绵体肌向上向内成角。

会阴浅横肌一般很难通过触诊来辨别,除非其存在紧张带。其肌纤维起自两侧的坐骨结节,止于位于肛门和阴茎球之间的纤维状会阴体。为感受坐骨海绵体肌上存在的紧张带和定位触发点压痛,有时需将一个手指置于直肠内并加压,另一手指在外部感受其反压力。

外观检查,女性

对于女性而言,截石位双足踩于踏足蹬上同样是检查盆底浅表肌的最佳体位。这些浅表肌肉中,通常只有坐骨海绵体肌和会阴横肌可通过外部触诊进行识别,其前提是这些肌肉上存在紧张带和压痛的触发点。这些肌肉间的关系已清楚地绘成图[30,41]进行了逼真的描述[6]。

坐骨海绵体肌及其触发点很容易通过阴道检查进行定位。坐骨海绵体肌的位置紧靠并沿着大部分的耻骨联合下方耻骨的会阴缘。阴道检查过程中,平触法按压阴道中部水平的耻骨缘和肌纤维走行右侧角,存在紧张带就是证据。

与男性一样,两侧的会阴浅横肌跨越中央的会阴体和外侧的坐骨结节。触诊需在肌纤维走行的右侧角进行,为更有效地辨别紧张带,触诊压力应轻柔。

10. 神经卡压

目前尚未有报道称这些盆部肌肉中出现神经卡压现象。但如本书第十章所述,坐骨小孔处存在的潜在神经卡压与坐骨大孔处坐骨神经受压的情况类似。坐骨小孔边界较为稳固,不易改变:一侧由坐骨骨性结构围成,另一侧则有坚韧的韧带、骶结节韧带和骶棘韧带构成。由于骶结节韧带和骶棘韧带在相交时互相融合[25],当坐骨小孔被完全填满时,没有多余空间可以释放压力。阴部神经、阴部内血管、闭孔内肌及其肌腱均穿过该孔。这里,闭孔肌常常变成主要是肌腱组织。但

如果闭孔内肌存在触发点、肌纤维缩短、肌膨胀,就可能有较多肌纤维穿过坐骨小孔的对阴部神经和血管产生卡压。这也是出现不明原因的会阴部疼痛或感觉迟钝可能的原因。

11. 相关触发点

会阴肌(如肌球海绵体肌、坐骨海绵体肌和会阴横肌)上的肌筋膜触发点可能表现为单一的肌肉综合征。另一方面,盆底肌(如肛门括约肌、肛提肌和尾骨肌)更常见为多肌肉受累。肛提肌张力升高通常与臀大肌张力升高一同出现[58,60]。

闭孔内肌和梨状肌同为下肢肌,因此两者的触发点也倾向于一同出现,且与髋关节外旋肌相联系(如孖肌、闭孔外肌和股四头肌)。

12. 牵拉下的间断性冷喷疗法

牵拉下的间断性冷喷疗法不适用于骨盆内肌触发点的治疗。但人们发现其他的治疗技术对这些肌肉综合征有一定疗效:按摩、肌牵张法、等长收缩后放松肌肉、高伏特脉冲电刺激、超声和姿势矫正。

按摩

Thiele[95]用经典的插图描述了检查和经直肠按摩治疗肛提肌和尾骨肌的方法。他建议沿肌纤维长轴,自其起点至嵌入点进行剥离法按摩(类似于磨直形剃刀的动作),使用患者能忍受的中等程度疼痛的压力按摩。嘱患者在按摩过程中尽量忍受疼痛,以更好地放松肌肉。骨盆每一侧重复按摩10~15次,治疗需每天进行,连

续 5 天或 6 天。研究发现每周 1 次或 2 次治疗并无效果。223 例尾痛症患者接受上述治疗方法,结果显示 64% 患者"治愈",27% 患者的症状得到了改善[95]。

Malbohan 和其同事也报道了通过按摩这些肌肉成功治疗近 1500 例由尾骨肌痉挛引起下腰痛患者[64]。Cooper[33] 报道称,62 例尾痛症患者中 81% 通过 Thiele 法按摩后疼痛得到了缓解,而在另外 28 例患者中,研究者采用指导患者取正确坐姿的措施,结果显示有更高百分比的患者症状得以缓解。Grant 及其同事[47] 发现每隔 2~3 周进行 2~3 次肛提肌按摩联合热疗和地西泮的方法可使 63% 的提肛综合征患者获得良好的效果。

对那些可触的肌筋膜触发点,剥离法按摩是使其失活的有效方法。按摩会感觉疼痛,但当其他治疗方法都无效时,其仍然有效。要能够辨别紧张带和触发点,需要集中注意和准确地将其手指置于疼痛的起源位置,治疗其来源直至问题得到解决。

肌牵张法

2 位作者提到以"牵张痉挛肌"[62] 和"推回尾骨"[64] 牵张肛提肌的治疗方法。向背侧移动尾骨以牵张肛提肌的方法可归为按摩步骤的一部分。

等长收缩后肌肉放松是一种更加复杂的肌牵张技术,如下所述。

等长收缩后肌肉放松

等长收缩后肌肉放松(或轻度力道下收缩-放松)方法的原理在本书第二章第 10~11 页有描述。Lewit[58] 描述并用插图

说明了此法对尾骨区疼痛伴有尾骨压痛和肛提肌及臀大肌紧张性均增高的患者是一项有价值的治疗。患者取俯卧位,踝部外旋,使臀大肌部分被牵张。医生站于患者大腿旁,前臂交叉,手掌分别置于相当于患者肛门水平的两侧臀部,以提供相同阻力。告知患者会被轻轻用力使两侧臀部内聚,并持续 10s,然后放松。肌肉放松时,医生感受臀大肌最初张力的消失。如此重复 3~5 次后,尾骨腹侧面的外部触诊通常变得更容易进行,且无痛感。患者可将这种等长收缩技术作为家中自我治疗的方法。胚胎起源过程中,与尾骨附着的臀大肌肌纤维与其他臀大肌肌纤维是分开[97] 的,这可能与这部分肌纤维等长收缩治疗的有效性相关。

Malbohan 和其同事[64] 提出了尾骨痛联合治疗的要点。除上述所述等长收缩后肌肉放松的疗法和肛提肌、尾骨肌按摩疗法外,还采用了尾骨附着肌的等长放松疗法。方法是收缩组成盆膈的所有肌肉,然后放松时人工辅助将尾骨推回(背脱位)。该技术可被动牵张附着于尾骨和肛尾体的那部分肛提肌。

高伏特脉冲电刺激

许多关于肛提肌综合征的报道描述了直肠插入电极进行高伏特脉冲电刺激治疗的有效性。刺激频率设置为 80~120Hz,电压设置在患者最大接受范围内,100~400V。多数作者提到治疗时间为每次 1h,每天或每隔几天重复进行,3~8 次。研究的详细内容已由 Morris 和 Newton 总结[71]。43%~90% 的患者获得了良好或很好的治疗效果[92]。而无肛提

肌综合征的患者或仅为次要诊断的患者治疗效果较差。所有这些研究均未设置对照。

这种电刺激法使肌筋膜触发点失活的原因目前尚不清楚。可能是节律性收缩增加了局部血流,有助于保持肌节长度相等。肌肉电刺激会影响神经纤维,可能帮助破坏维持局部触发点机制的反馈回路。这些因素均有待进一步研究。

超声波

Lilius 和 Valtonen[62] 报 道 称 采 用 超声波治疗 24 例肛提肌痉挛综合征患者,75% 的患者症状消失或仅有轻微的持续症状。他们采用 1~2.5W/cm^2 的超声波在肛门周围的会阴区治疗 5~10min,连续15~30 天。

坐姿

正因为 Thiele 用放射影像证实患者呈下滑状坐位姿势时,尾骨的急性成角,并且他患者对这种有害姿势的矫正感觉效果非常好,Thiele[95] 一再强调矫正患者坐姿对治疗尾骨痛的重要性。而矫正坐姿后他发现患者均得到了良好的治疗效果。他认为324 例患者中有 31% 患者的症状是由坐姿不正引起的。Cooper[33] 在其研究中发现100 例患者中 14% 患者的尾痛症是由于下滑状坐姿引起。其他作者指出应指导有这种坐姿的尾痛症患者直立坐姿[62]。

13. 注射和拉伸

一般而言,只有会阴肌和肛门括约肌可采用注射治疗。然而只有当其触发点和紧张带明确触及并精确定位的情况下方可采用注射治疗。触发点注射治疗的原则见第一册,第 74~86 页[98]。为坐骨海绵体肌(无论男女)和男性球海绵体肌的注射,医生采用平触法定位触发点。女性患者球海绵体肌紧张带和触发点的定位应将一指置于阴道内,拇指置于大阴唇,感受两指指尖之间的紧张带和触发点。然后,另一手经阴唇进行注射。

肛门括约肌触发点的按摩治疗很少能获得满意的效果,但如上所述的脉冲电刺激、超声波可能有效。注射治疗较为痛苦,但可快速发挥疗效。

肛门括约肌注射需用双手法。10ml注射器配以 63mm(2½ in)21 号针头,戴好手套。以一指定位肛门括约肌的紧张带和触发点。进针前,皮肤区域用抗菌剂消毒,并用冷气雾剂喷 6s 或更少时间用作简单的局部麻醉。因冷气雾剂可引起烧灼痛,肛门口黏膜应进行保护,防止喷雾喷及。在皮肤回温前进针,位于肛门一侧,平行进针。针头达肛门括约肌时,位于直肠内的手指可感受到针尖部位,从而引导针头准确指向触发点。通常情况下,需要失活的触发点常为一组。因此,针头拔出前需彻底检查肌肉上所有需进行注射治疗,可能存在的触发点。

Long[63] 推荐对按摩治疗效果差及局限区域小的位于近尾骨的肛提肌或尾骨肌的盆内触发点进行注射治疗。他同样采用双手法,直肠触诊以确定针头的位置。Water[100] 通过在会阴部压痛点注射2~10ml 2.0% 普鲁卡因治疗尾痛症。

14. 矫正措施

如肌筋膜触发点患者对特殊的局部

治疗无效或治疗效果短暂,临床医生则需进一步检查可能存在的营养不良或其他引起肌筋膜触发点的全身性因素。相关内容在第一册第四章中有详细叙述[98]。

存在尾骨肌和肛提肌触发点的患者,医生应进行辨别,如果可能还应纠正骶髂关节、骶尾关节或腰骶关节的关节功能紊乱。此外,在这种情况下,治疗任何盆腔慢性炎症,如子宫内膜炎、慢性输卵管卵巢炎、慢性前列腺精囊炎、间质性膀胱炎和输尿管感染等是缓解疼痛的关键。如前第12节所述,必须矫正下滑状坐姿。

并发痛性内痔可能会使肛门括约肌触发点的治疗困难。缓解内痔疼痛的保守治疗方法包括:增加液体摄入和(或)大便软化,多纤维饮食,局部镇痛,排便后内痔回复至肛门括约肌内的保护位置,睡前30～60g(1～2oz)儿童液状石蜡油灌肠进行润滑。如保守治疗失败,则需考虑套扎或手术切除治疗内痔。

（王舒燕　译

郑蓓洁　王祥瑞　杭燕南　校）

参考文献

1. Anderson JE. *Grant's Atlas of Anatomy,* Ed. 8. Williams & Wilkins Baltimore, 1983 (Figs. 3- 10, 3-39).
2. *Ibid.* (Fig. 3-12).
3. *Ibid.* (Fig. 3-16).
4. *Ibid.* (Fig. 3-17).
5. *Ibid.* (Fig. 3-19).
6. *Ibid.* (Fig. 3-33).
7. *Ibid.* (Fig. 3-55).
8. *Ibid.* (Fig. 3-57).
9. *Ibid.* (Fig. 4-40).
10. *Ibid.* (Fig. 4-43).
11. *Ibid.* (Fig. 4-16).
12. Bard P. Control of systemic blood vessels, Chapter 10. In *Medical Physiology,* Ed. 12, Vol. 1, edited by V.B. Mountcastle. C. V. Mosby Company, St. Louis, 1968 (pp. 150-177, *See* 168-169).
13. Bardeen CR. The musculature, Sect. 5. In *Morris's Human Anatomy,* edited by C. M. Jackson, Ed. 6.
14. Basmajian JV, Burke MD, Burnett GW, *et al. Stedman's Medical Dictionary,* 24th ed. Williams & Wilkins, Baltimore, 1982 (pp. 293, 1143).
15. Basmajian JV, Deluca CJ. *Muscles Alive,* Ed. 5. Williams & Wilkins, Baltimore, 1985 (pp. 399-400).
16. *Ibid.* (pp. 402-403).
17. Benoit G, Delmas V, Gillot C, *et al* The anatomy of erection. *Surg Radiol Anat* 9:263-272, 1987.
18. Carter BL, Morehead J, Wolpert SM, *et al. Cross-Sectional Anatomy.* Appleton-Century-Crofts, New York, 1977 (Sects. 38-41, 44-46).
19. *Ibid.* (Sects. 41-42-male, Sect. 47-female).
20. *Ibid.* (Sect. 42).
21. *Ibid.* (Sects. 40-42, 46).
22. *Ibid.* (Sects. 40, 44).
23. *Ibid.* (Sects. 42, 47-48).
24. Clemente CD: Gray's *Anatomy of the Human Body,* American Ed. 30. Lea & Febiger, Philadelphia, 1985 (p. 96).
25. *Ibid.* (pp. 361-363).
26. *Ibid.* (pp. 498-500).
27. *Ibid.* (pp. 500, 501, Fig. 6-36).
28. *Ibid.* (pp. 508-511).
29. *Ibid.* (p. 509, Fig. 6-40).
30. *Ibid.* (p. 510, Fig. 6-41).
31. *Ibid.* (pp. 511-512).
32. *Ibid.* (pp. 568-570).
33. Cooper WL. Coccygodynia: an analysis of one hundred cases. *J Internat Coll Surg* 33:306-311, 1960.
34. Critchley HOD, Dixon JS, Gosling JA. Comparative study of the periurethral and perianal parts of the human levator ani muscle. *Urol Int* 35:226-232, 1980.
35. Dittrich RJ. Coccygodynia as referred pain. *J Bone Joint Surg Am* 33:715-718, 1951.
36. Douthwaite AH. Proctalgia fugax. *Br Med J 2:* 164-165, 1962.
37. Eisler P. *Die Muskeln des Stammes.* Gustav Fischer, Jena, 1912 (pp. 447, 449-451, Fig. 65).
38. Ferner H, Staubesand J. *Sobotta Atlas of Human Anatomy,* Ed. 10, Vol. 2. Urban & Schwarzenberg, Baltimore, 1983 (Fig. 152).
39. *Ibid.* (Fig. 292).
40. *Ibid.* (Fig. 295).
41. *Ibid.* (Figs. 320, 328, 329).
42. *Ibid.* (Fig. 325).
43. *Ibid.* (Fig. 404).
44. *Ibid.* (Fig. 420).
45. Goldstein J. Personal communication, 1990.
46. Gosling JA, Dixon JS, Critchley HOD, *et al.* A comparative study of the human external sphincter and periurethral levator ani muscles. *Br J Urol* 53:35-41, 1981.
47. Grant SR, Salvati EP, Rubin RJ. Levator syndrome: an analysis of 316 cases. *Dis Colon Rectum* 78:161-163, 1975.
48. Greenman PE. *Principles of Manual Medicine.* Williams & Wilkins, Baltimore, 1989 (pp. 234, 236).
49. Harvey RF. Colonic motility in proctalgia fugax. *Lancet* 2:713-714, 1979.
50. Juenemann KP, Lue TF, Schmidt RA, *et al.* Clinical

significance of sacral and pudendal nerve anatomy. *J Urol* 739:74-80, 1988.

51. Karacan I, Hirshkowitz M, Salis PJ, *et al*. Penile blood flow and musculovascular events during sleep-related erections of middle-aged men. *J Urol* 738:177-181, 1987.

52. Kidd R. Pain localization with the innominate upslip dysfunction. *Manual Med* 3:103-105, 1988.

53. Koelbl H, Strassegger H, Riss PA, *et al*. Morphologic and functional aspects of pelvic floor muscles in patients with pelvic relaxation and genuine stress incontinence. Obsfef *Gynecol 74:* 789-795, 1989.

54. Lavoisier P, Courtois F, Barres D, *et al*. Correlation between intracavernous pressure and contraction of the ischiocavernosus muscle in man. *J Urol* 736:936-939, 1986.

55. Lavoisier P, Proulx J, Courtois F. Reflex contractions of the ischiocavernosus muscles following electrical and pressure stimulations. *J Urol* 739:396-399, 1988.

56. Leigh RE. Obturator internus spasm as a cause of pelvic and sciatic distress. *Lancet 1:*286-287, 1952.

57. Lewit K. *Manipulative Therapy in Rehabilitation of the Motor System*. Butterworths, London, 1985 (pp. 113, 174, 311).

58. *Ibid*. (pp. 223; 278, Fig. 6.97).

59. *Ibid. (pp.* 306-307).

60. Lewit K. Postisometric relaxation in combination with other methods of muscular facilitation and inhibition. *Manual Med* 2:101-104, 1986.

61. Lilius HG, Oravisto KJ, Valtonen EJ. Origin of pain in interstitial cystitis. *Scand J Urol Nephrol* 7:150-152, 1973.

62. Lilius HG, Valtonen EJ. The levator ani spasm syndrome: a clinical analysis of 31 cases. *Ann Chir Gynaecol Fenn* 62:93-97, 1973.

63. Long C, II. Myofascial pain syndromes: Part III—Some syndromes of trunk and thigh. *Henry Ford Hosp Med Bull* 4:102-106, 1956.

64. Malbohan IM, Mojisova L, Tichy M: The role of coccygeal spasm in low back pain. *J Man Med* 4:140-141, 1989.

65. McMinn RMH, Hutchings RT. *Color Atlas of Human Anatomy*. Year Book Medical Publishers, Chicago, 1977 (p. 81).

66. *Ibid*. (p. 245).

67. *Ibid*. (p. 248).

68. *Ibid*. (p. 252A).

69. *Ibid*. (p. 256).

70. *Ibid*. (pp. 266, 273).

71. Morris L, Newton RA. Use of high voltage pulsed galvanic stimulation for patients with levator ani syndrome. *Phys Ther* 67:1522-1525, 1987.

72. Netter FH. *The Ciba Collection of Medical Illustrations*, Vol. 8, Musculoskeletal System. Part I: Anatomy, Physiology and Metabolic Disorders. Ciba-Geigy Corporation, Summit, 1987 (p. 86).

73. *Ibid*. (pp. 142-143).

74. Nicosia JF, Abcarian H. Levator syndrome: a treatment that works. *Dis Colon Rectum* 28:406- 408, 1985.

75. Nocenti MR. Reproduction, Chapter 48. In *Medical Physiology*, Ed. 12, Vol. 1, edited by V.B. Mountcastle.

CV. Mosby Company, St. Louis, 1968 (pp. 992-1028, *see* 1024-1025).

76. Oliver GC, Rubin RJ, Salvati EP, *et al*. Electrogalvanic stimulation in the treatment of levator syndrome. *Dis Colon Rectum* 28:662-663, 1985.

77. Pace JB. Commonly overlooked pain syndromes responsive to simple therapy. *Postgrad Med* 58:107-113, 1975.

78. Pace JB, Henning C. Episacroiliac lipoma. *Am Fam Phys* 6:70-73, 1972.

79. Peery WH. Proctalgia fugax: a clinical enigma. *South Med J* 87:621-623, 1988.

80. Pernkopf E. *Atlas of Topographical and Applied Human Anatomy*, Vol. 2. W.B. Saunders, Philadelphia, 1964 (Fig. 306).

81. Rohen JW, Yokochi C. *Color Atlas of Anatomy*, Ed. 2. Igaku-Shoin, New York, 1988 (p. 311).

82. *Ibid*. (p. 316).

83. *Ibid*. (p. 317).

84. *Ibid*. (p. 322).

85. *Ibid*. (p. 323).

86. *Ibid*. (p. 332).

87. Salvati EP. The levator syndrome and its variant. *Gastroenterol Clin North Am* 76:71-78, 1987.

88. Simons DG, Travell JG. Myofascial origins of low back pain. 3. Pelvic and lower extremity muscles. *Postgrad Med* 73:99-108, 1983.

89. Sinaki M, Merritt JL, Stillwell GK. Tension myalgia of the pelvic floor. *Mayo Clin Proc* 52:717-722, 1977.

90. Slocumb JC. Neurological factors in chronic pelvic pain: trigger points and the abdominal pelvic pain syndrome. *Am J Obstet Gynecol 149:* 536-543, 1984.

91. Smith WT. Levator spasm syndrome. *Minn Med* 42:1076-1079, 1959.

92. Sohn N, Weinstein MA, Robbins RD. The levator syndrome and its treatment with high-voltage electrogalvanic stimulation. *Am J Surg 144:* 580- 582, 1982 .

93. Swain R. Oral clonidine for proctalgia fugax. *Guf* 28:1039-1040, 1987.

94. Thiele GH. Coccygodynia and pain in the superior gluteal region. *JAMA* 709:1271-1275, 1937.

95. Thiele GH. Coccygodynia: cause and treatment. *Dis Colon Rectum* 6:422-436, 1963.

96. Thompson WG, Heaton KW. Proctalgia fugax. *J R Coll Physicians Lond* 74:247-248, 1980.

97. Tichy M. Anatomical basis for relaxation of the muscles attached to the coccyx. *Manual Med 4:* 147-148, 1989.

98. Travell JG and Simons DG. *Myofascial Pain and Dysfunction: The Trigger Point Manual*. Williams & Wilkins, Baltimore, 1983.

99. *Ibid*. (p. 19).

100. Waters EG. A consideration of the types and treatment of coccygodynia. *Am J Obstet Gyncecol* 33:531-535, 1937.

101. Weizman Z, Binsztok M. Proctalgia fugax in teenagers. *J Pediatr* 774:813-814, 1989.

102. Wright JF. Inhaled solbutamol for proctalgia fugax. *Lancef* 2:659-660, 1985.

103. Wright RR. The levator ani spasm syndrome. *Am J Proctol* 6:477, 1969.

第七章
臀 大 肌

"游泳者疼痛的好发部位"

本章要点：臀大肌体积较大，主要由耐力Ⅰ型慢肌纤维组成。这些肌纤维主要依赖于有氧代谢，适于连续的耐力性运动，但最大收缩比例较小。臀大肌的质量几倍于臀中肌和臀小肌质量之和。人类臀大肌的大小和解剖定位具有独特性，是人类保持直立姿势的重要解剖基础。人类臀大肌的进化改变有别于其他灵长类，与其具有的独特智力和手灵巧度相关。位于臀大肌的肌筋膜触发点引发的**牵涉痛**可投射至臀部，罕见情况下也可投射至更远的部位。臀大肌近端**解剖附着**至后髂嵴，骶骨外侧及尾骨。远端肌纤维连线至阔筋膜髂胫束和股骨。自 L_5、S_1 和 S_2 脊髓根发出臀下神经负责其**神经支配**。臀大肌的**功能**包括在剧烈活动时（跑步、跳跃、爬楼梯及从坐位起立的过程）使大腿在髋关节水平充分外展。在站立相步行过程中，臀大肌可限制髋关节过度屈曲，使人体在步行过程中保持立位姿势。臀大肌 TrPs 引起的**症状**包括久坐后疼痛和不安，上坡时因身体处于前屈前倾姿势而呈渐进性疼痛，自由泳可诱发疼痛。臀大肌 TrPs 和臀中肌 TrPs 可根据 TrPs 的不同部位进行鉴别，臀大肌和臀小肌 TrPs 鉴别的主要根据是后者引起的牵涉痛范围更远。**触发点的激活与持续存在**可能

是直接作用于肌肉所致，如上坡、不正确的睡姿，或是（临近或）摔倒时肌肉突然拉长收缩所致的超负荷。**患者查体**可发现其常呈减痛步态、正坐耐力受损、大腿髋关节屈曲受限。**触发点检查**时患者取侧卧位，患侧大腿屈曲90°。臀大肌 TrPs 主要位于三个部位，局部可见其明显的肌痉挛。**牵拉下的间断性冷喷疗法**，患者取侧卧位，患侧膝盖轻轻向对侧腋窝靠拢，以平行式自腰部向下至臀部和大腿中部进行冰块或冷喷雾冷疗。肌肉被动牵拉过程中，可通过缓慢有规律的呼气加强肌肉松弛。随后需要跟进湿热疗法和缓慢全面的主动性活动锻炼。对于**注射和拉伸**，首先需识别最靠近头部的部位的 TrPs。采用平触法确定 TrPs 点，并用针刺固定位置以便注射；靠近尾侧的 TrPs 采用指钳法进行定位。注射后辅以间断性冷喷疗和肌肉伸展、湿热和主动性活动锻炼。**矫正措施**包括限制长期坐位时间至15min或20min，采用"甜甜圈"样软座垫（将其中间的孔对准患侧坐骨结节），睡觉时在两侧膝盖间放一枕头。患者的自我肌肉牵张锻炼具有重要意义，其中，等张收缩后肌肉放松并配合呼气运动可增加其效果。躺在一网球上可起到有效的缺血性按压作用。避免长时间上坡行走或自由

泳使臀大肌过负荷。

1. 牵涉痛
（图 7-1 ）

臀大肌肌筋膜触发点（TrPs）可引起臀部局部的牵涉痛。在某些罕见情况下，位于最深处臀小肌的 TrPs 也可引起相当大范围的牵涉痛（见第九章）[74,86]。

TrPs 在臀大肌上通常存在于三个部位。关于这三个部位的肌筋膜触发点（TrPs）引起的复合性牵涉痛已有相关的报道[73,75]。

臀大肌上的肌筋膜 TrPs（如图 7-1A 所示邻近骶骨，标示为 TrP_1 的区域）可引起股沟旁边新月形区域的牵涉痛和压痛。该牵涉痛区域的上缘包括骶髂关节。沿臀沟及其以上的牵涉痛区域可稍向大腿后侧延伸。Kelly[44] 指出，就臀大肌 TrPs 而言，位于骶髂区臀大肌的肌肉痛点可引起腰痛。而 Lange[47] 发现沿髂嵴内侧的臀大肌起始部位的肌硬化可引起腰痛。

位于坐骨结节稍上方的 TrP_2 区域（图 7-16 ）是臀大肌最常见的 TrPs 部位。该区域的 TrPs 引起的牵涉痛分布于整个臀部，且可引起臀深部的牵涉性触痛，后者常被误诊是位于更深层的臀小肌引起的触发点。TrP_2 引起的牵涉痛可覆盖骶骨下部全部区域，并可向外侧投射至髂嵴下。TrP_2 引起的牵涉痛范围不包括肛门区和尾骨区的疼痛。患者坐于坚硬物体上时对 TrP_2 处产生的压力可引发强烈的局部疼痛（取决于患者的坐姿），患者甚至可能会有钉子钻骨样痛。

TrP_3（图 7-1C）位于臀大肌最内下侧的肌纤维中。这些肌纤维紧邻尾骨，因此可引起尾骨牵涉痛。因此，TrP_3 是尾骨痛的原因之一，尾骨痛亦可由尾骨肌上的 TrPs 引发（见第六章 ）。

因臀大肌 TrP_3 引发尾骨牵涉痛的患者常常会坚持认为，坐位时尾骨的受压感源自于尾骨本身的疼痛。但是，通常情况下坐位时尾骨**并不**接触椅子平面（除非是身体斜躺向后靠在椅子上），尾骨和椅面之间存在 1 个手指的空隙。患者常会采用橡

臀大肌

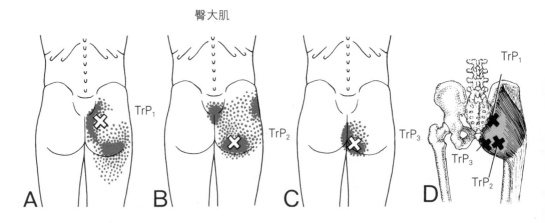

图7-1 臀大肌肌筋膜触发点（TrPs）（Xs）引起的牵涉痛（红色区域和斑点区域） 触发点位于：A. 臀大肌上内侧（TrP_1）。B. 臀大肌下中部，覆盖于坐骨结节后表面（TrP_2）。C. 臀大肌最内下侧（TrP_3）。D. TrP_1、TrP_2 和 TrP_3 在臀大肌的分布。

胶圈或者"甜甜圈"坐垫来缓解这种实际不存在的尾骨压力。实际上这种橡胶圈样坐垫会增加 TrP$_3$ 处的压力而加重疼痛。橡胶圈的更有效使用方法请参见第 14 节。

一些学者认为位于臀大肌的部分脆化是坐骨神经痛或坐骨神经样痛的来源[32,35,44,45,47]。这些学者在文献中描述 TrPs 位于臀小肌后侧,可引起自大腿及腓肠肌部位后侧向下的坐骨神经样痛(见第九章)。然而,在本章节后续部分和下一章节中,这些学者并没有对三种臀肌进行特殊区分。也未观察到臀大肌 TrPs 引起的坐骨神经样牵涉痛。

在某些情况下,位于臀大肌外侧缘或与髂嵴相连部位存在 TrPs。这些 TrPs 引起的牵涉痛和压痛主要在肌肉本身周围。

局部牵涉性**压痛**区域和牵涉痛范围相符,患者常常把这些牵涉痛区域误认为就是痛点,因为这些区域受压或受撞击时会引起疼痛。正如 Kelly[43] 指出,牵涉性压痛区域必须与其相应的 TrP 起源相鉴别,这些牵涉痛区域不应作为疼痛的原发部位来治疗。

2. 解剖附着和注意事项 (图 7-2)

从进化角度来看,真性双足跖行动物进化而来的直立行走是人类运动特有的功能。哺乳动物中只有人类能够将头部、手臂和躯干的重心集中于臀部[6]。这种功能与人类特有的骨骼和臀大肌进化改变有关,上述改变包括骨盆变得短而倾斜(使得大腿能在髋关节水平伸展 180°),臀大肌肌纤维斜行角变得更水平[6],肌肉体积增大大于臀中肌的 2 倍[63]。Hunter[37] 推

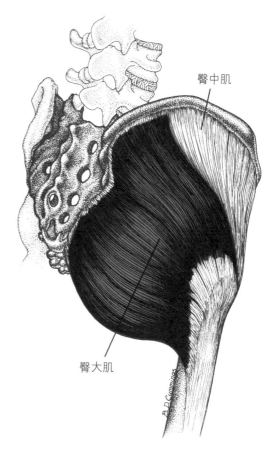

图7-2 后外侧观右侧臀大肌(红色)的附着连接。臀大肌覆盖了臀中肌后部,但不覆盖其前部。

臀中肌

臀大肌

测正是这些进化改变解放了双手,使其能进行其他活动。Bollet 强调这些进化改变对于人类发展特有的智力和手灵巧度具有重要作用[6]。

解剖学上,臀大肌体积较大,臀部的大部分由其构成。臀大肌的质量(844g)是臀中肌和臀小肌之和(421g)的 2 倍[97],厚度超过 2.5cm (1in),**近端**连接至髂骨后缘、后髂嵴、骶骨后外侧面、尾骨边缘、竖脊肌腱膜、骶结节韧带及覆盖臀中肌的筋膜(图 7-2)。**远端** 3/4 的肌肉(所有上部肌纤维和下部浅表肌纤维)连接于一厚肌腱腱膜片上穿过大转子,止于阔筋

膜髂胫束。余下位于臀大肌更深层更下方的肌纤维在股外侧肌和大收肌之间附着于股骨臀肌粗隆[9,78]。其他文献[68]亦有描述称这些位于深后方的肌纤维更具水平性。胚胎时期,起自尾骨的臀大肌最远端肌纤维为一块独立的肌肉,出生前与骶部其他肌肉相融合[81]。

臀大肌转子囊将臀大肌的扁平肌腱和大转子隔开[21]。臀大肌坐骨囊使肌肉能在坐骨转子周围顺利滑动,但其解剖结构易变。同时,有第三个滑囊将臀大肌肌腱和股外侧肌肌腱分隔开[9,24]。

TrP_2位于靠近坐骨结节的臀大肌下缘,需注意的是当人体处于站立位或行走时,臀大肌覆盖在坐骨结节表面,而当处于坐位时,臀大肌下缘向上滑行。因此,人体处于直立坐姿时,纤维组织、皮肤(可能还有滑囊)等组织作为坐骨结节的"坐垫"[79],但肌肉不是组成成分(坐位时容易通过触诊坐骨结节来明确)。当人体瘫坐于座位,身体斜靠在椅背上时,髋关节伸展,臀大肌下缘下移,负重区上移至坐骨结节弧线周围。在某种情况下,压力汇合于臀大肌上,使TrP_2受压。

一些骶尾肌外侧群(发育程度多变)可与臀大肌内侧(后部)纤维相邻。骶尾背侧肌[4,11,16](如存在)可跨越5个骶椎和1~2个尾椎,正如Toldt[84]所述,其近端常起自髂后下棘[16]。骶尾背侧肌的发现有赖于对尾肌系统的仔细解剖。Eisler[16]报道称,在3个系列的解剖中,骶尾背侧肌的发现比例分别为1/36、1/16和2/122(发现例数/总体解剖例数);相反,Lartschneider[48](被Eisler引用)认为骶尾背侧肌其实是一种正常的解剖结构,因为100例尸体解剖中仅有6例中未发现骶尾背侧肌的存在。Lartschneider[48]还发现了3种"摇尾"肌的残留痕迹:内侧尾骨伸肌(占58%),外侧尾骨伸肌(占43%),背侧尾骨展肌(占87%)。尽管这些尾骨背侧肌肉通常已经退化,但在部分人群中仍可发现其存在,位于这些肌肉的TrPs可引起尾骨痛。

在44岁以下正常成人的臀大肌尸检样本中发现68%肌纤维为慢肌纤维(1型),32%为快肌纤维(2型)。另两组44岁以上成年人尸检结果显示臀大肌组成相同:70%为1型肌纤维,30%为2型肌纤维。尽管存在显著个体差异,但总体而言,主要依赖于有氧代谢的1型肌纤维比例总是超过2型肌纤维(易疲劳),后者的能量主要来源于糖酵解途径[76]。

补充参考资料

其他文献资料中作者常用下列角度描述臀大肌:后面观[1,12,26,64,68,70,77]、连着表面的神经一起从后面观[53]、斜着从后面观[65]、侧面观[18,69,83]、连着表面的神经一起从侧面观[80]、下面观[3,9,66]、矢状切面观[23,52]。另有图解描述臀大肌骨性连接[27],描述其骨性连接和肌纤维走向[2,68],展示其远端止于髂胫束[54,61]。亦有从前列腺水平[65]、股骨头水平[67]、髋关节远端水平[25]、股骨颈水平[62]、股三角顶点[10]等横截面水平及8个等距横截面描述臀大肌[8]。还有从股骨头冠状面观进行描述[87]。

3. 神经支配

臀大肌由臀下神经支配,臀下神经起自L_5、S_1和S_2脊髓背根,自梨状肌和骶棘韧带之间的坐骨大孔出骨盆,与臀下动、静脉伴行,行于臀中肌和臀大肌之间,达臀大肌深表面,支配臀大肌。112 例样本中有 15% 臀下神经穿行至梨状肌间出骨盆至臀大肌,而不是在梨状肌下方穿出骨盆,出现这种情况时,坐骨神经腓神经支会与臀下神经伴行穿过梨状肌[82]。

4. 功能

当足部固定不动,臀大肌常常通过拉长收缩发挥作用,以控制(减速或约束)身体运动,例如当人处于弯腰、前倾时,从立位坐下或下楼梯时。在行走过程中,一旦足跟着地,臀大肌立即发挥功能,限制髋关节过度屈曲。臀大肌还可在身体前行过程中保持身体姿势,稳定骨盆。在某些活动中,臀大肌可通过缩短收缩牵拉骨盆帮助躯干伸展。

作用

固定骨盆,使下肢自由活动时,臀大肌仅在合适的重力作用(肌肉本身的运动引起)时方参与活动,有效地协助大腿在髋关节水平伸展[5,9,19,34,63]和外旋[5,9,19,63]。在平稳站立相和漫步状态下,臀大肌活动性最小[5,20,34,36],而跑、跳过程中其活动性大大增加[9,36,42]。

臀大肌所有肌纤维均有伸展和外旋大腿的作用[9]。大腿外展主要与臀大肌上部肌纤维有关[30],下部肌纤维在大腿屈曲状态下有助于抵抗伸展大腿的重力作用[5]。

功能

了解臀大肌的特殊功能有助于临床医生和患者识别臀大肌的活动度,TrPs 受

压激活并长期存在。

当臀大肌活动性仅达到其最大收缩力的 30% 时,其能量支持来自于有氧代谢途径。在这种水平的活动,能量并不依赖于无氧代谢。无氧代谢可减少肌肉的能量储备,所提供的能量仅为有氧代谢的 1/13 [50]。

安静步行过程中,肌电图(EMG)显示肌肉活性受限部位主要位于臀大肌上部和下部。该部位肌电图呈双相图,其中一个小峰位于摆动末期附近,另一个峰位于足跟着地时,而臀大肌中部运动单位的肌电图呈三相图,第三个峰位于站立终末期和足尖离地即刻之间[5],然而个体之间其结果存在很大变异性[50]。臀大肌下部的主要功能是站立期稳定屈曲的髋关节。Greenlaw[34]详细分析了步行及其他动作过程中臀大肌的活动性。运动过程中,随运动速度和运动负荷的增加,臀大肌电活动的强度和持久度也相应地增加。

有研究显示,上楼时臀大肌电活动最大,而下楼时电活动消失[50]。受试者穿高跟鞋和低跟鞋这两种情况下的臀大肌活动性无显著性差异[41]。在下述情况下,臀大肌通常不发挥作用:放松状态坐位相、下蹲状态、静止相[28](包括立位时向前摆动踝部)[40]。臀大肌可通过髂胫束支撑处于完全伸展状态下的膝关节[9]。当机体处于站立位,而臀部前倾时或处于跪地状态时,可观察到臀大肌仅发挥其最大活动性的 10% [28,58]。

机体从地上提起重物的过程中,与采取身体前屈膝盖伸直的姿势相比,直腰屈膝姿势下臀大肌活动度更大(图 22-16)[56]。在固定不动的自行车上锻炼的过程中,臀大肌并不表现活性[28]。骑车过程

中,臀大肌的电活动很小,在车座高度或用后脚跟踏踏板未改变[17]的情况下,活动负荷增加或脚踏圈速提高后,肌肉电活动增加。

在13种剧烈运动[7]或跳跃过程[42]中,臀大肌活性增加,但其活动性仍小于股后肌群。步行和跑步时,臀大肌伸展髋关节的电活动小于股后肌的原因与股后肌为双关节肌有关。骨后肌群在行走姿势下髋关节处骨性杠杆作用几乎是膝关节处的两倍[50]。

当固定下肢使骨盆可以自由活动时,例如从坐位起立时[36]、爬楼梯或爬坡时[36],臀大肌通过牵拉骨盆帮助躯干伸展[9]。如处于站立相的身体进一步前倾且髋关节屈曲至45°时,臀大肌活动性可明显增加[63]。臀大肌控制可对髋关节突然的前屈前倾运动[57]。大腿屈曲时,臀大肌可使骨盆后倾(向前摇晃耻骨),正如性交过程中所表现的一样。

卧位状态下,背部充分伸展,臀大肌具有适当的活动性来协助其他肌肉[59]。

正常步行过程中,因疾病[15]或手术[36]所致臀大肌失去功能不会导致出现跛行,并且仅有某些日常活动受限。与健侧相比,只有在股后肌群同样失去功能的情况下,患侧伸髋关节的等张收缩力和等速收缩力才会出现轻度减弱(分别为6%和19%)[51]。这种标志性现象提示可能存在股后肌群代偿性肥大。

5. 功能(肌牵张)单位

最长肌和髂肋肌是位于椎旁的长形肌,功能上与股后肌群和臀大肌紧密协作;作为同一功能单位,一同起到后伸躯干的作用。这些肌肉协同作用,从站立位身体前屈恢复到直立姿势,帮助背部和髋关节用力后伸。股后肌群(除股二头肌短头外)和臀中肌及臀小肌后部同样可后伸髋关节。梨状肌与臀大肌下部肌纤维相平行,且两者起止点相似,功能上梨状肌可协同臀大肌外旋大腿。

对抗臀大肌后伸髋关节作用的肌肉为屈髋肌,主要包括髂腰肌和股直肌,而内收肌是臀大肌外旋作用及其最上部肌纤维外展作用的主要对抗肌。阔筋膜张肌亦可对抗臀大肌的外旋和伸展的作用,尽管这两种肌肉均具有外展功能,且均附着于阔筋膜。

6. 症状

臀大肌 TrPs 牵涉痛常由上坡行走时诱发,尤其取前倾曲姿势时。这种牵涉痛可因肌肉剧烈收缩(如自由泳时)进一步增强,且这种痉挛性痛更易发生于冷水中。深潜水时,疼痛伴肌痉挛可导致肌麻痹甚至危及生命。

坐骨结节附近的 TrP$_2$ 激活可导致患者取坐位时有不适感和不安感。因 TrP$_3$ 引起尾骨痛的患者常在久坐后出现身体扭动不安,以避免 TrPs 长时间受压引起局部压痛和牵涉痛。长时间取直立坐姿后,坐骨结节表面的结缔组织和皮肤可因缺血而有不适感。身体向前下滑动可减轻坐骨结节局部压力,但同时 TrP$_2$ 处压力可增高(如前所述)。由于没有哪种坐姿可改善症状,因此似乎所有椅子坐起来均不舒服。

鉴别诊断

臀大肌 TrPs 和潜在的臀中肌及臀小

肌 TrPs 可依据 TrPs 在臀部的部位、牵涉痛的分布范围、TrP 压痛的深度和触诊带方向及运动受限的类型等鉴别。

三种臀肌的位置关系如图 8-5 所示。臀大肌最下部肌纤维的解剖位置离其他臀肌较远,最上部肌纤维比臀中肌更具水平位。臀大肌的牵涉痛很少累及大腿,如有也在几英寸范围内。臀中肌引起的牵涉痛可累及大腿中部,而臀小肌引起的牵涉痛常可超过膝部以下范围。

除臀中肌最前方的肌纤维外(图 7-2)外,臀大肌 TrP 压痛和紧张带通常可在臀肌表面皮肤下直接触及。其他臀部肌纤维的触诊至少需透过一层肌层进行深触诊。臀大肌紧张可限制髋关节屈曲,而其他臀肌紧张可限制其内收。只要臀大肌仍存在活化的 TrPs,引起的牵涉性压痛可影响其他臀肌 TrP 的检出。

Swezey[80] 描述了亚急性转子滑囊炎并发假性神经根病变的案例。臀大肌下方滑囊位于阔筋膜张肌和臀大肌肌纤维汇聚形成的髂胫束的深处。该滑囊将这些汇聚一起的肌纤维与大转子及股外侧肌起点分开。Schapira[71] 认为转子滑囊炎是临床常见疾病。转子滑囊的炎症可产生强烈的局部疼痛,并伴有大腿外侧区域的放射痛;有时疼痛可向头侧播散至臀部,远端可达膝盖以下部位[80]。疼痛可因步行而加重,而经休息后可缓解[71]。臀大肌下缘和股骨干连接处的滑囊受压亦可引起疼痛。此外,髋关节内收和(或)外展也可诱发疼痛;但髋关节活动并不受限。在敏感区注射 3ml 1% 利多卡因[80] 或 3ml 利多卡因 - 甲强龙溶液[71] 可迅速又显著地缓解滑囊炎的临床症状[80]。

对于某些人而言,如果其转子部的压痛可被局麻药物缓解,有可能这些患者不仅患有滑囊炎,其臀大肌处还可能存在活化的 TrPs,或者这些患者仅有活化的 TrPs,而无滑囊炎。亚急性转子滑囊炎常常伴有下背部疼痛、髋关节病变,和(或)下肢长短差异有关,后者又通常与臀大肌肌筋膜 TrPs 有关。然而,与臀大肌 TrPs 的常见位置相比,滑囊的解剖位置更偏向外侧。如臀大肌存在 TrPs,则在该浅表肌表面可触及条索状紧张带,局部可有肌痉挛反应。

骶髂关节置换后常常可引起附着于骶骨的肌肉 TrPs 活化,臀大肌是其中之一[95]。Gitelman[31] 指出骶髂关节固定术过程中臀大肌常常处于高张力状态。这种非对称性张力在骶骨处产生强大的杠杆作用,有助于维持骶骨脱位状态。只有臀大肌放松后才可消除这种作用。

有关腰椎关节突关节引起牵涉痛的内容在第三章第 25 ~ 26 页中有所描述。

Dittrich[14] 描述了另一种疾病,即腰骶部浅表筋膜纤维化。腰筋膜是背阔肌和臀大肌的腱膜 "锚点"。筋膜纤维化的原因被认为是肌肉过度紧张引起筋膜撕裂所致。推荐的治疗方法是手术去除压痛部位的结缔组织;手术起效的原因是疼痛发起部位的筋膜结构达到了去神经的效果。如果手术无效,则应考虑疼痛是否因紧张的肌纤维肌腱附着处持续受压引起,即与肌筋膜 TrPs 有关。如果是后者,则使 TrPs 失活才是更简单有效的治疗方法。

7. 触发点的激活和持续存在

激活

臀大肌筋膜 TrPs 常因摔倒或接近摔

倒过程中肌肉急性超负荷作用而激活。为防止摔倒,臀大肌产生强烈的拉长收缩作用,此时容易引起 TrPs 激活。此外,臀部直接受撞击,如身体向后跌倒在矮木篱笆上亦可引起臀大肌 TrPs 的激活。

身体前倾状态下长时间上坡可引起臀大肌超负荷工作。

侧卧位时,一侧大腿完全屈曲可导致臀大肌最上部肌纤维过度伸长,从而激活TrPs。TrPs 活化后产生的牵涉痛可严重影响睡眠。另一方面,仰卧位时双腿伸直,臀人肌处于缩短状态,长时间保持这种姿势同样可激活潜伏性 TrPs。本章末对矫正措施进行了相关讨论。

另一种激活臀肌潜伏性 TrPs 常见而又不可避免的原因是在臀部肌注刺激性药物[86]。作为臀部最表浅的肌肉,臀大肌常被选为肌注部位。臀部肌注前,医务人员首先需触诊臀大肌发现可能存在的TrPs,避免在臀部痛点处注射。用等量 2%普鲁卡因稀释注射液可在药物不小心注入 TrP 区域时防止 TrPs 活化。

持续存在

能维持臀大肌 TrPs 持续活化的物理运动包括自由泳,因自由泳要求髋关节和腰椎均高度伸展。此时臀大肌用力收缩,下部椎旁伸肌处于极度缩短状态,这种情况下可激活 TrPs 并维持其活性。类似可引起臀大肌超负荷工作的情况还可能发生于保健操过程中,如抬腿运动,不管是俯卧位还是站立位抬腿,下背部和髋关节均高度伸展。反复重复同一动作(如频繁俯身将婴儿抱出婴儿床围栏)可维持臀大肌 TrPs 活化。

长时间保持同一坐姿可维持臀大肌 TrPs 活化,尤其当身体斜倚而膝盖伸直时,臀大肌 TrPs 受压明显,导致该处血流受限。脊柱后凸的患者头部前倾,当其处站立位时髋关节屈曲,可能会导致臀大肌超负荷工作,从而维持其 TrPs 的活化。

第一跖骨短(莫顿足结构)[74]也有助于维持臀大肌近水平肌纤维 TrPs 的活化。这种足部的解剖结构变异常常可引起行走时站立相髋关节内旋,臀大肌水平肌纤维可部分抵消这种作用。鞋中于第一跖骨头下方位置放置矫正垫(第二十章中有所描述)常可矫正髋关节内收,减少臀大肌后下方肌纤维 TrPs 的超负荷激活作用。

裤后袋放钱包,坐位时压力集中于钱包局部范围内的臀大肌上,利于 TrPs 活化的维持和加重。其所引起的下背部和臀部的疼痛常常被误认为是神经受压引起,因而被称为"后袋坐骨神经痛"[33]。然而事实上单独由臀大肌 TrPs 引起的牵涉痛范围并不完全沿坐骨神经分布。

尽管半骨盆偏小不会对臀大肌 TrPs 的维持产生直接作用,但通过矫正骨盆的不对称性,减少对侧肌负荷后,臀大肌 TrPs 的活性增强。患者无法忍受坐位举臀时以 TrPs 部位作为固定点支与椅面上。臀大肌存在活化 TrPs 的患者通常倾向于臀部压力分布于坐骨结节周围,而非聚集于其上,后者发生于举臀时 TrP 或牵涉性压痛部位受压。

8. 患者检查

检查者可通过观察患者的坐姿和步态获取相关信息。臀大肌存在活化 TrPs

的患者常有减痛步态,表现为患侧支撑相时间缩短,对侧摆动相亦相应缩短。坐位时,患者可频繁改变坐姿以缓解臀大肌TrPs受压情况。

臀大肌紧张度检查时,患者取仰卧位,将其膝盖被动提至对侧腋下,同时使髋关节内旋。正常活动范围下,大腿可紧贴胸壁。而臀大肌 TrPs 可减小其活动角度至 35°。Kelly[43] 指出在牵涉痛区域触诊肌肉起止和骨性突起常常可发现压痛点。髂嵴下臀大肌起点肌肉肌腱交合处的压痛可能由 TrPs 处紧张带持续紧张引起,也可以是 TrPs 引起的牵涉性压痛。

站立位及膝关节伸直状态下,俯身以手指触碰脚趾的站立试验通常用于检查股后肌群的紧张度,但臀大肌 TrPs 激活时此活动亦可受限。用于鉴别这两种肌肉的方法是:患者坐位,使身体前倾,膝盖屈曲;此活动受限于臀大肌缩短时,而非股后肌群的张力。

臀大肌肌力可用下述方法有选择地进行:患者取俯卧位,膝关节屈曲使股后肌群活动最小化,让患者将膝关节自检查床面提起,同时检查者在膝关节处大腿背侧施加压力阻止其膝关节提起作用[39,46]。如臀大肌存在活化的 TrPs,则该试验显示典型的不连续性(齿轮样)肌力减弱(由抑制作用引起)。如 TrPs 活化患者用力抵抗检查者所施加的压力,则可能会出现臀大肌和 TrPs 牵涉区域的疼痛。

9. 触发点检查
(图 7-3 和图 7-4)

位于浅表臀肌的紧张带相对容易触及,局部肌痉挛作用亦明显可见。

患者取侧卧位,使受检部位处于最上面,髋关节充分屈曲绷紧臀大肌。在某些患者中,髋关节屈曲越厉害(在舒适范围内),TrPs 触诊敏感性越高。臀大肌的 TrP$_1$ 和 TrP$_2$ 均最宜采用平触法进行检查。手指水平滑过肌纤维进行滑动触诊(肌纤维走向与图 7-3 中虚线几乎平行)。如图 7-3 所示,需放置一垫子于臀下,以缓解重力对骨盆和股骨的骨性突起产生的压力,尤其当患者躺于硬板床时。TrP$_1$(图 7-3 中靠近头侧的 X 所示)位于臀大肌骶骨起点偏外侧。TrP$_2$ 触诊法如图 7-3 所示;该 TrP 通常位于坐骨结节处稍偏头侧的部位。

位于臀大肌下缘的 TrP$_3$ 的检查可通过钳形触诊法进行(图 7-4)或平触诊坐骨。该 TrPs 的其中一组位于臀大肌最内侧肌纤维,邻近退化的尾骨肌(尾骨肌于第 2 节中所有描述)。这些臀肌纤维和尾骨肌均附着于尾骨,其 TrPs 可引起尾骨的牵涉痛。有时可通过体检鉴别这两种肌肉引起的尾骨痛。有时通过体检辨别这些肌肉,因为臀大肌纤维走行向远端向外侧至阔筋膜,其后缘常可用手指抓起。

10. 神经卡压

目前尚无因臀大肌肌筋膜 TrPs 引起神经卡压的现象。而臀中神经在臀大肌髂嵴附着处穿出该肌,支配臀大肌后部肌纤维表面皮肤[22]。因此,臀中神经可受臀大肌 TrPs 紧张带卡压。臀上神经越过髂嵴下行而不穿过臀大肌,因而避免了臀大肌的卡压;臀下神经越过臀大肌下缘支配其表面皮肤[13]。

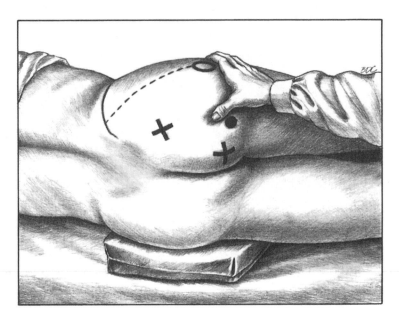

图7-3 平触法检查右侧臀大肌TrP$_2$。图中空心圆所示为大转子。实心圆表示坐骨结节。实线所示为髂嵴，虚线所示为臀大肌上缘。**X**所示为2个触发点区域；TrP$_1$更靠近头侧，TrP$_3$更靠近远端。

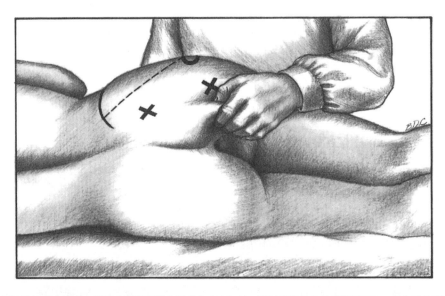

图7-4 钳触法检查右侧臀大肌最内侧肌纤维上触发点（TrP$_3$）。用拇指和其他手指挤压TrP$_3$，其典型的牵涉痛位于尾骨。**X**所示为臀大肌上更靠近头部的TrP$_1$，及更靠近外侧的TrP$_2$。实线所示为髂嵴，虚线所示为臀大肌上缘，空心圆所示为大转子。

11. 相关触发点

臀中肌后部肌纤维处最容易出现 TrPs 活化。其次是臀大肌后部和同侧股后肌。椎旁长肌下缘终点偶尔也会出现继发性 TrPs 活化。

识别臀中肌和臀小肌中相关 TrPs 十分重要，因为该部位 TrPs 产生的张力，采用治疗臀大肌 TrPs 的牵张法难以对其产生满意的疗效。椎旁下部肌肉和股后肌群的肌筋膜 TrPs 可使骨盆力学改变，使臀大肌超负荷，从而干扰臀大肌正常功能和活动范围。

髂腰肌和股直肌也可出现 TrPs 活化，其治疗需依赖于放松臀大肌 TrPs 张力，实现直立姿势。

12. 牵拉下的间断性冷喷疗法（图 7-5）

牵拉下的间断性冷喷疗法详细内容可参阅第一册[88]牵拉和冷喷雾技术及本书第二章第 8~9 页以冰替代冷气雾剂治

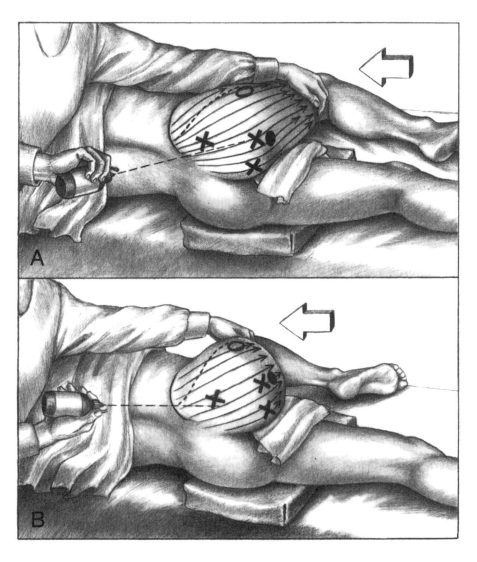

图7-5 右臀大肌三个触发点（TrP₁、TrP₂、TrP₃）治疗时的牵拉位置和冰敷区域（细黑线和小箭头）。X表示三个主要的TrP区域。虚线标记了臀大肌的上缘。空心圆代表股骨大转子。实线标志着髂嵴，实心圆则为坐骨结节。在坚硬的检查台上放置一软面衬垫，在对侧股骨大转子下。白色粗箭头显示了检查者牵拉的方向。A.开始的牵拉位置。B.更进一步的牵拉位置。

疗的应用。

该疗法治疗肌筋膜痛综合征的主要目标是令患者知道疼痛和行动受限的肌肉起源。治疗中嘱患者记录并比较治疗前后活动范围的变化。缓解臀大肌张力同时缓解股后肌群张力（见第十六章）后，患者髋关节屈曲范围明显增大，使得患者可以在坐位直膝时手指可触及脚趾，或与治疗前相比手指和脚趾距离明显缩短。患者很容易感到肌肉张力放松，并将其与症状和肌肉功能的改善相联系。

牵拉下的间断性冷喷疗法中，患者放松取对侧卧位。如患者取仰卧位，则喷雾治疗受累肌和牵涉痛区域（图7-5）时漏喷很大一部分区域。开始时，髋关节尽量屈曲，膝关节置于治疗床上。这种体位同样可牵张紧张的梨状肌和臀中肌或臀小肌后部肌纤维，但并不是完全牵张。如果上述肌肉同样受到影响，则冷喷雾治疗也应包括这些肌肉及其相应的牵涉痛区域。

冷气雾剂或冰块自髂嵴和骶骨中线向下至大腿中部进行平行式喷洒或冰敷（图7-5A）。但肌肉张力缓解时，操作者可轻柔地增大髋关节屈曲度，使肌肉再拉紧，注意勿引起疼痛和肌肉不自主收缩。臀大肌牵张治疗完成后，一般情况下大腿都可紧贴胸壁，除非下腰部椎旁肌也同样受到影响。

臀大肌完全放松后，操作者可在患者臀部进行湿热治疗，患者也可进行几个周期的主动活动（髋关节全屈曲和全伸展）。

其他方法

髋关节全屈曲放松臀大肌TrPs张力

前应矫正髂骨旋转和髂骨喇叭畸形[55]。

嘱患者在膝关节后抓大腿部以拉紧臀大肌（图7-7），患者即可实现被动自我牵张，且患者本人更易判断何为合适的力道才不会引起疼痛。首先集中精力缓解TrP_1和TrP比较合适的，因为它们最有可能与其他臀部肌肉的TrPs产生的肌筋膜痛相混淆。

另外一种拉伸体位是使患者坐位，两脚碰地，使椎旁肌伸展，向前两手抱住膝盖（第一册[93]）。这个体位使得低位椎旁肌和臀大肌放松压力，用冰块或者喷雾向下，从较低的胸部开始至覆盖臀部的长度，使患者尽量向前倾斜。为使患者放松可以使患者第一次缓慢地吸入并且温和地鼓励患者收缩，在放松阶段缓慢地吸入，同时应用冰块或者喷雾。

另一种治疗方法是臀大肌等长收缩后进行放松，见Lewit[49]的描述。患者趴着，等长收缩与吸气同步，呼气和放松同步。医生两侧感受肌肉以确保对称和均匀的收缩。Lewit注意到，对该肌肉实施此项技术，无须肌肉的伸展；他还注意到，该技术减轻柔软的盆底肌肉的紧张。目前尚不清楚缓解紧张的肌肉是由于肌筋膜触发点或是关节功能障碍引起的结果。

13. 注射和拉伸（图7-6）

注射和牵拉的技术具体见第一册第三章第74～86页[87]。

确定臀大肌触发点后，其注射通常十分容易，除非患者的皮下脂肪较厚。对于偏瘦的患者，选用21号或22号长37mm（$1\frac{1}{2}$in）针足够，但对于某些患者则有必要选用21号长50mm（2in）或更长的针

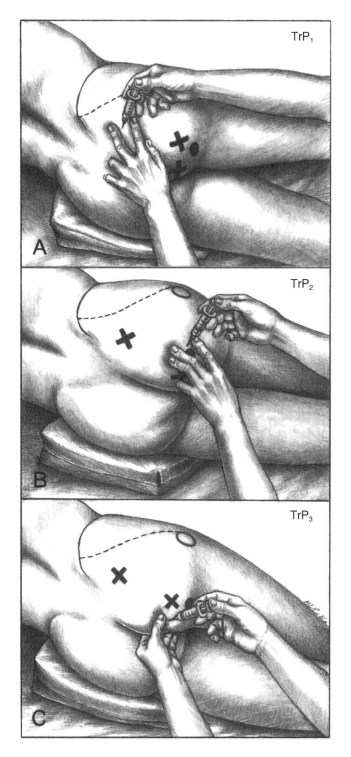

图7-6 右臀大肌TrPs（**X**）的注射。空心圆标记股骨大转子。实心圆为坐骨结节。实线标记了髂嵴，虚线标记了臀大肌的上缘。A. TrP₁的注射。B. TrP₂的注射，垂直于坐骨结节。C. TrP₃的注射，使用钳形触诊。

以到达皮下脂肪和臀大肌全层肌肉。

　　臀大肌 TrP₁（图 7-6A）和 TrP₂（图 7-6B），分别由平触诊确定，然后两者之间放一只手的手指，使另一只手可以注射针头穿刺 TrP。在针穿透 TrP 时观察肌肉的局部抽搐反应，和（或）患者的跳跃反应。通常情况下，一个区域的多个 TrP 需要用针进行扇形探测（第一册[89]）。应避免深部探测 TrP₂，延伸过远可达到坐骨神经。在臀沟水平，坐骨神经通常位于结节和大转子之间的中点。

　　TrP₃ 通过夹击触诊或平面触诊定位注射（图 7-6C）。夹击触诊时，牢牢抓住 TrP，针插入临床医生认为正确的区域；手指间可感觉到抽搐反应。

　　对于所有臀大肌 TrP，注射后的被动伸展通常结合冰块或喷雾应用，然后通过充分延长（大腿到胸部）和缩短（延长到大腿）位置缓慢地在肌肉移动范围内活动，至少有 2 次或 3 次。应该避免快速生涩的动作。为了让患者轻松、舒适和温暖地休息，湿热垫或热敷 5 ~ 10min 可减少臀部注射的酸痛。

　　应当告诉患者臀部肌内注射痛可能要持续几天，同时告知患者 TrP 注射的益处。

　　Fisk[29] 报道，10% 有腰痛的患者在"被动腿筋拉伸测试"后发现直腿抬高 10° 有限制。触诊臀大肌肌肉受限制区域会触发该肌肉"跳跃现象"。对 TrP 的应用治疗性按压和局部注射治疗可以明显改善髋关节屈曲困难的患者的症状。

14. 矫正措施
（图 7-7~ 图 7-8 ）

　　慢性肌筋膜疼痛综合征的患者 TrP 长期持续存在，并且对特殊的局部治疗方法无反应或仅短期内有反应，就应该深入彻底地查找引起 TrP 持续的因素。第一册[92] 所述的全身长期因素，可能会激活任何肌肉包括臀大肌的触发点 TrP。机械性长期因素包括下文将讨论的因素在第一册[91] 均有涉及。

矫正姿势和活动

　　一名臀大肌 TrP 活化的患者下肢长度差异为 5mm（1/4in）或以上，并因此导致了功能性脊柱侧凸，这应当受到注意和纠正，见第四章第 76 ~ 77 页。当骶髂关节移位和活化臀大肌 TrP 一起出现时，两者都通常要长期治疗来缓解。

　　患有臀大肌 TrP 的患者应当限制持续坐位 15 ~ 20min，起身行走后再次坐下。在房间里放置间隔定时器提醒患者起身步行来关闭定时器，再复位定时器，并返回至椅子上。

　　将 TrP₂ 或 TrP₃ 置于中心有孔的软垫（甜甜圈垫）可以用来减少坐位臀肌 TrP 的压力。患者不可因感觉可以减轻疼痛和压痛而将尾骨或者骶骨置于孔中。

　　当患者仰卧位时，用一个卷筒或者小枕头放在膝盖下面来防止臀大肌完全的缩短。当患者侧卧位时，在膝盖间放置一个枕头能防止上面的大腿过度屈曲和内收；这种不正确的体位会让受影响的臀大肌处于疼痛并可扰乱睡眠的伸展状态。正确定位的方法见图 10-10。

　　爬上陡峭的山坡，涉及身体臀部的前倾，会导致肌肉过载力竭而被限制。身体前倾粉刷墙壁或帆布，当粉刷时会产生一个相似的压力，这也应当限制或者避免。

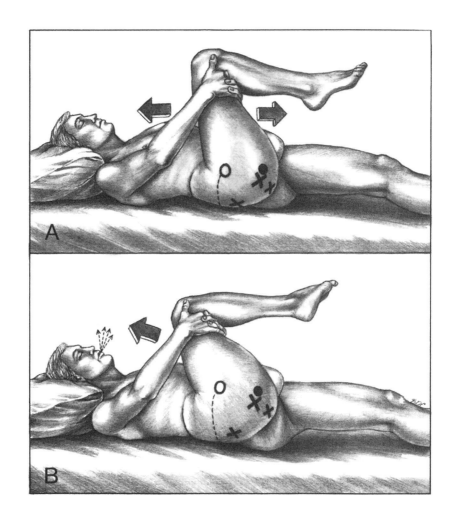

图7-7 仰卧位运用Lewit技术时右臀大肌的被动自我拉伸（上缘由虚线标记）。肌肉的触发点是由X标记。空心圆标记股骨大转子，实心圆标记坐骨结节，实线标记髂嵴。箭头显示患者牵拉的方向。Lewit技术有两个步骤。A. 患者膝盖拉向头侧，握住远端大腿而不是小腿，以弯曲髋关节。这个动作避免了过度屈曲造成的膝关节压力。要完成的第一步骤，患者必须使用双手以对抗下肢肌肉的自然延伸作用于髋关节的力。B. 第二阶段，为了实现完整的肌肉松弛，患者需要慢慢地撅起嘴唇（避免其他呼气作用）以计量一次充分的呼吸，随后患者放松臀伸肌，大腿被动移动以完成更进一步的屈曲（小箭头）。患者需要重复收缩−放松−伸展这个顺序。

如果有必要，躯干应当直立而膝盖应该弯曲。

通过从背后的口袋转移到前面的口袋或者肩上，避免后袋坐骨神经痛、同前翻经[33]。头向前的姿势应当被纠正以建立一个直立的姿势来减轻伸肌的压力。见第二十八章的头向前姿势的纠正技术。

正确的练习

有臀大肌 TrPs 的患者通常被教导臀大肌被动自拉伸的练习，如图 7-7。这个动作的有效性是通过使后等距放松实现的[49]，这基于第二章中描述的保持−放松的原则[96]。我们应当鼓励患者每次治疗都

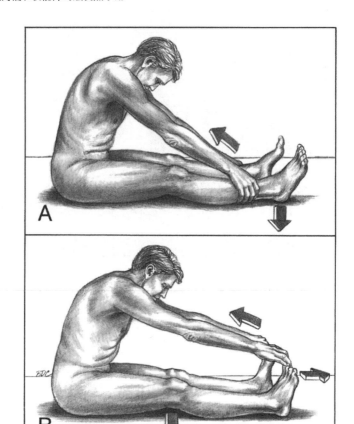

图7-8 臀大肌和腘绳肌，以及坐位相腓肠肌的被动自我拉伸的技术。使用等长的肌肉放松可以增强拉伸效果，如左：A. 患者牢牢抓住腿或脚踝尽可能地向远端伸展，伴有轻微的不适。同时将足跟压向地板，轻轻向上提升双脚（箭头）。其次，一个完整的缓慢呼气，增强了随后臀大肌的等长收缩。这一增强过程中，患者尽力向前延伸，更多地拉伸肌肉。有效的重复后，手指便能够到脚趾。B. 提升足部使腓肠肌被动拉伸的最后位置。然后，等长收缩阶段必须包括患者同时主动地尽力推动膝盖，并且轻轻在脚踝处弯曲足底，同时双手抵抗脚部运动。

能一定程度地改善运动范围，直到大腿能够到达胸前的位置无疼痛。

有一个可替代的坐位技术来取代被动拉伸臀大肌，包括拉伸腘筋肌肉，如图 7-8。这个过程可修改为包括腓肠肌自我拉伸结合 Lewit 的受影响肌肉的放松技术。

在臀大肌伸展过程中，对抗的腹直肌和髂腰肌通常会缩短。如果这些肌肉潜伏有 TrPs，他们有可能会突然抽搐。这种疼痛反应性抽搐的缓解是通过伸展拮抗髂腰肌和腹直肌，如图 5-5 和第一册中所示[94]。

许多患者发现使用网球缺血性压迫的自我治疗对肌肉有用。这种技术与图 8-9 所示的对臀中肌的疗法相似。当一个 TrP 定位后，患者躺在一个网球上对这个 TrP 进行缺血性压迫；这个网球被置于坚硬表面如地板或大书上面。缺血性压缩的原则描述见第一册[90]。

患者可能常常被告知要屈膝而不是弯腰[72]来保护后背。这对减轻椎间盘压力和避免椎旁肌超负荷、腰方肌和腿筋肌肉的过载是个很好的建议。但是，屈膝提拉大大增加了对臀大肌的负荷。因此，如果是臀大肌 TrP 引起的疼痛和功能障碍，应弯腰或从椅子上升，一只手放在大腿上，以减少臀大肌的负荷，如图 22-16 所示。

虽然游泳是锻炼的最好形式之一，但自由泳有时较蛙泳加剧臀大肌 TrPs。可以仰泳或者侧泳来替代其他的游泳形式。

（王舒燕 译

俞劼晶 王祥瑞 杭燕南 校）

参考文献

1. Anderson JE. *Grant's Atlas of Anatomy,* Ed. 8. Williams & Wilkins, Baltimore, 1983 (Fig. 4-31).

2. *Ibid.* (Fig. 4-32B).

3. *Ibid.* (Fig. 3-57).

4. Bardeen CR. The musculature, Sect. 5. In: *Morris's Human Anatomy,* edited by C. M. Jackson, Ed. 6. Blakiston's Son & Co., Philadelphia, 1921.

5. Basmajian JV, Deluca CJ. *Muscles Alive,* Ed. 5. Williams & Wilkins, Baltimore, 1985 (pp. 315-316, 380-381).

6. Bollet AJ. The relationship of the gluteus maximus to intelligence. *Medical Times* 122:109-112,1984.

7. Broer MR, Houtz SJ. *Patterns of Muscular Activity in Selected Sports Skills.* Charles C Thomas, Springfield, 1967.

8. Carter BL, Morehead J, Wolpert SM, et al. *Cross-Sectional Anatomy.* Appleton-Century-Crofts, New York, 1977 (Sects. 37-43, 64).

9. Clemente CD. *Gray's Anatomy of the Human Body,* American Ed. 30. Lea & Febiger, Philadelphia, 1985 (pp. 566-567).

10. *Ibid.* (p. 108, Fig. 3-42).

11. *Ibid.* (p. 500).

12. *Ibid.* (p. 566, Fig. 6-72).

13. *Ibid.* (p. 1236).

14. Dittrich RJ. Soft tissue lesions as cause of low back pain. *Am J Surg* 97:80-85, 1956.

15. Duchenne GB. *Physiology of Motion,* translated by E.B. Kaplan. J. B. Lippincott, Philadelphia, 1949.

16. Eisler P. *Die Muskeln des Stammes.* Gustav Fischer, Jena, 1912 (pp. 451-455, Fig. 66).

17. Ericson MO, Nisell R, Arborelius UP, *et al.* Muscular activity during ergometer cycling. *Scand J Rehab Med* 77:53-61, 1985.

18. Ferner H, Staubesand J. *Sobotta Atlas of Human Anatomy,* Ed. 10, Vol. 2. Urban & Schwarzenberg, Baltimore, 1983 (Figs. 7, 413).

19. *Ibid.* (p. 288).

20. *Ibid.* (Fig. 292).

21. *Ibid.* (Figs. 331 and 419).

22. *Ibid.* (Fig. 402).

23. *Ibid.* (Fig. 404).

24. *Ibid.* (Fig. 406).

25. *Ibid.* (Fig. 410).

26. *Ibid.* (Fig. 412).

27. *Ibid.* (Fig. 420).

28. Fischer FJ, Houtz SJ. Evaluation of the function of the gluteus maximus muscle. *Am J Phys Med* 47:182-191, 1968.

29. Fisk JW. The passive hamstring stretch test: clinical evaluation. *NZ Med J* 7:209-211, 1979.

30. Furlani J, Berzin F, Vitti M. Electromyographic study of the gluteus maximus muscle. *Electromyogr Clin Neurophysiol* 74:379-388, 1974.

31. Gitelman R. A chiropractic approach to biomechanical disorders of the lumbar spine and pelvis, Chapter 14. In *Modern Developments in the Principles and Practice of Chiropractic,* edited by S. Haldeman. Appleton-Century-Crofts, New York, 1980 (pp. 297-330, see p. 307).

32. Good MG. Diagnosis and treatment of sciatic pain. *Lancet* 2:597-598, 1942.

33. Gould N. Back-Pocket Sciatica. *N Engl J Med* 290:633, 1974.

34. Greenlaw RK. *Function of Muscles About the Hip During Normal Level Walking.* Queen's University, Kingston, Ontario, 1973 (thesis).

35. Gutstein M. Diagnosis and treatment of muscular rheumatism. *Br J Phys Med* 7:302-321, 1938.

36. Hollinshead WH. Anatomy for Surgeons, Ed. 3., Vol. 3, *The Back and Limbs.* Harper & Row, New York, 1982.

37. Hunter WS. Contributions of physical anthropology to understanding the aches and pains of aging. In *Advances in Pain Research and Therapy,* edited by J.J. Bonica and D. Albe-Fessard, Vol I, Raven Press, New York, 1976 (pp. 901-911).

38. Inman VT. Human locomotion. *Can Med Assoc J* 94:1047-1054, 1966.

39. Janda V. *Muscle Function Testing.* Butterworths, London, 1983 (p. 166).

40. Joseph J, Williams PL. Electromyography of certain hip muscles. *J Anat* 9/:286-294, 1957.

41. Joseph J. The pattern of activity of some muscles in women walking on high heels. *Ann Phys Med* 9:295-299, 1968.

42. Kamon E. Electromyographic kinesiology of jumping. *Arch Phys Med Rehabil* 52:152-157, 1971.

43. Kelly M. Lumbago and abdominal pain. *Med J Austral* 7:311-317, 1942.

44. Kelly M. The nature of fibrositis. II. A study of the causation of the myalgic lesion (rheumatic, traumatic, infective). *Ann Rheum Dis* 5:69-77, 1946.

45. Kelly M. Some rules for the employment of local analgesic in the treatment of somatic pain. *Med J Austral* 7:235-239, 1947.

46. Kendall FP, McCreary EK. *Muscles, Testing and Function,* Ed. 3. Williams & Wilkins, Baltimore, 1983.

47. Lange M. *Die Muskelharten (Myogelosen).* J.F. Lehmanns, Munchen, 1931 (pp. 32, 91, 106, 137, 152).

48. Lartschneider J. Die Steissbeinmuskulatur des

Menschen und ihre Beziehungen zum M. levator ani und zur Beckenfascie. *Denkschr K Akad d Wiss, Wein 62,* 1895.

49. Lewit K. Postisometric relaxation in combination with other methods of muscular facilitation and inhibition. *Manual Med* 2:101-104, 1986.

50. Lyons K, Perry J, Gronley JK, *et.al*. Timing and relative intensity of hip extensor and abductor muscle action during level and stair ambulation. *Phys Ther* 63:1597-1605, 1983.

51. Markhede G, Stener B. Function after removal of various hip and thigh muscles for extirpation of tumors. *Acta Orthop Scand* 52:373-395, 1981.

52. McMinn RMH, Hutchings RT. *Color Atlas of Human Anatomy*. Year Book Medical Publishers, Chicago, 1977 (p. 245).

53. *Ibid*. (p. 292).

54. *Ibid*. (p. 295).

55. Mitchell FL, Moran PS, Pruzzo NA. *Evaluation and Treatment Manual of Osteopathic Manipulative Procedures*. Mitchell, Moran & Pruzzo Associates, Manchester, MO, 1979, (pp. 361-382).

56. Nemeth G. On hip and lumbar biomechanics. A study of joint load and muscular activity. *Scand J Rehabil Med (Supp.1) 10:* 1-35, 1984.

57. Oddsson L, Thorstensson A. Fast voluntary trunk flexion movements in standing: motor patterns. *Acta Physiol Scand* 729:93-106, 1987.

58. Okada M. An electromyographic estimation of the relative muscular load in different human postures. *J Human Ergol* 1:75-93, 1972.

59. Pauly JE. An electromyographic analysis of certain movements and exercises: 1. some deep muscles of the back. *Anat Rec* 155:223-234, 1966.

60. Pernkopf E. *Atlas of Topographical and Applied Human Anatomy*, Vol. 2. W.B. Saunders, Philadelphia, 1964 (Fig. 312).

61. *Ibid*. (Fig. 327).

62. *Ibid*. (Fig. 329).

63. Rasch PJ, Burke RK. *Kinesiology and Applied Anatomy*, Ed. 6. Lea & Febiger, Philadelphia, 1978 (pp. 273-274).

64. Rohen JW, Yokochi C. *Color Atlas of Anatomy*, Ed. 2. Igaku-Shoin, New York, 1988 (p. 204).

65. *Ibid*. (p. 316).

66. *Ibid*. (pp. 322-323).

67. *Ibid*. (p. 328).

68. *Ibid*. (p. 418).

69. *Ibid*. (p. 419).

70. *Ibid*. (pp. 440).

71. Schapira D, Nahir M, Scharf Y. Trochanteric bursitis: a common clinical problem. *Arch Phys Med Rehabil* 67:815-817, 1986

72. Sheon RP. A joint-protection guide for nonarticular rheumatic disorders. *Postgrad Med 77:* 329-338, 1985.

73. Simons, DG. Myofascial pain syndromes, part of

74. Simons DG, Travell JG. Myofascial origins of low back pain. Parts 1,2,3. *Postgrad Med* 73:66-108, 1983.

75. Simons DG, Travell JG. Myofascial pain syndromes, Chapter 25. In *Textbook of Pain*, edited by P.D. Wall and R. Melzack, Ed 2. Churchill Livingstone, London, 1989 (pp. 368-385).

76. Sirca A, Susec-Michieli M. Selective type II fibre muscular atrophy in patients with osteoarthritis of the hip. *J Neurol Sci* 44:149-159, 1980.

77. Spalteholz W. *Handatlas der Anatomie des Menschen*, Ed. 11, Vol. 2. S. Hirzel, Leipzig, 1922 (p.357).

78. Stern JT. Anatomical and functional specializations of the human gluteus maximus. *Am J Phys Anthrop* 36:315-340, 1972.

79. Swartout R, Compere EL. Ischiogluteal bursitis, the pain in the arse. *JAMA* 227:551-552, 1974.

80. Swezey RL. Pseudo-radiculopathy in subacute trochanteric bursitis of the subgluteus maximus bursa. *Arch Phys Med Rehabil* 57:387-390, 1976.

81. Tichy M, Grim M. Morphogenesis of the human gluteus maximus muscle arising from two muscle primordia. *Anat Embryol* 173:275-277, 1985.

82. Tillmann B. Variations in the Pathway of the Inferior Gluteal Nerve. (Germ.) *Anat Anz* 745:293-302, 1979.

83. Toldt C. *An Atlas of Human Anatomy*, translated by M.E. Paul, Ed. 2, Vol. 1. Macmillan, New York, 1919 (p. 338).

84. *Ibid*. (p. 288).

85. *Ibid*. (p. 339).

86. Travell J. Factors affecting pain of injection. *JAMA* 758:368-371, 1955.

87. Travell JG, Simons DG. *Myofascial Pain and Dysfunction: The Trigger Point Manual*. Williams & Wilkins, Baltimore, 1983.

88. *Ibid*. (Chapter 3, pp. 63-74).

89. *Ibid*. (Chapter 3, pp. 84-85, Fig. 3.12).

90. *Ibid*. (Chapter 3, pp. 86-87).

91. *Ibid*. (Chapter 4, pp. 103-114).

92. *Ibid*. (Chapter 4, pp. 114-156).

93. *Ibid*. (Chapter 48, p. 648, Fig. 48.6A).

94. *Ibid*. (Chapter 49, p. 676, Fig. 49.6).

95. Travell J, Travell W. Therapy of low back pain by manipulation and of referred pain in the lower extremity by procaine infiltration. *Arch Phys Med* 27:537-547, 1946 (see p. 540).

96. Voss DE, Ionta MK, Myers BJ. *Proprioceptive Neuromuscular Facilitation: Patterns and Techniques*, Ed. 3. Harper & Row, Philadelphia, 1985 (pp. 304-305).

97. Weber EF. Ueber die Langenverhaltnisse der Fleischfasern der Muskeln in Allgemeinen. *Berichte uber die Verhandlungen der Koniglich Sachsischen Gesellschaft der Wissenschaften zu Leipzig 3:* 63-86, 1851.

第八章
臀中肌
"腰痛相关的肌肉"

本章要点：臀中肌的后部位于臀大肌深部，其下部覆盖在臀小肌上。通常臀中肌的重量至少为臀小肌的 2 倍，不到臀大肌的一半。其筋膜触发点（TrPs）引起的**牵涉痛**，通常被称为腰背痛或腰痛。臀中肌三个 TrP 共同导致疼痛和压痛的区域为沿髂骨后嵴延伸至骶骨和臀部后侧方也可能会延伸至大腿。从**解剖附着**上来说，臀中肌起于髂嵴前 3/4，止于股骨大转子。**神经支配**源于 L_4、L_5 和 S_1 的臀上皮神经。此外展肌的主要**功能**是单脚站立时稳定骨盆。当行走、仰卧、患侧卧位或懒散地坐在椅子上时，此肌肉的筋膜 TrP 均导致疼痛**症状**。骶髂关节功能障碍是一个重要的鉴别诊断。**患者的体格检查**应当包括寻找莫顿足结构，观察患者的步态，测试髋关节水平大腿内收是否受限。**TrP 检查**集中在沿着髂嵴和髂嵴下的位置。肌肉的前、中 TrP 位于皮肤和骨骼之间。后 TrP 区域位于臀大肌深处；这个区域的 TrP 与前 TrP 不同，不会引起局部抽搐反应。**臀中肌相关 TrP** 可能会与腰方肌 TrP 相伴发生。前臀大肌纤维中 TrP 的**牵拉下的间断性冷喷疗法**需要将患侧大腿向健侧腿后方伸展和内收。后纤维是通过在健侧腿前面弯曲和内收使患侧腿得以被动延长。将冰或者冷喷雾喷洒于从髂嵴至骶骨、至大腿中部之处。加大关节主动活动度和湿热敷可松弛前纤维和后纤维。缺血性压缩和深层按摩是有效的治疗手法。采用**注射与拉伸**技术时，可以触诊到局部痉挛，但当针头触及 TrP 时则很少出现。正确的**矫正措施**包括睡觉时向健侧卧位，要在膝盖间放置一个枕头，避免长时间制动，使用坐位穿裤子，正确放置跖骨垫以纠正莫顿足结构。应尽量避免刺激性的药物注射至 TrP。推荐外展肌自我伸展运动为家庭练习方案，在家半坐卧位的自行车式练习可以作为一种方便且舒服的训练活动。通过患者躺在一只网球上的方法，就很容易对前纤维或后纤维的 TrP 进行自我缺血性压迫。

1. 牵涉痛
（图 8-1）

臀中肌的肌筋膜 TrP 通常是一种被忽略的背痛来源[56]。从这些 TrP 引起的疼痛一般只限于附近的肌肉。这种附近式分布与三角肌 TrP 疼痛类似[74]。与三角肌类似，臀中肌也由三个部分组成（后、中和前部分），TrP 也容易在这个地方找到。臀中肌的 TrP 区域靠近臀中肌后部邻近骶髂关节肌肉的各部。TrP 引起的疼痛和压痛主要沿着髂嵴的后方到骶骨区域，覆

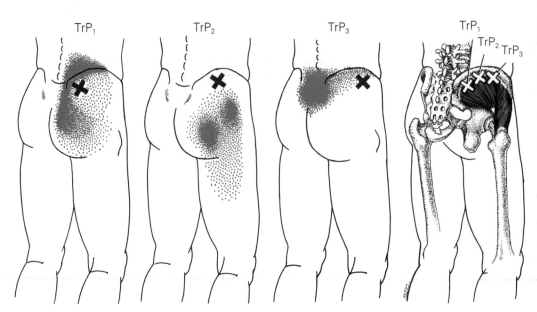

图8-1 右臀中肌（深红色）涉及的TrPs的疼痛图像（鲜红色）（Xs）。最严重的疼痛图像为块状红色，溢出部分为斑点状红色。 最中间的TrP₁，牵涉痛至髂嵴，耻骨联合区域以及骶骨。TrP₂的区域则更偏向头端和侧面，包括臀部的尾部和大腿上部。最前面的TrP₃很少出现，其牵涉痛双向分布在骶骨和腰部最下部分。

盖同侧骶骨；疼痛可能蔓延至大半个臀部（图 8-1，TrP₁）。

TrP₂ 区域同样可以在髂嵴下面找到，几乎集中分布于髂嵴的长轴。由 TrP₂ 引起的疼痛可延伸到侧方和臀肌中间区域；也可能延伸至大腿上部后外侧。TrP₃ 较难在髂嵴下方找到，应在髂前上棘附近。TrP₃ 引起的疼痛主要是沿着髂嵴，覆盖下腰部及骶骨的两侧。以往的报道提到[54,57,66,68] 这三个 TrP 各自引起的疼痛模式被归类为一种混合模式。TrP 偶尔也会在臀中肌的其他部位被发现。

其他作者绘制[4,28,60] 或者描述[78] 了臀中肌牵涉痛的相似模式。有两篇文章[29,63] 报道了臀中肌注入高渗盐水后导致的牵涉痛。Bates[7] 描述了儿童牵涉痛图像与成人相似。Sola[60] 描述的臀中肌牵涉痛可延伸至大腿和小腿的后侧，这种疼痛模式很可能是由臀小肌的 TrP 引起的

（见第九章），他也注意到妊娠晚期臀部的疼痛常由臀中肌引起[60]。Kelly[30] 也证明了臀中肌是腰痛主要的原因。其他的报道[23,31,60] 称该疼痛可能会引起或者刺激坐骨神经痛。

2. 解剖附着和注意事项（图 8-2）

形状较厚、呈扇形的臀中肌位于骨盆外侧面，臀大肌的深部、臀小肌的浅表部。臀中肌**近端附**着于髂嵴前 3/4 的髂骨外侧面，在前、后臀线侧之间[15]，以及覆盖前外侧 2/3 的肌肉的臀筋膜[1,10]。臀中肌在**远端**附着于固定在后上方角股骨大转子外侧表面宽阔肌腱的两边[5]（图 8-2）。当它们靠近大腿的附着点时，浅部的纤维束斜行穿过深部后面。后纤维束的方向和施加力量的方向与大部分前纤维束的方向呈直角（图 8-2）。有时，臀中肌被分为两个部分，

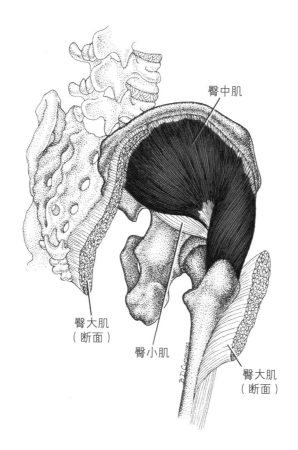

图8-2　右侧臀中肌（红色）后侧面解剖。臀大肌被切除；远端断面保留。

或与梨状肌或臀小肌融合在一起[5]。

臀中肌转子囊将臀中肌肌腱与大转子表面分开,前者滑动于后者之上如Sobotta Atlas 的描绘[16, 19],转子囊近端连接于臀小肌,远端连接于臀中肌的转子附件之间。

44 岁以下正常成人臀中肌尸检样本中,58%为慢肌纤维(1 型纤维),42%为快肌纤维(2 型纤维)。股骨关节炎患者中,臀中肌 2 型纤维的所占比例会下降 8%。另外一组成人样本以 65 岁为界,分为相等同情况、不同年龄的两组;尽管两组的个体差异很大;在每一不同年龄的个体中,依靠氧化代谢的 1 型纤维数量都超过依赖糖酵解途径代谢的 2 型纤维的数量。

补充参考资料

其他作者也描绘后面观的臀中肌解剖:臀中肌本身[16,50],和臀大肌的关系[2,15,44,62,64],和臀小肌的关系。也有前面观[18,61]:包括横断面[9,17]和冠状面[14,41]。

同样描绘了臀中肌与髂骨和股骨的连接[20,40,49],包括其近端延伸的腱膜连接[3,64]。

3. 神经支配

臀中肌是由臀上神经的下支支配,臀上神经走行在臀中肌和臀小肌之间,发出分支支配这 2 块肌肉。臀上神经纤维发自 L_4、L_5 和 S_1[10,11]。

4. 功能

臂中肌的主要功能是外展,在单腿站立时维持骨盆稳定。在步行时,臂中肌及其他外展肌防止骨盆向非支持侧过度外展(外侧倾斜)。

作用

臂中肌被普遍认为是腿部最有力量的外展肌 [6,10,25,27,46]。该肌肉的前部纤维还参与大腿内旋。该肌肉的舒展和外旋功能要么较弱,要么依赖于大腿的位置 [22]。

Inman[26] 报道臂中肌重量是臂小肌的 2 倍,同时也几乎是髋部另一主要外展肌——阔筋膜张肌的 2 倍。但 Weber[76] 发现臂中肌重量至少是臂小肌的 4 倍。

解剖学角度,与臂小肌纤维的单层排列相比,臂中肌的 2 层纤维重叠排列(图 8-2)有助于改善后部纤维产生外旋和前部纤维产生内旋。

电镜 [6,22,26,39,77] 研究确认了 Duchenne[12] 的观察和解剖学家关于 [5,10,62] 臂中肌主要参与大腿外展的结论。Duchenne[12] 发现刺激臂中肌的前、中、后部纤维会产生髋部的外展动作。刺激前部纤维会首先产生强烈大腿内旋动作。刺激揭示了只有小部分的后部纤维有微弱的后旋效果。

Greenlaw[22] 用电极监测前后纤维发现所有纤维在内旋时均有活动。后部纤维在外旋时没有活动。Duchenne[12] 关于选择性刺激后部纤维引起微弱后旋的结果并不和 Greenlaw 的一致,因为 Greenlaw 可能没有监测这些纤维。对这些骨骼肌的观察可以明确任何臂中肌纤维都能使腿后旋转为内旋。

当大腿从完全伸展转换成屈曲时,前部纤维在腿部主动屈曲角度增加时肌肉电活动增强。这些前部纤维也帮助了直腿抬高或从仰卧位站起运动。后部纤维参与腿部的屈曲却极少参与和腿部最大伸展的运动。

功能

臂中肌的最基本功能是步行中单腿站立时维持骨盆的稳定 [6,10],防止骨盆向对侧倾斜。这个稳定功能只需要臂中肌最大肌力的 10% [26]。臂中肌由推进肌进化为稳定肌的过程已经被很好地解释和描绘 [37]。

Greenlaw[22] 使用电极监测快步或慢步走时臂中肌前各部,发现这两部分肌肉在两种运动速度时有相似的运动方式。Lyons 和同事发现在起步和起步相前半部分时同侧肌肉的活动是最强的。肌肉的活动逐渐减弱直到脚趾着地时产生一个短暂爆发;另一次短暂爆发参与了足跟着地。在行走的整个过程中,臂中肌的后半部分与前半部分相比,参与的活动相对要少 [22]。

在自由行走的稳态阶段,可以观察到臂中肌正常的"风扇"现象,就是臂中肌的后部纤维和前部纤维相比,其电活动有更快的衰退现象 [53,59]。这个现象在有严重髋关节炎的患者中消失 [53],这说明因为关节功能障碍导致了纤维活动正常顺序的改变。

有时在行走、爬行、上下楼梯、系鞋带、坐和倾向前单腿直立时,此肌肉的前、中、后部分的肌肉的肌电图活动的起效、持续时间和程度均不同。这种独立的活动证明了此肌肉的三段式概念模型 [59]。

使用蹬车测力器,当负荷量、蹬踩频率或坐垫高度增加时,或放在脚踏板上后面的脚用力时,臀中肌的电活动增加[13]。如同预期的一样,同侧手部负荷会降低臀中肌的肌电活动,而对侧手部负荷则增加臀中肌的肌电活动[45]。Ghori 和 Luckwill[21]发现在行走时对侧手或背部负重身体重量的 20％会显著延长臀中肌的肌电图活动。

用三种不同方法举起地上一个12.8kg 的盒子时,只有 1/7 的人的臀中肌运动超过了其最低限度[43]。因此,臀中肌的 TrP 不应归咎于上举物。

在一个病例报道中,肌力的下降是因为外科性切除臀中肌和臀小肌,外展肌群中只有缝匠肌被保留[42];在另一个病例中,仅保留了臀大肌的外展部分。在这 2个案例中,接近一半的最大外展力被保留,但耐力[42]缺失。这些臀肌是耐力和完全的肌力所必需的。

5. 功能(肌牵张)单位

参与辅助臀中肌的外展功能的肌肉包括有臀小肌、阔筋膜张肌,在较小程度上还包括缝匠肌、梨状肌[24]以及一部分的臀大肌[42]。Janda[27]还提出髂腰肌也参与外展功能。

6. 症状

有臀中肌活动性 TrP 的患者往往主诉行走时疼痛,特别是当其有需矫正的莫顿足结构时(见第二十章第 7、第8 节)。

臀中肌有 TrP 的患者患侧卧位存在困难。为避免 TrP 受压,他们选择仰卧或对侧卧位。然而,仰卧可能压到臀中肌后侧 TrP,导致疼痛,需要在膝盖之间放置一个枕头,以避免过度外展导致疼痛。最好的睡姿是半仰卧位,也就是折中对侧卧位和平卧位,用枕头支撑身体。

有活动性臀中肌 TrP 的患者在瘫倒坐位或下腰时也不舒服,因为身体重量会压迫到这些 TrP。

鉴别诊断

尽管臀大肌和臀中肌的 TrP 导致的牵涉痛形式部分重叠,为了治疗必须要区分这两种疼痛。由于 TrP 导致的臀大肌挛缩限制了臀部弯曲;而 TrP 导致的臀中肌挛缩限制了臀部外展。仔细注意臀部TrP 的定位以及对臀部运动的限制方式,有助于区分两者(见第 9 部分,图 8-5)。在臀部的前上部分,只有臀中肌位于皮肤和髂骨之间[44]。在臀部的其他部分,臀大肌是最表层的肌肉;臀中肌在其下面。

从治疗上来说,区分臀中肌和臀小肌的 TrP 不是那么严格,除非是为了确定喷雾治疗的范围或 TrP 注射时确认针进入需要的深度。解剖学上[44]和功能上来说,这两个肌肉很难区分;然而,若牵涉疼区域分布整个大腿,甚至直到踝部,可以确定为是臀小肌 TrP。梨状肌的 TrP 很少会导致超出骶骨平面的下腰痛,但仍可能导致臀部的牵涉痛,有时导致大腿后侧疼痛。

Reynolds[48]指出,这种来源于臀中肌TrP 的疼痛有可能与来自**骶髂关节机能障碍或疾病的疼痛**相混淆。有详细的病例报道描述了这种骶髂关节交锁的诊断和处理方法,并且在第二章有综述。与臀中肌 TrP 相比,这种功能障碍与臀小肌 TrP联系更为密切。还需要进一步研究[75]。

腰椎小关节引起臀部范围的疼痛可能会被误认为臀肌 TrP 引起。对这种关节来源疼痛的认识在第三章第 24~25 页有所论述。

股骨大转子水平的**臀中肌转子囊炎症**是导致疼痛和触痛的原因之一[52]。这种疼痛必须与臀中肌 TrP 导致疼痛相鉴别。股骨大转子上的肌腱韧带的肌腱触痛和臀中肌 TrP 紧密相连,必须将这种触痛同前者区分开来。可以通过检查鉴别。

针对下腰痛的脊柱手术后带来的慢性疼痛并非少见,这可能是因为忽略了 TrP。但是它可以通过识别相关 TrP 和将其进行适当管理,而得到解决。疼痛另一个原因是脊髓造影后或术后并发症、**蛛网膜炎或者蛛网膜神经炎症**对于这种情况有效治疗措施之一是必须对臀部肌肉以及其他部位有关的肌肉 TrP 进行消除[47]。

自从发现**间歇性跛行**引起的疼痛与肌肉活动相关后,患者的既往史已不能明显地区分疼痛是来源于血管还是肌筋膜 TrP。Arcangeli[4] 及同事强调,间歇性跛行产生的疼痛在特征上常常与 TrP 的疼痛相似,他们指出,主动脉髂总动脉或股壁下(髂内)动脉狭窄或闭塞的患者都可能有臀中肌和阔筋膜张肌 TrP。当 TrP 出现,在它们涉及的区域可出现局部缺血而引起的疼痛。在一部分患者中,与血流的减少相比,走路的耐受性更多与 TrP 的严重度相关。

通过脉搏消失、皮肤循环损害,或者通过超声和显影剂对比研究可以确定血管阻塞。另一方面,TrP 通过特定的牵涉痛图像和受影响的肌肉活动度限制来鉴定;触诊肌腱部位并且可以引出局部的痉挛反射。出现在预见部位的牵涉痛,可通过按压敏感部位触发,比如 TrP。

7. 触发点的激活和持续存在（图 8-3）

易引起臀中肌 TrP 的激活的事件和活动,包括突然跌倒、运动损伤、跑步、超长的网球比赛、有氧运动、在柔软的沙滩上长时间行走、单腿负重过久或肌注药物。这样的注射有可能激活潜在 TrP[67]。在潜在或活跃的 TrP 的临近注射刺激性的药物,可以加强 TrP 的活动并可引起剧烈的放射痛[67]。

Sola[60] 验证了小腿长度相差至少一厘米是引起单侧下腰痛和臀中肌 TrP 的原因。骨盆的扭曲变形可以产生明显的下肢长度不等。（见第四章第 8 节,对此重要报道有更多的论述）

如第二十章第 7、第 8 节所述,莫顿足的第二跖骨下跨趾第一跖骨,可激活臀中肌的 TrP 并使其长期存在。足部异常的重量分布通常引起过度足内翻,如图 8-3B 所示。在髋关节内旋或内收往往会造成臀中肌和股内侧肌超负荷。步行时脚向两边摇摆往往使腓骨肌超负荷。一些人使用代偿机制比如外旋大腿或足外翻,可以利用足部受到额外的压力,而且不会对臀中肌造成压迫（图 8-3C）。

骶髂关节的关节面移位可导致臀中肌 TrP 的存在,为维持治疗效果,这种移位应得到矫正[75]。

髋部持续屈曲状态会加重臀中肌潜在的或被激活的 TrP,比如胎儿形体位的睡眠,脚着地膝盖屈曲坐在很矮的椅子

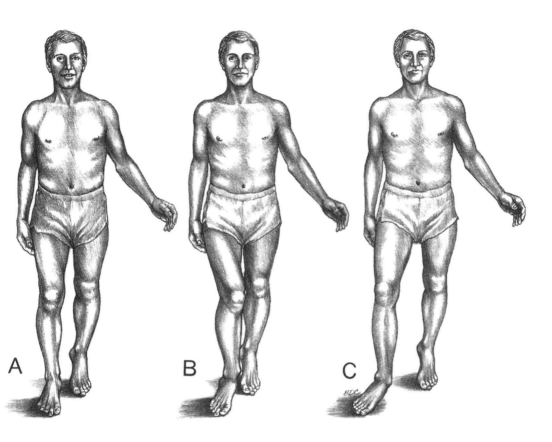

图8-3 莫顿足（相对较长的第二跖骨和较短第一跖骨）引起的行走时右臀中肌的劳损。A. 正常足部的行走，不存在跖分离。B. 第二跖骨较长时，右足内旋，跖球前摆，受力从足跟移向边缘。也导致了膝外翻和髋部的大腿内旋和内收。C. 患者意图通过下肢外展和外旋减少臀部肌肉劳损，更远的包括足外翻，以达到跖分离时第一、第二跖骨的两点平衡的状态。这种内旋内收运动的减少使得臀外展肌的代偿性劳损最小化，主要是臀中肌。

上，或者坐在座位的底部身体向后倾斜因而大腿在髋部成锐角屈曲。

虽然头前位、脊柱后位的后凹姿势可能会使臀大肌 TrP 持续存在，它也是使臀中肌 TrP 持续存在的一个关键因素。

当患者坐在恰巧放在裤子后面的口袋的钱包上，这样压力就集中在臀中肌的 TrP 上，引起了放射痛，从而产生一种"钱包"形式的坐骨神经痛[38]。

8. 患者检查

如果疼痛分布提示存在臀中肌的 TrP，可以观察到患者如图 8-3 所示的畸形步态，并应检查脚的第二长跖骨（见第二十章第 8 节）。检查者观察到患者的体重主要集中在一条腿上，目的是为了减轻下肢长度不同产生的张力，或为了减轻髂骨后骨盆扭转并伴随骶髂关节向对侧移位所带来的不适。应该检查患者有无其他证据证明下肢长度的差异；在第一册[70]第四章第 8 节可以看到这部分内容。资深作者描述了骶髂关节移位的检查和治疗方法[75]。

在检查由 TrPs 引起臀中肌缩短的证据时，患者采取健侧卧位，保持大腿最上部屈曲成 90°；通常，膝盖应该下降至检查台水平。若未能到达至检查台表示髋部活动受限，是由臀中肌 TrP 和阔筋膜的张力增高导致。

在检查 TrP 引起的该肌肉肌力减弱时，患者体位还是如上所述的健侧卧位，但是大腿上部伸展，如 Kendall 和 McGreary 绘图所示[32]。与健侧相比，患侧有中等程度的肌力下降。

患者仰卧在检查台上，由于以下肌肉中某一或全部肌肉收缩导致的 TrP，会引起患侧下肢外旋：臀中肌的后部和臀小肌、梨状肌、股前-闭孔-股方肌群。如果在排除别的干扰因素，仰卧位时，存在髂后扭转的下肢是外旋的。

9. 触发点检查 (图 8-4 和图 8-5)

当患者健侧卧位时，可检查臀中肌上所有的 TrP。图 8-4 阐明了浅部触诊 TrP_1 的检查，此 TrP 处于臀中肌最后面的位置。把一个枕垫放在两个膝盖之间，可以帮助阻断肌肉精细敏感 TrP 疼痛的扩散。同样的患者体位可用于检查更前面的 TrP_2 和 TrP_3，这些部位在图 8-4 中标记为"X"。后面的 2 个 TrP 仅仅被皮肤和皮下组织覆盖。为了找出 TrP_2 和 TrP_3 的肌腱，通过检查者指尖按压肌纤维至深部骨质表面的方式达到进行深部组织检查的目的（与肌肉纤维方向垂直）。由臀中肌后面和远端的部分引发的局部痉挛反射，覆盖其上的臀大肌侧很少能感觉到，但是可以通过另一个手触诊感觉到。

$Sola^{60}$ 指出，如果涉及范围扩大，从整个骶髂关节到髂前上棘附近的臀中肌纤维的整条臀线上都可能包含 TrP。

由于臀大肌和臀中肌的肌纤维生长方向相似，不易区分臀大肌深部及臀中肌

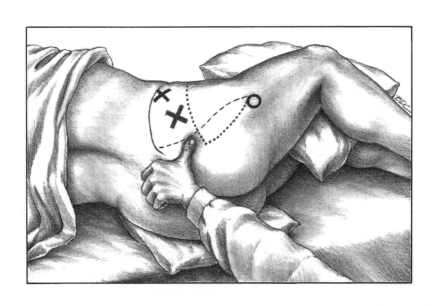

图8-4 触及右臀中肌后TrP。空心圈为股骨大转子；实线标记髂嵴（臀中肌的上缘）；虚线表示臀小肌的上缘和后缘；破折线表示臀大肌的上缘（前缘），同样标记了此TrP臀中肌纤维的走向。检查者手指的尖端垂直于破折线进行触诊。

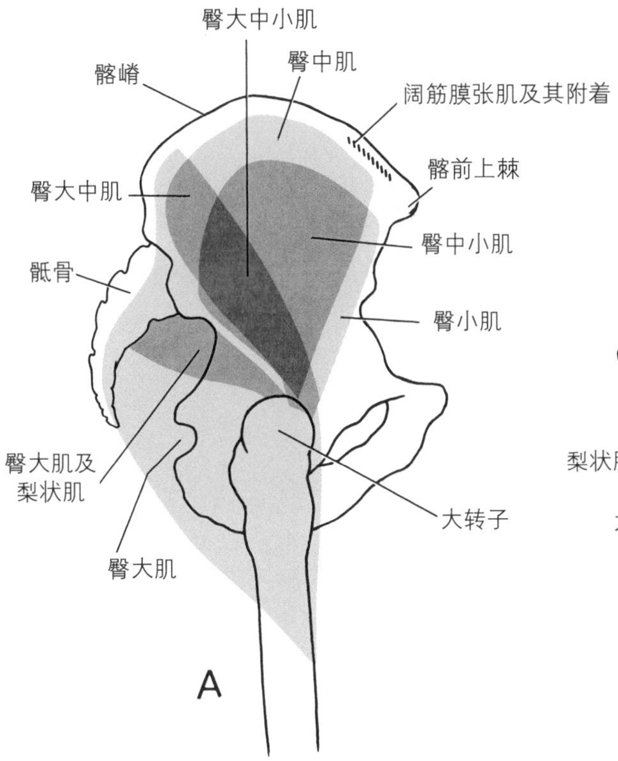

图8-5 通过侧边角度，显示出臀肌和梨状肌稍靠后的重合部分。A. 淡红色显示的地方，除了被阔筋膜张肌（髂骨附件由虚线标识）覆盖的臀小肌后部外，只有一块臀肌可以触诊。在这些单块肌肉部位，极少有可能遇到其他臀肌或者梨状肌肉上的触痛假象。A左侧的中红色显示的是臀中肌或梨状肌可以触诊的区域，触诊时需经股臀大肌，避开臀小肌的敏感区；A右侧的中红色显示的区域是臀中肌和臀小肌重合的部分。深红色显示的是臀大肌、臀中肌和臀小肌这三块肌体出现的部位。需要注意的是，梨状肌上侧边缘与臀中肌和臀小肌下侧边缘密切相连。臀中肌时而也会与梨状肌重叠在一起。B.与梨状肌上侧边缘紧密相连的梨状肌带，一直从大转子（开口方形）的末端延伸到耻骨上侧末端的无感区，并在此处与髂骨交汇（开口圆）。为方便确定臀中肌后部与梨状肌上TrP的位置，梨状肌带被分成均长的三段。

浅部的 TrP[44]。臀大肌表层的紧张带极易通过触摸感觉到，仿佛就在皮层正下方。触感较深的紧张带可能会位于臀大肌深层肌纤维上，也可能位于下层肌肉处。如果在臀大肌上发现 TrP，必须先采取措施消除上层 TrP，否则将很难辨识深层 TrP。若是无法辨识涉及的 TrP 是哪一个，则应该对两处肌肉上的 TrP 采取物理治疗手段。

臀中肌所有的三个常见的 TrP 均位于臀小肌的头端（图8-4）。因此，TrP 的位置就如同疼痛范围一样，有助于区分臀中肌 TrP 和臀小肌 TrP。

为通过触诊确定肌肉 TrP，参照示意图有助于分辨出每块肌肉间的界限以及臀肌间的交叉点（图 8-5A）。臀中肌上界为骨盆边缘，前界为髂前上棘后方至大转子间的连线，下界为（后部）梨状肌带（图8-5B），梨状肌带为沿着梨状肌上方的深直线（图 8-5A）。臀大肌覆盖臀中肌后侧的大部分，臀小肌则隐藏在臀中肌远端 2/3 的深部。

10. 神经卡压

尚未发现过由臀中肌导致的神经卡压。

11. 相关触发点

一旦臀中肌后侧肌肉纤维中隐含 TrP，将极有可能诱发臀小肌后侧和梨状肌的继发 TrP。臀小肌和梨状肌在功能上相辅相成，有时也可能诱发 TrP。一旦涉及臀中肌前部肌肉纤维，作为该部位功能单元的阔筋膜张肌也有可能产生继发的 TrP。

由于臀中肌位于腰方肌的疼痛辐射区，于是经常会受该肌活化的 TrP 诱导，触发卫星 TrP。两者关系十分密切，以至于按压腰方肌上的 TrP 时不仅会诱发臀中肌后侧的牵涉性疼痛（腰方肌 TrP 牵涉痛模式），也会诱发远至股上侧（臀中肌 TrP 牵涉痛）的牵涉性疼痛。压迫臀中肌上的卫星性 TrP 却仅能诱发其典型性牵涉区。若是仅仅对臀肌 TrP 采取镇痛措施，只会暂时缓解疼痛。反之，若是消除腰方肌 TrP 则可以同时消除臀中肌的卫星疼痛症状。有些情况下，则必须同时对腰方肌 TrP 和辐射 TrP 采取消除措施，以彻底缓解疼痛。

此外，Sola[60] 证实相反的情况，即臀中肌 TrP 也能诱发腰方肌 TrP。这些臀部的 TrP 还有可能同宫颈区域肌肉相互作用，并由此引发宫颈疼痛和头痛。这种相互作用机制可能是由于臀肌功能不足引起骨盆和肩带肌倾斜，继而导致的一种姿势代偿。Sola[60] 认为，臀中肌很少作用于单块肌肉引起疼痛综合征，而通常是作为一个功能单元涉及其他肌肉。

后髂扭曲通常与臀中肌后部和平行的梨状肌的缩短与 TrP 激活相关联。除非同时消除臀中肌、梨状肌上 TrP，并纠正髂骨扭曲，否则患者将很难感受到持久的症状缓解。

12. 牵拉下的间断性冷喷疗法（图 8-6）

有关间断性冷喷疗与拉伸的细节，参见第一册第 63～74 页的"拉伸-喷雾"技术。若用冰块而非冷气雾剂，参见本书第二章第 8～9 页。

要完全恢复因臀中肌中激活 TrP 而引起的主动活动范围受限，可以让患者舒适地进行健侧卧位，然后连续进行牵拉下的间断性冷喷疗与拉伸。可能需要放一个小枕头或毛巾卷在患者的腰部下方，以固定腰椎的位置，或者放在臀部下方，这样可以使患者舒适一些。针对臀中肌 TrP，需要在肌肉上其牵涉痛区域按照轻柔的被动拉伸所引起的牵涉痛范围的模式，沿着远端方向使用冰块或蒸汽冷气雾剂进行平行拂拭（图 8-6）。不管是臀中肌前 TrP 还是臀中肌后 TrP，间断性冷喷疗法都施加在几乎相同的皮肤区域（图 8-6A、B）。

在缓解臀中肌前纤维张力的过程中，操作者还应该在阔筋膜张肌表面皮肤上施用冰块或喷雾。在进行多次冰块或喷雾的拂拭后，为了拉伸臀中肌（或臀小肌）的前部，大腿应伸展然后内收，如图 8-6A 所示。阔筋膜张肌中有 TrP 时，也会限制伸展，存在紧张带合并和内收。为了使阔筋膜张肌完全拉伸，在伸展和内收之后应该再加上外旋（见第十二章）。注意：如果此手法过于用力或持续时间过长的话，可

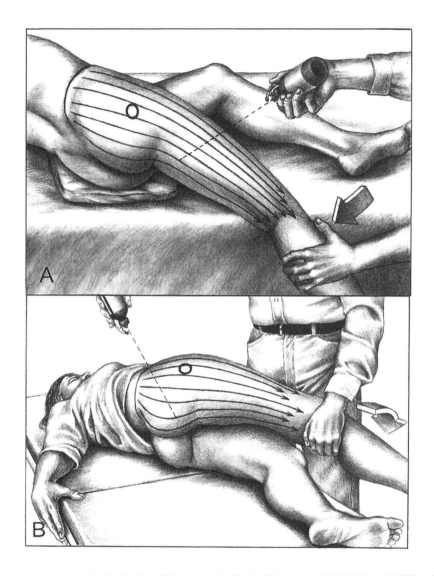

图8-6 右臀中肌TrPs的拉伸位置和间断性冷喷疗法区域（细箭头）。图中的实线标出了髂骨嵴。空心圆圈标出了大转子。大箭头标出了拉伸肌肉所需的被动运动的方向。A. 前部纤维（TrP$_3$）拉伸下的间断性冷喷疗法。要被动地拉伸肌肉，操作者可将大腿向后朝着伸展的方向抬起，以便大腿在检查台的边缘得到放松，轻柔地放到地上。重力将使拉伸作用逐渐增强以致内收。B. 后部纤维（TrP$_1$和TrP$_2$）牵拉下的间断性冷喷疗法。在使用蒸汽冷气雾剂或冰块的同时，操作者用手使大腿向前屈曲，在髋关节处呈约30° 角。随着多次的平行冷却拂拭使肌肉的紧张得到缓解，操作者可将肢体放低以使大腿内收（大弯箭头）。

能导致骶髂关节受力过度。

如果患者涉及拉伸过程的关节运动过度(见第二章第17页关于过度运动部分)，那么就不要尝试在这一部位进行拉长至全运动范围的治疗,这与身体的其他部位是一样的。如果遇到了这样的问题,可以通过缺血性加压或剥离式按摩使局部紧张带得到拉伸,对肌肉进行无创的有效治疗(见第二章第 9 页)。

在对后臀中肌 TrP 施行间断性冷喷疗法时,拂拭还应该覆盖到梨状肌上方的皮肤。为了拉伸臀中肌(或臀小肌)的后部纤维以达到完整的运动范围,大腿应屈曲约 30°然后内收(图 8-6B)。在这种姿势下,内旋或外旋对后部纤维的拉伸都几乎不会有影响。

大腿屈曲到 90°会显著改变臀中肌后部纤维的功能。在这种姿势下,内收导致的肌肉长度改变非常小,而外旋转则会导致臀中肌后纤维和臀小肌后的纤维拉伸。但是,实际上,这个运动时常被其他的软组织所阻止(包括关节囊)。对这些纤维最有效的拉伸应该通过内收大腿使其屈曲达到 30°。

第九章中给出了另一种被动拉伸的身体姿势(图 9-6)。Lewit[34] 描述并图示了一种患者在仰卧姿势下通过肌肉等长收缩后再舒张的方法来进行被动拉伸的技术,本书第二章也描述了这种技术。

在 TrP 的张力得到缓解后,患者可以主动移动其肢体,慢慢地达到完整的内收和外展范围,重复若干次。然后,即刻在 TrP 区域和其主要的疼痛范围上施加湿热敷处理。

通过间断性冷喷疗法与拉伸来放松臀中肌前纤维或臀中肌后纤维时,要拮抗该肌肉 TrP 的拉伸来预防反应性痉挛(TrP 反应),这一点很重要。对于臀大肌和腘绳肌来说,这个预防措施是作为对前臀中肌 TrP 的拮抗,对于内收肌群来说,则是作为对后臀中肌 TrP 的拮抗。

激活的 TrP,尤其是那些更靠前的更表浅的前臀中肌 TrP,同样对拇指进行的深度按摩和缺血性按压有反应。

在牵拉下的间断性冷喷疗法和其他技术未能完全消除臀中肌 TrP 时,患者可以通过在前臀和髋部肌肉上方的骨盆周围缠绕弹性绷带或骶髂(骨盆)带来提高其功能性的活动水平。原理上,这项技术的作用类似于捏掐胸锁乳突肌上方皮肤的反射作用[8,72]。

13. 注射与拉伸(图 8-7)

注射同牵拉下的间断性冷喷疗法时一样,患者为健侧卧位。定位紧张带(图 8-7A),并将后部 TrP_1 的触痛点也定位到手指间。针头向深处的触痛部位直接刺入。有时候可以使用触诊的方法透过覆盖其上的臀大肌来检测局部的抽搐反应。

类似地可注射更靠前的 TrP_2(图 8-7B)和 TrP_3(图 8-7C)。当针头穿入某个 TrP 时,医生可能会触及局部的抽搐反应。由于最明显的抽搐反应往往发生在臀中肌纤维的远端,而臀中肌纤维在该位置位于臀大肌下方,所以很少能见到这样的反应。患者可能会也可能不会感觉到抽搐。进行 TrP 注射后,对疼痛的肌肉进行间断性冷喷疗与拉伸。之后,患者可以主动地移动其肢体,慢慢地达到完整的运动范围,这样重复若干次,然后在注射处的肌肉上施加湿热敷处理。

如果这些拉长肌肉和 TrP 注射的方法只能产生短暂的效果,医生则应该在功能相关的肌肉中检查被漏掉了的 TrP,并对使疼痛持久因素进行评估(见本章第 7 节及第一册[69])。

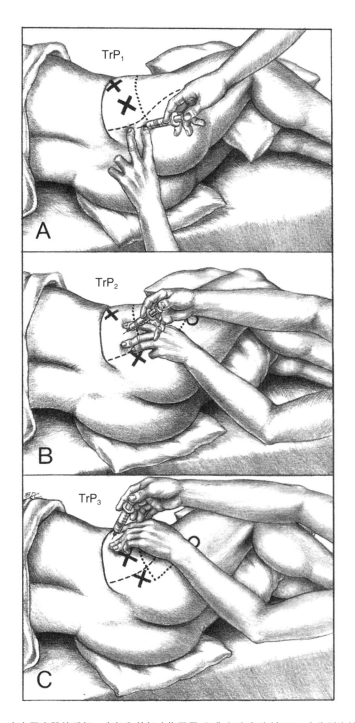

图8-7 在右臀中肌的后部、中部和前部（位置用"X"标出）注射TRPs（分别注射TrP$_1$，TrP$_2$，TrP$_3$）。图中的实线标出髂嵴。短划线标出了臀大肌的前缘，点线描绘了臀小肌的上缘和后缘。空心圆圈标出了大粗隆。A. 注射TrP$_1$。B. 注射TrP$_2$，C.注射TrP$_3$。

14. 矫正措施(图8-8~图8-10)

人体力学

对于由莫顿足结构激活的或维持的臀中肌 TrP,应该在鞋中插入一个跖骨垫进行矫正。在鞋底安装一个楔子(见第二十章第 14 节)可以作为更长久的矫正措施。这种楔子被称为"Flying Dutchman(漂泊的荷兰人)"。

姿势和活动（图8-8）

如果容易产生臀中肌 TrP 的一个人在侧睡时,可在其膝盖之间放一个枕头,如图 4-31 腰方肌图例所示。

应该避免以同一姿势久坐。开车时,可以使用恒速控制器,这使得驾驶者的行动可以更自由。在家里使用摇椅可以增加活动,促进肌肉放松。应避免在髋部的深裤兜中携带一个塞满了卡的钱包[38]。

容易产生臀中肌 TrP 的人坐着时不应跷"二郎腿",这个姿势会缩短最上侧的前臀中肌纤维,并且下方的膝盖常会压迫腓总神经。为纠正小半盆骨,有些人喜欢交叉小腿,而不是使用适当的坐骨提升。这些人应该学会使用坐骨("屁股")提升,如第一册中所描述的那样[71]。

应提醒患者在穿裤子或袜子时,应该坐着穿或靠在墙上穿(图 8-8A),而绝不能在无外部支撑的情况下站着穿(图8-8B)。如果在穿入一只裤脚后失去平衡,那么即使不摔倒,突然施加在臀肌上的急性过重负荷也可能激活 TrP。

在臀部向肌内注射药物时,要避免注入的溶液可能激活 TrP,这一点很有必要。应该先通过触摸来检查可能是 TrP 的紧

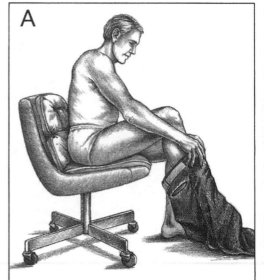

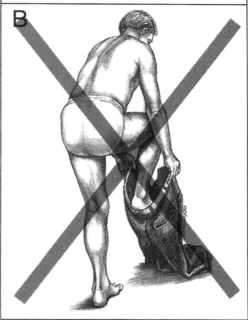

图8-8 安全的和不安全的穿衣姿势。A. 安全的姿势,坐姿。也可以靠在墙上支撑身体,避免必须用单只下肢保持平衡的情况。B.有害的方式（红色的X）,用一只脚保持平衡,身体可能前倾或侧倾,使臀肌负重侧的负荷过重。这一姿势也可能导致在穿入一只裤脚后,为了保持平衡避免跌倒而突然拉紧肌肉的风险。

张带和触痛点,然后避开这些地方[67]。药物可以用足量的 2% 普鲁卡因稀释,得到药物浓度为 0.5% 的普鲁卡因溶液。如果潜伏的 TrP 意外暴露到药物中,加量的普

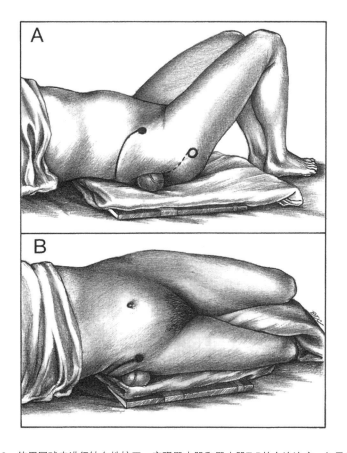

图8-9　使用网球来进行缺血性按压，实现臀中肌和臀小肌TrP的自治治疗。如果患者是躺在柔软的可压缩的表面上，那么需要垫上一本书或一块板。实心圆点标出了髂前上棘的位置，实线标出了髂骨嵴，短划线标出了臀大肌的前缘，空心圆圈标出了大转子。A. 网球放在臀中肌和臀小肌中部的TrP下方。B. 通过在网球上搓动身体，使压力施加在臀中肌和臀小肌前部的TrP上。

鲁卡因可以大大降低将其激活的概率。

矫正练习
（图8-9和图8-10）

　　作为中部和后部的臀中肌纤维"外展及自我拉伸运动"的一部分，患者应该进行肌肉等长收缩后再舒张的练习[36]和同步呼吸练习[35]（见第二章）。这种技术采用如图 8-6B 所示的拉伸姿势，Lewit[34] 对该肌肉的这种练习也进行了描述和说明。为了拉长肌肉，侧躺的患者可将疼痛侧下肢放在另一肢的前面，内收，膝盖伸直，并

使髋关节屈曲约 30°。患者握住检查桌桌沿使骨盆稳定，然后进行缓慢吸气，引起外展肌的轻柔收缩，再缓慢呼气放松，使重力增强，充分利用每一次放松。前臀中肌纤维的自拉伸可以按照图 8-6A 所示的姿势进行。

　　引导患者躺在一个网球上，如图 8-9A 所示，消除臀中肌中部纤维中的 TrP，或如图 8-9B 所示，消除前臀中肌纤维中的 TrP。此技术在第一册中有所描述[73]。沿着紧张带在 TrP 上方搓滚网球，可以提升这种治疗的效果，如本书第九章第 14

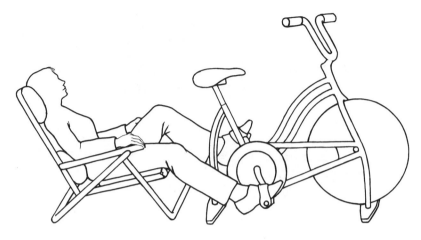

图8-10　在躺椅上进行自行车练习的略图。躺椅的搁脚部分要折起来，使人处于半斜躺位置。调整靠背的角度（髋部曲角）使患者舒适。这种布置可以改善下肢的静脉回血，从而几乎可消除背部和臀肌的过重负荷。

节所述。

如果外展肌在消除了 TrP 后仍然虚弱无力的话，可以在监测下行加强治疗。为了在这个阶段运用使臀中肌拉伸的收缩运动，而避免使臀中肌缩短的收缩运动，患者可以健侧卧位，先抬起患肢（膝盖和髋部都要伸直），使其处于"错误"的外展姿势（大腿外旋）。这个姿势的提升运动主要可以激活大腿屈肌。然后，患者内旋大腿，达到中正的位置（正确的外展），降低肢体，运用阔筋膜张肌和拉长收缩的臀肌来抵抗重力。Lewit 描述并对这些运动进行了图示[33]。

在家做自行车练习可以帮助修复因长久不用而疼痛的肌肉。但是，直立的坐姿可能会加重臀中肌 TrP。将自行车进行适当放置，使患者可以从车后方踩到踏板。同时半倚动作可使下肢呈水平位置，这样可以避免臀中肌和躯干肌群的负荷过重（图 8-10）。为达到这一效果，可以将一把低椅或折叠躺椅放在自行车后面，椅子座

位与自行车踏板处于同一水平高度。如果需要的话，可以加用枕头或垫子，以支撑患者的背部，使其保持一个舒适的角度。相比偶尔的剧烈运动来说，频繁而适度的短时间运动效果更好。控制好运动强度，使其缓慢递增，可以实现稳步的提高，同时将负荷过重和疼痛复发的可能性降到最低。

（滕凌雅　译　　吕焕然　俞劼晶　校译
王祥瑞　杭燕南　校）

参考文献

1. Anderson JE. *Grant's Atlas of Anatomy,* Ed. 8. Williams & Wilkins, Baltimore, 1983 (Fig. 4-24).
2. *Ibid.* (Fig. 4-31).
3. *Ibid.* (Fig. 4-38).
4. Arcangeli P, Digiesi V, Ronchi O, *et al.* Mechanisms of ischemic pain in peripheral occlusive arterial disease. In *Advances in Pain Research and Therapy,* edited by J. J. Bonica and D. Albe-Fessard, Vol. 1. Raven Press, New York, 1976 (pp. 965-973).
5. Bardeen CR. The musculature, Sect. 5. In *Morris's Human Anatomy,* edited by C. M. Jackson, Ed. 6. Blakiston's Son & Co., Philadelphia, 1921.
6. Basmajian JV, Deluca CJ. *Muscles Alive,* Ed. 5. Williams & Wilkins, Baltimore, 1985 (pp. 258, 316-317).
7. Bates T, Grunwaldt E. Myofascial pain in childhood. *J Pediatr* 53:198-209, 1958.

8. Brody SI. Sore throat of myofascial origin. *Milit Med* ?29:9-19, 1964.

9. Carter BL, Morehead J, Wolpert SM, *et al. Cross-Sectional Anatomy*. Appleton-Century-Crofts, New York, 1977 (Sects. 35-41, 44-46).

10. Clemente CD. *Gray's Anatomy of the Human Body*, American Ed. 30. Lea & Febiger, Philadelphia, 1985 (pp. 567-568).

11. *Ibid.* (p. 1236)

12. Duchenne GB. *Physiology of Motion*, translated by E.B. Kaplan. J. B. Lippincott, Philadelphia, 1949 (pp. 249-252, 254).

13. Ericson MO, Nisell R, Arborelius UP, *et al*. Muscular activity during ergometer cycling. *Scand J Rehabil Med* 17:53-61, 1985.

14. Ferner H, Staubesand J. *Sobotta Atlas of Human Anatomy*, Ed. 10, Vol. 2. Urban & Schwarzenberg, Baltimore, 1983 (Fig. 152).

15. *Ibid.* (Figs. 331, 403).

16. *Ibid.* (Fig. 406).

17. *Ibid.* (Fig. 410).

18. *Ibid.* (Figs. 415-417).

19. *Ibid.* (Figs. 418, 419).

20. *Ibid.* (Fig. 420).

21. Ghori GMU, Luckwill RG. Responses of the lower limb to load carrying in walking man. *Eur J Appl Physiol* 54:145-150, 1985.

22. Greenlaw RK. *Function of Muscles About the Hip During Normal Level Walking*. Queen's University, Kingston, Ontario, 1973 (thesis) (pp. 87-89, 132-134, 157, 191).

23. Gutstein-Good M. Idiopathic myalgia simulating visceral and other diseases. *Lancet* 2:326-328, 1940 (p. 328, case 6).

24. Hollinshead WH. *Functional Anatomy of the Limbs and Back*, Ed. 4. W.B. Saunders, Philadelphia, 1976 (pp. 297-298, Fig. 18-2).

25. Hollinshead WH. *Anatomy for Surgeons*, Ed. 3., Vol. 3, *The Back and Limbs*. Harper & Row, New York, 1982 (pp. 664-666).

26. Inman VT. Functional aspects of the abductor muscles of the hip. *J Bone Joint Surg* 29:607-619, 1947 (Fig. 4, p. 610).

27. Janda V. *Muscle Function Testing*. Butterworths, London, 1983 (p. 172).

28. Kellgren JH. A preliminary account of referred pains arising from muscle. *Br Med J* 1:325-327, 1938 (see p. 327).

29. Kellgren JH. Observations on referred pain arising from muscle. *Clin Sci* 3:175-190, 1938 (pp. 176, 177, Fig. 1).

30. Kelly M. Lumbago and abdominal pain. Med *J Austral* 7:311-317, 1942 (p. 313).

31. Kelly M. Some rules for the employment of local analgesic in the treatment of somatic pain. *Med J Austral* 7:235-239, 1947.

32. Kendall FP, McCreary EK. *Muscles, Testing and Function*, Ed. 3. Williams & Wilkins, Baltimore, 1983 (p. 169).

33. Lewit K. *Manipulative Therapy in Rehabilitation of the Motor System*. Butterworths, London, 1985 (p. 148, Fig. 4.36, p. 285).

34. *Ibid,* (p. 281, Fig. 6.101b).

35. Lewit K. Postisometric relaxation in combination with other methods of muscular facilitation and inhibition. *Manual Med* 7:101-104, 1986.

36. Lewit K, Simons DG. Myofascial pain: relief by post-isometric relaxation. *Arch Phys Med Rehabil* 65:452-456, 1984.

37. Lovejoy CO. Evolution of human walking. *Sci Am* 259:118-125, (November) 1988.

38. Lutz EG. Credit-card-wallet sciatica. *JAMA 240:* 738, 1978.

39. Lyons K, Perry J, Gronley JK, et al. Timing and relative intensity of hip extensor and abductor muscle action during level and stair ambulation. *Phys Ther* 63:1597-1605, 1983.

40. McMinn RMH, Hutchings RT. *Color Atlas of Human Anatomy*. Year Book Medical Publishers, Chicago, 1977 (pp. 264, 273, 274).

41. *Ibid.* (p. 302).

42. Markhiede G, Stener B. Function after removal of various hip and thigh muscles for extirpation of tumors. Acfa *Orthop Scand* 52:373-395, 1981.

43. Nemeth G, Ekholm J, Aborelius UP. Hip load moments and muscular activity during lifting. *Scand J Rehab Med 16:* 103-111, 1984.

44. Netter FH. *The Ciba Collection of Medical Illustrations*, Vol. 8, Musculoskeletal System. Part I: Anatomy, Physiology and Metabolic Disorders. Ciba-Geigy Corporation, Summit, 1987 (p. 85).

45. Neumann DA, Cook TM. Effect of load and carrying position on the electromyographic activity of the gluteus medius muscle during walking. *Phys Ther* 65:305-311, 1985.

46. Rasch PJ, Burke RK. *Kinesiology and Applied Anatomy*, Ed. 6. Lea & Febiger, Philadelphia, 1978 (pp. 275-276).

47. Rask MR. Postoperative arachnoradiculitis. *J Neurol Orthop Surg* 7:157-166, 1980.

48. Reynolds MD. Myofascial trigger point syndromes in the practice of rheumatology. *Arch Phys Med Rehabil* 62:111-114, 1981.

49. Rohen JW, Yokochi C. *Color Atlas of Anatomy*, Ed. 2. Igaku-Shoin, New York, 1988 (p. 418).

50. *Ibid.* (pp. 418-419).

51. *Ibid.* (p. 441).

52. Schapira D, Nahir M, Scharf Y. Trochanteric bursitis: a common clinical problem. *Arch Phys Med Rehabil* 67:815-817, 1986.

53. Schenkel C. Das Fachersymptom des M. glutaeus medius bei Hufttotalendoprothesen. Z *Orthop 110:* 363-367, 1972.

54. Simons, DG. Myofascial pain syndromes, Part of Chapter 11. In *Medical Rehabilitation*, edited by J.V. Basmajian and R.L. Kirby. Williams & Wilkins, Baltimore, 1984 (pp. 209-215, 313-320).

55. Simons DG. Myofascial pain syndrome due to trigger points, Chapter 45. In *Rehabilitation Medicine* edited by Joseph Goodgold. C. V. Mosby Co, St. Louis, 1988 (pp. 686-723).

56. Simons DG, Travell JG. Myofascial origins of low back pain. 3. Pelvic and lower extremity muscles. *Postgrad Med* 73:99-108, 1983.

57. Simons DG, Travell JG. Myofascial pain syndromes, Chapter 25. In *Textbook of Pain* edited by P.D. Wall and R. Melzack, Ed. 2. Churchill Livingstone, London, 1989

(pp. 368-385).

58. Sirca A, Susec-Michieli M. Selective type II fibre muscular atrophy in patients with osteoarthritis of the hip. *J Neurol Sci* 44:149-159, 1980.

59. Soderberg GL, Dostal WF. Electromyographic study of three parts of the gluteus medius muscle during functional activities. *Phys Ther* 58: 691-696, 1978.

60. Sola AE. Trigger point therapy, Chapter 47. In *Clinical Procedures in Emergency Medicine,* edited by J.R. Roberts and J.R. Hedges. W.B. Saunders, Philadelphia, 1985 (pp. 674-686, *see* p. 683).

61. Spalteholz W. *Handatlas der Anatomie des Menschen,* Ed. 11, Vol. 2. S. Hirzel, Leipzig, 1922 (p. 350, Fig. 428).

62. *Ibid.* (p. 358, Fig. 436).

63. Steinbrocker O, Isenberg SA, Silver M, *et al.* Observations on pain produced by injection of hypertonic saline into muscles and other supportive tissues. *J Clin Invest* 32:1045-1051, 1953.

64. Toldt C. *An Atlas of Human Anatomy,* translated by M.E. Paul, Ed. 2, Vol. 1. Macmillan, New York, 1919 (p. 340).

65. *Ibid.* (p. 341).

66. Travell J. Basis for the multiple uses of local block of somatic trigger areas (procaine infiltration and ethyl chloride spray). *Miss Valley Med J* 77:13-22, 1949 (see pp. 19-20).

67. Travell J. Factors affecting pain of injection. *JAMA* 758:368-371, 1955.

68. Travell J, Rinzler SH. The myofascial genesis of pain. *Postgrad Med* 7 7:425-434, 1952.

69. Travell JG, Simons DG. *Myofascial Pain and Dysfunction: The Trigger Point Manual.* Williams & Wilkins, Baltimore, 1983 (pp. 103-164).

70. *Ibid.* (pp. 104-110, 651-653).

71. *Ibid.* (pp. 109-110, 651-653).

72. *Ibid.* (p. 209).

73. *Ibid.* (p. 386)

74. *Ibid.* (p. 432).

75. Travell J, Travell W. Therapy of low back pain by manipulation and of referred pain in the lower extremity by procaine infiltration. *Arch Phys Med* 27:537-547, 1946 (pp. 544-545).

76. Weber EF. Ueber die Langenverhaltnisse der Fleischfasern der Muskeln in Allgemeinen. *Ber-ichte uber die Verhandlungen der Kdniglich Sachsis-chen Gesellschaft der Wissenschaften zu Leipzig 3:* 63-86, 1851.

77. Wilson GL, Capen EK, Stubbs NB. A fine-wire electrode investigation of the gluteus minimus and gluteus medius muscles. *Res 0 Am Assoc Health Phys Educ* 47:824-828, 1976.

78. Winter Z. Referred pain in fibrositis. *Med Rec 157:34-37,* 1944.

第九章
臀 小 肌
"假性坐骨神经痛"

本章要点：由臀小肌前部的触发点引起的**牵涉痛**通常由臀部外下方向下沿着大腿外侧、膝盖和小腿延伸至脚踝。臀小肌后部肌纤维内的触发点导致的疼痛的投射区域与此相似，但可延伸至更后方的臀部内下方，并向下至大腿和小腿的背侧。臀小肌的**解剖附着**与覆盖其上方的臀中肌相似，但长度较臀中肌短。作为大腿的外展肌，臀小肌的主要**功能**是当单脚站立时帮助保持骨盆的平衡。臀小肌内的触发点所导致的疼痛的**症状**具有特异性，好发于患者从椅子上起身或走路时。神经根痛的症状与臀小肌触发点引起的症状很相似，鉴别主要依靠辨认后者的触发点。触发点可由急性或慢性的超负荷、骶髂关节脱位和神经根刺激而**激活**。这些因素可使触发点永久存在，而长期制动或坐于臀部口袋里的钱夹上会延长触发点症状的持续时间。**检查触发点**时，患者健侧卧位。定位前部肌纤维内的触发点时，应辨认阔筋膜张肌的边界直至髂前上棘。触诊臀小肌的压痛点时，触诊的深度需达阔筋膜张肌。定位后部肌纤维内的触发点时，需辨认臀小肌的下边界，并在此边界以上的区域探寻局部的深压痛。腰方肌内的**相关触发点**应视作臀小肌内触发点的共存因素。对臀小肌实施**牵拉**下的间断性冷喷疗时，应使侧卧位患者的患侧大腿（最上部分）内收直至越过检查床的侧缘，并将冷却液喷洒于患者的肌纤维及其牵涉痛的区域。额外的伸展是为了拉伸前部肌纤维，而屈曲至 30° 则是为了拉伸后部肌纤维。实施**注射和拉伸**治疗时，首先应在紧绷的肌肉内确定触发点病灶的压痛点。有效的**矫正措施**包括减轻体重、保暖、经常改变髋部姿势、夜间保持骶髂关节在适当的位置、治疗骶髂关节移位、避免过度从事不熟悉的运动和避免肌内注射药物。对于大多数这类肌筋膜疼痛的患者来说，都应当在家里自己练习拉伸运动。

1. 牵涉痛
（图 9-1 和图 9-2）

臀小肌触发点导致的牵涉痛通常难以忍受，并且持续存在难愈。导致疼痛的触发点在臀部肌肉组织内位置较深，并且大部分的牵涉痛均位于远离臀小肌的部位，因此，疼痛真正的来源通常很容易被忽略。

1946 年，Travell 首次证明由臀小肌前侧和后侧的触发点所导致的疼痛的模式，它们的疼痛分别向下放射至下肢的侧方和后方[56]。与另外 2 块位置表浅的臀

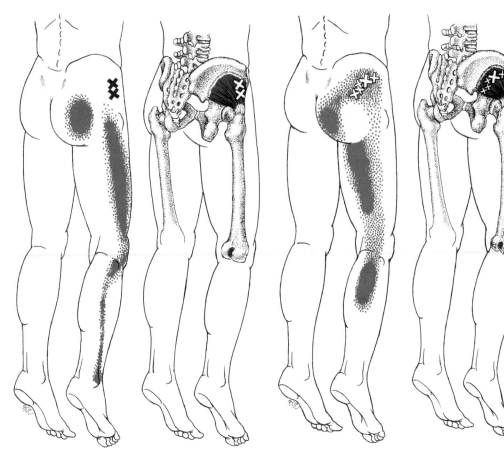

图9-1　右侧臀小肌前部（淡红色）触发点（X标记部分）的放射痛区域。实心红色标记的是主要的疼痛放射区域，斑点状红色标记的是肌肉病变严重时表现出的外溢痛的区域。

图9-2　右侧臀小肌后部（暗红色）触发点（X标记部分）引起的复合疼痛区域（亮红色）。实心红色标记的是主要的疼痛放射区域，斑点状红色标记的是外溢痛区域。大X表示肌肉后部触发点最常见的位置。最前方的小X位于臀小肌前部和后部的分界处。

肌不同，臀小肌的牵涉痛可一直延伸至脚踝[43,47,53,54,61]。

臀小肌前侧的触发点可同时导致臀部下外侧、大腿和膝盖外侧、小腿腓侧以及远端脚踝的疼痛和压痛（图 9-1）。通常臀小肌导致的牵涉痛不会延伸超过脚踝[56]，但极少数情况下可延及足背。

臀小肌后侧的触发点可引起臀部大部分（主要在内下部分）和大腿以及小腿后侧面的疼痛和压痛（图 9-2），这种牵涉痛的区域有时包含了膝盖的后部。在此种疼痛模式中，作为牵涉痛区域的臀肌同时也可有压痛，这也就是为什么许多有后部臀小肌触发点的患者通常伴有臀大肌的弥漫性压痛。

Good[18] 描述过由臀肌压痛点引起的坐骨神经走行区域的疼痛，但未具体指出是哪一块臀肌。Kellgren[24] 发现，70 位前来治疗"坐骨神经痛"的患者中，55 位患者的疼痛为韧带或肌肉来源，且主要来源于臀肌组织。

2. 解剖附着和注意事项
（图9-3和图9-4）

3块臀部肌肉中,臀小肌的位置最深、长度最短且重量最轻[58]。它的扇形结构紧密地依附于臀中肌(图9-3)。在近侧,它的纤维沿着臀前线和臀下线之间的髂骨的外表面与骨盆相连。这种连接与坐骨大孔非常接近,而梨状肌就是通过坐骨大孔转而离开骨盆[50](图10-2)。在远侧,臀小肌的纤维移行为其肌腱,肌腱在大转子前表面的最高处与股骨相连[8,22],其深部和前方则与梨状肌相连接[30,31,50]。

图9-4的系列横断面图显示了相对较厚的臀小肌和阔筋膜张肌的解剖关系。臀小肌前部较后部厚,但通常没有那么明显。这个厚度上的差异可以在图9-4的最后的断面图上看到,该平面大约位于髂前上棘和髂后上棘之间中点的位置。横断面图也显示了在触诊时如何在阔筋膜张肌的后缘以及其前缘和髂骨的前界之间触及臀小肌前部。

臀小肌的转子囊位于肌腱的前部和大转子之间,使肌腱更易于绕着转子滑动[8,22],而这种肌腱的滑动对于肌肉前部纤维达到充分的舒展是必需的。

补充参考资料

整个臀小肌可在连续的横截面中观

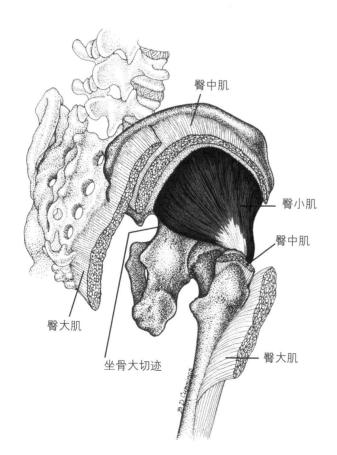

图9-3 后外侧观右臀小肌的解剖附着（红色）。其上覆盖的臀大肌和臀中肌已被最大程度移除。

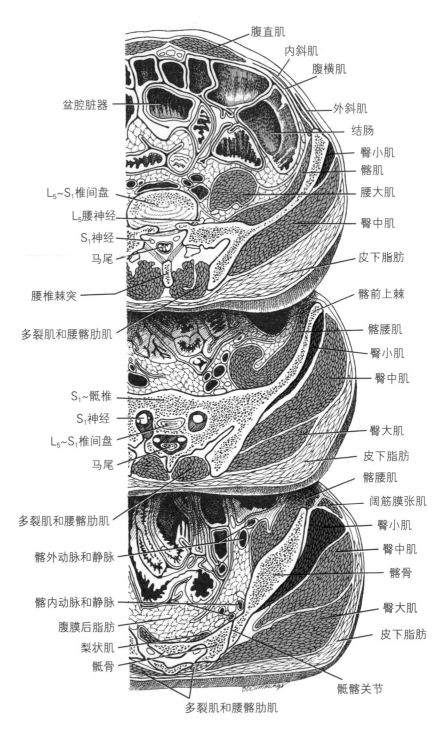

腹直肌
内斜肌
腹横肌
盆腔脏器
外斜肌
结肠
臀小肌
髂肌
L₅~S₁椎间盘
腰大肌
L₅腰神经
臀中肌
S₁神经
马尾
皮下脂肪
腰椎棘突
髂前上棘
多裂肌和腰髂肋肌
髂腰肌
臀小肌
臀中肌
S₁~骶椎
S₁神经
L₅~S₁椎间盘
臀大肌
马尾
皮下脂肪
髂腰肌
阔筋膜张肌
多裂肌和腰髂肋肌
臀小肌
髂外动脉和静脉
臀中肌
髂骨
髂内动脉和静脉
臀大肌
腹膜后脂肪
皮下脂肪
梨状肌
骶骨
骶髂关节
多裂肌和腰髂肋肌

图9-4 臀小肌（暗红色）在不同的盆腔横断面的图像。这三个截面显示了肌肉的前部与髂骨、周围肌肉（浅红色）以及与皮肤的关系。中间截面位于髂前上棘水平，最低的截面位于髂前上棘和髂前下棘之间的水平。在后一水平面上，臀小肌最厚的部分在皮下位于阔筋膜张肌和臀中肌之间。触诊时，应深达阔筋膜张肌，并沿着其后缘以探寻臀小肌内的触发点。

察到[7]。通过髋关节的冠状切面可显示肌肉的远端和其他两块臀肌的关系[12]。

在髂前下棘水平的正下方，臀小肌前部的压痛只有向一侧阔筋膜张肌和另一侧股直肌肌腱和缝匠肌之间施加深压力方可触及。这其中的原因可通过垂直于股骨颈的截面[14,36]来解释。臀小肌和梨状肌可以从其后方观察[1,15,49,50]，有的标本可显示其血液供应[13]，而另一些标本则显示其与其他2块股肌的关系[34]。从侧面观察时[3]，臀小肌前面厚的部分更为明显。而从前方观察时[51]，则更容易体会触诊时，需深达阔筋膜张肌的前缘或者后缘方可触及臀小肌的前部。注意阔筋膜张肌与髂骨的附着处以及臀中肌与臀小肌的附着处的相对关系，这样可以更直观地体会上述触诊的路径[2,30,35]。

3. 神经支配

臀小肌是由臀上神经的上支和下支共同支配的。臀上神经在臀中肌和臀小肌之间穿过，并发出分支支配这些肌肉，它来自于 L_4、L_5 和 S_1 脊神经纤维[9]。

4. 功能

作用

当下肢的远端可以自由运动的时候，臀小肌的所有纤维都参与协助大腿外展。该肌肉与其上方的臀中肌的肌纤维都呈扇形排列，两块肌肉都附着于相邻位置的相同骨骼上，因此，臀小肌和臀中肌中相应的前部或后部纤维的作用相同。与臀中肌一样，臀小肌前部纤维使大腿内旋的作用远大于后部纤维使大腿外旋的作用[5,22]。通过检查一关节相连的骨

架并注意其中肌肉的附着位置后，该结论再次得到证实。

功能

通常将臀小肌与臀中肌的功能放在一起表述。学者们普遍同意所有的臀小肌肌纤维均参与协助臀中肌对行走时的骨盆位置的稳固作用[5,8,20,37]。因此，它帮助防止骨盆过度倒向（向侧方倾斜）没有支撑的一边。

Duchenne[10]认为，不存在臀中肌先于臀小肌发生萎缩的现象。假设臀小肌前部和后部对刺激的反应与臀中肌的前部和后部的反应相同。虽然 Greenlaw[20] 分别记录到臀中肌的前部和后部的电活动，但只在大转子末端之上 3.7cm（$1\frac{1}{2}$ in）处这一个位置对臀小肌进行监测，而该处取到的可能是中间纤维样本的数据。由此，这项研究对臀小肌在大腿内旋和外旋运动中的作用仅提供了有限的肌电图数据。在另一项肌电图研究中[60]，细线电极被置于髂前上棘后方 5cm（2 in）处的臀小肌内，此处为臀小肌的前部或中间纤维。这些作者报道了大腿外展和内旋时的肌电图情况，这被认为是臀小肌前部纤维引起的运动，并未提及大腿外旋时的肌电图数据。

臀小肌比臀中肌小得多，这也是前者在发挥功能时总是与后者相联系的原因之一。Inman[23] 在 5 具尸体中发现臀小肌和臀中肌的重量比例接近 1∶2。Weber[58] 和 Voss[57] 分别通过 1 个和 12 个样本证实，臀小肌、臀中肌和臀大肌的重量比例接近 1∶3∶6。臀小肌和臀中肌各自的平均纤维长度分别为 4.8cm 和 6.8cm[58]。

臀中肌和臀小肌由步行的推进肌肉进化过渡为步行的稳定肌肉的过程，已经得到了很好的描述和解释[29]。

5. 功能(肌牵张)单位

臀中肌的前部纤维参与协助臀小肌前部和阔筋膜张肌产生的髋部的内旋运动。这个动作主要受到臀大肌和梨状肌以及外旋肌群包括股方肌、股二头肌和2块闭孔肌的对抗。

协助臀小肌使髋部外展的肌肉为臀中肌和阔筋膜张肌[23]。对抗其外展的4块大的内收肌包括大收肌、长收肌、短收肌和耻骨肌，以及内收功能相对较弱的股薄肌。

6. 症状

主诉髋关节疼痛的患者在行走时可能会有跛行。夜间翻身患侧卧位时，剧烈的疼痛可干扰患者的正常睡眠。臀小肌前部的触发点被激活后，患者静坐片刻后即起立困难，并且不能直立[56]，因为这些活动都可引起疼痛。臀小肌内触发点引起的疼痛为持续性，并且程度剧烈。任何的伸展动作或者体位改变均不能缓解疼痛，患者既不能舒服地躺下也不能正常地行走。

鉴别诊断

来自于臀小肌触发点的疼痛应与以下疾病相鉴别：臀中肌和梨状肌内触发点引起的疼痛、L_4，L_5 或 S_1 神经根病、股骨粗隆部滑囊炎，以及关节("躯体性")功能异常的疼痛。坐骨神经痛是一种症状，而不是一种诊断，应明确其病因。

如果肌筋膜的疼痛牵涉深达髋关节，那么引起疼痛的很可能是阔筋膜张肌内而不是臀小肌内的触发点。在骶骨和骶尾骨区域的腰背部疼痛更可能是由臀中肌内而不是臀小肌内的触发点所引起，后者很少引起这个区域的疼痛。

其他肌筋膜的症状

要将臀小肌内触发点和梨状肌内以及覆盖在臀小肌上方的臀中肌内触发点相鉴别，这部分依赖于他们不同的疼痛区域，部分依赖于触发点在臀部的分布位置。臀小肌和梨状肌互相为邻，偶尔相互重叠，两者的附着点很接近，并且其牵涉痛的分布也非常相似。梨状肌触发点的疼痛区域偶尔可以延伸远至膝盖，而臀小肌触发点的疼痛范围通常除了大腿以外还包括小腿。前一章中图 8-5B 显示了通过一条线划分臀小肌和梨状肌，这条线从大转子的上缘延伸到骶骨游离缘的上端，触诊时，在此处可以触及骶髂关节尾端附近的髂骨。

臀中肌内的触发点不会引起大腿的疼痛，臀大肌内的触发点使髋部屈曲受限，而梨状肌内的触发点可使髋部内旋受限。由于臀中肌和臀小肌大部分区域相互重叠，因此很难通过触诊区分两者内的触发点。

根性神经痛

臀小肌可引起肌筋膜源性的假性神经根综合征[39]。由前部肌纤维内的触发点引起的症状可能被误认为是L_2神经根病[38,53]，而后部纤维内触发点的症状则与S_1神经根病的症状很相似[38]。类似于 L_4 神经根痛的膝部疼痛并不是臀小肌内触发点疼痛的特点。如果患者存在与神经分布有关的感觉或运动缺陷以及感觉异常，那么可以通过脊髓造影和电诊断测试鉴别其是神经来源还是触发点牵涉痛。后者可以通过定位触发点以及查找相关症状来确认。但是，针刺样疼痛更可能是由神经根病或梨状肌卡压坐骨神经所引起。

滑囊炎

股骨粗隆滑囊炎的疼痛从臀部沿着大腿外侧部向下放射至膝部[28,40]，这不应与腿筋膜牵涉痛相混淆。患有粗隆滑囊炎的患者髋部部分屈曲侧卧时，会出现明显疼痛和指压痛。这些患者在伸展臀小肌或阔筋膜肌前半部分时，臀肌肌腱对股骨大转子产生滑动运动，此时患者可感受到异常尖锐的疼痛。临床医生必须通过体格检查寻找触发点，以确定触发点深压痛是否或至少部分来源于臀肌和（或）腰方肌。

关节功能障碍

相关的功能障碍为骶髂关节活动障碍，可能是由臀小肌触发点导致的持续的非对称性骨盆肌肉紧张所致。当骶髂关节活动障碍和臀小肌触发点合并腰椎最低 2 个椎体的活动障碍和 $L_4 \sim S_1$ 棘突压痛时，Lewit[26] 认为这是疾病的一种连锁反应。然而棘突压痛也有可能来源于临近的多裂肌和椎旁回旋肌内的触发点的牵涉痛。第三章第 24～25 页描述了腰椎小关节的牵涉痛，它引起疼痛的区域往往与臀小肌触发点的疼痛区域相重叠。

坐骨神经痛

坐骨神经痛常常非特异性地用于形容从臀部向下沿下肢后侧和外侧的放射的疼痛。

这种疼痛可能是肌筋膜源性或神经源性。后部的臀小肌肌筋膜触发点导致的疼痛是坐骨神经痛的常见原因[47,53]。如果临床医生未对肌肉进行检查，那么很容易忽略坐骨神经痛的病因。

通常认为，坐骨神经痛是由神经卡压所引起。最常见的神经源性坐骨神经痛是坐骨神经和（或）股后侧皮神经穿过坐骨大孔进入骨盆时受到梨状肌压迫所引起（见第十章）。其他神经源性的坐骨神经痛病因包括脊髓肿瘤[41]、椎管狭窄[25]或极少数情况下变异的筋膜带[4,48]压迫神经根，以及椎间盘压迫马尾神经（神经根型）[6,17,25,42,53]所致。压迫和疼痛也可能是由动脉瘤引起的。

Negrin 和 Fardin[33] 对 41 例患有急性坐骨神经痛（腰型坐骨神经痛）和肌电图证实单根去神经支配的患者做了后续研究。这些患者中，19 例接受了手术治疗，22 例接受药物治疗。3～8 年后，由于严重的运动功能损害而接受手术治疗的患者中，33% 的患者获得痊愈，33% 的患者运动功能得到改善；在非手术组，之前的瘫痪症状大致维持不变。然而，手术组和非手术组患者的疼痛缓解情况没有明显的差异。比起运动功能的改善，患者更关心的是疼痛的问题[33]。很明显，这些患者的疼痛一方面由神经卡压所致，另一方面也与相关的触发点或者其他肌肉和肌筋膜功能紊乱相关。

Sheon[42]认为当感觉和运动检查正常时,"假性坐骨神经痛"的诊断比"坐骨神经痛"更适合。在这些病例中,他们认为滑囊炎和肌筋膜疼痛可能是引起疼痛的原因。如上述第一部分(1.牵涉痛)所提,Kellgren等[24]报道,70例坐骨神经痛患者中50例患者是由韧带和肌肉损伤所致。其他一些作者认为,许多有坐骨神经痛症状的患者缺乏神经源性疾病证据,其疼痛可能是肌筋膜源性[38,61]。

7. 触发点的激活和持续存在

臀小肌肌筋膜的触发点可被突发的急性或慢性反复超负荷、骶髂关节功能障碍、药物注射入肌肉或神经根激惹激活或持续存在。使之持续存在的因素可包括长时间制动、坐位时坐在钱夹上而使骨盆处于倾斜位或站立失衡导致的身体不稳定。

激活

臀小肌触发点可在急性超负荷下被激活,如摔跤;或行走距离过远或时间过长,尤其是当行走于粗糙的地面时;也可因为过度运动而触发,比如打网球和手球。有患者因扭曲的步态而迅速激活了臀小肌内的触发点,主要因脚下水疱疼痛而不能维持正常步态,或膝盖疼痛的情况下蹒跚长距离行走2天。

以往有作者[56]认为,由于骶髂关节移位后出现的下肢牵涉痛通常是由于臀小肌触发点激活所引起的。其他与骶髂关节移位相关的肌肉还包括骶棘肌、腰方肌、臀中肌、臀大肌、梨状肌,以及较少情况下的大腿内收肌[56]。

臀小肌是最不适合肌内注射刺激性药物的部位,臀大肌和臀中肌与臀小肌一样,注射药物后容易激活触发点[52]。臀小肌的位置很深,因此很难找到由于潜在触发点导致的压痛。臀小肌内潜在触发点在注射刺激性药物被激活后,可引起持续存在数月的严重的坐骨神经痛。将药物注射至臀部外上象限的臀中肌或三角肌内可避免将其注入臀小肌。腰椎椎板切除术后疼痛综合征[39]通常是由于神经根痛激活了残余肌筋膜触发点所致,手术已解除了神经根痛,而这些活化的触发点却残留在机体,它们必须像架子上的灰尘一样被清除干净。这些臀小肌触发点导致的疼痛因与椎板切除前神经根的疼痛十分相似而容易被混淆。

持续存在

长期制动可能是导致触发点激活的潜在因素。开车时,右脚固定屈曲放在加速器上,右髋肌肉一直固定不动直到变换姿势。自动导航系统使驾驶者可以安全地间歇变换脚、膝盖和髋部的姿势。

当长时间站立时,如排队或在鸡尾酒舞会,臀小肌和臀中肌相对固定不动。常常将重力交替放在双下肢才能避免激活潜在触发点。

骶髂关节障碍既可激活也可使这些臀部的触发点持续存在。

长久坐在后裤袋的钱夹上也会触发臀小肌的触发点,并导致坐骨神经区域的牵涉痛。

站立时,双足并拢可使支撑面减小。站立失衡导致的身体不稳定可增加对臀小肌和臀中肌力量支撑的需求,长此以往可使其负荷过重。

8. 患者检查

臀小肌内有触发点的患者通常表现出一定程度的止痛步态,疼痛程度严重以至于他们或者笨拙地跛行,或者需借助拐杖行走。当触发点非常易受激惹时,因疼痛致大腿内收受限,坐位的患者通常无法将患肢交叉越过健侧的膝盖。被动拉伸患侧肌肉时,其运动幅度受限且伴有疼痛,主动收缩可能会产生"锯齿样"无力感。

疼痛牵涉的区域可产生对疼痛的感觉改变、感觉迟钝或麻木。但是,臀小肌内的触发点不会引起神经功能缺损。

9. 触发点检查
(图 9-5)

臀小肌的肌筋膜触发点通常位于臀大肌和臀中肌的深部或者阔筋膜张肌的深部。因此,触诊时,臀小肌的紧张带难以被触及,但是可以清晰地定位触发点的点压痛区。有时,如果其上方覆盖的臀部肌肉彻底放松,那么,检查者就能够感受到臀部深处紧带区的张力,并且对臀小肌后部纤维中被激活的触发点进行弹响触诊时,很少引起由局部抽搐反射造成的股肌痉挛。有时,在压痛的触发点上持续加压可引出牵涉痛,但是这块肌肉牵涉的疼痛通常只由针刺触发点所诱发。

前部触发点

检查臀小肌前部触发点时,患者仰卧,如图 9-5A 所示,使患者在舒适的情况下使患侧大腿最大限度地伸展。如果需要的话,可用枕头支撑膝盖。应在髂嵴的前终点处触诊髂前上棘。定位阔筋膜张肌时,使患者尝试抵抗阻力内旋大腿,同时临床医生通过触诊来定位位于皮肤下方的紧张的肌肉。

然后深触诊臀小肌前方纤维来确定触发点,先从阔筋膜张肌前方然后是该肌肉的后方、远离髂前上棘的水平进行触诊。在一些患者,臀中肌的薄层可能覆盖臀小肌的所有前方部分[35]。在另外一些患者,臀中肌可能覆盖臀小肌深至阔筋膜张肌后方而不是前方的部分[2,16,30]。因此,当对臀小肌前部触发点进行指压触诊时,检查应深至阔筋膜张肌前缘。

是否能够对臀小肌的前部纤维进行直接触诊,这取决于其上覆盖的阔筋膜张肌(有些情况下可能是臀中肌)的位置(见第 2 部分)。图 9-4 中的最下方横截面显示了如何通过沿着阔筋膜张肌的前缘或后缘的深触诊引出臀小肌的指压痛,沿前缘和后缘的触诊哪一种比较有效,这取决于不同个体这两块肌肉的在髂部附着情况的解剖变化。Mcminn 和 Hutchings[30]描述了髂部的附着结构,只有沿着阔筋膜张肌的前缘、稍微向侧方远离髂前上棘的部位可以直接触诊臀小肌。

后部触发点

定位后部臀小肌内异常活跃的触发点时,患者健侧卧位,患侧大腿最大限度内收且保持 30° 左右轻微的屈曲(图 9-5B)。

通过定位梨状线,即臀小肌与梨状肌上缘的分界线来确认臀小肌的下后缘(内侧缘)。(见第八章,图 8-5B,黑线处)。梨

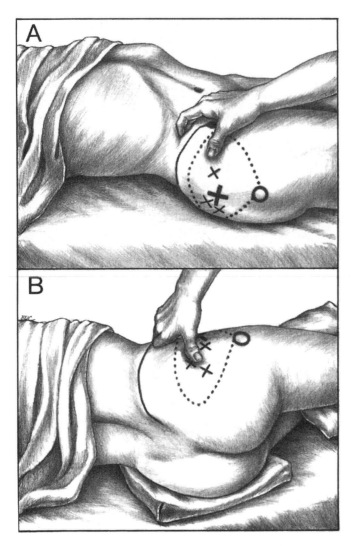

图 9-5　对右侧臀小肌的前部和后部内的触发点进行平滑触诊。空心圆标记的是大转子。实心圆表示髂前上棘，从髂前上棘沿髂嵴划一实线。虚线反映臀小肌的轮廓，画X的位置是它的触发点。图A. 患者仰卧，触诊臀小肌前部触发点并深至阔筋膜张肌的后缘。邻近的小X是肌肉前部和后部中间的触发点。大X标记的是肌肉后部触发点最常见的位置。B. 患者侧卧，触诊最常见的肌肉后部的触发点（A图中的大X）。最后方的2个小X标记的是略不常见的肌肉后部的触发点。偏前面的小X就是上面A图中的中间触发点。最前方、不完全的大X标记的是最常见的肌肉前部的触发点。用枕头支撑最上方肌肉，使其大概保持30° 弯曲位置并且在患者舒适的情况下尽可能地内收。

状线的起始点位于大转子突起处（梨状肌肌腱附着处）略上缘向头侧 1cm（1/2in）处，行至位于骶髂关节下面的骶骨缘之上方结束处，梨状肌在此处进入骨盆。

臀小肌最后方触发点的部位可以用图 8-5B 中的黑线（梨状肌）来评估。这些触发点被发现于黑线上方、其中点和中外 1/3 交点之间（图 9-5B 和图 8-5B）。图 9-5 中最下方（后方）的虚线与图 8-5B 的梨状肌线在同一位置。

10. 神经卡压

至今为止，未发现任何与臀小肌内触发点相关的神经卡压。

11. 相关触发点

臀小肌内被激活的触发点很少表现为一种单一肌肉综合征，而是与梨状肌、臀中肌、股外侧肌、腓骨肌、腰方肌和（或）臀大肌内的触发点相互关联。

在功能上与臀小肌紧密关联的2块肌肉（臀中肌和梨状肌）内也最有可能产生继发性触发点。臀小肌的后部纤维和梨状肌经常产生相关的触发点。类似地，臀小肌的前部纤维和阔筋膜张肌在功能上紧密关联并产生相关的触发点。臀小肌的弯曲和伸展功能是变化无常的[37]，因此肌腱和小腿肌肉中缺乏相关功能单元触发点。

股外侧肌肉可能产生一些触发点，这些触发点是臀小肌前部触发点的卫星灶。

作为腰方肌内触发点的卫星灶，肌筋膜触发点通常产生于臀小肌的后部，而较少产生于臀小肌的前部。这两者的关联非常紧密，以至于对腰方肌施加压力不但引起预想中的臀部的疼痛，还可异乎寻常地导致下肢背侧疼痛。这额外的疼痛是由臀小肌内卫星灶触发点激活所致；对这些臀肌的触发点施压也可引起相同的下肢痛。有时，消除腰方肌内的触发点可同时抑制臀肌内的卫星灶触发点。在另一些患者，这2块肌肉内的触发点必须分别消除。

类似地，腓骨长肌位于臀小肌前部触发点的牵涉痛区域，这里也可产生臀肌相关的卫星触发点。

12. 牵拉下的间断性冷喷疗法（图9-6）

第一册中63~74页介绍了使用牵拉下的间断性冷喷疗法技术的细节，而本书第二章第8~9页则描述了用冰代替冷气雾剂的应用。

对臀小肌实施间断性冷喷治疗时，患者健侧卧位，臀部靠近治疗台的边缘（图9-6A、B）。患侧下肢伸展至治疗桌外区域，由操作者给予适当的支撑以免使患侧肌肉超负荷。患者可紧握治疗桌边缘以稳定体位。实施牵拉下的间断性冷喷疗法前，必须先确定触发点是否位于臀小肌前部或后部肌纤维内。

前部纤维

为减少前部纤维内触发点的张力，应使对侧（健侧）下肢的大腿在髋部屈曲，以稳固患者的骨盆（图9-6A）。如果治疗侧的膝盖弯曲成90°（图中未示），重力可使大腿产生一定程度的外旋，这有助于肌肉前方纤维的伸长。

将塑料包装冰块的边缘或者喷雾冷疗的冷气雾剂进行平行扫射，首先扫射肌肉的前部，然后再应用于牵涉痛区域，即半边臀部、大腿侧面和小腿（图9-6A）。被动拉伸大腿前部肌肉时，先使大腿适度地伸展，然后轻轻地使足部在重力的作用下朝向地板的方向向下放松，以使大腿内收。最初，操作者可能需要支撑患侧下肢的部分重量。随着触发点张力减小，则需要承受患肢所有的重力。最后，对于一些患者来说，可能需要轻柔的压力增加重力的作用效果。可让患者在吸气的时候向上看，以促进肌肉的等长收缩，接着向下看并在呼气时"释放"以进一步放松。

其他与臀小肌前部纤维共同构成功能单元的肌肉，包括臀中肌前部纤维和阔筋膜张肌。这3块肌肉有重叠的疼痛模式和相似的伸展位，都应该通过对臀小肌实施间断性冷喷和伸展的治疗时得到放松。但是，使阔筋膜张肌充分延长时，大腿应外旋。

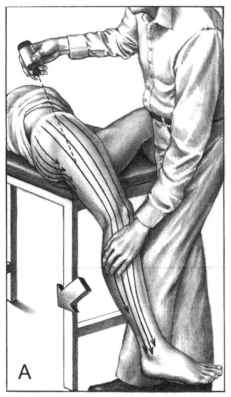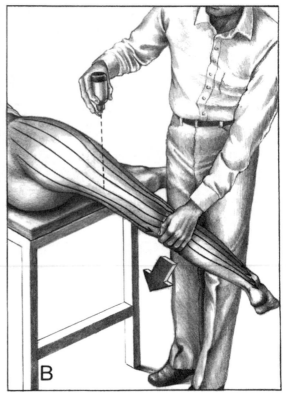

图9-6 下肢伸展的同时对臀小肌前部和后部的触发点行牵拉下的间断性冷喷疗法（细箭头）。冷气雾剂或冰块首先喷洒触发点区域，然后再喷洒其牵涉痛区域。粗箭头表示被动牵拉肌肉的运动方向。在如图所示的伸展位中，患者的下肢应伸展至治疗桌外区域。A. 消除前部的触发点时，使大腿逐渐伸展，并在重力的作用下内收，从而充分拉伸臀小肌和臀中肌的前部。B. 消除后部的触发点时，使大腿在髋部水平屈曲30°，内旋，然后在重力的作用下使之内收，同时应用间歇冷喷治疗。另外，也可使患者的下肢沿着治疗桌摆动，如有关臀中肌章节中图8-6所示，再将如前所述的间断性冷喷治疗应用于此体位。

后部纤维

对后部纤维的触发点进行治疗时（图9-6B），患者健侧卧位，患侧下肢悬挂于检查台边缘，大腿仅屈曲30°。这个姿势使臀小肌的转子附着点置于合适的位置，使得髋关节能够达到最大程度的内收。重力对其的作用与之前描述的对前部纤维的作用相类似。

对臀小肌前部和后部肌肉进行牵拉下的间断性冷喷疗法的其他体位，在第八章的第12节以及其他文献中均已有描述（图 8-6A 和图 8-6B）[43,45]。

冷气雾剂或冰应平行扫射肌肉的后部，并继续向远侧延伸至后半边臀部、大腿、小腿直至脚踝，覆盖所有疼痛的牵涉区域。当治疗者将患侧大腿轻柔地放下并置于内收位时，它进一步得到松弛，此时应如之前所述，当平行扫射冷气雾剂时，嘱患者缓慢呼气。不断重复间断性冷喷和伸展的治疗过程直至达到关节的全运动范围或者关节不能再进一步伸展。治疗完成后，应迅速用湿热毯使皮肤复温。然后嘱患者在关节的全运动范围内主动缓慢地内收及外展关节 3 次以上，以促使肌肉的正常功能的恢复。

与臀小肌后部组成功能单元的其他肌肉还包括与臀小肌有重复疼痛模式和相似伸展位的臀中肌后部纤维、梨状肌及臀大肌。然而,臀大肌的疼痛牵涉区域和间歇冷喷治疗区域还包括骶骨区域;而且,为了使臀大肌被完全拉伸,大腿必须在髋关节最大限度地屈曲(见第七章图 7-5)。

替代方法

Evjenth[11] 描述了另外一种伸展体位。他们将患者与一个基柱捆绑在一起以使其置于偏向患侧臀小肌的侧卧位,这个体位使冷喷雾无法到达臀小肌及其牵涉痛区域,从而要求操作者通过对抗重力抬举患者下肢而使之伸展。本章没有选择这种体位是因为之前描述的体位中,肌肉的被动伸展可在重力的辅助下进行,而且患者可以学习使用这个体位在家进行自我伸展,如图 9-6 和图 9-8 所示。

很多患者的臀小肌位置太深,而不能进行有效地缺血性按压。如果要尝试进行按压,常常需要将两个手的压力通过两个拇指彼此重叠施力。有些操作者推荐使用肘关节进行按压;我们在这里不建议这种方法,因为操作者感觉不到按压组织的性质,从而导致按压定位不准和用力过度。按压臀小肌远侧和内侧坐骨神经走行的区域时,患者可能会有麻木刺痛的感觉,甚至可能引起神经失用症。应严格避免这些由按压引起的神经压迫综合征。

前一章中描述与描绘的臀中肌触发点网球手法(见第八章第 14 节和图 8-9)使患者能够自行应用局部缺血按压法(本章第 14 节)。

13. 注射与拉伸 (图 9-7)

注射治疗时,必须精确定位臀小肌内的触发点,并仔细确认它们与坐骨神经的关系。在尝试注射臀小肌触发点之前,最好先注射臀大肌和臀中肌内的触发点。肌肉内触发点张力的增加以及它们附加的疼痛使精确定位臀小肌内的触发点不再困难。

前部纤维

注射前部纤维内的触发点时,需支撑患者呈半卧位(图 9-7A)或使其呈仰卧位(图 9-7B)。这一章第 2 节和第 9 节已描述了定位臀小肌最前侧触发点的方法。

临床医生通过深触诊定位臀小肌前部纤维内的触发点,并且仔细辨认引起压痛最严重的按压方向。当通过注射使臀肌触发点失活时,辨别压痛点的位置是在臀中肌还是臀小肌并不重要。一般来说,消除一群触发点时,需要在压痛最严重的区域用穿刺针行扇形多点注射。穿刺针必须沿着压痛点的方向刺入足够深度以达到臀小肌纤维。可能需要使用 50mm(2 in)或者62mm(2½ in)的穿刺针。

穿刺针与臀小肌内的触发点接触可引起意料中的牵涉痛,如果事先嘱咐患者告知任何感受到的放射痛,那么患者能够对这种疼痛进行详细的描述。如果穿刺针穿透臀小肌,即可触及髂骨或髋关节囊。当触及骨质使针头弯曲并且当其穿过肌肉操作者感觉有摩擦感时,应立即更换穿刺针。穿刺针碰到骨膜仅会引起瞬时的疼痛。

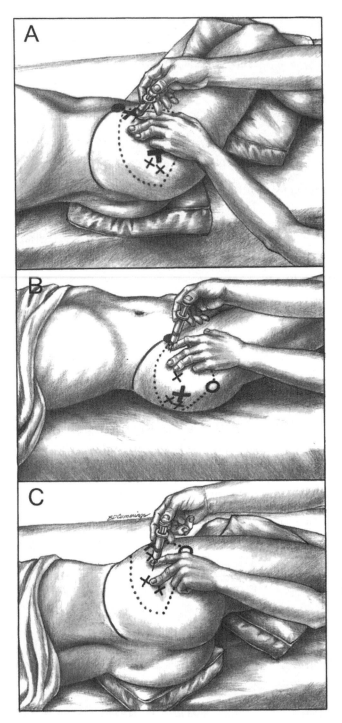

图9-7　注射右臀小肌前部和后部纤维内的触发点（X标记处）。实线标记的是至髂前上棘（实心圆）为止的髂骨嵴。虚线标记的是臀小肌的边界，其与大转子附着处以空心圆表示。A. 用穿刺针在靠近阔筋膜张肌后缘的位置定位臀小肌前部的触发点（前部的大X）；B. 用穿刺针在阔筋膜张肌前缘的下方对经图A定位所得的触发点进行注射（前部的大X）；C. 注射臀小肌后部最常见的触发点（在图A和图B内后方的大X）。

后部纤维

　　注射臀小肌后部纤维内的触发点时，患者完全对侧卧位（图 9-7C）。肌肉的这个区域内通常有多个触发点。第九部分已经描述了通过触诊定位后部的触发点。

通过确定梨状肌上缘来定位臀小肌下后缘。穿刺针朝向这条线路上方而不是下方并指向上方,这样可以避免意外刺入通过坐骨小孔出骨盆的坐骨神经。然后用之前描述的注射前部纤维内的注射点的方法实施注射治疗。

穿刺针每次完成穿刺后,退针的同时应立即用触诊手进行压迫止血。长期浅层微血管渗出可能提示组织抗坏血酸储备水平较低。如果可能的话,触发点注射前几天应停用阿司匹林以减少局部出血。

所有纤维

注射后,临床医生应再次检查注射点寻找残余的压痛点以探测任何剩余的被激活的触发点。注射后应被动拉伸髋关节,接着由患者最大范围地主动外旋和内收。使用湿热的垫子或者热敷包也可以帮助恢复正常肌肉功能并减轻注射后疼痛。

在注射后立即发生以下情况者可认为触发点被探及或失活:ⓐ注射引起局部肌肉抽搐,ⓑ注射后几分钟内注射部位深压痛消失,ⓒ相关部位自主疼痛或压痛消失或减轻,以及ⓓ活动范围显著增加[56]。令人惊讶的是,注射中再现牵涉痛并不是触发点失活的确凿证据,穿刺针可能只是施压于触发点外侧而引起了牵涉痛。当穿刺针真正穿透触发点并使其失活时,患者可感受到相似的疼痛,但通常其程度更强烈些。

当臀小肌内一个异常活化的触发点被注射时,几分钟内患者即可感到患侧下肢沉重或无力。肌肉能够完成简短的随意收缩,但不能维持很久。如果患者在注

射后即刻试图依靠被注射的下肢站立,那么髋关节可能"失去控制"而使患者跌倒。当注射 0.5% 的普鲁卡因溶液时,无力感将维持最长达 15～20min[56]。为避免这种情况的发生,应采取以下预防措施:注射后嘱患者适当地休息一段时间,同时给予湿热垫外敷,并在下肢承重前测试其肌力。这种无力感与局麻药阻滞坐骨神经后所产生的无力感相类似。

14. 矫正措施(图 9-8)

肥胖患者应该采取减肥计划,但不能过度锻炼而加重臀肌负荷。过度肥胖患者的蹒跚步态减少了臀小肌和臀中肌的负荷。臀小肌内存在触发点的患者应当注意保暖。不仅直接的寒战可激活臀肌中潜在的触发点,它们在机体受冷时亦可被激活。如果需要在臀部进行肌内注射,注射深度应当浅于臀小肌。

矫正姿势和活动

对于臀小肌内存在活化的触发点的患者来说,疼痛在站立时比坐位时更严重。应该尽可能地让他们采取坐位,特别是长时间站立的患者,比如在厨房工作者。如果患者必须采取站立位,那么他们应当经常将身体的重量交替置于在双下肢。如果一侧足部被抬高于 5～7.5cm(2～3 in)的踏脚凳上,那么患者应更频繁地变换姿势并进行这种重量负荷的更替动作,并应分开双足以增宽支撑面。即使患者处于坐位,也应该每 15～20min 变化一下体位(起立、在房间走动、再坐下),这对减轻臀肌负荷也是有帮助的。当患者聚精会神地工作时,可在房间放置一间

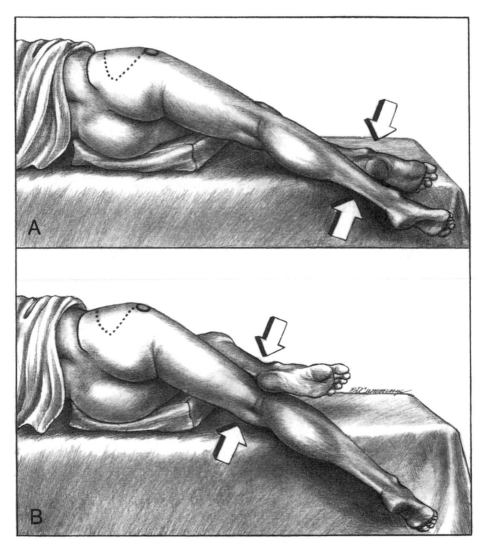

图9-8 　对臀小肌前部肌肉进行自我伸展。虚线表示臀小肌的后界和上界，这些界线与大转子（空心圆）和髂脊（实线）非常接近。A. 起始体位。患者轻柔地收缩肌肉以对抗左足的阻力使右腿上抬。两种力量（大箭头）平衡5s后，或抵抗重力作用而支撑大腿的重量后，患者可放松，并使右腿放下越过治疗桌的边缘。这个动作使大腿内收，借此达到松弛肌肉和伸长前部肌肉的目的。B. 重复几次A中描述的步骤后的最终拉伸体位。

隔时间计时器以提醒患者及时变化姿势体位。

　　睡眠时，若患者侧卧且同侧大腿屈曲，则可将枕头置于膝盖和下肢之间以保持上侧大腿处于水平位且患侧臀小肌处于中立位，如图10-10所示。骨盆前后径较小的偏侧骨盆是使臀小肌和臀中肌内触发点持续存在的重要因素，此时，无论

患者是否为仰卧位，其骨盆均处于扭转倾斜状态，这需要垫高坐骨来纠正，如图4-12B所示。应该通过关节松动技术[32]或手法复位[55,56]纠正骶髂关节脱位。臀小肌触发点有症状的患者不应当将钱夹放于后侧口袋。当坐位时，钱夹压迫臀小肌触发点而导致"后口袋坐骨神经痛"[19]，同时也会使骨盆倾斜(见第四章)。诸如大量

的运动和徒步旅行等活动可对肌肉施加难以承受的压力,患者应尽量避免此类活动,或者通过循序渐进式训练逐步适应这些活动的负荷。

家庭治疗计划

患者应学习如何通过一只网球而实现自己对臀小肌前部和后部纤维内的触发点进行缺血性压迫,他们可极大程度地受益于此,详情可参看前一章节的图8-9。患者可借助机体的重量准确地对这些臀小肌内的触发点进行深部按压。

患者可使臀部顺着网球滑动而产生剥离式按摩,这可增强上述缺血性压迫对臀小肌后部触发点的治疗效应。具体方法为将网球置于压痛区域下方靠近阔筋膜张肌处,并使机体缓慢地向下滑动。网球以每10s 2.5cm(1 in)的速度滚向臀小肌纤维,继而滚向髂骨或者骶骨。依靠于光滑的墙上比平卧于地板上更有助于患者完成这种滚动技术。每次治疗患者必须重复以上步骤3次,剥离式按摩后应立即湿热敷患处。应该每天重复上述治疗直到触发点压痛消失,如果治疗后产生局部疼痛,则可改为每隔1天治疗1次。

图9-8解释和描述了一种有效消除臀小肌前部触发点的自我伸展方法。这种练习应同时配合呼吸,当患者的肌肉等长收缩时吸气,放松时呼气[27]。图9-6A中所描述的姿势也可运用于上述收缩-舒张技术。在这种情况下,吸气时收缩应当在不移动下肢的情况下支撑其重量。呼气时,患者放松,并且借助重力伸长肌肉。

图9-6显示了一种与之相类似的伸展后部臀小肌的方法,此时,患者将大腿屈曲约30°,并使其悬挂于桌子或者床的边缘。吸气时,患肌对抗重力而轻柔地收缩,然后,在呼气时,重力可使紧张的肌纤维得到放松。

很难在站立位对臀小肌进行自我伸展,患者可感到异常的疼痛。患者必须将大腿交替地置于内收—屈曲位和内收—伸展位。在负重的同时,患者必须尝试放松这些维持姿势的臀肌,并练习拉伸这些肌肉。如果患者尝试在站立位进行自我拉伸,那么他必须攀附一些实质性的事物如文件柜或梳妆台,从而使机体得到支撑并维持平衡。

（滕凌雅　译

周姝婧　王祥瑞　杭燕南　校）

参考文献

1. Anderson JE. *Grant's Atlas of Anatomy,* Ed. 8. Williams & Wilkins, Baltimore, 1983 (Figs. 4-33, 4-34).
2. *Ibid.* (Fig. 4-24).
3. *Ibid.* (Fig. 4-41).
4. Banerjee T, Hall CD. Sciatic entrapment neuropathy. *J Neurosurg* 45:216-217, 1976.
5. Basmajian JV, Deluca CJ. *Muscles Alive,* Ed. 5. Williams & Wilkins, Baltimore, 1985 (pp. 316 -317, 381).
6. Bullock RG. Treatment of Sciatica (letter). *Br Med J* 282:70-71, 1981.
7. Carter BL, Morehead J, Wolpert SM, *et al. Cross-Sectional Anatomy.* Appleton-Century-Crofts, New York, 1977 (Sects. 36-40, 44-46).
8. Clemente CD. *Gray's Anatomy of the Human Body,* American Ed. 30. Lea & Febiger, Philadelphia, 1985 (p. 568).
9. *Ibid.* (p. 1236).
10. Duchenne GB. *Physiology of Motion,* translated by E.B. Kaplan. J. B. Lippincott, Philadelphia, 1949 (p. 246).
11. Evjenth O, Hamberg J. Muscle Stretching in Manual Therapy, A Clinical Manual. Alfta Rehab F0rlag, Alfta, Sweden, 1984 (p. 107).
12. Ferner H, Staubesand J. *Sobotta Atlas of Human Anatomy,* Ed. 10, Vol. 2. Urban & Schwarzenberg, Baltimore, 1983 (Fig. 152).
13. *Ibid.* (Fig. 405).
14. *Ibid.* (Fig. 410).
15. *Ibid.* (Fig. 418).
16. *Ibid.* (Fig. 420).

17. Gainer JV, Chadduck WM, Nugent GR. Causes of sciatica. *Postgrad Med* 56:111-117, 1974.

18. Good MG. What is "fibrositis"? *Rheumatism 5:* 117-123, 1949.

19. Gould N. Back-pocket sciatica. *N Engl J Med 290:* 633, 1974.

20. Greenlaw RK. *Function of Muscles About the Hip During Normal Level Walking.* Queen's University, Kingston, Ontario, 1973 (thesis) (pp. 89-92, 134-135).

21. Gutman H, Zelikovski A, Gadoth N, *et al.* Sciatic pain: A diagnostic pitfall. *J Cardiovasc Surg* 28:204-205, 1987.

22. Hollinshead WH. *Anatomy for Surgeons,* Ed. 3., Vol. 3, *The Back and Limbs.* Harper & Row, New York, 1982 (pp. 664-666).

23. Inman V. Functional aspects of the abductor muscles of the hip. *J Bone Joint Surg* 29:607-619, 1947.

24. Kellgren JH. Sciatica. *Lancet* 1:561-564, 1941.

25. Lewinnek GE. Management of low back pain and sciatica. *Int Anesthesiol Clin* 21:61-78, 1983.

26. Lewit K. Chain reactions in disturbed function of the motor system. *Manual Med* 3:27-29, 1987.

27. Lewit K, Simons DG. Myofascial pain: relief by post-isometric relaxation. *Arch Phys Med Rehabil* 65:452-456, 1984.

28. Little H. Trochanteric bursitis: a common cause of pelvic girdle pain. *Can Med Assoc J* 720:456-458, 1979.

29. Lovejoy CO. Evolution of human walking. *Scientif Am* 259:118-125, 1988.

30. McMinn RMH, Hutchings RT. *Color Atlas of Human Anatomy.* Year Book Medical Publishers, Chicago, 1977 (pp. 264, 273, 274).

31. *Ibid.* (p. 293A).

32. Mitchell FL Jr, Moran PF, Pruzzo NA. *An Evaluation and Treatment Manual of Osteopathic Muscle Energy Procedures.* Mitchell, Moran and Pruzzo, Associates, Valley Park, MO, 1979 (pp. 425 - 435).

33. Negrin P, Fardin P. Clinical and electromy - ographical course of sciatica: prognostic study of 41 cases. *Electromyogr Clin Neurophysiol 27:* 225 - 127, 1987.

34. Netter FH. *The Ciba Collection of Medical Illustrations,* Vol. 8, Musculoskeletal System. Part I: Anatomy, Physiology and Metabolic Disorders. Ciba - Geigy Corporation, Summit, NJ, 1987 (p. 85).

35. Pernkopf E. *Atlas of Topographical and Applied Human Anatomy,* Vol. 2. W.B. Saunders, Philadelphia, 1964 (Fig. 316).

36. *Ibid.* (Fig. 329).

37. Rasch PJ, Burke RK. *Kinesiology and Applied Anatomy,* Ed. 6. Lea & Febiger, Philadelphia, 1978 (p. 276).

38. Reynolds MD. Myofascial trigger point syndromes in the practice of rheumatology. *Arch Phys Med Rehabil* 62:111 - 114, 1981.

39. Rubin D. An approach to the management of myofascial trigger point syndromes. *Arch Phys Med Rehabil* 62:107 - 110, 1981.

40. Schapira D. Nahir M, Scharf Y. Trochanteric bursitis: a common clinical problem. *Arch Phys Med Rehabil* 67:815 - 817, 1986

41. Scott M. Lower extremity pain simulating sciatica: tumors of the high thoracic and cervical cord as causes. *JAMA* 760: 528 - 534, 1956.

42. Sheon RP, Moskowitz RW, Goldberg VM. *Soft Tissue Rheumatic Pain,* Ed. 2. Lea & Febiger, Philadelphia, 1987 (pp. 165, 168 - 169).

43. Simons, DG. Myofascial pain syndromes, part of Chapter 11. In *Medical Rehabilitation,* edited by J.V. Basmajian and R.L. Kirby. Williams & Wilkins, Baltimore, 1984 (p. 319).

44. Simons DG. Myofascial pain syndromes due to trigger points: 2. Treatment and single - muscle syndromes. *Manual Med 1:72-77,* 1985.

45. Simons DG. Myofascial pain syndrome due to trigger points, Chapter 45. In *Rehabilitation Medicine,* edited by Joseph Goodgold. C. V. Mosby Co., St. Louis, 1988 (pp. 686 - 723).

46. Simons DG. Travell JG. Myofascial origins of low back pain. 3. Pelvic and lower extremity muscles. *Postgrad Med* 73:99 - 108, 1983.

47. Simons DG. Travell JG. Myofascial pain syndromes, Chapter 25. In *Textbook of Pain,* edited by P.D. Wall and R. Melzack, Ed 2. Churchill Livingstone, London, 1989 (pp. 368 - 385).

48. Sogaard IB. Sciatic nerve entrapment. *J Neurosurg* 58:275 - 276, 1983.

49. Spalteholz W. *Handatlas der Anatomie des Men-schen,* Ed. 11, Vol. 2. S. Hirzel, Leipzig, 1922 (p. 359).

50. Toldt C. *An Atlas of Human Anatomy,* translated by M.E. Paul, Ed. 2, Vol. 1. Macmillan, New York, 1919 (pp. 341, 342).

51. *Ibid.* (p. 353).

52. Travell J. Factors affecting pain of injection. *JAMA* 758:368 - 371, 1955.

53. Travell J. Symposium on mechanism and management of pain syndromes. *Proc Rudolf Virchow Med Soc* 76:126 - 136, 1957 (p. 133, Fig. 5).

54. Travell J, Rinzler SH. The myofascial genesis of pain. *Postgrad Med* 77:425 - 434, 1952.

55. Travell W, Travell J. Technique for reduction and ambulatory treatment of sacroiliac displacement. *Arch Phys Ther* 23:222 - 246, 1942.

56. Travell J, Travell W. Therapy of low back pain by manipulation and of referred pain in the lower extremity by procaine infiltration. *Arch Phys Med* 27:537 - 547, 1946.

57. Voss H. Tabelle der Muskelgewichte des Man - nes, berechnet und zusammengestellt nach den Untersuchungen von W. Theile (1884). *Anat Anz* 703:356 - 360, 1956.

58. Weber EF. Ueber die Langenverhaltnisse der Fleischfasern der Muskeln in Allgemeinen. *Ber-ichte uber die Verhandlungen der Kdniglich Sachsis-chen Gesellschaft der Wissenschaften zu Leipzig 3:* 63 - 86, 1851.

59. Werner A, Gaitzsch J. Hypogastric artery aneurysm: a very rare cause of sciatica (and a tricky diagnostic problem!) *Surg Neurol* 70:89 - 91, 1978.

60. Wilson GL, Capen EK, Stubbs NB. A fine - wire electromyographic investigation of the gluteus minimus and gluteus medius muscles. *Res Quart* 47:824 - 828, 1976.

61. Zohn DA. *Musculoskeletal Pain: Diagnosis and Physical Treatment,* Ed. 2. Little Brown and Company, Boston, 1988 (p. 212).

第十章
梨状肌和其他短外旋肌
孖肌、股方肌、闭孔内肌和闭孔外肌
"疼痛的双重原因"

本章要点：梨状肌是产生梨状肌综合征的主要肌肉。梨状肌综合征是个"双恶魔"，因为它引起许多由神经卡压综合征造成的疼痛。梨状肌触发点引起的**牵涉痛**可放射至骶髂关节区域，并向半边臀部放射，最终涉及后侧髋关节区及大腿后侧2/3。目前尚无法区别梨状肌与其他五种髋部短外旋肌引起的疼痛。第六章描述了骨盆内的闭孔内肌。梨状肌中部**解剖附着**于骶骨内表面，梨状肌通过坐骨大孔进入骨盆，其肌腱和其余5个短外旋肌一起附着于股骨大转子上。两个孖肌和股四头肌附着于坐骨上；闭孔内肌附着于闭孔膜的内侧和闭孔小孔边缘。闭孔外肌附着于闭孔膜的外侧和闭孔小孔边缘。支配梨状肌的神经由 S_1、S_2 发出。闭孔外肌由闭孔神经支配，其神经来自于 L_3 和 L_4 神经。其他5个短外旋肌的**神经支配**可能是来源于 $L_5 \sim S_3$ 的运动神经。非承重肢体侧梨状肌的**功能**主要是髋关节伸展时大腿的外旋；髋关节屈曲90°时内旋。其余5个短深回旋肌主要都是外旋肌。做承重活动时，梨状肌抑制着大腿的过度旋转。造成梨状肌综合征**症状**的原因可能有以下几种：由于肌肉触发点造成的牵涉痛、坐骨大孔边缘的肌肉压迫神经血管引起的神经卡压或者血管损伤或骶髂关节功能紊乱。梨状肌疼痛部位包括下腰痛、臀部痛以及大腿后侧痛，尤其在坐位、站立及行走时。当抑制负重肢体的快速而有力的内旋（如跑步）时，急性过负荷会**激活**梨状肌触发点。开车时大腿长时间保持屈曲内收姿势引起的持续过负荷可使这些触发点持续存在。对**患者检查**可发现其坐位时需经常变换体位，步伐内收试验通常为阳性。仰卧位时，患肢一般处于外旋位，与健侧相比患肢旋转受限。俯卧位时，可能会发现骨盆的不对称性。直立位体检可发现双侧下肢不等长。骨扫描可显示触发点激活的梨状肌。神经穿过坐骨大孔造成神经卡压的证据支持了梨状肌综合征的诊断。**触发点检查**可以触摸到梨状肌，在骨盆外经臀大肌可以间接触摸到梨状肌，而直肠和阴道检查直接可以在骨盆内触到梨状肌。其余5个短外旋肌都可在骨盆外通过臀大肌触摸到。闭孔内肌也可在骨盆内触摸到。**神经卡压**现象较常见，因为与梨状肌并行的神经和血管穿过坐骨大孔，当肌肉完全充满大孔时，这些神经和血管最容易被卡压。其余容易被卡压的神经还包括臀部上、下神经和血管、坐骨神经、阴部神经和血管、股后皮神经、支配闭孔内肌和股四头肌的神经。患者侧卧位并将大腿屈曲至90°，能较好地伸展梨状肌,此时可予以**牵拉下的间断性冷喷疗法**:患者往健侧侧卧,大腿屈曲,临床医生往后牵拉骨盆,患者协助往下推治疗侧大腿远端,操作者运用多种技术平行猛拉肌肉并从肌肉远端触发点一直到疼痛处辅以冰块或者蒸汽喷雾冷疗。等长收缩后放松肌肉、缺血性压迫、按摩、超声、单独应用或者联合应用这些技术都可抑制这些触发点。可以通过骨盆外或在指导下经由骨盆内触及梨状肌触发点,并进行**注射和拉伸**。通过臀大肌可触到外侧触发点进行注射。中触发点靠近坐骨大孔,位置较深,离坐骨神经较近,最好通过直肠和阴道触摸;针头直接

指向手指触摸到的触发点,注射后进行被动伸展。**矫正措施**包括矫正因小腿长度不等或者小骨盆造成的不对称,骶髂关节旋转到固定位置,维持舒适的睡眠姿势,使用摇椅,时常变换坐姿或者长时间开车后间断地换成走路可以减少姿势性压力。必须防止肌肉的机械性后负荷,应该在家里建立自我伸展锻炼计划,这个计划可以包括触发点的缺血性压迫,但是必须注意要避免神经的压迫。

1. 牵涉痛
（图 10-1）

　　梨状肌触发点通常会引起复杂的骨

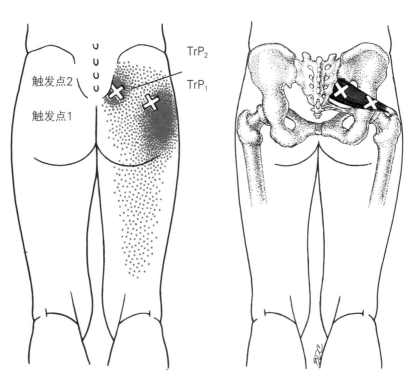

图10-1　右侧梨状肌（暗红色）上触发点（TrPs）（Xs）引起的牵涉痛。侧位X（TrP₁）表示最常见TrP位置。红色较深红色疼痛感觉较剧烈。可能没有溢出性疼痛。

盆和髋关节处肌筋膜综合征。

梨状肌的肌筋膜综合征很容易鉴别[43,68,69,71,94,95,109]。但外旋肌邻近的肌肉触发点引起的牵涉痛可能很难与梨状肌触发点引起的疼痛鉴别。

梨状肌触发点的牵涉痛主要发生于骶髂关节区域，通常位于髋关节后部上方的臀部区；牵涉痛有时放射至大腿后 2/3，外侧触发点与中触发点引起的牵涉痛类似[87,88,90]。

梨状肌引起的疼痛被描述为坐骨神经放射痛，并引起下腰痛[109]，腹股沟和大转子处也会出现疼痛[99]。其他作者将梨状肌综合征的疼痛描述为臀部痛[42,80,95]，并可一直延伸到大腿后侧[43,56,80,100]。

许多研究者认为梨状肌综合征的疼痛是坐骨肌肉和其神经在穿过坐骨大孔时压迫梨状肌引起的[1,20,43,50,64,66,72,80,93,95,99]。这种神经卡压痛的起源与梨状肌的触发点激活引起的肌筋膜痛不同，但是两者通常同时发生。神经病理痛可能放射至大腿后部，甚至放射至足趾。

2. 解剖附着和注意事项（图 10-2 和图 10-3）

肌肉

大多数人的梨状肌厚且体积大，少数情况下梨状肌较薄，但很少会出现缺失[10,108]。有的梨状肌可以很小，仅附着于 1~2 个骶骨。相反，有些梨状肌可以很宽大，可联合压迫骶髂关节，并可附着在骶结节韧带的前表面，或骶棘韧带的下方[19]。

梨状肌的名字来源于拉丁文 prium 和 forma，由 16 世纪末 17 世纪初的一个解剖学家 Adrian Spigelius 命名[30]。梨状肌通常都位于骶骨的前表面，被第一到第四骶骨小孔固定地分成三部分（图 10-2A）。有些纤维附着在骶髂关节囊处的坐骨大孔边缘[40,41,68]。有些纤维附于骶棘韧带[19,40]。**在其侧面**，一个圆形肌腱附着在其浅表面的大转子上，从而保护梨状肌（图 10-2B 和图 10-6）。这个肌腱混合了闭孔内肌和孖肌的肌腱[19]。

梨状肌的变异包括额外地附着在 S_{1-5} 和尾骨上。它可能融合了上部的臀中肌和臀小肌，或者下方的孖肌。小于 20% 人群的梨状肌可分为两部分，部分或全部骶神经可经由中间穿过这两部分（见第十章）[10,66]。

梨状肌通过坐骨大孔进入骨盆，髂骨的后部将其分成前部和上部，后面是骶结节韧带，里面是骶棘韧带[20]。一旦梨状肌变大并且充满整个空间，它就有可能压迫骨盆里的许多血管和神经。

髋关节的其他短外旋肌（4 个"GOGO"肌肉：上孖肌、闭孔内肌、下孖肌、闭孔外肌）以及股四头肌位于梨状肌远处。相较于臀大肌，它们的位置较深，但是与正常位置的梨状肌相反，坐骨神经在其后方走行（图 10-3）。在患者身上要定位这些肌肉，应了解这些肌肉都位于臀大肌、梨状肌和上面 3 个"GOGO"肌肉的深部，而且这些肌肉在大转子上部成扇形排列。

上孖肌和**下孖肌**附着在坐骨**中间**及**侧方**大转子上表面，大致与股四头肌平行（图 10-3）。

闭孔内肌在 2 个孖肌间，部分为骨盆内肌，部分为髋部肌肉。闭孔内肌的**中部**附着并覆盖了闭孔膜的内表面，也附着在

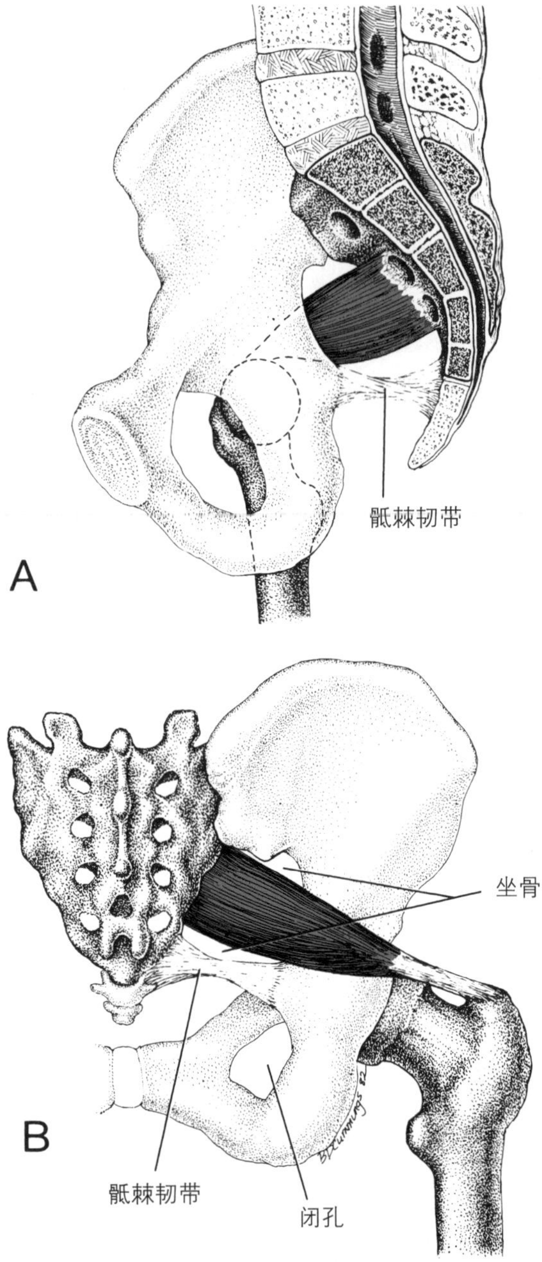

骶棘韧带

A

坐骨大孔

骶棘韧带   闭孔

B

图10-2 附着在右侧的梨状肌（红色）。A. 从内侧看骨盆正中矢状面，肌肉附着在骶骨内侧，通常在骶前孔的1/4之间。第四个孔看不到。从后面看可以看到。B. 从后侧看，骨盆里一个相对小的肌肉穿过了一个相对大的坐骨大孔。其肌腱附着在后侧大转子表面。肌肉在骶棘韧带上方穿过坐骨大孔。大多数肌肉外部触诊可触及，其中一半的肌肉在骨盆内也能触及到。

闭孔的边缘,除了闭孔神经和血管离开骨盆的地方,这些神经和血管都在闭孔膜的侧面走行。

闭孔内肌通过坐骨小孔进入骨盆。

在其侧面,闭孔内肌的纤维束聚集成肌腱,孖肌的肌腱通常也在其中。这个肌腱插入到大转子的中表面前部(大转子接近股骨的转子窝),附着在附近的大转子上,

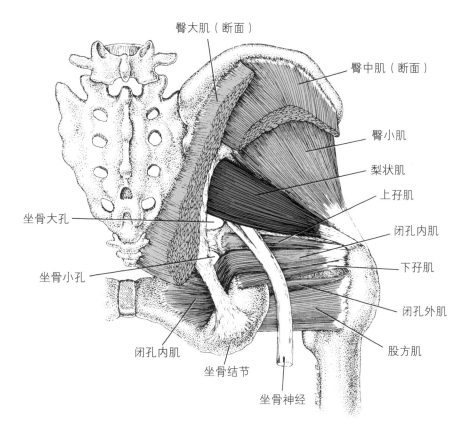

图10-3 梨状肌，局部解剖：从后面看右侧梨状肌（深红）与周围肌肉（淡红）的解剖关系。臀大肌和臀中肌已经去除了；这些被切除的臀肌远端是看不到的，因为它们会覆盖住梨状肌附着在股骨上的结构。

但是远离梨状肌肌腱。

　　闭孔内肌的腱下囊在其肌腱和髋关节囊中间，可能在闭孔内肌和坐骨中间与坐骨囊相连。

　　股四头肌是个长方形的肌肉，其纤维是平行的，附着在坐骨前外侧方**中部**、下孖肌的尾部和闭孔外肌的后方。**外侧方**，它附着在股骨方形结节上，并沿着转子间嵴在大小转子间走行（图 10-3）[22,46]。

　　Hollinshead 认为**闭孔外肌**是内收肌群的一部分，然而，他发现闭孔外肌的主要功能是外旋而不是大腿的内收[46]。闭孔

外肌**横向**附着在股骨的转子窝并一直延续到股四头肌，闭孔外肌穿过髋关节囊的远端一直到闭孔膜外表面的**中部**。从后方看，闭孔内肌几乎被股四头肌覆盖[34,36,82]（图 10-3）。在闭孔内肌经过的小转子处，经常有黏液囊浸润。

坐骨大孔内的神经

　　要理解梨状肌卡压综合征就必须了解骨盆内经过坐骨大孔的神经和血管结构。**臀上神经和血管**通常在梨状肌的上边缘和闭孔的上边缘，支配臀中肌、臀小

肌和阔筋膜张肌[25]。**坐骨神经**一般走行在梨状肌和坐骨大孔边缘的中部（图10-3）。坐骨神经支配大腿后侧、小腿和足部的皮肤和肌肉。梨状肌下缘还有**阴部神经和血管**通过。阴部神经穿过坐骨处脊柱后通过坐骨大孔重新进入骨盆，与图10-3上相似。它支配肛门外括约肌以及大腿后部和阴囊、大阴唇的皮肤感觉。该神经还支配球海绵体肌、坐骨海绵体肌和尿道括约肌、男性的阴茎海绵体和皮肤感觉、女性阴蒂的相关结构[26]，支配这些结构以维持正常的性功能。**臀下神经**是唯一的一条支配臀大肌的神经[25]，**股外侧皮神经和孖肌神经、闭孔内肌、股四头肌**也与梨状肌一起穿过坐骨大孔。

这些神经也支配着臀肌的感觉和功能，会阴前部的感觉和运动功能，以及大部分大腿后侧和腓肠肌的感觉和运动功能。很明显，这些神经的慢性压迫可能会引起臀部，腹股沟和大腿后侧以及下肢的疼痛。

补充参考资料

解剖图显示梨状肌附着在大转子近端表面、骶骨和髂骨表面。从横截面看，肌肉是在骨盆内的。

从骨盆内看，可以观察到骨盆内触诊结构，并可了解坐骨神经的骶神经根是如何在梨状肌和检查手指之间走行的。从后面可以看到梨状肌、"GOGO"肌和股四头肌之间的关系，有利于触诊臀部下后侧的肌腱区域。同样，坐骨神经可以帮助确定穿刺这些肌肉的进针方向。

作者还描述了用来润滑闭孔内肌的大黏液囊，黏液囊充满坐骨小切迹的光滑骨。

移开股四头肌后就可以看到闭孔外肌。

3. 神经支配

S_1、S_2神经支配梨状肌，它们从骶前孔穿出，但只有其中一根神经支配梨状肌（S_1或者S_2）[19]。

支配闭孔内肌和上孖肌的神经起源于L_3~S_2或S_1~S_3神经[46]。支配股四头肌的神经发出分支支配上孖肌，它的纤维来自L_4、L_5和S_1[19]。与其他短外旋肌不同，闭孔外肌的神经支配来自于闭孔神经的分支，这根分支来自于闭孔神经分成前后2个分支前，或是来自于闭孔神经的后支，后支在该肌肉内[23]。

所有神经（除了支配梨状肌和闭孔外肌的神经）和梨状肌在行经坐骨大孔时都可能发生卡压。

4. 功能

进行负重活动时（例如行走和跑步的初始阶段）梨状肌通常需要抑制大腿有力而快速的内旋。同时梨状肌也能稳定髋关节并辅助稳定髋臼内的股骨头[19]。

6个"短外旋肌"包括梨状肌、上孖肌和下孖肌、闭孔内肌和闭孔外肌以及股四头肌。梨状肌主要为外旋肌，使髋关节处于中位或伸展位，当髋关节屈曲90°时也能外展大腿。其余5个短外旋肌主要起到除外旋以外的屈曲和伸展功能[77]。

进行骨骼检查时可发现大腿的屈曲程度对梨状肌的功能影响很大。90°屈曲可使大腿处于水平外展位[19,46,76]。然而，似乎只要完全屈曲髋关节后，大腿就可旋转到中位。大腿髋部的屈曲很少影响到其余短外旋肌的运动。在考虑最佳伸展体位时髋部屈曲的程度至关重要。

没有任何肌电图（EMG）检查可反映这些肌肉的运动机能学特点。Duchenne运用电刺激研究了梨状肌、孖肌和股四头肌的运动[29]。大腿处于中位时刺激梨状肌会使大腿外旋，拉伸时可使大腿轻度外展。刺激上孖肌、闭孔内肌和臀上肌群仅引起大腿的外旋，就像刺激股四头肌一样。

Mitchell[63]发现梨状肌对骶骨产生一个斜向拉力。梨状肌平面接近于正平面，并与骶髂关节平面成30°角。就如Retzlaff和他的同事[80]所描述的，梨状肌下缘的纤维可以对骶髂关节产生极强的旋转剪切力，这种剪切力可以抵抗身体同侧骶骨前侧基底部和骶骨后侧顶端的作用。

5. 功能（肌牵张）单位

梨状肌和其他5个短外旋肌[45,77]以及臀大肌是大腿外旋的主要肌肉。股二头肌长头、缝匠肌、臀中肌后侧纤维以及髂腰肌同时辅助以上几个肌肉，髂腰肌常见于婴儿[45]。

产生内旋作用的大腿对抗肌（如半腱肌和半膜肌、阔筋膜张肌、耻骨肌、臀中肌和臀小肌前面大部分纤维）有其他功能，而其旋转作用相对较弱。就这点而言，内收肌的作用是有争议的。然而，肌电图检查显示髋关节内旋时内收肌长头被激活，而外旋时则无激活表现[12]。

6. 症状

梨状肌综合征

Retzlaff[80]认为"梨状肌综合征的特点是症状特异，而且这些症状看上去没有关联"。疼痛和感觉异常可发生于下腰部、腹股沟、会阴区、臀部、髋部、大腿和足后部，排便时还可能出现直肠疼痛。症状可于坐位、长时间髋部屈曲、内收、内旋或活动后加重。此外，患者可能主诉下肢疼痛肿胀、性功能障碍、女性性交困难、男性阳痿。

流行病学

梨状肌综合征患者远多于椎间盘突出患者，女性和男性比是6∶1[71]。Kipervas[50]认为梨状肌的痉挛是股软骨病中最常见的肌紧张反射（这些作者通常将此看作是后背肌骨骼痛）。妇产科医生Shordania[86]发现450名腰痛女性中8.3%的患者其梨状肌较结实，且存在肿胀及压迫症状，这是引起疼痛的主要原因。梨状肌综合征不是引起一些无法解释的疼痛的普遍原因，是可治疗的病变。

Popelianskii[75]发现240名患有梨状肌综合征的患者中有105名患者（43.7%）存在腰骶部脊神经根炎的症状和体征。L_5神经根压迫患者对梨状肌治疗的反应较S_1神经根压迫患者效果更好。

三要素

目前，有三个特别的状态会导致梨状肌综合征：ⓐ梨状肌触发点引起的肌筋膜痛；ⓑ坐骨大孔处梨状肌卡压神经血管；ⓒ骶髂关节功能紊乱。

Pace[69]和Nagle[71]最经典的关于梨状肌综合征的描述是由触发点引起的肌筋膜痛，这点已经被后来的作者所证实[11,43,68,75,92,94,95,109]。目前有一种机制认为紧张的纤维束和缩短的肌纤维与触发点有关，而将肌肉长时间处于张力下可使其直径增加。从历史观点来说，许多作者都认为神经和血管在行经坐骨大孔时被梨状肌卡压是有可能的[1,11,40,41,43,56,64,68,75,78,93,94]。1934年，Freiberg[40]详细描述了这些重要的解剖关系，并与1937年[41]首次报道手术治疗可以缓解这种症状。但仍不清楚何种原因造成肌肉变大且充满闭孔[42]。有些作者[14,85,89,94,106]假设坐骨神经在梨状肌位置的解剖变异使得该神经更容易被肌肉卡压。

任何肌肉发生主动收缩和缩短时，其周长会显著增加，从而使肌肉紧绷。缩短的肌纤维由于肌动蛋白和肌球蛋白的肌丝发生重叠而使其直径增加。因此，当舒张的梨状肌紧密地填充于坐骨大孔内时，无论肌肉缩短还是收缩都会压迫临近的神经和血管。坐骨大孔内相对小的肌肉可能在没有卡压的情况下造成肌筋膜疼痛。相反地，相对大的肌肉填满大孔后，可因触发点的激活而产生收缩，随后可能产生除肌筋膜疼痛外的相应卡压症状。

梨状肌的炎症以往被认为是梨状肌综合征的原因。然而，Freiberg[42]在其12个梨状肌手术总结中发现，在被切除的梨状肌中没有一例发现存在感染。这一发现证实了Pace的论点：将"梨状肌炎"[86]这个词运用于该症状是不恰当的。

骶髂关节功能紊乱被认为是梨状肌综合征的重要原因之一[44,51,80,95,106]。骶髂关节的移位可能与梨状肌上的肌筋膜触发点相互作用，建立了自我支持关系。触发点引起肌肉持续紧张可能会导致该关节持续移位，而关节移位引起的关节功能紊乱很明显地使梨状肌触发点持续激活。这种情况下，两种状态都必须纠正。

初始症状

梨状肌综合征的三要素是肌筋膜触发点、神经血管压迫以及关节功能紊乱，其产生的相应症状不同，但通常都会有重叠。

疼痛通常都由梨状肌肌筋膜触发点引起，包括下腰痛[64,69,71,80]、臀部痛[1,11,43,71,75]、髋关节痛[80]和大腿后侧痛[43,69,71,80]。坐位[43,80,94]、站立[80]或从坐位站起时[43]疼痛会加剧。患者便秘，排便时的压力会对抗患者左侧梨状肌内的触发点从而引起直肠疼痛[68]。坐位时，长时间髋关节屈曲、内收、内旋、被动活动时会加重疼痛[11]。如果触发点被激惹，那么斜躺可能也无法缓解梨状肌肌筋膜综合征[80]。

臀上和臀下神经及血管的压迫可能是引起臀部疼痛的主要原因[1,43,71,78,93,94]。臀肌萎缩则会造成更严重的神经损害[78]。

骶髂关节处的疼痛可能是由于该关节功能紊乱引起的[68,80,99,105,106]。

坐骨大孔中坐骨神经或者股外侧皮神经的卡压可能是引起大腿后侧疼痛的另一个原因[1,43,56,64,69,71,80,93,94]。坐骨神经卡压是腿脚疼痛和感觉异常的主要原因[1,11,40,64,80,93,94]，同时还会出现足部麻木感[43,64]，位置觉缺失则引起的失调步态[94]。

长时间下垂坐位[1,43,80]（尤其是坐于硬物表面）可压迫梨状肌触发点或坐骨神经引起疼痛。

梨状肌压迫阴部神经可引起腹股沟区疼痛和性功能障碍。女性常主诉性交痛（性交困难）[71,80,93]。伸展大腿可能缓解疼痛[68,71]。阴部神经卡压还会造成男性阳痿[80]。无论是男性还是女性都有可能腹股沟区疼痛[1,71]。

大转子后侧疼痛可能是由于孖肌、闭孔内肌和股四头肌神经卡压造成的。局部的压痛可以引导从这些肌肉中找到触发点。

鉴别诊断

梨状肌肌筋膜疼痛综合征的特点是疼痛由触发点引起，髋部屈曲 90° 时疼痛位于大腿对抗阻力的部位，外部触诊时可触及梨状肌的压痛点，骨盆内检查时可触到紧张带和压痛点。梨状肌综合征可能是椎板切除术后综合征和尾骨痛的原因[79]。

神经卡压可引起行经坐骨大孔的神经分布区域的感觉异常和感觉迟钝的原因，并可延伸至大腿中部。恶性肿瘤、神经系统肿瘤以及局部感染都会在坐骨大孔处压迫坐骨神经，这些都可经由 CT 扫描证实[27]。骶髂关节移位可能与梨状肌肌筋膜综合征并存[45,51,99,106]，通过体格检查可发现骨盆扭转，这将在本章第 8 部分讲述。

引起臀部和大腿外侧疼痛的另一个原因是骶髂关节脂肪瘤[70]。触诊时这些结节有压痛，局部可注射局麻药，有时则需要手术切除。

梨状肌综合征的症状很容易和椎间盘突出的症状混淆。肌电图证实的跟腱反射减弱或消失[42]和去神经运动提示存在椎间盘损伤。相反，坐骨神经经由骨盆处传导速度减慢则表明梨状肌卡压。触诊梨状肌压痛点是确认或者排除梨状肌卡压的重要依据，应在所有"坐骨神经痛"病例中实施。识别梨状肌综合征可以避免行不必要的椎板切除术。

影像学报告显示椎间盘狭窄、退行性变或骨刺形成对于解释梨状肌综合征的疼痛特点是不充分的。随着年龄增长，脊椎的退行性变化与其症状不相关[96]。

如果小关节综合征也表现为下腰痛和坐骨神经痛（见第三章，图 3-2），那需行骨骼肌检查以鉴别梨状肌综合征和小关节综合征[11]。只有当梨状肌触发点失活，缓解梨状肌及其相关卡压综合征引起的跛行、半边臀部和大腿后侧疼痛时，进行小关节阻滞才有可能缓解小关节综合征引起的背痛[71]。

如果疼痛和骨盆壁压痛是双侧的，就应该考虑椎管狭窄[71]。

梨状肌综合征可从骶髂关节炎发展而来。通过影像学检查可以诊断骶髂关节炎[68]。骶髂关节炎影响一侧或双侧骶髂关节，并可能引起腰背疼痛，可放射至臀部、大腿外侧，并可累及单侧或者双侧脚踝。骶髂关节炎患者常为年轻人，这些患者的 HLA-B27 通常为阳性，并可能患有强直性脊柱炎、银屑病关节炎、赖特尔病（非对称性骶髂关节炎）[81]，或者炎症相关性关节炎[74,81]。

7. 触发点的激活和持续存在
激活

任何非常规的过度负荷都会激活相关肌肉的肌筋膜触发点，最大程度拉伸膝关节时可使梨状肌过度负荷[71]。止住突然滑倒的姿势会使许多肌肉过负荷，包括梨状肌。比如人们都曾听过："我在游泳池边跑的时候脚滑了一下，但是我幸好没摔倒"[71]。其他一些会产生过负荷的动作包括重力置于一侧下肢侧身扭转弯曲、抬重物或者用力旋转[68,71,80]。作者治疗过一位年轻患者，该患者因重复进行提起、抛扔身后木柴的动作激活了梨状肌触发点。

当梨状肌进行强有力的伸长收缩以抑制负重肢体有力和（或）快速的内旋时，梨状肌可发生超负荷，这通常都发生在跑步时。

重复性张力可以激活梨状肌触发点。长时间将潜在触发点肌肉处于缩短的姿势可能会激活触发点。在产科和泌尿科操作中或性交时会屈曲髋关节，伸展膝关节，这些动作都牵涉到梨状肌，这个体位与梨状肌综合征的发病有关[68,80]。

硬物经梨状肌撞击臀部的直接损伤可能与梨状肌触发点的激活有关[15,68,80]。为了调整下肢长度不等使得不常用的肌肉形成张力会激活梨状肌触发点。

Baker[9]测试了100个第一次经历车祸患者的包括梨状肌在内的34块肌肉，1/3～1/2的患者的梨状肌出现肌筋膜触发点。在所有的司机和乘客中，位于司机对侧的患者损伤梨状肌的比例最大；司机后方的乘客比例最小。

持续存在

肌肉固定不动往往会使触发点持续存在。开车时脚长时间踩在离合器上或者跷"二郎腿"坐着[80]都是些会使梨状肌触发点持续激活的动作。

慢性感染会使触发点持续，尤其是慢性盆腔感染性疾病[86]和感染性骶髂关节炎[68]时皆可发生梨状肌综合征。其他可能延续梨状肌触发点的情况还包括髋关节炎或者全髋置换[71]。

走路时，莫顿脚结构（正中外侧摇摆脚）可能会增加大腿内旋和内收。过度内旋时，梨状肌会产生协助补偿，从而引起过度劳累，导致现存的触发点的持续存在。其他原因引起的足的过度内转，下肢不等长都会使梨状肌触发点持续存在。

8. 患者检查

如果怀疑不是简单的梨状肌综合征时，下肢的神经系统检查是很有价值的。以下是一些辅助的观察检测方法。

站立位

梨状肌卡压症状主要发生于坐骨神经腓骨侧的患者可能出现轻度足下垂，同时踝关节背屈功能可能减弱。坐骨神经发生更广泛的卡压症状时患者可表现为跛行，主要变现为拖拉患肢[71]。梨状肌综合征严重的患者甚至不能行走[49,51]。

站立位时可检查患者的双侧骶髂关节活动度，其方法为Kirkaldy-Willis检查[51]，检查时可发现患肢的长度增加。

坐位

梨状肌综合征患者坐位时会不停扭动，并经常变换姿势。检查时患者很难将被检测处大腿放置于另一侧膝盖上。用步测法测试阻抗肌肉等长收缩的方法如图所示：检查者将他的手放于患者膝盖外侧,要求患者将他的手推开,此时病变侧会出现疼痛、步履蹒跚和肌力减弱[71]。这种步伐外展试验后来受到了高度重视[11,16,79,109]。

仰卧位

Retzlaff[80] 阐明患者仰卧位休息时,如果脚外旋至少 45°,那么就可以证实病变侧大腿是持续外旋的。其他作者对其也有所描述[76,99]。这种体位说明梨状肌或者其他外旋肌有缩短,除非是由于骨盆不对称,比如说前后径上半个骨盆是小的(第四章有所描述)。

Freiberg[41] 首次描述了仰卧位患者在伸直髋部时其病变侧大腿会出现疼痛和被动内旋受限。这个试验后来由 Tepoorten[99] 论证,之后便被频繁应用[33,71,76,99,100,109],并被称作 Freiberg 症。这个动作在已经紧张的梨状肌上又增加了张力。Popelianskii[75] 发现坐骨神经分布区域出现的疼痛是对内收内旋联合动作(Bonnet 征)的反应,这是梨状肌综合征的特点。Evjenth[33] 论证了患者仰卧位时变异的内旋试验,进行该检测时被侧大腿屈曲 60°,与髋部伸直时相比,屈曲位时臀中肌和臀小肌后侧纤维紧张更容易限制内旋。

梨状肌综合征患者可出现不同程度的直腿抬高受限,这主要取决于坐骨大孔内神经卡压情况,而不是梨状肌肌筋膜触发点的紧张度。有时检查仰卧位患者时,会发现病变侧下肢明显缩短[80],由于增加了梨状肌的张力,从而引起骨盆轴的扭曲。相反地,下肢不等长增加了梨状肌的负荷,会加重梨状肌综合征的症状。检查下

肢不等长的方法在第四章中有详细描述。

侧卧位

让患者向健侧侧卧,臀部触诊会发现坐骨大孔外侧明显的压痛点[18,75,109],通常这种疼痛蔓延至整个梨状肌。外部检查时,必须通过臀大肌触诊所有的肌肉[11,80,99]。

Peopelianskii[75] 对 105 例梨状肌综合征患者进行研究后发现,来自于梨状肌下方的坐骨神经,其上方的压痛通常是由于一侧或双侧的坐骨神经和梨状肌引起的。相当多的存在臀部疼痛和压痛的患者未出现背痛症状,这可能是由于这些患者在臀部褶皱处没有神经卡压,但这些患者的梨状肌是紧张的。

检查梨状肌紧张度比 Freiberg 试验更准确,因为该检查很少被髋部其他外旋肌影响,这个检查被称作 Saudek 试验[84]。患者侧卧位,患侧向上,用一手稳定骨盆,上方大腿屈曲 90°,然后检测被动内收时的疼痛限制。

俯卧位

梨状肌紧张可使骶骨处出现异常旋转张力,从而加重骨盆功能紊乱[76],尤其是当右侧梨状肌缩短时可导致骶骨左斜轴向旋转。Retzlaff[80] 发现骶骨顶点可转移到中线左侧,左侧的骶裂孔变浅,这种骨盆扭转可能和耻骨联合排列不齐有关。

其他检查

对下肢不等长的梨状肌综合征患者进行仔细的体格检查是很重要的。然而,下肢不等长的患者在仰卧位或者站立位进行临床评估常会受很多因素影响,为查

明腰椎不对称包括下肢不对称的原因,应行直立位 X 线片检查,如果拍片仔细、读片认真则 X 线片将很有帮助。测量和读片的方法在第四章介绍。

　　梨状肌肌筋膜综合征往往伴有坐骨神经压迫,会有 L_5 和 S_1 神经根压迫的症状和体征。去神经支配法的电学测试和用 CT 和 MRI 检查神经根可以明确或者排除神经根方面的病变。

　　Fishman[38] 用霍夫曼反射检查了 24 个有梨状肌综合征的患者,当患侧下肢从内旋变到屈曲 90° 内收 30°~45°,其反射会改变。伸展位时检查梨状肌,在 2.5~13ms 间变换,15%~24% 患者的患侧肢体霍夫曼反射总数和 M 波增加,而对侧肢体无改变。他的结果支持了这样一种观点:神经卡压是大多数患者出现梨状肌综合征的原因,肌电图检查可以确诊。

　　用 Tcm~99 骨扫描对急性梨状肌综合征进行显像[49]。患者主诉左臀部和大腿痛三天,无法行走,这种疼痛开始于剧烈的网球运动。闪烁曲线支持梨状肌综合征的诊断,"进一步体格检查评估发现左侧梨状肌触发点是产生疼痛的确切原因。给这个触发点注射立刻有所缓解。CT 扫描和脊髓 X 线片显示触发点消失"[49]。

9. 触发点检查 （图 10-4 和图 10-5 ）

　　这组外旋肌的触发点检查很复杂,因为这些肌肉都在臀大肌的深部,如图 10-3 所示。通过臀大肌可以检查到梨状肌,通过直肠或阴道检查可以直接触诊。孖肌和闭孔内肌的股骨端通过外部触诊一

般很难区分,但是骨盆内闭孔内肌通常是在骨盆内直接触诊的,如第六章所述。股四头肌的股骨端压痛可通过臀大肌触诊到,而使用这种方法可能无法触及闭孔外肌的压痛。闭孔外肌在耻骨和腹股沟内收短肌间走行,此处是闭孔外肌最佳触诊点,因此要在闭孔膜的外表面对该肌肉施加压力以便触诊。

梨状肌

　　梨状肌解剖定位决定了外部触诊的部位(图 8-5A),需要从大转子的边缘通过坐骨大孔的骶髂关节进行触诊。臀大肌放松时,大转子可通过深部触诊定位:将手放在髋部外侧,暴露潜在的骨突出,新月形的坐骨大孔外侧缘为骶骨(图 10-4),可以通过放松的臀大肌触诊到下部到后下部髂骨嵴。沿这条边界触摸到的结构是后侧骶髂韧带。其纤维从髂骨一直延伸到骶骨靠近骶髂关节处,逐渐成为连续的骶结节韧带[20]。沿骶骨触诊此韧带的边缘与坐骨大孔内侧缘是一致的。

　　有时沿梨状肌线可扪及紧张的梨状肌轮廓,且整个梨状肌都有可能出现明显的肌肉压痛[80]。图 10-3 所示臀中肌和臀小肌的下缘和梨状肌的上缘靠得很近,因而在不干扰臀中肌和臀小肌的情况下也能触及梨状肌。如果向头端触诊到更远,摸到的是臀中肌和臀小肌,而不是梨状肌,这 2 个肌肉就在臀大肌的深部。

　　梨状肌外侧触发点通常位于梨状肌线中外 1/3 交界处(图 10-4),只有外部触诊时才能触及该触发点。在坐骨大孔上方加压时,内侧触发点可出现明显压痛,

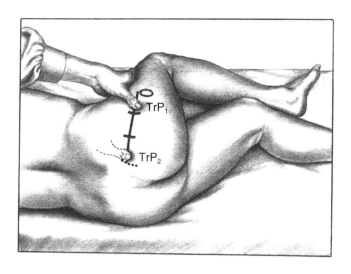

图10-4　通过放松的臀大肌对右侧梨状肌进行外部触诊会引起触发点压痛。实线（梨状肌线）覆盖在梨状肌上缘上，一直从大转子延伸到骶骨上的坐骨大孔边缘。（图8-5B所示为定位梨状肌线的方法）梨状肌线三等分。虚线表示的是骶骨外侧缘的可触及边缘，正好对应的是坐骨大孔的中线边缘。大拇指按压处是TrP₁上最大的压痛点，通常位于梨状肌线中外1/3处。虚线大拇指按压处是TrP₂的压痛点，位于梨状肌线的中线上。

如图 10-4 大拇指所指处[56,71,109]。骨盆内检查时，这些内侧触发点会触及压痛。

Kipervas[50] 通过皮肤触诊梨状肌，他们选择髂前上棘和坐骨尾骨肌连线的中下 1/3 处定位梨状肌。

对坐骨大孔压痛的原因存在任何疑惑时，都应该通过直肠或者阴道在骨盆内触诊梨状肌中段[11,50,52,69,71,85,100]，如果检查者的手指较长则更容易操作（图 10-5）。这个方法由 Thiele 证实[100]。患者侧卧，患侧在上，膝关节和髋关节屈曲，可以感觉到骶棘韧带为横向走行，就像一个结实的松紧带伸展在骶骨和坐骨棘间，通常被尾骨肌的纤维覆盖[109]。梨状肌位于该韧带的顶点，如果涉及梨状肌，触诊时可触及压痛并有张力[50,62,71,95,100]。第一次检查时，患者可能抱怨说有人碰了他的

痛处[71]。

检查肌肉时应该双手操作，一手在臀部加压，另一手在内侧触诊。坐骨大孔是一个明显的解剖标记，经坐骨大孔在骨盆外用一个手指加压时，在骨盆内的手指可以感觉到。为了确认梨状肌，在患者外展大腿抬起膝关节时，检查者可以触及收缩性张力。

骶神经根位于检查者手指和梨状肌之间（图 10-5）。如果该神经在坐骨大孔处被卡压，可触及张力并出现坐骨神经分布区域的放射痛。

Kipervas 与其合作者[50] 报道了 23 个梨状肌损伤综合征合并有腰椎软骨病患者的肌电图检查结果，有神经根病同时合并肌筋膜改变的患者数目并未列入统计。8 个患者（35%）发现有自发的静息状态下梨状肌改变，一开始表现为压痛，

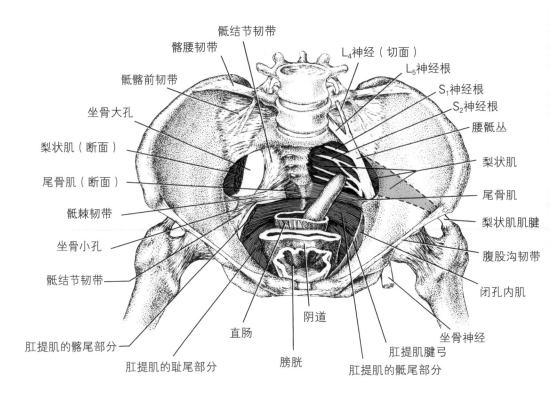

图10-5 从前上方看，通过直肠内部触诊左侧梨状肌（骨盆内深红色和骨盆外淡红色）。提肛肌是中等红色；尾骨肌和闭孔内肌为淡红色。触诊手指触及梨状肌前，骶棘韧带（被尾骨肌覆盖）是最后一个横向的主要标志性结构。骶棘韧带头部主要连接在尾骨上，这通常很容易触及和移动。直肠后壁和S_3、S_4神经根位于触诊手指和梨状肌中间。

然后发展成肌肉挛缩。11个患者（48%）自主收缩时表现为低放电率（25~30Hz），对侧无病变梨状肌和同侧臀大肌的正常放电率是50~70Hz。病变梨状肌的平均运动单位时间明显增加到7ms（正常为6.3ms）（$p<0.01$）。这些都是神经病变的特征改变。另一方面，15个患者（65%）的运动单位的振幅降低，只有80uV（正常450uV）。干扰模式的肌电图的振幅范围下降到107~190。这些改变可能更多地见于肌肉病变疾病。臀大肌则没有这些改变[50]。

准备行手术治疗的患者用针穿刺进主动运动的肌肉测得梨状肌厚度大概有11mm，这个评估在手术时被证实是准确的[50]。

孖肌和闭孔内肌

图10-3显示的是解剖位，所有的梨状肌都在其附着点大转子上部水平。梨状肌下部的深部压痛——在大转子中上1/3，是孖肌或者闭孔内肌最有可能出现压痛的地方。如果闭孔内肌是这个压痛的原因，可以通过直肠或者阴道直接触诊

（见第六章）。

图 10-3 还说明了坐骨神经在大转子和骶结节之间也会被压迫。这根神经通常在梨状肌和上孖肌之间，然后在上孖肌表面、闭孔内肌、下孖肌、闭孔外肌和股四头肌间继续走行。

股四头肌和闭孔外肌

图 10-3 显示了大转子中下 1/3 的压痛可能来源于股四头肌或者更深处的闭孔外肌。坐骨神经可能也会有压痛。在腹股沟处也能检查到闭孔外肌触发点引起的压痛。医生必须先触诊浅耻骨肌和短内收肌，以确认没有其余的压痛点，然后进行深触诊，在浅耻骨肌和短内收肌间闭孔膜的外侧进行，闭孔外肌覆盖了闭孔膜。

10. 神经卡压（图 10-6）

坐骨神经的联合动作电位的传导对温和且长时间的压力非常敏感[28]。在兔子实验中，给予坐骨神经 10g 重量压迫 45min 后，其联合动作电位传导降到初始值的 50%。给予 20g 重量 10～15min，也降到初始值的 50%。纤维越大（传导越快），越容易产生压迫。循环血容量丢失不会引起神经传导损伤，血流停止不超过 2h 但是没有神经卡压时不会明显影响神经传导[28]。这些实验结果也在临床上被证实，当实验者在较硬的马桶座上坐太久后站起时，不管是运动或者感觉神经的传导都会受到影响。

Nainzadeh[67] 应用神经传导评估实验测试了经过坐骨大孔的神经节段。尽管常规的肌电图测试证实 L_3-S_1 神经根是正常的，但 S_3～S_4 的躯体感觉诱发实验通过刺激阴部神经显示 P40（P1）增加了约 47ms，这一结果证实了梨状肌综合征的诊断。梨状肌肌腱松解术可缓解患者的临床症状。Synek[97,98] 建立梨状肌综合征的诊断标准——坐骨切迹下神经分布区域的慢性肌肉去神经支配，同时还表现为穿过坐骨大孔的神经体感诱发电位幅度的减缓和减少。这些论文的作者显然没有探讨肌筋膜触发点造成梨状肌综合征的可能性。

梨状肌综合征的主要症状为两种卡压症状：血管[41] 或神经[41,43,6,72] 卡压在梨状肌和坐骨大孔边缘，另一种可能是卡压在肌肉内部[85,89,106]。

第一种情况在进行坐骨神经[194] 和臀上神经[78] 手术时可被很好地证实（见第六章）。Freiberg[41] 在手术中发现来自于臀上血管的丰富血管丛位于坐骨神经和梨状肌之间。坐骨大孔内的压迫可引起坐骨神经干的神经鞘远端血管充血。血管和神经在穿过坐骨大孔时常受到梨状肌的压迫，这些受影响的结构在第 2 部分有所描述，压迫引起的症状在第 6 部分阐述。那些易受影响的结构包括臀上、臀下和阴部的神经和血管；坐骨神经和股后皮神经；支配孖肌的神经，闭孔内肌和股四头肌。

图 10-6 描述了第二种卡压，这种卡压主要取决于坐骨神经的走行（在梨状肌旁还是穿过梨状肌）。表 10-1 总结了这些变异。以往的报道显示 10%～20% 的下肢坐骨神经的阴部分支穿过肌肉（最多见为 11%）。

表 10-2 总结了 9 篇文章中 40 名行梨状肌手术患者的情况：其中 35 名患者

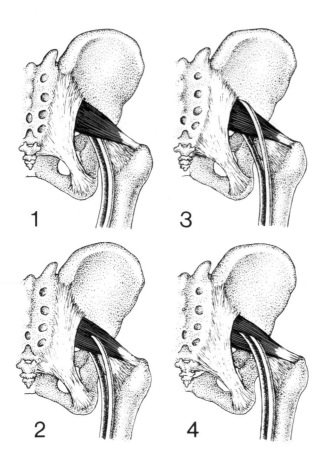

图10-6 坐骨神经有4条路径出骨盆。①最常见的，所有神经纤维在肌肉（红色）和坐骨大孔边缘之间走行在梨状肌前面，尸解中约占85％；②腓神经从梨状肌中穿过，胫神经在梨状肌前走行，尸解中约有10％；③腓神经先在梨状肌上走行然后在其后走行，胫神经在梨状肌前走行；这2个神经都位于梨状肌和坐骨大孔上缘或者下缘之间，占2％～3％；④整个坐骨神经穿过梨状肌，不分成腓神经和胫神经，这种情况大概不到1％。

表10-1 坐骨神经的腓神经和胫神经穿过梨状肌的概率

Authors	Both* Below Muscle(%)	Peroneal** through Tibial below(%)	Peroneal*** above, Tibial below(%)	Both**** through (%)	Both above(%)	Peroneal above, Tibial through(%)	Number of limbs
Anderson*	87.3	12.2	0.5	0	0	0	640
Beaton and Anson**	90	7.1	2.1	0.8	0	0	240
Beaton and Anson**	89.3	9.8	0.7	0.2	0	0	2250
Lee and Tsai**	70.2	19.8	1.5	1.8	3	12	168
Pecina**	78.5	20.7	0.8	0	0	0	130

* lllustraled in Panel 1 of Fig. 10.6.
** lllustraled in Panel 2 of Fig. 10.6.
*** lllustraled in Panel 3 of Fig. 10.6.
**** lllustraled in Panel 4 of Fig. 10.6.

表10-2　梨状肌综合征手术治疗和坐骨神经穿出骨盆时与梨状肌关系的报道

Source	Number of muscles	Nerve position
1934 Freiberg and Vinke**	1 1	Below NR
1937 Freiberg**	12	NR
1976 Mizuguchi**	14	NR
1976 Kipervas et al.**	1	Below
1980 Adams*	4	Below
1980 Rask**	1	AR
1981 Solheim et al.**	2	AR
1983 Stein and Warfield**	1	AR
1988 Cameron and Noftal**	3	NR

NR-No remarks about the sciatic nerve in report.
AR-Appearance of nerve reported,but anatomical configura-ion not stated

手术后有所缓解；2 名患者的大孔远端血管丛充血[1]；2 名患者在大孔处的坐骨神经变薄，而远端发生水肿[194]；2 名手术医生发现患者肌肉紧张使得穿刺入坐骨大孔困难[178]。没有报道有关坐骨神经穿过梨状肌的实质。有 40 例有关手术中梨状肌病变的报道，其中 5 个患者的神经前段由肌肉深部走行到浅部[1,40,50]；15 个手术患者的坐骨神经没有变异走行[50,64,93]；剩下的 19 个患者，没有提到相应神经。外科医生不太可能在定位所有坐骨神经前切除梨状肌，也不太可能发现神经的变异而不报道。许多论文中都特别指出有些坐骨神经甚至是全部走行在梨状肌内，但是很显然那些经切除梨状肌后缓解疼痛的患者，这些神经变异并不是其原因。

与传统观念相反，这些外科报道显示神经解剖的变异有可能减少卡压的风险。神经解剖位置的变异发生率约为 11%，表10-2 所描述的 40 个病例可能存在 4 种坐骨神经变异。事实上，解剖变异到底是为了保护神经，还是压迫产生的原因，对于这种问题从来没有相关报道。

臀下神经也有类似的变异，在 224 个下肢检测中发现约有 8.9% 的臀下神经穿透梨状肌走行至臀大肌[101]。

闭孔神经后支一般穿过闭孔内肌到达大腿[23,24]，这个分支穿过的是闭孔内肌，相应地支配该肌肉，该神经终止处支配大收肌和内收短肌的一部分[24]。闭孔外肌触发点处紧绷可引起闭孔神经后支卡压，但临床上尚未得到证实。

11. 相关触发点

梨状肌很少表现为单一肌肉的疼痛，该肌肉上的触发点最有可能与其临近的触发点相互作用。臀小肌的后部几乎与梨状肌的附着点平行，并附着其上。梨状肌的下边缘，有3个外旋肌群：2个孖肌和闭孔内肌。Pace[71]发现这些肌肉都是同时受累的，另外肛提肌和尾骨肌也会受累。梨状肌纤维附着在骶骨下端，有时候当尾骨纤维覆盖骶棘韧带时会与尾骨纤维混合。

大多数臀肌受累时，梨状肌压痛点可能不明显，除非触发点覆盖在臀大肌或者臀中肌和臀小肌纤维上，可同时激活相应触发点。然而直肠和阴部检查应该可以在梨状肌中段发现压痛点。

12. 牵拉下的间断性冷喷疗法（图 10-7~ 图 10-8）

作者发现通过蒸汽或者运用冰块增加梨状肌的伸展对于控制梨状肌综合征很有效[11]。由于考虑到臭氧的问题，FluoriMethane 的蒸汽方法现在遭到质疑[91]。原始的牵拉—蒸汽技术的细节可在第一册第 63~74 页找到；本书第二章第 8~9 页描述了冷气雾剂的替代方法。

Evjenth[33]发现梨状肌和其他 5 个短外旋肌一起控制大腿的外旋，所有肌肉在直腿抬高时都可以内旋。然而梨状肌肌腱附着在髋关节旋转轴水平的股骨上，当大腿屈曲 90° 时，它从外旋肌变成了内收肌。梨状肌最有效的伸展体位是在髋关节屈曲 90° 而大腿内收肌肉伸展时（图 10-7）。

图 10-7 显示的是单独操作时，间歇冷敷伸展的梨状肌，患者发生自主的被动伸展运动。患者往健侧侧卧，大腿屈曲。临床医生往后牵拉骨盆，患者协助往下推治疗侧大腿远端。如图所示，操作者运用多种技术平行猛拉肌肉并从肌肉远端触发点一直到疼痛处辅以冰块或者冷气雾

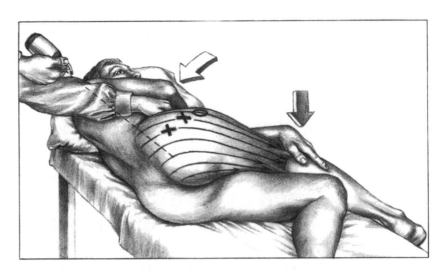

图10-7 右梨状肌触发点牵拉位置和间断性冷疗模式（细箭头的平行线）。粗箭头表示的是操作者和患者的用力方向。圆圈表示的是大粗隆。X是触发点的位置。大腿屈曲90°。

剂冷疗。为了完全治疗神经卡压引起的疼痛，在膝关节下运用该方法是没有必要的，只有在肌肉牵涉痛延长至大腿时才有必要。

这个过程可以和静力收缩后放松有效结合起来，这在第二章第 11 页有所描述。其他作者推荐冷气雾剂方法来缓解肌肉的紧张[95,99]。施泰纳及他的同伴[95]建议可使用氯乙烷达到快速冷却效果，而氟化甲烷可用于抑制梨状肌触发点（非麻醉效果）。我们希望氟化甲烷可以被另一种效果相同但更为安全的产品所取代。

间断性冷疗与拉伸反复进行，直到肌肉完全拉伸或者看不到明显的收缩。湿润加热垫用于皮肤复温，大腿弯曲 90°时，通过充分的内收-外展动作进行积极的活动，大腿伸直时通过充分的内旋和外旋动作进行活动。

对间断性冷疗反应良好的梨状肌触发点若发生快速再活化，提示存在相关骶髂关节的移位。此移位必须通过固定关节予以纠正（第二章）。几名患者在骶髂关节和梨状肌功能恢复后即刻，就出现急性肋下疼痛。这些患者都表现为反常呼吸[90,104]且对肌筋膜缓解产生反应，这个过程会使下胸腔上提，对于腹壁肌肉和膈肌有牵拉作用。

拉伸技术

拉伸和按摩技术用于治疗任何肌肉的肌筋膜触发点的有效性，主要取决于患者在肌肉伸展前和伸展中的放松程度。相互抑制和收缩-放松是有效的放松技术。静力收缩后放松结合了放松和肌肉伸长。

按摩可用于局部拉伸附近区域的触发点，可使肌肉被动拉伸，大部分肌肉放松但又不会完全放松，这对于触发点的失活效果很好。

Retzlaff[80]推荐了几个拉伸技术，包括相互抑制，通过收缩对抗旋转肌肉的同时抑制大腿的任何内侧旋转，这对梨状肌是最有效的，当肌肉放松后，通过增加内侧旋转可使梨状肌被动松弛。相互抑制可与静力收缩后放松相互交替，并在放松和拉紧松弛阶段运用间歇冷疗。

由 Lewit 和 Simons[55]报道的静力收缩后放松技术在原则上是类似于 Voss 等人[107]所描述的收缩-放松（见第二章）。

一些临床医生可能喜欢其他拉伸姿势，这些也被其他作者所推荐。由 Lewit[53]描述的梨状肌拉伸技术影响所有短外旋肌。患者俯卧位髋关节伸直，膝关节屈曲，足外翻，大腿在下肢提供重力的情况下进行内旋。这种技术，如果在拉伸时给予足或踝压力，那么膝关节不可避免会损伤。Evjenth 和 Hamberg 阐述了另一种方法：患者仰卧位，大腿内收，髋关节和膝关节同时屈曲。这种姿势可以将髋关节处于屈曲位，而且更容易自我拉伸。然而，它缺少了重力的帮助，使得无法运用蒸汽喷雾或冰块的方法治疗牵涉痛。

可使用肘关节方法对梨状肌进行缺血性压迫，Tepoorten 让患者仰卧位，屈曲病变脚和大腿到腹部，然后他在内收大腿时伸直下肢，重复 2～3 次后，他发现这样可以纠正骨盆和下肢不等长，并能缓解梨状肌综合征。

Julsrud[48]报道一例有梨状肌综合征的

女运动员,她每天进行梨状肌拉伸练习,后来跑步时疼痛就减轻了。

缺血性压迫
（图10-8）

缺血性压迫可在外部实施(见第一章)[104],另外,可用大拇指对梨状肌触发点施加压力。这些区域位于肌肉外侧尾端的起始处,应避免对坐骨神经施压。其他作者[31,80,99]也阐述了用弯曲肘对梨状肌触发点进行外部施压,这种技术也很有效,因为它能产生很强的作用力,也可能加重症状,因为它减少了操作者对下面结构的感觉,从而增加了坐骨神经损伤的风险。在这个区域使用该技术必须小心。

据报道,直接压迫僵硬的梨状肌及其附近肌肉可完全缓解疼痛[44],而在治疗过程中适度伸展肌肉,可以提高这些压迫技术的有效性。

按摩

1937年,Thiele[100]报道了通过内部按摩梨状肌的方法。在直肠内插入整个手指,马上就可在骶棘韧带上感觉到梨状肌的纤维,手指往外侧移动,移动到肌肉内侧,轻轻地开始按摩同时需避免刺激压痛的肌肉。这样治疗,按摩的力度要增大。如果疼痛增强,临床医生需要变回轻轻地按摩;如果疼痛减轻,力度就增大。Muiller极力推荐这种梨状肌治疗方法[65]。

其他治疗方法

Hallin[43]报道了6~10例使用超声治疗梨状肌的病例,每天5~6min用

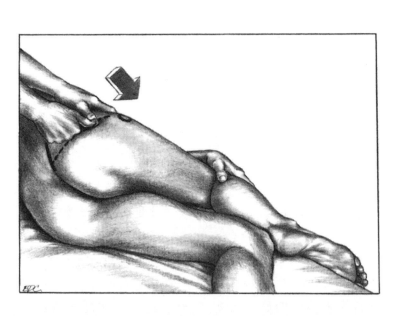

图10-8 沿上缘纤维的虚线,用双手拇指按压缺血钝化右梨状肌的外侧缘。 上面的大腿弯曲。拇指稍稍横向放置在大粗隆外及内侧2/3的交界处（空心圆）至骶骨的边缘（实线）。向股骨的固定压力通常是投影至（粗箭头）臀中肌,必须继续充分放松才能使这种方法有效。同时,通过询问患者,使渐渐松弛的梨状肌内收,达到患者大腿最大的舒适度,防止操作者骨盆后上牵引时移动,应按住膝盖固定。临床医生应避免压力导致下肢神经压迫的刺痛。

1.75~2W/cm² 的微波，2 个星期后可以缓解梨状肌综合征。一些理疗师发现经阴道超声技术有效。Barton 等[11]建议超声治疗应在梨状肌拉伸治疗前。

短波疗法有助于物理治疗的全过程。临床经验显示脉冲电疗（Magnatherm 型号 1000 国际医疗电子有限公司，堪萨斯城，密苏里州 64108）在相对高-低-高强度的连续 10min 内，可很好地缓解深部肌肉的疼痛。当所有强度必须降低时，对严重急性肌筋膜综合征最有用。为使电热疗法更有效，需更多地成比例增加循环，而不是增加代谢。还需要更多的研究来证明触发点的电热疗法的确切效应。

梨状肌练习应该在拉伸治疗后。这种练习在本章第 14 节阐述。

13. 注射和拉伸
（图 10-9）

梨状肌

本章第 9 部分具体阐述了定位梨状肌触发点的方法。第一册第三章第 13 部分描述了注射技术。

在注射中间区域 TrP_2 前应先注射外侧区域 TrP_1。外侧 TrP 可以通过皮肤在外部触诊到，它并不在主要神经干附近。外侧 TrP_1 的失活可能也导致了 TrP_2 的失活。

侧面触发点（TrP_1）

为了能注射更多的侧面触发点（图 10-9A），患者需往健侧侧卧，上面的大腿屈曲接近 90°。梨状肌的上边缘在标记线上（图 8-5），其走行从大转子一直到骶髂关节的下边缘，骶骨和髂骨相接处可触诊到。图 10-9 所示，梨状肌线分成 3 部分，如第 9 部分所描述的在其痛处可触诊梨状肌并进行触发点检查。TrP_1 部分是横向的，位于梨状肌线的中外 2/3 交界处。用力按压活跃的触发点通常可再现肌筋膜病患者的疼痛分布。对压痛最敏感的触发点位于触诊手指之间。

一般 22 号 50mm 10ml 注射器可用于外侧触发点注射。瘦的人一个 22 号 46mm 的针足够通过皮肤、臀大肌、梨状肌而到达关节囊。这种穿透深度是必要的，以确保穿透所有这部分梨状肌的触发点。在肥胖患者中，可能需要一个较长的 63~75mm（2.5~3in）针。注射液使用 0.5% 普鲁卡因溶液。

定位触发点压痛点后，往压痛最明显的地方直接进针。痛觉敏感的患者，在进针过程中给予小剂量普鲁卡因可以减轻触碰触发点时的疼痛。穿破触发点后，在该触发点上面或者下面几毫米的区域内广泛扎针，从而寻找附近其他的触发点。针头碰到触发点后，患者会有疼痛反应，尤其是当患者出现牵涉痛时更明显。如果针头引起尖锐痛，肌肉有局部抽搐，说明针头穿透了触发点。

完全退出针头前，皮肤的穿刺点会偏向一侧，需要行深部触诊以确保没有残余触发点。

为了消除任何一个可能被漏诊的触发点，需在注射后运用间歇冷疗和拉伸。主动运动后，患者在髋关节伸直的时候将大腿从内旋到外旋，即慢慢地完全缩短然后再完全伸长该肌肉。

其他人还建议，在该侧肌肉肌腱部进行触发点或者压痛点注射从而治疗肌筋膜综合征。

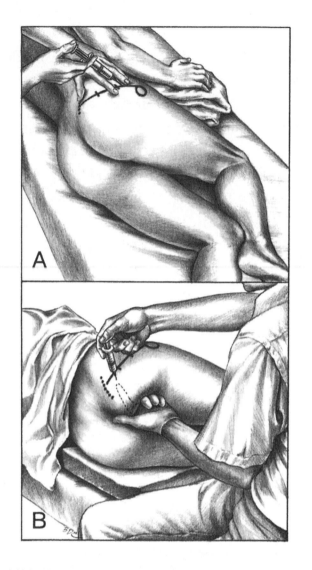

图10-9　注射右梨状肌TrPs。空心圆圈处为股骨大转子；标线为骶骨触诊处，实线为覆盖上2/3（头侧）的梨状肌。A. TrP₁使用完全外触诊方法注射。B. 注射TrP₂使用双合诊方法。左手在通过骨盆内触诊定位的触发点压痛处，右手指向指尖处。

内侧触发点（TrP₂）

　　作者建议双手操作以完成内侧触发点注射。一个手指通过直肠或阴道触诊梨状肌内侧 1/3；另一只手从外部进针，指向骨盆内另一个触诊手指，注射局部麻醉药。手指足够长，就有可能触诊梨状肌盆腔内表面和盆腔的坐骨神经，以及坐骨大孔区。

　　Namey[68]强调注射长效局部麻醉药时，医生应该告知患者在注射后坐骨神经分布区域可能会出现麻木和肌力减弱。患者需要有人陪伴，直到局麻药作用消失后才能驾车。注射 0.5% 普鲁卡因后神经阻滞效果很少持续超过 20min。

其他作者建议 [16,69,71,95] 在骶骨外缘进行梨状肌注射。Pace [69] 曾报道了在髂骨边缘下方用一根长腰麻针穿刺，如果梨状肌在坐骨大孔内，那么腰麻针可以碰到梨状肌。用一根手指触诊直肠或阴道，以此引导进针方向，将手指作为进针目标，一直到他可以感受到针头使组织膨胀。多数作者都是这样定位触发点。

Pace [69] 注射了 1% 利多卡因，等了 5min 证明坐骨神经没有打穿，患者没有针尖样感觉后注射 6ml 的混合液，其中 4ml 为 1% 利多卡因，2ml 为曲安奈德。或注射 0.5% 普鲁卡因，因此不需要等 5min。

像前面所描述的，Pace 建议使用长腰麻针 [69]。就这个路径而言，大多数患者需用 75mm 或者 90mm 的腰麻针。临床上，Pace [71] 提出加用糖皮质激素可以获得更完全更长效的症状缓解。有作者更喜欢用 0.5% 普鲁卡因，因为就算穿透神经，只会出现感觉异常和肌力减弱。不管用哪种方法，触及骨质后需要重新进针，坚硬的骨质可能会导致针头弯曲，从而产生一个钩子，即使轻轻退针，针头上的钩子仍会产生损伤。

妇产科医生可能更喜欢经阴道的方法 [16,71,109]。Wyant [109] 发现在女患者中，经阴道比经直肠更容易进行检查。他的方法是针头经会阴内侧到坐骨结节，在阴道旁感觉，一直进针直到梨状肌触发点。从阴道后穹窿也可触及梨状肌，这与椎旁阻滞相似。Wyant 建议注射 0.5% 普鲁卡因和 80mg 曲安奈德的混合液。

84 名梨状肌综合征患者注射了 10ml

0.5% 普鲁卡因 [75]，55% 的患者血管痉挛的症状有所改善，下肢波形图改善，下肢发料的症状也消失了。许多病例中，跟腱反射恢复，痛觉迟钝的程度和强度也有所改善。

手术治疗

Freiberg [41] 首次报道手术治疗方法 [42]。手术切除后进行标本的组织学检查发现并没有异常，他的假设是肌肉不是引起疼痛的主要原因。然而，很明显他没有注意到肌筋膜触发点。手术还是梨状肌综合征治疗的方法之一 [64,93]。如果肌筋膜触发点引起了这些相关症状，那么从最近的药物治疗梨状肌综合征的报道看手术是没有必要的 [15,43,68,69,71,94,95,109]。Pace 明确表示不宜进行手术治疗 [69]，Barton 等认为手术治疗是最后的手段 [11]。

其他短外旋肌

还没有文献报道其他 5 个短外旋肌上触发点的辨别和注射方法。如果那里出现触发点，就如第九章描述的定位。实际上来说，对于特定肌肉的定位没有必要，只需要鉴别两组不同的肌群：2 块孖肌和闭孔内肌的侧面组成一个肌群；股四头肌和下面的闭孔外肌组成另一组。

在这些肌肉中发现触发点压痛，注射药物是必要的，临床医生必须考虑坐骨神经的走行路径，因为坐骨神经走行在这些肌肉上，其中段通常在坐骨结节和大转子之间。梨状肌触发点引起的紧张带上的压痛最多的是水平方向延伸，穿过下臀部。坐骨神经的压痛沿着坐骨神经走行。

坐骨神经的外侧部分可以准确定位，在注射区域刺激胫神经可观察到相应的运动，注射时需要避开坐骨神经。磁环或者肌电图针都可以用作刺激。前一种是无创的，疼痛也比较少。用于运动点阻滞的 Teflon 包装的皮下注射针，可以用来刺激定位或者注射。感觉反应是不可靠的，刺激触发点会诱发牵涉性疼痛，在这些肌肉中可能会有神经病理性疼痛。

这些肌内注射方法与梨状肌外侧 TrP_1 处的注射方法一样，除非选择较远的进针点。

14. 矫正措施
（图 10-10 和图 10-11）

体形对称

肢体不等长的短肢或者小骨盆可产生代偿性功能性脊柱侧凸，应予纠正。Hallin[43] 指出，用足跟（鞋）上提纠正前者，将坐骨提起（如在第四章第 76~77 页所述）纠正后者。下肢不等长和骨盆扭曲之间的关系请参阅第四章。

姿势和活动（图10-10）

睡觉时侧卧，患者应该在膝盖间放一个枕头以拉伸脚踝，避免大腿屈曲时髋关节长时间内收，这可能导致梨状肌拉伸时疼痛，严重影响睡眠。图 10-10 描绘了这个姿势。

肌筋膜综合征的患者，应该避免长距离驾驶导致患肢长时间制动；每隔 20~30min 走走停停。单脚坐着时会扩大患侧髋部肌肉上的触发点，存在梨状肌触发点的患者也应避免该体位。

坐在家里或在工作时，应经常改变体位。摇椅的使用有助于防止长时间肌肉固定，包括梨状肌。

机械压力

梨状肌综合征的患者，患肢承重时不要用力外旋或者内旋。打网球、橄榄球、排球或者竞技性跑步时，会有这种用力旋转，这种旋转可能会激活梨状肌触发点。

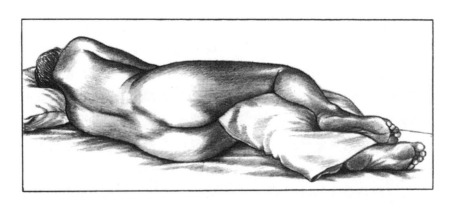

图10-10 趴在健侧下肢位置时，能改善睡眠。枕头放置在踝关节及膝盖之间，避免最上面大腿内收而导致的梨状肌紧张引起的疼痛，以及其他短期横向旋转，和（或）肌肉的紧张。

1947 年,作者认为在一些患者中,为了长时间缓解疼痛,减少骶髂关节移位和抑制触发点同样重要。最近,Hinks[44] 强调骶髂关节半脱位与梨状肌综合征并存,关节半脱位和肌肉紧张需要同时纠正。

需要识别莫顿脚结构,像第二十章第 8 和第 14 部分描述的纠正,避免髋部外旋肌重复性代偿性紧张。应该注意其他一些可能会造成足过伸的原因。

自我治疗（图10-11）

长时间梨状肌拉伸对于完全的长期缓解症状是必需的[11]。为了进行梨状肌被动自我拉伸,仰卧患者将患侧肢体的小腿放在另一侧大腿上,将对侧手放在上侧患肢的膝关节上。这只手在需要时使用,辅助患侧大腿屈曲 90° 时的内收。患者通过同侧手对髂骨施加压力稳定患侧髋部。患者在缓慢呼气时感觉提起或内收下肢变轻松,说明该肌肉放松;然后,缓慢呼气时,让肌肉放松,允许梨状肌拉长。Saudek[84] 描述了侧卧位下梨状肌的自我拉伸,与上面描述的仰卧位类似,同时描述了坐位时的自我拉伸。

网球可用于梨状肌的缺血性压迫,以类似第八章第 14 节所述方式侧躺,如图 8-9 所示。这种治疗方法对侧面的梨状肌触发点和其他 5 个短外旋肌是有帮助。网球必须放在足够侧面的方向(前方),以避免压迫坐骨神经,否则会导致麻木,以及膝盖以下的刺痛。

Steiner[95] 描述了"放松"练习,站立的患者有节奏地进行髋部旋转,让整个躯干和手跟着放松。他们建议每天练习3~6次。

以上练习后再拉伸梨状肌,先往健侧

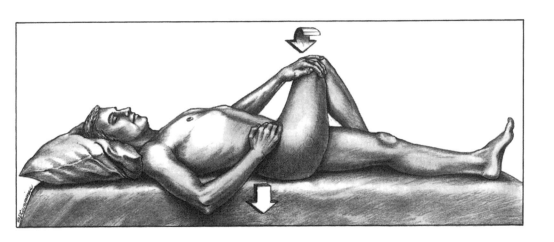

图10-11　右梨状肌的自我拉伸。右脚放置在治疗台上右大腿在髋关节弯曲接近90°。髋关节大腿牵拉,双手向下施加压力（大箭头）,一只手放在大腿处,另一只手放在骨盆处互相牵拉。要等长松弛,然后尝试外展大腿,左手轻轻地按下几秒钟（等长收缩牵引）,然后放松,大腿轻轻地内收,将逐渐拉长梨状肌。

侧卧，患肢向上，大腿屈曲 90°。助手协助被动内收患者大腿，然后允许患者缓慢降低大腿到治疗桌，在梨状肌静力收缩时激活它，这样可能会更有效。这种姿势下，抵抗重力主动内收屈曲大腿，可以进一步缩短收缩。

（张婷 译

赵贤元　王祥瑞　杭燕南 校）

参考文献

1. Adams JA. The piriformis syndrome—report of four cases and review of the literature. S Afr J Surg 18:13-18, 1980.
2. Anderson JE. Grant's Atlas of Anatomy, Ed. 8.Williams & Wilkins, Baltimore, 1983 (Fig. 3-12).
3. Ibid. (Fig. 3-55).
4. Ibid. (Fig- 3-73).
5. Ibid. (Fig. 4-32A).
6. Ibid. (Fig. 4-36).
7. Ibid. (Fig. 4 0).
8. Ibid. (Fig. 4-127A).
9. Baker BA. The muscle trigger: evidence of overload injury. J Neurol Orthop Med Surg 7:35-44, 1986.
10. Bardeen CR. The musculature, Sect. 5. In Morris's Human Anatomy, edited by C. M. Jackson, Ed. 6. Blakiston's Son & Co., Philadelphia, 1921 (p. 493).
11. Barton PM, Grainger RW, Nicholson RL, et al. Toward a rational management of piriformis syndrome. Arch Phys Med Rehabil 69:784, 1988.
12. Basmajian JV, Deluca CJ. Muscles Alive, Ed. 5. Williams & Wilkins, Baltimore, 1985 (p. 319).
13. Beaton LE, Anson BJ. The relation of the sciatic nerve and its subdivisions to the piriformis muscle. Anat Rec 70 (Suppl.):I-5, 1937.
14. Beaton LE, Anson BJ. The sciatic nerve and the piriformis muscle: their interrelationship a possible cause of coccygodynia. J Bone Joint Surg [Br] 20:686-688, 1938.
15. Brown JA, Braun MA, Namey TC. Pyriformis syndrome in a 10-year-old boy as a complication of operation with the patient in the sitting position. Neurosurgery 23:117-119, 1988.
16. Cailliet R. Low Back Pain Syndrome. Ed. 3. F.A. Davis, Philadelphia, 1981 (pp. 192-194).
17. Cameron HU, Noftal F. The piriformis syndrome. Can J Surg 37:210, 1988.
18. Carter BL, Morehead J, Wolpert SM, et al. Cross-Sectional Anatomy. Appleton-Century-Crofts, New York, 1977 (Sects. 38, 39, 44, 45).
19. Clemente CD. Gray's Anatomy of the Human Body, American Ed. 30. Lea & Febiger, Philadelphia, 1985 (pp. 568-571).
20. Ibid. (Figs. 5-29 and 5-30, pp. 361-363).
21. Ibid. (Fig. 6-74, p. 569).
22. Ibid. (p. 570).
23. Ibid. (p. 571, Fig. 6-75).
24. Ibid. (pp. 1230-1231).
25. Ibid. (p. 1236).
26. Ibid. (p. 1244).
27. Cohen BA, Lanzieri CF, Mendelson DS, et al. CT evaluation of the greater sciatic foramen in patients with sciatica. AJNR 7:337-342, 1986.
28. De Luca CJ, Bloom LJ, Gilmore LD. Compression induced damage on in-situ severed and intact nerves. Orthopedics 70:777-784, 1987.
29. Duchenne GB. Physiology of Motion, translated by E.B. Kaplan. J.B. Lippincott, Philadelphia, 1949 (255, 256).
30. Dye SF, van Dam BE, Westin GW. Eponyras and etymons in orthopaedics. Contemp Orthop 6:92-96, 1983.
31. Edwards FO. Piriformis Syndrome. Academy of Osteopathy Yearbook, 1962 (pp. 39-41).
32. Ehrlich GE. Early diagnosis of ankylosing spondylitis: role of history and presence of HLA-B27 Antigen. Internal Medicine for the Specialist 3(3):112-116, 1982.
33. Evjenth O, Hamberg J. Muscle Stretching in Manual Therapy, A Clinical Manual, Vol. 1, The Extremities. Alfta Rehab F0rlag, Alfta, Sweden, 1984 (pp. 97, 122, 172).
34. Ferner H, Staubesand J. Sobotta Atlas of Human Anatomy, Ed. 10, Vol. 2. Urban & Schwarzenberg, Baltimore, 1983 (Figs. 331, 403, 406).
35. Ibid. (Fig. 404).
36. Ibid. (Fig. 419).
37. Ibid. (Fig. 420).
38. Ibid. (Fig. 421).
39. Fishman LM. Electrophysiological evidence of piriformis syndrome—II. Arch Phys Med Rehabil 69:800, 1988.
40. Freiberg AH, Vinke TH. Sciatica and the sacroiliac joint. J Bone Joint Surg 16[Am]:\26-36, 1934.
41. Freiberg AH. Sciatic pain and its relief by operations on muscle and fascia. Arch Surg 34:337-350, 1937.
42. Freiberg AH. The fascial elements in associated low-back and sciatic pain. J Bone Joint Surg [Am]23A7S-A80, 1941.
43. Hallin RP. Sciatic pain and the piriformis muscle. Postgrad Med 74:69-72, 1983.
44. Hinks AH. Letters: Further aid for piriformis muscle syndrome. J Am Osteopath Assoc 74:93, 1974.
45. Hollinshead WH. Functional Anatomy of the Limbs and Back, Ed. 4. W.B. Saunders, Philadelphia, 1976 (pp. 299-301).
46. Hollinshead WH. Anatomy for Surgeons, Vol. 3, The Back and Limbs, Ed. 3. Harper & Row, New York, 1982 (pp. 666-668, 702)
47. Jan M-H, Lin Y-F. Clinical experience of applying shortwave diathermy over the piriformis for sciatic patients. Taiwan I Asueh Hui Tsa Chih 82:1065-1070, 1983.
48. Julsrud ME. Piriformis syndrome. J Am Podiatr Med Assoc 79:128-131, 1989.

49. Karl RD Jr, Yedinak MA, Hartshorne MF, *et al*. Scintigraphic appearance of the piriformis muscle syndrome. *Clin Nucl Med 10*: 361-363, 1985.

50. Kipervas IP, Ivanov LA, Urikh EA, *et al*. [Clinico-electromyographic characteristics of piriformis muscle syndrome) (Russian) *Zh Nevropatol Psikhiatr* 76:1289-1292, 1976.

51. Kirkaldy-Willis WH, Hill RJ. A more precise diagnosis for low-back pain. *Spine* 4:102-109, 1979.

52. Lee C-S, Tsai T-L. The relation of the sciatic nerve to the piriformis muscle. *J Formosan Med ASSOC* 73:75-80, 1974.

53. Lewit K. *Manipulative Therapy in Rehabilitation of the Motor System*. Butterworths, London, 1985, (pp. 278, 279).

54. Lewit K. Postisometric relaxation in combination with other methods of muscular facilitation and inhibition. *Manual Med* 7:101-104, 1986.

55. Lewit K, Simons DG. Myofascial pain: relief by post-isometric relaxation. *Arch Phys Med Rehabil* 65:452-456, 1984.

56. Long C. Myofascial pain syndromes: Part III—some syndromes of trunk and thigh. *Henry Ford Hospital Bulletin* 3:102-106, 1955 (p. 104).

57. McMinn RMH, Hutchings RT. *Color Atlas of Human Anatomy*. Year Book Medical Publishers, Chicago, 1977 (p. 81).

58. *Ibid*. (p. 245).

59. *Ibid*. (p. 264).

60. *Ibid*. (pp. 273, 274).

61. *Ibid*. (p. 293).

62. Mirman MJ. Sciatic pain: two more tips. *Postgrad Med* 74:50, 1983.

63. Mitchell FL. Structural pelvic function. *Academy of Applied Osteopathy Yearbook* 2:178-199, 1965.

64. Mizuguchi T. Division of the pyriformis muscle for the treatment of sciatica. *Arch Surg* 111: 719-722, 1976.

65. Miiller A. Piriformitis? *Die Medizinische Welt 24:* 1037, 1937.

66. Myint K. Nerve compression due to an abnormal muscle. *Med J Malaysia* 36:227-229, 1981.

67. Nainzadeh N, Lane ME. Somatosensory evoked potentials following pudendal nerve stimulation as indicators of low sacral root involvement in a postlaminectomy patient. *Arch Phys Med Rehabil* 68:170-172, 1987.

68. Namey TC, An HS. Emergency diagnosis and management of sciatica: differentiating the non-diskogenic causes. *Emergency Med Reports* 6:101-109, 1985.

69. Pace JB. Commonly overlooked pain syndromes responsive to simple therapy. *Postgrad Med* 58:107-113, 1975.

70. Pace JB, Henning C. Episacroiliac lipoma. *Am Fam Physician* 6:70-73, 1972.

71. Pace JB, Nagle D. Piriform syndrome. *West J Med* 724:435~439, 1976.

72. Pecina M. Contribution to the etiological explanation of the piriformis syndrome. *Acta Anat 705*:181-187, 1979.

73. Pernkopf E. *Atlas of Topographical and Applied Human Anatomy*, Vol. 2. W.B. Saunders, Philadelphia, 1964 (Fig. 314).

74. Pope MH, Frymoyer JW, Anderson G (eds). *Occupational Low Back Pain*. Praegar, New York, 1984.

75. Popelianskii la. Iu, Bobrovnikova TI. [The syndrome of the piriformis muscle and lumbar discogenic radiculitis.) (Russian) *Zh Nevropatol Psikhiatr* 68:656-662, 1968.

76. Porterfield JA. The sacroiliac joint, Chapter 23. In *Orthopaedic and Sports Physical Therapy*, edited by J.A. Gould and G.J. Davis. The C.V. Mosby Co., St. Louis, 1985 (pp. 550-580, see 553, 565-566).

77. Rasch PJ, Burke RK. *Kinesiology and Applied Anatomy*, Ed. 6. Lea & Febiger, Philadelphia, 1978 (p. 278).

78. Rask MR. Superior gluteal nerve entrapment syndrome. *Muscle Nerve* 3:304-307, 1980.

79. Reichel G, Gaerisch F Jr. Ein Beitrag zur Differentialdiagnose von Lumbago und Kokzygodynie. *Zent bl Neurochir* 49:178-184, 1988.

80. Retzlaff EW, Berry AH, Haight AS, *et al*. The piriformis muscle syndrome. *J Am Osteopath Assoc* 73:799-80 7, 1974.

81. Rodnan GP. *Primer on the Rheumatic Diseases*. Arthritis Foundation, 1983 (pp. 87, 179, 181).

82. Rohen JW, Yokochi C. *Color Atlas of Anatomy*, Ed. 2. Igaku-Shoin, New York, 1988 (pp. 418, 419).

83. *Ibid*. (p. 441).

84. Saudek CE. The hip, Chapter 17. In *Orthopaedic and Sports Physical Therapy*, edited by J.A. Gould III and G.J. Davies, Vol. 2. CV Mosby, St. Louis, 1985 (pp. 365-407, see Figs. 17-31, 1 7 -42, 17-43).

85. Sheon RP, Moskowitz RW, Goldberg VM. *Soft Tissue Rheumatic Pain*, Ed. 2. Lea & Febiger, Philadelphia, 1987 (pp. 168-169).

86. Shordania JF. Die chronischer Entziindung des Musculus piriformis—die piriformitis—als eine der Ursachen von Kreuzschmerzen bei Frauen. *Die Medizinische Welt* 70:999-1001, 1936.

87. Simons, DG. Myofascial pain syndromes, part of Chapter 11. In *Medical Rehabilitation*, edited by J.V. Basmajian and R.L. Kirby. Williams & Wilkins, Baltimore, 1984 (pp. 209-215, 3 1 3 -320).

88. Simons DG. Myofascial pain syndrome due to trigger points, Chapter 45. In *Rehabilitation Medicine*, edited by Joseph Goodgold. C.V. Mosby Co., St. Louis, 1988 (pp. 686-723, see 709, 711).

89. Simons DG, Travell JG. Myofascial origins of low back pain. 3. Pelvic and lower extremity muscles. *Postgrad Med* 73:99-108, 1983.

90. Simons DG, Travell JG. Myofascial pain syndromes, Chapter 25. In *Textbook of Pain*, edited by P.D. Wall and R. Melzack, Ed 2. Churchill Livingstone, London, 1989 (pp. 364, 365, 377).

91. Simons DG, Travell JG, Simons LS. Protecting the ozone layer. *Arch Phys Med Rehabil* 77:64, 1990.

92. Sinaki M, Merritt JL, Stillwell GK. Tension myalgia of the pelvic floor. *Mayo Clin Proc* 52:717-722, 1977.

93. Solheim LF, Siewers P, Paus B. The piriformis muscle syndrome. *Acta Orthop Scand* 52:73-75, 1981.

94. Stein JM, Warfield CA. Two entrapment neuropathies. *Hosp* Pracf:100A-100P, January 1983.

95. Steiner C, Staubs C, Ganon M, *et al*. Piriformis syndrome: pathogenesis, diagnosis and treatment. *J Am Osteopath Assoc* 87:318-323, 1987 (p. 322, Fig. 3).

96. Stimson BB. The low back problem. *Psychosom Med* 9:210-212, 1947.

97. Synek VM. Short latency somatosensory evoked potentials in patients with painful dysaesthesias in peripheral nerve lesions. *Pain* 29:49-58, 1987.

98. Synek VM. The piriformis syndrome: review and case presentation. *Clin Exper Neurol* 2 3 : 3 1 -37, 1987.

99. TePoorten BA. The piriformis muscle. *J Am Osteopath ASSOC* 69:150-160, 1969.

100. Thiele GH. Coccygodynia and pain in the superior gluteal region. *JAMA* 709:1271-1275, 1937.

101. Tillmann VB. Variation in the pathway of the inferior gluteal nerve. *Anat Anz* 745:293-302, 1979.

102. Toldt C. *An Atlas of Human Anatomy*, translated by M.E. Paul, Ed. 2, Vol. 1. Macmillan, New York, 1919 (p. 341).

103. Ibid. (pp. 346, 347).

104. Travell JG, Simons DG. *Myofascial Pain and Dysfunction: The Trigger Point Manual*. Williams & Wilkins, Baltimore, 1983 (pp. 74-86, 86-87, 364-365).

105. Travell W, Travell J. Technique for reduction and ambulatory treatment of sacroiliac displacement. *Arch Phys Ther* 23:222-232, 1942.

106. Travell J, Travell W. Therapy of low back pain by manipulation and of referred pain in the lower extremity by procaine infiltration. *Arch Phys Ther* 27:537-547, 1946.

107. Voss DE, Ionta MK, Myers BJ. *Proprioceptive Neuromuscular Facilitation*, Ed.3. Harper & Row, Philadelphia, 1985 (pp. 304-305).

108. Wood J. On some varieties in human myology. *Proc R Soc Lond* 73:299-303, 1894.

109. Wyant GM. Chronic pain syndromes and their treatment. III. The piriformis syndrome. *Can Anaesth Soc J* 26:305-308, 1979.

第 二 部 分

第十一章
髋部、大腿和膝部的疼痛与肌肉相关的标识

本章要点："触发点手册"第二册的第二部分内容包括第一部分所有未涉及的大腿肌肉：股四头肌、股后肌群、内收肌群包括耻骨肌、阔筋膜张肌、缝匠肌和腘肌。不同肌肉牵涉痛的鉴别诊断见于每一章第6节"症状"的内容。

肌肉疼痛标识

该标识列出了可能与图11-1所示各个区域牵涉痛有关的肌肉，这些疼痛区域按字母顺序排列。最有可能引起该区域牵涉痛的肌肉列于其标题下。可以利用此图表先确定疼痛的区域，再查找与该区域疼痛有关的肌肉。然后再根据不同肌肉在其后的圆括号内找到与该肌肉相关的图片和内容页码。

通常情况下，肌肉的前后顺序是根据其引起该区域疼痛的频率来排列的，这只是一个大概的顺序，主要是根据体检过程中患者的疼痛程度与肌肉的关系来确定。**黑体字**提示该肌肉与这一区域的疼痛有关，正常字体则表明该肌肉可能会牵涉到这一区域的疼痛。TrP代表触发点。

疼痛标识
膝部前侧疼痛

股直肌（14.1，P.246）

股内侧肌（14.2A 和 14.2B，P.247）

内收长肌和内收短肌（15.1，P.286）

大腿前侧疼痛

内收长肌和内收短肌（15.1，P.286）

髂腰肌（5.1，P.88）

内收大肌（15.2A，P.287）

股中间肌（14.3，P.248）

耻骨肌（13.1，P.233）

缝匠肌（12.6，P.222）

腰方肌（4.1A，P.29）

股直肌（14.1，P.246）

膝部前内侧疼痛

股内侧肌（14.2，P.247）

股薄肌（15.3，P.288）

股直肌（14.1，P.246）

缝匠肌，低位 **TrP**（12.6，P.222）

内收长肌和内收短肌（15.1，P.286）

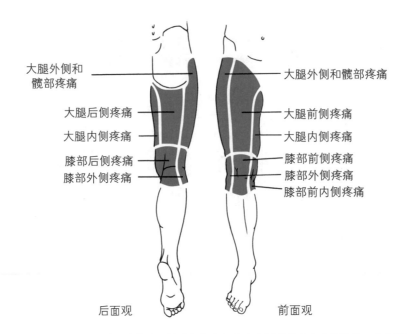

大腿外侧和
髋部疼痛

大腿后侧疼痛

大腿内侧疼痛

膝部后侧疼痛

膝部外侧疼痛

大腿外侧和髋部疼痛

大腿前侧疼痛

大腿内侧疼痛

膝部前侧疼痛

膝部外侧疼痛

膝部前内侧疼痛

后面观　　　　　　　　　前面观

图11-1　髋部、大腿和膝部的指定区域（红色）是患者主诉肌筋膜疼痛的区域。疼痛可能与"疼痛标识"中的肌肉有关。

膝部外侧疼痛

股外侧肌（14.4 TrP$_{1-4}$, P. 249）

大腿外侧和髋部疼痛

臀小肌（9.2, P. 166）

股外侧肌（14.4 TrP$_{2-5}$, P. 249）

梨状肌（10.1, P. 184）

腰方肌（4.1A, P. 29）

阔筋膜张肌（12.1, P. 214）

股中间肌（14.3, P. 248）

臀大肌（7.1B TrP$_2$, P. 130）

股外侧肌（14.4 TrP$_1$, P. 249）

股直肌（14.1, P. 246）

大腿内侧疼痛

耻骨肌（13.1, P. 233）

股内侧肌（14.2B, P. 247）

股薄肌（15.3, P. 288）

内收大肌（15.2A TrP$_1$, P. 287）

缝匠肌（12.6, P. 222）

膝部后侧疼痛

腓肠肌（21.1 TrP$_3$ TrP$_4$, P. 394）

股二头肌（16.1, P. 312）

腘肌（17.1, P. 336）

半腱肌和半膜肌（16.1, P. 312）

腓肠肌（21.1 TrP$_1$, P. 394）

比目鱼肌（22.1 TrP$_2$, P. 425）

跖肌（22.3, P. 426）

大腿后侧疼痛

臀小肌（9.1, P. 166）

半腱肌和半膜肌（16.1 A, P. 312）

股二头肌（16.1, P. 312）

梨状肌（10.1, P. 184）

闭孔内肌（6.1B, P. 110）

（赵延华　译　王祥瑞　杭燕南　校）

第十二章
阔筋膜张肌和缝匠肌

"假性黏液囊炎"和"潜在的隐患"

本章要点(阔筋膜张肌):阔筋膜张肌触发点的**牵涉痛**和压痛主要集中于大腿大转子的前外侧部,并且沿大腿向下延伸至膝盖。阔筋膜张肌的近端**解剖附着**于髂嵴前部和髂前上棘。阔筋膜张肌前内侧肌纤维的远端终止于髌骨外侧支持带、髌韧带表面的深筋膜。该肌肉肌腱的后外侧部在膝关节下通过髂胫束附着于胫骨外侧结节,其中有些纤维束附着于股骨外侧髁和股骨下端的嵴线。正常行走时,阔筋膜张肌的**功能**是在起步期协助屈曲髋关节和在站立期协助稳定骨盆。阔筋膜张肌可协助使大腿屈曲、外展以及内旋(按功能重要性排序),同时帮助稳定膝关节。该肌肉所有纤维可能都协助大腿屈曲和外展。其中最前内侧的纤维参与大腿的屈曲和外展,最后外侧的纤维参与大腿的内旋并且稳定膝关节。**症状**包括髋关节深部疼痛,并沿大腿向下延伸至膝关节。患者由于疼痛无法快步行走或者舒适地向有触发点的一侧侧躺。该肌肉的牵涉痛类似于臀小肌前部、臀中肌和股外侧肌触发点所引起疼痛,易与大粗隆滑囊炎混淆。**患者检查**发现髋关节伸展和内收受限(奥伯征)。**触发点检查**是在患者仰卧位进行轻触诊,通常局部抽搐反应很明显。阔筋膜张肌**相关触发点**通常最

常见于臀小肌前部,有时见于股直肌、髂腰肌或缝匠肌。对阔筋膜张肌上未激活的触发点进行**牵拉下的间断性冷喷疗法**时,让患者侧卧位最为有效,因为使用冷的喷雾剂或冰沿肌肉或大腿前外侧向远端进行喷疗时,首先需要伸展大腿。大腿本身的重量会使其内收和外旋。然后再用湿热的垫子进行温敷并缓慢主动活动,完成治疗过程。对该肌肉相对表浅的触发点进行**注射**没有需要特别注意的地方或明显禁忌。**矫正措施**包括避免长时间屈曲髋关节,家庭理疗时教患者伸髋锻炼以牵拉阔筋膜张肌和其他髋关节屈肌。

本章要点(缝匠肌):缝匠肌触发点的**牵涉痛**通常被描述成尖锐痛或麻刺感,不同于肌筋膜 TrP 特征性的深部痛。这种感觉通常出现在触发点附近。缝匠肌近端**解剖附着**于髂前上棘,远端附着于胫骨上端内侧。该肌肉斜向穿过大腿前面。缝匠肌的**功能**包括在行走时协助屈曲髋关节和膝关节。按重要性顺序来分,可协助屈曲、外展以及外旋髋关节。**触发点检查**是在患者仰卧位进行轻触诊。股外侧皮神经在腹股沟韧带处穿出骨盆时受到**卡压**,引起感觉异常性股痛。对该肌肉来说,牵拉下的**间断性冷喷疗法**的效果通常差于按摩和**注射治疗**,这种表浅肌肉的触

发点注射通常并不复杂。**矫正措施**主要包括避免缝匠肌被拉紧(如避免盘腿坐)、白天或者晚上避免长时间髋部屈曲。

阔筋膜张肌
1. 牵涉痛
（图 12-1）

"假性黏液囊炎"一词应用于阔筋膜张肌触发点引起的牵涉痛和压痛。这种患者通常都会主诉在髋关节处的疼痛,而且一直延续到大腿的前外侧部(图 12-1),偶尔会延伸到膝关节处。髋关节运动时疼痛更明显。患者有时会被误诊为黏囊炎。

其他作者已经识别触发点位于阔筋膜张肌的位置[41,42,45]。压迫时,这些触发点放射痛到大腿[45,57,104],沿着大腿、膝盖、

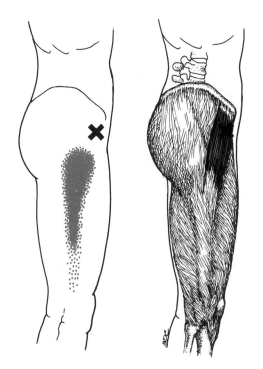

图12-1　右侧阔筋膜张肌（红色区域）上触发点（X）的牵涉痛区域（亮红色），筋膜已被去除。

小腿[55]的外侧至髋部和大腿前外侧区域[95-97]。Arcangeli 等[9]描述了来自阔筋膜张肌触发点的放射痛,投射到大腿的前外侧。Kellgren[56]通过注射生理盐水到阔筋膜张肌诱发了臀部、大腿、膝盖、和前外侧小腿表面的牵涉痛。

2. 解剖附着和注意事项（图 12-2）

阔筋膜张肌的**近端**附着在髂骨嵴的髋关节前部、髂前上棘的外侧(图 12-2)和阔筋膜的深部[23]。其前上部的附着处在臀中肌和缝匠肌中间。该肌肉**远端**的前内部和后侧部形成了两个不同的附着点,分别有其特定的功能(在其他哺乳动物包括其他灵长类动物,髂胫束和阔筋膜是具有不同功能的独立结构)[85]。

阔筋膜张肌**前内侧**的肌腱纤维沿大腿向下延伸并在膝盖水平向前弯曲与髌骨外侧支持带以及大腿表浅处的深筋膜交织,然后形成膝韧带。与之前不同,这里的描述不详细,该肌肉的前中部的腱纤维并不是直接附着于膝盖上的;大多数附着于膝盖上部[85]。

阔筋膜张肌**后外侧**的肌腱纤维加入到阔筋膜中层的纵向纤维中(髂胫束)。

纤维带远端附着于胫骨外侧结节,但是有些纤维从深部分支发出,并附着于股骨外侧髁和嵴线。牵引这根纤维带(阔筋膜中间层)会使髂胫束产生张力向下作用于胫骨外侧结节,这从各个方向都可以看到,并参与股骨筋膜附件[85]。

臀大肌表面的腱纤维也通过斜交叉的表浅层后加入到髂胫束[85]。

阔筋膜是相对较小的后束肌肉。它大约只有臀小肌重量的一半,臀中肌重量

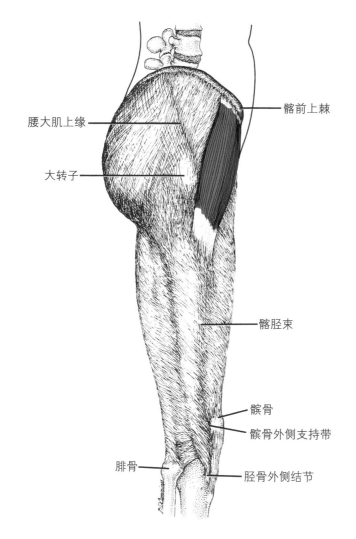

图12-2 右阔筋膜张肌（红色区域，筋膜被去除）附件的侧面观。上方，阔筋膜张肌附着于髂骨嵴下方在髂前上棘的后方。下方，前内侧肌腱纤维在膝盖处附着于筋膜，后外侧肌腱纤维附着于髂胫束，后者向下延伸至胫骨外结节。

的 $1/4$[48]。

这块肌肉有附着于腹股沟韧带的变异。有时它的纤维会与臀大肌的纤维融合形成大块肌肉，可与肩部的三角肌相比。有报道阔筋膜张肌先天性缺失是一种家族性特征[70]。

补充参考资料

阔筋膜张肌从前面看[36,76]，在解剖结构上[89]，在前方与血管和神经[92]、臀小肌相关[80]。从后面看解剖结构[90]和相互关系上与臀小肌有关[81]，从侧面看也是如此[34]。似乎整块阔筋膜张肌穿过了这个部分[20]，即大腿的三个解剖面[79]，并在同一水平[36]。透过皮肤可以看出它的表面轮廓[2,35,65]。其骨性附着标志是髂前嵴[37,78]。

3. 神经支配

支配臀小股的臀上神经发出分支支

配阔筋膜张肌。该神经来自 L_4、L_5 以及骶神经[23]。

4. 功能

与下肢其他肌肉一样,阔筋膜张肌的功能主要是在行走的站立相控制运动而不是产生运动。该肌肉协助臀中肌和臀小肌稳定骨盆(对抗从支撑骨滑落的趋势)[86]。最后外侧的纤维也参与稳定膝关节[85]。

作用

阔筋膜张肌协助大腿在髋关节处的屈曲、外展和内旋[14,87]。

肌电图(EMG)研究能更特异地显示所有纤维同时辅助大腿的屈曲和外展。然而,前内侧纤维总是参与大腿的屈曲和外展,只有最后外侧的纤维在内旋时起作用;这些纤维也参与限制膝盖的过伸同时保持髋部处于内旋状态[85]。

该肌肉是大腿在髋骨处的屈曲肌肉,如果不考虑膝盖的作用[34,38]。当大腿屈曲在内旋位时,后外侧纤维在 EMG 处于活动状态。大腿内收时,除了同时存在髋部外旋,这些后外侧纤维也处于活动状态。后外侧纤维总是参与内旋,但是,只有在髋部屈曲或者内收 45°,前内侧纤维处于活动状态。该肌肉不参与外旋。因此,前面作者发现的这两组肌肉没有直接联系,该观点仍存有争议。

激活阔筋膜张肌会使大腿强力内旋及部分屈曲[29,53],但是仅有很弱的[53]或者没有内收[29]。然而,Merchant[71] 用机械模式,表明阔筋膜张肌参与了髋骨处 1/3 的

内收力并保持骨盆和股骨处于中立位,而这种作用力在外旋时会明显加强,内旋时则会大大减弱。

功能

Pare[85] 发现阔筋膜张肌的前内侧部和后外侧部的一部分在不同的时候因不同的原因而活动。走路时,摇摆相中期下肢摆动,最前内侧部的纤维处于活动状态;站立时最后外侧部的纤维处于活动状态。慢跑、快跑和全速跑[68,85]、上台阶、爬梯子时后外侧纤维也处于活动状态。活动度越激烈,这些反应越明显。事实上,前内侧肌肉附着在膝盖的上方,后外侧附着在膝盖下方,这与 EMG 证据相一致,前内侧部肌肉主要是大腿的屈曲肌,后外侧部肌肉主要稳定膝盖。

在一项选择性运动技能研究显示[17]在篮球和排球等跳跃运动中,左右两侧阔筋膜张肌都处于激烈活动状态。右手扔掷运动,比如网球发球或棒球击球时,这些肌肉是低中度活动。

从楼梯上提重物引起极小的 EMG 活动,但是提着重物向前时可以引起大约 50% 的最大主动运动[74],这与 Pare 研究结果相一致[85]。骑车时[47],蹬车前进从水平位到前进位时,髋部屈曲,EMG 上发现这块肌肉是活动状态。

阔筋膜张肌缺失[53]或瘫痪[72]不会改变膝盖或髋部的功能和步态。然而,压力测试没有报道。

5. 功能(肌牵张)单位

为使大腿屈曲,阔筋膜张肌与以下协

同肌共同发挥作用：股直肌、耻骨肌、臀中肌和臀小肌的前部、缝匠肌。对抗此功能的肌肉是臀大肌和股后肌群。

使大腿外展的协同肌是臀中肌和臀小肌。此功能被臀部的内收肌群和股薄肌所对抗[87]。

6. 症状

阔筋膜张肌上有活动性触发点的患者主要为牵涉痛，通常是髋关节和大转子处的酸痛。有些人主诉疼痛沿大腿向下延伸到膝盖。他们不能长时间维持髋部屈曲90°以上的坐位。疼痛使得他们无法快速走动。

这些患者通常没办法舒服地往触发点侧侧睡，如果这样做的话，会将重力放在有牵涉痛的大转子侧，并直接压迫触发点。因为髂胫束紧张，有时候如果不在两个膝盖间放个枕头，患者就无法往健侧侧睡。在没发现枕头的作用前患者通常只能平躺。

鉴别诊断

阔筋膜张肌上触发点引起的牵涉痛会很容易与臀小肌前部、臀中肌或者股外侧肌上触发点引起的疼痛混淆。腰方肌上的某些触发点也会产生大转子处的牵涉痛和压痛。

腰椎结构紊乱引起的L_4神经病理性疼痛或外周神经卡压引起的感觉异常性肌痛，其疼痛分布与阔筋膜张肌引起的牵涉痛容易混淆。本章的10A部分详细描述了感觉异常肌痛。患者如果有这种症状，可能还有阔筋膜张肌上激活的触发点引起的症状。

有阔筋膜张肌触发点的患者可能会被误诊为大粗隆滑囊炎。这些有触发点的患者在滑囊上有疼痛和压痛，但是这些症状是由触发点牵涉痛引起，而不是因为滑囊疾病引起的。

髂胫束摩擦综合征引起股骨外侧髁的弥漫性疼痛和压痛，髂胫束反复来回地摩擦此处。该综合征常见于旋前足的弓形腿运动员，也见于鞋子外侧磨损者[18]。

骶髂部的牵涉痛和压痛放射至后背、臀部，而且和阔筋膜张肌触发点一样，放射至外侧大腿。然而，骶髂部疼痛会延伸至膝盖以下的踝部[73]。

7. 触发点的激活和持续存在

阔筋膜张肌触发点的激活可能是由于急性创伤，或从高处跳下，或慢性过负荷。上坡下坡时慢跑，又没有对莫顿脚结构进行适当的支持，或者其他造成过度内翻足都会引起慢性负荷过重。

在向一侧倾斜的路面上常规走路或跑步时，可能会引起阔筋膜张肌疼痛，因为这种倾斜会增加一侧膝内翻，而另一侧膝外翻。这还会增加一侧足外翻，限制另一侧的足外翻。

身体条件差和事先未做充分的热身牵拉锻炼会引发肌肉损伤。从而激活TrPs或使其持续存在。

与其他肌肉一样，长时间处于缩短的位置会加重阔筋膜张肌触发点。这通常发生在长时间坐位，髋部处于锐角，或者睡觉时处于紧张的胎产式屈曲位。

Bake[10]报道100例由于严重撞车事故导致肌筋膜疼痛的患者，不管受力的方向如何，只有极少数患者的阔筋膜张肌触发点被激活。

8. 患者检查

有阔筋膜张肌触发点的患者在站立时为了保持髋部轻度屈曲,很难靠在墙上并使髋部过伸位(髂腰肌和臀中肌前部以及臀小肌上的触发点限制了运动)。髋部屈曲时移动不会有疼痛。行走时上肢承受身体的重量(当使用拐杖),阔筋膜张肌触发点引起的疼痛会消失。

仰卧位检查肌肉紧张度,患者的一侧髋部屈曲,另一只脚伸直,如图 5-3 描述。这个姿势下伸直的下肢受到压迫,患侧肢内收受限[51, 62]。阔筋膜张肌紧张时,内收受限,其内收范围小于 15°,阔筋膜旁大腿外侧的纵沟加深。检查肌肉外展功能时患者向健侧侧睡;要求患者抬起上侧脚,临床医生用一只手触诊臀中肌和阔筋膜张肌,用另一只手检测对侧运动的长度[61]。任何一个测试时给予肌肉负荷,如果肌肉上有激活的触发点,很可能在髋关节处引起疼痛。

肌肉不平衡综合征中[63],阔筋膜张肌紧张,腰方肌过度用力,臀中肌限制或者减弱。患者站立时骨盆前倾,加重腰椎前突。对于加强臀中肌的力量,就必须放松紧张肌肉的触发点张力。

紧张的阔筋膜张肌或者臀大肌会引起髂胫束紧张。紧张的髂胫束会造成 Ober 征[43,89,94],患者向对侧侧睡,上面那个脚的膝盖不能碰到桌面。患者仰卧或俯卧位时,阔筋膜张肌紧张也会造成患侧肢缩短,与腰方肌描述的相似(见图 4-9)。第四章第 8 节描述了如何辨别下肢不等长。

大转子区域触诊时可能有压痛,因为触发点引起的牵涉痛,通常不是滑囊炎的症状。

作者没有发现关于儿童中潜在触发点发生率的研究。然而,在一项研究[66]中,对 115 名 8~20 岁的学龄儿童,进行肌肉紧张度的检查(包括阔筋膜张肌)。4 年里检查了 3 次。结果显示,身高、体重的增加以及身体的健康程度与肌肉缩短的形成有相关性。男孩比女孩更明显[86]。但是,造成肌肉紧张的原因并没有提及。

9. 触发点检查 (图 12-3)

如图 12-3 所示这种浅表肌肉上的触发点,在仰卧位患者中浅触诊就可触及。当患者得到充分放松,肌肉处于轻微(拉伸)紧张位置,沿肌肉纤维垂直方向触诊时会发现肌肉紧绷处及每段的最大压痛处(TrP)。加压于激活的阔筋膜张肌 TrPs 处长达 10s,造成其放射痛加剧。抓压触诊此 TrPs 时通常可引发可见的局部抽搐反应。

10. 神经卡压

此处肌肉的 TrPs 与神经卡压无关。

11. 相关触发点

阔筋膜张肌 TrPs 可发生单一肌肉的综合征,更可能会继发 TrPs 至前臀小肌、有时会放射至股直肌、髂腰肌、缝匠肌阔筋膜张肌。如臀小肌 TrPs 持续激活会造成肌肉不能完全伸展,则阔筋膜张肌 TrPs 不能被消除。这些肌肉的 TrPs 似乎不造

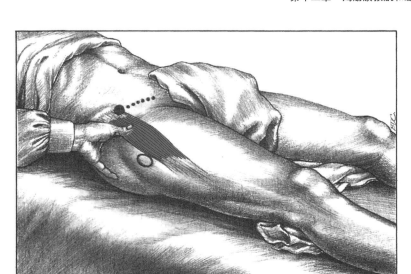

图12-3　右侧阔筋膜张肌的触发点触诊位置（红色）。实心圆位于髂前上棘，空心圆圈表示大转子。虚线标识为腹股沟韧带。此肌肉触发点通常在拇指按下的位置。

成臀部主要肌群的相关 TrPs。

12. 牵拉下的间断性冷喷疗法（图 12-4）

使用冰块来进行间断性冷疗的原理详见本书第 8~9 页,采用蒸气冷气雾剂及拉伸的方法详见第一册第 67~74 页[101]。放松和舒展的方法详见本书第 11 页。过度运动患者避免完全伸展。多种治疗方法详见本书第 8~11 页。拉伸阔筋膜张肌进行间断性冷喷疗法,患者采用健侧卧位(图 12-4)。用冰或冷气雾剂平行缓慢掠过,从大腿前部的髂骨嵴向远端直至膝盖上方,向外侧连续涂擦直至整个肌肉。同时,患者大腿被治疗者伸直并抬至最高位,而后,借助重力可使下肢内收内旋。最初的伸展肌肉尤为重要。髋关节屈曲时肌肉内收处于紧绷状态,会导致大转子处疼痛。此外,引导和控制患者下肢时,医生的手需放置于肢体上来稳定髌骨。

双人同时治疗为最有效方法。一位医生稳定骨盆;另一位医生用冰或冷气雾剂进行喷疗;一手稳定髌骨,一手移动患肢伸展再内收和外旋。如只有一位医生,则用一只手臂及自身身体稳定骨盆,同时另一只手固定髌骨并引导患者下肢舒展与内收。这种情况下,用冰或冷气雾剂进行喷疗必须在前面完成,而不是在松弛肌肉的过程中。如患者进行 Lewit 技术配合,则肌肉放松效果明显。

也可以用不造成刺激的条带稳固骨实骨使其不动。

在间歇性冷疗加放松后,在肌肉表面及疼痛区域放置一块潮湿温暖的垫子,直至皮肤复温。然后患者慢慢地在可活动范围内进行几次充分运动。

13. 注射和拉伸（图 12-5）

对肌内注射及伸展过程详见第一册第 74~86 页[101]。

对阔筋膜张肌的肌筋膜 TrPs 进行注

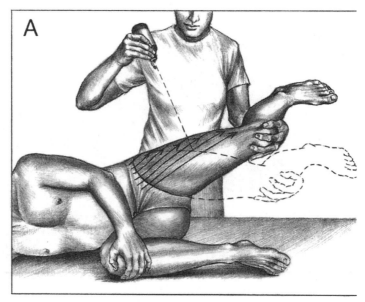

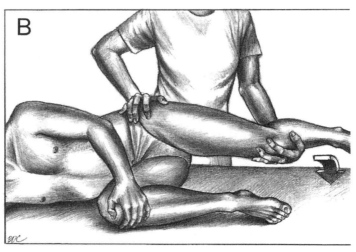

图12-4 左侧阔筋膜张肌的触发点的牵拉位置及冰或冷气雾剂作用方式（细箭头）。为防止肌肉碰撞股骨粗隆引起疼痛，肌肉处于被拉伸状态。治疗者首先拉伸舒展大腿，而后使之内收，间歇性地冷却皮肤及放射痛区域。自始至终，患者健侧膝盖紧靠在治疗桌上，来稳定腰椎和骨盆。A.治疗者采用冰或蒸气冷气雾剂（细箭头方向）涂擦肌肉直至大腿外侧，向下并向前外侧至大腿，轻轻使部分外展的大腿至伸展位（实线描绘的大腿），然后缓慢放低下肢至内收位（虚线描绘的大腿），避免大腿内旋。B.为了充分伸展肌肉，治疗者必须用一只手稳定骨盆，以减少大腿内收时腰椎和骨盆运动。治疗者同时要承受肢体重量，并牢握膝盖对抗筋膜拉力。若同时使用上述方法，则可增强肌肉放松，增强肌肉张力释放，但是治疗者没有多余的手来进行冷疗。治疗者可暂时放松患者的骨盆，进行间断性冷疗，但是在肌肉放松前重新固定骨盆。操作者让患者腿部肌肉放松后，使大腿向外旋，让小腿向下放松（粗箭头）。

射时，患者取仰卧位（图 12-5）。患者膝内旋以触诊定位肌肉（内旋大腿）（如因其 TrPs，肌肉已经足够紧张，则可不做此动作）。为了定位紧绷的肌肉条索，可能需要在患者膝盖下垫一个枕头以放松肌肉，使髋关节稍屈曲。当压痛点精确定位后，一根手指加压于紧绷条索处，另一只手则持针进行 TrPs 注射（图 12-5）。用长 37mm 的针在 TrPs 点注射几毫升 0.5％普鲁卡因等张溶液；通过肌肉的局部抽搐反应或

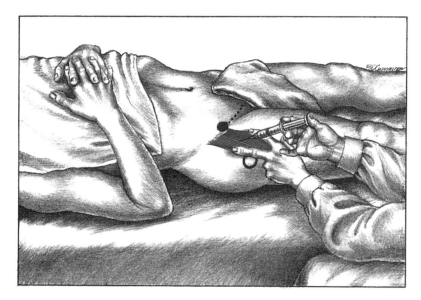

图12-5 在右侧阔筋膜张肌的触发点（红色）进行注射。这个触发点在皮内浅表位置，针与皮肤成一个很小的角度进针。实心圆为髂前上棘。虚线为腹股沟韧带。空心圆为大粗隆。

由患者的疼痛反应（反跳痛）来确定 TrPs。

如果已经确定阔筋膜张肌位置,则穿刺的路径上不会碰到大血管或神经,因为穿刺角度很小,接近水平位穿透皮下肌肉。

此过程中,需用冰或冷气雾剂来回涂擦肌肉表面,如图 12-4 所示。然后,患者应自主慢慢移动大腿,在髋关节活动范围内充分舒展。最后,为减少注射后疼痛,在注射部位进行加热。注射部位疼痛会使患者感到痛苦,注射前补充维生素 C 或者必要时服用对乙酰氨基酚可减少注射痛。

医生应仔细检查患者臀小肌有无 TrPs,应同时治疗以达到满意的疗效。

14. 矫正措施

对于慢性肌筋膜疼痛症候群者,确定阔筋膜张肌 TrPs 的机械性因素十分重要。同时应解决引起触发点迁延的全身性因素（见第一册第四章）[101]。

正确的姿势与活动

应避免长时间保持盘腿莲花坐的姿势。同样,也要避免长时间屈曲大腿和臀部,比如折刀样坐在椅子上,仰卧时在膝盖下垫个大枕头,或全身蜷缩在一起的睡姿。在睡眠过程中,髋关节应保持角度大于 90°,最好完全舒展。

无论坐多久,座椅在臀部位置应可以大角度调节。座椅的靠背应向后倾斜,患者坐位时应尽可能倚靠在靠背上,或者座椅的前面可向下倾斜。可将一叠报纸垫在座椅的后部,形成倾斜。长途汽车旅行中,可允许下肢位置的调整;因此,司机可避免髋部屈肌长时间固定于一个位置。

为减少肌筋膜张肌 TrPs 激惹,应避免上山散步或慢跑,因为这些动作需要前倾并弯曲臀部。跑步运动者应避免穿过度磨损的鞋子,并避免从斜坡一端跑向另一端。对跑步者肌肉最有利的方法为,在水平面上跑步,从道路一侧按一个方向前之后再折回。

家庭治疗方案

患者向健侧侧躺,做阔筋膜张肌的伸展运动,使臀部肌肉拉长、伸展、外旋,并放松以借助重力内收。有些患者站立时运用身体重力来舒展肌肉。阔筋膜张肌TrPs患者应参照第五章中推荐的髂腰肌及第十四章中股直肌舒展运动方法,来舒展髋关节。

缝 匠 肌

1A. 牵涉痛
（图 12-6 ）

图 12-6 表示了缝匠肌的 TrPs 及其牵涉的肌肉。此肌肉 TrPs 会产生剧烈的难以忍受的**表浅的**尖锐刺痛,而不是一般肌筋膜 TrPs 产生的深部钝痛。

2A. 解剖附着和注意事项
（图 12-7 ）

缝匠肌为人体中最长的肌肉,呈薄而狭窄的带状[24]。近端附着于髂前上棘（图 12-7）。此肌肉纤维从外向内斜向横跨大腿前方形成股鞘覆盖股动脉、静脉和 Hunter's 沟内神经。此肌肉在大腿下段垂直下行,通过股骨内侧髁。远端,缝匠肌止于胫骨体内侧面,就在股薄肌、半腱肌连接处前方[24]。因此,它是"鹅足"肌最前端的肌肉。

缝匠肌为能有效缩短肌纤维平均长度的 4 个肌肉之一(其余 3 个肌肉为腹直肌、股薄肌[27]、半腱肌[25])。 缝匠肌显微结

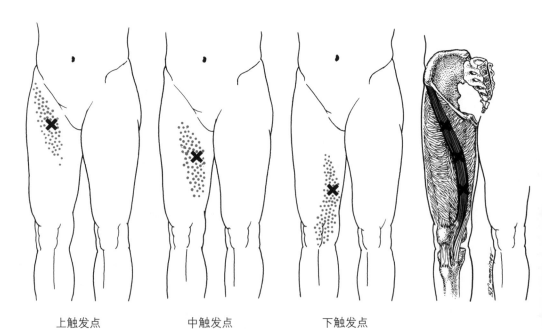

上触发点　　　　中触发点　　　　下触发点

图12-6 前内侧面的三个触发点（Xs）在右侧缝匠肌的不同区域（淡红色）的放射痛位置（暗红色）。此长而薄的肌肉的触发点十分表浅,位于皮下。

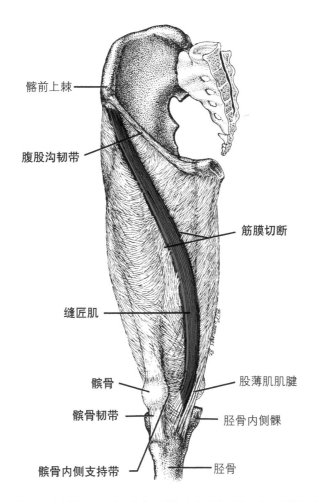

髂前上棘

腹股沟韧带

筋膜切断

缝匠肌

髌骨

股薄肌肌腱

髌骨韧带

胫骨内侧髁

髌骨内侧支持带

胫骨

图12-7 前内侧面观的右侧缝匠肌（红色）。其起点为髂前上棘，止于胫骨上端内侧面。缝匠肌的深层肌筋膜见图12-8。

构并不统一，并没有形成清晰条索跨过肌肉，如同腹直肌和半腱肌[22,25]。因此，整个肌肉的长度不包括缝匠肌的神经肌肉接点[8,21,27]。Weber[103] 发现缝匠肌肌纤维平均长度为43.5cm（17 in）。第二长的股薄肌肌纤维平均长度为25.5cm（10 in）。

缝匠肌的解剖变异包括额外附着于腹股沟韧带、耻骨髂耻线[24]、髌骨韧带、半腱肌肌腱或股骨内侧髁远端[33]。此肌肉可纵向分为 2 个平行的肌腹；可能被描述为肌腱，或者平均分为上下肌腹[13]。

补充参考资料

去除血管和神经后从前面可看到整块缝匠肌[6,12,76,89]，股三角内有关的神经血管[192] 及其支配[75]，股外侧皮神经与缝匠肌关系[1]。缝匠肌远端部分肌肉的后冠状面[77,90]。其末端至胫骨内侧面[91] 与鹅足囊有关[82]，与肌肉的外矢状面结果相似[34]。横截面上肌肉及其周围结构的关系[19]，分为三个层面[79] 及一个层面[5,36]。缝匠肌附

着于骨骼部分 [4,37,78]。从体表可以看到缝匠肌轮廓 [2,35,65]。

3A. 神经支配

通常,缝匠肌的神经支配为股神经的2支靠近前侧皮肤分支的起始处发出的分支。由 L_2、L_3 神经纤维形成 [24]。

4A. 功能

步行时,缝匠肌协助髂肌及阔筋膜张肌屈曲髋关节,并协助股二头肌短头屈曲膝关节。并可协助股内侧肌、股薄肌,在单侧肢体保持平衡时,膝盖内侧处肌腱对抗向外侧的推力(外翻推力) [86]。

缝匠肌名称的起源是由于该肌肉对于裁缝来说,是协助髋关节运动必不可少的肌肉。缝匠肌和阔筋膜张肌一样是大腿的屈肌及外展肌,但缝匠肌使大腿外旋而不是内旋 [87]。大腿弯曲 [38,50,99] 和外展 [50,99] 时肌电图显示缝匠肌出现活动。当大腿内旋时,此肌肉未出现活动 [50,99]。在外旋时,缝匠肌少量参与,偶尔有活动,除从坐姿转至轻到中度活动 [50]。缝匠肌参与膝关节的屈伸 [7,50]。更多的是髋关节屈伸时协助膝关节的运动 [50]。

在特定的体育运动时研究缝匠肌的肌电图 [17],发现在排球和篮球等跳跃类运动时,左右两侧缝匠肌活动度剧烈。右手扔球或网球运动时右手持拍,左侧缝匠肌比右侧活动度大。一个研究两腿起跳的详细肌电图发现,两侧缝匠肌的最大活动时间为起跳阶段和着地阶段 [52]。

缝匠肌在步行期间的运动峰值为中间期(协助屈髋) [50]。在骑自行车时缝匠肌参与髋部的屈曲 [47]。

5A. 功能(肌牵张)单位

缝匠肌协助股直肌、髂腰肌、耻骨和阔筋膜张肌在髋关节处弯曲大腿。臀大肌和腘绳肌对抗此功能。

在大腿外展时,缝匠肌协助臀中肌、臀小肌、梨状肌及阔筋膜张肌。3个髋内收肌及股薄肌与之对抗。

缝匠肌外旋作用对抗阔筋膜张肌内旋作用。除此之外,它们为协同肌。

6A. 症状

缝匠肌较低位置的 TrPs 可牵涉及大腿上下的肌肉及膝盖内侧部位,但不是膝盖深处。

除了放射痛,患者如有偏缝匠肌上部的 TrPs 可能会有股外侧皮神经压迫症状(详见 10A)。这类感觉异常性疼痛包括大腿前外侧麻木或感觉迟钝(图 12-8)。

鉴别诊断

缝匠肌较低位置的 TrPs 放射至膝盖前内侧部位的疼痛,与股内侧肌 TrPs 引起的疼痛相类似。但是,缝匠肌 TrPs 引起的疼痛与股内侧肌 TrPs 引起的膝盖疼痛相比,范围更广并且表浅。

Lange [60] 在文献中描述了一例,由肌硬化导致的缝匠肌较低位置的 TrPs 引起的疼痛误诊为膝盖原发性疼痛。单纯由缝匠肌引起的疼痛患者较少见。Lange [60] 报道同样结果。缝匠肌的 TrPs 通常在股内侧缝匠肌深处的 TrPs 注射治疗时无意被发现。当针探到缝匠肌表浅的 TrPs 时,患者会主诉在相邻大腿部位有锐痛或刺痛感放射痛。缝匠肌 TrPs 引起的膝关节疼痛,可能被误诊为关节病[88]。

7A. 触发点的激活和持续存在

缝匠肌 TrPs 一般不是单一肌肉综合征,通常相关的肌肉也有症状。缝匠肌 TrPs 通常作为其他肌肉的第二级激活TrPs。偶尔,这些 TrPs 可在跌倒导致急性压力超负荷时被激活。缝匠肌 TrPs 在摇滚足(剧烈地倒伏运动)时长期迁延,莫顿脚的具体结构特点详见第二十章。

8A. 患者检查

通常其他功能相关肌肉的 TrPs 治疗后,缝匠肌 TrPs 会被发现。在治疗较突出的TrPs 后,才会发现缝匠肌 TrPs。缝匠肌 TrPs并不限制机体运动及造成机械性功能障碍;运动范围也不受限。如 Saudek[93] 所述,嘱患者于坐位将膝盖弯曲 90° 并抵抗外力外旋大腿,对缝匠肌施压时患者主诉无力和疼痛。

患者如有缝匠肌 TrPs,则由于持续紧张和压痛的放射,缝匠肌在胫骨上的附着区有压痛。

9A. 触发点检查

缝匠肌 TrPs 因较表浅,易遗漏。Lange[59] 提出,检查时沿肌纤维方向平行触诊整块肌肉。通常先检查肌纤维紧张部分,然后再检查 TrPs 的压痛部位。TrPs 部位加压触诊,可引起肉眼可见的局部抽搐反应。

10A. 神经卡压
(图 12-8)

作者研究了几例感觉异常性股痛的病例,在肌肉远端髂前上棘压痛点进行注射后,症状好转。这些压痛点的位置与缝匠肌近端 TrPs 一致。同样,Teng[100] 在患者髂或者股四头肌远端至腹股沟韧带内侧部分注射治疗后,减轻了患者疼痛。在腹部韧带以上的或韧带外侧部远端的腹壁肌内注射,则没有减轻疼痛。这种效果归因于肌肉张力减弱后腹股沟韧带处筋膜紧张减轻。由于感觉异常性股痛的原因目前尚未明确,此处深入探讨是为了更好地了解缝匠肌与其病变症状的关系。

感觉异常性股痛
(图12-8)

股痛(大腿疼痛)为一种无确切原因的疼痛综合征。这个功能障碍的病因一直未明确。一篇 1977 年的回顾性文献排除了以前得出的 80 个原因[31]。现在比较可靠的证据表明,引起感觉异常性股痛的原因通常为股外侧皮神经骨盆发出处的卡压或外伤。感觉异常性股痛的症状为神经分布部位烧灼样疼痛和感觉异常,并向下延伸至大腿前外侧,甚至到膝盖[58](图 12-8)。

发病率

这种卡压性神经病变比普遍认为的更常发生。根据各种研究数据,此发病率报道差异很大。一位神经外科医生在1956年~1963 年中确诊 5 例股外侧皮神经炎患者[100]。并开始研究该综合征。8年之后共确诊了 297 例患此综合征患者。如果检查者没有考虑到神经性皮炎的可能,则很容易误诊为神经根型疾病。

解剖

起自 L_2、L_3 神经前支的后股,从腰大肌外侧缘向骨盆内行走(图 12-8A)。股

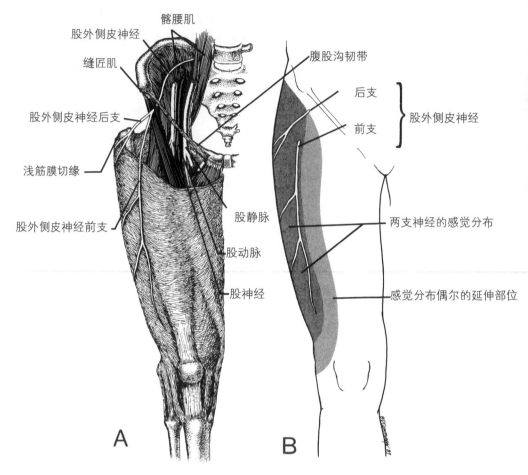

图12-8　如股外侧皮神经越过缝匠肌时可能受卡压。A. 股外侧皮神经的解剖关系。B. 感觉神经分布情况，深灰色；偶有分布延伸，浅灰色。

外侧皮神经斜跨过髂肌至髂前上棘。在腹股沟韧带的上方或下方出骨盆，与髂前上棘距离通常在5cm内。因此，此神经通常由髂腰肌的肌腔隙穿出。Keegan和Holyoke[54]对50具尸体研究发现，此神经通常通过腹股沟韧带的纤维性管道。Teng[100]把此管道称为"腹股沟孔"。股外侧皮神经出骨盆时往往角度较大。通过缝匠肌后分为前后2支。这些分支继续行走5～10cm深入阔筋膜，直至穿过筋膜层至皮下[26,54,100]。

股外侧皮神经易在如下几个部位受压：脊柱旁，腰椎神经从脊椎旁分支后经腰大肌肌腹处（称为股外侧皮神经）；腹腔内，腹压对骨盆内神经的压力；神经穿出骨盆处，神经穿出骨盆时最可能的受压部位。

Stookey[98]做了一系列关于股外侧皮神经解剖，并确定神经出骨盆时呈大角度。结果表明大腿伸展时角度及神经的紧张度增加，大腿屈曲时则减少。此神经往往走行于缝匠肌下，但有时会在缝匠肌内穿过（图12-8A）。当此神经在缝匠肌内或深层穿过时，肌肉收缩会使神经受压迫[67]。

（此神经有时从髂骨棘穿至髂前上棘，则穿戴紧身衣或外伤时神经容易受压。）

Edelson 和 Nathan[31] 共研究了 110 例尸体的股外侧皮神经出骨盆的解剖，其中 90 例成人、20 例婴幼儿。51% 的成人在神经从腹股沟韧带下方下行至大腿处，有一个神经增粗或一个假神经节，婴幼儿则没有。

近期的一项对 12 例没有神经末梢疾病者尸检研究中发现，5 例在腹股沟韧带处或其下方有明显的病理变化[49]。病变包括脱髓鞘和华勒氏变性，及显微镜下看到的结缔组织增生。结节性膨隆表明有机械因素的存在。神经内膜血管的变化也有助于判断神经损伤[49]。

这些数据强烈表明，亚临床的股外侧皮神经炎患者非常多，许多临床病例往往被忽视。

Teng[100] 报道了一篇对 84 例股外侧皮神经炎患者的研究。26 例患者（31%）的神经穿过腹股沟韧带处受压，甚至探针无法通过。37 例患者（44%）的神经似乎在穿腹股沟韧带的纤维性管道和阔筋膜时受压迫。12 例患者（14%）出现了神经收缩后形成的瘢痕组织［5 例患者（6%）股外侧皮神经成为部分或全部为股神经分支，在股环处神经被卡压］。上述这些患者的神经都没有穿过缝匠肌。

手术中发现神经穿过腹股沟韧带的发生率比尸检研究报道要高得多。表明如神经穿过腹股沟韧带则更易发展为严重到需要手术治疗的股外侧皮神经炎。

Lewit[64] 认为，肌腔隙处髂腰肌痉挛造成卡压，此处神经与髂腰肌两者同时穿过。消除胸腰交界处、腰骶交界处、臀部或尾骨处的髂腰肌痉挛，可减轻股外侧皮神经炎的患者症状[64]。如图 12-8A 所示，股外侧皮神经在通过腹股沟韧带走行在缝匠肌内时可能被卡压。此为较少见的解剖变异，且尚未在股外侧皮神经综合征手术中被报道。但是，Keegan[54] 指出，缝匠肌在髂前上棘肌腱附着处有腱膜膨隆；此腱膜膨隆附着于腹股沟韧带下缘，并在肌肉收缩时压迫韧带。因此，当缝匠肌 TrP 肌肉紧张时，压迫神经。

临床表现

感觉异常性股痛患者主诉，在站立、行走时[40,54,39,98] 及髋关节伸展时[31,100]，大腿前外侧处疼痛或感觉异常。有患者在跑步及骑自行车后，较长一侧下肢（比对侧长 1cm）出现此症状[15]。可能跑步时较长一侧肢体的髋关节需要额外的伸展。当坐下或者其他方式弯曲大腿时，症状往往会缓解[40,98]。

感觉异常性股痛通常与肥胖、腹部下垂、腹壁松弛有关[28,31,40]；紧身、束缚的衣服或腰带[31,32]；及有一侧下肢较长者[15,58]；有 1 例患者为前裤袋中钱包压迫造成[84]。体检发现，感觉异常性股痛患者的股外侧皮神经分布区域的**感觉改变**[15,30,49,69,100]（图 12-8B）。按压神经穿过腹股沟韧带区域，可引起局部压痛、感觉异常，通过疼痛来预测神经分布[15,40,100]。神经受压迫时，电生理可显示腹股沟韧带区域神经的感觉神经传导速度变慢[18]。股外侧皮神经无运动纤维。

治疗

大部分感觉异常性股痛患者采用保

守治疗。Teng[100]用利多卡因对 297 例患者进行腹股沟韧带区域股外侧皮神经的区域阻滞,并获得长期缓解效果。有效的保守治疗包括减肥[46](有时需要减 2.3kg 或 4.5kg)[39]、避免过度伸展臀部、避免穿裹臀衣服[46]、矫正不等长下肢[15,58]、用利多卡因及强的松在脊柱水平或腹股沟水平[102]进行神经阻滞[44]、治疗缝匠肌 TrPs。类固醇可减轻症状,减少局部阻滞创伤反应。如保守治疗失败,则可能需要手术治疗[40,100]。

11A. 相关触发点

缝匠肌 TrPs 通常在相关肌群 TrP 紧张时被发现。缝匠肌位置靠上的 TrPs 可能与股直肌 TrPs 相关。位置偏中间和下部的 TrPs 可能与股内侧肌 TrPs 相关。缝匠肌 TrPs 也可与其对抗肌(股内收肌)的 TrPs 相关。

12A. 牵拉下的间断性冷喷疗法

缝匠肌为人体内独特的长而松弛的肌肉。因其肌纤维结构,通过伸展并间断性冷喷疗治疗 TrPs 效果不佳。若尝试使用这项技术,患者需要取侧卧仰卧位,健侧大腿抵住胸部来稳定骨盆和腰椎。用冰或冷气雾剂在缝匠肌表面从上向下涂擦,医生将患者的大腿内收、伸展及内旋。在间断性冷疗加放松后,进行湿热治疗,然后患者慢慢地在可活动范围内做几次充分运动。

可能需要局部注射、缺血性压迫、深部按摩。这些可能为可选的治疗方法,由于 TrPs 通常不限制肌肉运动;紧张带是否需要治疗尚不明确。

13A. 注射和拉伸——缝匠肌

缝匠肌 TrPs 较表浅,注射时针需倾斜,几乎与皮肤平行。

在注射过程中,偶尔会碰到股内侧或股直肌的一个 TrP,如肌肉抽搐则提示针太深,已穿过缝匠肌的 TrP,通过刺痛感来评估针在缝匠肌上下的位置。这个疼痛并不是突如其来的,而是缓慢扩散的疼痛。

14A. 矫正措施

引起触发点持续存在的全身因素详见第一册第 4 章[101],应加以辨别并进行处理。

矫正身体力学

若下肢不等长,较长一侧肢体髋关节行走时内收活动增加[58],或跑步时过度伸展,故应矫正肢体的不等长造成的缝匠肌 TrPs 持续存在(详见第四章)。这种下肢不等长往往拉伸深筋膜导致使神经压迫[58]。

矫正姿势与动作

莲花坐姿势(类似于缝匠肌名称由来的裁缝位)时会使缝匠肌处于缩短位,故应避免此坐姿。缝匠肌 TrPs 激活时,这个坐姿导致牵涉痛。

全身蜷缩在一起的睡姿,膝部与髋部弯曲造成肌肉处于持续缩短位从而加重其 TrPs。

当缝匠肌 TrPs 的患者呈健侧侧睡时,在膝盖之间垫个枕头或其他填充物,会更舒适。这是因为膝盖相互靠近时会触碰到放射的压痛区域。一部分患者采用面部朝天睡来缓解疼痛,但这未必是最好的解决方法。

家庭治疗方案

有些患者发现对缝匠肌 TrPs 进行自身缺血加压或深部按摩很有效果。这些方法可局部放松紧张带，可能比舒展全部肌肉更有效果。

应指导患者如何运用重力和等长收缩后放松肌肉（见第二章第 10～11 页），放松肌肉紧张带。

患者朝健侧躺在床缘或检查台上，依靠重力拉长缝匠肌，使健侧下肢屈曲靠近胸部，同时使患侧肢体垂在床边。这样的体位对大腿的伸展和内收有效。等长收缩后放松并同步配合深慢呼吸。

（张婷　陈毓雯　译
曹强　王祥瑞　杭燕南　校）

参考文献

1. Anderson JE. *Grant's Atlas of Anatomy*, Ed. 8. Williams & Wilkins, Baltimore, 1983 (Figs. 4-17, 4-20).
2. *Ibid*. (Fig. 4-21B).
3. *Ibid*. (Fig. 4-22).
4. *Ibid*. (Figs. 4-23, 4-65).
5. *Ibid*. (Fig. 4-26).
6. *Ibid*. (Fig. 4-28).
7. Andriacchi TP, Andersson GBJ, Ortengren R, *et al*. A study of factors influencing muscle activity about the knee joint. *J Orthop Res* 1:266-275, 1984.
8. Aquilonius S-M, Askmark H, Gillberg P-G, *et al*. Topographical localization of motor endplates in cryosections of whole human muscles. *Muscle Nerve* 7:287-293, 1984.
9. Arcangeli P, Digiesi V, Ronchi O, *et al*. Mechanisms of ischemic pain in peripheral occlusive arterial disease. In *Advances in Pain Research and Therapy,* edited by J.J. Bonica and D. Albe-Fessard, Vol. I. Raven Press, New York, 1976 (pp. 965-973, *see* Fig. 2).
10. Baker BA. The muscle trigger: evidence of overload injury. *J Neurol Orthop Med Surg* 7:35- 44, 1986.
11. Bardeen CR. The musculature, Sect. 5. In *Morris's Human Anatomy,* edited by CM. Jackson, Ed. 6. Blakiston's Son & Co., Philadelphia, 1921 (p. 491).
12. *Ibid*. (p. 500, Fig. 442).
13. *Ibid*. (p. 502).
14. Basmajian JV, Deluca CJ. *Muscles Alive,* Ed. 5. Williams & Wilkins, Baltimore, 1985 (p. 318).
15. Beazell JR. Entrapment neuropathy of the lateral femoral cutaneous nerve: cause of lateral knee pain. *J Orthop Sports Phys Therap* 70:85- 86, 1988.
16. Brody DM. Running injuries: prevention and management. *Clin Symp* 39:2-36, 1987 (see pp. 19, 22, 23).
17. Broer MR, Houtz SJ. *Patterns of Muscular Activity in Selected Sports Skills.* Charles C Thomas, Springfield, 1967.
18. Butler ET, Johnson EW, Kaye ZA. Normal conduction velocity in the lateral femoral cutaneous nerve. *Arch Phys Med Rehabil* 55:31-32,1974.
19. Carter BL, Morehead J, Wolpert SM, *et al. Cross-Sectional Anatomy.* Appleton-Century-Crofts, New York, 1977 (Sects. 37-48).
20. *Ibid*. (Sects. 38-48, 64-72).
21. Christensen E. Topography of terminal motor innervation in striated muscles from stillborn infants. *Am J Phys Med* 38:65-78, 1959.
22. Clemente CD. *Gray's Anatomy of the Human Body,* American Ed. 30. Lea & Febiger, Philadelphia, 1985 (pp. 491, 492, Fig. 6-31).
23. *Ibid*. (pp. 559, 568).
24. *Ibid*. (pp. 561-562).
25. *Ibid*, (p. 572).
26. *Ibid*. (pp. 1229-1231).
27. Coers C, Woolf AL. *The Innervation of Muscle.* Blackwell Scientific Publications, Oxford, 1959 (pp. 18-20).
28. Deal CL, Canoso JJ. Meralgia paresthetica and large abdomens [letter]. *Ann Intern Med* 96:787- 788, 1982.
29. Duchenne GB. *Physiology of Motion,* translated by E.B. Kaplan. J. B. Lippincott, Philadelphia, 1949 (p. 259) .
30. Ecker AD. Diagnosis of meralgia paresthetica. *JAMA* 253:976, 1985.
31. Edelson JG, Nathan H. Meralgia paresthetica: an anatomical interpretation. *Clin Orthop* 122: 255-262, 1977.
32. Eibel P. Sigmund Freud and meralgia paraesthetica. *Orthop Rev* 73:118-119, 1984.
33. El-Badawi MG. An anomalous bifurcation of the sartorius muscle. *Anat Anz* 763:79-82, 1987.
34. Ferner H, Staubesand J. Sobotta *Atlas of Human Anatomy*, Ed. 10, Vol. 2. Urban & Schwarzenberg, Baltimore, 1983 (Figs. 7, 413).
35. *Ibid*. (Fig. 380).
36. *Ibid*. (Fig. 410).
37. *Ibid*. (Figs. 420, 421).
38. Ferraz de Carvalho CA, Garcia OS, Vitti M, *et al.* Electromyographic study of the m. tensor fascia latae and m. sartorius. *Electromyogr Clin Neurophysiol* 72:387-400, 1972.
39. Gerwin R. Personal communication, 1990.
40. Ghent WR. Meralgia paraesthetica. *Can Med Assoc J* 87:631-633, 1959.
41. Good MG. Diagnosis and treatment of sciatic pain. *Lancet* 2:597-598, 1942.
42. Good MG. What is "fibrositis?" *Rheumatism* 5: 117-123, 1949.
43. Gose JC, Schweizer P. Iliotibial band tightness. *J Orthop Sports Phys Therap* 70:399-407, 1989.
44. Guo-Xiang J, Wei-Dong X. Meralgia paraesthetica of spinal origin: brief report. *J Bone Joint Surg [Br]*

70:843-844,1988.

45. Gutstein M. Diagnosis and treatment of muscular rheumatism. *Br J Phys Med* 7:302-321, 1938 (Case IV).

46. Hope T. Pinpointing entrapment neuropathies in the elderly. Geriatrics 35:79-89, 1980.

47. Houtz SJ, Fischer FJ. An analysis of muscle action and joint excursion during exercise on a stationary bicycle. *J Bone Joint Surg [Am]* 41: 123-131, 1959.

48. Inman VT. Functional aspects of the abductor muscles of the hip. *J Bone Joint Surg* 29:607-619, 1947.

49. Jefferson D, Eames RA. Subclinical entrapment of the lateral femoral cutaneous nerve: an autopsy study. *Muscle Nerve* 2:145-154, 1979.

50. Johnson CE, Basmajian JV, Dasher W. Electrom-yography of sartorius muscle. *Anat Rec* 173: 127-130, 1972.

51. Jull GA, Janda V. Muscles and motor control in low back pain: assessment and management, Chapter 10. In *Physical Therapy of the Low Back,edited* by L.T. Twomey, J.R. Taylor. Churchill Livingstone, New York, 1987 (pp. 253-278, see pp. 266-267, Fig. 10.4).

52. Kamon E. Electromyographic kinesiology of jumping. *Arch Phys Med Rehabil* 52:152-157, 1971.

53. Kaplan EB. The iliotibial tract. Clinical and morpho-logical significance. *J Bone Joint Surg [Ami* 40:817-832, 1958.

54. Keegan JJ, Holyoke EA. Meralgia paresthetica: an ana-tomical and surgical study. *J Neurosurg* 79:341-345, 1962.

55. Kellgren JH. A preliminary account of referred pains arising from muscle. *Br Med J* 7:325-327, 1938 (Case VII).

56. Kellgren JH. Observations on referred pain arising from muscle. *Clin Sci* 3:175-190, 1938 (Fig. 8).

57. Kelly M. The relief of facial pain by procaine (novocaine) injections. J Am *GeriatrSoc* 77:586- 596, 1963 (Table 1).

58. Kopell HP, Thompson WAL. *Peripheral Entrapment Neuropathies.* Robert E. Krieger, New York, 1976 (pp. 84-88).

59. Lange M. *Die Muskelharten (Myogelosen).* J.F. Lehmanns, Munchen, 1931 (p. 49, Fig. 13).

60. *Ibid.* (pp. 144-145, Fig. 45, Case 27).

61. Lewit K. *Manipulative Therapy in Rehabilitation of the Motor System.* Butterworths, London, 1985 (pp. 148-149, Fig. 4.36).

62. *Ibid.* (p. 153, Fig. 4.42).

63. *Ibid.* (pp. 170-171, Fig. 4.67).

64. *Ibid.* (p. 315).

65. Lockhart RD. *Living Anatomy,* Ed. 7. Faber & Faber, Lon-don, 1974 (pp. 58, 59).

66. Mackova J, Janda V, Macek, *et al.* Impaired muscle function in children and adolescents. *J Man Med* 4:157-160, 1989.

67. Macnicol MF, Thompson WJ. Idiopathic meralgia paresthetica. *Clin Orthop* 254:270-274, 1990.

68. Mann RA, Moran GT, Dougherty SE. Comparative electromyography of the lower extremity in jogging, running, and sprinting. *Am J Sportsmed* 74:501-510, 1986.

69. Massey EW. Meralgia paraesthetica. *JAMA 237:* 1125-1126, 1977.

70. Meberg A, Skogen P. Three different manifestations of congenital muscular aplasia in a family. *Acta Paediatr Scand* 76:375-377, 1987.

71. Merchant AC. Hip abductor muscle force: an experimental study of the influence of hip position with special reference to rotation. *J Bone Joint Surg [Am]* 47:462-476, 1965.

72. Muller-Vahl H. Isolated complete paralysis of the tensor fasciae latae muscle. *Eur Neurol 24:* 289-291, 1985.

73. Namey TC. Emergency diagnosis and management of sciatica: differentiating the non-diskogenic causes. *Emerg Med* 6:101-109, 1985.

74. Nemeth G, Ekholm J, Arborelius UP. Hip load moments and muscular activity during lifting. *Scand J Rehabil Med* 76:103-111, 1984.

75. Netter FH. *The Ciba Collection of Medical Illustrations,* Vol. 8, Musculoskeletal System. Part I: Anatomy, Physiology and Metabolic Disorders. Ciba-Geigy Corporation, Summit, 1987 (p. 80).

76. *Ibid.* (p. 83).

77. *Ibid.* (p. 85).

78. *Ibid.* (p. 86).

79. *Ibid.* (p. 87).

80. *Ibid.* (p. 90).

81. *Ibid.* (p. 91).

82. *Ibid.* (p. 94).

83. Ober FR. The role of the iliotibial band and fascia latae as a factor of back disabilities and sciatica. *J Bone Joint Surg [Am]* 78:65-110, 1936

84. Orton D. Meralgia paresthetica from a wallet [letter]. *JAMA* 252:3368, 1984.

85. Pare EB, Stem JT Jr, Schwartz JM. Functional differentiation within the tensor fasciae latae. *J Bone Joint Surg [Am]* 63:1457-1471, 1981.

86. Perry J. The mechanics of walking. *Phys Ther* 47:778-801, 1967.

87. Rasch PJ, Burke RK. *Kinesiology and Applied Anatomy,* Ed. 6. Lea & Febiger, Philadelphia, 1978 (p. 282).

88. Reynolds MD. Myofascial trigger point syndromes in the practice of rheumatology. *Arch Phys Med Rehabil* 62:111-114, 1981.

89. Rohen JW, Yokochi C. *Color Atlas of Anatomy,* Ed. 2. Igaku-Shoin, New York, 1988 (p. 416).

90. *Ibid.* (p. 419).

91. *Ibid.* (p. 422).

92. *Ibid.* (p. 438).

93. Saudek CE. The hip, Chapter 17. In *Orthopaedic and Sports Physical Therapy,* edited by J.A. Gould III and G.J. Davies, Vol. II. CV Mosby, St. Louis, 1985 (pp. 365-407, see p. 385).

94. *Ibid.* (pp. 389-390).

95. Sola AE. Treatment of myofascial pain syndromes. In *Recent Advances in the Management of Pain,* edited by Costantino Benedetti, C. Richard Chapman, Guido Moricca. Raven Press, New York, 1984, Series title: *Advances in Pain Research and Therapy,* Vol. 7 (pp. 467-485, see p. 480-481, Fig. 12).

96. Sola AE. Trigger point therapy, Chapter 47. In *Clinical Procedures in Emergency Medicine,* edited by J.R. Roberts and J.R. Hedges. W.B. Saunders, Philadelphia, 1985 (pp. 674-686, see pp. 681-683, Fig. 47-9).

97. Sola AE, Williams RL. Myofascial pain syndromes. *Neurology* 6:91-95, 1956.

98. Stookey B. Meralgia paraesthetica. *JAMA* 90: 1705-1707, 1928.

99. Stubbs NB, Capen EK, Wilson GL. An electromyographic investigation of the sartorius and tensor fascia latae muscles. *Res Q Am Assoc Health Phys Educ* 46:358-363, 1975.

100. Teng P. Meralgia paresthetica. *Bull Los Angeles Neurol Soc* 37:75-83, 1972.

101. Travell JG, Simons DG. *Myofascial Pain and Dysfunction: The Trigger Point Manual.* Williams & Wilkins, Baltimore, 1983.

102. Warfield CA. Meralgia paresthetica: causes and cures. *Hosp Pract* 21:40A,40C,40I, 1986.

103. Weber EF. Ueber die Langenverhaltnisse der Fleischfasern der Muskeln im Allgemeinen. *Berichte Ciber die Verhandlungen der Kdniglich Sachsischen Gesellschaft der Wissenschaften Zu Leipzig* 3:65, 1851.

104. Winter Z. Referred pain in fibrositis. *Med Rec* 757:34-37, 1944.

第十三章
耻 骨 肌

"第四内收肌"

本章要点： 耻骨肌**牵涉痛**自腹股沟韧带下方发出，向深部延伸至腹股沟区和髋关节，向下延伸至大腿前内侧面。耻骨肌近端**附着**于耻骨。远端附着于股骨后侧且在髂腰肌附着点之下。耻骨肌**功能**为大腿髋关节的内收和屈曲。耻骨肌被描述为第四内收肌。其主要**症状**为持续性疼痛，当其他 3 块内收肌和（或）髂腰肌的触发点（TrPs）消失后耻骨肌疼痛变得明显。**触发点的激活**可能是由于在楼梯上绊跤或摔倒，也可能继发于股骨颈骨折或全髋关节置换，还可能发生于大腿内收遇到强大阻力时如性活动或体操锻炼。持续或反复的髋关节内收屈曲或全身因素可能会导致**永久性触发点**的产生。对**患者检查**时可发现运动范围略受限制。**触发点检查**会引发位于皮肤下面的部分肌肉出现敏锐的压痛。触诊时突然抓住肌纤维可产生剧烈的局部抽搐反应并引起牵涉痛。**相关触发点**常见于髂腰肌和（或）其他内收肌，尤其是长收肌和短收肌。**牵拉下的间断性冷喷疗法**方法是大腿在髋关节水平被动外展和伸直情况下，应用喷雾或冰从肌肉近端到远端并稍超过该范围进行喷敷，然后进行湿热敷和主动的充分运动。可能还需要**注射和拉伸**方法来完全消除此肌肉的 TrPs。患者仰卧位并且大腿外展外旋，触及股动脉搏动。进行 TrPs 注射时应持续触及股动脉，向内侧进针以避开股动脉。**矫正措施**包括对下肢长度不等和（或）半侧小骨盆进行代偿；避免肌肉长时间处于收缩状态，尤其是坐位时；并避免突然剧烈运动，超出肌肉承受力。

1. 牵涉痛
（图 13-1 ）

耻骨肌肌筋膜触发点（TrPs）靠近腹股沟，在其远端皱褶处可引起深部疼痛；疼痛可涉及大腿前内侧的上半部（图 13-1 ）[5]。此疼痛患者常主诉为"在腹股沟皱褶和髋关节处"，疼痛也可能从内侧延伸至大收肌在骨盆附着处区域。

2. 解剖附着与注意事项
（图 13-2 ）

耻骨肌**近端**附着于耻骨上支的耻骨梳、耻骨结节外侧。附着处位于耻骨结节内侧腹股沟韧带的尾端深部（图 13-2 和图 13-4 ）[6,10]。

耻骨肌构成股三角（Scarpa 三角）底部的内侧绝大部分。此三角的上界为腹股沟韧带，外侧界为缝匠肌，内侧界为长收肌。此三角位于耻骨内侧，由短收肌及其外侧的髂腰肌包围[19]。

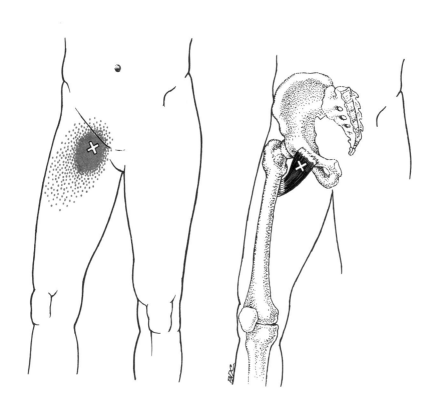

图13-1　右侧耻骨肌（暗红色）触发点（X）引发的牵涉痛区域（亮红色）的前面及内侧面观。牵涉痛的基本区域标示为纯红色，偶尔的扩散区域标示为点状红色。

耻骨肌**远端**在股骨内侧后方附于耻骨线[9]。耻骨线从股骨小粗隆（髂腰肌附着处）远端延伸至股骨嵴（股内侧肌、长收肌、大收肌附着处）[33]。当耻骨肌下行至股骨后侧时，其覆盖短收肌上部的大部分纤维（图13-4）[8,34]。除了股神经的支配和对角线的肌纤维走行，耻骨肌在解剖上与短收肌类似。

耻骨肌存在解剖变异，可能或多或少地分为深浅或内外两个部分[6]。后一种情况下，外侧部分由股神经分支或副闭孔神经（若存在）支配，内侧部分由闭孔神经支配[10]。闭孔外肌位于耻骨肌深部，覆盖于骨盆闭孔[15,17]。

补充参考资料

其他作者图示了耻骨肌与周围肌肉的关系的正面观[2,14,24,31,34]及其与股三角主要血管的关系[1,13,26]，与耻骨梳的关系[3,17,25]。同样展示了在耻骨肌中段横断面[27]或其一系列横断面上[6]该肌肉与其他肌肉的关系。后面观更好地展示了该肌在股骨的附着处[4,16]。

3. 神经支配

耻骨肌通常由发自 L_2 ~ L_4 神经分支的股神经支配[10]。支配耻骨肌的股神经分支从腹股沟韧带下方发出，走行于股鞘下方并穿透肌肉表面[11]。该肌也可接受闭孔

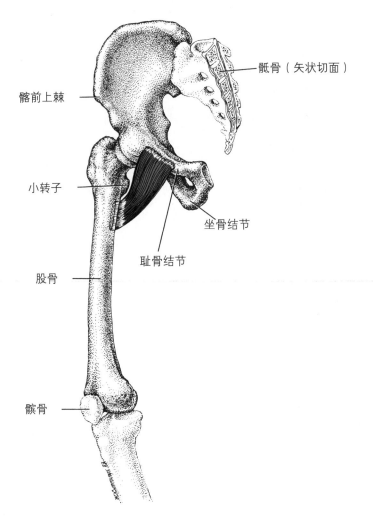

图13-2 右侧耻骨肌的附着关系（红色），正面观及略内侧观。耻骨肌近端内侧附着于耻骨上支，远端附着于股骨后方中线内侧。

神经分支支配。当副闭孔神经存在时（约29％的标本），此肌肉由 L_3、L_4 发出的副闭孔神经支配。此神经在耻骨肌附着处向上跨越耻骨上支，而非穿过闭孔[11]。

4. 功能
（图 13-3）

耻骨肌在髋关节内收和前屈联合运动时起关键作用。此肌肉为最近端的内收肌。

众所周知耻骨肌在髋关节水平使大腿内收和屈曲[10,12,20,28,32]。当大腿处于屈曲状态，该肌的内收作用更强[32]。通过电刺激实验，Duchenne[12]得出，耻骨肌是强大的内收屈曲肌，坐姿时它与髂腰肌的共同作用介导机体将一侧大腿放置于另一侧大腿之上。

该肌的短力臂和约60°的拉伸角度提示力量而非速度才是其专长。当大腿向前向内移动时杠杆力增加。这与当大腿屈曲90°时观察到该肌肌电图（EMG）增加是一致的[32]。

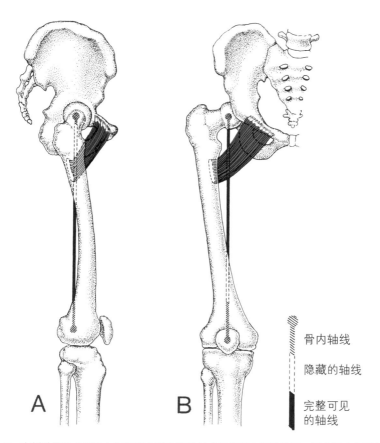

骨内轴线

隐藏的轴线

完整可见
的轴线

图13-3　右侧耻骨肌（红色）与股骨中轴位旋转轴（垂直线）间的关系。图中肌肉为深红色，骨
下方为浅红色。A.侧位图；B.前面观图。肌肉接近旋转轴并在轴前方；然而，耻骨肌也可能跨越
轴线前方或轴后方。无论肌肉在此位置内旋或外旋大腿，解剖的细小差异就能影响其活动，改编
自Kendall和McCreary。

　　此肌肉使大腿内旋还是外旋[12,20,31]，仍
不确定[6]及存在争议[32]。耻骨肌被动伸展
时，无论是大腿内旋还是外旋，其长度在
人群中差异甚微。

　　参考其解剖，存在争议也就不足为
奇。其肌纤维发自耻骨内侧的附着处，
向外走行且远端附着于股骨**后侧**。乍一
看，肌肉应使大腿外旋。图13-3，改编自
Kendall和McCreary[22]，将这些结构与大
腿旋转的机械轴联系起来。前面观（图
13-3B）可见耻骨肌在股骨附着处距此轴
线外的距离。正面和侧面视角表明，至少

有时该肌从轴线前面穿过。因此，由于其
附着于耻骨的近端相对附着股骨的远端
更靠前，当肌肉在旋转轴**前面**穿过时，收
缩时将大腿拉向身体，并在髋关节水平使
大腿内旋。一项研究报道[32]对两个对象
进行肌电图监测显示，在内收、屈曲，或内
旋时电活动强度没有明显差异。但外旋
时基本没有电活动出现。

　　有作者分析了髋关节旋转问题：在一
个骨架上将髋关节屈曲90°并用绳子模
拟肌肉的作用力线。无论股骨内旋或外
旋，肌肉长度（模拟）无明显变化。然而，
骨架放置的微小变化很容易使肌肉明显

改变。当存在劣势杠杆时为了产生内旋，可能会需要相对较高的肌电反应[32]。包含更大样本及不同体质对象的肌电图研究可明确耻骨肌旋转的决定因素。

5. 功能（肌牵张）单位

与耻骨肌一起介导大腿内收-屈曲作用的是四块内收肌即长收肌、短收肌、大收肌、股薄肌和一块大腿屈肌即髂腰肌。余下的屈髋肌为阔筋膜张肌、缝匠肌和股直肌，它们倾向于或者就是外展肌而非内收肌。

对抗耻骨肌内收大腿作用的主要肌肉为臀中肌、臀小肌和阔筋膜张肌。臀大肌和股后肌群对抗屈曲作用[18,21,29]。

6. 症状

存在耻骨肌 TrPs 的患者常以放射痛为主诉，很少表现为单纯来源于此肌肉的疼痛。通常还涉及功能相关的其他肌群。当其他 3 个内收肌或髂腰肌的 TrPs 消除后，才发现耻骨肌是腹股沟深部持续疼痛的原因，尤其是在引起大腿外展的负重活动时。因此，在内收肌或髂腰肌 TrPs 消除后，应对耻骨肌进行检查以发现 TrPs 触痛。

存在耻骨肌 TrPs 患者也可能有髋关节外展受限的感觉，尤其是盘腿莲花坐的姿势时（见第 14 节后病例报告）。在 4 个内收肌中，耻骨肌 TrPs 的外展受限最轻。

鉴别诊断

闭孔神经受到卡压的患者可能会出现误认为是耻骨肌 TrPs 来源的牵涉痛[7]。神经卡压相对于 TrPs 会导致更明显的感觉改变。肌肉检查会发现肌筋膜综合征特有的紧张带和 TrP 压痛。

通过影像学可诊断出以耻骨肌 TrPs 疼痛为主诉的髋关节疾病。

见于长跑者[30]和对抗型体育运动如冰球运动员的压力性耻骨骨炎，会导致耻骨联合区的疼痛。体育运动会加剧此疼痛。耻骨肌 TrP 可加剧耻骨联合骨炎症状并引起容易混淆的相似症状。耻骨肌 TrPs 可由手法检查来确定。TrPs 消失后疼痛缓解可明确诊断。

当患者有髋骨问题时，耻骨联合的压痛也很常见。

7. 触发点的激活与持续存在

激活

绊倒、跌倒或其他意外使髋关节处大腿内收和屈曲受到强大阻力的事件可能导致耻骨肌 TrPs。1 例患者[5]在搬动很重的电脑时激活了耻骨肌 TrPs。很多患者已经忘记了诱因，直到特别追问时才想起来。引起内收肌猛烈内收的性运动会激活耻骨肌 TrPs。体操锻炼时突然而剧烈的内收-屈曲运动可能会导致肌肉负荷过重，特别是肌肉已经疲劳的情况下。骑马是另外一项能加重肌肉负荷的运动，骑马者用大腿而不是小腿和足来控制马匹。

此肌肉 TrPs 与髋关节疾病有关，如活动性骨关节炎、股骨颈骨折后、髋关节术后。

持续存在

引起耻骨肌 TrPs 激活的机械性因素持续存在会造成 TrPs 的持续存在。此外，下肢长度不等可能造成该肌肉长期过负荷。长时间保持同一姿势使肌肉处于收缩状态也导致了触发点的持续,如盘腿而坐或腿部折叠坐在脚后跟上,骨盆小的人经常盘腿而坐。

8. 患者检查

耻骨肌触发点引起的主要疼痛一般伴随轻微无力或行为受限。有些患者表现出一种止痛步态[5]。在完全活动范围内检查外展-伸展通常只产生轻微至中度的疼痛[5],在该牵拉位使大腿内旋或外旋往往不会进一步增加疼痛。(该检查当然仅适用于同时存在的髂腰肌 TrPs 和其他内收肌 TrPs 已经消失时。)

耻骨肌上有活性触发点的患者用健侧下肢站立,患肢髋关节屈曲情况下极度内收,腹股沟区会出现疼痛。

9. 触发点检查(图 13-4 和图 13-5)

触诊耻骨上部边界可定位耻骨肌肉。耻骨联合外侧 2~3cm(约 1in)处为耻骨结节(图 13-2),腹股沟内侧端韧带附着于其内侧(图 13-4)。当大腿没有屈曲无负重平放时,内收长肌(图 13-4)即使看不到,也是可触诊到的。解剖学上内收长肌和短肌与耻骨平行走行,并在其内侧及深部。耻骨肌附着耻骨嵴(梳),在腹股沟韧带内侧部分的下方。触诊耻骨结节外侧,容易触到耻骨上前缘。如果耻骨结节的位置不明确,可以确认内收长肌近端附着处,其接近并在耻骨结节内侧。

耻骨肌外侧远端在股神经血管束的深部(图 13-4)。动脉从股三角的中间通过,大多数患者很容易在这里摸到股动脉搏动。

耻骨肌触发点位于耻骨上支远端(图 13-1)。这些触发点就在触诊手指的皮下肌肉下方。为了感受此肌肉的紧张条索带,手指触诊在如上所述的近端相同位置,平行于耻骨边界上方摩擦耻骨肌纤维。加压以寻找触发点,按图 13-5 所示的方式探查压痛点。触发点触诊可诱发患者明确的痛苦。连续触诊触发点,可能会引起看到或摸到肌肉抽搐。

10. 神经卡压

到目前为止还没有发现耻骨肌 TrPs 引起的神经卡压。

11. 相关触发点

耻骨肌触发点经常与髂腰肌、3 块内收肌、股薄肌的触发点相关。当这些邻近的触发点消失后,腹股沟区残留压痛和深部疼痛的原因与耻骨肌触发点有关。因此,髂腰肌和内收肌所有 TrPs 都被清除后,对引起残留疼痛的耻骨肌活性 TrPs 进行检查十分重要。

12. 牵拉下的间断性冷喷疗法 (图 13-6)

耻骨肌的下部及对角线肌纤维发挥主要的内收功能,因此彻底消除其他参与内收的肌肉单位的 TrP 以有效放松耻骨肌是十分必要的。

本书第 8~9 页阐述了用冰进行牵拉下的间断性冷喷疗法的方法,第一册第 67~74 页详细解释了用冷气雾剂进行间断性冷喷疗法和拉伸的方法[35]。本书第 10~11 页综述了放松和拉伸技术。充分拉伸应避开活动过度的关节。

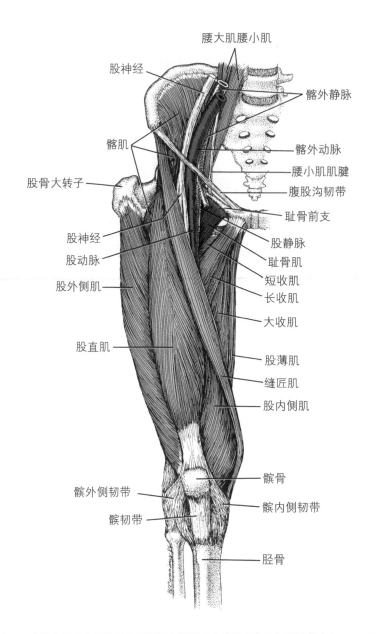

图13-4　右耻骨肌（中等红色）与相邻大腿肌肉（淡红色）及与股三角（Scarpas三角）间的解剖关系。此三角上缘为腹股沟韧带，外侧缘为缝匠肌，内侧缘为长收肌。股动脉为深红色；股静脉为黑色阴影，股神经为白色。

　　为放松整个功能单元,像股后肌群治疗的第一步骤那样,患者取仰卧位外展大腿,对内收大肌进行间断性冷疗和拉伸（见图 16-11A）。

　　第二步,对内收长肌和短肌进行牵拉下的间断性冷喷疗法(见图 15-14)。在运用冷气雾剂冷疗或冰敷的过程中,操作者轻轻外展患者髋关节处的大腿,患者仰卧且患侧脚放在健侧大腿的中间。这种姿势也会增加对耻骨肌的拉伸,但不会增

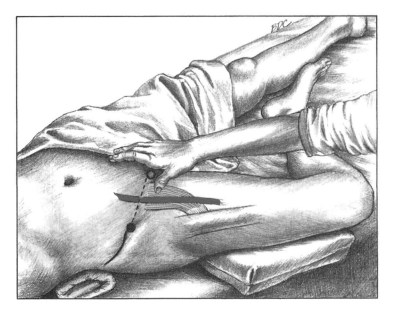

图13-5 触诊右侧耻骨肌的触发点（淡红色）。深红色代表股动脉触诊点（搏动点），股动脉是神经血管束的一部分。虚线代表腹股沟韧带。空心圆代表耻骨结节，实心圆代表髂前上棘。黑色实线代表髂嵴，耻骨肌形成股三角的上内侧底部。在大腿下方垫一枕头以抬高膝部，减少耻骨肌的过度张力。卷毛巾支撑腰椎使患者舒适。给患者盖上毛毯以防寒冷。

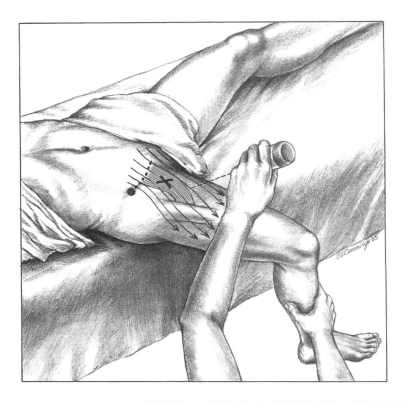

图13-6 右下肢耻骨肌触发点（X）的拉伸位置和冰敷或冷喷区域（细箭头）。虚线代表腹股沟韧带，实心圆代表髂前上棘。为拉伸耻骨肌，使大腿逐步向外向下移动（外展和伸展），抓住膝关节而不是小腿以移动大腿，避免损伤膝部。在允许的范围内，可在远端大腿施压，先内侧后外侧被动旋转髋部，以了解活动是否增加耻骨肌压力。

加髋部伸展性,属不是完全的拉伸。

最后,患者臀部靠近治疗床的边缘,使接受治疗的肢体垂挂于边缘。为保护腰椎(特别是可能过度活动),应使骨盆稳定;或绑住骨盆或患者将对侧大腿紧贴腹部(没有图示)。如图(图13-6)所示,用冰或冷气雾剂进行喷洒时,临床医生借助重力作用,**轻轻**外展和伸展大腿直到遇到阻力。每个治疗周期内加入等长收缩后放松术,患者慢慢吸气,**轻轻**尝试抵抗医生阻力以屈曲和内收大腿,并保持该姿势。然后患者放松,**慢慢**呼气,医生借助重力帮助其放松。由于该位置也拉伸了髂腰肌,在结束治疗过程前也可如图5-5所示将冷气雾剂或冰喷敷于腹中线旁。

当臀部运动达到极限时,可以进行内旋然后外旋。如果发现某种运动增加耻骨肌张力并引起不适感,则可在此旋转拉伸的体位下喷敷更多的冷气雾剂或冰。

间断性冷喷疗法和拉伸后,立即将温热潮湿的垫子放在冷却的皮肤上。皮肤温度恢复后,患者通过数次充分屈曲-内收然后伸展-外展的运动,主动**慢慢轻柔地移动**大腿,恢复其正常的活动范围。

除了间断性冷喷疗法和拉伸,还可以运用缺血性压迫和深部按摩(见第二章)。深部按摩后应该充分拉长该肌肉。

13. 注射与拉伸
(图13-7)

放松大收肌前,对耻骨肌进行喷雾和拉伸治疗通常无效,有必要对该肌肉TrPs进行注射以完全缓解疼痛。

进行TrPs注射时,患者仰卧位,大腿外旋、外展并稍屈曲(图13-7)。该体位使股动脉移向肌肉的外侧缘,因为血管远

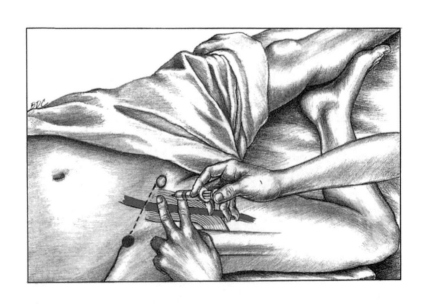

图13-7　右下肢耻骨肌(淡红色)的触发点注射。患者仰卧位,大腿外展、外旋、略屈曲。实心圆代表髂前上棘,虚线代表腹股沟韧带,空心圆代表耻骨结节。触摸股动脉(深红色)搏动,避开动脉向内侧进针,以免损伤股动脉。

端固定于内收肌裂孔。在大腿处于解剖位置进行肌内注射会增加穿刺到动脉的风险。同时该外展体位也有助于增加肌纤维的紧张度并且使紧张带更容易触及。

TrP 的触诊已经在第 9 节"触发点检查"中做了描述。两指置于"触发点"两端并固定以利于穿刺针准确穿刺。通过触诊股动脉的搏动并使针离开动脉的位置，避免误伤股动脉。对于比较瘦的患者，在股三角（Scarpa's）外侧很容易摸到股动脉（图 13-4）。

用 0.5% 普鲁卡因溶液进行 TrPs 注射的基本技术在第一册的第三章第 13 节中已经进行过描述和说明[35]。用 37mm（1½in）21 号的穿刺针朝向内侧准确刺入 TrP，退针后进行压迫止血。Baker[5] 的案例报告和本章第 15 节的一个病例报告显示了该方法的有效性。

TrP 注射后立即进行牵拉下的间断性冷喷疗法，然后是温热湿敷，最后进行数个周期的主动运动，即大腿伸展-外展和大腿屈曲-内收交替进行。

14. 矫正措施

一般来说，使大腿内收肌超负荷或使肌肉固定处于缩短状态的动作或体位，应避免或加以纠正。

对特殊局部 TrP 治疗效果差的持续性肌筋膜疼痛综合征患者，应仔细筛查引起触发点迁延的机械性和系统性因素（第一册第四章）[35]。

矫正人体力学

任何的下肢长度差异或骨盆不对称均应予以纠正。如果站立不正的情况如髂骨旋转已经被纠正，可以通过使用合适的鞋子或坐骨（臀部）增高垫来矫正身体的不对称（参见第四章）。明显的身体不对称大多数是由髂股旋转引起的，应通过运动和恢复正常的骨盆对称予以纠正，而不是通过校正肢体长度。

矫正姿势和活动

患者坐位时也应避免跷二郎腿或臀部过度弯曲（折刀位），因为这些姿势使耻骨肌处于缩短状态。坐在椅子上时，膝盖不应高过臀部。

许多患者尤其是女性，性交过程中大腿可能会猛烈内收，这会造成包括耻骨肌在内的内收肌负荷过重。引起疼痛的触发点消失后，应尝试其他姿势或逐渐进行内收肌锻炼。

睡觉时如果健侧在下，应在两膝之间放置一个枕头（见图 4-31），以防止耻骨肌 TrPs 因姿势不对而加剧。

家庭治疗计划

应指导患者进行耻骨肌的自我拉伸锻炼。可用图 13-6 所示的姿势。通过第 12 节所述的等长收缩后放松方法，可以增加肌肉拉长度。吸气时注视上方，会促进肌肉的收缩；呼气时注视下方，会增强肌肉的放松。借助重力作用使其松弛。应指导患者如前所述那样矫正姿势和活动。

15. 病例报告（David G. Simons, M.D.）

据 24 岁的男性物理治疗师 S.S. 报道，一年前他在疲劳状态下反复练习武术。用力的踢腿运动使大腿内收于身体前面，局部髋关节屈曲。做这些运动时,他突然觉得右侧髋关节前腹股沟深部刺痛。当他继续锻炼时疼痛加剧。随后剧烈疼痛使他避免任何弹踢或体育活动,需要强大力量才可内收大腿。急性疼痛持续了几个星期。普通行走无疼痛感。冰敷、热敷和超声波的保守治疗没有效果。髋关节屈曲、外展和外旋(坐莲位)可加剧疼痛。

患者之前由 2 名医生和 5 个物理治疗师治疗,但是没有任何改善。X 线片无明显异常,只有髋关节髋臼周围有小的钙化。

最初,疼痛仅仅造成患者苦恼和担忧,但没有行动障碍。疼痛限制了他的娱乐健身活动。患者休息时和普通活动时没有感到疼痛。然而,当他盘腿而坐时,右侧臀部大腿受限制,并在腹股沟处有疼痛感,疼痛越剧烈受限程度越高。站立姿势时,当右大腿越过左腿前方,完全收缩加一点屈曲时,在同一地方会产生突发的疼痛。

检查发现,患者没有下肢不等长或者身体不对称性,但发现其为小骨盆。在臀部肌肉的检查时发现,整个耻骨肌肉紧绷,带状的肌肉绷紧,且有波段的强烈敏感。加压触诊没有引起明显的局部抽搐反应,没有放射痛。

普鲁卡因注射耻骨肌肉 TrPs,接着应用喷雾剂进行冷喷治疗,并延伸到其他的内收肌和耻骨肌,可降低 TrPs 指压时灵敏度约 50%。经过 2 周的等长收缩后放松[23],在坐莲位置进行轻柔的内收肌舒展,患者在这个位置上可进行舒适的全方位的运动。接着患者在站立时弯曲并内收大腿无疼痛,能够无疼痛感及不适感地进行向心和等长内收锻炼。

评论

这个案例并不常见,因为这是单一的耻骨肌肉综合征。最初选择 TrP 注射和拉伸治疗,而没有单独选择牵拉下的间断性冷喷疗法,因为这显然是经保守治疗无效的单一肌肉肌筋膜综合征。

其症状没有进一步发展,治疗的即刻疗效和长期疗效均满意,故没必要对引起 TrP 持续存在的系统性因素作进一步调查研究。

（陈毓雯 译

朱紫瑜 王祥瑞 杭燕南 校）

参考文献

1. Anderson JE. Grant's Atlas of Anatomy, Ed. 8. Williams & Wilkins, Baltimore, 1983 Fig. 4-20.
2. *Ibid.* (Fig. 4-22).
3. *Ibid.* (Fig. 4-39).
4. *Ibid.* (Fig. 4-40).
5. Baker BA. Myofascial pain syndromes: ten single muscle cases. J Neurol Orthop Med Surg 10: 129-131, 1989.
6. Bardeen CR. The musculature, Sect. 5. In *Morris's Human Anatomy*, edited by CM. Jackson, Ed.
7. Blakiston's Son & Co. Philadelphia, 1921 p. 504.
8. Bowman AJ Jr, Carpenter AA, Iovino J, et al.: Intrapelvic complications of hip surgery: a case report of obturator nerve entrapment. Orthopedics 2:504-506, 1979.
9. Carter BL, Morehead J, Wolpert SM, et al.: Cross-Sectional Anatomy. Appleton-Century-Crofts, New York, 1977 Sects. 39-43, 45-48.
10. Clemente CD. Gray's Anatomy of the Human Body, American Ed. 30. Lea & Febiger, Philadelphia, 1985 pp. 278-279.
11. *Ibid.* (pp. 563-564).
12. *Ibid.* (pp. 1230-1232).
13. Duchenne GB. Physiology of Motion, translated by E.B. Kaplan. Lippincott, Philadelphia, 1949 pp. 266, 267.
14. Ferner H, Staubesand J. Sobotta Atlas of Human Anatomy, Ed. 10, Vol 2. Urban & Schwarzen-berg, Baltimore, 1983 Fig. 4074.
15. *Ibid.* (Figs. 415, 416).
16. *Ibid.* (Fig. 417).
17. *Ibid.* (Fig. 420).
18. *Ibid.* (Fig. 421).
19. Hollinshead WH: Fuctional Anatomy of the Limbs and Back, Ed. 4. W.B. Sauders, Philadelphia, 1976 pp. 271, 300-302, 304.

20. Janda V. Muscle Function Testing. Butterworths, London,1983 pp.161,169,176.

21. *Ibid.* (pp.161,164,169,171).

22. Kendall FP, McCreary EK. Muscles,Testing and Function, Ed. 3. Williams & Wilkins, Baltimore,1983 p.178.

23. Lewit K, Simons DG. Myofascial pain:relief by post-isometric relaxation. Arch Phy Med Rehail 65:452-456,1984.

24. McMinn RMH, Hutchings RT. Color Atlas of Human Anatomy. Year Book Medical Publishers, Chicago,1977 p.244.

25. *Ibid.* (p.270).

26. *Ibid.* (p.298).

27. Pernkopf E. Atlas of Topographical and Applied Human Anatomy,Vol.2.W.B. Saunders, Philadelphia,1964 Fig.329.

28. Rasch PJ,Burke RK. Kinesiology and Applied Anatomy, Ed.6.Lea & Febiger,Phiadelphia,1978 p.272.

29. *Ibid.* (p.282).

30. Rold JF, Rold BA. Public stress symphysitis in a female distance runner. Phys Sportsmed 74:61-65,1986.

31. Spalteholz W. Handatlas der Anatomie des Men-schen, Ed.11,Vol.2.S. Hirzel, Leipzig,1922 p.349,350.

32. Takebe K, Vitti M, Basmajian JV. Electromyography of pectineus muscle.Anat Rec 780:281-283,1974.

33. Toldt C.An Atlas of Human Anatomy, translated by M.E. Paul, Ed.2,Vol.1.Macmillan, New York,1919 p.132,Fig.320.

34. *Ibid.* (p.352).

35. Travell JG, Simons DG.Myofascial Pain and Dysfunction:The Trigger Point Manual. Williams & Wilkins,Baltimore,1983.

第十四章
股四头肌群

股直肌、股内侧肌、股中间肌和股外侧肌
"四方面的病痛原因"

本章要点：股四头肌群肌筋膜触发点（TrPs）引起的**牵涉痛**可以出现在大腿内侧、前侧或外侧以及膝盖。股直肌常见的触发点位于肌肉的上端，并放射至大腿前部较低的区域和膝前区。股内侧肌的触发点牵涉痛位于膝关节前内侧并且沿大腿内侧向上。股中间肌疼痛涉及大腿前部的中间部分，股外侧肌至少有 5 个触发点，可以引起沿大腿外侧从骨盆和大转子直至膝关节外侧的疼痛。不同于股四头肌的 3 个头只跨越膝关节，股直肌的**解剖附着**同时跨越髋关节和膝关节。在髂前下棘区域，股直肌近端固定于骨盆。股中间肌在深部附着于股骨前外侧的大片区域。股内侧肌和股外侧肌均沿股骨长轴附着于股骨的后方。股四头肌的所有 4 个头的肌腱联合组成一个强大的肌腱，远端附着于髌骨。髌骨通过髌韧带固定于胫骨结节。股四头肌的**功能**通常与大腿产生的力量有关（反作用），而且通常是通过伸长收缩以**控制**膝关节的屈曲。其功能易因膝关节结构紊乱包括关节积液而受到抑制。股内侧肌的斜向（远端，对角线）纤维极其重要的功能是对抗股外侧肌对髌骨的外侧牵拉。当足处于放松状态时，股四头肌主要通过膝关节伸直小腿（所有四个头的作用），并且通过髋关节

协助大腿屈曲（只有股直肌的作用）。股直肌主要与髂腰肌和耻骨肌的肌肉形成使髋关节屈曲的**功能单位**，其作用的对抗肌肉是臀大肌和股后肌群。股四头肌的所有头均有助于伸膝，其作用主要受到股后肌群的对抗。股四头肌触发点的**症状**主要是疼痛和肌力减弱。股四头肌是膝关节唯一的强有力的伸肌，因此该肌群的任何触发点都会影响伸膝。股内侧肌的触发点可引起膝关节弯曲，股外侧肌也有相关报道。该肌群任一肌肉上的触发点均会破坏髌骨平衡。股直肌、股内侧肌和股外侧肌的触发点可能会影响睡眠。膝盖伸直时，股外侧肌上的触发点可导致大腿外侧疼痛和（或）髌骨绞锁。膝关节疼痛的鉴别诊断应考虑其他导致髌股关节功能障碍的原因，包括股四头肌肌腱或髌骨肌腱的炎症、膝关节功能障碍和病理情况。股四头肌**触发点的激活**通常发生于摔跤、失足或肌肉创伤，可由刺激性药物肌内注射导致。股四头股后肌群紧张会影响膝关节的完全伸直，造成股四头肌群的过度负荷，从而使其触发点持续存在。深屈膝很容易造成肌肉超负荷。**患者检查**从评价步态的不对称、偏差和下肢部分的异常开始。分别检查股直肌和另外 3 块肌肉的肌力和运动范围。髌骨活动性

的丧失提示肌肉各头处于相对紧张的状态。股直肌**触发点检查**通过平骨触诊,发现触发点靠近该肌肉的近端附着点。通常会引起膝关节弯曲的触发点被发现位于股内侧肌的内侧缘,靠近过渡为斜肌纤维的部位。股中间肌内有多个深部的触发点,往往难以通过触诊进行定位。位于股外侧远端引起髌骨绞锁的触发点虽然位置表浅,但只有当髌骨向远端移动时才可通过平骨触诊发现该触发点。肌外侧肌中间 2/4 部分有一簇深部触发点,通常是多个,深触诊时才可发现,但是很难被定位。股直肌**牵拉下的间断性冷喷疗法**要求同时伸髋和屈曲膝关节,用冰或蒸汽冷却喷雾治疗所有肌肉和所有牵涉痛范围。拉伸股四头肌的其余 3 个头只需要屈曲膝关节。患者应调整不同位置以拉伸肌肉的各头,对肌肉及其疼痛范围进行冷喷疗。充分弯曲膝盖使髌骨向远端移动,可释放股外侧最远端的触发点。牵拉股内侧肌前,先对内收长肌和短肌进行间断性冷喷疗和拉伸。用湿润加热垫使冷却皮肤迅速复温,而后患者缓慢进行几个周期的**完全**活动范围的运动。除了少数病例外,股四头肌触发点**注射**没有特殊的困难。股内侧 TrP_2 沿肌肉内侧缘靠近股动脉、静脉和神经,注射时必须谨慎小心。股中间肌和股外侧肌触发点位于大腿中段深部,平骨触诊不能引起压痛感,而且很难定位以注射,但没有特别的危险。为了找到股外侧远端触发点并对引起膝盖绞锁的触发点 TrP_1 进行注射,必须使髌骨向远端移动。**矫正措施**包括避免股四头肌超负荷,以安全的方式从地上提东西,使大腿或背部肌肉不紧张,并且避免深屈

膝。患者股内侧肌上存在引起膝关节绞锁的触发点,如果第二跖骨长于第一跖骨或过度足内翻,那就应该再加一个恰当的鞋垫。应尽量避免长时间不动。**家庭自我伸展运动计划**有助于确保症状持续缓解。躺在网球上对股外侧肌触发点进行自我按摩,可使其消失。拉伸锻炼,首先是非负重的缓慢拉伸收缩,相关肌肉触发点被消除后再开始进行负重的缩短收缩。

1.牵涉痛
(图 14-1 ~ 图 14-5)

股四头肌四个头的触发点(TrPs)引起的疼痛在大腿和膝盖。只有股直肌和股内侧触发点导致膝前疼痛。股外侧肌的触发点则可引起外侧膝关节疼痛。相较于由股内侧肌和股外侧肌触发点引起的膝部的牵涉痛,股直肌内的 TrPs 引起的膝关节深部痛更易被察觉。

股直肌（两个关节的难题）
(图14-1)

股直肌的触发点与上肢肱三头肌长头相类似,经常容易被忽视。这两个关节的肌肉在日常活动中都无法充分舒展。几乎没有检查可以确定它们的活动范围是否受限。股直肌被称为“两个关节的难题”这是因为其触发点通常在髋关节的水平,大腿上部略低于髂前下棘,但却引起膝盖和髌骨周围的疼痛(图 14-1),有时疼痛也可位于膝关节深部。与患者存在以上触发点时,其大腿下部、膝关节上方前部的区域通常有严重的深部夜间痛。患者找不到合适的体位或动作来缓解疼痛,直到他们学会如何充分伸展肌肉。有

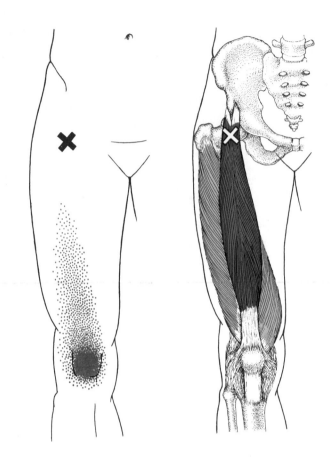

图14-1 右股直肌（深红色）的常见触发点（Ⅹ）引起的牵涉痛范围（鲜红色）。股四头肌其他部分用浅红色标注。红色实心圆表示几乎所有患者都有的触发痛范围。红点为偶见扩展的触发痛范围。

时，股直肌触发点位于大腿下端略高于膝盖靠近髌骨附近，产生膝关节深部疼痛。

股内侧肌（使膝关节弯曲的肌肉）（图14-2）

股内侧触发点更为常见的是 TrP_1，疼痛放射至膝盖前部（图 14-2A），如先前所示[101,102,103]。TrP_2 更为近侧，可引起膝关节前内侧和大腿较低位置线性分布的酸痛（图 14-2B）。

此肌肉触发点很容易被忽视，因为肌肉纤维紧绷状，只是轻微限制了膝关节运动范围，且不产生疼痛，只有功能障碍。股内侧肌往往"半途终止"运动。几个星期

或几个月后，症状从最初的痛苦阶段变为抑制阶段。疼痛感会突然发展为股四头肌无力导致膝关节屈曲。这突如其来的变化可能会使个别患者跌倒而受到伤害。

85 例肌筋膜疼痛的患儿中11%的患儿存在股内触发点，在所有的触发点中，位列第二[11]。在儿童中该触发点的疼痛模式与成人 TrP_1 相同。

股中间肌（阻挠者）（图14-3）

股中间肌被称为"阻挠者"，因为它有许多触发点不能被直接触诊；它们隐藏在股直肌下。从这些触发点的牵涉痛延伸至

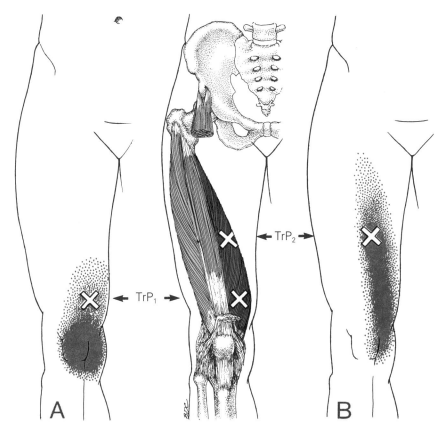

图14-2 右股内侧肌（中等红色）触发点（X）引起的疼痛范围（深红色）。图中保留了股四头肌的剩余部分，浅红色标出。股直肌（也用浅红色）被移除。实心深红色标注了这些触发点导致的所有患者的疼痛固有范围。红点标注了偶见扩展的触发痛范围。A.远端触发点。B.近端触发点。

大腿前方近膝盖处,但在大腿中部最集中（图 14-3）。股中间肌内不同部位的 TrPs 的牵涉痛和压痛可延伸至上部大腿的前外侧。此肌肉的触发点通常是多个,很少单独存在。Kellgren 报道,0.1ml 6% 高渗盐水注射进入股中间肌可造成膝盖疼痛[60]。

股外侧肌（卡压髌骨的肌肉）
（图14-4）

股外侧肌沿大腿外侧面有多个典型的触发点。这是股四头肌中触发点最多的 1 个肌肉。5 个触发点位置可参考图 14-4,其引起的疼痛遍及大腿侧方和膝关节的外侧。有时候,大腿外侧疼痛可延伸至骨盆角。当触发点分布在浅层肌肉时,疼痛较局限,当触发点位于深层肌肉时,疼痛会向大腿上方及下方扩散。当股外侧肌触发点所引发的疼痛和压痛位于大腿近端区域时,患者可能无法侧卧,从而干扰晚上的睡眠。Good[48]发现,股外侧肌侧缘的肌痛点（可能为触发点）有膝盖的牵涉性疼痛。

股外侧肌内的 TrP_1 的显著特点是"卡压髌骨",除髌骨周围的外侧缘疼痛,有时向上延伸超出大腿范围（图 14-4）。Nielsen 描述了一个这种疼痛模式的病例报告[87] 并附有图示[103,113]。在儿童中,该 TrP_1 引起的疼痛有时可以延伸进入并一直延至膝盖的后方膝盖[19]。TrP_2 通常

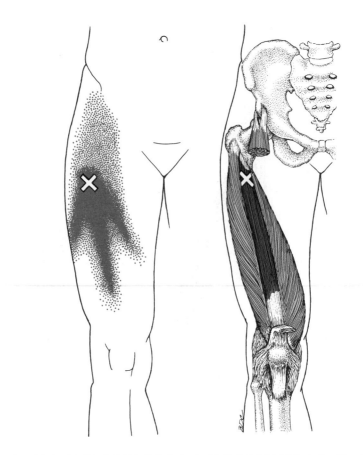

图14-3 右股中间肌（中等红色）常见触发点（×）引起的疼痛范围（深红色）。股四头肌的剩余部分用浅红色标出。股直肌已被移除。红色实心部分标注了这些触发点导致的所有患者的固有疼痛范围。红点标注了偶见扩展的触发痛范围。其他触发点在股中间肌更远侧。

位于较后方的位置可引起髌骨外侧疼痛，但其更广泛地投射至大腿外侧面的上方，有时可向下延及足外侧部，其疼痛范围比 TrP₁ 更远更广。TrP₃ 位于在大腿中部水平的后外侧并包括腘窝的外侧部分。此为股四头肌的触发点导致的膝关节疼痛。

TrP₄ 的位置更靠前，在大腿前中部水平像"大黄蜂鸟巢"，这种情况并不少见并可能引起整个大腿外侧的剧烈疼痛，疼痛区域在 TrP₃ 稍前部位，向上延伸几乎到了骨盆角。远端，TrP₄ 引起的疼痛位于股外侧肌的周围、髌骨外侧缘，而不是腘窝后侧。TrP₅ 位于股外侧肌近端，其牵涉痛和压痛仅局限在肌肉附近的区域（图 14-4）。TrP₄ 和 TrP₅ 的复合模式即为股外侧肌的牵涉痛的模式[101,102]。

股外侧触发点多见于儿童。一项对 85 名患有肌筋膜疼痛综合征的儿童进行的研究发现，在儿童中，这种触发点是最常见的（35%）[19]。

韧带触发点
（图14-5）

腓骨的侧副韧带（横向）隐藏了向膝盖外侧部投射疼痛的韧带的触发点（图 14-5）。该处疼痛提示可能来源于股外侧

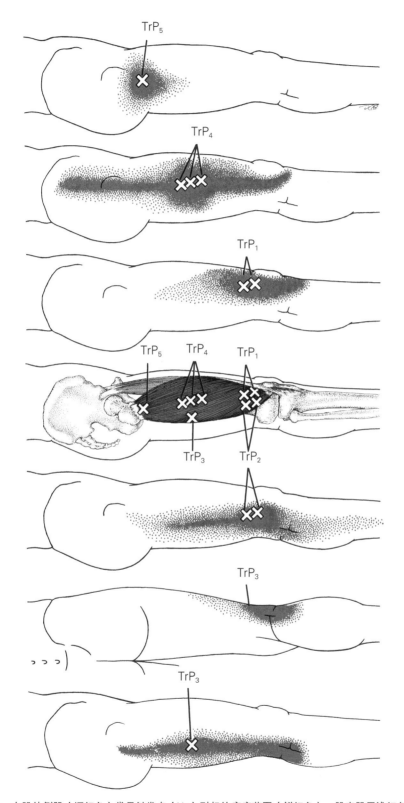

图14-4　右股外侧肌（深红色）常见触发点（Xs）引起的疼痛范围（鲜红色）。股直肌用浅红色标出。实心深红色标注了这些触发点导致的所有患者的固有疼痛范围。红点标注了偶见扩展的触发痛范围（扩散）。TrP₃可限制髌骨活动。TrP₄靠近阔筋膜，可产生"闪电状"疼痛使患者睡眠时无法患侧卧位。

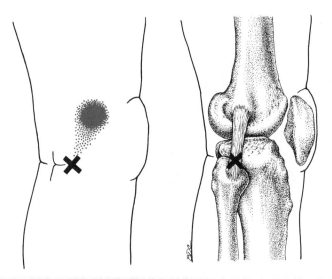

图14-5 右膝（侧面图）腓侧副韧带的韧带触发点（X）引起的牵涉痛范围（实心红色和红点）。

肌的触发点。

2. 解剖附着和注意事项（图 14-6 ~ 图 14-9）

股四头肌组的所有四块肌肉通过总腱与髌骨相连,髌骨则通过髌韧带附着于胫骨粗隆(图 14-6)。髌骨是股四头肌腱内的一个籽骨[29]。三股肌肉只穿过膝关节,因为它们**近端**附着于股骨,**远端**通过髌骨和髌韧带附着于胫骨。然而,股直肌穿过膝、髋关节;此为股四头肌中唯一附着于骨盆**近端**的肌肉。它的**远端**附着于髌骨并通过髌韧带附着于胫骨结节[10,29]。

股四头肌是体内最大的(最重的)肌肉。股四头肌(1 271g)的重量约是第二重的臀大肌(814g)的 1.5 倍[118]。

股直肌（图14-6）

跨越两个关节的股直肌在股内侧肌和股外侧肌之间的,覆盖大腿中间部分。

股直肌**近端**的二头肌腱固定于骨盆,一端附着于髂前下棘,另一端附着于髋臼边缘[3,29]。在**远端**,它附着于髌骨又通过髌韧带连接至胫骨粗隆(图 14-6)。股直肌扩展了大腿前面的长度。在**近端**肌肉与髂前下棘附着处及其下方被缝匠肌所覆盖;而在**远处**,缝匠肌沿着股直肌呈对角串行,覆盖于内含有股神经和血管的内收肌言之上。

股直肌的浅部纤维形成一个双翼式的插入性的"V"型结构[96,97],而深部纤维则直接下行至深筋膜[29]。下方的股内侧肌和股外侧肌的纤维方向都与上方股直肌的纤维方向相反,两者一起形成了一个对角线模式(图 14-6)[96]。

股四头肌的解剖变异非常罕见。很少见的情况下,股直肌仅通过一个肌腱与骨盆相附着,该肌腱或联结于髂前上棘,或附着于髋臼边缘[11]。

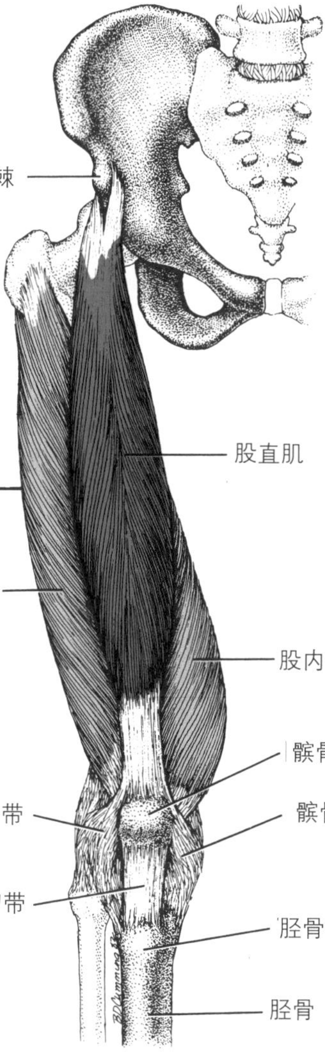

图14-6　右股直肌（深红色）和股外侧肌、股内侧肌（浅红色）的解剖附着关系（正面图）。图14-8注释的是该水平的横断面。

股内侧肌
（图14-7）

股内侧肌的**近端**附着于股骨干后方内侧全长[3]，下行至转子间线的下半部分、股骨嵴内侧唇、内侧髁上线的上半部分、内收长肌和大收肌的肌腱，直至内侧肌间隔[29]。在前方股内侧肌附着于股四头肌腱膜与股中间肌肌腱的共同部分，而它的纤维从后方的附着处向下成角包绕股骨（图14-7）。因此，当肌肉被向前拉到一边，我们就能在股内侧肌和股中间肌之间看到大面积裸露的骨头。与此形成鲜明对比的是，股中间肌侧方广泛附着于股骨前方，因此遮盖了大部分股外侧肌[3,42]。

股内侧肌**远端**不仅附着在髌骨的内侧缘，并通过髌骨韧带附着于胫骨结节，并且通过一条形肌肉与髌骨内侧相连，股

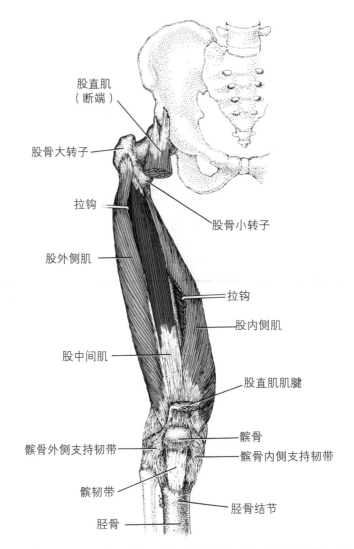

股直肌
（断端）

股骨大转子

拉钩

股外侧肌

股中间肌

髌骨外侧支持韧带

髌韧带

胫骨

股骨小转子

拉钩

股内侧肌

股直肌肌腱

髌骨

髌骨内侧支持韧带

胫骨结节

图14-7　右股四头肌群的股内侧肌（浅红色）、股中间肌（暗红色）和股外侧肌（浅红色）的解剖附着（正面观）。表面覆盖的大块股直肌已被切除。部分股内侧肌向前附着在沿股中间肌内侧边缘分布的股四头肌肌腱膜已被切除、并在图中由下方拉钩牵拉开。由此可暴露股内侧肌更深位置的纤维，因为它隐藏于股骨后方，也使在纤维前方的股骨可以显露出来。上方的拉钩将股外侧肌拉开以显示掩盖在下方的股中间肌。

内侧肌纤维还在其与髌骨附着的区域,股肌的远端纤维**内侧**显著成角（图14-7），所以由纤维方向和筋膜平面可清楚地与股内侧肌的其余部分相区分。这些远端的成一定角度的纤维其近端往往不是与股骨而是主要与大收肌相附着,另有一部分与内收长肌及内侧肌间隔相附着。后方斜向的纤维为**股内侧斜肌** [23,70]。

股中间肌
（图14-8）

　　股中间肌大小至少与股直肌类似,它位于股直肌深部,并且部分位于股外侧肌深面（图 14-7 和图 14-8）。

　　它的**近端**与股骨干上 2/3 的前外侧面相附着,在**远端**,它附着于髌骨,通过髌韧

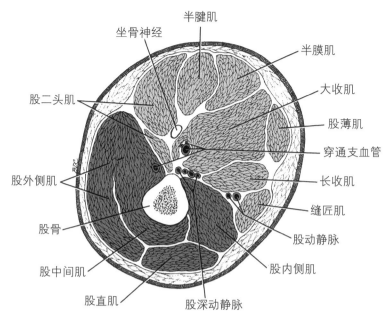

图14-8 在图14-7和图14-13显示的右腿横断面，自上而下观。暗红色为血管，股四头肌为中等红色。所有其他肌肉包括收肌群，股后肌群都为浅红色，更高位置的横断面参见图16-5。

带附着于胫骨结节[29]。正如前面所指出的，股中间肌和其内侧的股内侧肌是分离的，但是在横截面上可以看到在外侧，股中间肌纤维与股外侧肌纤维相融合（图14-8）。

股外侧肌（图14-9）

股外侧肌是股四头肌最大的组成部分，比通常我们所知道的体积更大、重量更重。从前面观（图14-7），并没有什么特别之处，然而，侧面观（图14-9）时它显得非常大。在大腿的横截面中，它的大体积也非常明显（图14-8）；在更高的平面，它包绕股骨近一半的圆周。

通过覆盖该肌肉内部的腱膜，它在**近端**被固定到股骨侧后面的 3/4 的外侧缘[29]。肌腱膜深入肌肉，**远端**附着于髌骨外侧缘，并通过髌骨韧带穿过膝盖。少数肌纤维附着于髌骨外侧支持韧带。

滑囊

在膝部，有四个滑囊与股四头肌和髌骨相关[28]。较大的髌骨前囊（横截面[29]、矢状切面[28]），使髌骨和其上覆的皮肤分离。髌上囊（横截面[27]）实际上是膝关节滑膜腔的扩展，它位于股骨和髌骨正上方的股四头肌腱之间。它深入股部肌肉腱膜，特别是股内侧肌，在膝盖伸展时，并且通过位于股中见肌远端深面的小膝关节肌肉在膝伸展时收缩[7]。较小的深部髌下囊在髌韧带和胫骨上部之间。第四囊是皮下小髌下囊[11,28]。

补充参考资料

肌四头肌的所有 4 个肌头都是前视图，且不伴有相关神经及血管[6,84]，涉及神经的图片[83]已省略。

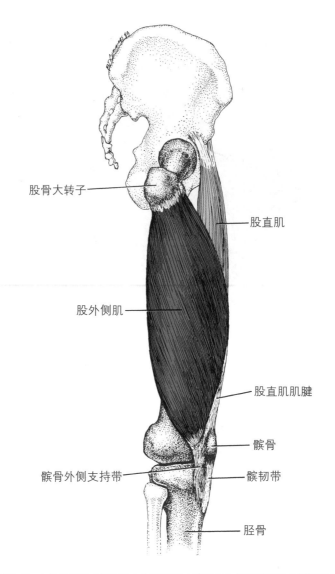

股骨大转子

股直肌

股外侧肌

股直肌肌腱

髌骨

髌韧带

髌骨外侧支持带

胫骨

图14-9　右股外侧肌（暗红色）与股直肌（浅红色）的附着关系（侧视图）。

同样的，图片中省去了对股四头肌和缝匠肌关系的具体描绘。所有肌头的前内侧视图均无相关神经或血管[39]，且省略了肌中间肌[97]。

肢体横向旋转时股内侧肌的正视图，内收肌管中的隐神经和股血管都一一呈现[4]。

股外侧肌从后面[76]和侧方[41,44]被描绘。股内侧肌[43,77]和股直肌[77]为内侧观。

在大腿上的水平的横截面中呈现臀大肌前端连接的部分所有股四头肌4个头[5]，在股四头肌上每2cm呈现整个横截面[27]。4个肌肉头的关系，在一系列横截面中呈现[40,86]。

股四头肌两端的骨骼肌附件均有标记[3,42,75,85]。

膝关节面的肌肉被认为是它的连接处[7]。

所有肌肉头除了股中间肌在股四头肌强烈收缩，均有体表标志[38,72]。

皮下的髌上囊，髌骨前囊的关系，及髌骨髌下囊相关的股四头肌肌腱的矢状截面[29]。髌上囊侧视图[29],透过股四头肌腱髌骨近端的水平横截面也有相关呈现[40]。

3. 神经支配

支配所有 4 个头股四头肌和膝的关节面的神经是股神经的分支,发自 L_2、L_3 和 L_4 神经[29]。

股神经深入缝匠肌,然后沿股内侧肌内侧缘,分支为股内侧肌支。股四头肌其余 3 个头穿过股直肌和股中间肌之间(如图示)[83]。股神经的长纤维分支之一,股中间的分支支配关节面和膝关节肌肉[30]。

4. 功能

当腿和足都可以自由移动时,作为腿在膝盖处主要伸肌,股四头肌的 4 个头一起行动。股直肌无论是弯曲时髋关节,还是骨盆,这部分是固定的[12,29]。三股肌肉有协同作用。腹直肌二头肌依赖于髋关节。膝关节伸展时,4 个头协同地以变量的方式使之伸展至最大程度。股内侧肌和股外侧与髌骨之间的平衡张力,保持髌骨的正常位置。

用足固定支撑地面的直立式活动,股四头肌肌肉群发挥作用时,牵拉其近端,而不是远端。这些肌肉经常进行延长和收缩,从而控制或减速运动所造成的重力。

股四头肌的功能为控制向后弯曲、蹲、从站立位置坐下来、下楼梯,但在静止状态下并不激活。在行走过程中,它立即激活,足来控制膝关节屈曲,足趾来稳定膝盖的伸展。膝盖在延伸状态时并不激活。在某些情况下,站姿阶段股四头肌激活是长期或增加(或两者),当背部携带重物,步行加速且穿高跟鞋时,跖屈肌有明显的功能丧失。股四头肌在腿部伸展摆动初期阶段时**并不活跃**。但是在摆动的最后阶段,它非常活跃,为负重做好准备。股四头肌在从座椅上起立和上楼梯时,以及在许多体育项目活动中也有重要功能(缩短)。骑自行车测力时发现,在下行的中间,一个强大的活动高峰期出现股四头肌 4 个头在纤维类型的比重没有主要区别。慢肌(1 型)和快肌纤维(2 型)的数量始终几乎等量。

作用

刺激研究的结果如预料的一样,股直肌通过附着点从近端方向拉髌骨,股内侧肌从近端和中间,股外侧肌从近端和横向拉它[34]。只有股外侧肌单独收缩可能会造成髌骨脱位(因为只有横向方向)[34]。股内侧肌的对角线向量平衡紧张的髌骨,股外侧肌是紧贴髌骨重要的肌肉(和正常的股四头肌功能)[92]。

股直肌可协助仰卧时的大腿,但旋转期间活动较少[8,15,92]。

肌电图显示,在膝盖缓慢朝最大伸展方向延伸时,股四头肌 4 个头在变量中可相互权衡[16,32]。当从坐位转为站立位时,或者站立位转为坐位时,股四头肌 4 个头间没有固定的重要部分[16]。

在八个位置,膝关节进行 $0 \sim 90°$ 最大程度等距延长时,股四头肌 4 个头肌电活动无显著差异。在任意角度,股四头肌的股内侧肌斜肌产生两倍的动作电位[71]。

根据骨科教材,股内侧肌前端对角线纤维(**股内侧肌斜肌**)在膝盖转动最后的 15° 起了重要作用。但几项研究已经提出了有力证据指出情况**并非如此**[70,71,81];研究人员得出结论,这些对角线纤维的主要功能是稳定,防止髌骨外侧脱位[23,59,94]。

功能

站立和定位

在平衡的站立时,股四头肌几乎没有激活,无论是否有重物在大腿上前面或者后面[14]。

Duarte 等[33]建立了股四头肌的常见姿势模型,并证实在运动过程是活跃的。通过使用细电极的肌电图,结果表明活动时,最活跃的是股内侧肌和股中间肌。髋关节屈曲,向后弯曲,蹲,坐下来时股直肌较晚激活。股后群肌在半蹲的姿势时承受负荷。在高速运动中股直肌肌电活动比较突出,而股后群肌在对抗时比较活跃。

当躯干快速变为站立位时,股四头肌与腹直肌的运动密切配合[89]。

步行

正常行走时,股四头肌肌群的活动是双相的[17,110]。在足跟停止活动后,但在足平前,电活动达到峰值,早期姿态时控制膝关节屈曲[55]。电活动的第二个高峰出现在足趾活动停止后,稳定膝盖的伸展。令人惊讶的是,在膝关节伸直摆动期的早期阶段,股四头肌认为是不激活的。因此,伸展膝盖可能发生的结果是被动摆动[17]。

Yang 和 Winter[121]发现,在健康受试者中,股直肌第二个高峰的电活动在高速行走时比股外侧肌更突出。另一个研究[79]报道,以0.9~1.2m/s(3~4ft/s)速度行走时,速度加快时电活动也相应增加。站立时,背部的负重增加至自身体重的50%时,股外侧肌肌电活动越来越多[46]。

爬楼梯,股直肌肌电活动一开始就出现,直到对侧足放在上一阶梯时,出现在第二阶段的高峰。下楼梯时,股直肌为站立姿态时最活跃的状态,站立位时初始和最后阶段最活跃[110]。

在19个研究对象中,12个是训练有素的运动员,平地行走和上下楼梯时股直肌、内侧腘绳肌、胫骨前肌和腓肠肌的肌电活动主体间的差异性很显著。股直肌收缩模式在这些肌肉中最稳定[110]。

6名年轻女性在穿高跟鞋行走时,相较于平跟鞋股四头肌肌电活动显著增加[57]。

步态正常成人的胫骨神经阻滞前后研究中 Sutherland 等发现,神经阻滞后,为维持膝关节的稳定性,股四头肌站立位时肌电图更活跃来替代踝关节跖屈肌的功能[107]。

负重

当一个人负重并且膝盖弯曲躯干直立时,通常由椎旁肌及股四头肌肌群承担部分负重。当膝盖弯曲、臀部伸直时,四头肌肌群处于非活动状态[47,82],随着膝关节弯曲转为蹲踞姿势时,一项研究发现股直肌的电活动增加[47],另一项研究发现股内侧肌和股外侧肌电活动增加[90]。蹲踞姿势时当负重物被举起远离身体,股直肌电活动相比较于负重物紧贴身体时,增加了1倍多。

运动和跳跃

在右手投掷,射击运动期间,股直肌、股内侧肌、股外侧肌间最强的电活动往往出现在左股直肌。排球扣球和篮球投篮时的奋力一跳,强烈激活了这3个头的两端肌群[25]。在跳跃的起跳和着陆阶段进行了详细的研究,观察了股直肌活跃的肌电运动[58]。

股四头肌在弹跳后落地阶段,起到重要的制动作用(膝关节屈曲)。类似于运动过程中有个避震作用。这种有力的伸缩可引起运动后肌肉酸痛(见附录)。

单车测力

在骑自行车时,股内侧肌和股外侧肌在整个踩踏板过程都处于活跃状态,在下行过程一半之前接近 50% 的肌电活动达到高峰。足踏下行初始,股直肌达到较低的峰值,约最大电活动的 12%,在上行过程一半时开始逐步增加肌电活动[37]。下行期间,股直肌活性降低反映出,髋关节大腿伸展时,髋部屈肌和膝伸肌相对抗,造成膝关节伸直。在标准化的单车测力,膝关节伸肌 39% 进行机械的工作,髋部屈肌只有 4%[36]。

Vecchiet 等[116]注射最大容量的 70% 高渗生理盐水溶液,测试股外侧肌在 30min 骑自行车后产生的牵涉痛灵敏度。注射 10% 的生理盐水溶液至肌肉后进行 60min 运动产生明显疼痛。

相互作用

股直肌的收缩效果不取决于一个关节。运动中膝盖的动作密切配合伸肌肌肉群;在弧线运动中,它们有复杂的关系。如预期一样,一个动作同时缩短了两个接头的肌肉,如踢足球时肌肉强烈收缩。相反,一个运动拉长肌肉的同时两个关节抑制其收缩。膝关节、髋关节屈曲,或仅仅是髋关节屈曲时,股直肌处于非激活状态。髋关节伸直伸展时,肌肉呈非激活状态,若只有膝关节伸直,肌肉呈激活状[12]。

股外侧肌作为股四头肌的组成部分,站立位时快速的躯干弯曲运动中进行姿势调整时,对此肌肉进行一项检测研究[89]。当股外侧肌激活,胫骨前肌帮助提供前进的动力,控制股外侧伸缩使膝关节屈曲。

当足过度背屈(根据 Morton 的足结构,足弓过度活动、踝关节跖屈,肌肉的不平衡或一些其他原因),小腿与大腿向内偏离,Q 角的增大,股内侧肌过度负重。肌肉可控制膝关节的角度,这个过程中膝盖保护内侧韧带。

纤维类型和性能

股四头肌 4 个头之间的纤维类型没有固定比例。

股中间肌是股外侧肌是 4 个头活检中最常用的。个体差异性研究发现,纤维类型分布有相当大的区别。在一项优秀女子田径运动员的研究中,股外侧肌中的慢肌纤维(1 型)的比例从 25% ~ 90%[50]。在大多数研究中,股外侧肌慢肌纤维的百分比已接近 50%[35,45,49-51,54,68,69,88]。以突然意外死亡前 6 个月健康者为研究对象[68],观察整个股外侧肌的纤维类型分布。每个样本代表 1 平方毫米组织的分布。肌肉深部取样(如一个肌肉 40% ~ 60% 的深度)1 型纤维比例的增加。肌肉内 1 型纤维比例从 33% ~ 65%。这项研究表明,没有明确研究样品采取深度的研究结果是有待斟酌的。

无论男性、女性处于 20 ~ 70 岁,股四头肌强度随着年龄增加而下降。这可能是由于部分运动单元的损耗[106]。在 45 名 65 ~ 89 岁的健康、久坐不动的男性和女性中进行股外侧肌的研究[99],研究发现部分神经损伤的证据,纤维百分比减少、2型纤维萎缩,Z线移动形成杠杆,肌浆网膨胀,细胞内脂滴增加。Z线变化相似于运动后的硬度修复阶段(见附录),细胞内脂滴增加表明有氧能量代谢降低。

正常的膝关节只需注射10毫升无菌等渗盐水即可引起部分股四头肌的最大肌力的减少。大量注射可强烈抑制股四头肌,减少其50%以上收缩[122]。慢性膝关节积水的抽吸却并未立即减少股四头肌的抑制[56]。半月板和韧带损伤的手术治疗后,可使股四头肌无力和消耗[56,122]。膝盖半月板和韧带损伤后可出现选择性股四头肌无力和肌肉消瘦[122]。14例半月板切除患者在术后34天,其股四头肌依然收缩受限,但是没有或者基本无疼痛。膝盖伸长比当被弯曲时受限更严重[100]。无痛性感觉也可抑制股四头肌功能,如来源于膝关节的压力[13]。这可能是由于向心收缩的抑制作用,并促进离心收缩[2]。

外科手术切除股四头肌的1个、2个或3个头,等长收缩力量分别降低22%,33%,55%,并减少等速肌力或更多。通常只有轻微的功能减损,可观察到力量丧失小于50%[74]。另一项研究[81]报告切除所有的股外侧肌和75%的股中间肌,操作侧伸直力量减少60%。虽然这名患者有一个正常的股内侧肌,但他仍然有伸肌滞后。

一项低水平静态收缩的股四头肌研究表明1小时一条腿伸展需5%的最大随意收缩。结果表明肌肉是能够通过能量转换维持内稳态,但不能平衡内(外)钾离子浓度[105]。即使低水平持续收缩,也可扰乱肌肉功能。假设在压缩过程中肌肉血流量停止,当肌肉的压力超过收缩压,股直肌50%最大随意收缩时,会发生短暂的静力收缩使缺血发作[98]。这显然是这个水平持续收缩日益限制的原因。

5. 功能(肌牵张)单位

股四头肌4个头主要功能为伸膝。3个伸肌肌群紧密合作。股直肌由于其作为髋部屈肌,其肌电活动不同于其他3个头。膝盖伸展的主要拮抗肌是腘绳肌,此肌肉由腓肠肌、腘、股薄肌、缝匠肌协助[92]。

股直肌与髂腰肌、耻骨、阔筋膜张肌和内收肌间的相互作用,根据髋关节屈曲的程度。髋关节屈曲的主要拮抗肌为臀大肌、腘绳肌、大收肌[92]。

6. 症状

牵涉痛是最常见的症状,还有两个重要特殊症状,分别是股内侧肌的屈曲膝关节综合征和股外侧肌的锁定髌骨综合征。另一个特殊症状是屈曲髋关节综合征,当触发点存在股直肌、股中间肌上(髂前下棘正下方)时偶见。当负重病人同时延伸膝盖和臀部时,髋关节屈曲时也可发生。

患者主诉膝关节伸直无力者,通常在股直肌、股内侧肌、和(或)股中间肌有激活的或者潜在的触发点。股中间肌在上楼梯时可能造成更多麻烦,而下楼梯时股直肌可能造成麻烦。

股直肌

当患者夜间被位于膝关节前和大腿前侧的疼痛唤醒时,应怀疑股直肌上存在触发点。如果在侧卧位上觉醒,膝盖延伸且髋关节弯曲,由于要充分缩短股直肌,这是一个特殊的姿势。患者很少发现自己髋部伸展膝关节屈曲的这个姿势,目的为充分伸展股直肌,以获得舒缓。当患者有膝关节疼痛,并且有下楼梯无力时,应当检查股直肌的触发点。

股内侧肌

股内侧肌远端的触发点造成的疼痛最初是像牙痛般的疼痛,位于在膝关节深部,往往使患者从睡眠中疼醒。它可能被误解为是膝关节炎[95]。肌筋膜疼痛通常在数周或数月减轻,取而代之的是偶发的股四头肌功能被抑制,导致行走过程中的膝盖意外屈曲(无力)[9,111]。屈曲通常发生于步行在粗糙的地面上,由于肌肉在膝关节屈曲时延长,一个股内侧肌的意外负重,使膝盖突然地内侧旋转。这屈曲可能会导致个别患者跌倒。

Baker[9]引用 1 例 12 岁膝关节弯曲不能综合征的运动员患者病历,通过股内侧肌触发点钝化完全缓解。

通过有肌筋膜触发点以及伤残性膝关节疼痛患者的股内侧肌表面的电极,作者观察到当坐着的患者举起足并且全膝伸展动作失败时肌电活性减少。在股内侧肌局部注射普鲁卡因后触发点被钝化,当患者再次用最大力气伸展膝关节时肌肉表面的肌电活性立刻显示显著增加。当膝关节恢复最大限度的伸展,患者的无力感消失。

股中间肌

股中间肌触发点的患者不能使膝关节伸直,尤其是当久坐后,不能快速爬梯动作然后伸直膝关节,也不能在从座椅中站立后行走。他们的疼痛出现在膝关节运用中,很少在膝关节休息时。对这类患者来看开车不是问题,因为膝关节并不需要有利的伸展。膝关节弯曲不能综合征也可以由股中间肌触发点以及股骨止点周围的腓肠肌 2 个头的触发点引起。

股外侧肌

当患者诉及有行走疼痛并且这种疼痛分布于大腿外侧以及膝盖,股外侧肌的触发点可能很重要。股外侧肌触发点的患者同时诉有患侧卧位时疼痛并且影响睡眠。

股外侧肌末端的肌筋膜触发点(股内侧肌有时也可)可以使膝关节固定。髌骨正常活动的部分丧失导致了久坐后站立膝关节伸展以及屈曲障碍。通常在膝关节微屈时,髌骨锁住使得膝关节不能运动。患者不能行走,只能艰难地缓慢行进,并且坐在轮椅中非常不适,若轮椅并没有抬高患者,那么膝关节必须弯曲闭合至 90°。

Troedsson[115] 发现 35 例膝关节交锁的患者沿着患肢股外侧肌的中下缘都有一个触痛的、发硬的区域。25 名患者中 24 名接受针对股外侧肌的物理治疗的患者膝关节运动障碍有所缓解(作者的经验是**股内侧肌**的中下边缘更有可能是膝关节弯曲的触发点牵涉痛的位置)。

鉴别诊断

儿童甚至婴儿的原因未明的大腿以及膝关节疼痛,通常由股四头肌的触发点引起,这点比普遍认为的更常见[19,20]。这些大腿以及膝关节疼痛的青年应该检查触发点。有髋关节疾病或者髋关节手术史患者的膝关节疼痛通常源于髋关节;也有可能是由于股四头肌触发点引起(晚期的膝关节疼痛也有可能是腘绳肌触发点引起的）。

股外侧肌触发点特有的大腿外侧疼痛通常因为大粗隆区域的牵涉痛和肌紧张被误诊为股骨大粗隆滑囊炎。类似的疼痛也有可能由于臀小肌前方的触发点以及阔筋膜张肌触发点引起的。同样地，股直肌触发点特有的前膝关节以及大腿疼痛事实上归因于股长收肌或者股短收肌的触发点，股中间肌触发点的大腿正中疼痛可能由股薄肌的触发点引起的。

幻肢痛可能由于膝关节以上截肢手术患者剩余的股四头肌触发点引起，当包含触发点的股四头肌用来包绕断骨末端的时候，患者可能移动困难直至触发点消失。

所谓的膝关节交锁（无任何警告下忽然弯曲或伸展）可能是由于胫骨外侧平台半脱位引起的，这通常需要手术纠正[73]。而这种症状的共同原因可能是股内侧肌的触发点所致。

膝关节疼痛

膝关节区域的疼痛可由关节功能障碍包括韧带拉紧或撕裂、半月板损伤、肌腱炎、滑膜囊炎、肌筋膜问题以及神经受累引起。Radin[91] 报道了 16 例非肌筋膜引起的膝关节疼痛。考虑到股四头肌的膝关节疼痛，髌骨显得尤其重要。

髌骨软骨软化症通常出现在髌骨脱位伴软骨骨化和骨折之后，或者在髌骨外伤后。这是跑步者膝关节疼痛的产生原因[64]。软骨软化症的调查有助于区分肌筋膜膝关节疼痛包括髌下触痛，这是通过正中或者外侧的移位以及触诊髌骨的下缘引出的；挤压髌骨时触痛；膝关节积水；股四头肌萎缩；活动伸展膝关节时发出捻发音或摩擦音[31]。

髌股关节功能障碍被定义为由髌股关节引起的前膝关节疼痛并无任何髌骨关节软骨的显著异常。这种疼痛归因于异常的髌骨受压[108]。异常的髌骨大小以及移位可引起膝关节疼痛和功能障碍[119]。

正常的髌股关节功能很大程度取决于股内侧肌以及股外侧肌用力推动的内侧、外侧动力学平衡。髌骨外侧半脱位多见于内侧移位，这是由于股四头肌牵拉着力点在髌骨和胫骨平台的髌骨韧带外侧。这种偏离通常测得 Q 角，这个角是由通过髌骨中心至髂前上棘连线以及髌骨中心至胫骨结节连线夹角而成。这个角度男性不应超多 14°，女性不应超过 17°[108]。膝外翻以及末梢股内侧肌发育不全通常与髌骨外侧脱位有关[84,91]。触发点引起的张力的增加以及股外侧肌的缩短加重了这种情况。

髌骨内侧移位很少见，但一旦确诊，可能是外侧韧带松解术的并发症这加重了股外侧肌肌腱。据报道：超过一半以上这种半脱位的患者在操作完成后膝关节疼痛马上缓解。然而，股外侧肌肌腱松解后的髌骨内侧移位通常丧失功能[53]。

膝关节以及邻近小腿的内侧疼痛可能是由于隐神经嵌压引起的[120]。

膝关节外侧疼痛可能由股外侧皮神经嵌压引起的[21]。膝关节外侧疼痛也有可能是髂胫束摩擦综合征导致的，将在 12 章内进行描述[24]。

股四头肌肌腱炎以髌骨上凹疼痛为特点，外侧疼痛较内侧常见[64]。这种症状很有可能是由股外侧肌触发点引起的。

髌骨韧带的肌腱炎，也称"跳跃者的膝

盖"，尤其常见于篮球运动员、跳高运动员以及跳栏选手[22,64]。髌骨韧带于髌骨下凹附着点的疼痛以及触痛与肌筋膜无关联，除非股四头肌组主要部分隐藏了触发点。

Taylor[109]报道了2例髌下深囊炎的病例，1例由金黄色葡萄球菌感染引起，另1例由痛风尿酸结晶沉积引起。

Brucini[26]检测了18例膝关节软骨软化症患者以及80例健康对照组的股内侧肌肌电活性。健康对照组显示在休息仰卧时肌电无活性，与单腿或者双腿静止站立时一样。18名患者中的14例，在仰卧位膝关节伸直时出现低水平不自主肌电活性，但是均被一些下肢运动所消除。同样的，股内侧肌的电活动与患侧膝关节的承重成比例。在治疗前，股四头肌自主收缩并保持一段时间，可导致患者尝试放松后肌电活性持续2~30s。然后在膝关节周围的压痛区域注射，肌电活性马上在自主收缩后停止了。

7. 触发点的激活和持续存在

很多糖尿病患者在大腿中线外侧注射胰岛素，并且一些患者在他们自己注射处形成了股直肌或者股外侧肌的触发点。在触发点区域注射胰岛素或者其他药物可激活它[112]。股四头肌纤维化可由于反复的肌内注射而导致[1]。

股四头肌肌群触发点对突然的剧烈的偏心收缩造成的过度负重敏感。这样一个强烈的收缩可导致从失足成掉入洞里，从街沿或其他障碍物踩空摔倒。对股骨直接影响创伤可激活股四头肌任意一个头的触发点，但股中间肌可能性最低。

在锻炼中可能发生急性或慢性过度负荷，其中包括深屈膝。这种练习导致股四头肌触发点持续存在，尤其是那些在股中间肌。另一种可能延续股四头肌触发点的练习是企图以加强肌肉隐藏的已激活的触发点，通过在足踝附近放置重物伸展膝盖。对缓慢的离心收缩的耐受性更好。

股四头肌触发点由于持续超载而延续，这是对抗腱肌的触发点引起的收缩的结果。股四头肌在腱肌收缩缓解前不能恢复。然而患者总是诉及髋有股四头肌触发点牵涉痛而不是腱肌触发点牵涉痛，这是一个永存的因素。股四头肌触发点超载延续也可能是比目鱼肌触发点活化引起。比目鱼肌触发点限制髋关节背屈，而这个可是股四头肌超载尤其是在膝盖弯曲和躯干直立时。

任何肌肉长时间固定在一个位置都可能加重其触发点。固定往往是治疗下肢矫形问题中不可分割的一部分。患者应在固定之前和之后检查其触发点，尤其是如果他们经历了意想不到的痛苦之后。

一些人习惯长时间坐着将一个足塞在屁股下（通常是下意识地纠正小半骨盆）。这个习惯是妨碍股四头肌触发点恢复的一个关键的长期因素。

股直肌类似于其他股四头肌的触发点，坠落或在肌肉伸长收缩时引起突然过载的事故，如高速滑雪事故，会导致股直肌的肌筋膜触发点的激活。

在膝上放置一重物并久坐（例如，在长时间的汽车旅行中膝上抱着一个沉重的小孩）可以激活在这块肌肉触发点。股直肌触发点往往会因为肌肉不能承受在日常生活中的完全伸展而持续激活。完全伸展同时需要完成膝盖弯曲以及髋部几乎完全伸展。

Lange[63] 将退化性髋关节疾病和股直肌和股外侧肌触发点联系起来。我们看到股直肌触发点发展为超载的结果是由于髋关节异常造成的，然后股外侧肌触发点发展，因为试图弥补股直肌受损。

股内侧肌

各种原因导致足过度外翻（足弓过度活动，马蹄足踝关节，肌肉不平衡）可以导致股内侧肌触发点产生。属于股四头肌群的股内侧肌通常由于莫顿足（相对于较长的第二跖骨，第一跖骨长度较短）引起触发点产生。这种结构，如果未矫正，结果导致过度的横向摇摆的足。参见20章，腓肌作为这一情况的诊断和治疗。慢性情况下，这些股内侧肌触发点可能导致膝关节屈曲。

这个问题常常起源于为什么患者只有一侧肢体股内侧肌触发点，患者双足会有相对短的第一、第二跖骨长。进一步检查往往表明，患侧膝盖的大腿较短，而且正是短肢在行走中承受更大的影响和压力。

Lange[62] 将股内侧肌筋膜的发育与伴随的足内翻的平足联系起来。

此外，这种肌肉因剧烈运动的活动可能发展为触发点，如跑步、滑雪、踢足球、打篮球。股内侧肌触发点也可以被坠落或者膝关节或者肌肉的直接创伤激活（如不佩戴安全带的情况下机动车辆事故时）触发点是一种常见的运动损伤，而且触发点对特别的触发点治疗很敏感，应纠正长期存在的因素。

股内侧肌触发点可能由长时间跪在坚硬的表面上造成，例如跪在地上做园艺或在浴缸旁边给宝宝洗澡。

股中间肌

股四头肌肌群中的首个触发点很少出现在股中间肌；触发点的产生通常是为了保护其他相同功能单位股四头肌触发点而过载的结果。

股外侧肌

股外侧肌触发点会被突发的肌肉超载特别是在延长收缩中，如滑雪事故激活。此外，由于肌肉的大小和位置暴露，股外侧的触发点可能被直接创伤激活，如在楼梯边缘或者家具一角摔倒的结果，在运动期间或枪伤大腿。

当肌肉固定在缩短状态很长一段时间，股外侧肌触发点可持续，如当膝关节充分伸展坐着。

8. 患者检查（图 14-10 ～ 图 14-12 ）

首先是患者的步态分析。股外侧肌触发点引起"髌骨卡住"的患者采用没有膝盖弯曲的僵硬的行走姿势，因此倾向于拖足。无法充分伸展和自如弯曲膝关节，导致了蹒跚步态。患者不能保持背部挺直从椅子站起，而且必须前倾躯干减轻大腿肌肉负荷。如果患者踮起患者足尖行走，跛行可以改善而且可避免髋关节屈曲，避免需要充分伸展膝关节；然后，这种代偿导致其他问题。

行走时，如果患者足外翻并且抱怨大腿内侧疼痛或者屈曲膝关节，与莫尔顿足相关的股内侧触发点应该被怀疑（见图 8-3 说明这一情况）。股内侧触发点的患者有最小限制屈膝的现象。

如果行走时,患者弯曲膝盖抬起足离开地面有困难,并且作为替代上抬髋关节(骨盆)以抬足,或者如果他(她)爬楼梯有麻烦时,有可能存在。

当触诊股四头肌紧绷肌带和触发点时,可能会触及较早的撕裂肌肉的一个纤维化包块。在3个这样的病例中手术摘除纤维化组织对股四头肌功能产生了良

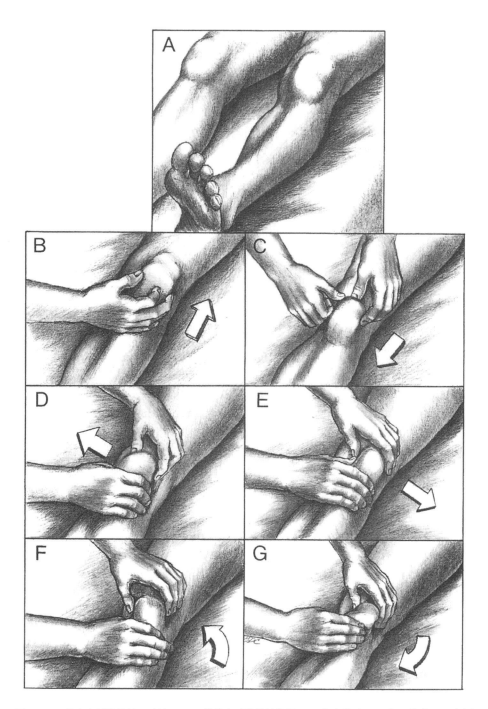

图14-10 检查左侧髌骨的可动性,A. 正常休息时髌骨的位置。B. 向上移动。C. 向下移动。D. 内侧移动。E. 外侧移动。F. 内旋(参照髌骨上极)。G. 向外旋转。

好的效果[93]。

髌骨检查

为了检查膝盖,膝盖要直而且股四头肌必须完全放松。股四头肌张力可以限制髌骨被动运动。在检查髌骨的可动性前,临床医师应观察和触诊患者休息时是否存在髌骨半脱位,这几乎总是发生在横向方向[78]。当怀疑存在股四头肌触发点时,检查髌骨的可动性很重要(图14-10)。股内侧触发点张力限制了髌骨的正常横向移动(图14-10E)但并不会导致髌骨锁死。

远端股外侧髌骨触发点导致的"髌骨卡住",髌骨失去了所有的被动运动,包括在膝关节屈曲其正常的向下运动范围(图14-10C)至少1cm(1/2in)。"髌骨卡住"的患者是无法完全伸展膝关节而且可能无法弯曲超过5°。被动的移动髌骨可能会产生这种情况,这可能表明对股骨有异常压力或软骨表面的损坏。不太严重的股外侧肌触发点张力只限制髌骨内侧移动性(图14-10D)。

由于股内侧触发点增加了张力,限制髌骨在任一方向的旋转(图14-10 F、G)。此外,股外侧的张力限制正常内侧自转(相对于上面髌骨而言)(图14-10 F)。股内侧的张力限制相应的髌骨在额面围绕中心横向轮换(图14-10 G)。

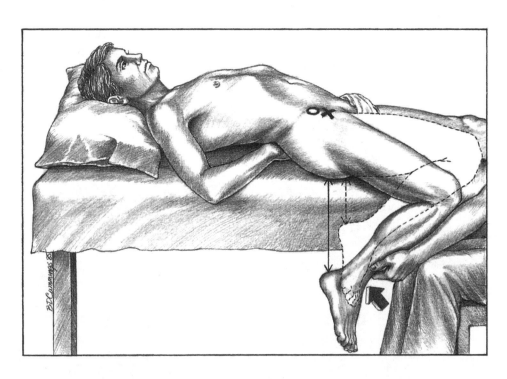

图14-11 受右侧股直肌肌肉紧张的影响。空心圈确定髂前上棘。X位于常见位置的肌肉触发点,它跨越髋关节和膝关节。操作者的手向上按照加粗箭头方向按压腿以确定膝关节可屈曲的范围,随着髋关节伸展越来越广泛。在这幅图中,紧张的右股直肌牵拉骨盆,当检查者企图弯曲患者的膝关节(完全显示肢体)。但是与增加屈膝(细箭头,虚线)相比,肢体轮廓描绘一个紧张的股直肌肉。这屈膝程度增加是在髋关节充分伸展的基础上达到的。一个对肌肉延伸范围的临床试验,对面大腿应保持屈曲以稳定骨盆和腰椎(见图14-18)。

股直肌

为了检查股直肌的伸展运动范围,操作者必须伸展髋关节和膝关节弯曲。如图 14-11 所示,当肌肉紧张时一个关节的运动增加在另一个关节的幅度。在全运动范围,鞋跟应触摸臀部和臀部接近完全伸展。限制这正常范围的股直肌触发点经常发生。紧张的髂腰肌期限制髋关节伸展,但不影响膝关节的屈曲。

检查膝跳反应很有价值,它可以被股直肌触发点抑制。在这种情况下,肌腱反射在这些触发点失活之后恢复。

三块股肌

在股部三个肌肉运动检查中(图 14-12),操作者检查仰卧病人在髋关节大腿弯

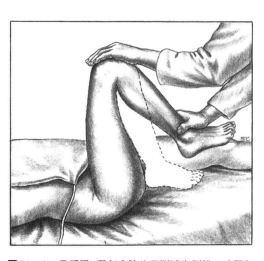

图14-12　足后跟-臀部实验为了测试右侧股四头肌组股内侧肌,股中间肌,股外侧肌的灵活性。患者的手应该放在足后跟与臀部之间以了解限制的程度。显示完全的肢体描述屈膝限制的范围,这往往是由于股中间肌的触发点引起的。较小的程度限制更可能是其他两个股肌造成的。测试者应用靠在腿踝关节以上轻轻地对抗大腿施加压力。只有轮廓的腿显示全膝关节屈曲(足跟踢臀部)证实了3条股肌部肌肉正常长度。髋关节大腿的屈曲避免了股直肌的拉伸。在腹部放置干热垫,保持身体温暖。

曲时,检查了一系列屈膝的范围。**股内侧肌**触发点大大限制了膝关节屈曲。足跟不能触及臀部。然而,**股外侧肌**触发点导致这种运动限制只有在髌骨错位或者锁定时发生。大多数情况下,**股内侧肌**触发点只能很小地限制膝关节屈曲。大部分的肌肉或者脂肪**很少**限制完全的膝关节屈曲。

在检查运动范围时,也应通过比较涉及和未涉及方检查弱点。肌筋膜触发点引发不一致的,齿轮样的肌力减弱,但没有萎缩(除了因为废用可能导致一小部分萎缩)[87]。显著的股四头肌萎缩通常是与膝关节的疾病有关[122]。儿童股四头肌肌肉的大小可直接由超声成像[52]。

9. 触发点检查(图 14-13～图 14-17)

如图 14-13 所示,大腿前面主要由四股覆盖,除了其中间内侧区域是髋关节内收肌占领的。这些肌肉群被缝匠肌分离,这在图中被切断显示。

缝匠肌和长收肌肌腱之间形成了长收肌管,深触诊时通常是容易识别的。其大部分长度形成了股四头肌的内侧边界。股外侧肌几乎覆盖了大腿外侧,如图 14-9 所示。

股直肌(图14-14)

大多数个体的股内侧肌和股直肌内侧缘有一个是明显的裂隙的(以及潜在的股中间肌)。股直肌外侧缘通常是沿着大腿前外侧长度可以触及,但是股中间肌和股外侧肌没有明显的区分。

股直肌的触发点通常位于靠近髂前下棘的(近端)的肌肉并且通过平触诊即可发现(图 14-14)。Lange[61] 指导使用指

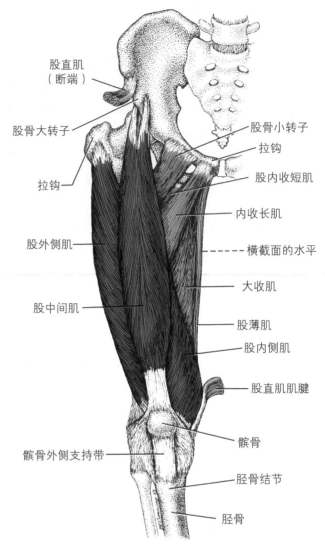

股直肌
（断端）

股骨大转子

拉钩

股外侧肌

股中间肌

髌骨外侧支持带

股骨小转子

拉钩

股内收短肌

内收长肌

- - - 横截面的水平

大收肌

股薄肌

股内侧肌

股直肌肌腱

髌骨

胫骨结节

胫骨

图14-13　右股四头肌（*深红色*）的局部解剖图（前视图）；股中间肌隐藏。覆盖的缝匠肌（*浅红色*）被切除，很清楚地反映了股四头肌和内收肌组的关系，以及与耻骨肌和股薄肌（也用浅红色）。

尖进行这项检查。

患者进行等距伸膝（无髋关节屈曲）可以区分股直肌和缝匠肌。在这两个肌肉中，只有股直肌可以伸展膝盖。缝匠肌起于髂前上棘，覆盖于股直肌的附着点之上（图14-13），并且覆盖其最上端。局部抽搐反应往往可以引起近端股直肌触发点以及缝匠肌触发点。

很少遇到了触发点的分布远端股直

肌髌骨上界约10cm（4 in）。触发点位于股直肌的外侧而且相对表浅。它不是孤立的发现，但只有与深部触发点联系明确位于股外侧。

股内侧肌（图14-15）

为了检查股内侧肌，患者应仰卧并且患侧腿部适当外展和膝盖屈曲约90°（图14-15）。膝下垫一垫子或枕头以提高患

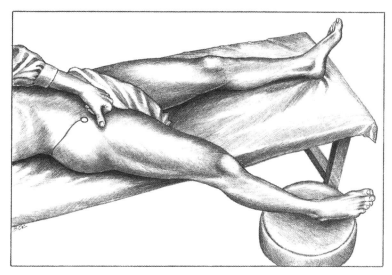

图14-14　使用拇指触诊右股直肌压痛的触发点。用空心圈标记容易触及的髂前上棘，正好是股直肌附着的骨盆髂前下棘的表面上方。实线标注了髂嵴。注意触发点位于该肌肉近端最高处的位置。

者的舒适度。使用平触诊而且大多数触发点通常是在肌肉的内侧边界附近发现（图14-2）。远端的触发点（图14-15B）是最麻烦的部分而且最可能导致膝关节屈曲的**一个原因**。一组触发点也可能位于沿肌肉的内侧边界。内收肌的肌肉进行通常被累及当这些远端股内侧肌触发点激活时。

如果有股内侧肌触发点的患者**有屈曲膝关节综合征，走路**时触发点表面的**皮肤**会被抓紧并固定；在这个压缩试验中，患者膝盖感觉更安全而且不容易屈曲。

更多附近触发点（在图14-15A中被触及区域）可能引起牵涉疼痛而不是屈曲。它是在大腿中段附近的股内侧肌的内缘临近内收肌的地方被发现（见图14-13）。偶尔，绷紧的韧带可收肌的附着点附近被摸到。临床医生直接按压股部增加触发点张力引起其区域的牵涉痛。附近触发点则很少出现，当股内侧触发点不存在时。局部抽搐反应经常出现。

股中间肌（图14-16）

股中间肌昵称为"挫败"的原因是无法直接触及多个触发点，它沿股中间肌长度在股直肌深部发展。可能很少在肌肉深部感受到触发点的紧绷肌肉。整块肌肉感觉紧张。当可能触及触发点时，它们首先在股直肌上外侧缘被发现而且彼此临近直到手指感觉到间隙的存在，持续的在股骨附近深触诊。只有在这里（图14-16）是指状压力可能引起强烈的牵涉痛激活股中间触发点。股中间肌的触发点通常在股直肌触发点的远端被发现（比较图14-1和图14-3）。

通常，手指施加压力并不再现肌肉触发点的牵涉痛，而当针穿透触发点时可以再现它。因此，这些触发点的作用，容易被低估。由于覆盖在覆筋膜和肌肉之上，当触诊触发点只是引起轻度或者中度的肌紧张，但当针穿透时往往引起极度疼痛。

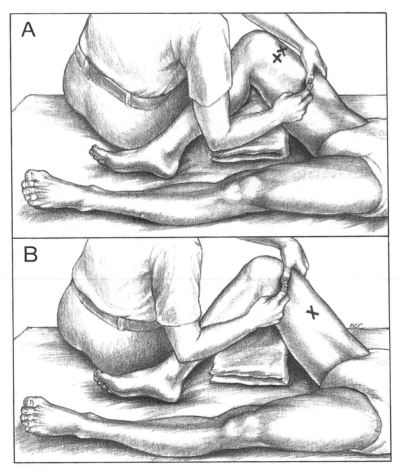

图14-15　触诊右股内侧肌常见触发点位置（X）。A. 触诊近端的触发点位置（TrP$_2$）。B. 触诊远端触发点区域（TrP$_1$）。

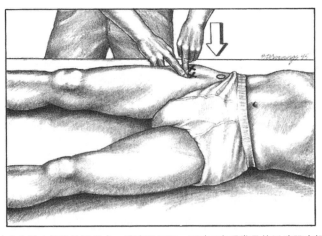

图14-16　触诊在右股中间肌的触发点，股直肌深面。图中X表明常见的近端股中间肌触发点的位置。空心圈位于前下髂棘。箭头指示的方向向下（后）由检查者施加强大的压力的方向。

当股直肌和股中间肌都有触发点时，股直肌触发点的失活使得股中间肌触发点的定位更容易。股中间肌位于远端部分的肌肉触发点比股直肌可能更隐蔽。

股外侧肌（图14-17）

股外侧肌有时会单独肌筋膜综合征，没有其他股四头肌部分参与。这种大腿外侧的肌肉，像股中间肌，通常有多个触发点而且它们中的许多都位于肌肉的深部。这些触发点的紧绷韧带很难定位，如果存在只有直接对骨骼进行平触诊（图14-17）。在图中可以看到，显示了股外侧肌牵涉痛的区域（图14-4），触发点可能发生在整个长度的肌肉。这种广泛的分布提出了诊断和治疗非常困难。在大腿中段前外侧深部，那里肌肉最厚并且肌纤维与股中间肌融合（图14-8），触发点压痛不能从表面局部触诊明确；相反，一个点检查到一个更弥漫性压痛。这是一个具有挑战性的地区，因为触发点压痛是如此难以用注射定位。

与锁定髌骨有关的最远端的触发点往往只有通过让患者躺放松、膝关节伸展而操作者按下髌骨下方和中间在髌骨的外侧边缘线上触诊股外侧肌，该区域由髌骨覆盖在其被抑制前。该触发点往往感觉就像一个精巧的牢固的死结，并在病例

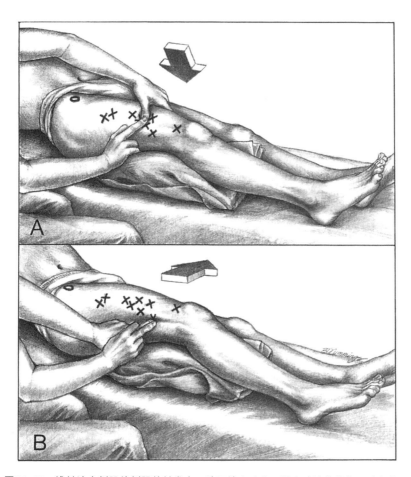

图14-17　浅触诊右侧股外侧肌的触发点。膝下填上毛毯，腿在膝关节的位置稍弯曲。X表明肌肉的触发点位置。箭头显示压力所施的方向。空心圈是髂前上棘。A. 股外侧前侧。B. 肌肉的后侧。

报告中已被描述和说明[87]。

10. 神经卡压

股四头肌的触发点不会引起神经卡压。

11. 相关触发点

任意限制屈膝的股肌的触发点都会促使其他两块股肌和股直肌触发点的发展。触发点造成肌腱的缩短,尤其在股二头肌,对立的股四头肌过载;当肌腱产生触发点时,通常至少有一部分的股四头肌群也会产生。

股直肌

肌肉可能发展产生于股直肌触发点相联系的触发点包括3块股肌和髂肌。中间是股肌最有可能参与;股内侧肌是最不可能的。邻近缝匠肌的触发点也可能出现。远端股直肌比较少见的触发点在股外侧肌触发点深层覆盖的触发点有关。

股内侧肌

股内侧肌是股四头肌群的一员,在其他三头没有触发点时最有可能发展触发点。这种触发点往往与 Morton 足结构有关。其他与这种足的结构有关还有腓骨长肌和臀中肌肌肉触发点。

远端股内侧肌触发点(图 14-2 中 TrP₁)往往与髋关节内收肌的肌肉的触发点有关。这是唯一的频繁继发于内收肌触发点股四头肌群的部分。

股内侧肌触发点也可加重活跃的近端股直肌触发点或阔筋膜张肌的肌肉的触发点。这些触发点必须在股内侧触发

点可以消除前消除。

股中间肌

股四头肌组中的股直肌和股外侧肌是股中间肌内形成触发点时最有可能的激动剂。

股外侧肌

臀小肌前侧的触发点可能激活股外侧肌的触发点,它位于原肌肉疼痛的牵涉区。

12. 牵拉下的间断性冷喷疗法 (图 14-18 ~ 图 14-22)

当治疗股四头肌、胫骨、髌骨关节和上胫腓关节应评估和释放任何限制的温柔调动,如果可能的话。正常髌骨的可动性是非常重要的。

当对一块股肌进行牵拉下的间断性冷喷疗法时,必须确认其他两块股肌不会阻碍膝关节运动范围。

利用冰进行牵拉下的间断性冷喷疗法已在第 8~9 页解释过,使用喷雾也在第一册第 67~74 页有详细的说明[114]。增加松弛和拉伸的技术在本书第 10~11 页说明而且其他技术也已注明[104]。避免关节运动全范围内过度灵活的伸展。多种治疗方法在本书第 8~11 页已提及。

当治疗股四头肌肌肉群触发点时,重要的是也对股后肌群使用牵拉下的间断性冷喷疗法。每当股四头肌组的任何部分激活触发点,股后肌群至少也有潜在的限制运动的触发点。对股四头肌应用牵拉下的间断性冷喷疗法而导致突然的股后肌群肌肉收缩,可激活潜在的触发点,产生严重的痉挛疼痛。肌腱(或任何其他

拮抗肌发生类似的情况）的反应性的抽筋，或"反冲"出现，拮抗肌应通过牵拉下的间断性冷喷疗法而适当拉长。在充分缓解股四头肌紧张前至少部分的缓解腿筋紧张可以避免这种反应。

这对患者经历改善是很有价值的，是通过让他们注意增加膝关节运动范围后，比较治疗前后差别。

如果患者发生寒战，肌肉对牵拉下的间断性冷喷疗法可能反应不良。干热垫应放在上腹部，如图 14-22 和图 14-26 显示，有效地取代间歇冷反射的热量散失而且增加血液流向四肢。一个能感受这反射加热进展的有多远，监测直到足都是温暖的。这种舒适温馨的感觉帮助患者放松更充分。在冷却或通风良好的治疗室中代替体温是尤其重要的。

股直肌（图14-18和图14-19）

治疗股直肌肌筋膜触发点前，识别和纠正任何共存的腰椎或髋关节功能障碍是很重要的。

为了伸展股直肌肌肉被动关节，髋必须扩展同时膝盖弯曲。这可能是患者躺在对面（图 14-18A）或仰卧与大腿挂在治疗台的边缘（图 14-18B）。健侧大腿应弯曲以稳定骨盆和腰椎，特别是出现任何腰椎肥大症状。治疗前，患者躺下来并且感觉足后跟和臀部之间的距离测量有多远。应用平行单向慢慢地冷扫从髂嵴向下到大腿和膝盖的前方和两侧涵盖所有的肌肉和牵涉痛区域。患者侧卧位，操作员应用平行冷扫时对着臀部拉足踝，如上所述。患者也可协助牵拉足踝，这样就学习了如何执行伸展运动作为一个家庭健身计划（图

14-29）。程序完成后，患者测试足跟和臀部又多接近，这样，意识到所取得的进展。

湿加热垫或热敷来回暖冷却的皮肤（图 14-19）。

然后，患者应慢慢练习股直肌运动范围内充分延长和缩短，从髋部伸展膝盖弯曲到髋部屈曲膝盖弯曲。

湿润加热垫（图 14-19）不应置于在**疼痛**区域，而应置于**激活的触发点**的位置。虽然患者很少在股直肌近端感到疼痛，但这个常见的触发点的位置才是湿热垫应放置的位置。湿热垫覆盖整个肌肉的程度越大，取得的结果越好。

一般来说，当其筋膜触发点得到较好的治疗以及任何长期因素得以控制时，股直肌触发点对牵拉下的间断性冷喷疗法反应较好。

股内侧肌（图14-20）

这 4 个长的股四头肌中，股内侧肌对牵拉下的间断性冷喷疗法有反应，变得松弛。然而，整个触发点的失活可能无法通过这一程序实现，在这一肌肉顽固的慢性肌筋膜综合征或限制在范围屈膝是最小的组成部分。后者是不常见的。当完整的缓解没有实现时，它是需要使用其他方法，如缺血性压缩，剥离按摩，超声，或触发点注射，以使任何剩余的触发点消除。由于内收长肌和内收肌在股内侧筋膜的附着点，缓解这些肌肉的紧张往往是必要的，这样以使得股内侧肌充分的缓解。

为了在对股内侧肌应用牵拉下的间断性冷喷疗法，患者仰卧，大腿被固定和膝关节弯曲，如图 14-20 所示。

直接对着肌肉和其牵涉痛区域远端

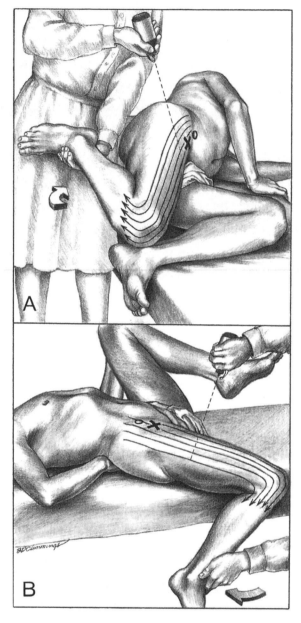

图14–18　右股直肌触发点（X表示）被动伸展位置和局部间断性冷疗区域（细箭头）。平行喷扫冰或冷气雾剂应延伸到大腿的前面，比这里显示为覆盖所有的肌肉和整个牵涉痛区域更偏内侧。黑色X表明通常的该肌肉的触发点位置。开圈标记髂前上棘，这是肌肉在骨盆的髂前下棘的附着点。A. 侧卧位。操作者被动延长股直肌的同时在髋关节伸展大腿以及膝关节屈曲（粗箭头）。B. 仰卧位。操作者又是在膝关节屈曲时（粗箭头）延长肌肉同时髋关节伸展。这2个关节伸展与一个关节伸展的对比其三股外侧肌（见图14–21）。患者的左手握着健侧大腿弯曲以稳定骨盆和防止过度延伸脊柱。

平行喷扫冰或冷气雾剂，随着继续短暂的间断性冷疗后膝盖弯曲，冷疗应覆盖内收肌，因为其也在这位置伸展。当长收肌和（或）内收肌还隐藏触发点，冰或冷气雾剂应直接作用在所有内收肌的疼痛范围（见图15-1和图15-2）。它可以有效使内收肌触发点失活，使得股内侧肌松弛。

患者应该在应用前后触摸足跟至臀

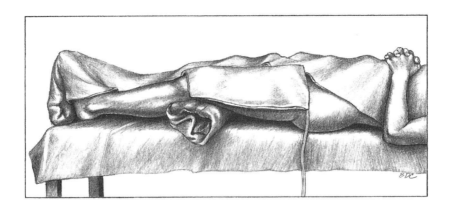

图14-19 在牵拉下的间断性冷喷疗法或触发点注射之后应用湿防潮加热垫的左股四头肌。膝盖下放置卷起的毛巾以延长3块股肌的头同时应用湿热。足的支持，在正中位。非治疗区的暴露皮肤覆盖毯子，有助于保持身体温暖。

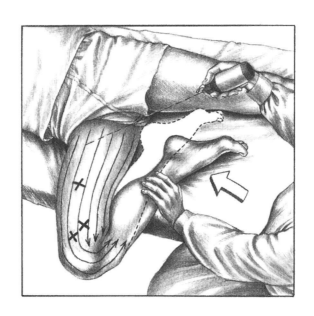

图14-20 右股内侧肌触发点（X表示）伸展位置以及牵拉下的间断性冷喷疗法的方向（细箭头）。这个位置同时延伸，因此也必须由冰或冷气雾剂喷扫。按照粗箭头显示的方向使其放松。接着股内侧触发点的消失，足跟触及臀部（轮廓状的腿和足）。

部的距离以检测进展。全运动范围检查应使足跟靠于臀部。

接下来，患者以舒适的位置仰卧，膝下放置一小枕头，将湿加热垫应用在肌肉上（图 14-19）。应用湿热垫几分钟后，仰卧位患者应通过从治疗位到全运动范围缓慢牵拉股内侧肌，使完全缩短的肌肉在治疗后重新建立运动功能范围。

股中间肌（图14-21）

股中间肌触发点难以用股中间肌牵拉下的间断性冷喷疗法消除，因为可能有很多触发点，而且它们往往有纤维化，类似于"冻结肩"时的肩胛下肌的情况（见

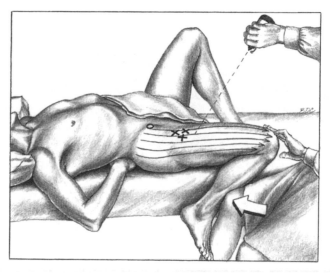

图14-21　仰卧位患者，右股中间肌触发点（X）伸展的位置与间断性冷疗范围（细箭头）。粗箭头显示压力下股中肌被动延长的方向同时弯曲膝盖。髋关节的定位并不影响伸展的肌肉，只有横跨膝关节，与股直肌不同（参见图14-18B）。

第一册第二十六章[114]）。对于这两种肌肉，它可能有必要在抗纤维化治疗后采取触发点注射消除它们，如对氨基苯甲酸钾，商品名普特巴。这些触发点是不容易通过手动压力疗法进行治疗。

为了对股中间肌应用被动牵拉下的间断性冷喷疗法，患者仰卧在治疗台上，如图14-21所示。髋关节的运动不影响伸展的肌肉，但最初拉伸过程包括一些膝关节屈曲同时髋关节伸展，保证放松肌直股使其紧张的纤维不阻碍股肌的完全伸展。（在股直肌释放的初期，对侧大腿弯曲稳定骨盆和腰椎）。在间歇至冷应用期间，肌肉适当伸展放置来弥补。冰或冷气雾剂应用平行喷涂如图所示，然后通过膝关节弯曲采取松弛（图14-21）。

牵拉下的间断性冷喷疗法可以和Lewit松弛技术有效地结合[66,67]。为了使两者结合起来，放松的患者轻轻延伸膝盖等距与操作者抵抗至少3s，然后放松。操作者采用间断性冷疗以及再一次被动延长肌肉拉紧，以制定等距收缩性。Lewit技术的增加，这是一种最大肌肉长度形式的放松[117]，有利于释放紧张和消除股四头肌任一肌肉的触发点。一项有关这种技术有效性的研究，对股八个正常的无症状男子中膝关节屈曲增加4+1%，增加持续90min[80]。

间断性冷疗与拉伸技术在股中间肌上应用湿加热垫以后使用，使患者在肌肉充分延长和缩短的范围内缓慢地做几个周期的主动运动。

股外侧肌（图14-22）

股外侧肌应用间断性冷疗与拉伸技术时，患者仰卧，髋关节弯曲约90°，如图14-22。如图所示，干热垫放在腹部上以在寒冷的房间中加热。当间断性冷疗平扫应用于肌肉的远端和其牵涉痛区域时（图14-22）股外侧肌松弛。接着，在暂停让患者深呼吸后，当另一组冰或冷冻液平扫完成

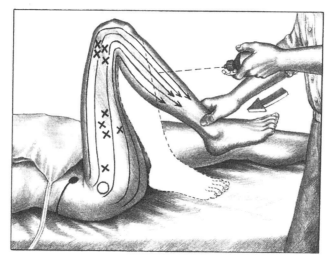

图14-22 右股外侧肌的伸展的位置与间断性冷疗模式。X标记股四头肌群触发点共有位点。空心圈为大转子；实心圈是髂前上棘；和粗实线为髂骨嵴。完全呈现的右下肢在肌肉的紧张松弛后达到位置。当足跟对臀部时，只显示轮廓的腿和足是在全股外侧长度达到的位置，即足跟触及臀部。大箭头所示施加压力的方向，股中间和股内侧在这一过程中也被拉伸，如果这些肌肉隐藏触发点间断性冷疗，腹部应用干燥的加热垫提供四肢的血液回流，补偿冷疗时暴露皮肤的热量散失。

时，施加适当压力在腿上，增加被动伸展。当髌上远端触发点具有意义时，必须手动按压髌骨，如图 14-10C 以及病例报告[87]中的描述，以获得股外侧的完全伸展。

13. 注射和拉伸
（图 14-23 ~ 图 14-27）

注射和伸展肌肉的程序已在第一册第 74 ~ 86 页充分说明[114]。缓解触发点的解决方案首选注射 0.5% 普鲁卡因等渗盐水。这在注射器中准备一倍的 2% 普鲁卡因溶液与 3 倍的等渗盐水。在前 9 节已经详细描述股四头肌的每个头触发点的精确定位，检查触发点。

在任一 4 个头中的一个触发点注射，在随后的段落描述，在短暂牵拉下的间断性冷喷疗法之后然后应用一个潮湿的加热垫。最后，缓慢进行肌肉的全范围主动运动，通过几个周期，从充分缩短范围至充分延长范围。

股直肌（图14-23）

股直肌的注射，患者仰卧，大腿略有延长，同时膝盖略微弯曲以消除肌肉的过度松弛（图 14-23）。触诊紧张带和触发点压痛点为了精确注射。这个肌肉的所有现存触发点均应被治疗。如果累及的肌肉被证实是股直肌而不是缝匠肌，则有可能针穿透股动脉或神经。

股内侧肌（图14-24）

股内侧肌触发点注射，患者大腿弯曲同时膝关节弯曲 90°，如图 14-24 所示，为了使触发点区域可得。更远端的 TrP_1 区域包括多个触发点，它们可能导致膝关节疼痛或屈曲。可通过图 14-24A 中标注的注射针对其进行探测。

图 14-24B 中显示了对更近端的 TrP_2 的注射方法。如果股内侧边界近端触发点需要注射近端，我们必须记住，股动脉

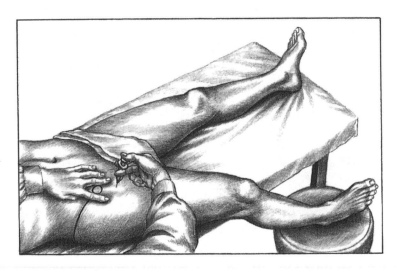

图14-23 右股直肌常见触发点的注射。空心圈位于髂前上棘。实线标记髂嵴。这个位置的触发点比股中间肌近端触发点更近（见图14-25）。通常，患者会覆盖一层防止寒战的毯子。

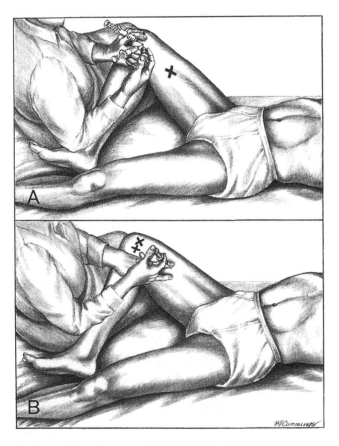

图14-24 股内侧肌触发点注射。A.2只成角度的注射器，各种角度探测以寻找远端的触发点注射（触发点群TrP$_1$在B图中显示为X）。这些远端的触发点往往导致膝关节屈曲。B.注射近端的沿内侧边界的肌肉触发点区域，A图中位于X。

沿内侧穿行。然后应将针角度向外侧,远离缝匠肌和动脉。

如果在注射后,股内侧触发点仍然松弛,医生应检查股直肌的上段,阔筋膜张肌、内收肌和长收肌有关的触发点可能延续股内侧肌触发点。

股中间肌（图14-25）

消除这肌肉的触发点需要更长时间而且可能无效,因为它们真正的严重性很容易被低估。图14-25显示患者在股中间肌一些触发点的注射位置。注射定位这些触发点是困难的,因为它们往往很深,在骨下3mm（1/8 in）。如果针插入到肌肉过深,会碰到骨。当针在股中间深部碰到这些触发点,他们通常导致牵涉疼痛的爆发。在针通过皮肤前,重要的是绷紧皮肤深触诊,确定所有触发点紧张已经通过注射消除。

如图所示,在横截面图14-8中,股中间肌的横向纤维和股外侧肌的深部纤维没有明确的解剖学划分。它们通常互相牵连。导致注射困难,对其中一个肌肉进行注射却注入另外一个。当发现股四头肌中这2个头中的一个头需要注射时,这时需审慎探索暴露另一个头。一些患者对注射这些触发点引起的自发损伤耐受有限。因此,在综合治疗患者中应术前镇痛。

股外侧肌（图14-26和图14-27）

股外侧肌触发点有效注射需要识别和消除多个触发点（图14-26）。你必须通过对股骨深触诊,然后根据触痛位置定位触发点予以注射。根据一般个体情况,你可能需要一根63mm（2½ in）针到达位置最深的 TrP_3、TrP_4 和 TrP_5,推动股二头肌以到达股外侧肌触发点是必要的（图14-4）,这正好是股骨的背侧。穿刺针必须向前倾斜,从而使其始终处于股外侧肌内而未进入临近的其他肌肉。当穿刺针逐渐刺入时,这些触发点可能放射疼痛至膝后方,在此区域,必须使用穿刺针而非触诊指来寻找触发点。

定位股外侧肌内所有触发点并对其

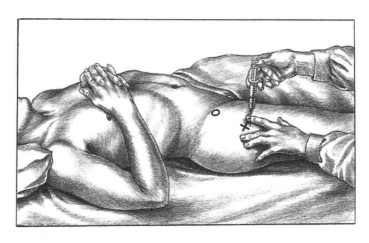

图14-25 右股中间肌注射触发点（Ｘ）。空心圈定位髂前上棘。这个触发点的区域位于股直肌触发点（如图14-23所示）的更远端和更深。针是针对直向下向潜在的股骨,几乎垂直于皮肤表面。

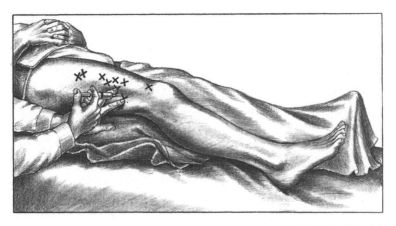

图14-26 对右下肢股外侧肌的触发点（Xs）进行注射。该肌肉上通常有多个难以触及的触发点。注射针朝向后簇触发点进针，如果能触及紧张带则用另一只手将其向下按压。用毛毯覆盖患者另一侧下肢以避免受凉。用适当的方式在患者腹部放置一块温暖干燥的软垫，以补充下肢暴露散失的热量。

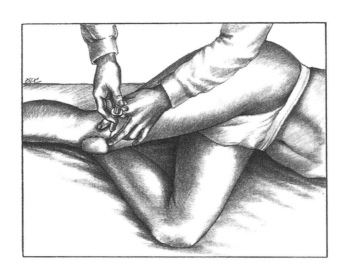

图14-27 对右下肢外侧肌最远端触发点（TrP_1）进行注射。髌骨周围的虚线是为了强调髌骨被向下推移使触发点易于触及。该肌肉最远端触发点引发的张力会持续地向上牵拉髌骨，因此引发疼痛从而限制膝关节的屈曲和伸展。医生进行治疗时，用一只手的中指向下按压髌骨和肌肉上的紧张带，另一只手进行注射。

逐一进行注射可能是一项枯燥且乏味的工作，但在其他的治疗手段无法使其失活的情况下，这项工作就变得尤为重要了。

尽可能深地向下方按压髌骨，同时在髌骨外侧缘的上方触诊紧张带和触发点所引起的压痛，如此可找到隐秘的 TrP_1。25mm 长的短针可能更适于注射。图14-27 解释了对 TrP_1 进行注射的方法。在注射期间，必须将髌骨推向远方以使穿刺针

可触及触发点。当该触发点导致患者的膝部活动受限时，一旦触发点失活，患者膝部的运动及其他所有的功能即可恢复，这对患者和临床医生来说都是一个非常戏剧化的体验。

14. 矫正措施
（图 14-28 ~ 图 14-31）

股中间肌（或也有可能是股外侧肌）

所导致的膝关节僵直于屈曲位,对老年人来说是一种特殊的威胁。排除相关的触发点是一种非常有价值的"防止摔倒"的技术,尤其是对于那些易于摔倒的患者来说更是如此。

纠正性姿势和运动
（图14-28）

需注意2个指导原则:避免使股四头肌肌群缩短和(或)长期使其处于制动状态。

避免负荷过重

股四头肌群的任何部分内存在有活性的触发点的患者,必须学习如何安全地在搬运重物,以及从地面捡拾物品,以减轻股四头肌(以及椎旁肌肉)的负担。该方法是常规技术的替代疗法,图14-28对此进行了详细的解释。该替代疗法可同时防止肌肉过度背伸,而有些患者常常因为比目鱼肌内存在有活性的触发点而导致肌肉伸展困难或伸展不能。

应**禁止**患者**强烈**屈曲膝盖并**完全**下蹲。在患者不借助外力尝试站起的初期,这些动作可使股四头肌严重超负荷。在完全下蹲位,股四头肌毫无机械方面的优势(该体位对膝韧带同样有害)。半蹲位或膝盖半屈曲位时,如果大腿的位置并不低于水平面(与地面平行),那么该体位是相对安全的。

在股四头肌群的肌筋膜疼痛综合征康复之前,患者应尽量避免在从座椅站起时使这些肌肉超负荷。为了达到这个目的,患者可用一侧上肢反推座椅的扶手,用另一只手抵住远端的大腿,如果座椅没有扶手,那么可用双手分别抵住双侧远端的大腿。

避免长时间制动

坐位时,患者应避免在伸展膝关节的同时使髋关节呈对折状态(髋部屈曲呈锐角)。许多汽车的座椅可使膝关节一定程度地伸展的同时产生对折的体位。可通过以下方法改善这种情况:使用McCarty公

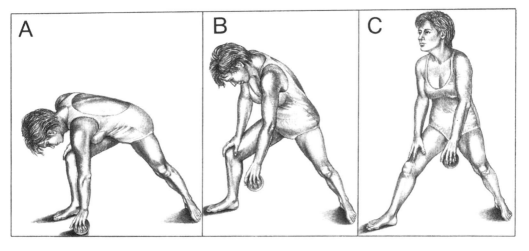

图14-28 安全地从地面捡起一件物品时减轻双侧股四头肌的负担。A. 一只手触及地板的同时另一只手置于膝盖上以支撑身体的重量。B. 用手抵住膝盖并逐渐起身。C. 躯干直立,此时膝部伸直并且股四头肌摆脱了整个运动过程中的负重。手臂的支撑作用也分担了背部椎旁肌肉的一部分负重。

司生产的 SACRO-EASE 产品（McCarty's SACRO-EASE，工业大道，3329，爱达荷州科达伦 83814）或其他背部支撑装置，并在座椅背部支撑的后部的下方放置一个升降装置。在长时间自驾旅行时，自动巡航控制系统可使踩在油门踏板上的右足更灵活地变换姿势，这对疾病的康复是非常有帮助的。进行长途旅行时，应至少每一小时停下来休息并做伸展运动。

坐位时习惯性地将一侧足部置于另一侧臀部下方可使股四头肌长期制动。这可加重肌肉内触发点的症状，所以应严格避免。

股四头肌内存在触发点的患者应避免长时间笔直地坐着并将下肢直直地向前伸出置于软垫上，这个体位可使所有的股四头肌群显著缩短，从而加重了任何已经存在的触发点的症状。

为了避免在坐位时下肢长时间保持一个姿势，最好让患者坐于摇椅上，以便其进行适当的运动，尤其是髋部和膝部的运动。摇动可使所有的股四头肌群发生运动。

为了避免在夜间使股四头肌处于缩短的位置，应避免过度屈曲髋关节以防止股直肌处于缩短位，还应避免全膝关节伸展，对于股肌来说，这点尤为重要。当股中间肌内存在触发点的患者在夜间呈对侧卧位（非受影响侧）时，在双膝之间放置一只枕头可减轻膝部牵涉痛区域的压力，也可减轻肌肉本身的压力。股外侧肌内存在触发点的患者不应患侧卧位，因为由此所导致的压力足以激惹触发点，但并不足以使其失活。

当患者的股中间肌内存在触发点时，应嘱其在从事诸如照料小儿、擦洗或粉刷地面以及园艺等工作时，不要跪在地板或地面上。长期跪于地面是使股中间肌内的

触发点持续的一个潜在因素。这些患者应该坐在矮凳或较低的盒子上，而不是跪着。

纠正组织内压力

应纠正足过度旋前。如果患者的股中间肌内存在触发点，且足部为莫顿足结构，那么应该对所有的鞋子进行适当的改造（见第二十章，腓骨肌）。第八章臀中肌以及图 8-3B 描述了由体位张力引起的股中间肌疼痛和功能障碍的情况。如果足过度旋前是由足弓的运动度过大所引起的，那么患者应该使用一个良好的足弓支撑装置。必须纠正已经存在的肌肉失衡。应纠正双下肢不等长以平衡对双足的影响。

锻炼疗法（图14-29～图14-31）

家庭自我伸展计划几乎对每一个股四头肌内存在触发点的患者都有益。侧卧位（图 14-29）或直立位（图 14-30）时被动牵拉肌肉十分有效。2 张图中的人通过屈曲膝盖的同时向后、向上牵拉下肢以伸展大腿，从而使股直肌被动牵拉。图 14-29 中的横卧位拉伸练习对于由于股直肌内的触发点而在夜间痛醒的患者来说非常有价值，他们只要躺下，将下肢拉向后方并向臀部的方向向上拉，从而轻轻地拉伸肌肉，然后他们又可以继续舒适地睡觉了。

直立位时（图 14-30），患者首先应学会用手握住同侧足踝以被动牵拉肌肉，然后用对侧手握住患侧足踝并重复拉伸运动。这种联系首先强调拉伸股中间肌，其次才是股外侧肌。如果在一池温水中完成该项练习，由于水支撑着大部分的体重，那么此种站立位的自我伸展练习的效果将会更好。

股直肌的自我拉伸练习可以在工作

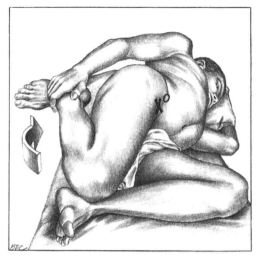

图14-29　因右侧股直肌内的触发点（X）而进行的侧卧位自我拉伸练习。空心圆表示髂前上棘。患者慢慢地将足跟拉向臀部以使膝部完全屈曲，从而维持髋部大腿的拉伸状态，然后，通过向后拉膝部和大腿以进一步增加髋部大腿的拉伸度。此时，手应该握住足踝而不是足部。箭头表示牵拉的方向。这位患者已经在前方向下拉伸骨盆，从而使腰椎进一步前突。可以通过对侧大腿向胸部屈曲来防止骨盆的这种倾斜。将这种拉伸练习与Lewit的等长后放松技术相结合，可有效地减轻股直肌内高张力的触发点。

单位等任何家以外的地方进行。练习时，患者应坐于座椅的侧缘，患侧下肢悬空，后背依靠在椅背上，同时屈曲患侧下肢并将大腿沿着座椅的边缘向后移动。

　　研究显示，几乎所有的男性游泳运动员学习过拉伸股四头肌的方法，但是16位篮球运动员中只有5位意识到这样做的必要性[65]。随着年龄的增长，所有人都应该认识到保持这些肌肉正常运动范围的重要性。

　　自我运动髌骨是另一个对由股外侧肌内触发点导致膝关节僵硬的情况有益的练习方法。练习时，膝关节伸直，患者自觉放松股四头肌，并简单地手动使髌骨向各个方向运动，如图14-10所示。

　　对于股四头肌群内存在有活性的触发点的患者禁止进行伸膝并向踝部施加重

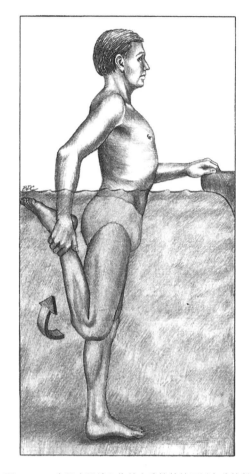

图14-30　右股直肌站立位的自我拉伸练习以充分拉长肌肉。箭头表示拉伸的方向。站在游泳池或蓄水池内及腰的温水中并握住池壁以保持平衡并完成练习可获得最好的疗效。

量的股四头肌拉伸练习。在开始拉伸练习前，必须先消除这些触发点。首次拉伸练习应该应用缓慢延长性（偏心性）收缩而不是缩短型收缩（向心性）。因此，应被动抬高坐位患者的下肢，然后，患者应该控制下肢缓慢地恢复至静息时的屈曲位。这一原则类似于应用缓慢回坐而不是仰卧起坐运动以拉伸腹肌而不使之过负荷或使其内的触发点永存（第一册第四十九章）[114]。

　　对于股内侧肌内下端存在触发点的患者来说，最初可通过弹性护膝来改善下肢的功能并减轻疼痛。髌骨位置设有开口的弹

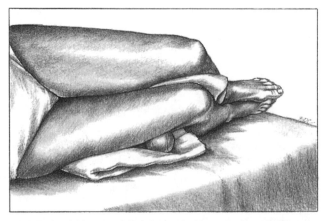

图14-31 消除右侧股外侧肌内大多数浅表的（有时候一些深部的）触发点的网球技术。

性护膝套或者八字形弹性绷带可提醒患者膝部需要保护。在触发点完全消除并且膝关节恢复正常功能之前，附加的支撑可增加患者的安全感。它还可作为普通的保暖装置以保持身体的热量并防止肌肉寒战。

股外侧肌内存在有活性的触发点的患者可以用一只网球进行缺血性按压的自我治疗（图14-31）。患者将身体的重量置于球上，并沿着肌肉滚动网球直到球滚到痛性的触发点为止。缺血性按压在本书第二章第9页有所描述。网球技术可消除该肌肉内一些比较浅表的触发点。

（陈毓雯　龚寅　译

陆秉玮　王祥瑞　杭燕南　校）

参考文献

1. Alvarez EV, Munters M, Lavine LS, *et al.* Quadriceps myofibrosis, a complication of intramuscular injections. *J Bone Joint Surg [Am]* 62:58-60, 1980.
2. Anderson A. Personal communication, 1990.
3. Anderson JE. *Grant's Atlas of Anatomy,* Ed. 8. Williams & Wilkins, Baltimore, 1983 Figs. 4-23, 4-24.
4. *Ibid.* (Fig. 4-25).
5. *Ibid.* (Fig. 4-26).
6. *Ibid.* (Fig. 4-28).
7. *Ibid.* (Fig. 4-66).
8. Arsenault AB, Chapman AE. An electromyographic investigation of the individual recruitment of the quadriceps muscles during isometric contraction of the knee extensors in different patterns of movement. *Physiother Can* 26:253-261, 1974.
9. Baker BA. Myofascial pain syndromes: Ten single muscle cases. *J Neurol Orthop Med Surg* 70:129-131, 1989.
10. Bardeen CR. The musculature, Sect. 5. In *Morris's Human Anatomy,* edited by CM. Jackson, Ed. 6. Blakiston's Son & Co., Philadelphia, 1921 (p. 500).
11. *Ibid.* (p. 503).
12. Basmajian JV, Deluca CJ. *Muscles Alive,* Ed. 5. Williams & Wilkins, Baltimore, 1985 (pp. 235-239).
13. *Ibid.* (p. 243).
14. *Ibid.* (p. 258).
15. *Ibid.* (p. 322).
16. *Ibid.* (pp. 325-328, 330).
17. *Ibid.* (p. 371, Fig. 16.1, pp. 372-373, 381).
18. Basmajian JV, Harden TP, Regenos EM. Integrated actions of the four heads of quadriceps femoris: an electromyographic study. *Anat Rec* 772:15-19, 1972.
19. Bates T, Grunwaldt E. Myofascial pain in childhood. *J Pediatr* 53:198-209, 1958.
20. Baxter MP, Dulberg C. "Growing Pains" in childhood—a proposal for treatment. *J Pediatr Orthop* 8:402-406, 1988.
21. Beazell JR: Entrapment neuropathy of the lateral femoral cutaneous nerve: cause of lateral knee pain. *J Orthop Sports Phys Ther* 70:85-86, 1988.
22. Blazina ME, Kerlan RK, Jobe FW. Jumper's knee. *Orthop Clin North Am* 4:665-678, 1973.
23. Bose K, Kanagasuntheram R, Osman MBH. Vastus medialis oblique: an anatomic and physiologic study. *Orthopedics* 3:880-883, 1980.
24. Brody DM. Running injuries: prevention and management. *Clin Symp* 39:2-36, 1987.
25. Broer MR, Houtz SJ. *Patterns of Muscular Activity in Selected Sports Skills.* Charles C Thomas, Springfield, 1967.
26. Brucini M, Duranti R, Galletti R, *et al.* Pain thresholds and electromyographic features of periarticular muscles in patients with osteoarthritis of the knee. *Pain* 70:57-66, 1981.
27. Carter BL, Morehead J, Wolpert SM, *et al. Cross-Sectional Anatomy.* Appleton-Century-Crofts, New York,

1977 Sects. 39-43, 45-18, 64-69.

28. Clemente CD. *Gray's Anatomy of the Human Body,* American Ed. 30. Lea & Febiger, Philadelphia, 1985 pp. 404-406, Figs. 5-70, 5-71.

29. *Ibid.* pp. 562-563.

30. *Ibid.* p. 1233.

31. Cox JS. Chondromalacia of the patella: a review and update—Part 1. *Contemp Orthop* 6:17-30, 1983. *Chapter 14 / Quadriceps Femoris Group 287.*

32. Deutsch H, Lin DC. Quadriceps kinesiology (EMG) with varying hip joint flexion and resistance. *Arch Phys Med Rehabil* 59:231-236, 1978.

33. Duarte Cintra AI, Furlani J. Electromyographic study of quadriceps femoris in man. *Electromyogr Clin Neurophysiol* 21:539-554, 1981.

34. Duchenne GB. *Physiology of Motion,* translated by E.B. Kaplan. J.B. Lippincott, Philadelphia, 1949 (pp. 275-279).

35. Edgerton VR, Smith JL, Simpson DR. Muscle fibre type populations of human leg muscles. *Histochem J* 7:259-266, 1975.

36. Ericson M. On the biomechanics of cycling. A study of joint and muscle load during exercise on the bicycle ergometer. *Scand J Rehabil Med* (Suppl) 76:1-43, 1986.

37. Ericson MO, Nisell R, Arborelius UP, *et al.* Muscular activity during ergometer cycling. *Scand J Rehabil Med* 77:53-61, 1985.

38. Ferner H, Staubesand J. *Sobotta Atlas of Human Anatomy,* Ed. 10, Vol. 2. Urban & Schwarzenberg, Baltimore, 1983 (Fig. 380).

39. *Ibid.* (Figs. 407-409).

40. *Ibid.* (Figs. 410-411b).

41. *Ibid.* (Fig. 413).

42. *Ibid.* (Figs. 420, 421).

43. *Ibid.* (Fig. 464).

44. *Ibid.* (Fig. 465).

45. Garrett WE Jr, Califf JC, Bassett FH III. Histochemical correlates of hamstring injuries. *Am J Sports Med* 72:98-103, 1984.

46. Ghori GMU, Luckwill RG. Responses of the lower limb to load carrying in walking man. *Eur J Appl Physiol* 54:145-150, 1985.

47. Ghosh SN, Nag PK. Muscular strains in different modes of load handling. *Clin Biomech* 7:64-70, 1986.

48. Good MG. What is "fibrositis"? *Rheumatism 5:* 117-123, 1949.

49. Green HJ, Daub B, Houston ME, *et al.* Human vastus lateralis and gastrocnemius muscles: a comparative histochemical and biochemical analysis. *J Neurol Sci* 52:201-210, 1981.

50. Gregor RJ, Edgerton VR, Rozenek R *et al.* Skeletal muscle properties and performance in elite female track athletes. *Eur J Appl Physiol* 47:355-364, 1981.

51. Haggmark T, Eriksson E, Jansson E. Muscle fiber type changes in human skeletal muscle after injuries and immobilization. *Orthopedics 9:* 181-185, 1986.

52. Heckmatt JZ, Pier N, Dubowitz V. Measurement of quadriceps muscle thickness and subcutaneous tissue thickness in normal children by real-time ultrasound imaging. *J Clin Ultrasound* 76:171-176, 1988.

53. Hughston JC, Deese M. Medial subluxation of the patella as a complication of lateral retinacular disease. *Am J Sports Med* 76:383-388, 1988.

54. Inbar O, Kaiser P, Tesch P. Relationships between leg muscle fiber type distribution and leg exercise performance. *Int J Sports Med 2:* 154-159, 1981.

55. Inman VT, Ralston HJ, Todd F. *Human Walking.* Williams & Wilkins, Baltimore, 1981 (p. 124).

56. Jones DW, Jones DA, Newham DJ. Chronic knee effusion and aspiration: the effect on quadriceps inhibition. *Br J Rheumatol* 26:370-374, 1987.

57. Joseph J. The pattern of activity of some muscles in women walking on high heels. *Ann Phys Med* 9:295-299, 1968.

58. Kamon E. Electromyographic kinesiology of jumping. *Arch Phys Med Rehabil* 52:152-157, 1971.

59. Kaufer H. Mechanical function of the patella. *J Bone Joint Surg [Am]* 53:1551-1560, 1971.

60. Kellgren JH. Observations on referred pain arising from muscle. *Clin Sci* 3:175-190, 1938.

61. Lange M. *Die Muskelharten (Myogelosen).* J.F. Lehmanns, MünchHen, 1931 (p. 49, Fig. 13).

62. *Ibid.* (pp. 137-138, Fig. 43).

63. *Ibid.* (pp. 156-157, Fig. 52).

64. Leach RE. Running injuries of the knee. *Orthopedics* 5:1358-1377, 1982.

65. Levine M, Lombardo J, McNeeley J, *et al.* An analysis of individual stretching programs of intercollegiate athletes. *Phys Sportsmed* 75: 130-136, 1987.

66. Lewit K. Postisometric relaxation in combination with other methods of muscular facilitation and inhibition. *Manual Med* 2:101-104, 1986.

67. Lewit K, Simons DG. Myofascial pain: relief by postisometric relaxation. *Arch Phys Med Rehabil* 65:452-456, 1984.

68. Lexell J, Henriksson-Larsen K, Sjostrom M. Distribution of different fibre types in human skeletal muscles: 2. A study of cross-sections of whole m. vastus lateralis. *Acta Physiol Scand* 777:115-122, 1983.

69. Lexell J, Henriksson-Larsen K, Winblad B, *et al.* Distribution of different fiber types in human skeletal muscles: effects of aging studied in whole muscle cross sections. *Muscle Nerve* 6:588-595, 1983.

70. Lieb FJ, Perry J. Quadriceps function: an anatomical and mechanical study using amputated limbs. *J Bone Joint Surg [Am]* 50:1535-1548, 1968.

71. Lieb FJ, Perry J. Quadriceps function. *J Bone Joint Surg [Am]* 53:749-758, 1971.

72. Lockhart RD. *Living Anatomy,* Ed. 7. Faber & Faber, London, 1974 (p. 114).

73. Losee RE, Johnson TR, Southwick WO. Anterior subluxation of the lateral tibial plateau. *J Bone Joint Surg [Am]* 60:1015-1030, 1978.

74. Markhede G, Stener B. Function after removal of various hip and thigh muscles for extirpation of tumors. *Acta Orthop Scand* 52:373-395, 1981.

75. McMinn RMH, Hutchings RT. *Color Atlas of Human Anatomy.* Year Book Medical Publishers, Chicago, 1977 (pp. 264, 273-275, 277-278, 281-282).

76. *Ibid.* (p. 294).

77. *Ibid.* (p. 299).

78. Miller GM. Resident Review #24: subluxation of the patella. *Orthop Rev* 9:65-76, 1980.

79. Milner M, Basmajian JV, Quanbury AO. Multifactorial analysis of walking by electromyography and

computer. *Am J Phys Med* 50:235-258, 1971.

80. Moller M, Ekstrand J, Oberg B, *et al*. Duration of stretching effect on range of motion in lower 288 Part 2 / *Hip, Thigh, and Knee Pain* extremities. *Arch Phys Med Rehabil* 66:171-173, 1985.

81. Murray MP, Jacobs PA, Mollinger LA, *et al*. Functional performance after excision of the vastus lateralis and vastus intermedius. *J Bone Joint Surg [Am]* 65:856-859, 1983.

82. Nemeth G, Ekholm J, Arborelius UP. Hip load moments and muscular activity during lifting. *Scand J Rehabil Med* 76:103-111, 1984.

83. Netter FH. *The Ciba Collection of Medical Illustrations,* Vol.8, Musculoskeletal System. Part I: Anatomy, Physiology and Metabolic Disorders. Ciba-Geigy Corporation, Summit, 1987 (p. 80).

84. *Ibid*. (p. 83).

85. *Ibid*. (p. 85).

86. *Ibid*. (p. 87).

87. Nielsen AJ. Spray and stretch for myofascial pain. *Phys Ther* 58:567-569, 1978.

88. Nygaard E. Skeletal muscle fibre characteristics in young women. *Acta Physiol Scand 112:* 299-304, 1981.

89. Oddsson L, Thorstensson A. Fast voluntary trunk flexion movements in standing: motor patterns. *Acta Physiol Scand* 729:93-106, 1987.

90. Okada M. An electromyographic estimation of the relative muscular load in different human postures. *J Human Ergol* 7:75-93, 1972.

91. Radin EL. Chondromalacia of the patella. *Bull Rheum Dis* 34:1-6, 1984.

92. Rasch PJ, Burke RK. *Kinesiology and Applied Anatomy,* Ed. 6. Lea & Febiger, Philadelphia, 1978 (pp. 272, 282, 292-293, 309, Table 162).

93. Rask MR, Lattig GJ. Traumatic fibrosis of the rectus femoris muscle. *JAMA* 227:268-269, 1972.

94. Reynolds L, Levin TA, Medeiros JM, *et al*. EMG activity of the vastus medialis oblique and the vastus lateralis in their role in patellar alignment. *Am J Phys Med* 62:61-70, 1983.

95. Reynolds MD. Myofascial trigger point syndromes in the practice of rheumatology. *Arch Phys Med Rehabil* 62:111-114, 1981.

96. Rohen JW, Yokochi C. *Color Atlas of Anatomy,* Ed. 2. Igaku-Shoin, New York, 1988 p. 416.

97. *Ibid*. (p. 417).

98. Sadamoto T, Bonde-Petersen F, Suzuki Y. Skeletal muscle tension, flow, pressure, and EMG during sustained isometric contractions in humans. *Eur J Appl Physiol* 51:395—408, 1983.

99. Scelsi R, Marchetti C, Poggi P. Histochemical and ultrastructural aspects of m. vastus lateralis in sedentary old people (age 65-89 years). *Acta Neuropathol* 57:99-105, 1980.

100. Shakespeare DT, Stokes M, Sherman KP, *et al*. Reflex inhibition of the quadriceps after meniscectomy: lack of association with pain. *Clin Physiol* 5:137-144, 1985.

101. Simons DG. Myofascial pain syndrome due to trigger points, Chapter 45. In *Rehabilitation Medicine,* edited by Joseph Goodgold. C.V. Mosby Co., St. Louis, 1988 (pp. 686-723, see p. 710, Fig. 45-8E to 8H).

102. Simons DG, Travell JG. Myofascial pain syndromes, Chapter 25. In *Textbook of Pain,* edited by P.D. Wall and

R. Melzack, Ed 2. Churchill Livingstone, London, 1989 (pp. 368-385, see p. 377, Fig. 25.8F-H).

103. *Ibid*. (p. 378, Fig. 25.9B).

104. Simons DG, Travell JG, Simons LS. Protecting the ozone layer. *Arch Phys Med Rehabil* 71:64, 1990.

105. Sjogaard G. Muscle energy metabolism and electrolyte shifts during low-level prolonged static contraction in man. *Acta Physiol Scand* 734:181-187, 1988.

106. Stalberg E, Borges O, Ericsson M, *et al*. The quadriceps femoris muscle in 20-70-year-old subjects: relationship between knee extension torque, electrophysiological parameters, and muscle fiber characteristics. *Muscle Nerve 12:* 382-389, 1989.

107. Sutherland DH, Cooper L, Daniel D. The role of the ankle plantar flexors in normal walking. *J Bone Joint Surg [Am]* 62:354-363, 1980.

108. Swenson EJ Jr, Hough DO, McKeag DB. Patellofemoral dysfunction. *Postgrad Med* 82:125-141, 1987.

109. Taylor PW. Inflammation of the deep infrapatellar bursa of the knee. *Arthritis Rheum 32:* 1312-1314, 1989.

110. Townsend MA, Lainhart SP, Shiavi R, *et al*. Variability and biomechanics of synergy patterns of some lower-limb muscles during ascending and descending stairs and level walking. *Med Biol Eng Comput* 76:681-688, 1978.

111. Travell J. Pain mechanisms in connective tissue. In *Connective Tissues, Transactions of the Second Conference, 1951,* edited by C. Ragan. Josiah Macy, Jr. Foundation, New York, 1952 (pp. 86-125, see p. 116).

112. Travell J. Factors affecting pain of injection. *JAMA* 758:368-371, 1955.

113. Travell J, Rinzler SH. The myofascial genesis of pain. *Postgrad Med 7* 7:425-434, 1952.

114. Travell JG, Simons DG. *Myofascial Pain and Dysfunction: The Trigger Point Manual.* Williams & Wilkins, Baltimore, 1983.

115. Troedsson BS. The buckling knee syndrome. *Minn Med* 55:722-724, 1972.

116. Vecchiet L, Marini I, Colozzi A, *et al*. Effects of aerobic exercise on muscular pain sensitivity. *Clin Ther* 6:354-363, 1984.

117. Voss DE, Ionta MK, Myers BJ. *Proprioceptive Neuro-muscular Facilitation,* Ed. 3. Harper and Row, Philadelphia, 1985.

118. Weber EF. Ueber die Langenverhaltnisse der Fleischfasern der Muskeln in Allgemeinen. *Berichte Ciber die Verhandlungen der Kdniglich Sachsischen Gesellschaft der Wissenschaften zu Leipzig* 3:63-86, 1851.

119. Worrell RV. The diagnosis of disorders of the patellofemoral joint. *Orthop Rev* 70:73-76, 1981.

120. Worth RM, Kettelkamp DB, Defalque RJ, *et al*. Saphenous nerve entrapment: a cause of medial knee pain. *Am J Sports Med* 72:80-81, 1984.

121. Yang JF, Winter DA. Surface EMG profiles during different walking cadences in humans. *Electroencephalogr Clin Neurophysiol* 60:485-491, 1985.

122. Young A, Stokes M, Iles JF. Effects of joint pathology on muscle. *Clin Orthop* 279:21-27, 1987.

第十五章
内 收 肌

内收长肌、内收短肌、内收大肌和股薄肌
"引起疼痛的明显原因"

本章要点：长收肌和短收肌的肌筋膜触发点（TrPs）引发的**牵涉痛**沿大腿向上至腹股沟深部，向下到达膝盖和胫骨。大收肌中部（TrP$_1$区域）触发点引起的疼痛沿大腿前内侧从腹股沟延续至膝盖上方。该肌肉近端触发点（TrP$_2$区域）引起的剧烈疼痛向深部牵涉至骨盆内。股薄肌的TrPs引起大腿内侧的浅表疼痛。长收肌、内收肌和大收肌近端2/3**解剖附着**于骨盆下缘，沿坐骨支和耻骨支延伸至坐骨结节。这些肌肉的远端沿着股骨背面呈垂直线附着于从股骨小转子到膝盖上方段的股骨上。这3个内收肌肌肉互相重叠，长收肌位于前方，大收肌位于后方。剩下的1/3大收肌（坐骨髁部分）近端附着于坐骨结节，远端附着于股骨内侧髁上的收肌结节。股薄肌覆盖于大收肌上，在大收肌坐骨髁部分的内侧附着于骨盆。股薄肌作为鹅足腱的一部分附着于膝下胫骨处。这些肌肉接受闭孔神经的支配，除了大收肌坐骨髁部分外还接受坐骨神经支配。在行走过程中的站立相，内收肌群的**功能**是限制站立下肢外展、控制侧向移动和增加稳定性。股薄肌的作用是协助其他肌肉控制膝的外翻角度。在早期摆动相，内收肌群把下肢带向中线水平（主要由大收肌）；在摆动相后期，内收肌群和股薄肌有助于保持弯曲前伸。这一章中所有肌肉的主要作用是内收大腿。长收肌和短收肌以及大收肌的前两个部分也协助大腿的内侧旋转和弯曲。另一方面，大收肌的后侧部分（坐骨髁或"股后"）是大腿伸肌，内翻作用不确定。当膝关节伸直时，股薄肌帮助其屈曲，当膝关节屈曲时股薄肌帮助大腿内旋。内收肌触发点引起的主要**症状**是牵涉部位的疼痛和压痛。耻骨肌和股内侧肌的TrPs的牵涉区域与内收肌的牵涉区域部分重合。另外，在做出诊断时，临床医生需要考虑到内收肌在骨盆或胫骨的附着点撕脱、骨盆坐骨支下段或耻骨支应力性骨折、耻骨联合炎、髋关节炎、神经卡压以及心理压力引起的疼痛。**患者检查**主要是评估大腿外展受限情况以及对这些肌肉进行触诊。对表浅的长收肌和股薄肌一般可通过平滑触诊满意地进行**触发点检查**。但是，短收肌和大部分的内收肌几乎完全被其他肌肉覆盖，使TrPs难以被定位并且依赖于检查者进行深部触诊。股动脉、静脉和隐神经在收肌裂孔处穿出收肌管时会受到**卡压**。进行**牵拉下的间断性冷喷疗法**时，通常嘱患者仰卧并且弯曲大腿，使其外展。对大腿前侧和内侧进行间断性冷喷疗时，范围从大腿中部向上至腹股沟和腹股沟区，向下至膝盖下部和胫骨直至

足踝。轻拉使臀部外展。然后进行温热湿敷和在运动范围内主动进行充分活动,完成治疗过程。与其他浅表肌肉一样,需对长收肌和股薄肌上 TrPs 进行**注射与拉伸**。但是,对长收肌和短收肌进行注射时应另外考虑到相邻的股动脉。大收肌上 TrPs 的定位和注射非常困难,因为作为大块的肌肉其大部分被其他肌肉所覆盖。臀部内收肌**矫正措施**主要包括避免使内收肌长时间处于缩短的静止状态、纠正引起触发点迁延的全身因素,并制订充分的家庭自我伸展计划。

1. 牵涉痛(图 15-1 ~ 图 15-3)

除了后部分的大收肌内收肌群的牵涉痛模式和功能限制与 TrPs 有关,被认为是"明显的病痛制造者"。长收肌内的 TrPs 可能是导致腹股沟疼痛的主要原因[97,98]。

长收肌和短收肌

作者所画的长收肌以及短收肌的触发点疼痛模式和压痛没有区别(图 15-1)。这些 TrPs 的牵涉痛可向近侧和远侧投射。近

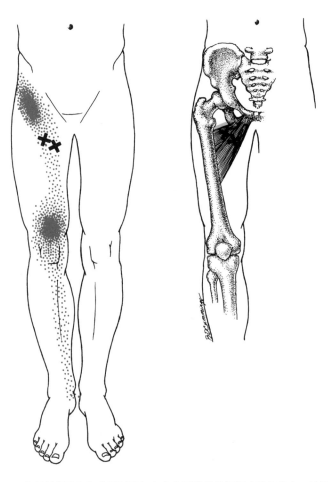

图15-1 右侧长收肌和短收肌以及复合疼痛区域的前视图(暗红色),这两块肌肉的触发点(Xs,淡红色)。实心红色区域表示固定的疼痛点,点状红色区域表示偶发的疼痛点及疼痛的扩散和延伸区域。

端痛感持续存在,它来自深部,向近端延伸至双侧腹股沟和大腿上部的前内侧。这些TrPs 远端牵涉痛集中在膝盖内侧上部再以扩散模式向下延伸至胫骨(图 15-1)。这种疼痛区域已经在之前提到过 [93,94,97,98,100]。位于肌肉近端的 TrPs 的牵涉痛向上延至腹股沟,而那些位于肌肉远端部分牵涉痛则下行至膝盖和胫骨 [97]。

Kelly[52,53] 指出,长收肌的压痛点在其近端附件附近,因为疼痛牵涉到膝盖疼痛,并导致僵硬。Long[61] 认为 TrPs 在大腿内侧近腹股沟、腹股沟韧带内侧以及大腿和膝盖内侧和前侧附近所引起的疼痛可导致长收肌综合征。它通常伴随着凝胶现象(紧张带)。

Kellgren[51] 指出长收肌肌内注射0.1ml 6%生理盐水时出现长收肌牵扯样疼痛。大致区域见图 15-1,但他并未提到疼痛扩展到膝盖下面。

儿童长收肌 TrPs 牵涉性痛可远至腹股沟韧带 [17];其区域覆盖双侧大腿、膝盖内侧,下肢 2/3 的内侧面。Fine[40] 报道一名 10 岁男孩因长收肌 TrPo 引起腹股沟疼痛。

大收肌

相对常见的肌筋触发点在大收肌的中间部位,TrP1 区域的牵涉痛向上到腹股沟韧带下方,向下在大腿前内测近膝盖处(图 15-2A)。腹股沟疼痛的位置很深,多

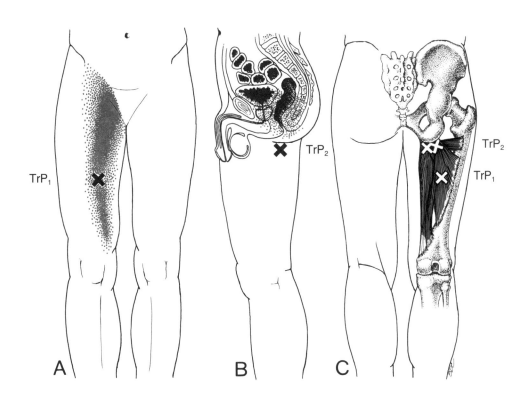

图15-2 右侧大收肌(淡红色)的触发点(Xs)所在的疼痛区域。实心红色区域表示疼痛固定,点状红色区域表示疼痛偶发并扩散延伸。A. 大腿内侧TrPs区域牵涉痛的前面观。B. 盆腔内TrP2区域牵涉痛的矢状图。这些触发点主要位于大收肌坐骨髁部分内侧近端或者甚至臀大肌。C. 大收肌的解剖以及其常见触发点的后面观。

数可能在骨盆内,但患者无法具体识别疼痛在何种骨盆结构之中。许多患者对于腹股沟的位置的认识有误区。当患者描述的时候,应该要求其指出具体疼痛的位置。"腹股沟"一般适用于腹股沟区,但也可能指大腿与躯体的交界处[96]。

大收肌的 TrP2 区域近端的牵涉痛通常被描述为广义的盆腔内疼痛,包括耻骨、阴道、直肠或(更少)膀胱(图15-26)。疼痛可以被描述为盆腔内射击样或爆竹爆炸性。

股薄肌

股薄肌的 TrPs 产生了一个局限、热、刺痛(非针刺样疼痛)、表面性疼痛。此疼痛沿着大腿的内部向上或者向下游走(图15-3)。

2. 解剖附着和注意事项
(图 15-4 ~ 图 15-8)

内收肌位于大腿内侧,前有股四头肌群,后有股后肌群。3 个主要内收肌的排列顺序为最前方的长收肌、中间的内收肌和最后方的大收肌。

作为第四内收肌,耻骨肌(见第十三章)部分位于短收肌的前侧和内侧。股薄肌是唯一跨越臀部和膝盖这 2 个关节的肌肉。

长收肌和短收肌
(图15-4 ~ 图15-5)

在大腿前内侧的 3 块内收肌中,**长收肌**是最表浅的、最突出的。它**近端**通过一

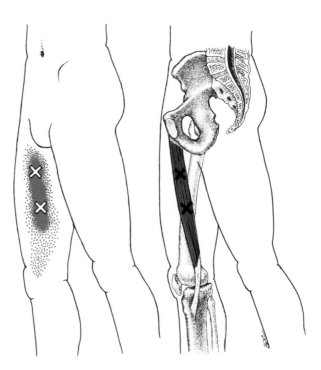

图15-3 右侧股薄肌(深红色)触发点(Xs)的牵涉痛区域(淡红色)的内侧观。实心红色区域表示疼痛固定,点状红色区域表示疼痛偶发并扩散延伸。

个粗直的肌腱连接在耻骨联合与闭孔之间的骨盆外侧的小点上(图 15-4)[27,67]。其纤维向下、向外侧、向后远端固定于股骨中段 1/3 的股骨粗线上。股骨粗线向下延伸至股骨的后方,股内侧肌附着于其内侧,旁边缠绕着长收肌和短收肌,大收肌位于其后(图 15-5 ~ 图 15-7)[27,67]。长收肌的纤维通常在股骨连接处与股内侧肌相融合。长收肌可与耻骨肌互相融合,在这种情况下,内收肌的前方可完全被它们覆盖。

从前看,耻骨肌近端和长收肌的远端部分覆盖短收肌(图 15-5)。短收肌被它前方的两块肌肉以及后方的大收肌夹住。短收肌的近端附着于耻骨上下支,内侧被股薄肌包绕,外侧有闭孔,并且在某种程度上,后方是大收肌[2]。内收肌远端连接股骨粗线,位于长收肌的后侧,并且大收肌侧向短收肌,位于后方[43]。股内侧肌附着所有这些收肌的内侧,因此从前方覆盖长收肌以及大收肌的下部[27,73]。

大收肌
（图15-6 ~ 图15-7 ）

大收肌是一组大型的、位于深部的内

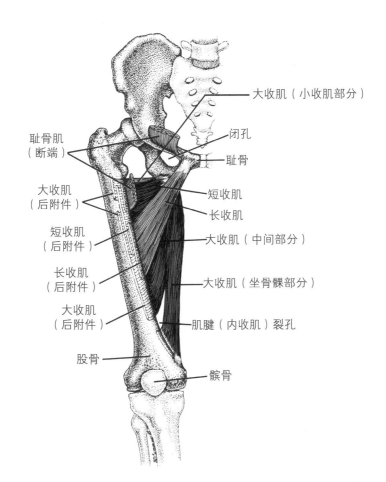

图15-4　右侧内收肌组的附件前视图。耻骨肌肌肉被切断和被大部去除（淡红色）。最表浅的内收肌、长收肌,也标为淡红色。短收肌（中等红色）远端延伸至股骨终端只附着并且深入长收肌。大收肌（深红色）是最深的（最后侧）而且是最大的收肌。后侧示意图可见这些肌肉的附件。

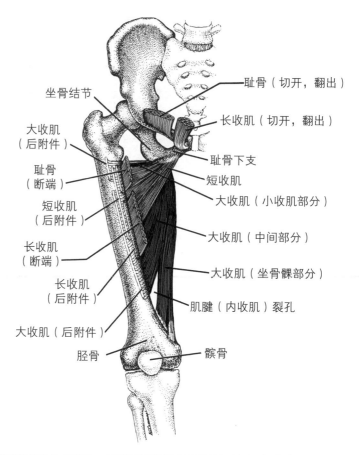

图15-5 右侧深层收肌附件的前视图。上覆的耻骨肌和长收肌被切断后翻起（淡红色）。短收肌（中等红色）位于大收肌（暗红色）前面。收肌附件位于股骨后侧,不可见,仅见于示意图。

收肌，Bardeen 将其形容为三方结构[13]：最前和最上的小收肌、中间部分大收肌、位于后方（主要是坐骨髁）第三部分的大收肌，这有利于与其他三个髋关节收肌相区分（耻骨肌、短收肌、长收肌）。大收肌三个部分中的最上面部分通常称为小收肌。它连接骨盆前侧与中间部分大收肌，其纤维水平走行。中间的部分大收肌可能重叠在小收肌后方。在此种情况下,其中间部分的纤维走行有很多的折角。向近端,大部分（大多数后面的或者是坐骨髁）的第三部分与坐骨结节连接。它的一些纤维沿对角线方向走行,但大多数几乎是垂直的。

大收肌最上面的部分（小收肌）是三个部分中的最前部分。其纤维水平走向；**内侧**头附着于耻骨下支,肌纤维横向股骨,**外侧**头附着在股骨小转子下方并延伸至股骨粗线上部（图 15-4 ~图 15-6）。大收肌的前上部分通常构成一个环。

大收肌的中间部分是扇形的（图 15-5 和图 15-6）,可以与小收肌相重叠。其顶点向**近端**连接坐骨支、位于坐骨结节和耻骨支之间。其肌纤维由这个顶点发出,在**远端**呈扇形附着于股骨粗线至收肌腱裂孔的位置。收肌腱裂孔内有股神经和血管通过。收肌腱裂孔上升部分把大收肌的中间和后部分隔离开来（图 15-5 ~图 15-7 ）[7]。

大部分的大收肌坐骨髁部分的纤维是垂直走向的（图 15-6 和图 15-7 ）。纤维**近端**连接坐骨结节，某种程度上讲，其沿着坐骨支，在肌肉的其他两部分后方。从前、后、内侧看（图 15-5 ~图 15-7 ），坐骨髁部分的上内侧边界的纤维缠绕着大收肌的中间部分。这使得大部分大收肌纤维在坐骨结节部位集中起来。**在远端**，最大的第三部分大收肌由一个厚跟腱附着于股骨内侧髁。一些纤维的附着形成膨大从而填补了内收肌结节和腱（伸缩）之间的间隙（图 15-6 ）[27]。这部分的大收肌类似于"股后"肌肉，但它不跨越膝关节；它由坐骨神经支配。

Bardeen[13] 描述了大收肌在股后内侧肌群处（半膜肌和半腱肌）形成一个凹槽，有时很明显[8]。槽的底部主要是中间部分的大收肌，内壁由大收肌的坐骨髁组成。尽管第三部分收肌在横截面不典型，Bardeen 认为还是可以看到。因此，大收肌的位置很深，位于半腱肌和半膜肌的内侧。收肌管和收肌腱裂孔的解剖在第十章梨状肌内已有提到。

大收肌在大腿上中部穿越股外侧肌[76]；股外侧肌是股四头肌群肌肉中最

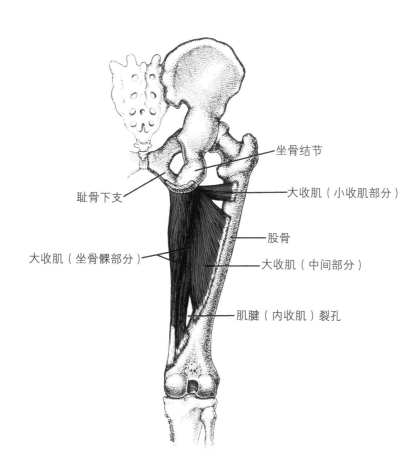

坐骨结节

大收肌（小收肌部分）

耻骨下支

股骨

大收肌（坐骨髁部分）

大收肌（中间部分）

肌腱（内收肌）裂孔

图15-6　右侧大收肌（红色）附件的后视图，显示了三个部分的区别。

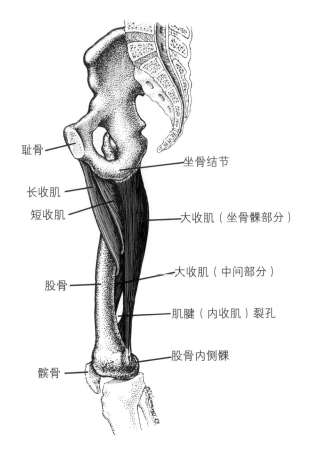

耋骨

长收肌

短收肌

股骨

髌骨

坐骨结节

大收肌（坐骨髁部分）

大收肌（中间部分）

肌腱（内收肌）裂孔

股骨内侧髁

图 15-7　右侧长收肌（淡红色）、短收肌（中等红色）以及大收肌（深红色）的附件内侧视图。这样非常规的视图显示了坐骨髁部的大收肌与其他收肌作用的区别，如其名，它的后侧附件更靠近骨盆和股骨，所以它可以伸大腿。

大的，大收肌则是人体中第三最重肌肉（505g），是臀大肌重量的 2/3，略低于所有收肌的总重量（638g）。因此，这种"股后现象"使得内收肌比任何单腱肌肉更重。

股薄肌
（图15-8）

　　表浅的股薄肌在大腿内侧伸展，它跨越两个关节，髋关节和膝关节（图15-8，内侧视图）。在前一章的图 14-13 中可以看到，这块肌肉的大部分位于其他大腿肌肉的前面，图 14-8（股四头肌）中，从横截面观，它大致位于大腿中部。这块薄而平的肌肉的**近端**附着于耻骨支和耻骨处，**远侧**附着于胫骨远端到胫骨髁。在这里，它的肌腱加入缝匠肌和半腱肌肌腱连接后形成的内侧的鹅足（图 15-8，图 12-7）。鹅足囊在这些肌腱和胫骨之间。

　　股薄肌被认为是人体中第二长的肌肉，缝匠肌是最长的[102]。一篇报告中描述了股薄肌由分散的终板支配，显微解剖证实，它由紧密相连的平行束短纤维组成[29]。有作者[26]详细阐述了 2 个清晰可

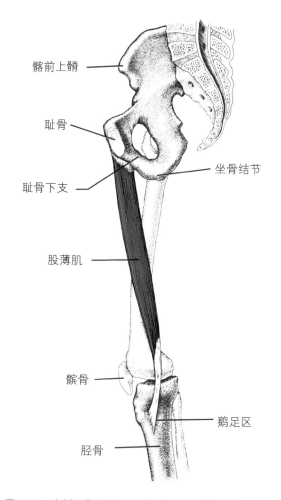

图 15-8　右侧股薄肌（红色）的附件（内侧视图）

辦的肌肉终板从 2 个肌母细胞肌肉发育，随后融合（腹部的腹直肌和半腱肌也分段，这限制了他们的纤维长度）的过程。

补充参考资料
长收肌、内收肌和大收肌

前视图中呈现了所有三个收肌及相关的通过收肌管[3,77]的血管和神经[1,39,76]。一些文献显示了其近端和远端的骨附着的位置[2,43,75]，一些详细图示了与骨盆近端[67]的和远端[68]的附着情况，还有一些则图示了所有的附着情况[5]。

长收肌和短收肌的前方无血管神经结构[73,89]。长收肌从前面看与血管和神经一起靠近缝匠肌[37]，从前内侧视图看靠近含有神经与血管的收肌管[36]。长收肌[21]和短收肌[26]的总长度横跨这个区域。表面的图片中，这些收肌的大小[68]和长度[34]易被识别。

如前所述，大收肌常常与长收肌和内收肌一起被介绍。大收肌的一张图片[89]包括其最邻近的血管神经结构。三组肌肉中，小收肌在神经与血管结构前面可被看见[74]。

大收肌的后视图中没有血管神经结

构,说明这块肌肉在大腿的上半部 [36] 的表浅区域占有很小的位置 [42,50]。一张后视图显示整个肌肉的上层结构,股静脉和动脉的出现可有助于区分中部和后部 [70]。肌腱附件位于股骨上的后方内侧 [70]。

大腿后面观可以看到大收肌中部和远端终止部分与坐骨神经和穿过肌腱裂孔(收肌)的血管的关系 [78]。一张后视图显示了大收肌与上覆肌肉的关系、它们与坐骨神经的关系,以及大收肌凹形结构与腘肌的关系 [8]。坐骨神经在前面的大收肌和后面的腘肌之间走行 [8,78]。串行横截面显示大收肌的大部分 [24] 以及其上部的小收肌部分 [23]。所有的大收肌在矢状面显示 [25,86]。肌肉的前视以及后视图显示,重叠部分的上部水平纤维和内侧的纤维是纵向分布的 [49]。

股薄肌

从结构图 [473]、解剖图片 [88,89] 以及神经血管图看,股薄肌的前面没有神经与血管的结构 [3,37]。肌肉内侧全长没有伴随的神经血管结构 [6,41] 在膝盖下方附着 [44,79]。它的背面图也未显示神经血管结构 [42]。其骨附着点详细标记 [9,10,43,45,75] 在骨盆 [47] 和膝盖 [69,80]。股薄肌在单个横截面 [1]、三个串联横截面 [39,78] 以及全屏横截面上 [22] 可以显示。它的矢状面可以在结构图上 [35] 和解剖图片中看到 [86]。

3. 神经支配

长收肌、短收肌以及大收肌的第一(小收肌)、第二部分(中部)在前面由闭孔神经支配这在之前已经介绍过 [72]。该神经接受来自 L_2、L_3 和 L_4 的神经纤维 [16,27]。大收肌的小收肌部分还接受股四头肌的神经支配,平行位于小收肌上 [13]。大收肌的坐骨髁部分(股后)接收来自 L_4、L_5 和 S_1 神经 [40] 的坐骨神经 [27] 的支配。

闭孔神经的前支同样支配股薄肌,但只来源于 L_2、L_3 神经 [27]。

4. 功能

长收肌在足趾离地的时间变得活跃,大收肌在步行、慢跑、跑步和冲刺的脚跟着地时活跃。大收肌在攀登楼梯时变得活跃,但在下楼梯时不活跃。它在滑雪时以及骑马的时候膝盖活动时活跃。

内收肌在步行中起到几个作用。在摆动相早期(抬腿),大收肌把肢体带向中线;摆动相中晚期时,内收肌和股薄肌帮助增强和保持屈髋和使肢体前伸 [84]。在站立相最早期,股薄肌可以协助其他鹅足肌肉和股内侧控制膝关节的外翻角度以使重量转移到另一只脚 [84]。在站立相早期,坐骨髁部分的大收肌协助股后肌和臀大肌限制由体重引起的髋关节屈曲。在站立相晚期,因为重量转移到另一只脚的中线,长收肌和大收肌抑制收缩,控制重心的转移和增加稳定性 [84]。

作用

人们普遍认为,股薄肌以及其他三大主要收肌的作用就是使大腿内收 [14,27,30,31,85]。

长收肌、短收肌,前(上)部分的大收肌协助大腿屈曲和内旋 [30]。后部分(坐骨髁"股后")的大收肌使大腿伸展 [27,85],但在弯曲活动时不影响肌电图 [14]。其影响转动是模棱两可的。

相对于成人这些肌肉对儿童膝部的屈伸运动的作用更大 [14]。而在成人,其更多地发挥稳定的作用。

在这一章中的四个收肌，只有股薄肌的纤维穿越髋关节和膝关节。股薄肌是主要的内收大腿的肌肉[15,27,50,85]。在某种程度上它帮助屈大腿[31]。只有在膝盖伸展时它协助膝屈曲，并且当膝关节屈曲时协助内旋胫骨[15,27,50]。

功能

在移动过程中，肌电检查（EMG）记录到的长收肌的持续电信号显示它在趾闭（站立相末期）之前、期间及之后活跃一小段时间。大收肌在足跟撞击（摆动相末期，站立相前期）之前及期间活跃[28,47,62]。没有明确的证据显示是大收肌的哪个部分，可能是坐骨髁部分。Basmajian和deluca[14]指出，大收肌的前部分在整个步态周期中是持续不断活跃的，而坐骨髁部分显示出双相活动特征。

随着移动的速度、强度和持续时间的增加，大收肌EMG的活动峰值增加，而且在活动周期早期出现[62]。向前行走时显著增加其EMG活动[47]。登梯时，在站立相初期，大收肌表现出强有力的收缩活动，而在下降期不被激活[62]。

在更多的体力活动如慢跑、跑步和急跑期间，长收肌不改变其基本活动（步行）模式但其活动时间延及[63]。

因为这些移动、活动模式的原理还不清楚，Basmajian和Deluca[14]认为收肌的活动是步态的反射行为，这些肌肉并不作为髋部运动的原动力。

大收肌在滑雪、骑马的时使大腿内旋[85]。Broer[19]发现，在使用右手的体育活动肌活动中，表面电极记录到右侧股薄肌的

EMG活跃度大于等于对侧股薄肌。股薄肌的最大EMG活动被认为是在跳0.31m（1ft）排球扣球或篮球上篮。引起股薄肌肌电图反应最大的活动是网球发球和击球动作。这些股薄肌表面电极记录可能包括大收肌的EMG活动。

患者的长收肌被切除后，剩下的内收肌代偿性肥大，表面上看来，在行走、上楼梯和跳跃的时候没有明显的强度上的减弱[64]。切除长收肌、短收肌和大收肌将导致内收肌肌力被削弱达70%，但是只有在走路、爬楼梯或跳跃时有轻微或中度影响[64]。

5. 功能（肌牵张）单位

大腿的内收运动由内收肌群、耻骨肌与股薄肌共同完成；臀中肌、臀小肌与阔筋膜张肌则抵抗内收运动。内旋运动由内收肌群与臀小肌前部共同完成，和由臀大肌、臀小肌后部及髂腰肌完成的外旋运动是相互对抗的[85]。

大收肌中间部分与股二头肌的短头纤维的走向一致，并且在股骨背面粗线上有共同的附着点，外表上看像是1块肌肉，除了在股骨附着处有一条明显分界线[42]。因此，当这两块肌肉同时收缩时，共同作用近似1块肌肉，因为大收肌的近端在坐骨结节上，远端附着于股二头肌短头和腓骨头，并延伸至胫骨的外侧髁。其优势在于附着在股骨上，继而使"两个关节"的综合末端结构可以独立发挥作用。髋关节伸肌，与股二头肌（长头）、半腱肌及半膜肌协同完成膝屈肌功能。

股薄肌与大腿上的3块主要内收肌，及耻骨肌共同使髋关节内收。当膝关节伸直时，股薄肌协助3块腘肌完成膝关节

的屈曲运动。半膜肌、半腱肌和腘肌协助完成腿在膝盖处的内旋运动[85]。

6. 症状

长收肌和短收肌

长收肌或短收肌内有 TrPs 的患者往往仅在剧烈活动或肌肉超负荷时感受到来自于腹股沟和大腿内侧的疼痛,在休息状态下未有此疼痛感受。负重的增加和髋关节的突然扭动均可引起疼痛的加剧[61]。患者往往意识不到大腿外展受限的严重程度,但是他们偶尔会察觉到人腿外旋受限。

大收肌

大收肌近端有活跃触发点(TrP_2)的患者可能会主诉明确定位于阴道或直肠的盆腔内疼痛,或者主诉为弥散性的"盆腔内深处"疼痛。部分患者仅在性交过程中发现此症状。TrP_1 活跃的患者往往主诉大腿前内侧疼痛和腹股沟区的疼痛。

大收肌触发点活跃的患者常在夜间有下肢的强迫体位。患者通常喜欢侧卧,将腿平放并将臀部略为弯曲,放置一个枕头于双腿和双膝之间。

股薄肌

在对与股薄肌相邻的内收肌或腘肌的触发点进行注射时,会偶然触及股薄肌内的触发点但特征性的股薄肌触发点的牵涉痛反应并不会被引出。股薄肌内有触发点的患者主诉常为大腿内侧表面有发热的刺痛。这种疼痛被罕有地描述为针扎似的疼痛,可在休息的时候持续存在,并且体位的改变并不会减少这种疼痛。步行有助于缓解该疼痛。

鉴别诊断

肌筋膜触发点是腹股沟区和大腿内侧疼痛的常见原因。长收肌双侧均有 TrPs 的原因可能与剧烈的骑马运动有关,这种对称性分布的牵涉痛症状与腰椎脊髓病变相似[98]。除了内收肌触发点,耻骨肌内的触发点(见图 13-1)和股内侧肌的触发点(见图 14-2)均可引起此疼痛。

即使已经定位肌筋膜疼痛的部位,也需要注意其他可能同时存在的状况。如果未在肌肉中发现触发点则应首先怀疑以下情况。如肌肉骨骼组织的超负荷或外伤、关节功能障碍与神经卡压这三种状况。

对于具有顽固性慢性疼痛的患者,检查者必须考虑到多病因的可能性。Ekberg[32] 曾采用一种多学科的方法探查 21 名男运动员长期不明原因的腹股沟疼痛的病因。诊断医疗小组为运动员做了腹股沟疝、神经痛、内收肌骨膜炎、骨炎及前列腺炎的相关检查,包括骨盆的 X 线片及耻骨联合的放射性同位素检查。结果表明仅有 2 位患者的病因为单一因素即骨炎。10 位患者有两个病因,6 位患者有三个病因,3 位患者有四个病因。作者没有进一步探讨肌筋膜触发点疼痛的可能性。

股薄肌的牵涉痛模式与能在大腿前侧感受到的缝匠肌牵涉痛有些类似。股薄肌牵涉痛被描述为集中在肌肉区域的弥漫性疼痛;而来源于缝匠肌触发点的疼则具有明显的条带样走向或颤动样发作。通常改变体位或做拉伸运动并不能缓解来自于股薄肌区域的疼痛,而来源于缝匠肌内触发点的疼痛也具有此相同特点。

机械超负荷

与内收肌慢性超负荷相关的三个状况是耻骨应力性骨炎（耻骨骨炎）、耻骨应力性骨折（耻骨撕脱性应力骨折）和内收肌附着处的撕裂综合征。

耻骨应力性骨炎

Rold[91]强调，需将运动员的耻骨应力性骨质增生（耻骨骨炎）与以下情况进行鉴别：附着在骨盆处内收肌腱的撕裂、耻骨或坐骨支的骨折、局部感染。耻骨应力性骨炎通常起病隐匿，易在高强度的体育活动中急性加重。体检提示耻骨联合的两侧有压痛点，大腿外展和伸展时有疼痛感受[91]。耻骨炎的患者有时合并有内收肌触发点。在这种情况下，外展和伸展活动在触发点那一侧更为受限。内收肌群中位置最靠前的耻骨肌与长收肌最有可能参与了耻骨炎的形成，原因不难理解，因耻骨肌与长收肌在耻骨联合上有着最强的非对称性杠杆作用。影像学检查显示耻骨联合处的硬化及不规则，放射性核素在耻骨联合处摄取的增加，均可确诊耻骨骨炎的症状[91]。Brody[18]描述了（Netter用图表阐述[18]）作为耻骨炎病因的耻骨联合的剪切作用。内收肌群的拉力加重了骨盆的这种上下摇动的趋势[18]。

耻骨应力性骨折

报道称在训练的第12周诊断出患有耻骨应力性骨折的70名军事学员中，43人为一侧耻骨下支骨折，11人为双侧耻骨下支骨折，2人为同侧的耻骨上、下支骨折[81]。这些受训者大多身材矮小，他们仅在前进行走的过程中感觉到疼痛。这种行走要求他们"整天大步伐地行走"。

耻骨下支应力性骨折的常见位置为耻骨下支与坐骨支的交界处，参加跑步运动人群中的发生率为1%～2%。在一项研究中，12例发生耻骨下支骨折的患者均出现了因跑步而加剧的腹股沟区疼痛[83]。X线片检查最终证实了这一诊断，但骨折的诊断其实可以立即被骨扫描技术（放射性核素成像）所确定。耻骨支这种疲劳性骨折的病变是由内收肌群施加在耻骨支上的拉力引起的[82]。耻骨联合的松弛及触发点引起的肌张力增高均可能是该病变的原因，但很显然，尚未有人对这种可能性进行探究。

在一位有活力的游泳患者身上，放射性核素显像确诊了耻骨支的大收肌附着处的撕脱性应力性骨折[54]。

内收肌附着处的撕裂综合征

在7位身材矮小的女性初级军事学员中，内收肌附着处撕裂综合征（"大腿夹板"）呈进行性发展，她们在训练中被要求前进走的步伐跨度与身高高于她们的男性学员一致。放射性核素扫描显示她们的股骨上段或中段骨膜呈现有抬高可能的线性病变。这个位置对应为内收肌在股骨上的附着处[25]。上文提到了70例患有耻骨应力性骨折的军事学员，在对他们进行核素扫描检查后，发现其中14例长收肌和内收短肌在股骨附着处的骨膜也呈现出线性病变的反应。经X线片检查后发现长收肌和短收肌在股骨内侧面附着处的骨膜均有抬高[81]。疼痛和压痛均定位在肌肉的附着区域，疼痛的性质为活动后加剧，休息后缓解[81]。

可以预计，由骨折和撕腹性损伤引起

的肌肉超负荷很有可能会激活敏感个体收肌内的 TrPs，因此触发点激活引起的肌张力增加会进一步加剧骨骼的损伤。

关节功能障碍

Lewit[59] 将内收肌群的触发点与髋关节的关节功能障碍联系在一起，认为触发点的牵涉痛可能是导致患者所有疼痛问题的原因。而另一方面，其他一些人 [61,86] 则警告说长收肌内触发点所引发的牵涉痛，可能会被误认为成髋关节关节炎的疼痛。这就很容易陷入将所有的疼痛原因归结于骨关节炎的误区，同时也不会意识到去检查髋内收肌的触发点。当一些髋骨关节炎患者内收肌的触发点失活后，他们会有满意的疼痛缓解[97]。我们和 Long[61] 的报道一样，发现骨关节炎的疼痛一般在腹股沟区的深处，而且这种疼痛更像是一种横向性牵涉痛而非居中性牵涉痛。已有报道[58] 证实，部分与髋骨关节炎有关的行动障碍是起源于肌肉的这一猜想；在这一项研究中，髋骨关节炎的患者接受了内收肌群的伸展运动锻炼。研究结果表明，他们髋关节外展的范围增加了 8.3°，并且内收肌群内 1 型纤维及 2 型纤维的横截面积显著增加（P < 0.05）。

神经卡压

当闭孔和生殖股神经被卡压时会引起腹股沟区的疼痛或刺痛或大腿内侧的疼痛。

大约有一半的闭孔疝患者（通常是老年女性）出现了闭孔神经压迫症状：疼痛和（或）刺痛，以及大腿到膝盖之间下内侧表面的感觉异常（Howship Romberg 征）[48,55,57,65,95]。大腿屈曲会使疼痛加剧[55]，并且内收肌的肌腱反射减弱或消失［将一手指放在大收肌的肌肉肌腱联合处，大约在肱骨内上髁上方 5cm（2in）处，用反射锤在该处激发肌腱反射[48]］。

生殖股神经压迫往往是由在腹股沟韧带区过度紧身的衣服卡压造成的。患生殖股神经压迫的患者会感到腹股沟韧带下方紧邻的大腿前侧椭圆形区域内的疼痛和（或）麻木。在这个椭圆形区域内，对针刺和触摸的感知会明显降低。阑尾切除手术、腰大肌感染和局部创伤均是相关的诱发因素[87]。

7. 触发点的激活和持续存在

内收肌群及股薄肌内的肌筋膜触发点可能会因负荷的突然加重而被激活，如当人们在冰上滑倒，试图恢复平衡而抑制两腿分开时。据报道称一个 10 岁的男孩在打篮球时激活了内收肌肌肉中的一个触发点[46]。内收肌中触发点也可被髋骨关节炎激活，或者在髋关节的手术后变得明显。

长收肌内的肌筋膜触发点会被剧烈的骑马运动激活[98]，却很少被机动车事故激活[11]。

滑雪运动或者未适应的长途自行车旅行往往会激活大收肌内的触发点。进入汽车前排座位时发生的一个简单的错踏都可能重新激活大收肌内的潜在触发点。

跑步上山或者下山这样的运动可导致内收肌及耻骨肌中的触发点持续存在。然而，相较于耻骨肌中有触发点的患者，内收肌中有触发点的患者更容易识别出与症状发作相关的某一特定事件。座位不变动的长距离汽车驾驶、伴随臀部剧烈弯曲的长时间于椅子上坐立,以及长时间将大腿或小腿越过膝盖交叉放于另一侧的行为均可使内收肌中的扳机点持续存在。

8. 患者检查
(图 15-9~ 图 15-10)

相较于耻骨肌,长收肌和短收肌内活跃的触发点可更大程度地限制大腿的外展。大内收肌内的触发点也可以限制髋部的伸展,尤其当其处于外展位时。为了测试患者是否有这些运动限制,检查者通常使患者处于平卧位,令其患侧肢体的足底靠向对侧膝盖,同时检查者轻柔地使其患侧膝盖向上、向外运动以使患侧大腿外展然后屈曲(图 15-9A)。与此同时,临床医生通过在对侧施压以稳定骨盆。通过这一方法,大腿被外展、屈曲,并稍向侧方旋转,从而同时测试了使大腿收缩的主要的 3 块肌肉。

图 15-9A 解释了髋部伸展受限的范围,图 15-9B 则显示了正常情况下的运动范围。当大腿内存在触发点时,将被检测肢体的

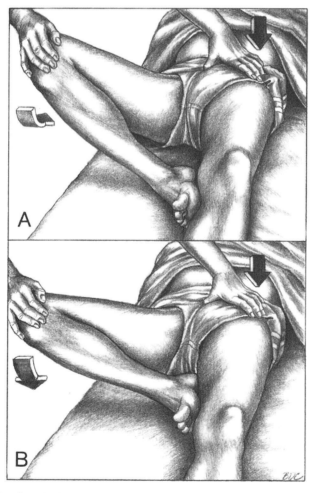

图15-9 右边内收肌群拉伸范围测试。操作者的左手固定骨盆。箭头表示压力的方向。A. 运动限制的体位。脚在膝盖的旁边。B. 全方位运动。弯曲大腿,并且把脚向上移动,而不是抬高大腿,目的是测试大收肌的坐骨髁部分,使大腿在正常范围内伸,所有大收肌伸到最长。

足跟向另一大腿的远侧移动可引起疼痛和活动受限(尤其是在大腿内侧,该区域更易参与大腿的内收活动)。在这一测试中,此运动的目的是增加大腿在髋部的屈曲。此效应只发生在小腿长于大腿的患者中。

另一种方法通过使处于仰卧位的患者的部分外展的大腿弯曲,首先测试大收肌的后侧部分(坐骨髁)的伸缩范围(图15-10A)。然后,临床医生通过使弯曲的大腿进一步内收来测试所有3块内收肌的伸缩范围(图15-10B)。将外展的大腿向地面逐渐地进一步降低,可显示长收肌和短收肌的松紧度。

内收肌含有触发点的患者其日常活动并没有异常,除非触发点的疼痛十分严重以至于使患者产生了减少患侧站立时间的"止痛步态"。大收肌腱附着处的压痛来源于股骨内侧髁后内侧方的压力,如图15-7所示。当大收肌受到持续的或者潜在的肌筋膜触发点的影响时,通常会产生压痛。

之前描述的测试也可暴露由股薄肌的触发点所引起的外展受限。由于股薄肌触发点拉紧带张力的增加可能导致其胫骨附着点的压痛(图15-8)。鹅足滑囊炎也可引起类似的压痛。

9. 触发点检查
(图 15-11 和图 15-12)

长收肌和短收肌(图15-11)

图 15-1 显示了内长收肌和内短收肌内触发点的常见位置。

为了检查这些触发点,患者需处于仰卧位,患侧大腿和膝盖部分屈曲,大腿外展使长收肌处于合适的伸展位(图15-11)。最接近骨盆的那1/3部分长收肌的

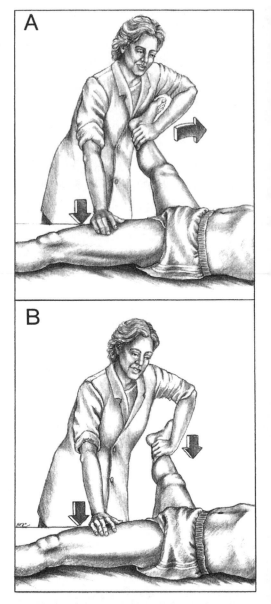

图15-10 右侧内收肌群限制伸展范围的测试。操作者固定左腿。A. 使患者部分外展的大腿弯向头侧,主要用于测试大收肌和股薄肌的限制性。B. 缓慢向地面按压患者外展的大腿,不要有抽搐,用于检测耻骨肌、长收肌和短收肌。

最佳检查方法是夹击触诊(图15-12A)。远端2/3内的触发点则最好通过对其下股骨的平滑触诊进行检查(图15-11)。

由于短收肌位于股骨深部,因此仅可依靠深部平滑触诊触及,而其内的触发点

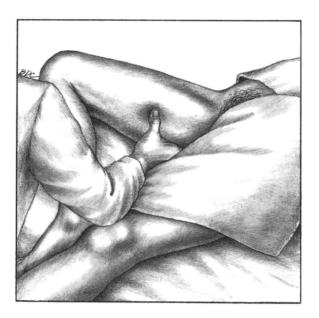

图15-11　右侧长收肌远端触发点的平滑触诊检查。膝盖下置一枕头使其自主放松，用一个舒适的、中等的力度触诊肌肉（见图15-12A 长收肌近端触发点检查）。

则可通过患者对触诊的反应（反跳痛）来定位。长收肌很少对触诊发生可见的局部抽搐反应，而短收肌即使是强烈触诊亦无法触及，如图 15-4 和图 15-5。

大收肌（图15-12）

图 15-2 显示了位于大收肌内的触发点常见位置。在大腿近端 2/3 处的后侧，大收肌被臀大肌、股二头肌、半腱肌和半膜肌所覆盖[56]，仅大腿近端后内侧部分一个三角形的区域可在表皮触诊触及（图 15-12A 和图 16-8）。这个狭窄的三角形的边缘分别由坐骨结节和耻骨（近端）、半膜肌和半腱肌（后方）以及股薄肌（前方）组成[36]。这个"触诊窗"可向上延伸至大腿上 1/3，其最宽处大概有几厘米（1in 或 > 1in）宽，位置就在骨盆下方。股薄肌覆盖了大收肌坐骨髁部分（垂直方向）中的大部分。

因此，在 TrP$_2$ 区域内坐骨髁部分，大

收肌最内侧骨筋膜内的触发点通常通过夹击触诊以达到，并深入至股薄肌。部分患者，TrP$_1$ 区域内（图 15-2C）大收肌的对角线纤维（中间部分）内的触发点和 TrP$_2$ 区域内（图 15-12B）的触发点仅可通过从后方平滑触诊股薄肌以触及。每一个触发点区域可产生其特有的牵涉痛的模式（图 15-2）。大收肌内的触发点或者其上所覆盖的肌肉组织（尤其是股薄肌）内的触发点可产生压痛。相对于其他大小相当的肌肉组织，大收肌的位置较深，对其触发点进行探测和准确定位通常是非常困难的；渐渐地，这些触发点便被忽略了。

股薄肌

股薄肌的骨筋膜内的触发点（图 15-3）可通过夹击触诊定位，但这仅适用于体型偏瘦或者皮肤较疏松的患者，通常还需要平滑触诊共同完成。在脂肪组织较多的患者中，该肌肉并不容易识别。Lange[56]

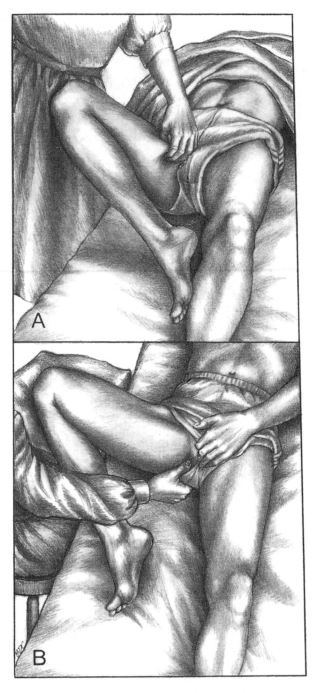

图15-12　右侧长收肌近端触发点检查。A. 长收肌（以及短收肌）的夹击触诊。操作者抵住患者的膝盖，以确保膝盖自主松弛，这时给予这些肌肉中度的伸展测试。B. 平滑触诊大收肌近端，位于坐骨后方的长收肌、短收肌和股薄肌。

用图片标示了位于股薄肌上 1/3 处的肌硬结触发点的位置（可在给予适当压力的紧张带后触及）。

10. 神经卡压

长收肌、短收肌和股薄肌中的触发点

产生的压力如何引起神经卡压并不为人所熟知。

绷紧的大收肌可通过内收肌（腱）裂孔压迫股血管的流出道。有时候，大收肌的中部和后部融合，这极大地减小了这一裂孔大小。曾经有一位患者，检查者未扪及其足背动脉搏动，但当其大收肌内触发点的刺激停止后动脉搏动即复现。这可能是因为大收肌内触发点所形成的紧张带恰位于内收肌裂孔处，这种异常的解剖结构促进了股动脉的压迫。

体育运动协会[12]报告了三个内收肌管末端股浅动脉中形成血栓的案例。其中两个案例中，动脉损伤和血栓形成是由肌内侧肌和大收肌肌腱在该位置上的剪刀般压缩所致；在另一个案例中，则因从内收肌水平延伸、穿过股动脉的收缩腱带压缩造成。这些观察结果表明，在一些收缩肌管的结构中，肌腱上的紧张带会于肌管边缘形成，造成该点受到压力。

内收肌裂孔标志着内收肌管（Hunter's管）的末端，在近端它起始于股三角的顶点。Hunter's管表面覆盖着由深部的缝匠肌所延伸而成的筋膜层，其前部和侧方以股内侧肌为界，后方则以长收肌和大收肌为界。除了股动脉和股静脉，Hunter's管内还包含有隐神经。

11. 相关触发点

长收肌和短收肌内肌筋膜的触发点可能与大收肌内的触发点有关，有时，也与耻骨肌内的触发点有关。如果内收肌内有触发点，则一定要检查耻骨肌。

长收肌和大收肌的参与可能与股内侧肌最内侧纤维内的触发点相关。在解剖学上，它们确实是横向捆绑在一起的。在膝盖以上部位，这些肌肉表面所覆盖的筋膜在肌肉间形成紧实的桥状结构，这种结构有助于在髌骨内侧形成一股拉力，以对抗股外侧肌所形成的外侧的拉力。

令人惊讶的是，股薄肌内的触发点与主要内收肌的触发点很少相关，但可能与缝匠肌低位末端的触发点有关。

12. 牵拉下的间断性冷喷疗法（图 15-13~ 图 15-14）

通常情况下，实施牵拉下的间断性冷喷疗法的顺序是先处理大收肌，然后再处理长收肌和短收肌。

在本书的第 8~9 页我们已经解释了用冰实施间断性冷喷疗法，并且在第一册的第 67~74 页详细描述了用冷气雾剂实施间断性冷喷疗法的技术。加速放松和舒展的技术以及该治疗的替代疗法也已在第二章中做了回顾。

大收肌（图15-13）

为了使大收肌内的触发点消失，可应用间断性冷喷疗法配合被动牵拉，患者的体位如图 15-13 所示。在治疗前，应当让患者清楚自身大腿活动受限的范围，以便与治疗后作比较。给予首剂量冰或者冷气雾剂的平行扫射后，轻柔地使患者的大腿做被动舒展和屈曲。操作者应支撑患者大腿的重量以抵抗重力的作用，同时患者做深吸气。当患者缓慢呼气并完全放松时，将冰或者冷气雾剂向大腿内侧以及后内侧做缓慢平行扫射，扫射的范围应当包括腹股沟。

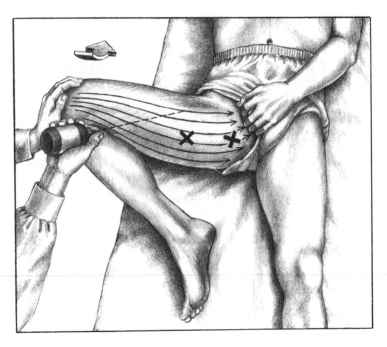

图15-13 患者仰卧位下右侧大收肌的触发点（X表示）的伸展位置以及间断性冷疗区域（细箭头）。X表示这些触发点的频发位置。间断性冷喷疗法向上延伸至髌骨，平行扫描覆盖整块肌肉。粗箭头显示压力的方向朝向地板和头侧，使肌肉被动牵拉伸展和屈曲。

待肌肉松弛后，轻柔地向大腿施压以防止其做额外的舒展和屈曲。以上操作应有节奏地重复2～3次，同时患者做缓慢的深呼吸。当重复的操作不再增加大腿活动的范围后，将一块湿热的垫片垫于内收肌的上方。当皮肤渐渐复温后，患者通过髋部的外展和内收，使大腿做全范围的运动，并缓慢重复2～3个周期。此时，患者应当指出大腿运动范围在治疗前后的差异。

内长收肌和内短收肌（图15-14）

将牵拉下的间断性冷喷疗法应用于长收肌和短收肌时，要求患者平卧位，患侧下肢的足跟置于对侧下肢膝盖以上的部位。在用冰或者冷气雾剂实施冷喷疗期间，应将患者的足部逐渐上移远离大腿直至患者感觉所能耐受的最舒适位置（图15-14）。正如之前对应用于大收肌的技

术所描述的那样，间断性冷喷疗法应与患者的吸气及放松状态相同步。冷物质的平行扫射向上应越过大腿和腹股沟，向下应越过足部和皮肤，以覆盖患者的疼痛相关区域[93,94,97]。随着肌肉张力的降低，大腿因外展而朝向桌面下降。在冷喷疗法和轻柔被动牵拉之间，应将患者治疗侧的足部向上、朝着臀部的方向移动，如图15-9B和图15-16A所示。由于该技术同时牵拉了股四头肌肌腱（内侧、中间和外侧部），所以冷喷疗法的范围必须包括大腿的前侧以及外侧。图15-13和图15-14解释了借助于重力的牵拉技术。通过该技术，通常起源于内长收肌的股肌内侧相关联的触发点将同时消失。

使紧张的内收肌得到有效的松弛可显著地增加其运动收缩的范围，但是这也可能通过激活臀中肌内潜在的触发点而

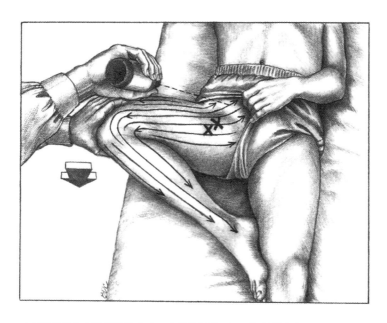

图15-14 右侧长收肌和短收肌触发点（Xs）的伸展位置以及间断性冷喷疗法区域（细箭头）。用冷气雾剂或者冰块敷于肌肉以及近端牵涉痛区域，向上平行扫描，然后向下扫描远端牵涉痛区域，包括膝盖、胫骨和脚踝（粗箭头）。间断性冷疗范围覆盖股四头肌的前面和侧面，用于缓解肌紧张。如图15-9B所示，为了增加外展，右足可以移向大腿。

导致肌肉反应性痉挛（反馈作用）。当该肌肉突然缩短并短于其惯常的范围时，患者可主诉"背痛"。应立即通过间断性冷疗技术缓解由臀中肌中被新近激活的触发点所引起的反应性痉挛（见第8章）。

冷疗结合牵拉操作完成后应立即将一块温热的衬垫覆盖在被治疗的肌肉上，然后操作者应检查患者髋部收缩-舒展以及膝关节伸展-屈曲的主动运动的全运动范围。最后，患者应学习如何在家中进行伸展锻炼（见第14节）。

用一种收缩-放松技术对6组肌肉进行观察，Moller和助手们[71]发现内收肌收缩-伸展运动是其中最有效的方法之一（提高了17%±3%的活动范围）。

Evjenth和Hamberg描述并图解了另外一些内收肌的伸展技术。

超声波对大收肌的治疗非常有价值，因为该肌肉的位置非常深，一般人工治疗无法触及。

股薄肌

针对内收肌的伸展技术并不能够使股薄肌伸展，因为膝盖的弯曲可使股薄肌松弛[92]。有一种相似的技术，操作时膝盖伸直，间断性冷喷疗法操作的第一步用于牵拉的腱和肌肉（见图16-11A和图15-10），从而不仅松弛了牵拉肌腱和肌肉，而且使股薄肌和大收肌的坐骨髁部分也得到松弛。

13. 注射和拉伸（图 15-15~ 图 15-16）

长收肌和短收肌（图15-15）

当患者患有长收肌综合征，且间断性冷喷疗法结合被动牵拉及其他的无创性治疗措施都不能有效地使肌肉松弛时,我们推荐实施普鲁卡因浸润注射。

　　股动脉位于缝匠肌的深部,短收肌和长收肌的外侧。因此,操作者应当首先通过触摸股动脉的搏动和长收肌的前外侧缘进行定位,然后使穿刺针向该部位的后内侧刺入。如此,操作者才能避免将药物注入股动脉(图15-15A)。注射时,应抓住长收肌和短收肌成夹持状,从而保证注射的安全性并达到令人满意的效果。为了达到这个目的,应使患者的大腿处于部分内收状态以放松肌肉(图15-15B)。

　　如果操作者无法握持肌肉,那么患者应摆放如图15-15A的体位,肌肉应保持适度的张力以便于平滑触诊。图15-15A显示了用平滑触诊技术向右长收肌内的触发点实施注射。操作者通常可以识别该肌肉内的拉紧带,此时,注射针可在局部引出抽搐反应,表现为局部皮肤的可见压痕或者抽搐被操作者感受到。

　　深部的短收肌的拉紧带或者局部的抽搐反应通常不能被操作者识别。用图15-15B的方法注射短收肌内的触发点,可抓住长收肌和短收肌成夹持状,以使注射针指向深部的手指,该手指按压住拉紧带以及需要被注射的触发点。由于股动脉并未被抓持,所以这个方法可最大限度地避免穿刺针不慎刺入或穿透股动脉。

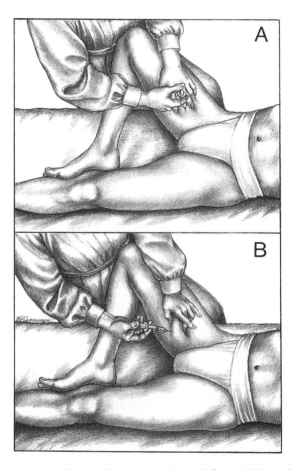

图15-15　触发点注射以松弛右侧长收肌和短收肌。A. 平滑触诊下长收肌内注射。B. 夹击触诊下短收肌注射。

用生理盐水将普鲁卡因稀释至 0.5%,向触发点内直接注射 1~2ml。然后用注射针探查相邻的肌肉纤维,以确保已找到所有的触发点,同时,另一只手的手指应继续施加压力以达到止血的目的。

注射完成后,应该像之前描述的那样拉伸肌肉。然后将一块湿热的垫片或者热的袋子在注射点放置数分钟,以减轻注射后酸痛,并帮助患者达到最大程度的运动范围。

Long[61]认为长收肌的触发点注射必须在较深部的位置仔细地操作,应从靠近肌肉起点的上部肌腱处开始注射,并建议在肌肉起点下方的肌肉的腹部进行大面积浸润注射。此外,若长收肌综合征为一个孤立的单肌肉综合征时,Long 指出它则是一种较易治疗的肌筋膜疼痛综合征。

据报道,0.25%丁哌卡因溶液 4ml 用小号穿刺针对内收肌内的触发点进行注射后,一位 10 岁男孩的运动不便症状得到了改善[46]。由于丁哌卡因被报道有肌肉毒性(见第三章[101]),我们更倾向使用普鲁卡因。

一位患者在接受长收肌的触发点注射后,之前剧烈的牵涉痛立刻消失,但随之出现一种持续性的钝痛,并伴有相关胫骨区域的疼痛过敏。这种相关区域内的感觉过敏在注射后 4h 内消失,此时,所有相关区域的感觉均恢复正常。

大收肌(图15-16)

在触发点 1 的中间区域或者触发点 2 的近端区域向触发点进行注射都不可能触及股血管,因为长收肌位于血管和大收肌的前表面之间。然而,当在大腿的中间

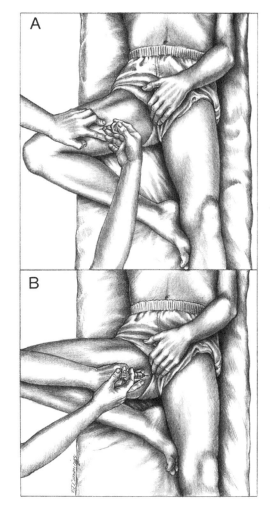

图15-16 右侧大收肌触发点注射。A. 肌肉中部触发点区域。B. 大收肌近端触发点区域位于小收肌附着的耻骨下支附近。这个位置的深部是坐骨髁的肌纤维,它形成大块肌肉附着于坐骨结节。

部分注射时(图 15-16A),操作者应当意识到坐骨神经穿行于大收肌和腘绳肌之间,并向深部走行至坐骨髁和大收肌的中部。在对该肌肉的深部进行注射前应复习该区域的横断面解剖学[76]。

由于大收肌体积较大,并且注射的路径通常是侧路,因而操作者可能需要 75mm(3in)长的穿刺针以触及深部的触发点。一般来说,该肌肉内触发点仅可通

过深部触诊来定位。鉴于肌肉的厚度，一般操作者无法识别其拉紧带，也不能观察到局部的抽搐反应。

实施对大收肌近端的触发点2的注射时，必须将股薄肌考虑在内。如果操作者确认触发点的压痛点位于股薄肌附近或深部，那么应当精确地向压痛产生的部位进行注射。有时候，将注射针穿过股薄肌以达到大收肌进行注射是更为方便的方法。

完成触发点注射后，应该像之前描述的那样拉伸肌肉，然后将一块湿热的垫片在注射点放置数分钟，并检查肌肉的主动活动范围。

股薄肌

对股薄肌内的触发点进行注射时，患者的体位如图15-16A所示。如果肌肉需要更大的张力，那么应使患者的膝盖进一步伸展。通过触诊该皮下肌肉对触发点进行定位后，可根据皮下组织的疏松程度采用夹击触诊或者平滑触诊技术进行注射。除非皮下脂肪组织过厚，否则肌肉内的拉紧带应十分明显。37mm（1/2in）长的穿刺针应足够实施操作。

14. 矫正措施

机体结构的不对称性并不是内收肌群内的触发点激活和永存的主要因素。但是，我们必须认真考虑在个体内长期存在的对肌筋膜疼痛综合征有影响的因素，例如维生素缺乏、边缘性贫血、慢性感染，以及甲状腺功能低下（见第一册，第四章[101]）。

纠正姿势和活动

对所有使髋关节内收的肌肉来说，都应避免使肌肉长时间处于缩短的姿势。这种缩短的姿势可以通过患者侧睡，并在双膝和双腿间放置一只枕头来避免。位于最上方的大腿应该保持几乎水平位，并且不允许向床的方向下降向前和向下，因为这会引起内收肌群的缩短。髋部过度的屈曲也应当避免。

坐位时，应避免将一侧小腿或者大腿交叉并越过对侧下肢。这样的姿势可能通过适当程度地旋转坐骨以弥补小骨盆的不对称（见本书的第四章和第一卷的第四章[101]）。同时，也应该避免使髋关节处于折刀位的坐姿。长途旅行时也应尽量减少坐着静止不动的时间，可以经常四处走动，或者使驾驶员启用巡航控制以增加下肢的主动活动。

家庭治疗方案

患者在家里也可通过一种简单的方法来减少内收肌群内的触发点的活性——经常在腹股沟区域及其远端覆上湿热的垫片。

医生应当指导患者设计在家中的伸展治疗计划，保持内收肌的最大活动范围。Brody[18]提出了最简单的伸展治疗方法，患者站立，手扶桌子或者墙壁以保持稳定，伸开双下肢至最大范围，然后向侧方摆动臀部达到伸展的目的。

无论哪块内收肌中的触发点受到累及，医生都应鼓励患者在游泳池内进行内收肌的伸展运动。患者站立于及胸的温水中，双手放在臀部，双下肢在患者感觉舒适的情况下最大限度地分开。患者躯干保持直立，弯曲一侧膝盖，并慢慢将身体的重心向该侧膝盖移动，从而增加伸直侧膝盖的内收肌群的被动伸展度。

　　患者一手抓住门框或者一个文件柜、另一手放在臀部、身体保持直立位时，也可以完成内收肌的伸展运动。如果双侧内收肌均受累，那么应向对侧重复上述动作。这个伸展运动适用于所有的内收肌群。

　　Saudek 推荐的被动伸展技术借助重力的作用，可增强等距放松技术的效果[92]。患者仰卧，臀部靠于一侧墙壁，双下肢及双脚亦向上靠于墙上，保持双膝伸直，双下肢分开。在重力的作用下，双大腿可呈内收状态。

　　（龚寅　周姝婧 译　王苑 校译
　　　　王祥瑞 杭燕南 校）

参考文献：

1. Anderson JE. *Grants Atlas of Anatomy*, Ed. 8. Williams & Wilkins, Baltimore, 1983 (Fig. 4-5, 4-26).
2. *Ibid*. (Figs. 4-23, 4-24).
3. *Ibid*. (Fig. 4-25).
4. *Ibid*. (Fig. 4-28).
5. *Ibid*. (Fig. 4-29).
6. *Ibid*. (Fig. 4-30).
7. *Ibid*. (Fig. 4-32A).
8. *Ibid*. (Fig. 4-34).
9. *Ibid*. (Fig. 4-39).
10. *Ibid*. (Fig. 4-64).
11. Baker BA. The muscle trigger: evidence of overload injury. *J Neurol Orthop Med Surg* 7:35-44, 1986.
12. Balaji MR, DeWeese JA. Adductor canal outlet syndrome. *JAMA* 245:167-170, 1981.
13. Bardeen CR. The musculature, Sect. 5. In *Morris's Human Anatomy*, edited by CM. Jackson, Ed. 6. Blakiston's Son & Co., Philadelphia, 1921 (pp. 494, 506, Fig. 441).
14. Basmajian JV, Deluca CJ. *Muscles Alive*, Ed. 5. Williams & Wilkins, Baltimore, 1985 (pp. 319-320, 380).
15. *Ibid*. (p. 323).
16. Basmajian JV, Slonecker CE. *Grant's Method of Anatomy*, 11th Ed. Williams & Wilkins, Baltimore, 1989 (p. 282).
17. Bates T, Grunwaldt E. Myofascial pain in childhood. *J Pediatr* 53:198-209, 1958.
18. Brody DM. Running injuries. *Clinical Symposia. CIBA (No. 4)* 32:2-36, 1980 (see pp. 17, 28 and 29).
19. Broer MR, Houtz SJ. *Patterns of Muscular Activity in Selected Sports Skills*. Charles C Thomas, Springfield, 1967.
20. Carter BL, Morehead J, Wolpert SM, *et al*. *Cross-Sectional Anatomy*. Appleton-Century-Crofts, New York, 1977 (Sects. 41-43, 47, 48, 64).
21. *Ibid*. (Sects. 41-43, 47, 48, 64, 65).
22. *Ibid*. (Sects. 41-43, 47, 48, 64, 66, 67-72).
23. *Ibid*. (Sects. 42, 43, 47, 48).
24. *Ibid*. (Sects. 43, 48, 64, 66, 67).
25. Charkes ND, Siddhivarn N, Schneck CD. Bone scanning in the adductor insertion avulsion syndrome ("thigh splints"). *J Nucl Med 28:* 1835-1838, 1987.
26. Christensen E. Topography of terminal motor innervation in striated muscles from stillborn infants. *Am J Phys Med* 38:65-78, 1959.
27. Clemente CD. Gray's *Anatomy of the Human Body*, American Ed. 30. Lea & Febiger, Philadelphia, 1985 (pp. 563-565, Fig. 6-71).
28. Close JR. *Motor Function in the Lower Extremity*. Charles C Thomas, Springfield, 1964 (p. 79, Fig. 16).
29. Coers C, Woolf AL. *The Innervation of Muscle*. Blackwell Scientific Publications, Oxford, 1959 (pp. 1, 18-20).
30. Duchenne GB. *Physiology of Motion*, translated by E.B. Kaplan. J. B. Lippincott, Philadelphia, 1949 (pp. 266-268).
31. *Ibid*. (pp. 286, 290).
32. Ekberg O, Persson NH, Abrahamsson PA, *et al*. Longstanding groin pain in athletes. A multidisciplinary approach. *Sports Med* 6:56-61, 1988.
33. Evjenth O, Hamberg J. *Muscle Stretching in Manual Therapy, A Clinical Manual*. Alfta Rehab F0rlag, Alfta, Sweden, 1984 (pp. 105, 109- 119).
34. Ferner H, Staubesand J. *Sobotta Atlas of Human Anatomy*, Ed. 10, Vol. 2. Urban & Schwarzenberg, Baltimore, 1983 (Figs. 380, 381).
35. *Ibid*. (Fig. 404).
36. *Ibid*. (Fig. 406).
37. *Ibid*. (Fig. 407).
38. *Ibid*. (Figs. 408, 409).
39. *Ibid*. (Figs. 410, 411a, 411b).
40. *Ibid*. (p. 290).
41. *Ibid*. (Fig. 417).
42. *Ibid*. (Fig. 418).
43. *Ibid*. (Figs. 420, 421).
44. *Ibid*. (Fig. 464).
45. *Ibid*. (Fig. 468).
46. Fine PG. Myofascial trigger point pain in children. *J Pediatr* 111:547-548, 1987.
47. Green DL, Morris JM. Role of adductor longus and adductor magnus in postural movements and in ambulation. *Am J Phys Med* 49:223-240, 1970.
48. Hannington-Kiff JG. Absent thigh adductor reflex in obturator hernia. *Lancet* 7:180, 1980.
49. Hollinshead WH. *Anatomy for Surgeons*, Ed. 3., Vol. 3, *The Back and Limbs*. Harper & Row, New York, 1982 (pp. 700-701).
50. Jonsson B, Steen B. Function of the gracilis muscle. An electromyographic study. *Acfa Morphol Neerl Scand* 6:325-341, 1966.
51. Kellgren JH. Observations on referred pain arising from muscle. *Clin Sci* 3:175-190, 1938 (see p. 186).
52. Kelly M. Some rules for the employment of local analgesia in the treatment of somatic pain. *Med J Austral* 7:235-239, 1947.
53. Kelly M. The relief of facial pain by procaine (Novocain) injections. *J Am Geriatr Soc* 11:586-596, 1963.

54. Kim SM, Park CH, Gartland JJ. Stress fracture of the pubic ramus in a swimmer. *Clin Nucl Med* 72:118-119, 1987.

55. Kozlowski JM, Beal JM. Obturator hernia: an elusive diagnosis. *Arch Surg* 112:1001-1002,1977.

56. Lange M. *Die Muskelharten (Myogelosen)*. J.F.Lehmanns, Munchen, 1931 (p. 157, Fig. 52).

57. Larrieu AJ, DeMarco SJ III. Obturator hernia: report of a case and brief review of its status. *Am Surg* 42:273-277, 1976.

58. Leivseth G, Torstensson J, Reikeras O. Effect of passive muscle stretching in osteoarthritis of the hip. *Clin Sci* 76:113-117, 1989.

59. Lewit K. *Manipulative Therapy in Rehabilitation of the Motor System*. Butterworths, London, 1985 (pp. 138, 282).

60. Lockhart RD. *Living Anatomy*, Ed. 7. Faber &Faber, London, 1974 (Figs. 114-117).

61. Long C II. Myofascial pain syndromes, part III—some syndromes of the trunk and thigh. *Henry Ford Hosp Med Bull* 4:102-106, 1956.

62. Lyons K, Perry J, Gronley JK, *et al*. Timing and relative intensity of hip extensor and abductor muscle action during level and stair ambulation. *Phys Ther* 63: 1597-1605, 1983.

63. Mann RA, Moran GT, Dougherty SE. Comparative electromyography of the lower extremity in jogging, running, and sprinting. *Am J Sports Med* 74:501-510, 1986.

64. Markhede G, Stener B. Function after removal of various hip and thigh muscles for extirpation of tumors. Acfa *Orthop Scand* 52:373-395,1981.

65. Martin NC, Welch TP. Obturator hernia. *Br J Surg* 67:547-548, 1974.

66. McMinn RMH, Hutchings RT. *Color Atlas of Human Anatomy*. Year Book Medical Publishers, Chicago, 1977 (p. 245).

67. *Ibid*. (pp. 264, 270).

68. *Ibid*. (pp. 275, 277).

69. *Ibid*. (pp. 281, 282).

70. *Ibid*. (pp. 306, 307).

71. Moller M, Ekstrand J, Oberg B, *et al*. Duration of stretching effect on range of motion in lower extremities. *Arch Phys Med Rehabil* 66:171-173, 1985.

72. Netter FH. *The Ciba Collection of Medical Illustrations*, Vol. 8, Musculoskeletal System. Part I: Anatomy, Physiology and Metabolic Disorders. Ciba-Geigy Corporation, Summit, 1987 (p. 81).

73. *Ibid*. (p. 83).

74. *Ibid*. (p. 84).

75. *Ibid*. (p. 86).

76. *Ibid*. (p. 87).

77. *Ibid*. (p. 90).

78. *Ibid*. (p. 91).

79. *Ibid*. (p. 94).

80. *Ibid*. (p. 107).

81. Ozburn MS, Nichols JW. Pubic ramus and adductor insertion stress fractures in female basic trainees. *Milit Med* 746:332-333, 1981.

82. Pavlov H. What is your diagnosis? *Contemp Orthop* 70:75-78, 1985.

83. Pavlov H, Nelson TL, Warren RF, et al. Stress fractures of the pubic ramus. *J Bone Joint Surg [Am]* 64:1020-1025, 1982.

84. Perry J. The mechanics of walking. *Phys Ther* 47:778-801, 1967.

85. Rasch PJ, Burke RK. *Kinesiology and Applied Anatomy*, Ed. 6. Lea & Febiger, Philadelphia, 1978 (pp. 276-278, 282, 309).

86. Reynolds MD. Myofascial trigger point syndromes in the practice of rheumatology. *Arch Phys Med Rehabil* 62:111-114, 1981.

87. Rischbieth RH. Genito-femoral neuropathy. *Clin Exp Neurol* 22:145-147, 1986.

88. Rohen JW, Yokochi C. *Color Atlas of Anatomy*, Ed. 2. Igaku-Shoin, New York, 1988 (p. 416).

89. *Ibid*. (p. 417).

90. *Ibid*. (p. 420).

91. Rold JF, Rold BA. Pubic stress symphysitis in a female distance runner. *Phys Sportsmed* 14:61-65, 1986.

92. Saudek CE. The hip, Chapter 17. In *Orthopaedic and Sports Physical Therapy*, edited by J.A. Gould III and G.J. Davies, Vol. II. C.V. Mosby, St. Louis, 1985 (pp. 365-407, *see* pp. 389, 404).

93. Simons DG. Myofascial pain syndrome due to trigger points, Chapter 45. In *Rehabilitation Medicine*, edited by Joseph Goodgold. C.V. Mosby Co., St. Louis, 1988 (pp. 686-723) (see pp. 709-711, Fig. 45-8D).

94. Simons DG, Travell JG. Myofascial pain syndromes, Chapter 25. In *Textbook of Pain*, edited by P.D. Wall and R. Melzack, Ed 2. Churchill Livingstone, London, 1989 (pp. 368-385) (see p. 377).

95. Somell A, Ljungdahl I, Spangen L. Thigh neuralgia as a symptom of obturator hernia. *Acta Chir Scand* 742:457-459, 1976.

96. *Stedman's Medical Dictionary*, Ed. 24. Williams & Wilkins, Baltimore, 1982 (p. 608).

97. Travell J. The adductor longus syndrome: A cause of groin pain; Its treatment by local block of trigger areas (procaine infiltration and ethyl chloride spray). *Bull NY Acad Med* 26:284-285, 1950.

98. Travell J. Symposium on mechanism and management of pain syndromes. *Proc Rudolf Virchow Med Soc* 76:126-136, 1957.

99. Travell J, Bigelow NH. Role of somatic trigger areas in the patterns of hysteria. *Psychosom Med* 9:353-363, 1947.

100. Travell J, Rinzler SH. The myofascial genesis of pain. *Postgrad Med* 77:425-434, 1952.

101. Travell JG, Simons DG. *Myofascial Pain and Dysfunction: The Trigger Point Manual*. Williams & Wilkins, Baltimore, 1983.

102. Weber EF. Ueber die Langenverhaltnisse der Fleischfasern der Muskeln in Allgemeinen. *Berichte iiber die Verhandlungen der Kdniglich Sachsischen Gesellschaft der Wissenschaften zu Leipzig* 3:63-86, 1851.

第十六章
股后肌群

股二头肌、半腱肌和半膜肌
"与座椅有关的疼痛原因"

本章要点：半腱肌和半膜肌肌筋膜触发点（TrPs）的**牵涉痛**一般集中于下臀部及与其相邻的大腿。疼痛可以从这里向下沿着大腿和膝盖的后内方，到达小腿内侧的上半部分。股二头肌（长头或短头）内触发点的牵涉痛集中于膝盖后部，并可能向上延伸至大腿后外侧甚至臀部的横纹处。肌后肌群包括半腱肌、半膜肌和股二头肌长头。股后肌群的近端解剖附着于坐骨结节，而其远端分为内侧、外侧两组。内侧股后肌群（包括半腱肌和半膜肌）附着于膝盖正下方的胫骨内侧；外侧股后肌群（即股二头肌长头）附着于膝盖下方腓骨的外侧和内侧。严格来说，股二头肌短头并非真正的股后肌群，因其近端未附着于骨盆，而是沿股骨粗线与股骨中后1/3相连。股后肌群的神经支配来自坐骨神经的胫骨段，而股二头肌短头的神经支配来自坐骨神经的腓骨段。股后肌群的主要**功能**之一是在行走步态的站立期抑制由身体重量所导致的髋部屈曲。它们对跑步、跳跃、舞蹈和身体的前屈动作都很重要，主要作为髋部的伸肌和膝关节的屈肌发挥作用。股二头肌短头仅仅作用于膝关节，其主要作用是使膝关节屈曲。当膝关节屈曲时，半腱肌和半膜肌协助下肢在膝盖水平向内侧旋转，而股二头肌的两个头则协助其向外侧旋转。股后肌触发点的相关**症状**包括坐位和行走时加重的疼痛，并常常妨碍患者的睡眠。由股后肌触发点所引起的疼痛其部分或者全部也可由其他8块肌肉内的触发点所引起。股后肌筋膜疼痛还应该与以下疾病相鉴别，包括膝关节骨关节炎、坐骨神经痛、由肌肉撕裂所引起的股后肌综合征和半腱肌半膜肌相关的插入综合征。以下因素可引起股后肌群内**触发点的激活和持续存在**：急性或者反复超负荷，或者由于座椅前缘过高对大腿以下部位施压所产生的慢性创伤。对**患者检查**应包含使用直腿抬高试验检查患者股后肌群的紧张度。应于仰卧位时通过患者大腿的后内侧**检查内侧股后肌触发点**。检查股二头肌时，患者应向健侧卧。检查内侧股后肌可采用钳形触诊法，而检查股二头肌应采用平滑触诊法。对股后肌实施**牵拉下的间断性冷喷疗法**时，患者处于平卧位，患侧大腿内收以伸展膝盖，操作医生首先放松患者大内收肌的后侧部分，然后向上平行喷洒冷却液。在此种体位下，患者的髋部保持屈曲位，冷却液应由近侧向远侧覆盖紧张的股后肌全长。随着屈曲的肢体由外侧向内侧内收，股后肌也先内侧后外侧地得到了放松。操作结束后，应覆盖湿热的垫片,并最大限度地活动患肢。等张收缩后放松技术与间断性牵拉和冷处理相结合或者作为单独的治疗策略都是非常有价值的治疗方法,也可以作为后期的家庭治疗计划。对股后肌触发点进行**注射**时,最好用钳形触诊来触控肌肉内的注射针。为了更好地了解需要注射的触发点的位置以及进针方向,操作者应当熟知坐骨神经和股动脉的走行方向。对于易患股后肌触发点的患者来说,**矫正措施**包括:避免使股后肌群持续缩短而没有机会得到充分伸展,以及保证在座位的前半部分留有足够的间隙以防大腿下方承受压力。如果手指可以自由地在大腿和座位前缘之间滑动,那么可认为留有足够的空隙。

患者应该知道长时间坐着应进行伸展锻炼,作为其家庭治疗计划的一部分。

1. 牵涉痛
（图 16-1）

半腱肌和半膜肌内触发点的牵涉痛一般向上投射至臀沟(图 16-1A)。牵涉痛可向下扩散至大腿和膝关节后内侧,并有时到达小腿内侧。疼痛向上扩散的区域与肱二头肌远端触发点的牵涉痛相似(见第一册,图 30-1)[98]。

股二头肌的长头和(或)短头内触发点的疼痛(图 16-1B)可投射至膝盖远处后部,牵涉痛可进一步延伸,向下至膝盖下方进入小腿,也可向上在大腿后侧直至

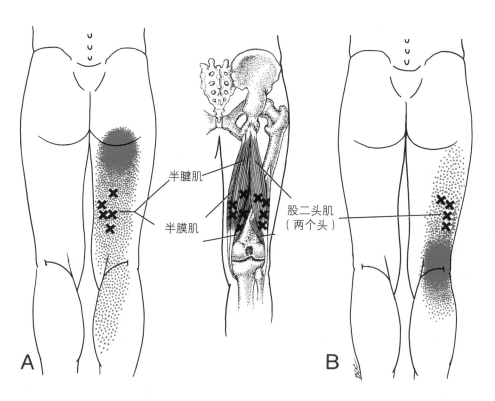

图16-1　右股后肌群触发点联合疼痛区域（深红色）。纯红色区域为这些触发点的基本疼痛分布范围。点状红色区域代表某些患者特殊的疼痛延伸区域。A. 半腱肌和半膜肌。B. 股二头肌长短头。

臀部折痕。由半腱肌和半膜肌内触发点所引起的膝盖后内侧疼痛其性质较股二头肌引起者更为剧烈，而后者的疼痛更偏向于膝盖的外侧部。之前已经有研究报道了股二头肌的疼痛区域[92,93,97]。

Gutstein[45]确认来自于半腱肌和半膜肌内肌痛点的疼痛最后表现为膝盖处的疼痛；他发现肌痛点通常位于这些肌肉的下半部分[46]。Kelly[52,53]发现股后肌群上1/3内的敏感易痛的纤维性病变其牵涉痛的区域沿坐骨神经分布。Lewit[58]认为一些患者腓骨头的疼痛是源于股二头肌内的病变。

有报道儿童患有股后肌肌筋膜疼痛综合征，股二头肌牵涉痛的区域几乎与成人一模一样。在85例主要症状为触发点引起的疼痛的患儿中，股二头肌在最常见的触发点所处肌肉中位列第4位[17]。Aftimos[1]报道，1例5岁的患儿患有膝部致残性疼痛，其疼痛由股二头肌下部的触发点所引起。

2. 解剖附着和注意事项
（图 16-2 ～ 图 16-5）

从解剖学的定义来说[13]，股后肌群必须附着于坐骨结节、膝盖下的小腿，**并且由坐骨神经的胫骨支支配**。本章节内所涉及的所有肌肉除了股二头肌短头外均符合以上标准，它们都是双关节肌肉——同时跨越了髋关节和膝关节。

半腱肌肌腹有相当长的肌纤维（20cm），但半膜肌肌腹的肌纤维（8cm）相对较短，其横截面积超过半腱肌3倍。股二头肌长头的纤维长度和横截面积均为中间水平[99]。股二头肌短头只跨越一个膝关

节，因此其功能与长头完全不同。

半腱肌和半膜肌
（图16-2～图16-4）

半腱肌和半膜肌组成了内侧股后肌。半腱肌的肌纤维束位于大腿的近侧1/2，半膜肌的肌纤维束则占据远侧1/2。半腱肌与半膜肌的深部相互重叠（图 16-2）[89]。

半腱肌的**近端**通过一个与股二头肌长头的共同肌腱与坐骨结节的后部相连（在半膜肌连接点的浅部）[69]。半腱肌肌腹在大腿中部以下演变为肌腱，并且一般在肌腹中部的水平被腱划分（图 16-2）[23]。在**远端**，它的肌腱围绕胫骨内侧髁的后内侧并固定于胫骨（图 16-4）。在三种肌腱中，半腱肌肌腱附着在最远端，并形成鹅足[69,82]。与其他股后肌比较，该附着点距离膝关节的旋转轴更远，使得膝盖在部分弯曲后，能够依靠半腱肌的这种强大的杠杆作用继续屈曲。当操作者将患者膝盖弯曲成直角，缩短股后肌，并触诊相对突出的半腱肌肌腱时，这种杠杆作用更为明显。

半腱肌在其中间部分被腱划分为两个串联段（图 16-2），显然与它的进化起源相关。在成人的半腱肌内可找到两种截然不同的终板带，分别位于腱划之上和腱划之下[22]。TBE大鼠的半腱肌被分为三个串联段，每段由独立的外周神经支配，而且每段的纤维中部各有一组神经肌肉连接部[67]。然而，供应肌肉的脊神经根的纤维平均地分布在所有三个节段内（大鼠的股二头肌有两个这样的串联带）[67]。

半膜肌相对较宽（图16-3），在**近端**，它与坐骨结节后部的外侧相连，并且向深部与半腱肌和股二头肌的总腱相连。这

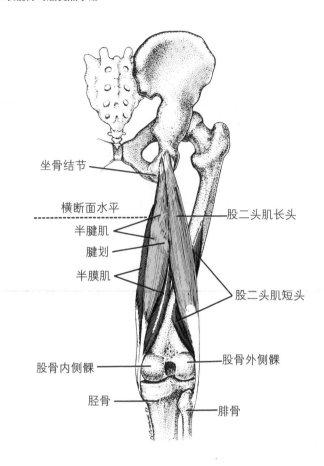

坐骨结节

横断面水平

半腱肌

腱划

半膜肌

股二头肌长头

股二头肌短头

股骨内侧髁

股骨外侧髁

胫骨

腓骨

图16-2　右表浅股后肌群附着点的后位观。淡红色为半腱肌和股二头肌长头。深红色为深层的半膜肌和股二头肌短头。

种格局使得半膜肌位于半腱肌的前方(深部)。半膜肌的肌纤维较短且斜,通常在大腿的远端部分形成一股短且厚的肌腹(图 16-3)[12,89]。在**远端**,半膜肌的内侧腱膜形成肌腱,并且与关节囊正下方的胫骨内上髁后内侧表面相连,此处与膝关节旋转轴的相接近[69,82](图 16-4)。

股二头肌

　　股二头肌是外侧的股后肌,它有一个长头和一个短头。长头同时跨越髋关节和膝关节,短头则只跨越膝关节。

　　股二头肌长头在**近端**通过与半腱肌的共同腱与坐骨结节的后部相连(图 16-2)。

在大腿远端,股二头肌长头和短头结合在一起形成肌腱,从而在肌肉的**远端**建立起一种三重的固定装置,与腓骨头的外侧部相连[23]。它还与胫骨外侧的一个小腱划相连。

　　股二头肌短头(图 16-3)在**近端**与股骨粗线侧唇相连,几乎是沿着大收肌中间部分与股骨相连的部分。这 2 块肌肉一起组成了一个功能性的股后肌单元,它们的中间部分与股骨相联结。在**远端**,股二头肌短头与长头相结合形成一个总腱,与腓骨头的后外侧相连。

变异性

　　股后肌群存在很多变异[43]:半腱肌可

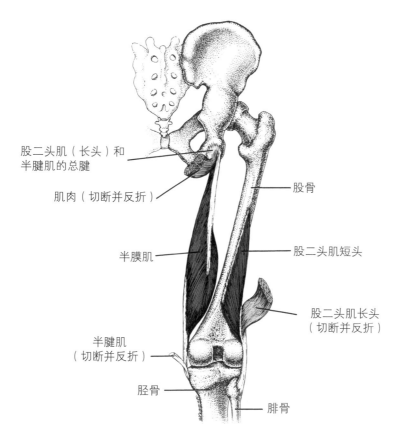

股二头肌（长头）和半腱肌的总腱

肌肉（切断并反折）

半膜肌

半腱肌（切断并反折）

胫骨

股骨

股二头肌短头

股二头肌长头（切断并反折）

腓骨

图16-3　后位观右股后肌群深层附件。暗红色区域为半膜肌和股二头肌短头。淡红色区域为股后肌群浅层断端。

能与周围的肌肉相融合,而且可能有 2 个腱划[12]。

半膜肌肌腹的长度差别很大,它可能与半腱肌或者大收肌相融合,也可能缺失、缩短或者比预计的大 2 倍[23]。

股二头肌长头的近端可能通过附加的纤维束与骶骨、尾骨和骶结节韧带相连,这与低等脊椎动物中该肌肉起源于骶尾部的特点相类似。这种联结解释了为何在骶神经功能障碍时会伴有股后肌紧张。股二头肌长头可有一个与半腱肌相似的腱划[12]。

股二头肌短头可缺失或有 2 个,附加的肌肉头可在近端与坐骨结节相连,或者在远端与股骨内侧髁上嵴相连[23]。

滑囊

坐骨结节处通常存在股二头肌上滑囊,它把股二头肌长头和半腱肌所形成的总腱与深部的半膜肌的肌腱分开[12]。

膝部的半膜肌滑囊一直存在,它是一个较大的双囊。其中一部分将半膜肌和腓肠肌的内侧头分开,另一部分将半膜肌肌腱与膝关节分开[8,38]。该滑囊位置较深,且通常与膝关节腔相通[12]。鹅足滑囊将鹅足的三个肌腱与其下方膝关节的胫骨侧副韧带分开[23,34]。

坐骨神经（图16-5）

在对股后肌触发点进行注射时了解坐

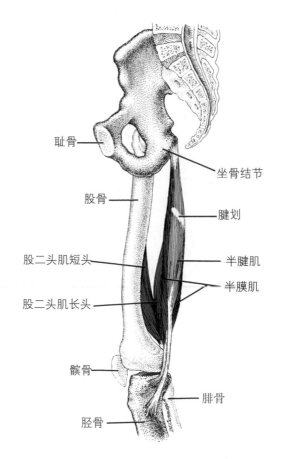

耻骨
股骨
股二头肌短头
股二头肌长头
髌骨
胫骨

坐骨结节
腱划
半腱肌
半膜肌
腓骨

图16-4 右侧股后肌群附着点的侧面观。淡红色为半腱肌浅表面，暗红色为半腱肌深层。介于两者之间的红色则显示了股二头肌2个头。

骨神经的位置是非常重要的。该神经贯穿大腿，位于股后肌的深部。在大腿的上部，它位于臀大肌的深部、股二头肌长头的外侧缘和大收肌的表面，如图16-5横截面所示[4,80]。随着它在大腿上半部逐渐向下走行，它从股二头肌长头的外侧缘向深部走行至其内侧缘（如图14-8）。在大腿中部，该神经位于股二头肌深部，在股二头肌和半膜肌之间仍然位于大收肌表面。在大腿远端，坐骨神经的胫骨支和腓骨支位于深部半膜肌和股二头肌长头腱之间、腘血管的外侧[31,80]。

补充参考资料

在图[35]和照片[89]中，这些股后肌的浅层和深层均以后方的图像出现，周围没有神经或者血管。如果从后方描绘的肌肉周围伴有神经和肌肉[78]，则是为了强调它们与坐骨神经之间的相对关系[7,30,32,76,81]。半腱肌的腱划显示得十分清楚[8,32]，此外，有一张照片显示了移去臀大肌后大腿上半部的情况[70]。

图中描绘了从侧面看到的股后肌群[33,77]。膝关节内侧观可清楚显示半腱肌腱与鹅足肌腱的关系[37]。内侧观可以看到臀大肌与股后肌群的关系[5]。

横截面可描述在这些肌肉全长内各个截面的情况[21]：大腿上部、中部和下部3个横截面的情况[31,80]，或者大腿上部横截

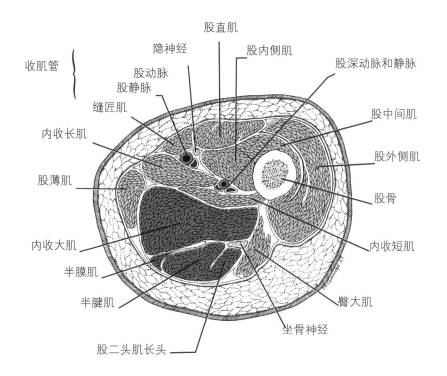

图16-5　大腿连接处上部和中间三部分横截面。截面水平见图16-2。暗红色为股后肌群、动脉和静脉。在这个水平大收肌（中间红色）明显长于股后肌群，而股二头肌和半腱肌相互融合。

面的情况[4]。

骨标记可显示所有股后肌两端与骨的连接情况[3,36,69,79]，并详细显示了膝盖的解剖附件[9]。

通过肌肉发达的个体所拍摄的照片可确认肌肉的表面轮廓[29,61,71]。

有些图从背面显示了半膜囊[10,38]，还有一些图从前内侧和横截面显示了鹅足滑囊[34]。

3. 神经支配

股后肌群由坐骨神经胫骨支支配，其中包含了 L_5 和 S_1、S_2 神经的纤维，但有2个例外：股二头肌长头仅由前三对骶神经支配，而不包括 S_5 神经。股二头肌短头由坐骨神经的腓骨支而不是胫骨支支配，同样，它也接受 L_5 和前两对骶神经的支配[23]。

4. 功能

股后肌（半腱肌、半膜肌和股二头肌长头）起始于髋部，并向大腿延伸。

当人体行走时，这些伸髋肌肉间接地发挥作用以保持躯干直立（直接抑制由体重引起髋部屈曲趋势），并且使向前摆动的末端肢体减速。在直立位以及前屈位时，控制髋部的屈曲。所有的股后肌在膝关节处屈曲下肢。但是，个别股后肌不总在个体行走时弯曲膝部。通常情况下，股二头肌短头对膝盖的弯曲是十分重要的。

作用

三种股后肌的主要作用是当大腿和

下肢自由移动时,作为髋部的伸肌和膝部的屈肌。在大部分学者看来,内侧股后肌(半腱肌和半膜肌)帮助髋部内旋。Basmajian[15] 注意到,这些肌肉在髋部伸直、大腿内旋的运动中仅发挥了很少的作用。外侧股后肌(股二头肌长头)协助髋关节在伸位时的外旋运动[15,86]。股二头肌短头的主要作用是使膝关节屈曲,当膝关节屈曲时,半腱肌和半膜肌使下肢在膝关节水平内旋,而股二头肌长头和短头则使之外旋[13,15,23,86]。

按照以上陈述,已被证明对半腱肌进行直接电刺激可同时引起大腿内旋和伸展,并在膝关节水平使下肢屈曲。当膝关节屈曲、下肢处于外旋位时,刺激可导致下肢内旋[25]。对于股二头肌长头行直接电刺激亦可使大腿伸展,但在引起伸展的同时也使大腿外旋。此外,刺激还可在膝关节水平使下肢屈曲。随着膝关节屈曲,下肢进一步外旋[25]。Furlani 及其同事[39] 在肌电学方面的研究表明,股二头肌长头和短头均参与了膝盖水平下肢的屈曲,但仅有长头参与了髋关节水平大腿的伸展运动。

通过对 13 名志愿者的研究表明,当患者处于坐位、膝盖屈曲呈 90° 时,半腱肌和半膜肌并不参与下肢的旋转运动[73]。

功能

当患者站立以及步行、跑步、跳跃或骑自行车、大腿屈曲时,真正的股后肌在肌电图(EMG)上显示出很高的活跃度。

下文中提到的"股后肌群"其原文作者并未明确指出其 EMG 测试的对象是哪块肌肉。

姿势和体位活动

当患者静止站立[15,64],甚至单脚站立时[15],所有的三组股后肌都没有肌电活性。当患者前向弯腰而不是后向弯腰时,可在股后肌[50]、股二头肌[40,64] 和半腱肌[64] 观察到运动单位的电活动。Okada[84] 发现,任何形式的身体向前倾斜均可激活股二头肌和半腱肌。同时,向上举手也可激活股后肌群[50]。

通过观察 3 名正常受试者发现,突然的自主躯干屈曲是由股后肌和其他屈肌的活动所控制。在这些健康的个体中,股后肌群最先做出反应,其次是臀大肌,最后是竖脊肌[83]。

步行

当个体行走时,真正的股后肌在足跟着地时或之前其运动达到高峰[16]。股二头肌短头仅在脚趾离地时具有活性[24]。

当肢体的摆动期结束时,股后肌的激活可使肢体做减速运动[62]。由于股二头肌短头仅在脚趾离地时具有活性,而此时膝关节开始弯曲以触发肢体的摆动,这表明当其他股后肌在该时期被激活时,股二头肌短头的作用是帮助脚趾离地。

通过在半膜肌内置入细线电极[62] 以及在股二头肌长头内置入细线电极[72] 和体表电极[74,102] 后发现,股后肌在肢体摆动中期开始被激活,其活性一直持续到脚跟着地,并且没有第二次高峰[62]。7 人中有 3 人的股后肌在慢速和快速步态时显示活性[74]。在一些个体,股后肌甚至从脚趾离地至其后的 5 个步态周期中均有持续的或间断的活性[72]。随着步行速度的增加[74,102]，EMG 活性的幅度也相应增加，并且在可导致不适感的慢步行速率时，其变异度增加[72]。

这种激活的区域对任意个体以任意速度步行均相似。上文提到的不同个体中存在的变异提示，这部分人群使用股后肌步行的方式不同于另一部分人群，单手提着占自身重量 15% ～ 20% 物体（如一只重行李箱）的人群可显著延长同侧半腱肌和半膜肌的 EMG 活性的持续时间，当个体将重物置于后背时，这些肌肉的活性没有任何变化[42]。

下楼时，所有的三组股后肌群在肢体摆动期开始、脚趾离地时其活性达到最大化，但并未达到全部活性[62,95]。然而，当个体上楼时，这些肌肉的活性各不相同。半膜肌在脚跟着地的步行周期的 20% 时其 EMG 活性达到峰值，而股二头肌长头仅在脚跟即将着地时显示出微弱的爆发活性，但其活性在站立期的开始和结束时达到最大峰值[62]。

奔跑、跳跃和运动

慢跑、奔跑和冲刺时人体在髋部最大程度屈曲之前及伸膝摆动后即刻出现的来源于内侧和外侧股后肌体表电极的 EMG 活性表明，该肌肉群通过偏心收缩有助于抑制髋关节过度屈曲，并由此帮助调节膝关节的快速伸展和髋关节的伸展[66]。

当个体由半蹲姿势向上双腿直腿跳时，来源于股后肌的体表电极的 EMG 活性在起跳前及起跳时以及着地时及着地后显示出几次爆发活性（当起跳时，其活性达到最大）[51]。在除外排球运动中右手扣球左脚单脚跳跃动作的其他 11 项右手

运动项目中，放置于内侧和外侧股后肌的体表电极均显示中等至显著程度的活性，且右侧大于左侧[20]。

计量自行车运动

Ericson[26] 计算得出，进行计量自行车运动时所有的伸髋肌肉占总有效机械功的 27%。

11 名个体进行 25 个周期的蹬踏运动后[27]，对体表电极的平均活性进行计算后得出，股二头肌的 EMG 活性在蹬踏运动中开始向后踩踏踏板时达到峰值，而半腱肌和半膜肌的混合 EMG 活性则在该时期接近尾声时才达到高峰。随着蹬踏速率和座位高度的升高，股二头肌的活性也在增加[27]。

其他注意事项

Nemeth[75] 用体表电极记录了 15 名个体在抬起重 12.8kg 的箱子时，其股二头肌和半腱肌、半膜肌的 EMG 活性。把这些肌肉作为一个整体时，膝关节伸直时抬重物比屈曲膝关节抬起重物其肌肉活性更高。

对 10 具尸体的全部三组股后肌群的近端和远端以及股二头肌短头进行肌纤维组成分析，结果显示它们平均含有 50.5% ～ 60.4% Ⅱ 型肌纤维（快缩肌纤维）。每块肌肉的近端和远端唯一的区别在于肌肉近端具有更多的 Ⅱ 型纤维，半腱肌的近端部分被腱缝划分。

在对 8~20 岁的学生进行肌紧张和过度运动的研究中发现[64]，64 名平素积极参加运动的儿童其股后肌缩短的发病率更低，出现过度运动的概率更高。当个体出现病痛时，该症状可能会持续发展。

股后肌发生紧缩感和过度活动与臀大肌相应变得松弛和被抑制有关[56]。这种肌肉的不平衡可导致 Lewit 所提到的肌肉疼痛综合征[56]。

Ducheme[25] 发现，失去所有股后肌的患者在行走时有一种向前摔倒的倾向，本能地使躯体的中心向后移动以维持躯干的伸展性(臀部)，从而防止摔倒。这些个体不能快速行走或行走于凹凸不平的地上，他们不能奔跑、单脚跳、跳舞、跳跃，或在不摔跤的情况下使躯干向前倾斜[86]。Markhede 和 Stener[68] 发现，手术切除单侧半腱肌或者股二头肌，患者的功能并未受损，或仅轻度受损；但当切除单侧的全部股后肌时，功能将严重受损。丧失全部股后肌可导致髋部伸展的长度和强度减少25%。如果同时失去大收肌，则患侧髋部的伸展功能将减少50%[68]。

5. 功能(肌牵张)单位

真正的股后肌的功能单位中，伸髋肌包括臀大肌和大收肌的后侧部分，其中，臀大肌是对抗阻力伸展大腿的主要肌肉。它们的功能受到臀中肌后侧部分和臀小肌的协助。膝关节的伸展是由真正的股后肌群和股二头肌短头完成的，并受到缝匠肌、股薄肌、腓肠肌和足底肌肉的协助。下肢在膝盖水平向内侧旋转主要由股后肌群中的半腱肌和半膜肌以及腘肌完成，并受到缝匠肌和股薄肌的协助，向外侧旋转则仅由股二头肌完成[86]。

伸展髋部的相应**对抗肌**主要是髂腰肌、阔筋膜张肌、股直肌、缝匠肌和耻骨肌。膝关节屈曲的主要**对抗肌**是股四头肌群[86]。

6. 症状

典型症状

股后肌群内存在触发点的患者通常在步行时感到疼痛；由于活动这组肌肉使患者感到十分痛苦，而且肌肉的抑制又增加了髋部的不稳定性，因此患者甚至可能发生跛行。当处于坐位时，这些患者可能感到臀部后方、大腿上半部分和膝盖后方的疼痛，这种疼痛可通过按压触发点重现。通常这些患者从坐位站起，尤其当其先前双膝交叉坐于座位上时感到疼痛，倾向于用上肢将自己从座位中推起(这可能使上肢和肩带肌肉过负荷从而加重该区域内已存在的触发点的症状)。股二头肌的肌筋膜触发点通常使患者在夜里惊醒，患者常主诉睡眠受到打扰或者睡眠无法改善的疲劳状态。

患者可能仅仅自诉股四头肌触发点的症状，而事实上，疾病通常起源于股后肌群。由触发点引起的股后肌缩短可使肌肉过负荷，并且使股四头肌的运动失代偿。这种过负荷可激活股四头肌内的触发点，这些触发点可产生一种不同区域的牵涉痛(见第十四章)。在股后肌的张力消除之前，股四头肌的症状不会缓解。这种连带关系可与后肩胛带中的菱形肌和斜方肌与前胸部的胸大肌的关系相拟。

鉴别诊断
肌筋膜注意事项

其他肌肉内的触发点所引起的疼痛和肌肉紧张与股后肌群内的触发点所引起的症状有相类似之处。其他触发点疼痛包括：闭孔内肌和梨状肌、臀中肌内的

TrP_2、臀小肌后部(除了其疼痛有时越过膝盖背侧)、股外侧肌的 TrP_3、腘肌和足底肌肉，以及腓肠肌内的 TrP_3 和 TrP_4。

由于疼痛沿着大腿后部坐骨神经分布区域向下延伸，股后肌内触发点疼痛的患者通常被诊断为"坐骨神经痛"(或假性坐骨神经痛[55])。

在有下腰痛的患者中，单侧或双侧下肢股后肌紧张性增高十分常见[2]，这可能诱使医生将两者联系在一起。然而，一项募集了近600名新兵的前瞻性研究表明，有超过1/3被检者其股后肌紧张性增高，但这与下腰痛没有显著的关联[48]。与股后肌缩短有关的肌筋膜内的触发点并不引起下腰部区域的疼痛。

在儿童最常见的隐匿触发点肌肉群中，股后肌位列第4位[17]，但是由此引起的疼痛却通常被诊断(或误诊)为"成长痛(growing pain)"[18]。

椎板切除术后疼痛综合征可能是由手术成功解除神经根压迫后所遗留的触发点所引起的，其中很大一部分是由股后肌内的触发点所致[90,96]。

股后肌内的肌筋膜触发点所引起的疼痛和肌紧张可能被误认为是膝关节骨性关节炎，除非医生对膝关节和肌肉都进行了仔细的检查[88]。

Sherman[91]注意到，膝盖以上部位的截肢残端的股后肌内的触发点与严重的幻肢痛相关，尤其是在膝关节。作者认为如果不存在激活的触发点，那么通常可以排除这种来源的疼痛。

其他鉴别诊断

关节功能障碍，尤其是 $L_4 \sim L_5$ 和 $L_5 \sim S_1$ 椎关节和骶髂关节无法运动的病例，通常表现为股后肌痉挛和直腿抬高试验受限[59]。髂骨后旋可缩短股后肌，而髂骨向前旋转则可使股后肌的张力增加。手术融合 $L_5 \sim S_1$ 关节可进一步加重股后肌的紧张性，并使之成为导致疼痛的关键因素[65]。

Brody[19]将"弯腰或久坐后大腿后部疼痛和局部压痛"定义为"股后肌拉伤或部分撕裂伤"。肌肉撕裂是指跑步前或跑步后肌肉缺乏足够的拉伸。只有当短跑运动员发生了此类急性、严重的撕裂伤才需要手术介入治疗。娱乐工作者或者长跑运动员则通常被建议采用保守治疗。许多因为这些症状而被诊断为肌肉拉伤的患者，其病因很可能是潜在的股后肌内的触发点被激活，但是很明显，医生并没有进行触发点方面的检查。

Puranen[85]描述了一种称为"股后肌综合征"的疾病，表现为臀下部的疼痛，并放射至大腿至腘窝区域。患者通常在坐位时感到疼痛，需要经常改变坐姿，或者站起以缓解疼痛。以下活动可加剧疼痛，包括体操、短跑、跨栏、耐力跑冲刺，以及以最大力量踢球。在外侧近端插入区的股后肌内可触及柔软的带状结构，手术中，可以发现该结构与坐骨神经相粘连并造成神经激惹。手术切除该带状结构可缓解大部分病例的症状[85]。应将股后肌综合征的纤维带与触发点的拉紧带相鉴别，前者是结缔组织而不是肌肉组织，弹响触诊时局部不会产生抽搐反应。

Weiser[100]诊断98名女性和2名男性患有"半膜肌插入综合征"，患者主诉膝盖内侧疼痛，并且在半膜肌附着处有压痛。疼痛在运动、下楼、剧烈弯曲膝关节及患侧卧位时加剧。在某些患者,疼痛可向上放射至大腿后部和(或)向下至小腿外侧。这100例患者中,58例患者在半膜肌肌腱处插入至骨膜处注射1～2次2%利多卡因和10mg曲安奈德后疼痛缓解,9例患者其疼痛仅部分缓解,9例患者疼痛未缓解,15例患者失访。医生未对半膜肌内的触发点进行检查,而这可能是解释治疗失败的鉴别诊断要点。

Halperin[47]报道了对172例患有"半膜腱鞘炎"的患者进行的治疗经过,该疾病的表现与之前描述的半膜肌插入综合征相类似。98例患者仅患有"半膜腱鞘炎",并且超过60%的患者通过保守治疗后症状完全缓解。那些合并有退行性膝关节病和鹅足肌腱炎(在半腱肌附着处)的患者其治疗并不同样有效。初始治疗时,患者接受了镇痛药和抗炎药,包括阿司匹林、吲哚美辛、保泰松和丙酸衍生物。如果必要的话,可增加超声和按摩治疗。如果治疗失败,则在局部注射1%利多卡因和40mg或80mg甲基醋酸泼尼松龙,总共3次。显然,治疗方案并未考虑这些肌肉内触发点对疾病的影响,而这可能对那些对初始治疗无反应的患者有帮助。

有1例患者,其胫骨内侧髁突出区域内的"**半腱肌肌腱弹响综合征**"通过手术解除肌腱与胫骨的附着,并将其与半膜肌肌腱缝合得到缓解[83]。很明显,该综合征是由形成肌腱终末部分的输出纤维破裂所引起的。在正常人,当伸膝时该纤维可使肌腱处于正常位置。

"**弹响臀**"并不常见,但是它所引起的疼痛可致功能障碍。它是由股二头肌肌腱在坐骨结节附着处的脱位所引起的。1例患者的症状通过切断术得到缓解。

如果股后肌的触发点引起的局部疼痛和压痛放射至滑囊部位,那么股二头肌上囊、半膜肌滑囊或鹅趾囊的滑囊炎很容易会被误诊,这两种情况常常同时存在。

7. 触发点的激活和持续存在（图16-6）

不合适的椅子对大腿下的压迫(图16-6A)不仅可以激活股后肌内的触发点,而且可使之持续存在。身材矮小的患者坐于正常尺寸的椅子,或者正常身材的患者坐于很高的长脚凳上,这些均可通过对股后肌内的触发点施压而使疼痛加剧。此外,患者可因神经压迫而感到麻木和刺痛。解决此种由座椅造成的大腿下压迫的一个方法是使用踏脚垫(图16-6C),来支撑足跟并抬高大腿(它也应该使足部向上倾斜,以防止小腿肌肉长期处于缩短状态)。

庭院家具对股后肌有特别大的危害。制造商通常会在座椅的前部附加一个帆布性质的或者塑料质地的水平横栏。座椅底部凹陷,以及横栏对大腿后方的坚实按压可造成局部缺血。这对下肢相对较短的个体尤其有害,因为这些人的足跟不能着地。由于座椅前缘相比个体的小腿高,即使是在等候室和会议室十分常见的符合人体曲线的塑料椅也可导致相同的问题。

儿童通常被置于没有脚蹬的高脚椅上,或是置于由堆叠的书本形成的椅子上。由于缺乏足部的支撑,大腿下方受到压迫,通常使儿童烦躁和易激惹。可以通过给予充足的足部支撑以解除对膝盖上方大腿后部的压迫从而缓解以上症状。很多时候,由于孩子过于年幼而无法辨别

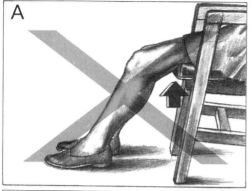

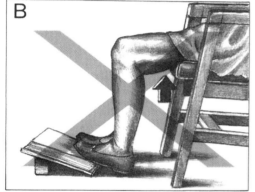

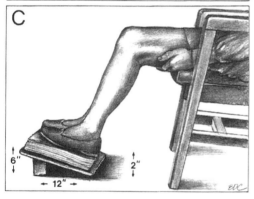

图16-6　不正确的坐姿引起的股后肌群压迫和比目鱼肌缩短。红色的X强调了这些危险的姿势。A. 箭头处显示因高脚椅坐位和膝关节伸展对股后肌产生严重压迫。这个姿势使踝关节处于跖屈位从而引起比目鱼肌的缩短。B. 踝关节过度跖屈虽然被消除，但由于踩踏脚蹬的姿势不正确，股后肌的压迫未完全纠正。C. 使用一个倾斜的脚蹬可以纠正所有的问题，抬高膝关节使大腿和椅子前缘之间留有一拳的空隙（不再存在压迫），同时踝关节恢复至中间位置。

或者表达不安的原因。许多学校由于对不同身高的儿童提供相同尺寸的座椅而存在同样的问题。

对于单侧骨盆偏小的患者，当其位于坐位时，可自发地前倾将身体的重量置于大腿而不是臀部，以弥补偏小的骨盆，或者通过交叉远端下肢使骨盆平衡。在这种情况下，偏小的单侧骨盆对股后肌内的触发点的激活或持续存在起到了至关重要的作用。相对于身高而言，较短上肢体型的个体也可将身体重量向前转嫁到大腿上（见图4-13E）。

过去，临床医生通常嘱咐急性下腰痛的患者卧床数日至数周。患者通常被建议将枕头放在膝盖下，以形成髋部和膝部适度弯曲的体位。如果患者持续该体位数日，则可因下肢未被伸展而激活股后肌内的触发点。幸运的是，目前长期卧床已不再作为急性下腰痛的治疗方法。

充分伸展可使股直肌内的触发点失活，但可因股后肌的异常缩短而激活潜在的触发点（反应性痉挛）。

Baker[11]检查了100名首次遭受机动车事故的患者，结果发现，4名患者中有1个其半膜肌内的触发点被激活，左腿和右腿半膜肌受影响的概率大致是相同的。

8. 患者检查（图 16-7）

临床医生应注意检查患者的大腿后部是否受到座椅的前缘的压迫，是否由于患者的腿不够长使其足部不能置于地面上而左右晃动？患者坐着讲述治疗史的时候是否其大腿受到座椅底部前缘的轻度压迫？如果在此期间患者烦躁不安，那么可能他（她）的股后肌内有被激活的触发点，尤其当患者的后部膝盖、大腿或者较低的臀部区域存在疼痛时。患者通常将臀部说成"下背部"。

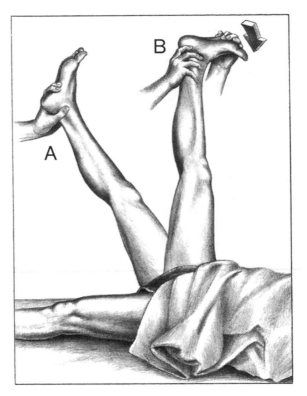

图16-7 间断拉伸与冷疗前后股后肌紧张的直腿抬高试验。A. 股后肌触发点失活前臀部屈曲和膝关节伸直受限（直腿抬高试验阳性）。B. 间断拉伸和冷疗后踝关节背屈和全活动度试验。腓肠肌触发点紧张和神经根激惹都可引起踝关节背屈时疼痛（Lasegue征阳性）。

如果患者坐位时交叉下肢，或者走路时一瘸一拐，这进一步表明其股后肌内存在触发点。或者，患者坐位时向前倾斜以减少对坐骨结节的重量压迫，或从上肢获取支持；当患者存在这种姿势时，检查者应该注意检查患者是否单侧骨盆偏小，以及是否上肢过短（见第四章，第43页和第44页）。

股后肌紧张是患者膝盖伸直躯干前屈双手不能触及脚趾的最常见的原因[57]，但其并不限制膝盖弯曲时髋部的屈曲。

股后肌内的触发点显著地限制了直腿抬高试验中下肢的移动（图16-7A）[93]。由触发点引起并导致髋部屈曲受限的疼痛可在低位臀部、大腿后部或膝盖后部被触及（图16-1）。以下试验用于判断股后肌的紧张度：保持膝盖伸直时大腿不能抬高超过80°（与水平面的夹角）[57]，包括骨盆向后倾斜10°[54]。

Lasegue征是指，患者仰卧，保持膝部伸直并尽力向上抬高大腿直至不能再抬高，然后使足背屈。如果患者大腿后部或者下腰痛，则该试验阳性，这通常表示腰神经根或坐骨神经受激惹。但是，小腿和膝盖的疼痛反应也是腓肠肌缩短的表现（例如，由触发点所引起）。足部背屈并不增加股后肌的紧张性[55]，因此，这些肌肉内的触发点并不能诱发出Lasegue征。

有趣的是Lasegue从未写下任何以他的名字命名的体征，那些最先将他的名字与某体征相联系的人们并未提及足部背屈[14]，而仅描述了直腿抬高试验[94]。

当股后肌紧张限制了双侧直腿抬高时,可引起一侧下肢对另一侧下肢的交叉反射效应。通过间断性牵拉和冷处理解除一侧股后肌的紧张时,可即刻引起对侧未治疗侧下肢直腿抬高范围的显著增加。已经有试验证实了相似的交叉效应。

8例患者通过造影证实存在**单侧椎间盘突出**,并存在显著的**双侧股二头肌伤害**性屈曲反射抑制。在对存在可疑反射抑制的患者进行体格检查时,可对腓肠神经进行刺激,以重新引出该反射,此时行患侧直腿抬高试验将引起疼痛,而健侧直腿抬高并不能抑制反射的引出。

某些情况下,激活的触发点可引起肌肉收缩时的严重疼痛,这限制了患者肌肉收缩及舒张的运动范围。在股后肌群激活的触发点可限制髋关节主动伸展和膝关节主动屈曲相结合的运动,这通常被误诊为股直肌痉挛所引起的。在这种情况下,使股后肌内的触发点失活可恢复肌肉的运动范围。

股后肌紧张的患者可同时伴有向后倾斜的骨盆、腰部曲线平坦,以及头向前的姿势,这些反过来可引起上身肌肉组织的病理改变。因此,即使患者的症状仅局限在上半身,也应进行全面而细致的体检[98]。

作者认为内侧股后肌有触发点且其疼痛放射至臀沟的患者可同时在疼痛放射区域存在相关的紧张点。相同的,股二头肌内有触发点且疼痛放射至膝盖的患者,可能同时也有膝盖后部的相关的紧张点,尤其是在肌腱与股骨头联结处(图16-2和图16-3)。

9. 触发点检查 (图16-8 ~图16-10)

在进行注射治疗前对股后肌群进行检查时,应了解其解剖结构。在大腿内侧和前侧,股后肌群被大收肌所包裹在大腿后方,股后肌的远端联结处的表面覆盖着臀大肌(图16-8中虚线标出的部分)[78]。大腿的上外侧部分被臀大肌、大收肌和股外侧肌所占据。

半腱肌很容易识别,当膝盖抵抗外力弯曲时,它的主肌腱在膝盖内侧,顺着肌腱向上至大腿即可触及半腱肌。半膜肌在半腱肌的深部,并且在大腿远端十分发达,它的肌纤维可在半腱肌肌腱的任何一侧被触及。半膜肌形成了股后肌的内侧缘,并且与位于大腿下半部分的股薄肌相邻(图16-8)[80]。

通常,可通过钳形触诊或者平滑触诊检查股后肌的内侧。然而,钳形触诊时通常很难握持股二头肌,尤其是在肌肉特别发达或者肥胖的个体,这时必须使用平滑触诊。

定位半腱肌或半膜肌内的触发点时(图16-1),检查者从大腿的内侧接近被检肌肉(图16-9)。患者仰卧,患侧下肢外展,膝盖弯曲以调节肌肉的紧张度,远端下肢呈支持状态,如图16-9所示。如果内收肌群缩短,可在膝盖下方垫一个枕头,或者患者向患侧稍侧身、而将枕头支撑另一侧髋部。在松解紧张的股后肌前应先松解紧张的内收肌群。

钳形触诊时,应在膝盖后折上方8 ~ 12cm(3 ~ 4 ½in)握持远端内侧股后

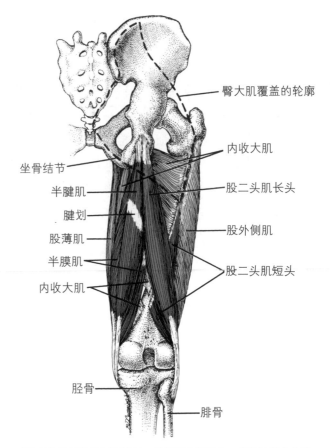

图16-8 后位观右股后肌群局部解剖。股后肌为深红色，邻近的肌肉为淡红色。虚线围绕的区域为股大肌。

肌（图 16-9 A），用手指将肌肉团块尽量拉离股骨，以确保所有的半腱肌和半膜肌都被触诊到。然后，检查者可捻动大拇指和其他手指之间的肌肉纤维，以检查绷紧带和紧张点。绷紧带清晰可辨，且弹响触诊可在表浅的半腱肌引出局部抽搐反应。平滑触诊是通过对肌肉下方的股骨直接施压完成的（图 16-9 B）。

平滑触诊施加的压力也可能挤压其下方大收肌远端内的触发点，这就需要通过间断性冷处理结合牵拉和外展，使大收肌在全肌肉长度内运动，以使其内的触发点失活（见本章第 12 部分）。

检查股二头肌内的触发点时，最好从大腿后方接近它。患者向健侧卧，膝盖略微弯曲，如图 16-10。该图显示用大拇指在大腿外侧对股二头肌内的触发点进行平滑触诊，并按压下方的股骨。股二头肌很难通过钳形触诊分别握持，因为其外侧缘的包埋筋膜与股外侧肌的筋膜牢固地联结在一起。股二头肌短头在大腿的远端 1/2 位于长头的深部（图 16-4），但是还是可以通过触诊区分短头和长头，当患者试图伸展髋部时，长头变得紧张，而短头的紧张度并不改变。

Lange[55] 图示了大腿上半部和大腿中部内侧和外侧的敏感可触及的紧张（肌硬

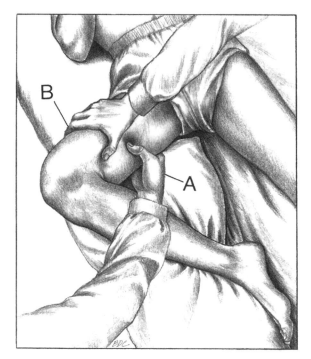

图16-9 半腱肌和半膜肌触发点检查，通常沿着股骨中部末端触诊可发现这些触发点，同时大收肌下方的触发点也可被引出。两种触诊方式：A.钳形触诊。B.拇指沿股骨按压所有股后肌的平滑触诊。

结）区域（触发点）。

10. 神经卡压

由股后肌群内触发点所引起的神经或血管卡压症状目前还未经证实。然而，在第321页中描述的股后肌综合征中曾提到几个病例，坐骨神经在穿过附着在坐骨结节近端外侧股后肌群的2个纤维带时神经有受压的表现。外科松解纤维带后，患者的症状得到了缓解。

11. 相关触发点

与股后肌触痛点相关的次要触痛点可能进展到大收肌的后侧部分，并延伸到股后肌的内侧边界和前部。股外侧肌也容易受累及这可能是因为解剖上靠近股二头肌的长头，腓肠肌也倾向于发展为股后肌群相关的次要触痛点，而不是比目鱼肌。

与股后肌群相对抗的肌肉特别是髂腰肌和股四头肌，也可能会形成次要触痛点。

紧缩的股后肌群使得骨盆向后倾斜，使腰椎变平，因此能引起头部向前的不良姿势；这种不良的姿势使一些肌肉超负荷，可能包括腰方肌、胸椎旁肌以及肩带和颈部的肌肉。股后肌群的拉紧通常是解决肌筋膜起源的下腰痛的关键，尽管髂腰肌和腰方肌可能是最先受累的，放松股后肌是开始治疗的明智做法。

12. 牵拉下的间断性冷喷疗法 （图 16-11）

对股后肌进行牵拉下的间断性冷喷疗法，通常可以观察到一个最具戏剧性的反应，在临床医生应用这种方式之前，当患者

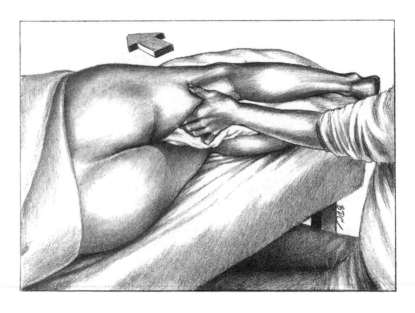

图16-10　通过向股骨方向水平触诊股二头肌来检查触痛点。大箭头表示拇指压迫的方向向前。膝盖只是稍微弯曲，使检查肌肉有足够的紧张度。发现触痛点在大腿后区侧面的股二头肌，和内侧触痛点半腱肌和半膜肌的相同水平。

长期处于坐位姿势,患者应该测试手指沿着胫骨达到前方的距离,然后将这个距离与接下来治疗中的运动范围进行比较,之后患者就会感觉到短缩的肌肉松弛了多少。

本书的第8～9页已经解释了运用冰进行拉伸和间断性冷疗的方法,运用冷气雾剂对肌肉进行牵拉下的间断性冷喷疗法的细节详见第一册的第67～74页[98]。应避免最大范围地拉伸活动性大的关节。增强放松和拉伸的方法在第11页也有描述,第二章第9～11页描述了替代治疗方法。

由于腰椎旁肌肉和臀肌(尤其是臀大肌)紧张能限制臀部屈曲,因此有时治疗股后肌群前,先拉伸并间断性冷疗这些肌肉是必需的。

可通过屈曲大腿来伸展股后肌群,并从臀部的远端保持膝关节平直跨过股后肌和膝盖后面运用间断性冷疗。然而,这不是有效治疗的第一步,因为任何内收肌后侧部分的收紧都会阻碍股后肌群的伸展,特别是内侧股后肌。

因此,舒展股后肌的第一步是被动地延长内收肌。患者仰卧在治疗床上,床边有足够的空间使治疗腿可以充分外展。操作者抓住患者的踝关节以臀部为支点外展大腿,同时运用冰块或冷气雾剂进行冷喷疗法,平行地从末端至头端覆盖整个内收肌肉(图 16-11A)[92,93]。大腿保持几乎平行地面,膝盖保持伸直。间断性冷疗与被动伸展协调着循环进行,并重复直到没有进一步伸展空间为止。

第二步从外展的大腿开始。患者的足通过内收逐渐升高,同时保持髋关节弯曲。冷冻的方向相反:从末端至头端,用冰块或冷气雾剂扫过大腿,覆盖整个半膜肌、半腱肌肌肉群和它们所牵涉的痛感部位(图 16-11B)。随着大腿逐渐内收,冷喷治疗持续平行地往两侧扩张,覆盖股二

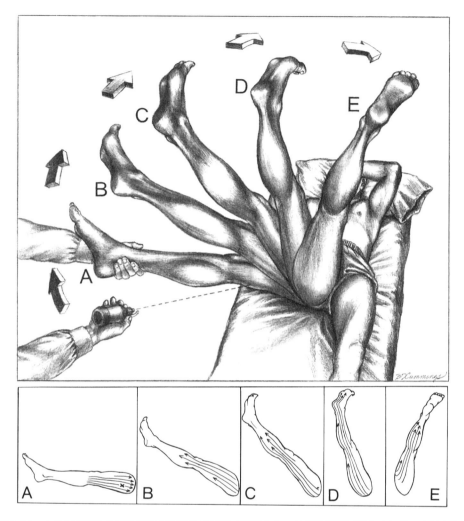

图16-11 右股后肌群的伸展位置和间断性冷疗区域（细箭头）。粗箭头指明了操作者运用压力的方向。鼓励患者将另一条腿平放在桌上，保持膝盖伸直。首先，以臀部为支点外展大腿以舒展收紧的内收肌，然后朝身体的中线内收，同时保持髋关节屈曲。连续的用冰块或冷气雾剂治疗，必须在腿周围顺序移动，从后侧向中间再到侧面，覆盖所有伸展的肌肉，整个过程中膝盖完全伸展。A. 起始时以臀部为支点外展大腿；从远端至近端用喷雾或冰块平行扫过内收肌肉的皮肤。B. 开始外展到内收弧形交叉运动，同时从近端至远端覆盖所有股后肌群。髋关节保持弯曲。C. 大腿向完全屈曲的方向移动。D. 髋关节完全屈曲，踝关节背屈，同时在小腿的腓肠肌及其牵涉痛区域从近端至远端运用冷疗。E.以臀部为支点完全屈曲和内收需要一个间断性冷疗区域，包括股外侧肌和相邻的股二头肌以及邻近的臀部外侧肌。这个过程既不是之前，也不是之后，间断性冷疗和伸展胸腰的椎旁肌肉和骶部肌肉以及所有的臀部外侧肌肉。在循环过程中，经常需要停顿来重新加热保暖皮肤。

头肌，直到臀部附近的肌肉组织以及股外侧肌（图 16-11 C、D、E）。间断性冷疗应用于覆盖在拉长肌肉纤维上的皮肤是必需的。当被询问时，患者经常能指出一块需要更多冷疗的皮肤。冰块或冷气雾剂运用到这些区域，经常会使收紧的肌肉立

即松弛，显著增加运动范围。

最后一步，当肢体达到一个垂直的位置（既不外展也不内收）（图 16-11D），脚踝轻轻背屈（图 16-7B），然后冷疗的区域扩展到覆盖腓肠肌。当冰块或冷气雾剂平行扫过的区域完全覆盖整个股二头肌、邻近的

臀部肌肉和半腱肌、半膜肌的大部分,髋关节保持被动内收,直到整个大腿在完全屈曲的体位下完全内收(图 16-11E)。当患者放松和治疗另一条腿时,用湿的热毛巾覆盖在皮肤上几分钟,重新加热保暖。一般都同时放松两侧股后肌群。暖和起来后,患者主动进行几次运动范围的循环,交替慢慢地移动每条腿从外展到完全弯曲的位置,膝盖保持伸直,帮助恢复正常肌肉的功能。现在,患者保持长时间坐姿,测试手指触到足部的能力及运动范围的增加是显著的,并且给提高患者依从性提供了宝贵的机会。

如果双下肢的肌腱长度有限,通过间断性冷疗伸展来舒缓一侧股后肌的紧张,增加了未治疗腿的长度。这种反应表明了双侧股后肌群之间的交叉反射作用和密切的肌伸张作用。然而,既然两条腿的股后肌相关联,两个触痛点都需被消除。未治疗腿肌肉长度的增加是暂时的,如果没有立即治疗两条腿,两侧的股后肌群可能很快又会收紧。

Aftimos[1] 最近报道了对一名 5 岁男孩成功运用蒸汽喷雾(乙基氯化物)和拉伸来消除股二头肌的触痛点的病例。

其他治疗方法

结合眼球运动和呼吸的等张收缩后放松肌肉[60](正如股二头肌描述的那样[58]),对松弛紧绷的大腿肌肉有显著作用。具体的操作手法在本书的第 10~11 页有所描述。就像图 16-13 表述说明的那样,这样一个自我伸展的做法是极具价值的。

Evjenth 和 Hamberg[28] 描述并演示了一个更有力的方法来伸展股后肌,并强调松弛大腿张力的重要性,但是这可能比上面说的方法带来更多创伤。

13. 注射和拉伸(图 16-12)

对股后肌触痛点进行注射时,我们建议每次只对单侧肢体进行治疗。患者可能经受了足够的注射后酸痛,使其能承受治疗腿的暂时的痛苦,可能不必限制双侧疼痛下肢的运动。

进行股后肌群注射治疗需要熟知坐骨神经的解剖。它在股二头肌长头后面,走行于大腿的后侧,并且跨过了大腿中部[81]。在近端,神经到达长头的外侧缘,仍然在臀肌的深处。远端,腘窝处神经的胫骨部分从股二头肌长头的内侧下面显露出来,也就是在半膜肌和长头分离的地方[7,76]。股骨的神经和血管在大约相同水平于内收肌中间部分的下方通过内收肌管汇入坐骨神经。胫神经血管束位于半腱肌肌纤维的深处,传下的分支靠近膝盖后部的中间。坐骨神经的腓神经支紧随着或者在股二头肌短头的内侧缘的深处直至膝盖。

可以在患者仰卧位、膝盖弯曲、大腿部分外展时,在半腱肌和半膜肌的触痛点注射(图 16-12A)。患者的患侧肢体置于坐位操作者的膝盖上时,注射点的定位最方便。对于大腿远端的触痛点,操作者指尖捏住中间的股后肌群然后拉住中部股后肌群使其远离股骨方向(有时候握住整个股后肌群更有效)。可以把肌肉捏在四个手指和大拇指之间,检查紧张带和压痛点。当沿着紧张带找到最大压痛点时,这部分肌肉束带固定在手指和拇指指尖,使得针可以准确地插入触痛点群。针直接通过肌肉组织的侧方,而不是朝向股骨。

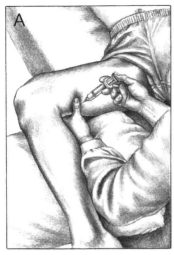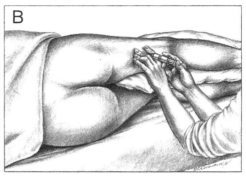

图16-12 在右股后肌触痛点的通常位置注射（操作者坐位）。A.半腱肌和半膜肌。B.股二头肌长头。

针只插入手指间可触到的地方,这就避开了腘动脉和胫神经,它们靠近骨头,但不在指尖捏住的地方。(这和抓捏肱三头肌长头这项技术非常相似,见第一册的第473页。[98])

这种中间入路需要一个22号的针,大约75mm（3 in）长,小个子患者可以用短些的针。使用10ml注满0.5％普鲁卡因溶液的针筒,戴上手套,注射区域的皮肤用抗菌剂清洁。需排除可能的普鲁卡因过敏,注射的具体操作在第一册第74～86页详细描述[98]。

通过钳夹技术在股二头肌长头的外侧触诊紧张带和触痛点有时更加困难。肌内注射时,患者侧躺背对要注射的肌肉。通常的情况下水平触诊用来定位触痛点(图16-12B),针插入大腿中线附近,远离胫神经和其他主要神经血管结构,这种方法也可以避开坐骨神经的腓神经分支。

图16-1提示这些肌肉通常有多个触痛点。找到这些触痛点需要用针多次探索以确保所有触痛点都已注射。一个局部抽搐反应就表示刺到一个触痛点。牵涉痛的反应通常表示针穿透了一个触痛点,但也有可能只是针靠近了触痛点,并没有穿透或者破坏它。在离开一个区域之前,针退到皮下,然后移动到其他触痛点。需要通过触诊和注射来仔细定位剩余的触痛点。

因为操作者通常需要多次注射这些肌肉,值得注意的是当针从肌肉退到皮肤时,在注射部位需要触诊保持压力来确保注射后立即止血。针刺后局部出血会增加注射后疼痛。

注射后疼痛可能持续几天。在注射区域及时应用湿垫热敷几分钟,有助于减轻疼痛。整个过程的完成需要患者缓慢地移动腿和脚并完全屈曲和伸展几次来帮助重建正常的肌肉功能。

患者应该在家通过自我伸展方式来锻炼这些肌肉。

在正常下肢注射局部麻醉药可以缓解麻木的另一条腿的幻觉痛,证明了两下肢之间强烈的神经系统相互关系（交叉反射）。

14. 矫正措施（图 16-13）

游泳时应避免反复过度自由泳，因为股后肌群容易形成触痛点，也要避免股后肌处于一个短缩的位置不伸展，比如骑自行车时座位太低，膝盖都没有完全伸直。

矫正姿势和动作

选择与坐着的人腿长度相匹配的椅子，或者将脚支撑在椅子前不远处的直角脚凳上，可以避免压迫大腿（图 16-6C）。一个厚的手提包或者其他物品都可以用来当脚凳用。装满沙子的布包，有一定宽度和高度，可以放置在餐厅餐桌下椅子前。

在家选择一把椅子时，应该确保椅子的前沿圆润并且厚实。椅子的底部应该是坚固的塑料或者木材，而不是帆布或带子，将大腿的重量置于座位前部的边缘。一群看起来正常的人因为长时间坐着静脉回流障碍导致血栓性静脉炎，强调了上述的重要性[49]。

在长途自驾游开车时，长期制动，压迫大腿，可以使用自动巡航控制系统来放松股后肌群，允许腿改变位置，频繁的伸展休息。

家中锻炼计划

患者在家应该进行一项股后肌群的基本伸展运动，就是久坐伸展训练（图 16-13）。当踝关节跖屈主要引起股后肌群和椎旁肌的伸展（图 16-13A）。患者坐位，双手沿着胫骨尽可能向远端伸展，同时呼气并有意识地放松背部肌肉，通过重力将头部和背部向下向前。然后，患者慢慢吸气时在地板上轻轻按压踝部。患者再次放松，充分呼气，然后慢慢地达到更远。这样重复循环，直到运动范围不能再增大为止。

当用双手拉双脚使踝关节同时背屈时（图 16-13B）使腓肠肌伸展。患者最好坐在热水浴缸里进行这个自我伸展运动。在第一册的图 48-13 浴缸内伸展有插图说明[98]。

这种臀大肌的久坐自我伸展运动（见图 7-8）也可以帮助缓解股后肌群的触痛点的张力。如果患者有股后肌群触痛点，那么臀大肌功能也会较弱（这经常发生），必须锻炼臀部肌肉来消除这个帮助维持

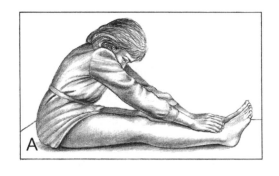
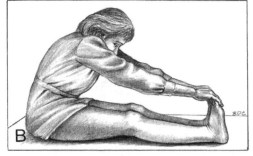

图16-13 股后肌群自我伸展的久坐伸展训练。A. 缓慢轻柔地沿着胫骨滑动手指作初步伸展，保持膝盖伸直。B. 最终伸展。配合深呼吸的静力收缩后放松可以增强股后肌群的松弛。双手抓住双足，并且双足背屈，腓肠肌肉也被动拉长。患者应该学会做这个练习，不收缩腹部肌肉，同时慢慢呼气，允许足够的力量将躯干向前推。（在这个短缩位置腹部肌肉的收缩可能激活潜在的触痛点。）

股后肌群触痛点的因素。

（周姝婧　黄丹 译

许雅萍 王祥瑞 杭燕南 校）

参考文献

1. Aftimos S. Myofascial pain in children. *N Z Med J* 702:440-441, 1989.
2. Alston W, Carlson KE, Feldman DJ, *et al*. A quantitative study of muscle factors in the chronic low back syndrome. *J Am Geriatr Soc* 74:1041-1047, 1966.
3. Anderson JE. Grant's *Atlas of Anatomy,* Ed. 8. Williams & Wilkins, Baltimore, 1983 (Figs. 4-23, 4-24, 4-39).
4. *Ibid.* (Fig. 4-26).
5. *Ibid.* (Fig. 4-30).
6. *Ibid.* (Fig. 4-31).
7. *Ibid.* (Fig. 4-34).
8. *Ibid.* (Fig. 4-53).
9. *Ibid.* (Fig. 4-62A, 4-65A).
10. *Ibid.* (Fig. 4-68).
11. Baker BA. The muscle trigger: evidence of overload injury. *J Neurol Orthop Med Surg* 7:35-44, 1986.
12. Bardeen CR. The musculature, Sect. 5. In *Morris's Human Anatomy,* edited by CM. Jackson, Ed. 6. Blakiston's Son & Co., Philadelphia, 1921 (pp. 506-508).
13. Basmajian JV. *Grant's Method of Anatomy,* Ed. 9. Williams & Wilkins, Baltimore, 1975 (pp. 327, 328).
14. Basmajian JV, Burke MD, Burnett GW, *et al.* (Eds.): *Stedman's Medical Dictionary.* Williams & Wilkins, 1982 (p. 1288).
15. Basmajian JV, Deluca CJ. *Muscles Alive,* Ed. 5. Williams & Wilkins, Baltimore, 1985 (pp. 320, 321).
16. *Ibid.* (pp. 372, 380).
17. Bates T, Grunwaldt E. Myofascial pain in childhood. *J Pediatr* 53:198-209, 1958.
18. Baxter MP, Dulberg C. "Growing Pains" in childhood— a proposal for treatment. *J Pediatr Orthop* 8:402-406, 1988.
19. Brody DM. Running injuries. *Clin Symp* 32:1-36, 1980 (see pp. 24-26).
20. Broer MR, Houtz SJ. *Patterns of Muscular Activity in Selected Sports Skills.* Charles C Thomas, Springfield, 1967.
21. Carter BL, Morehead J, Wolpert SM, *et al. Cross-Sectional Anatomy.* Appleton-Century-Crofts, New York, 1977 (Sects. 41-43, 46-48, 64-72).
22. Christensen E. Topography of terminal motor innervation in striated muscles from stillborn infants. *Am J Phys Med* 38:65-78, 1959.
23. Clemente CD. Gray's *Anatomy of the Human Body,* American Ed. 30. Lea & Febiger, Philadelphia, 1985 (pp. 571-573).
24. Close JR. *Motor Function in the Lower Extremity.* Charles C Thomas, Springfield, 1964 (Fig. 66, p. 79).
25. Duchenne GB. *Physiology of Motion,* translated by E.B. Kaplan. J.B. Lippincott, Philadelphia, 1949 (pp. 286, 290-292).
26. Ericson M. On the biomechanics of cycling. *Scand J Rehabil Med (Suppl)* 76:1-3, 1986.
27. Ericson MO, Nisell R, Arborelius UP, *et al.* Muscular activity during ergometer cycling. *Scand J Rehabil Med* 77:53-61, 1985.
28. Evjenth O, Hamberg J. *Muscle Stretching in Manual Therapy, A Clinical Manual.* Alfta Rehab F0rlag, Alfta, Sweden, 1984 (p. 94).
29. Ferner H, Staubesand J. *Sobotta Atlas of Human Anatomy,* Ed. 10, Vol. 2. Urban & Schwarzenberg, Baltimore, 1983 (Fig. 381).
30. *Ibid.* (Figs. 401, 403).
31. *Ibid.* (Figs. 410, 411a, 411b).
32. *Ibid.* (Fig. 412).
33. *Ibid.* (Fig. 413).
34. *Ibid.* (Figs. 417, 472)
35. *Ibid.* (Figs. 418, 419).
36. *Ibid.* (Figs. 420, 421).
37. *Ibid.* (Fig. 464).
38. *Ibid.* (p. 471).
39. Furlani J, Vitti M, Berzin F. Musculus biceps femoris, long and short head: an electromyographic study. *Electromyogr Clin Neurophysiol* 77:13-19, 1977.
40. Gantchev GN, Draganova N. Muscular synergies during different conditions of postural activity. Acta *Physiol Pharmacol Bulg* 72:58-65, 1986.
41. Garrett WE Jr, Califf JC, Bassett FH III. Histochemical correlates of hamstring injuries. *Am J Sports Med* 72:98-103, 1984.
42. Ghori GMU, Luckwill RG. Responses of the lower limb to load carrying in walking man. *Eur J Appl Physiol* 54:145-150, 1985.
43. Gray DJ. Some anomalous hamstring muscles. Anaf *Rec* 97:33-38, 1945.
44. Gross D. Contralateral local anesthesia in the treatment of phantom and stump pain, *Regional- Anaesthesie* 7:65-73, 1984.
45. Gutstein M. Diagnosis and treatment of muscular rheumatism. *Br J Phys Med 1*:302-321, 1938 Case 7 .
46. Gutstein M. Common rheumatism and physiotherapy. *Br J Phys Med* 3:46-50, 1940.
47. Halperin N, Axer A. Semimembranous tenosynovitis. *Orthop Rev 9:72-75,* 1980.
48. Hellsing A-L. Tightness of hamstring and psoas major muscles. *Ups J Med Sci* 93:267- 276, 1988.
49. Homans J. Thrombosis of the deep leg veins due to prolonged sitting. *N Engl J Med* 250:148- 149, 1954.
50. Joseph J, Williams PL. Electromyography of certain hip muscles. *J Anaf* 91:286-294, 1957.
51. Kamon E. Electromyographic kinesiology 0f jumping. *Arch Phys Med Rehabil* 52:152-157, 1971.
52. Kelly M. Some rules for the employment of local analgesia in the treatment of somatic pain. *Med J Austral* 7:235-239, 1947.
53. Kelly M. The relief of facial pain by procaine (Novocain) injections. *J Am Geriatr Soc* 7 7:586- 596, 1963 (see p. 589).
54. Kendall FP, McCreary EK. *Muscles, Testing and Function,* Ed. 3. Williams & Wilkins, Baltimore, 1983.
55. Lange M. *Die Muskelharten (Myogelosen).* J.F. Lehmanns, Miinchen, 1931 (pp. 102, 103, Fig. 35).
56. Lewit K. *Manipulative Therapy in Rehabilitation of the Motor System.* Butterworths, London, 1985 (pp. 30, 31,

32, 154).

57. Ibid. (pp. 151, 156, 158, 170, 171, Fig. 4.47).

58. Ibid. [pp. 280, 281, Fig. 6.100).

59. Ibid. (pp. 309, 314, Table 7.1).

60. Lewit K. Postisometric relaxation in combination with other methods of muscular facilitation and inhibition. Manual Med 2:101-104, 1986.

61. Lockhart RD. Living Anatomy, Ed. 7. Faber & Faber, London, 1974 (p. 61).

62. Lyons K, Perry J, Gronley JK, et al. Timing and relative intensity of hip extensor and abductor muscle action during level and stair ambulation. Phys Ther 63:1597-1605, 1983.

63. Lyu S-R, Wu J-J. Snapping syndrome caused by the semitendinosus tendon. J Bone Joint Surg [Am] 71:303-305, 1989.

64. Mackova J, Janda V, Macek M, et al. Impaired muscle function in children and adolescents. J Man Med 4:157-160, 1989.

65. Maloney M. Personal Communication, 1990.

66. Mann RA, Moran GT, Dougherty SE. Comparative electromyography of the lower extremity in jogging, running, and sprinting. Am J Sports Med 74:501-510, 1986.

67. Manzano G, McComas AJ. Longitudinal structure and innervation of two mammalian hindlimb muscles. Muscle Nerve 77:1115-1122, 1988.

68. Markhede G, Stener B. Function after removal of various hip and thigh muscles for extirpation of tumors. Acfa Orthop Scand 52:373-395, 1981.

69. McMinn RMH, Hutchings RT. Color Atlas of Human Anatomy. Year Book Medical Publishers, Chicago, 1977 (pp. 264, 270, 275, 277, 281, 282, 285).

70. Ibid. (p. 295).

71. Ibid. (p. 304).

72. Milner M, Basmajian JV, Quanbury AO. Multifactorial analysis of walking by electromyography and computer. Am J Phys Med 50:235-258, 1971.

73. Moriwaki Y. Electromyographic studies on the knee movements by means of synchronous recorder. Nihon Univ Med J 27:1394-1404, 1968.

74. Murray MP, Mollinger LA, Gardner GM, et al. Kinematic and EMG patterns during slow, free, and fast walking. J Orthop Res 2:272-280, 1984.

75. Nemeth G, Ekholm J, Arborelius UP. Hip load moments and muscular activity during lifting. Scand J Rehabil Med 76:103-111, 1984.

76. Netter FH. The Ciba Collection of Medical Illustrations, Vol. 8, Musculoskeletal System. Part I: Anatomy, Physiology and Metabolic Disorders. Ciba-Geigy Corporation, Summit, 1987 (p. 82).

77. Ibid. (p. 84).

78. Ibid. (p. 85).

79. Ibid. (p. 86).

80. Ibid. (p. 87).

81. Ibid. (p. 91).

82. Ibid. (pp. 94, 95).

83. Oddsson L, Thorstensson A. Fast voluntary trunk flexion movements in standing: motor patterns. Acfa Physiol Scand 729:93-106, 1987.

84. Okada M. An electromyographic estimation of the relative muscular load in different human postures. J Human Ergol 1:75-93, 1972.

85. Puranen J, Orava S. The hamstring syndrome: a new diagnosis of gluteal sciatic pain. Am J Sports Med 76:517-521, 1988.

86. Rasch PJ, Burke RK. Kinesiology and Applied Anatomy, Ed. 6. Lea & Febiger, Philadelphia, 1978 (pp. 279, 280, Table 15-1, Table 16-2).

87. Rask MR. "Snapping bottom". subluxation of the tendon of the long head of the biceps femoris muscle. Muscle Nerve 3:250-251, 1980.

88. Reynolds MD. Myofascial trigger point syndromes in the practice of rheumatology. Arch Phys Med Rehabil 62:111-114, 1981.

89. Rohen JW, Yokochi C. Color Atlas of Anatomy, Ed. 2. Igaku-Shoin, New York, 1988 (pp. 419, 420).

90. Rubin D. An approach to the management of myofascial trigger point syndromes. Arch Phys Med Rehabil 62:107-110, 1981.

91. Sherman RA. Published treatments of phantom limb pain. Am J Phys Med 59:232-244, 1980.

92. Simons DG. Myofascial pain syndrome due to trigger points, Chapter 45. In Rehabilitation Medicine edited by Joseph Goodgold. C.V. Mosby Co., St. Louis, 1988 (pp. 686-723, see pp. 710, 711, Fig. 45-8H).

93. Simons DG, Travell JG. Myofascial pain syndromes, Chapter 25. In Textbook of Pain, edited by P.D. Wall and R. Melzack, Ed 2. Churchill Livingstone, London, 1989 (pp. 368-385, see pp. 271, 272, Fig. 103A).

94. Sugar O. Charles Lasegue and his 'Considerations on Sciatica.' JAMA 253:1767-1768, 1985.

95. Townsend MA, Lainhart SP, Shiavi R, et al. Variability and biomechanics of synergy patterns of some lower-limb muscles during ascending and descending stairs and level walking. Med Biol Eng Comput 76:681-688, 1978.

96. Travell J. Myofascial trigger points: clinical view. In Advances in Pain Research and Therapy, edited by J.J. Bonica and D. Albe-Fessard, Vol. 1. Raven Press, New York, 1976 (pp. 919-926).

97. Travell J, Rinzler SH. The myofascial genesis of pain. Postgrad Med 7 7:425-434, 1952.

98. Travell JG and Simons DG. Myofascial Pain and Dysfunction: The Trigger Point Manual. Williams & Wilkins, Baltimore, 1983.

99. Weber EF, Ueber die Langenverhaltnisse der Fleischfasern der Muskeln in Allgemeinen. Berichte uber die Verhandlungen der Kdniglich Sachsischen Gesellschaft der Wissenschaften zu Leipzig 3:63-86, 1851.

100. Weiser HI. Semimembranosus insertion syndrome: a treatable and frequent cause of persistent knee pain. Arch Phys Med Rehabil 60: 317-319, 1979.

101. Wilier J-C, Barranquero A, Kahn M-F, et al. Pain in sciatica depresses lower limb nociceptive reflexes to sural nerve stimulation. J Neurol Neurosurg Psychiatry 50:1-5, 1987.

102. Yang JF, Winter DA. Surface EMG profiles during different walking cadences in humans. Electroencephalogr Clin Neurophysiol 60:485-491, 1985.

第十七章
腘 肌
"屈膝与疼痛"

本章要点：腘肌触发点（TrPs）的**牵涉痛**集中在膝盖后面的近端至触发点的区域。该肌肉近端**解剖附着**于股骨外髁侧面，远端附着于胫骨近端后侧。腘肌的主要**功能**是在负重开始时通过固定的胫骨为支点外旋股骨"解锁"膝盖。当屈膝时，重力都压在弯曲的膝盖上，这块肌肉的活动为防止股骨相对胫骨向前脱位。总的来说，患者主诉的主要**症状**是蹲屈、跑步、下坡或下楼时的膝盖后疼痛。腘肌肌筋膜综合征很容易被误诊为腘肌肌腱炎。其他相似诊断的容易混淆的包括贝克囊肿、膝关节前内侧和后外侧不稳定和腘肌肌腱撕裂。在踢足球、橄榄球、跑步扭腰或者滑行，特别是跑步或滑雪下坡时可能会使腘肌**触发点激活**。给患者行**体格检查**可以显示肌腱的柔软性和腘肌肌腱附着在股骨上的范围。如果患者坐着，大腿固定，膝盖弯曲90°，被动外旋因为疼痛受限。**触发点检查**，腘肌最容易接近肌肉肚的下端（内侧）和上端（外侧）的终点。在半腱肌肌腱和腓肠肌内侧头之间可以直接触诊肌肉的下端内侧终点。下端外侧终点最容易触诊，因为它正好在腓骨头上跨过膝关节，在一侧是股二头肌肌腱和另一侧是在腓肠肌外侧头和跖肌之间。对于腘肌进行**牵拉下的间断性冷喷**疗法时，患者俯卧位，膝盖轻轻弯曲支撑患肢小腿。当腿外展开始松弛时，用冰块或蒸汽喷雾平行向上扫过肌肉和牵涉疼痛的区域。再覆盖湿热垫，然后关节主动活动范围完成这个过程。患者在家继续自我伸展训练。在**注射和拉伸**腘肌触发点时，临床医生需要注意腘动静脉、胫神经和腓神经，并避开它们。可以从上外侧或者下内侧靠近肌腹，取决于触发点所在的位置。**矫正措施**为将弹力袖带绑在膝盖上以改善症状，如果可能的话避免长时间不动。足部的机械性过度内旋必须矫正。腘肌的触发点引起急性疼痛发作时，应避免散步、跑步或下坡滑雪等活动，疼痛消失后重新进行这些活动也应该谨慎。最好的家庭矫正锻炼就是等张收缩后放松，这应该成为每位肌筋膜综合征患者治疗计划的一部分。

1. 牵涉痛（图 17–1）

腘肌的触发点涉及的疼痛主要是在膝关节的背面（图 17-1）。患者很少出现仅仅是由腘肌的触发点引起的膝盖疼痛。最初，膝关节疼痛的来源为其他肌肉的触发点，比如腓肠肌或者股二头肌。在首次检查中，后者就是患者疼痛的主诉。然而，在这些肌肉的触发点开始不起作用时，患

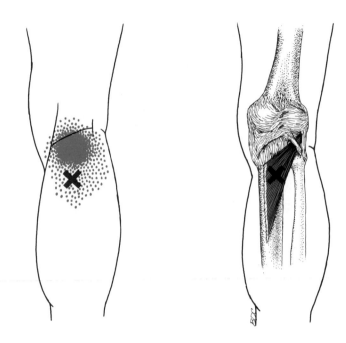

图17-1 从后侧观察右腿腘肌（亮红色）触发点（X）的牵涉痛范围（暗红色）。基本的疼痛范围是实心红。红点表明偶尔弥散的疼痛范围。在肌肉的近端有时候会有额外的触发点，如第13节"注射"中所描述。

者开始意识到膝盖背后痛起源于腘肌。

2. 解剖附着和注意事项（图 17-2 和 图 17-3 ）

从背后看(图 17-2)，腘肌薄而平坦且呈三角形，形成了膝盖后面腘窝远端的基底。它近端被**横向**由强壮的肌腱固定于股骨髁外侧，由包括外侧半月板在内的关节纤维固定于膝盖滑囊中，股骨头所通过的结构通常被定义为外侧肌肉上的弓形腘韧带[42]（图 17-3 ）。另一些人认为这是一个扭曲的视图，这些所谓的韧带实际上由股骨、腓骨和腘肌和膝盖后关节囊的半月板起源的增厚的压缩纤维组成。总之，所有这些纤维都形成附着于肌肉的 Y-型韧带附件[38]。从它的近端肌腱的两个表面[30]，几乎平行的角度对角向下[45] **远端内侧**（图 17-2)附着在胫骨后方三角形表面的内侧 2/3，近端到比目鱼肌线[2,12,39]。

Lovejoy[28] 和 Harden 详细研究了 15 具尸体肢体腘肌的近端附件。结果表明在大多数尸体,形成了一个 Y 型的三重附件。一部分总是附着在股骨上。他们认为第二附件附着在腓骨头,这些附件的起源和目的不确定。Murthy[36] 发现 30 具尸体中 4 具尸体的两个边腓骨头的附件消失。

第三个附件通过膝关节韧带外侧包膜紧密连接肌腱[30],可能起着回缩和保护外侧半月板的作用。根据 Murthy 的结论[38],15 个肢体中有 14 个,肌腱纤维固定在外侧半月板前缘。因为质疑这个功能,Tria[50] 解剖了 40 个死尸的膝盖以确定腘肌肌腱和外侧半月板的关系。结果显示大多数（83%）的样本半月板没有主要附着物。在另外一项对 60 个膝关节的研究中[36],半月板的后缘在每个样本中都是附着在腘肌肌腱的深面。毫无疑问,半月板

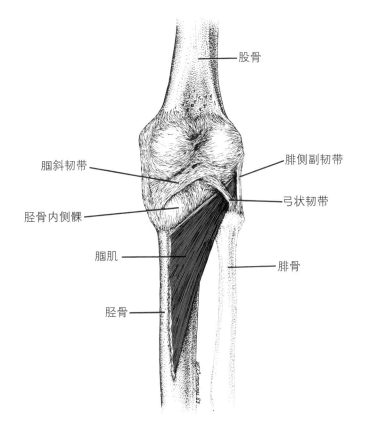

股骨

腘斜韧带

腓侧副韧带

弓状韧带

胫骨内侧髁

腘肌

腓骨

胫骨

图17-2 右侧腘肌肌肉的附着（红色），从后面看。它的股骨附着如图17-3所示。

的附件非常重要。

腘肌肌肉和前臂的旋前圆肌深部是同源的，很少缺如[6]。

七个体中有一个有小胫腓骨肌肉，从腓骨头的内侧边延伸出来，到腘肌肌肉深处的胫骨后面[6,12]。偶尔，小腘肌肌肉从股骨出来在跖肌的下方延伸到膝关节的后囊[12,24]。

腘肌囊[2,5,11,19]在腓骨小头上面的股骨外侧髁从腘肌分离。这个囊通常是膝关节滑膜的延伸[11]。

补充参考资料

后视图腘肌缺乏血管和神经[5,40]，弧形

腘肌韧带包在腓骨头上方[17]，腘肌的关节囊也与之相连[19]。显示与弧形韧带[33]和腓骨副韧带和比目鱼肌肌肉相关[35]，其结构和纤维方向是可见的[45]。从后面可以观察到，腘肌血管和胫神经跨过肌肉[3]，和肌肉和覆盖跖肌的关系[38]，在腿的后外侧膝盖附近，在腓肠肌的外侧头和股二头肌肌腱中间可以直接触诊到[16]。

Lovejoy 和 Harden[28] 阐明了胫骨的 Y 型附件，外侧半月板，后视图的腓骨，侧视图中胫骨和腓骨的附件。

侧视图腘肌附着在股骨上[4,18]，也显示了腘肌和腓侧副韧带的关系[34]。

侧视图上看股骨肌腱附着区域，显示了从关节囊内起源[31]。从后面[2,15,32]、侧面[32]

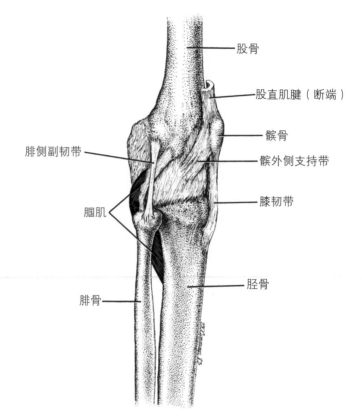

图17-3 右下肢腘肌近端在股骨的附着，侧面观。

看也显示了股骨和胫骨后面的附着关系。

腘肌和周围结构的关系表现在3个平行横断面[10]，一个平面在膝盖下方[20]，通过膝关节的矢状面显示了在较厚的比目鱼肌和腓肠肌外侧头定位和注射的问题[44]。

腘肌囊需从后视图看到[2,5,11,19]。

3. 神经支配

腘肌肌肉由胫神经纤维支配，直接从神经的一个分支到胫后肌，有时候从主神经分出一个分支到膝关节。这些腘肌肌肉的神经纤维从 L_4、L_5 和 S_1 脊神经发出[6,12]。

4. 功能

作用

当人笔直坐着的时候，大腿固定，小腿可以自由活动腘肌肌肉沿胫骨内旋。当肢体负重时，肌肉沿胫骨旋转大腿来"解锁"膝关节[7,12,43]。

腘肌肌肉有机械劣势，它要通过其纤维成角和膝盖近端旋转轴的角度以产生膝关节屈曲。

Duchenne[13]刺激了刚截下的腿的腘肌肌肉，发现它在膝关节有力地内旋小腿，并使其稍屈曲。

Basmajian 和 Lovejoy[8] 通过细丝电极对 20 名个体研究肌肉的机电活动。这些研究人员发现，当腿自由活动时，坐位和俯卧位时腘肌能够使小腿在膝关节伸直和弯曲 90° 的范围内自动内旋。

功能

这个肌肉和它相邻肌肉的功能关系可以比得上肘部旋前圆肌和相邻肌肉的关系[28,36]。它们都是旋转远端肢体，并且很少表现为单个肌肉肌筋膜综合征。

对负重股骨的外旋时[9]需要另个一力来对抗胫骨，或者防止股骨向前移位到胫骨平台上时，腘肌做出反应。它的收缩防止股骨外侧髁旋转向前脱离胫骨平台侧面，如描述[9,30]和插图[9]。

Mann 和 Hagy[29] 同时研究了腘肌的肌电图（EMG）活动（使用细线电极）和 10 名正常人的腿部的旋转活动（在行走和其他涉及腿的旋转的机动性动作时）。在走路和其他运动期间，腘肌肌肉的作用是一致的，是作用股骨，使胫骨内旋。结果表明腘肌的基本功能是作用于股骨引起和维持胫骨内旋。

Basmajian 和 Lovejoy[8] 指出，当一个人处于半蹲屈膝位，腘肌呈持续活动状态。随着膝盖弯曲，体重倾向于向前下滑动沿股骨作用于倾斜着的胫骨。然后腘肌收缩协助后交叉韧带防止股骨在膝盖处向前脱位[7]。人静立时肌肉处于非活动状态时[7]。

在行走中，最大的肌电活动出现在足跟着地以解除膝关节在负重中的作用时。此肌肉在负重阶段的步行中起作用[7]。

人胎儿期的腘肌肌肉含有许多复杂排列的肌梭[1]。作者得出的结论是这些肌梭可以作为评估人类膝关节运动知觉的主要部位。

5. 功能（肌牵张）单位

在内侧股后肌群的协助下腘肌可引起小腿内旋，在较小程度上缝匠肌和股薄肌也可协助小腿内旋。虽然腘肌没有可引起小腿外旋的对抗肌，股二头肌可起到一定作用。

6. 症状

伴有腘肌上活动性 TrPs 触发点的患者常主诉半蹲、跑步或步行时膝盖背部的疼痛，尤其是在下坡或下楼时。这类患者较少主诉夜间膝盖疼痛，常常忽略膝盖活动度的轻微下降或者腿部膝盖内旋活动的减弱。

鉴别诊断

当腘肌腱炎、腱鞘炎的诊断成为关注焦点时，活动的腘肌肌筋膜 TrPs 触发点容易被忽视。后膝盖疼痛尚存在下述可能情况：Baker's 囊肿、腘静脉血栓形成、膝盖的前内侧和后外侧不稳定、在腘肌腱撕裂、半月板或膝关节后囊的撕裂。

受伤后数月或数年，将膝盖后面的疼痛归咎于足底肌肉撕裂损伤应持谨慎态度。在这期间肌肉的损伤应该已经愈合。这种残留的疼痛更像是腘肌的 TrPs 引起的。

腘肌肌腱炎和腱鞘炎

腘肌肌腱炎和腘肌腱鞘炎与腘肌超负荷活动密切相关。Mayfield[30] 报道了 30 例出现上述情况的诊断为腱鞘炎的患者。Mayfield[30] 研究显示对 30 名患者在 5 年时间内腱鞘炎的诊断。发现这一诊断更为常见。特征性症状是负重屈膝 15°~30° 如跑步或步行下山时膝外侧出现疼痛。背包爱好者花费几天时间攀爬到山上，直到爬山结束才出现症状；在快速下山过程中症状加重[30]。行走过程的摆动相早期和盘腿坐着想要站起来有时也会出现疼痛[30]。Brady还指出，当患者在倾斜的路面行走时或负重活动下引起足过度旋时，处于高侧的肢体症状会加重。

Mayfield[30]讨论并详细图示了如何通过体格检查区分后股骨髁上的腘肌腱起始部发炎和半月板撕裂。检查时，患者膝盖弯成锐角，此时坐姿的患者将病腿足踝放在对侧膝盖上，从而使足垂下来并且胫骨后旋，施加轻微的张力在腘肌上。然后可触诊到腓侧副韧带和股骨肌腱附件之间最上处是约2cm长的腘肌腱。在同时患有半月板撕裂和腘肌腱鞘炎的患者身上会出现一个显著的压痛区域，该区域位于关节线处半月板的直接上方。

仅推荐患有半月板撕裂的患者进行手术治疗[30]。保守治疗主要是消除腘肌上的过度紧张，在大多数肌腱炎和腱鞘炎患者都取得了成功。

在Mayfield的选中30名患者中没有"第一流"的跑步运动员。通常，诊断为腱鞘炎的患者相对都是习惯久坐，然后突然增加活动量导致膝盖压力过大的人。髂胫束摩擦综合征和股二头肌腱受力反应可以通过解剖定位上的压痛来区分[30]。

在20名拍摄了膝盖X线照片的患者中，其中5名在腘肌腱区域显示了明显的钙化堆积引起的X线片阴影[30]。这也许就是由于潜在或者活跃的TrPs引起慢性紧张从而导致肌腱钙化的另一个例子（见第一册，第二十一章棘上肌）[49]。

显然，腘肌肌腱炎和腱鞘炎患者的病史、症状、体格检查和治疗与腘肌TrPs患者相似。无证据表明Mayfield研究中的

患者曾经检查过TrPs，这些TrPs很难定位，因为腘肌及其TrPs位于腘窝的深部。这幅临床图指出肌肉肌腱连接处容易由于纤维紧绷造成的长期紧张而形成压痛，然而该问题的TrP起源可能会被忽略。

Saber囊肿

腘肌的肌筋膜疼痛综合征类似于腘肌（Baker's）囊肿的症状，都在膝关节后部区域产生疼痛。该囊肿在腘窝产生肿胀，通常伴疼痛，是由于腓肠肌深部内侧滑囊的扩大和（或）半膜肌滑囊的扩大而产生，这两个滑囊通常与膝关节的滑液腔相互连通。这种肿胀在站立的患者身上比在斜倚的患者身上更突出。膝盖的屈曲使患者更加不舒服。在成人，而不是儿童身上，该肿胀（渗出）通常是由于膝关节疾病或者受伤引起，比如风湿性关节炎或者半月板撕裂。如果适当的治疗不能减轻肿胀和疼痛，应当通过手术摘除Baker囊肿[23]。尽管腘肌上的TrPs可能使和深部压痛的区域相同的Baker囊肿，TrPs并不会产生可见或者可触的肿胀。超声波检查通常可以很好展现这些囊肿。

Baker囊肿的破裂可能与血栓性静脉炎非常相似。囊肿破裂的诊断通过关节摄影术确认，关节摄影术显示染色剂从膝关节进入腓肠肌[26]。

膝盖的前内侧和后外侧不稳定性

腘肌对于膝关节的旋转稳定性起主要作用。胫骨在股骨上最后几度扩展的内旋"锁住"了膝盖，牢固地将大腿和小腿联合成一个结构[48]。在运动员身上，前内侧不稳是由于膝盖屈曲时胫骨固定股

骨过度向内旋转引起的,并且当跑步者"砍掉"起支撑腿时造成"失去"膝盖[48]。

有8例患者患有腘肌腱单位拉长或者撕裂,通过手术缩短腘肌腱单位使其中7人的静态和动态稳定性均恢复到完全功能状态。这8人中无人受到腘肌力量的损失[48]。由于韧带松弛或者撕裂,胫骨上股骨的过度内旋会产生要么是前内旋不稳[48]要么是后外侧旋不稳[21,47]。在任一情形下,通过手术可重新定位腘肌的胫骨附件以缩短该部分会增加其张力,提高其动态功能并且矫正其问题。一份报告描述了4例患者膝盖屈曲80°～90°,通过收缩腘肌可产生后侧胫骨平台自发性前侧半脱位[42]。

10例患者中的6例(被研究者中超过半数带有后外侧抽屉标志)[47]能够自发地引起后外侧膝盖的不稳定。剩下的4例患者通过学习能够做出这个动作。这种胫骨平台的后侧半脱位严重影响下楼梯和体育运动。其中3名患者的肌电图显示股二头肌收缩产生了半脱位,腘肌收缩减少了半脱位,而股直肌和腓肠肌均与半脱位无关[47]。作者推荐,根据病史对该情况有怀疑的话,患者一开始就应该向检查者证明其膝盖的问题。这种情况通常不痛,因此不会由于患者恐惧医生检查而引起的肌肉紧张所干扰[47]。手术重新定位肌腱附件被认为是有效的,因为腘肌是一种动态肌腱单元而不像韧带一样维持静态稳定[25]。

腘肌腱的误诊

在一项研究中[22],正常腘肌腱的磁共振影像显示有时候会被误认为外侧半月板后角撕裂。在另一项对200人的膝盖研究中[51],用磁共振影像研究了这些膝盖后,其中27.5%的腘肌腱滑囊模拟了外侧半月板后角撕裂。

腘肌腱撕裂

有2个腘肌肌腱的撕裂或破裂的病例,其中1例发生于推车时[48],而另1例是足球赛中奔跑的运动员[37]。这名运动员在承重的下肢膝盖屈曲情况下想要停下来并且改变方向。该膝盖立刻感觉疼痛并且变得肿胀[37]。关节切开后显示腘肌肌腱缩回。外侧半月板则是完整的[37]。

在另一份报告中[46],经关节镜检查、肌电图检查和Cybex测试后诊断为腘肌腱破裂。保守治疗失败之后用手术方法修复了破裂的腘肌。2例患者均恢复到了受伤前的活动水平。

7. 触发点的激活和持续存在

当踢足球、跑步、弯折、滑行以及特别是下坡跑或者滑雪时候,腘肌上的TrPs可能会被激活。在制动股骨上胫骨的前向运动,扭转身体并以身体扭向一侧的膝盖微弯承受体重时,特别会造成腘肌超负荷。

超负荷引起了跖肌撕裂,并也可能激活腘肌上的TrPs。

创伤或者拉伤撕裂了膝盖的后十字韧带,这也会使腘肌超负荷和拉伤。

Brody[9]报道了在负重活动期间过度前旋足和腘肌肌腱炎症状加剧之间的联系。由过度前旋而增加的压力可能在腘肌中维持TrPs。

8. 患者检查

如果腘肌上有TrPs,当患者试图完全伸展膝盖时就会感觉疼痛。

应当检查腘肌的胫骨附着点和肌腱的压痛。如图所示的检查膝盖是否有腘肌肌腱炎的位置 [9,30] 也可用于检查腘肌的股骨端及其肌腱。坐姿患者将患肢放在对侧的膝盖上，让足放松自然下垂。检查股骨髁的外侧上的腘肌腱近端附着点有无压痛，并且触诊约 2cm 距离至一点，经过该点向后深至腓侧副韧带，该点上有明显的标记（图 17-3）[30]。腘肌的 TrP 紧密限制了被动后旋的范围并且减弱了膝盖弯曲近 90° 的腿的主动内旋。

膝盖完全伸展受到相对较小的限制（通常只有 5° 或者可能是 10°），并不经常能清楚地鉴别出，但治疗后重新测试较明显。只有患者膝盖能在完全范围内正常伸展才可证实。

9. 触发点检查（图 17-4）

患者取患侧卧位并且膝盖略微弯曲，触诊腘肌触发点 TrPs（图 17-4）。被检者的腿延伸至检查台的边缘并且靠在检查者的腿上，被检者腿取轻微外旋和适度的跖屈。轻微屈曲膝盖处可使覆盖在上面的腓肠肌松弛；跖屈使腓肠肌和跖肌进一步放松；腿部的外旋使腘肌轻微拉伸以调整，以增加腘肌触发点 TrPs 的压痛的检查。

腘肌内侧的中间部分沿着胫骨的附着处在半腱肌肌腱和腓肠肌内侧头之间相接 [10]。腘肌胫骨最远端附着部分被比目鱼肌覆盖 [10]，通常可以由侧面移开显露出部分腘肌。如图 17-4 示，腘肌中远端触发点 TrPs 的检查。做这个检查的时候，侧面显露出腘肌是非常重要的。

在腘窝内，腘肌的上外侧终点被跖肌和腓肠肌外侧头覆盖。然而，腘肌斜行从腓骨头上穿过（图 17-2），可以在股二头肌外侧肌腱，腓肠肌外侧头和跖肌内侧触诊到 [16]。患者取图 17-4 中所示体位，用一只手将这些覆盖在腘肌上方的肌肉推至一边，另一只手触诊触发点 TrPs。如果腘肌

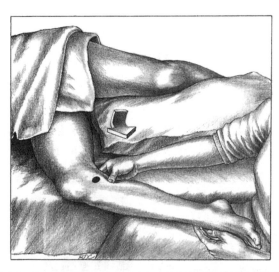

图 17-4 触诊右腘肌内侧较低的一个触发点。实心圆点标记的是胫骨的内侧髁，箭头表示压力的方向。膝盖及足跖屈踝关节弯曲使得腓肠肌和足底肌肉放松。被检者腿处于一个轻微的拉伸位，使腿横向旋转时腘肌张力增加。为了检查直接的触发点区域和胫骨附着于腘肌的区域，此图中检查者的拇指触诊，在腓肠肌内侧头和半腱肌肌腱之前，朝前下方向用力，由内侧向外侧横向移位。

肌肉有活动性的 TrPs,此处的触痛和压力可导致整个膝盖背部弥漫性疼痛。胭肌肌腱附着至胫骨区域也容易有触痛感。

如果胭肌的触发点 TrPs 已经被充分激活,直接按压覆盖在其表面的肌肉就能引起疼痛;这些肌肉中包括比目鱼肌,比目鱼肌与胭肌肌肉纤维近乎平行走形,并覆盖胭肌远端近末端一半的肌纤维[38]。很难区分触发点 TrPs 是来自胭肌的中间部分还是来自肌肉组织间。

10. 神经卡压

已经明确胭肌触发点不会导致神经压迫。

11. 相关触发点

腓肠肌近端或头端的触发点 TrPs 是最常见的胭肌相关的触发点 TrPs。有一些患者,胭肌的触发点 TrPs 与跖肌撕裂相关,跖肌撕裂时该触发点即被激活。

当足背屈,腓肠肌外侧头触发点 TrPs 所导致的胭窝疼痛和膝关节活动受限程度与胭肌 TrPs 相当。

12. 牵拉下的间断性冷喷疗法（图 17-5）

多年来,轻度伸展膝盖牵拉下的间断性冷喷疗法对胭肌进行治疗效果很差。过程中,简单地扩展的膝盖几乎没有效果。然而,当腿轻度外旋转并膝盖略少于完全伸展时,治疗效果明显地改善了。为了避免锁定其旋转运动,轻微地弯曲膝盖是必不可少的。

本书第 11 页回顾了增加放松和拉伸的技术,本书第 9 ~ 11 页回顾了其替代的疗法。

患者俯卧并置一枕头于其腿下,枕头恰位于其足踝以上以使膝盖微微弯曲(图 17-5)。根据后侧等距放松的原则[27],当自觉试图放松肌肉时,患者首先慢速深吸一口气,然后缓慢地完全呼出。在患者呼气时,临床医生实施间断性冷疗(在第二章第 8 ~ 9 页描述用冰块实施,或者是冷气雾剂如第一册第 67 ~ 74 页所述[49]),以平行线斜向上跨过膝盖背部以覆盖该肌肉及其牵涉痛区域(图 17-5);同时,腿横向旋转时临床医生拿开任何遮挡物。当缓慢吸入下一口气的时候,患者轻轻地尝试将腿内旋以对抗操作者施加的阻力。当呼气时,患者松力并放松。重复该过程数次直到腿能恢复到完整的侧旋范围并且 TrPs 所在的压痛点完全消除。在重复该过程之间,需要注意使皮肤恢复温度。

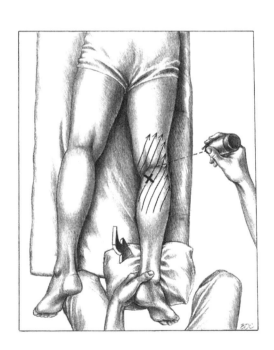

图17-5　右下肢胭肌触发点（X）的拉伸位置和间断性冷疗（冰块或冷气雾剂）的方向（细箭头）。膝关节处于轻微屈曲位,避免固定膝关节不能转动小腿。大的箭头表示小腿（在足踝处）向外旋转以被动拉长胭肌。大腿自然固定放置于检查床上。

在迅速施以湿热垫或者热敷之后,坐着的患者主动缓慢以完全的内旋和外旋范围旋转腿部几次以巩固完整的移动范围。

当按压时,在胫骨上方的腘肌 TrPs 对缺血性按压或者深拉伸按摩会有反应[41]。必须避免按压神经与血管的中间线。Evjenth 和 Hamberg[14] 描述并图示了一种拉伸技术,施展该技术时患者仰卧,膝盖靠在垫子上并弯曲约 10°。腿完全外旋并逐渐伸展。该技术的缺点是患者仰卧使得无法同时实施间断性冷疗。这种释放腘肌 TrPs 的被动拉伸应当和随后的等长收缩后放松技术联合施展,予等长收缩后放松技术在第二章由 Lewit 所述[27]。

临床医生应当指导患者进行家庭伸展项目,如本章第 14 节所述。

13. 注射与拉伸（图 17-6）

注射腘肌 TrPs 时,腘肌动、静脉血管和胫骨神经经腘窝中间线的下方,当靠在覆盖的腘肌时开始在腓肠肌两头之间而后在其之下。在后侧,腓神经深入股二头肌和肌腱的内缘,从表面跨过腘肌,跖肌和腓肠肌（后头）[3,38,44]。

患者侧躺,通过触诊确认腘肌中段上的 TrPs,如第 9 节触发点检查所述。触诊手取代腓肠肌的中端,从旁边侧后朝向腿中部。用 38mm（1½ in）22 号针插入腿背的中段,穿过皮肤到达发炎处中间,因而针可以深入腿中间线上的血管神经束（图 17-6）。当针碰到活跃的 TrP 时,临床医生通过触诊手可能会感觉到局部抽搐反应,并且之后患者会涉及疼痛会牵涉进膝关节。此时不应当预期在深处的肌肉上见到局部抽搐反应;这可通过针触诊

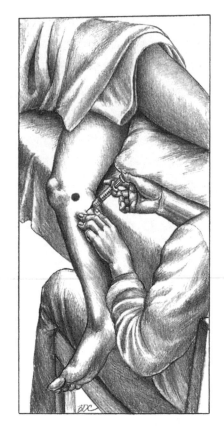

图 17-6　触发点的注射在腘肌内侧靠下的部分。实心圆表示胫骨内侧髁。腓肠肌内侧头肌向后外侧压一边显露出腘肌触发点;当膝盖稍微弯曲以放松腓肠肌肉紧张,腓肠肌可通过足踝跖屈使其部分放松。

出来。

当朝向该肌肉的上外侧末端的 TrP 触痛被诱发出来时,必须非常小心地插针以保持穿透点对准股二头肌和肌腱中间,以避开它们中间或者深处腓神经。识别在这个腘肌上部分的 TrP 触痛是如第 9 节触发点检查所述。除非患者体型非常大,使用同型号的针插入该肌肉的其他部分。

对 TrPs 注射含 0.5% 普鲁卡因的等渗盐水。第一册第 74~86 页详细描述了这种注射技术[49]。注射完要立即小心地用非触诊手对注射点按压止血。

注射之后,临床医生在腘肌区域上敷上湿热垫几分钟以放松肌肉并减少注射后疼痛。然后,坐着的患者主动慢慢地按由内到外的完整圆圈旋转弯着的腿几次,然后让膝盖弯曲和伸展时再旋转几次,使腿在全活动范围内得到锻炼。在患者离开前,临床医师应当保证患者已经明白如何进行家庭锻炼(见下一节)。

14. 矫正措施

患者可穿一个从膝盖之上延伸到膝盖下面的弹性隔套(膝盖支撑);这个弹性支撑可以通过在前面对着膝盖骨打开而获得,并且必须位置恰当。该装置持续有效并且只要症状持续就值得一直使用。该装置在 TrPs 区域上施加了反压,降低了 TrPs 的敏感性,并且提醒患者要保护好膝盖。

用夹板或者用支架或者铸件固定膝盖和腿倾向于加重腘肌 TrPs。当腘肌 TrPs 出现问题,则推荐避免固定或者尽量缩短固定时间。

矫正姿势和活动

若打算去滑雪并且担心腘肌 TrPs,必须保证训练以使腘肌逐渐适应;应当在进行这种剧烈运动之前补充维生素 C。小腿应当保持温暖。

一个有腘肌 TrPs 倾向的人应当避免突然增加超过他们习惯的下坡跑步或者步行运动量。

应当避免穿高跟鞋,因为穿着高跟鞋相当于一直下坡行走。

应当努力限制外侧倾斜的表面上步行或跑步(这增加了足的旋前和增加了高侧小腿的偏长的效果)。可以在跑道或者在一段单独的路的路拱上跑步,或者可以在这段路上来回折返跑。若需要应该采用适当的鞋。

家庭锻炼方案

可以俯卧或者坐姿进行腘肌的自我拉伸。采用任一种姿势,膝盖屈曲 15°~20°。若家中无人能经指导而辅助锻炼,则可以用相互作用取代被动拉伸。

对于俯卧姿态,患者采取如图 17-5 所示的姿势以足够高的背包或者枕头垫在远端腿下以弯曲膝盖 15°~20°。患者尝试向外侧旋转腿数秒钟(腘肌的相互作用),然后完全放松。重复该过程数次。这种姿势的优点是大腿稳定从而小腿而不是大腿旋转起来。若背包或者枕头碰到足,摩擦可能有助于放松时维持外侧旋转。否则,重力会将足拉下并使腿回到中立位置。

坐姿患者将腿向前以足后跟着地并且膝盖弯曲 15°~20°,以实现坐位时腘肌的放松。这需要一个较矮的凳子或椅子。考虑到坐位时大腿旋转经常取代小腿旋转,必须特别小心地保证患者知道这两者的区别并且成功做到在膝盖处外旋小腿。在努力进行最大外旋数秒之后,患者完全放松,而重力倾向于维持外旋。重复该过程至少 3 次,在两次之间暂停一段时间。

每一个拉伸部分都应该以完全活动区域进行,一开始是小腿由内到外的旋转,然后是膝盖的弯曲和伸展。

(黄丹 译 孙晓琼 校译
王祥瑞 杭燕南 校)

参考文献

1. Amonoo-Kuofi HS. Morphology of muscle spindles in the human popliteus muscle. Evidence of a possible monitoring role of the popliteus muscle in the locked knee joint? Acta *Anatomica* 734:48-53,1989.
2. Anderson JE. *Grant's Atlas of Anatomy,* Ed. 8. Williams & Wilkins, Baltimore, 1983 (Figs. 4-24, 4- 50).
3. *Ibid.* (Figs. 4 - 5 3 , 4-86).
4. *Ibid.* (Fig. 4-67).
5. *Ibid.* (Fig. 4-68).
6. Bardeen CR. The musculature, Sect. 5. In *Morris's Human Anatomy,* edited by CM. Jackson, Ed.6.Blakiston's Son & Co. Philadelphia, 1921 (p. 518).
7. Basmajian JV, Deluca CJ. *Muscles Alive,* Ed. 5. Williams & Wilkins, Baltimore, 1985 (pp. 259, 332-334).
8. Basmajian JV, Lovejoy JF, Jr. Functions of the popliteus muscle in man: a multifactorial electromyographic study. *J Bone Joint Surg [Am] 53:* 557-562, 1971.
9. Brody DM. Running injuries. *Clinical Symposia* 32:1-36, 1980 (pp. 15, 16).
10. Carter BL, Morehead J, Wolpert SM, *et al.: Cross-Sectional Anatomy.* Appleton-Century-Crofts, New York, 1977 (Sects. 71-73).
11. Clemente CD. Gray's *Anatomy of the Human Body,* American Ed. 30. Lea & Febiger, Philadelphia, 1985 (p. 406).
12. *Ibid.* (pp. 577-578).
13. Duchenne GB. *Physiology of Motion,* translated by E.B. Kaplan. J. B. Lippincott, Philadelphia, 1949 (pp. 286, 291-292).
14. Evjenth O, Hamberg J. *Muscle Stretching in Manual Therapy, A Clinical Manual.* Alfta Rehab Forlag, Alfta, Sweden, 1984 (p. 132).
15. Ferner H, Staubesand J. *Sobotta Atlas of Human Anatomy,* Ed. 10, Vol. 2. Urban & Schwarzenberg, Baltimore, 1983 (Figs. 420, 469).
16. *Ibid.* (Fig. 436).
17. *Ibid.* (Fig. 440).
18. *Ibid.* (Fig. 443).
19. *Ibid.* (Fig. 444).
20. *Ibid.* (Fig. 472).
21. Fleming RE Jr, Blatz DJ, McCarroll JR. Posterior problems in the knee, posterior cruciate insufficiency and posterolateral rotary insufficiency. *Am J Sports Med* 9:107-113, 1981.
22. Herman LJ, Beltran J. Pitfalls in MR imaging of the knee. *Radiology* 167:775-781, 1988.
23. Hollinshead WH. *Anatomy for Surgeons,* Ed. 3, Vol. 3, *The Back and Limbs.* Harper & Row, New York, 1982 (pp. 751-752).
24. *Ibid.* (pp. 778-779).
25. Hughston JC, Jacobson KE. Chronic posterolateral rotatory instability of the knee. *J Bone Joint Surg [Am]* 67:351-359, 1985.
26. Kontos HA. Vascular diseases of the limbs due to abnormal responses of vascular smooth muscle, Chapter 54. In *Cecil Textbook of Medicine,* edited by J.B. Wyngaarden, L.H. Smith,

Jr., Ed. 17. W. B. Saunders, Philadelphia, 1985 (pp. 353- 364, see p. 364).
27. Lewit K. Postisometric relaxation in combination with other methods of muscular facilitation and inhibition. *Manual Med* 2:101-104, 1986.
28. Lovejoy JF, Jr, Harden TP. Popliteus muscle in man. *Anat Rec* 769:727-730, 1971.
29. Mann RA, Hagy JL. The popliteus muscle. *J Bone Joint Surg [Am]* 59:924-927, 1977.
30. Mayfield GW. Popliteus tendon tenosynovitis. *Am J Sports Med* 5:31-36, 1977.
31. McMinn RMH, Hutchings RT. *Color Atlas of Human Anatomy.* Year Book Medical Publishers, Chicago, 1977 (p. 277).
32. *Ibid.* (pp. 281, 282).
33. *Ibid.* (p. 307D).
34. *Ibid.* (p. 308C).
35. *Ibid.* (p. 315C).
36. Murthy CK. Origin of popliteus muscle in man. *J Ind Med Assoc* 67:97-99, 1976.
37. Naver L, Aalberg JR. Avulsion of the popliteus tendon, a rare cause of chondral fracture and hemarthrosis. *Am J Sports Med* 73:423-424, 1985.
38. Netter FH. *The Ciba Collection of Medical Illustrations,* Vol. 8, Musculoskeletal System. Part I: Anatomy, Physiology and Metabolic Disorders. Ciba-Geigy Corporation, Summit, 1987 (pp. 85, 101).
39. *Ibid.* (pp. 86, 107).
40. *Ibid.* (p. 95).
41. Nielsen AJ. Personal Communication, 1989.
42. Peterson L, Pitman MI, Gold J. The active pivot shift: the role of the popliteus muscle. *Am J Sports Med* 72:313-317, 1984.
43. Rasch PJ, Burke RK. *Kinesiology and Applied Anatomy,* Ed. 6. Lea & Febiger, Philadelphia, 1978 (pp. 292, 309, Table 16-2).
44. Rohen JW, Yokochi C. *Color Atlas of Anatomy,* Ed. 2. Igaku-Shoin, New York, 1988 (p. 412).
45. *Ibid.* (p. 424).
46. Rose DJ, Parisien JS. Popliteus tendon rupture. Case report and review of the literature. *Clin Orthop* 226:113-117, 1988.
47. Shino K, Horibe S, Ono K. The voluntarily evoked posterolateral drawer sign in the knee with posterolateral instability. *Clin Orthop* 215: 179-186, 1987.
48. Southmayd W, Quigley TB. The forgotten popliteus muscle, its usefulness in correcting anteromedial rotatory instability of the knee; a preliminary report. *Clin Orthop* 730:218-222, 1978.
49. Travell JG, Simons DG. *Myofascial Pain and Dysfunction: The Trigger Point Manual.* Williams & Wilkins, Baltimore, 1983.
50. Tria AJ Jr, Johnson CD, Zawadsky JP. The popliteus tendon. *J Bone Joint Surg [Am]* 71:714-716, 1989.
51. Watanabe AT, Carter BC, Teitelbaum GP, *et al.* Common pitfalls in magnetic resonance imaging of the knee. *J Bone Joint Surg [Am]* 77:857-862, 1989.

第 三 部 分

第十八章
小腿、脚踝和足部的疼痛
与肌肉相关的标识

本章要点:"触发点手册"第二册的第三部分涉及小腿、踝和足部的肌肉。不同肌肉牵涉痛的鉴别诊断见于每一章第6节"症状"的内容。

本章还包括足的骨骼示意图(图18-2)便于了解这些骨骼间的关系。要理解第二十六章和第二十七章中足部肌肉功能,首先是要了解骨骼间的关系。本部分的最后一章即第二十八章阐述了慢性肌筋膜疼痛综合征的处理,即如何利用"触发点手册"的第一册和第二册各章的知识来解决慢性肌筋膜疼痛患者复杂的疼痛问题。

肌肉疼痛标识

该标识列出了可能与图18-1所示各个区域牵涉痛有关的肌肉,这些疼痛区域按字母顺序排列。最有可能引起指定区域牵涉痛的肌肉列在该区的标题下。可以利用此图表先确定疼痛的区域,再查找与该区域疼痛有关的肌肉。然后再根据不同肌肉在其后的圆括号内找到与该肌肉有关的图片和内容页码。

通常情况下,肌肉的前后顺序是根据其引起该区域疼痛的频率来排列的,这只是一个大概的顺序,主要是根据体检过程中患者的疼痛主诉来排列。**粗体字**提示该肌肉与这一区域的疼痛有关。正常字体则表明该肌肉可能会牵涉到这一区域的疼痛。TrP 代表触发点。

疼痛标识

脚踝前侧疼痛

胫前肌(19.1, P. 352)

第三腓骨肌(20.1B, P. 367)

趾长伸肌(24.1A, P. 470)

蹈长伸肌(24.1B, P. 470)

小腿前侧疼痛

胫前肌(19.1, P. 352)

内收长肌和内收短肌(15.1, P. 286)

前足背侧疼痛

趾短伸肌和蹈短伸肌(26.1, P. 497)

趾长伸肌(24.1A, P. 470)

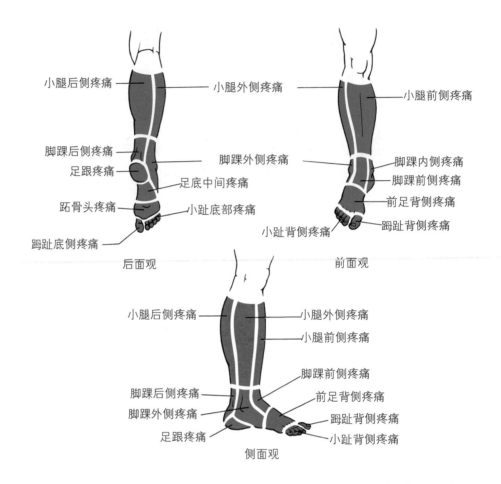

图18-1 小腿、脚踝和足部的指定区域（红色）是患者主诉肌筋膜疼痛的区域。疼痛可能与"疼痛索引"中的肌肉有关。

蹞长伸肌（24.1B，P. 470）

蹞短屈肌（27.2B，P. 517）

足部骨间肌（27.3A，P. 517）

胫前肌（19.1，P. 352）

小足趾背侧疼痛

足部骨间肌（27.3A，P. 517）

趾长伸肌（24.1A，P. 470）

蹞趾背侧疼痛

胫前肌（19.1，P. 352）

蹞长伸肌（24.1B，P. 470）

蹞短屈肌（27.2B，P. 517）

足跟痛

比目鱼肌（22.1 TrP，P.425）

跖方肌（27.1，P. 516）

内收蹞趾肌（26.2，P. 498）

胫后肌（23.1，P. 457）

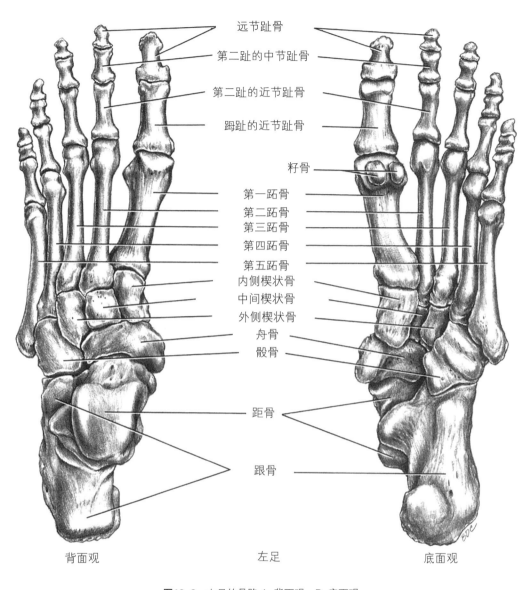

远节趾骨

第二趾的中节趾骨

第二趾的近节趾骨

蹈趾的近节趾骨

籽骨

第一跖骨
第二跖骨
第三跖骨
第四跖骨
第五跖骨
内侧楔状骨
中间楔状骨
外侧楔状骨
舟骨
骰骨

距骨

跟骨

背面观　　　　　　　左足　　　　　　　底面观

图18-2　左足的骨骼 A. 背面观，B. 底面观。

股外侧肌（14.4 TrP$_2$，P. 249）

脚踝外侧疼痛

　　腓骨长肌和短肌（20.1A，P. 367）

　　第三腓骨肌（20.1B，P. 367）

小腿外侧疼痛

　　腓肠肌（21.1 TrP$_1$，P. 394）

　　臀小肌的前面部分（9.1，P. 166）

　　腓骨长肌和短肌（20.1A，P. 367）

脚踝内侧疼痛

　　内收蹈趾肌（26.2，P. 498）

　　趾长屈肌（25.1A，P. 485）

跖骨头疼痛

　　蹈短屈肌（27.2B，P. 517）

　　趾短屈肌（26.3B，P. 499）

外展踇趾肌（27.2A，P. 517）

踇长屈肌（25.1B，P. 485）

足部骨间肌（27.3B，P. 517）

小趾内收肌（26.3A，P. 499）

趾长屈肌（25.1A，P. 485）

胫后肌（23.1，P. 457）

踇趾底侧疼痛

踇长屈肌（25.1B，P. 485）

趾短屈肌（27.2B，P. 517）

胫后肌（23.1，P. 457）

小趾底侧疼痛

趾长屈肌（25.1A，P. 485）

胫后肌（23.1，P. 457）

足底中间疼痛

腓肠肌（21.1 TrP$_1$，P. 394）

趾长屈肌（25.1A，P. 485）

外展踇趾肌（27.2A，P. 517）

比目鱼肌（22.1 TrP$_1$，P. 425）

足部骨间肌（27.3B，P. 517）

内收踇趾肌（26.2，P. 498）

胫后肌（23.1，P. 457）

脚踝后侧疼痛

比目鱼肌（22.1 TrP$_1$，P. 425）

胫后肌（23.1，P. 457）

小腿后侧疼痛

比目鱼肌（22.1 TrP$_2$，P. 425）

臀小肌的后面部分（9.2，P. 166）

腓肠肌（21.1，P. 394）

半腱肌和半膜肌（16.1，P. 312）

比目鱼肌（22.1 TrP$_1$，P. 425）

趾长屈肌（25.1A，P. 485）

胫后肌（23.1，P. 457）

跖肌（22.3，P. 426）

（赵延华 译　王祥瑞　杭燕南 校）

参考文献

1. McMinn RMH, Hutchings RT, Logan BM. *Color Atlas of Foot and Ankle Anatomy.* Appleton-Century-Crofts, Connecticut, 1982 (p. 26).
2. Travell JG, Simons DG. *Myofascial Pain and Dysfunction: The Trigger Point Manual.* Williams & Wilkins, Baltimore, 1983.

第十九章
胫 前 肌
"足下垂"

本章要点：由胫前肌触发点诱发的**牵涉痛**主要集中在足踝前内侧、踇趾背侧和内侧面。疼痛可能会向下沿胫骨从触发点延伸扩散到踝部。**解剖附着**胫前肌近端附着在胫骨外侧髁、胫骨干外侧面的上半或更多部分以及周围的筋膜结构。肌腱远端附着在内侧楔骨的内侧面和底面、第一跖骨的基底部。胫前肌的**功能**是在行走过程中防止足后跟着地后足掌突然落地，以及在起步阶段能让足趾和地面有一定的距离。这种功能极其活跃，特别是在慢跑、远跑、疾跑、双足上跳和其他体育活动中。胫前肌通过踝关节可以使足背屈，通过距下关节和跗骨横向关节能使足后旋。Ⅰ型肌纤维(慢抽搐)在这些肌肉中占主导。胫前肌触发点引发的**症状**包括足踝前内侧和足踇趾的牵涉痛和压痛、足踝的运动性疼痛、足尖下垂或踝关节无力，以及走路时由于背屈无力而导致的绊跤或跌倒。胫前肌的牵涉痛区域可能会与踇长伸肌和前肌间隙的其他两块肌肉重合，但与后两者有明显区别。一定要识别前肌间隙综合征的症状，而且不应该以肌筋膜疼痛而把患者打发走。**触发点的激活**通常是由于胫前肌负荷过重或者是由于意外事故造成的骨骼损伤引起的。医生对**患者检查**时，通常会发现患者在行走过程中足掌会突然落地或

足下垂、牵涉痛区域的深压痛、轻度无力以及胫前肌运动的伸展范围受到一些限制。**触发点检查**发现在胫前肌肉的上 1/3 处有平行于胫骨的紧张束带，该触发点有局部压痛。对触发点进行快速触诊可以激发明显的局部抽搐反应，而手指按压激活的触发点可再现牵涉痛。在**牵拉下的间断性冷喷疗法**中，医生用冰或冷气雾剂逐渐向下平扫肌肉及其牵涉痛区域。与此同时，被动跖屈和足外翻使肌肉得到拉伸。这项技术的效果可以通过等长收缩后肌肉放松和交互抑制来加强。按摩可以有效地使胫前肌触发点消失。**注射和拉伸**肌肉，采用 21号 38mm 的针，与皮肤成 45° 进针刺向胫骨，避免损伤胫前动静脉和腓深神经。当针穿过胫前肌的触发点时，通常会观察到局部抽搐反应。对肌肉进行注射之后，再行牵拉下的间断性冷喷疗，然后用湿毛巾热敷，有助于确保残留的触发点消失。随后主动进行活动，以恢复肌肉的正常功能。**矫正措施**可以防止该肌肉的触发点再次激活，包括在家的自我拉伸锻炼、消除引起肌肉长期缩短的因素如应该将高高翘起的汽车油门踏板放平。另外，开车长途旅行时应定时进行放松训练，以避免下肢长时间处于固定姿势。放松训练与之对抗的小腿后部肌肉有助于恢复肌肉间的平衡，并且

会减轻胫前肌间隙内肌肉的过重负荷。

1. 牵涉痛
（图 19-1）

胫前肌牵涉痛和压痛的肌筋膜触发点（TrPs）主要位于足踝前内侧以及大足趾的背侧内侧面（图 19-1）[95]。此外，有时疼痛（扩散区域）可以从触发点向下沿胫骨延伸至足踝和足的内侧[86,87,96]。触发点通常出现于胫前肌的上 1/3 部分（图 19-1）。

其他研究报道，胫前肌触发点牵涉痛位于小腿前侧和足踝背侧[88,90]、背踝和踇趾的背侧[49]、或小腿下部、踝关节和足（具体是大足趾的背面）[7,90]。

胫前肌触发点偶尔是儿童主要疼痛的来源。牵涉痛的区域与成人相似[14]。

Gustein[42]描述一位患者足部和膝盖有严重的烧灼痛，特别是在长时间站立后。他把疼痛归因于胫前肌下半区的肌痛点。肌痛点局部按摩后热治疗可缓解疼痛。

在 14 名受试者中，Kellgren[52]在胫前肌肌腹近端中部注射 0.1ml 高渗盐溶液。注射产生牵涉痛至踝关节的前部和大多数受试者的腿前外侧和中间部分。一些受试者的疼痛只在足踝，一些只在腿部。Kellgren 的报道除了没有大足趾的疼痛外，其他牵涉痛区域与有胫前肌触发点的患者在临床上出现牵涉痛的区域是相似的。注射 0.05ml 高渗盐溶液至胫前肌肌腱引起所有受试者足背内侧小面积的弥漫性疼痛。

2. 解剖附着和注意事项
（图 19-2 和图 19-3）

胫前肌在胫骨锋利的边缘外侧的皮下，在小腿下 1/3 处延续为肌腱（图 19-2）。它**近端**锚定于外侧髁和胫骨外侧面的上半部分或者上 2/3，相邻的骨筋膜，小腿筋膜的深面和肌间隔共同构成的趾长伸肌[22]。胫前肌的肌纤维收敛于筋膜和肌腱内形成一个羽状的结构。肌腱从胫骨前面穿过，到达足的内侧，其**远端**附着在内侧楔骨的中底部以及第一跖骨的基底部的内侧[9,22]。在 64 名人类尸体解剖中，

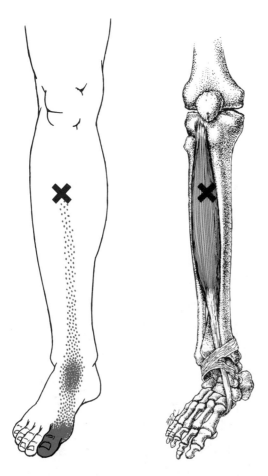

图19-1 右足稍外展情况下从前面看，右下肢胫前肌（浅红色）触发点（X）的牵涉痛区域（深红色）。基本疼痛区域为实心红色，红色散点代表基本疼痛偶尔的扩散范围。

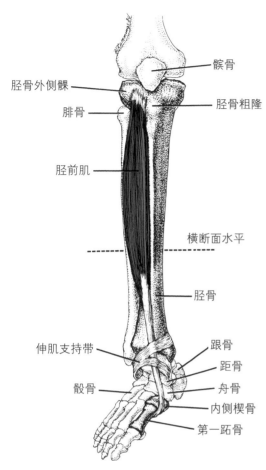

髌骨

胫骨外侧髁

腓骨

胫骨粗隆

胫前肌

横断面水平

胫骨

伸肌支持带

跟骨

距骨

骰骨

舟骨

内侧楔骨

第一跖骨

图19-2 右侧胫前肌（红色）附着，前面观。足向外展示内侧楔骨远端附件和第一跖骨。图中显示的交叉部分在图19-3中揭示。

其他足部的附着点的比例为 21.7%[58]。

后页图是小腿中下部 1/3 的截图（图19-3）显示胫前肌占据了一个三角空间，这个三角空间由内侧的胫骨，前方的皮肤和小腿筋膜，以及侧面的姆长伸肌构成，这些结构关系延续在整个胫前肌肌腹，腓深神经和胫前血管在骨间肌膜深部进入肌肉[17]。

坚韧的筋膜和骨组织形成了包绕胫前肌的胫前间隔。胫前肌和趾长伸肌、姆长伸肌、第三腓骨肌，以及腓深神经和胫前动静脉共同走行于该[71]间隔内。

成人胫前肌的腓神经终板呈三部分分布，由最集中的区域，向外周部和近端的肌肉走行分布 6。流产婴儿的胫前肌中出现了终板分布在羽状肌肉的外周部 18。胫前肌的肌纤维中等长度，8.7cm。这个长度与姆长伸肌和趾长伸肌的肌纤维长度相当[98]。

补充参考资料

胫前肌前面观没有神经和血管[35,72,83]，相对于胫前动静脉和腓深神经来说[4,32,73]，内侧面观显示了其肌腱的走行[33]，外侧面观显示了它和趾长伸肌的毗邻关系[34,63,82]，胫前肌的附着点就是一些骨性标志，如胫骨、内侧楔骨、第一跖骨[1,36,62,74]。

该图揭示了足部附着物的细节。截面图描绘了胫前肌和周围结构的关系以及注射的可行性。其整个长度贯穿于 13个横截面，在腿的上部、中部和下 1/3 的 3个横截面，在腿的上部和下 1/3 的 2 个横截面，在腿中部的一个横截面以及腿部中1/3 稍低的一部分。肌肉发达者的照片表明表面轮廓由胫前肌产生[2,21,31,57]。

3. 神经支配

腓深神经支配胫前肌，由来自 L_4、L_5和 S_1 的脊神经纤维构成[22]。

4. 功能

胫前肌可以通过延长收缩以控制过度向后起步来保持站立平衡，并通过根据需要缩短收缩固定足而使腿和身体向前。它的功能是防止足后跟着地后足底拍击地面，并在起步相时保持足与地面有一定的距离。足间隙损失大大增加了"平衡"问题和跌跤的危险（老年人常见的一种危

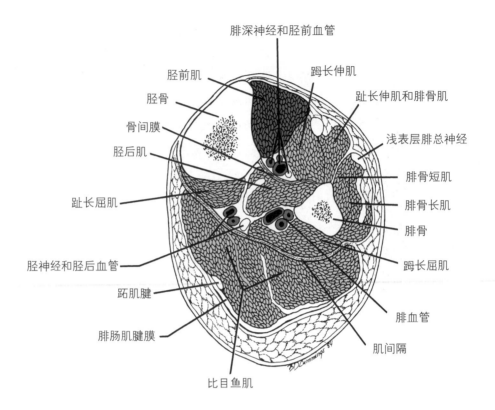

腓深神经和胫前血管

胫前肌

胫骨

骨间膜

胫后肌

趾长屈肌

胫神经和胫后血管

跖肌腱

腓肠肌腱膜

比目鱼肌

蹬长伸肌

趾长伸肌和腓骨肌

浅表层腓总神经

腓骨短肌

腓骨长肌

腓骨

蹬长屈肌

腓血管

肌间隔

图19-3 从上面看，横截面穿过右腿中1/3偏下部分。主要血管和胫前肌是暗红色的，其他肌肉是淡红色的。横截面在腓肠肌肌腹以下，如图19-2所见（格兰特阿特拉斯解剖[3]图4~72）。

害）。在慢跑和奔跑时，肌电图（EMG）活动开始于足趾停止活动之后，并在支持相的前半部分继续。这块肌肉在大多数的运动中逐渐剧烈活动。它由Ⅰ型纤维（慢抽搐）作为主导；Ⅱ型纤维（快抽搐）最多仅构成肌肉的1/3。当足远端自由活动时，胫前肌使足部背屈和翻转（内翻与内收）。然而，当足进行跖屈时，它并不能帮助进行内收。

作用

在无负重肢体中，胫前肌在踝关节背屈足部，在跖下和跗横关节翻转（内翻与内收）足部。在跖屈时，胫前肌并不作为

内翻肌激活。对于胫前肌的直接电刺激首先造成足部有力的背屈，然后是微弱的内收作用。刺激能够特定抬高第一跖骨头[27]。

功能
站立和姿势的变换

在正常受试者随意站立时，基本上比目鱼肌做出稍向前的平衡调整[10]。在超过1/4的这些赤足正常受试者中，胫前肌是保持静息的。当受试者身体前倾时，在一些受试者中观察到肌电图活动的消失。当受试者身体后倾时[10]，因为肌肉会帮助控制这个运动，胫前肌运动单位活动

会发展或增加。当受试者身体后倾时，胫前肌变得活跃，而当他们身体前倾时，不论运动程度如何，肌肉活跃将终止[39,75]。在跑步机上运动时，两侧肢体相同程度地离地或者合并有移位[25]，或者合并其他多种站立姿势[76]，或者由志愿者使其丧失平衡、快速的手臂推拉以对抗一个固定的阻力[23]，或是站立在一个震荡平台上，均会使肌肉变得活跃[24]。受试者后倾越明显并且压力中心越靠近足跟，胫前肌肌电图活跃越明显。足跟平放于地面的下蹲可以使胫前肌产生达到其最大随意收缩时肌电图活动60%的水平[76]。

行走

在行走时，胫前肌的肌电图活动水平达到第一波峰是在足跟着地时，第二波峰是在脱离相时。该肌肉的瘫痪会造成足下垂[11]以及足尖踢到路沿或台阶的倾向[80]。

更为明确的是，踝关节背屈肌（胫前肌和足尖的长伸肌）能够防止足跟着地后的足拍击；当他们控制足部下降到地面或者使足部在足跟着地后减速时，经历一次伸长肌收缩[79]。在起步期时的足间隙（或者足尖间隙）需要髋关节屈曲、膝关节屈曲以及踝关节背屈相结合。

在起步开始时的足尖拖动来源于不充分的髋关节与膝关节屈曲；在起步后期，在肢体向前运动时，足尖拖动则是由不充分的背屈造成的[79]。

该肌肉的肌电图活动的第一波峰发生在任何速度行走时的足跟着地时[11,40,94]。在足跟着地时的100 ms，这种活动平均为最大随意收缩的44%[50]。在站立中期全足触地时，有一个短暂的肌电无活动期[11,64]。

全速行走时的第二波峰出现在脱离相时（站立相的末期）[11,94,101]。该肌肉肌电图活动持续贯穿起步期，因人而异。表现为：ⓐ持续贯穿起步期[94]；ⓑ在任何速度下，4/7的受试者中有延续而在其他3名受试者中表现为双向性[70]；ⓒ在大部分的起步期中逐渐消失[11]；以及ⓓ在6/6受试者在较大范围的行走速度时，其起步期中某一时刻达到零活动[84]。

在负重时，胫前肌无助于足弓支持[11,13]。然而，在大部分平足受试者中，站立受试者的胫前肌显示出较大的肌电图活动[41]。

男性鞋跟厚度的增加使得行走时胫前肌肌电图活动的增加[55]。而在女性中的效应则相反，可能是因为女性适应了穿着高跟鞋；对她们来说，低鞋跟所带来的不适应刺激了肌肉的活动。

当受试者下楼时，胫前肌肌电图的活动显示了一个与行走时相似的区域。肌肉活跃出现在站立期的开始与结束，但在1/3的受试者中，胫前肌活动贯穿整个周期[93]。当受试者上楼时，肌电图活跃开始于站立期的末期并且持续贯穿大部分的起步期。这种肌肉的活跃明显地保证了在走出下一步的过程中足的空隙[93]。

体育活动

胫前肌的肌电图活动区域在慢跑、奔跑与快速短跑之间转变。在慢跑与跑步时，活动在推离相时缺失，但在不久之后即出现，并且持续贯穿余下的起步期和支持期的前半程。在起步期，该肌肉持续的活动保证了足部的背屈。然而，在快速短跑时，肌电图活动在足部跖屈开始时的起步中期短暂中止[59]。

当受试者完成双足上跳时,胫前肌的肌电图活动在足部离开地面的时候开始。活动在受试者到达跳跃最高点时中止。肌电图活动在落地时再次出现,并且在落地过程中活动持续但强度减小,直至进入稳定期[51]。

在自行车测力计上,当足踏通过其最高位置时,该肌肉产生肌电图活动仅达到其最大随意收缩的9%。在这个时间,踝关节达到其最大背屈位[28]。

Broer[16]检测了13例惯用右手者运动中的胫前肌肌电图活动情况。这些运动包括过肩投掷、下手投掷、网球以及高尔夫挥杆、打棒球和单足跳。在每一项运动中,除了单足跳排球扣球右胫前肌肌肉的肌电图活动都等同或者超过左侧肌肉。在每一个右手运动中,右侧胫前肌都展现了至少是适度的肌电图活动,且程度常常与其他检测的肌肉相同[16]。

纤维类型

Henriksson-Larsen[47]明确了在贯穿整个胫前肌的肌肉横截面上,每隔9mm的1~2mm区域中纤维类型的分布。这些肌肉标本取自6名在事故中意外死亡而既往健康的成年男性。Ⅰ型(慢抽搐)纤维占据主导而Ⅱ型(快抽搐)纤维则并非随机分布。Ⅱ型肌纤维的逐渐、相对但又能够引人注目的增加可以从肌肉表面向较深区域的过程中被观察到,较深区域的Ⅱ型纤维接近表面的2倍。另外,2个或者更多数量的、具有相当高密度Ⅱ型纤维的聚集区域会不时出现。在仅为10mm的距离内,Ⅱ型纤维的比例可以发生20%的变化。在6块胫前肌中,1块肌肉内所有标

本的Ⅱ型纤维的平均数量为19%~33%,而组中的平均数为28%[47]。相似的结果在女性胫前肌中也可被观察到[45]。

Sandstedt[85]发现Ⅱ型纤维的比例在同1块肌肉的活检标本中可以发生7%~30%的变化。这些研究强调了在单个小样本肌肉活检中固有的较大样本误差。位于该肌肉深部的Ⅰ型与Ⅱ型纤维较位于浅表区域的纤维均具有更大的直径[46]。

其他提取胫前肌内较小、较浅表样本的作者发现在29名健康志愿者中Ⅱ型纤维比例平均为22%,而在7名男性受试者中Ⅰ型纤维比例为77%(Ⅱ型纤维少于23%)[44]。

5. 功能(肌牵张)单位

足部背屈能够以两块背屈肌平衡作用的形式出现:胫前肌内翻而趾长伸肌外翻足部。第三种主要的背屈肌是第三腓骨肌。这些背屈肌由拇长伸肌进行辅助[80]。背屈活动的主要拮抗肌是腓肠肌与比目鱼肌,由腓骨长短肌、足尖的长屈肌以及胫骨后肌进行辅助[80]。

6. 症状

有胫前肌活跃触发点患者的主诉是踝关节前内侧以及大拇指的疼痛。其他主诉可能包括:行走时背屈无力、足下垂、足部拖动造成绊倒以及整个踝关节的无力。踝关节运动的疼痛可能在患者没有任何关节损伤迹象时困扰患者[95]。当足尖趾长伸肌中的触发点造成额外的背屈无力时,关节功能丢失尤其明显。

通常情况下,有胫前肌触发点的患者并不诉有夜间痛,踝关节整个夜间保持跖

屈曲位并不会干扰该肌肉,除非它的触发点十分活跃以至于造成一定程度的持续的牵涉痛。

胫前肌肌筋膜疼痛综合征较少以单肌肉综合征的形式单独出现,而是经常与其他腿部肌肉的触发点痛相伴发生。

鉴别诊断

由其他腿部和足部触发点所引起的疼痛可能具有与胫前肌触发点极为相近的分布范围。其中最为相似的踇长伸肌触发点(见图 24-1)出现在踝关节与大踇指之间的足背区域,集中于第一跖骨头,而不是在大踇指上。然而,踇长伸肌可能将牵涉痛发散到踝关节的前内侧以及大踇指的背部。趾长伸肌(见图 24-1)和趾短伸肌和踇短伸肌(见图 26-1)的触发点也会引起足背中部,但更为侧面的集中于次要足趾的长伸肌腱。另外,趾长伸肌可能将牵涉痛发散至踝关节前外侧直至 4 个次要足趾。来自于腓骨肌触发点的疼痛(见图 20-1B)与胫前肌的踝部疼痛相近,但是并不是足尖疼痛。由踇长屈肌触发点引起的牵涉痛(见图 25-1)出现在跖部而不是足背,在大踇指的表面疼痛而并不发散至踝部。始于第二趾的第一背侧骨间的触发点牵涉痛(见图 27-3),其疼痛放射至第一跖骨和第二跖骨之间的区域。在足背胫前肌触发点疼痛区域的侧面。

为了区分踝部与足部筋膜与关节结构性疼痛与肌筋膜的牵涉痛,检查者应触诊相关肌肉以寻找紧张肌带及诱发牵涉痛的触发点压痛,相关关节以寻找有压痛和运动受限的区域,相关有压痛的韧带。胫前肌触发点的牵涉痛与压痛能够很容易地被

误诊是第一跖趾关节疾病[81]。

其他情况也值得鉴别考虑:包括 L_5 神经根疼痛、前筋膜室综合征以及胫前肌肌肉疝形成。

神经根病变

胫前肌腱反射的保留减少了造成患者疼痛的 L_5 神经根压迫的可能性。这种反射[91]在 70 位健康受试者中,11% 出现了双侧缺失,6% 出现单侧缺失。便携式反射锤可以引出反射反应以及表面电极并以肌电图记录下来。然而,在 18 位 L_5 神经根压迫的患者中,72% 的反射缺失仅出现在受影响侧[91]。电学测试能够表明是否有严重的神经根问题残留。

胫前肌综合征

筋膜室综合征的特征为增加的筋膜室内压力造成肌肉内血液循环的减弱。一个筋膜室空间结构解剖学上定义为不易改变的筋膜的(和骨的)对肌肉的包绕。腿部四个筋膜室已经被确认:ⓐ 前筋膜室包括胫前肌、踇长伸肌、趾长伸肌以及腓骨肌;ⓑ 深部的后筋膜室由前筋膜室的拮抗肌群组成:胫骨后肌、踇长屈肌以及趾长屈肌;ⓒ 表浅筋膜室常被定义包括比目鱼肌和腓肠肌[100],但比目鱼肌更容易形成一个间隔综合征;外侧室包括腓骨长肌和腓骨短肌。前筋膜室综合征被公认为比后筋膜室综合征更常见[100]。后筋膜室综合征的相关叙述在本书的第 440 页。

如果患者的腿疼是由前筋膜室综合征引起的,应立即妥善处理,以避免可能的灾难性后果。胫前肌全肌腹弥漫性紧压和压痛提示前筋膜室综合征。

前骨筋膜室综合征(胫骨)有时也被称为胫前骨筋膜炎,用来描述骨膜刺激过度的一个术语。骨筋膜室综合征应区分于胫骨骨筋膜炎。胫骨骨筋膜炎在本书的第439~440页讨论。骨筋膜室综合征的产生是由于小腿前室压力的增加。压力阻碍静脉回流,导致进一步的肿胀和更大的压力。结果缺血导致筋膜室内的肌肉和神经坏死。这个过程可以开始于胫前肌,踇长伸肌和趾长伸肌的肿胀和(或)腓骨肌肌肉因强烈的离心收缩而产生运动后酸痛[38]。胫前肌综合征的患者表现出疼痛,感觉异常,在缺血性肌和腓深神经供给的该区有压痛。肌肉对被动牵张敏感,肌肉的主动收缩会增加症状。在运动员当中,症状可能会逐步发展一段时间[48,66,67]。胫前骨筋膜室综合征很少出现无痛性背屈的减弱。无痛是由压力引起的神经失用症导致的[19]。

手术松解压力过晚和筋膜室内肌肉和神经有坏死后疤痕的患者往往容易发展成筋膜室内肌肉有活化触发点。这些触发点会累加到神经痛上。由于残留的异常疼痛和感觉过敏,按摩的耐受性很差。由于瘢痕、高敏以及组织血供差,任何占用空间的物质注射耐受性也差。Owen及其同事研究了药物过度使用之后出现的特定姿势(蹲坐或者胸膝位);17名正常志愿者进行检测后,前筋膜室产生了49~100 mmHg 的压力[78]。

紧绷的、缩短的腓肠肌群过度负荷使前筋膜室肌群变得无力,在运动员当中会发展成前筋膜室综合征。

对于前筋膜室综合征的明确诊断试验为前筋膜室内肌肉肌内压的测定。三种技术被广泛使用并被非常生动地进行了总结[48]。Whitesides[99]使用了在急诊室内非常容易得到的水银测压计与针,但是较灯芯导管的精确性差。Mubarak[68]使用充满纤维的聚乙烯导管插入筋膜室,并附上压力传感器。该装置能够抗堵塞。Matsen的持续输注技术[60]将灯芯替换为一个低速率的灌注泵,以保持监测针的开放;使用这个技术,可以持续测压3天。压力持续超过 30mmHg[69] 或者达到 40~50mmHg[60]是筋膜室广泛筋膜切开术的指征。

在急性病例中,在考虑使用重大治疗措施之前,短时间的休息以及冷冻疗法以减轻疼痛、肿胀和代谢需求仅可以在密切监测下试用。抬高腿部会减少筋膜室内的氧分压,因此被禁用[61]。

在跑步者中,当运动员将其平足跑方式改变为足尖跑方式,开始在跑道上或者山坡上训练(特别是下坡训练),抑或是穿着具有弹性鞋底的鞋跑步,其前胫骨骨膜炎(骨膜炎症)可能会发展。以上列出的一些活动可能使胫前肌过度负重从而激活其肌肉中的触发点。

疝形成

胫前肌穿过筋膜形成皮下疝可能在站立与行走时感到疼痛或者这可能是从美观角度考虑。磁共振MRI,与CT不同,能够准确判定筋膜撕裂的范围以及长肌的大小。因为更加明确的分离这两个软组织结构,任何占据空间的物质注入因肌肉疝的形成,也可能是难以忍受的[102]。

7. 触发点的激活与持续存在

胫前肌触发点可能被造成踝关节扭

伤或骨折相同的力量,或是足够导致前筋膜室综合征的过度负载激活。该肌肉中的触发点更有可能是由于严重创伤而不仅仅是由于过度使用造成的(重复的、微机械创伤)。然而,行走在粗糙的地面或者斜面上,可能会积累出肌筋膜问题。

在 100 名机动车辆事故患者的检查中发现,即使可能涉及其他一些更低的肢体肌肉[8],事故均不会激活胫前肌中的触发点。这种事故不太可能造成该肌肉强力的伸长肌收缩。

起步相早期,在障碍物上抓住足尖(在胫前肌收缩相时被绊倒或者受阻)可能造成过度的离心收缩,导致该肌肉触发点的激活或者永久留存。由于对突然拉伸的反射反应成比例增加,过度负载可能恶化。这种反应范围为最大随意收缩的 $0\% \sim 40\%$。

8. 患者检查

临床医生观察患者步行时足拍击和足下垂的情况。当足跟着地时,前足掌紧跟着拍击地面,即为足拍击。足下垂则为足部不能充分背屈以造成明确的足尖与地面分离,尤其是在后期起步腿时。

在胫前肌中活跃的触发点会造成一定程度的肌无力。这种肌无力很容易被足尖的长伸肌或者第三腓骨肌的补偿性收缩所掩盖。为检测胫前肌的肌力,坐位的患者首先内翻,然后背屈足部并且不伸展大踇指来对抗阻力[53]。

因为疼痛与肌肉紧张,胫前肌中活跃或潜伏的触发点限制了这个动作的伸展程度。

踝关节及大踇指的深压痛可能提示胫前肌的触发点。

9. 触发点检查
(图 19-4)

取患者仰卧位检查其胫前肌触发点,检查者首先在小腿的近中段 1/3 的连接处附近定位胫骨边缘。一般触诊显示胫骨侧面肌肉中的紧张肌带与触发点压痛(图 19-4)。紧张肌带与胫骨平行。在该肌肉紧张肌带上的触发点进行横向深触诊会引起强力的肉眼可见的抽搐反应。若足部运动不受限,这个反应表现为足部短暂的内翻与背屈(图 19-4)。适用于一个活跃触发点的压力常常会引起或加强牵涉到踝部与足部的自发性疼痛。就如作者发现的一样,Sola[89] 观察到触发点并不是常常定位于肌肉的上 1/3。Lange 描述为肌硬化[柔软的紧张肌带(触发点上)]垂直的通过肌腹中部。

10. 神经卡压

据我们所知,肌肉中的触发点并不会造成神经卡压;然而,胫前肌触发点很有可能是前肌筋膜综合征的后遗症。

11. 相关触发点

腓骨长肌和胫前肌经常会发生混淆。它们是一对相互配合的拮抗肌,用以保持足的稳定与平衡。踇长伸肌以及较为次要一些的趾长伸肌可能都发展出了触发点以作为胫前肌的竞争者。胫骨后肌触发点并不是常常被确定为与胫骨后肌内的触发点有关。

12. 牵拉下的间断性冷喷疗法

局部冷敷技术的应用已在第一册第

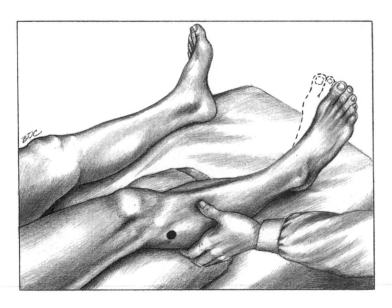

图19-4　右胫前肌触诊。标记处为腓骨头。向胫骨处按压。虚线描绘了足部运动（踝关节的背屈与趾伸），这是对触发点触诊的局部颤搐反应。

67~74页做讨论。本书第8~9页有使用冰块作为间断性冷喷治疗的细节描述，第10~11页有反射及拉伸技术帮助放松内容，如足及踝部关节松弛应避免拉伸。本书第9~11页有其他技术的描述。

作为牵拉下的间断性冷疗的准备，患者仰卧并使需治疗的足部暴露在治疗床的外缘。给患者盖上毯子或被单保持舒适度并防止着凉。由患者指出的屈趾停顿点来标记活动范围。治疗起始按图19-5所示箭头标记方向使用冰及冷气雾剂，方向朝向肌肉及牵涉痛处。足部使用温和稳定的压力治疗增加跖屈及放松。为帮助紧绷的胫前肌放松，患者缓慢吸收后能在胫前肌对抗阻力收缩后有一次舒张的放松。在治疗者使用冷敷时给予肌肉的被动伸长时，患者松弛呼气。将足部置于跖屈触发点最大处拉伸肌肉（图19-5A）。然后，使足部被动内旋伸长胫前肌（图19-5B）。逐步加压此处有助于放松，

并能在冷喷治疗期间增强松弛。重复几个冷疗及拉伸治疗回合，此项技术能充分舒展肌肉并使患者肌肉最大程度的伸展和达到最大化的活动范围。患者在这个阶段较之前会有新的活动范围。这个过程会有助于患者意识到，对于减轻疼痛来说，最大限度的活动的重要性，同时又能使其在家庭拉伸项目中有更好的依从性。

Travell[95]报道称踝关节处使用冰屑暂时缓解患者疼痛。在受伤处及整个肌肉处使用冷气雾剂能终止疼痛，再加以运动缓解，缓解以后的深压痛。

完成上述治疗后给予温暖潮湿的防水电热毯使皮肤复温。几个全运动范围活动（从跖屈至背屈的活动）完成整个疗程。患者需按照14部分相关内容中的示教及书面说明完成相关居家练习。

为了拉伸仰卧位患者的肌肉，Evjenth和Hamberg[30]在完成被动跖屈时使用一个枕头支撑膝的弯曲，并在腿部下方置入

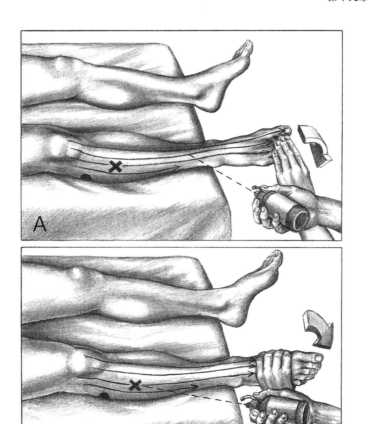

图19-5 右侧胫前肌触发点（X）伸展位置及间断性冷疗方向（细箭头）。X标记处为常见的此处肌肉的触发点。半月板覆盖腓骨头。箭头指向治疗拉伸肌肉给予的压力方向。A. 足部跖屈时给予冰敷或冷气雾剂治疗。B. 持续被动跖屈时，足部始终旋前（外翻并外展）。

一个衬垫。此时，患者主动收缩腓肠肌，相对的抑制胫前肌的收缩来辅助完成跖屈。此种患者的努力能有效缓解患者的胫前肌的张力。

使用植入性微调电极，Etnyre 和 Abraham[29] 证实被拉伸的过程中，拮抗肌活动时，自发的胫前肌的收缩相关的错误的肌电图研究。以前使用表面电极测量进行了"串扰"的胫前肌的共同收缩活动。这最新研究中消除任何反对这种有益的辅助放松技术的理论。

深、慢、剥离按摩通常对胫前肌的触发点没效果。

13. 注射和拉伸（图 19-6）

触发点的注射原理在第一册第 74～86 页有详述。

患者处于仰卧位，患侧肢体膝盖衬于衬垫上，使其微曲，并保持舒适感。此章第 9 部分描述了如何用绷紧带固定此肌肉。触发点为绑带周围压力最大处的点，肌颤搐反应最大处，受压最少但痛感最强处。触发点注射见图 19-6，

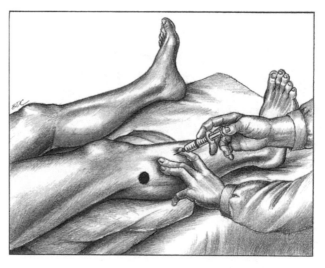

图19-6　右胫前肌触发点的注射。圆点处为腓骨头。使膝关节轻微弯曲的衬垫使患者更舒适。

10ml 0.5％的普鲁卡因装在 21 号 38mm（11/2 in）针内。

如果针能垂直到达靠近胫骨的肌肉深度，就能到达大多数患者的胫前动静脉及腓深神经[71]。因此，操作者应使针朝向胫骨45°皮肤入针以避免碰及神经及血管结构。注射期间，应注意通过针周手指压力扩频给予皮肤和深部止血。针到达触发点时常有患者的跳动及肌肉的震颤。通过针探测并注射药物至触发点直至紧张感消失，确保整个触发点的感觉钝化。然而，在注射后，被动拉伸时仍需冷敷治疗帮助钝化残余的触发点。

多次快速湿热的应用能降低注射后的酸痛，增强几个周期运动范围的效果以帮助恢复肌肉"记忆"和正常功能。

在离开治疗所时，患者需进行在下个章节介绍的居家练习。

14. 矫正措施

小腿肌肉组织的过度张力是胫前肌过负荷的原因。在此种情况下，胫前肌的首要治疗方法是使小腿肌肉的紧绷缓解并钝化触发点。

如果前间隔的肌肉力量弱，足部背屈肌的加强训练能恢复踝关节的肌肉平衡。

人体力学矫正

正如第二十章所述，由 Morton 足引起的躯体畸形需矫正使踝关节处足部力学正常并保持肌肉平衡。

矫正姿势和动作

一些汽车的油门踏板成角导致胫前肌长时间收缩。司机的鞋跟可以减少足过度背屈。使用定速控制器能使驾驶者从固定的姿势中改变足的位置以获得周期性的放松。

推荐人们在平整的而不是凹凸不平的地面上行走，如行走在平滑的路面而不是用砖铺设的凹凸不平的路面。另外，也推荐从水平的一侧到另一侧，而非倾斜侧,如斜面沙滩及马路的边缘。

总之,踝关节整个夜间保持中立位时,小腿肌肉更为为舒适。此项体位可使用右足部矫形器达成,在第二十一章图21-11详述。

家庭治疗计划

患者需在家拉伸胫前肌每天1~3次。可以坐位把足放在另外一条大腿上,用手使足跖屈和外翻。另一种伸展运动是患者坐在椅子上,腿的足部拉伸达到椅子后面,足趾和跖骨头背侧在地板上,将足跖屈。患者足背部着力在地上,进一步跖屈,并微微使踝关节外翻。患者会自行调整足外翻角度使胫前肌的紧张感改善。

实施时应用等长舒张的原理(见第二章第10~11页)等显著改善拉伸效果。在拉伸时,加入腓肠肌的收缩也能帮助跖屈(相互抑制)。

若能坚持较长时间踏板运动(见图22-13),不但能改善胫前肌以及比目鱼肌的症状,而且会让患者感到放松。

（ 赵贤元　黄丹 译

郑华容　王祥瑞　杭燕南 校 ）

参考文献

1. Anderson JE. *Grant's Atlas of Anatomy*, Ed. 8. Williams & Wilkins, Baltimore, 1983 (Figs. 4-70B, 4-103, 4-107).
2. *Ibid.* (Fig. 4-71C).
3. *Ibid.* (Fig. 4-72).
4. *Ibid.* (Fig. 4-73).
5. *Ibid.* (Figs. 4-98, 4-117).
6. Aquilonius SM, Askmark H, Gillberg PG, et al. Topographical localization of motor endplates in cryosections of whole human muscles. *Muscle Nerve* 7:287-293, 1984.
7. Arcangeli P, Digiesi V, Ronchi O, et al. Mechanisms of ischemic pain in peripheral occlusive arterial disease. In *Advances* in *Pain Research and Therapy*, edited by J. J. Bonica and D. Albe-Fessard, Vol. 1. Raven Press, New York, 1976 (pp. 965-973).
8. Baker BA. The muscle trigger. evidence of overload injury. *J Neurol Orthop Med Surg* 7:35-44, 1986. 44, 1986.
9. Bardeen CR. The musculature, Sect. 5. In *Morris's Human Anatomy*, edited by C. M. Jackson, Ed. 6. Blakiston's Son & Co., Philadelphia, 1921 (pp. 512, 515-516).
10. Basmajian JV, Deluca CJ. *Muscles Alive*, Ed. 5. Williams & Wilkins, Baltimore, 1985 (pp. 256-257).
11. *Ibid.* (pp. 374-377).
12. Basmajian JV, Slonecker CE. *Grant's Method of Anatomy. A Clinical Problem-Solving Approach*, Ed. 11. Williams & Wilkins, Baltimore, 1989 (p. 332).
13. Basmajian JV, Stecko G. The role of muscles in arch support of the foot. An electromyographic study. *J Bone Joint Surg [Am]* 45:1184-1190, 1963.
14. Bates T, Grunwaldt E. Myofascial pain in childhood. *J Pediatr* 53:198-209, 1958.
15. Brody DM. Running injuries. Clinical Symposia 32:1-36, 1980 (*see* pp. 19, 20).
16. Broer MR, Houtz SJ. *Patterns of Muscular Activity* in *Selected Sports Skills*. Charles C Thomas, Springfield, 1967.
17. Carter BL, Morehead J, Wolpert SM, et al. Cross-Sectional Anatomy. Appleton-Century-Crofts, New York, 1977 (Sects. 72-84).
18. Christensen E. Topography of terminal motor innervation in striated muscles from stillborn infants. *Am J Phys Med* 38:65-78, 1959.
19. Ciacci G, Federico A, Giannini F, *et al.* Exercise-induced bilateral anterior tibial compartment syndrome without pain. *Ital J Neurol Sci* 7:377-380, 1986.
20. Clemente CD. *Gray's Anatomy of the Human Body*, American Ed. 30. Lea & Febiger, Philadelphia, 1985 (p. 111).
21. *Ibid.* (p. 112).
22. *Ibid.* (pp. 573-574).
23. Cordo PJ, Nashner LM. Properties of postural adjustments associated with rapid arm movements. *J Neurophysiol* 47:287-302, 1982.
24. Dickstein R, Pillar T, Hocherman S. The contribution of vision and of sidedness to responses fts, New York, 1977 (Sects. 72-84). of the ankle musculature to continuous movement of the base of support. *Int J Neurosci* 40: 101-108, 1988.
25. Dietz V, Horstmann GA, Berger W. Interlimb coordination of leg-muscle activation during perturbation of stance in humans. *J Neurophysiol* 62:680-693, 1989.
26. Duchenne GB. *Physiology of Motion*, translated by E.B. Kaplan. J. B. Lippincott, Philadelphia, 1949 (pp. 337-339).
27. *Ibid.* (pp. 341-344).
28. Ericson MO, Nisell R, Arborelius UP, et al. Muscular activity during ergometer cycling. *Scand J Rehabil Med* 77:53-61, 1985.
29. Etnyre BR, Abraham LD. Antagonist muscle activity during stretching: a paradox re-assessed. *Med Sci Sports Exer* 20:285-289, 1988.
30. Evjenth O, Hamberg J. *Muscle Stretching in Manual*

Therapy, A Clinical Manual. Alfta Rehab F0rlag, Alfta, Sweden, 1984 (p. 135).

31. Ferner H, Staubesand J. *Sobotta Atlas of Human Anatomy*, Ed. 10, Vol. 2. Urban & Schwarzenberg, Baltimore, 1983 (Fig. 380).

32. *Ibid.* (Fig. 458).

33. *Ibid.* (Fig. 464).

34. *Ibid.* (Figs. 465, 467).

35. *Ibid.* (Fig. 466).

36. *Ibid.* (Figs. 468, 500).

37. *Ibid.* (Figs. 472-474).

38. Friden J, Sfakianos PN, Hargens AR, *et al.* Residual muscular swelling after repetitive eccentric contractions. *J Orthop Res 6*:493—498, 1988.

39. Gantchev GN, Draganova N. Muscular sinergies during different conditions of postural activity. *Acta Physiol Pharmacol Bulg 72*:58-65, 1986.

40. Gray EG, Basmajian JV. Electromyography and cinematography of leg and foot ("normal" and flat) during walking. *Anat Rec 161*:1-16, 1968.

41. Gray ER. The role of leg muscles in variations of the arches in normal and flat feet. *Phys Ther 49*:1084-1088, 1969.

42. Gutstein M. Common rheumatism and physiotherapy. *Br J Phys Med 3*:46-50, 1940 (see p. 50, Case 3).

43. Harrington AC, Mellette JR, Jr. Hernias of the anterior tibialis muscle: case report and review of the literature. *J Am Acad Dermatol 22*:123-124, 1990.

44. Helliwell TR, Coakley J, Smith PEM, et al. The morphology and morphometry of the normal human tibialis anterior muscle. *Neuropathol Appl Neurobiol 13*:297-307, 1987.

45. Henriksson-Larsen K. Distribution, number and size of different types of fibres in whole cross-sections of female m tibialis anterior. An enzyme histochemical study. *Acta Physiol Scand 723*:229-235, 1985.

46. Henriksson-Larsen K, Friden J, Wretling ML. Distribution of fibre sizes in human skeletal muscle. An enzyme histochemical study in mtibialis anterior. *Acta Physiol Scand 723*:171-177, 1985.

47. Henriksson-Larsen KB, Lexell J, Sjostrom M. Distribution of different fibre types in human skeletal muscles. I. Method for the preparation and analysis of cross-sections of whole tibialis anterior. *Histochem J 75*:167-178, 1983.

48. Henstorf JE, Olson S. Compartment syndrome: pathophysiology, diagnosis, and treatment. *Surg Rounds Orthop-.*pp. 33-41, Feb. 1987.

49. Jacobsen S. Myofascielt smertesyndrom (Myoascial pain syndrome). *Ugeskr Laeger 749*:600-601, 1987.

50. Jakobsson F, Borg K, Edstrom L, et al. Use of motor units in relation to muscle fiber type and size in man. *Muscle Nerve 77*:1211-1218, 1988.

51. Kamon E. Electromyographic kinesiology of jumping. *Arch Phys Med Rehabil 52*:152-157, 1971.

52. Kellgren JH. Observations on referred pain arising from muscle. *Clin Sci 3*:175-190, 1938 (see pp. 177-178, Fig. 2).

53. Kendall FP, McCreary EK. *Muscles, Testing and Function*, Ed. 3. Williams & Wilkins, Baltimore, 1983 (p. 141).

54. Lange M. *Die Muskelharten (Myogelosen)*. JF. Lehmanns Verlag, Mvinchen, 1931.

55. Lee KH, Matteliano A, Medige J, et al. Electromyographic changes of leg muscles with heel lift: therapeutic implications. *Arch Phys Med Rehabil 68*:298-301, 1987.

56. Lee KH, Shieh JC, Matteliano A, et al. Electromyographic changes of leg muscles with heel lifts in women: therapeutic implications. *Arch Phys Med Rehabil 77*:31-33, 1990.

57. Lockhart RD. Living *Anatomy*, Ed. 7. Faber & Faber, London, 1974 (p. 66, Fig. 136).

58. Luchansky E, Paz Z. Variations in the insertion of tibialis anterior muscle. *Aoaf Anz 762*:129-136, 1986.

59. Mann RA, Moran GT, Dougherty SE. Comparative electromyography of the lower extremity in jogging, running, and sprinting. *Am J Sports Med 74*:501-510, 1986.

60. Matsen FA. Monitoring of intravascular pressure. *Surgery 79*:702, 1976.

61. Matsen FA. Increased tissue pressure and its effect on muscle oxygenation in level and elevated human limbs. *Clin Orthop 744*:311-320, 1979.

62. McMinn RMH, Hutchings RT. *Color Atlas of Human Anatomy*. Year Book Medical Publishers, Chicago, 1977 (pp. 281, 282, 289).

63. *Ibid.* (p. 312).

64. Milner M, Basmajian JV, Quanbury AO. Multifactorial analysis of walking by electromyography and computer. *Am J Phys Med 50*:235-258, 1971.

65. Mirkin G. Keeping pace with new problems when your patients exercise. *Mod Med NZ*:pp. 6-14, Dec. 1980.

66. Moore MP. Shin splints. Diagnosis, management, prevention. *Postgrad Med 83*:199-210, 1988.

67. Moretz WH. The anterior compartment (anterior tibial) ischemia syndrome. *Am Surg 19*:728-749, 1953.

68. Mubarak SJ, Hargens AR, Owen CA, et al. The wick catheter technique for measurement of intramuscular pressure. *J Bone Joint Surg [Am] 58*:1016-1020, 1976.

69. Mubarak SJ, Owen CA, Hargens AR, et al. Acute compartment syndromes: diagnosis and treatment with the aid of the wick catheter. *J Bone Joint Surg [Am] 60*:1091-1095, 1978.

70. Murray MP, Mollinger LA, Gardner GM, *et al.* Kinematic and EMG patterns during slow, free, and fast walking. *J Orthop Res 2*:272-280, 1984.

71. Netter FH. *The Ciba Collection of Medical Illustrations*, Vol. 8, Musculoskeletal System. Part I: Anatomy, Physiology and Metabolic Disorders. Ciba-Geigy Corporation, Summit, 1987 (p. 98).

72. *Ibid.* (p. 99).

73. *Ibid.* (pp. 100, 104).

74. *Ibid.* (p. 107).

75. Oddsson L. Motor patterns of a fast voluntary postural task in man: trunk extension in standing. *Acta Physiol Scand 136*:47-58, 1989.

76. Okada M. An electromyographic estimation of the relative muscular load in different human postures. *J Human Ergol 1*:75-93, 1972.

77. Okada M, Fujiwara K. Muscle activity around the ankle joint as correlated with the center of foot pressure in an upright stance. In *Biomechanics 8A*, M. Matsui, K. Kobayashi (eds). Human Kinetics Publ., Champaign,

78. Owen CA, Mubarak SJ, Hargens AR, et al. Intramuscular pressures with limb compression. Clarification of the pathogenesis of the drug-in-duced muscle-compartment syndrome. *N Engl J Med 300:*1169-1172, 1979.

79. Perry J. The mechanics of walking. *Phys Ther 47:*778-801, 1967.

80. Rasch PJ, Burke RK. *Kinesiology* and *Applied Anatomy,* Ed. 6. Lea & Febiger, Philadelphia, 1978 (pp. 317-318, 330, Table 17-2).

81. Reynolds MD. Myofascial trigger point syndromes in the practice of rheumatology. *Arch Phys Med Rehabil 62:*111-114, 1981.

82. Rohen JW, Yokochi C. *Color Atlas of Anatomy,* Ed. 2. Igaku-Shoin, New York, 1988 (p. 423).

83. *Ibid.* (p. 426).

84. Sandstedt P, Nordell LE, Henriksson KG. Quantitative analysis of muscle biopsies from volunteers and patients with neuromuscular disorders. A comparison between estimation and measuring. *Acta Neurol Scand 66:*130-144, 1982.

85. Sandstedt PER. Representativeness of a muscle biopsy specimen for the whole muscle. *Acta Neurol Scand 64:*427-437, 1981.

86. Simons DG. Myofascial pain syndrome due to trigger points, Chapter 45. In *Rehabilitation Medicine,* edited by Joseph Goodgold. C. V. Mosby Co., St. Louis, 1988 (*see* pp. 710-711, Fig. 45-9C).

87. Simons DG, Travell JG. Myofascial pain syndromes, Chapter 25. In *Textbook of Pain,* edited by P.D. Wall and R. Melzack, Ed 2. Churchill Livingstone, London, 1989 (*see* p. 378, Fig. 25.9C).

88. Sola AE. Treatment of myofascial pain syndromes. In *Recent Advances in the Management of Pain,* edited by C. Benedetti, C. R. Chapman, G. Moricca. Raven Press, New York, 1984, Series title: *Advances in Pain Research and Therapy,* Vol. 7 (pp. 467-485, *see* p. 481).

89. Sola AE. Trigger point therapy, Chapter 47. In *Clinical Procedures in Emergency Medicine,* edited by J.R. Roberts and J.R. Hedges. W.B. Saunders, Philadelphia, 1985 (pp. 674-686, *see* p. 683, Fig. 47-14).

90. Sola AE, Williams RL. Myofascial pain syndromes. *Neurology 6:*91-95, 1956.

91. Stam J. The tibialis anterior reflex in healthy subjects and in L5 radicular compression. *J Neurol Neurosurg Psychiatry 57:*397-402, 1988.

92. Toft E, Sinkjaer R, Andreassen S. Mechanical and electromyographic responses to stretch of he human anterior tibial muscle at different levels of contraction. *Exp Brain Res 74:*213-219, 1989.

93. Townsend MA, Lainhart SP, Shiavi R. Variability and biomechanics of synergy patterns of some lower-limb muscles during ascending and descending stairs and level walking. *Med Biol Eng Comput 76:*681-688, 1978.

94. Townsend MA, Shiavi R, Lainhart SP, et al. Variability in synergy patterns of leg muscles during climbing, descending and level walking of highly-trained athletes and normal males. *Electromyogr Clin Neurophysiol 18:*69-80, 1978.

95. Travell J. Ethyl chloride spray for painful muscle spasm. *Arch Phys Med Rehabil 33:*291-298, 1952.

96. Travell J, Rinzler SH. The myofascial genesis of pain. *Postgrad Med 11:*425-434, 1952.

97. Travell JG, Simons DG. *Myofascial Pain and Dysfunction: The Trigger Point Manual.* Williams & Wilkins, Baltimore, 1983.

98. Weber EF. Ueber die Langenverhaltnisse der Fleischfasern der Muskeln in Allgemeinen. *Berichte Ciber die Verhandlungen der Kdniglich Sachsischen Gesellschaft der Wissenschaften zu Leipzig 3:*63-86, 1851.

99. Whitesides TE. Tissue pressure measurements as a determinant for the need of fasciotomy. *Clin Orthop 773:*43, 1975.

100. Wiley JP, Clement DB, Doyle DL, et al. A primary care perspective of chronic compartment syndrome of the leg. *Phys Sportsmed 75:*111-120, 1987.

101. Yang JF, Winter DA. Surface EMG profiles during different walking cadences in humans. *Electroencephalogr Clin Neurophysiol 60:*485-491, 1985.

102. Zeiss J, Ebraheim NA, Woldenberg LS. Magnetic resonance imaging in the diagnosis of anterior tibialis muscle herniation. *Clin Orthop 244:*249-253, 1989.

第二十章
腓 骨 肌

腓骨长肌、腓骨短肌、第三腓骨肌
"踝关节肌无力"

本章要点:腓骨长肌及腓骨短肌的肌筋膜触发点(TrPs)的**牵涉痛**及压痛主要集中于外踝上方、下方及后方,同时沿着足外侧延伸一小段距离。有时可以扩散到小腿中1/3的外侧。第三腓骨肌触发点的疼痛和压痛主要在足踝前外侧(外踝的前方),有时扩散至足跟的外侧。3块腓骨肌的**解剖附着**近端均为腓骨和邻近的肌间隔。但是,腓骨长肌和腓骨短肌形成了小腿外侧肌间隙,而第三腓骨肌属于小腿前肌间隙。腓骨长肌肌腱远端经过外踝后面,从外侧向内侧绕过足底,止于第一跖骨和内侧楔骨。腓骨短肌肌腱同样绕过外踝后面,但止于第五跖骨粗隆。第三腓骨肌的肌腱经过外踝前面止于第五跖骨的近端。腓骨长肌和腓骨短肌由从脊神经 L_4、L_5 和 S_1 发出的腓浅**神经支配**。第三腓骨肌由脊神经 L_5 和 S_1 发出的腓深神经支配。腓骨长肌和腓骨短肌的基本**功能**是为了在步态的中期防止固定足的腿向内侧倾斜(控制过度翻转和控制走路内外侧平衡)。腓骨长肌和腓骨短肌控制足的跖屈和旋后(外翻和外展)。第三腓骨肌也协助外翻,但控制背屈而不是跖屈。肌筋膜疼痛综合征的**典型症状**为踝关节疼痛和无力。腓骨肌的牵涉痛区域与足和足趾的伸肌是不同的,但又易与其相混淆。由外侧室综合征、常见的浅神经和腓深神经卡

压引起的疼痛分布与腓骨肌触发点引起的疼痛分布相近。每个腓骨肌肌腱可发生自发断裂。石膏固定的腿和足由于长期制动可导致**触发点的激活和持续存在**。Morton足结构,坐时交叉腿、穿高跟鞋、穿紧身弹力裤包裹小腿和扁平足都可使 TrPs 持续存在。通过对**患者检查**可发现相关肌肉的问题,以及由于疼痛导致的活动度受限。对莫顿足结构的检查常发现(当这种结构存在的话)第一跖骨相对较短,第二跖骨相对较长。并且在第二跖骨或是第三跖骨头下方;大踇趾远节趾骨内侧,第一跖骨头内侧旁,有时沿足底前部的外侧缘都很可能会形成胼胝。对所穿的鞋的彻底检查通常可发现六大特性。腓骨长肌的**触发点检查**可触及沿腓骨柄旁的条状紧张带,并于腓骨头下2 ~ 4cm 处可及 TrP 压痛。在 TrPs 紧张带可轻易引出局部抽搐反应(LTRs),引起足外翻。常见的腓总神经**卡压**表现为腓骨长肌紧张,其紧张是因为神经被绷紧的肌纤维或肌腱压迫于腓骨上导致神经受压而激活了 TrPs。TrPs 的失活减轻了腓总神经麻痹症状。**牵拉下的间断性冷喷疗法**需要在腿、足踝和足前外侧的下方应用冰或喷雾。外踝和足跟外侧区域必须包括在内。在间歇的冷敷过程中,拉长腓骨长肌和腓骨短肌,足需完全翻转并内收,然后背屈(足踝和第

一跖骨）。为了拉伸第三腓骨肌,足需反转和跖屈。湿热的加热垫恢复了皮肤温度,然后患者进行全范围的主动活动。等长收缩后放松、缺血性压迫、剥离法按摩也是使 TrPs 失活的有效方法。腓骨长肌的**注射和拉伸**需要考虑附近的腓总神经。朝向腓骨方向进针,将 0.5% 普鲁卡因溶液注射于已识别的 TrP。同样的方法应用于腓骨短肌和第三腓骨肌,以腿的后外侧内入针。针穿刺深至腓骨长肌肌腱。然后被动拉伸注射的肌肉,加湿加温,再次于最大活动度下做主动运动完成此过程。腓骨长短肌筋膜疼痛综合征和莫顿足的患者最重要的**矫正措施**就是更换两足中的一只鞋子。可以将第一跖骨垫插入到改良的鞋底,使其适合鞋内型,或者是一个名为"漂泊的荷兰人"的船型矫正垫修改鞋的外侧。任何高度的高跟鞋或钉鞋将引起腓骨肌 TrP 持续存在,故应尽量避免。所有有腓骨肌触发点问题的患者应经常在家进行自我伸展运动,以防止腓骨长肌短肌 TrP 的疼痛,压痛和无力的复发。

1. 牵涉痛
（图 20-1）

　　腓骨长肌和**腓骨短肌**的触发点(TrPs)疼痛和压痛区域主要是在踝关节的外踝上方、后方以及下方;还可沿足的外侧延伸一小段距离(图 20-1A)[93,94,101]。腓骨长肌

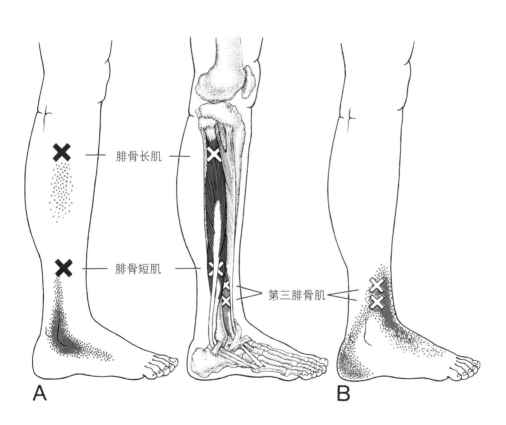

图20-1　常见的腓骨肌触发点（"X"所示）疼痛区域（暗红色）。牵涉痛及压痛区域为红色,红点显示不常见的疼痛蔓延区域。所有这些触发点都可产生远处放射痛。A. 腓骨长肌及腓骨短肌（中红）总疼痛区域。所示的触发点之间的疼痛区域仅适用于腓骨长肌触发点。B. 第三腓骨肌的疼痛区域（淡红色）。

TrPs 可覆盖小腿的中 1/3 的外侧[93,94]。

Jacobsen[47] 曾报道了一例由腓骨长肌和腓骨短肌 TrPs 引起的牵涉痛可至外踝后侧。Bates 和 Grunwaldt[18] 报道,儿童腓骨长肌的牵涉痛区域也集中于外踝的后侧,但倾向于向上延伸至大腿侧而不是向足侧。Good[43] 把 100 例中的 15 例足痛患者的[15] 疼痛归因于腓骨短肌上的肌痛点。kellgren[51] 报道将 6% 高渗生理盐水注射入腓骨长肌诱发足踝的牵涉痛。

第三腓骨肌牵涉痛及压痛的触发点沿踝的前外侧,有时扩散至外踝后方到足跟外侧(图 20-1B)。

2. 解剖附着和注意事项
(图 20-2 和图 20-3)

腓骨长肌和腓骨短肌与腓浅神经伴行(见图 20-9),填充小腿的外侧间隙。第三腓骨肌与胫骨前肌和腓深神经填充了小腿的前间隙[77]。在腿的中间 1/3 横截面,前面章节的图 19-3 显示了这些解剖关系。

腓骨长肌覆盖了大部分的腓骨短肌(图 20-2A)。腓骨长肌在近端附着于腓骨头和腓骨的外侧表面的上部的 2/3。腓总神经通过腓骨长肌的这两个附着点之间的缝隙进入腿前面。另外,腓骨长肌分隔而成的相邻肌间隔是固定的。腓骨长肌的远端在小腿中 1/3 处演变为肌腱。腓骨长肌肌腱与腓骨短肌肌腱在外踝的后方沿曲线通过深入至腓骨肌上支持带。这些肌腱在跟骨的外侧单独分布于骨腱膜管内。然后腓骨长肌腱再次突然曲线下行,这一次是绕过骰骨,并穿过足底倾斜地连接到腹侧及外侧的第一跖骨及内侧楔状骨(图 20-2B)。此腓骨长肌腱附着点在胫骨前肌腱附着点对面,位于第一跖骨基底的内侧[82]。

在骰骨底部,腓骨长肌肌腱加厚形成籽骨纤维软骨[26]。当这种纤维软骨骨化,形成腓籽骨[62]。这种籽骨可出现在约 20% 发育成熟的个体,其形状是不规则的。系统进化上,它因失去重要的踇对抗功能,可能会从人类进化过程中消失[62]。

腓骨短肌较腓骨长肌短且小,且位于腓骨长肌深处。腓骨短肌肌腹远端越过了腓骨长肌(图 20-2A 和图 20-3)。腓骨短肌近端附着于腓骨外侧面的远端 2/3 深至与腓骨长肌重叠,它们有相邻的肌间隔(图 20-3)。腓骨短肌肌腱和腓骨长肌肌腱拥有共同的脊膜鞘沿曲线相伴行通过腓骨肌上支持带下外踝的后方(图 20-2 和图 20-3)。这些肌腱在更加远端的地方有单独的滑膜鞘。腓骨短肌腱远端附着于第五跖骨外侧结节(图 20-2A)[26]。

第三腓骨肌在解剖和功能上与其他 2 个腓骨肌不同(图 20-3)。虽然第三腓骨肌靠近并与趾长伸肌平行,但与传统观点相反,它与趾长伸肌在解剖学上是不同的[57]。第三腓骨肌近端固定在腓骨远端 1/2 ~ 1/3 处前缘和小腿肌间隔前缘。这 2 个外侧腓骨肌附着于肌间隔的另一侧。第三腓骨肌的通常与趾长伸肌一样大或大于它。第三腓骨肌的远端通常有三个附着点:第五跖骨的结节处,沿第五跖骨的背中部表面和第四跖骨的基底。这些腱在足被动翻转时对足起到螺旋加固的作用,并在被动运动或在被动外翻时伸直及放松[57]。

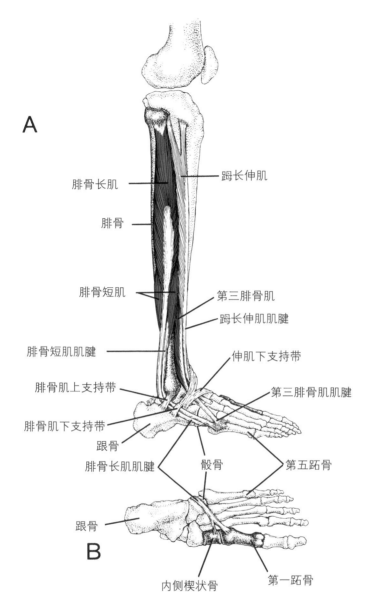

图20-2 右腓骨长肌的解剖附着关系（暗红色）。深层的腓骨肌为淡红色。A.侧面观。B.右足的足底视图。腓骨长肌附着的骨头以深色标识。

解剖学家报道了许多关于3个腓骨肌的变异。7.1%～8.2%的样本中没有第三腓骨肌[57]。分叉的腓骨短肌可引起疼痛症状，需手术进行矫正[44]。被普遍记录但很少出现的肌肉（2%）[57]，即**腓骨小肌**，起始于腓骨的末端1/4，附着于第五趾伸肌腱膜[15,26]。约13%的样本中存在**第四腓骨肌**。它附着于近端腓骨的后面，腓骨短肌和蹈长屈肌之间，远端附着于跟骨或骰骨处。[26]

补充参考资料

腓骨长肌和腓骨短肌的**正面观**展示了

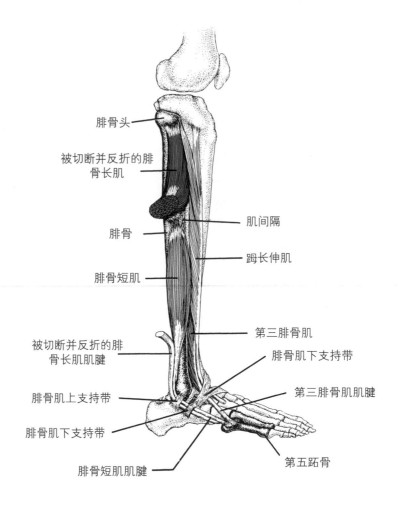

图20-3 深层腓侧肌群（浅红）附着点，右侧下肢，外侧视图。较浅的腓骨长肌（深红）浅层被切断和并反折。第三腓骨肌部分被腓骨短肌覆盖。腓骨短肌和第三腓骨肌附着的骨骼以深色标识。

腓浅神经[78]与腓深神经的关系[35,79]，同时也显示了第三腓骨肌与胫前动脉和腓深神经的关系。另一张正面观标识了第三腓骨肌肌腱与踝部其他肌腱之间的关系[90]。包括了腓动脉和胫神经的**后视图**显示了腓骨长肌及腓骨短肌的一小部分[3,6 8]。无血管或神经的**侧面图可辨别出**所有3块腓骨肌，其中精确地描绘了腓骨长肌和腓骨短肌[71]，并且详细显示3个腓骨肌腱与踝部其他肌腱之间的解剖关系[74]。侧面图详细介绍了位于

腓骨长肌及腓骨头中间腓深神经的走行[70]。另一侧面图[78]和**外侧图**[4]描述了3块腓骨肌与腓浅神经的关系。足部**背侧视图**详细展示了第三腓骨肌的肌腱附着点[40,57]。

横截图中14张腓骨长肌连续断层图[22]，11张腓骨短肌连续断层图[23]，5张第三腓骨肌断层图分别描述了它们与周围结构的解剖关系[24]。3个腓骨肌的解剖关系在小腿的中1/3[7]以下，中部以上[77]的横截面图上可见。3个横截面，分别为小腿

的近 1/3、小腿的中间 1/3 和踝关节上方处，显示了腓骨长肌和腓骨短肌与邻近结构的解剖关系[39]。

肌肉发达的受试者的照片显示了由腓骨长肌[34]或腓骨长肌和腓骨短肌[6,64]、和踝部肌腱构成的外形轮廓[72]。

一张示意图清楚地显示腓骨长肌和腓骨短肌的所有骨性附着点[5]，骨性标志表示了腓骨长肌在肌腱足底表面的附着点[12,41]，腓骨短肌和第三肌肌腱在足部背部附着点[11,41]，可从后面看到的腓骨短肌腱的附着点[10]，长、短肌腱在小腿骨骼的附着点[38]，3 块腓骨肌在小腿骨骼上的附着点[3,69,82]，所有 3 根肌腱在足部的附着点[41]。

不同的视图的显示围绕在足踝周围 3 个腓部肌肉肌腱的滑膜鞘[9,42,73,83]。

3. 神经支配

腓浅神经的分支支配腓骨长肌和腓骨短肌。这条神经包含来自 L_4、L_5 和 S_1 脊神经的纤维。腓深神经的纤维仅由 L_5 和 S_1 脊神经发出，在前筋膜间室内支配第三腓骨肌。

4. 功能

腓骨肌和大部分下肢肌肉一样，其功能常为控制运动而不是产生运动；这一点在行走和站立，足部处于固定位时体现得最为明显。此时，这些肌肉经常通过伸长收缩来发挥作用。

在行走的站立期，腓骨长肌和腓骨短肌辅助胫骨后肌和比目鱼肌控制（减速）胫骨的越过固定足的前进运动[97]。

Matsusaka[67]提示腓骨肌（同样包括胫骨后肌和趾长屈肌）有助于控制行走时

中部外侧的平衡，包括足部的运动。腓骨长肌、短肌和第三腓骨肌均可使非承重足外翻。这些肌肉的主要区别是，由于第三腓骨肌的肌腱穿过踝关节的前方，因此它可使足背屈。而由于腓骨长肌和腓骨短肌的肌腱通过踝关节后方，因此他们可使足跖屈。

作用

腓骨长肌和腓骨短肌可引起足部在放松时外展（外八字足）[26,31]，也可引起外翻（提升其外侧面）[26,31,97]；两个动作在一起便产生旋前[26,31]。这 2 块肌肉均辅助足部跖屈[28,31,97]。除非足部内翻，否则无足弓的支撑足在静息状态下负荷上升至 180 kg（400 lb）则不会引起腓骨长肌活动，内翻后的活动是极小限度[17]。

第三腓骨肌腱可使足背屈并辅助外翻[26,32,97]。Duchenne 观察到当第三腓骨肌发育缺失或孱弱时，趾长伸肌可取代第三腓骨肌进行背屈、外展和外翻[32]。

因为胫骨前肌和腓骨长肌附着于同一块骨（第一跖骨）的相对两侧，所以它们通过有效的悬吊来控制足部的内翻和外翻[80,82]。

跖屈时，腓骨长肌能够产生约 1/10 腓肠肌的作用（128 vs. 1123 kg/cm）。足部跖屈时，腓骨短肌只发挥约一半腓骨长肌的作用[97]。

功能
站立

腓骨长肌在站立保持平衡的过程中作用甚小。16 名男性和 16 名女性光足站立[16]，只有 1 名男性以及 2 名女性表现出一定程度的这个肌肉的电活动。另外 1 名男性和 5 名女性表现出间歇性的电活动。穿着高跟鞋站立时,所有的女性的腓骨长肌表现出一些中活动,其中一半产生连续且显著的腓骨长肌的活动。与过去的猜测相反,腓骨长肌在固定足部正常拱形未起到任何重要的作用[71]。但是,在行走时该肌肉则提供了重要的支持[16]。

Tropp 和 Odenrick[106] 最近采用单肢肌电图和反作用测定板研究 30 个人的运动姿势。结果表明,踝关节在姿势的微调方面起到了核心作用,腓骨长肌的肌电图(EMG)的活动和反作用测定板的中心压力与踝关节密切位置相关。然而当身体严重不平衡时,髋关节做出调整。当足踝的调整不能保持姿势时,保持平衡的模式从反相模型到多段链模型进行了转变。

踝关节不稳的患者进行测试时,患足单足站立与健足相比没有表现出明显的内翻或外翻的障碍[63]。问题显然是一对肌肉对活动进行控制和平衡,而不是一个无力的肌肉。这些样本显然没有进行肌筋膜 TrPs 检查。

步行

Basmajian 和 Deluca[16] 认为,在平地行走时,步态中期腓骨长肌有稳定小腿和足的作用。腓骨长肌和胫骨后肌协同控制动作从支撑早期内翻至支撑中期的中立位置。正常行走时腓骨长、短肌同步工作。在支撑相中的大部分时间,腓骨长肌在平足中比在"正常"足中更灵活[16]。

Matsusaka[67] 研究了 11 例正常成年人在行走时中间外侧足的平衡。当测力板测量地面反作用力的侧向分力时,测得腓骨长肌肌电活动的特点是在中期阶段,而足部的内旋(外翻和外展)是很小的。Matsusaka[67] 认为,在步态的中期,腓骨通过防止固定足的腓骨向内侧倾斜来控制,从而防止过度反转。相反,当地面反作用力的横向分力小时,在步态中期腓骨长肌仍处于待用状态,而胫骨后肌、趾长屈肌、姆长伸肌却有活动。Krammer 与同事[57] 得出的结论是:第三腓骨肌在步态中起到将身体重量转移到足内侧缘的作用。这从外侧向内侧的重量转移形成于婴幼儿时期,然后它发生在成人的每个步行周期中。

运动

在一项针对 15 位训练有素的田径运动员研究中发现[66],腓骨长肌内的细肌纤维在慢跑的前半周期内有肌电活动。在跑步中,此项电活动转向中期,并在步态周期中所占比例有所减小。当受试者冲刺时,腓骨长肌活动在站立期前迅速开始并维持该阶段,占据了约 25% 的步态周期。

细肌纤维的测定肌电活动测定过程中,5 位受测试者纵跳时,在起跳阶段腓骨长肌的电活动达到高峰。在腾空阶段只有偶尔的轻微电活动出现,接着是返回着陆时有剧烈电活动,在着陆后的稳定阶段电活动逐渐消失。

表面电极监测在 13 个右利手受试者在体育活动中测到腓骨长肌有双向肌电活动,包括投篮、网球的发球、高尔夫挥杆、棒球击球、单足跳跃等动作。典型的电活动高峰出现在右腿上时是在接球前释放或接球时,而包括接球前释放或接球过程,却始终出现在左腿上。然而,在单足跳时,电活动的高峰出现每条腿离地和

着地时 [20]。

5. 功能（肌牵张）单位

这 3 个腓骨肌是牵引"自由"足外翻的主要肌肉。腓骨肌外翻的主要对抗肌是趾长伸肌 [88]。当参与运动的腓骨肌过于无力，趾长伸肌常需有可能负荷过重发展形成 TrPs，同时无力的腓骨肌因不能辅助最大负荷的趾长伸肌也可能发展形成 TrPs。

腓骨肌外翻功能的对抗肌主要是胫骨前肌和由踇长伸肌和踇长屈肌协助的胫骨后肌 [88]。胫骨前肌和腓骨长肌附着在同一骨头上相对的地方 [82]。这些对抗肌必须对抗逐渐增强的腓骨肌的张力，增强的腓骨肌张力由相关的 TrPs 缩短的紧张带导致的，这些对抗肌可能形成收缩超负荷状态。

由于胫骨前肌、第三腓骨肌、趾长伸肌是主要的足部背屈肌，它们是强大的腓骨长短肌跖屈功能的对抗肌。

6. 症状

3 个腓骨肌的任意一个乏力将导致"足踝无力"。腓骨肌 TrPs 患者主诉外踝后侧和上方的踝关节的疼痛和压痛，尤其是在足踝反转时更为严重。这些患者经常扭伤足踝。他们的足踝往往不稳定，使他们不能保持平衡 [14] 或溜冰。如果腓深神经受累，他们很可能有足下垂的体征。

有腓骨肌 TrPs 的患者因为腓骨肌支持不足，除了可导致足踝的内翻和扭伤，也容易出现踝关节骨折。石膏固定腓骨肌及足踝来治疗这种骨折会使腓侧触发点持续存在，从而导致踝关节疼痛。在这种情况下，骨折能被治愈，而不能成为踝关节疼痛的原因。当这个踝关节疼痛来自肌筋膜 TrPs 时，它对肌筋膜治疗反应较好。

足痛和老茧于通常出现于莫顿足结构，因为特殊的足部结构加重腓骨长短肌的 TrPs。

鉴别诊断
肌筋膜综合征

下肢的 5 个伸肌的牵涉痛，可能会与腓骨肌疼痛混淆。它们是胫骨前肌、趾长伸肌和踇短伸肌。然而，在这些其他肌肉 TrPs 不产生外踝后、足跟、腿侧的疼痛。

胫骨前肌（见图 19-1）的牵涉痛可至内侧而不是外侧和前侧的踝关节，并可牵涉至踇趾。与腓侧 TrPs 牵涉痛分布相比，趾长伸肌（见图 24-1A）牵涉痛可远至足背远端。踇长伸肌牵涉痛（见图 24-1B）覆盖足部的内侧而非外侧，覆盖足背侧并延伸至末端，邻近的踇趾。踇短伸肌和趾短伸肌的共同的牵涉痛（见图 26-1）足背疼痛与第三腓骨肌一般疼痛区域足背相重叠，但不延伸到足踝。

第三腓骨肌 TrPs 的牵涉痛为足后跟外侧而不包括整个跟腱和足底，与腓骨肌的牵涉痛区域相同。

由于足踝局部压痛与腓骨肌 TrPs 的牵涉疼痛相关联，这些肌筋膜疼痛症状很容易误认为是足踝的关节炎 [89]。

卡压综合征

腓骨肌筋膜疼痛综合征是由于腓总神经、腓浅神经、腓深神经的卡压引起的踝关节前外侧及足背 [56] 的疼痛和感觉异常，导致踝关节[92] 无力。

在横截面可见,**腓总神经**离开腘窝绕过腓骨颈朝着腿的前方进入腓骨长肌外间隔,并深入到腓骨长肌、沿比目鱼肌外侧缘和腓肠肌外侧头走行[22],它在这个水平分为腓浅神经和腓深神经(图 20-9)。腓总神经在腓骨头处被腓骨长肌肌筋膜 TrPs 卡压。本章第 10 部分介绍了有更详细的神经解剖及其附着点。浅支支配外间隔的组织结构,深支支配前间室的组织结构[25,56]。

腓总神经的卡压可削弱前外间室肌肉力量。感觉丧失最明显的部位是在足的第一和第二足趾远侧一个三角形区域,此区域完全由腓总神经的深、浅的分支支配[27]。

总之,出现腓总神经卡压症状和腓骨肌 TrPs 的牵涉痛的症状,若椎间盘突出存在,则明显提示椎间盘破裂,可激活的腓骨肌 TrPs 的节段性分布。因此,有此类症状的患者可能有肌筋膜疼痛综合征伴或不伴神经系统症状和体征。这些症状可能是由于神经根型脊椎病肌总神经卡压引起,或肌筋膜疼痛。

由腿部压迫引起的腓总神经麻痹的原因包括:腘部(贝克)囊肿[56,87],局部腓骨长肌的结节(囊肿)[19],7 例报道中大的腓肠肌内籽状纤维软骨(腓肠肌外侧头部的籽骨)[98],腓浅神经本身的囊性肿胀[87],和腓骨长肌破裂后的聚束[56]。

跷"二郎腿"的习惯,最上面的腿神经压迫失用和暂时的腓总神经麻痹可能会导致"入睡"。如果这种姿势持续太长和太频繁,可能会导致持久的神经受损[108]。另一导致腓总神经受压的姿势常见于军队人员不习惯在蹲位收割小麦这样的活动[85]。

腓浅神经从腿下 1/3 处的深筋膜穿出,很容易受到急性或慢性创伤[27]或被筋膜卡压[55]。腓浅神经分布出现的非运动缺陷的疼痛和感觉异常,往往与胫骨前肌和第三腓骨肌的肌筋膜疼痛综合征混淆。然而,该卡压不依赖于在这些肌肉的肌筋膜 TrPs。

Styf[98] 诊断腓浅神经卡压的体格检查中可发现:足背的疼痛和浅感觉异常;三项诱发试验中至少有一项试验阳性;腓浅神经传导速度小于 44m/s 或神经暴露部位筋膜缺陷。患者出现足部疼痛的这三个诱发试验内:①患者的足遇阻力主动背屈和外翻在神经从深筋膜出现的部位施加压力;②被动跖屈与内翻,无局部压力;③被动牵张时,轻轻敲击神经走行(Tinel 征)。

使用这个标准,Styf[96] 在 21 例患者中确认出卡压的三种机制。其他研究还报道了有关腓浅神经的卡压[53,65,68,95]。

踇长伸肌卡压**腓深神经**在第二十四章第 10 部分有介绍。

莫顿足结构(Dudley J. 莫顿足结构)必须与莫顿的神经瘤相鉴别(莫顿足跖骨痛)。一般认为,后者是横向跖骨韧带导致趾间神经卡压[1]。与莫顿足结构不同的是[75],其本身并不导致疼痛,但可能会引起肌肉和其他结构的问题。事实上,由结构引起的应为异常可能是神经瘤的发展过程中的一个诱发因素。莫顿的足部结构在本章第 7、第 8 和第 14 部分介绍。

外侧筋膜室综合征

第十九章和第二十二章,在第357～358页和第440页分别介绍了筋膜室综合征的诊断。同样的原则可在这里适用。伴有疼痛症状的外筋膜室综合征沿腿外侧分布,由活动后加重,这提示腓骨长短肌的TrP疼痛,但肌肉组织的压痛和紧张是弥漫性的,而不像肌筋膜综合征是局部的[46]。外侧筋膜室综合征可能由跑步运动员过度的内旋和距跟关节活动异常发展而来[17]。它还可由腓骨长肌破裂引起[30]。外侧筋膜室压力异常增高可支持该综合征的诊断[46]。

踝关节扭伤

外伤会导致踝关节外侧扭伤,也很容易引起导致踝关节的疼痛和压痛的小腿TrPs。腓骨肌TrPs的检查可明确诊断。然而,应排除其他原因引起的疼痛。

通常情况下,踝关节外侧韧带的受伤常由跖屈的过度翻转导致。撕裂的第一个结构是前外侧关节囊和前距腓韧带[28]。邻近撕裂韧带的区域有压痛和肿胀。TrPs导致的压痛通常包括更大的区域且没有明显肿胀。

肌肉和肌腱断裂

腓骨长肌断裂,可能会产生一个外筋膜间隔综合征[30]。

腓籽骨是腓骨长肌腱的籽骨,它存在于约10%的人。当它受伤并产生疼痛时,它可以通过手术[7,10]或保守治疗治愈[21]。在人试图阻止坠落或突然施加足踝的翻应力时,籽骨可能会断裂,并使腓骨长肌肌腱破裂,这时往往会听到喀嚓声[21]。

腓骨短肌的断裂常发生在先天腓骨长肌缺如芭蕾舞演员[29]。

13例患者中有腓骨短肌腱出现退化,9例患者腓骨短肌腱出现破裂[59,61]。

7. 触发点的激活和持续存在

激活

摔倒时足踝扭屈和反转可以诱发腓骨长、短肌的TrPs。

长期制动引起的无力,如踝部石膏固定,容易使这些TrPs激活。

激活臀小肌前侧的TrPs可导致腿的外侧面的剧烈疼痛,并可导致腓骨长肌和腓骨短肌呈卫星状分布的TrPs。

一项100例患者研究中,据报道,机动车事故很少出现腓骨长肌TrPs[13]。

持续存在

既往的创伤、骨折或拉伤后石膏固定引起的制动可以激活潜在的TrPs。

莫顿足的足部结构(第一跖骨相对较短且第二跖骨较长)和中外侧摇摆足形成腓骨长肌和腓骨短肌持续存在的TrPs[93,94,100],但很少出现在第三腓骨肌。可同时存在两侧莫顿足的结构,但只有一侧出现疼痛,通常是位于较短的一侧。同样,囊肿可出现在双足上同一位置,但也可以是只产生单侧的疼痛。患者经常询问其中的原因,他们双足具有相同结构,为什么只有一侧的疼痛? 答案是,身体常向较短下肢侧倾斜。下肢不等长,较短肢在行走中负荷更重,故在行走中所受影响更大,可以更易导致足跟着地和趾分离延迟。肢体变短是因为一侧过度旋前、过度活动导致的弓高度降低。

在对抗胫前或胫后肌肌群的激活（潜在）的 TrPs 引起慢性紧张性肌炎，导致腓骨长肌和腓骨短肌超负荷，从而使 TrPs 持续迁延不愈。

睡觉时足剧烈跖屈使腓骨长肌和腓骨短肌长时间处于缩短的姿势。这个常见的姿势加重了 TrPs。

用于代偿小骨盆的跷"二郎腿"动作（见第四章第 42 页），可使上面腿的腓总神经受下面膝盖的挤压。交叉腿的重量也可能造成上面腿腓骨长肌的损伤，导致其持续的 TrPs。

穿高跟鞋站立时，通过前移身体重心至大足跖球部，通过减少支撑力，通过增加杠杆臂的长度而导致腓骨肌 TrPs 持续。合力不稳定使腓骨长肌和腓骨短肌超负荷。任一高度的细高跟鞋使支点不稳定均可使腓骨肌超载。

扁平足和无弧度足弓的患者可能有腓骨长肌和腓骨短肌压痛点和紧张带[58]，因为他们在行走的着地期过度使用这些肌肉[16]。

穿过紧的长袜子可以直接压迫腓骨长肌，趾长伸肌和腓肠肌的血液循环，就像一条止血带，从而导致它们的 TrPs。存在于腿上的凹陷的红色印迹提示腿部存在压迫。而比目鱼肌通常位置太深而不易受到影响。

8. 患者检查
（图 20-4 ～ 图 20-7）

有些潜在 TrPs 的腓骨长肌可无疼痛症状，但经过一些时间，这些潜在的 TrPs 可能导致典型的胼胝形成和踝关节的无力[100]。

足部的检查可发现第一跖骨相对较短和第二跖骨较长（莫顿足的结构），并伴有典型的胼胝形成。穿不平整、舒适性较差的鞋，或者设计良好但过紧的鞋均可导致疼痛。

患者行走时，临床医生从后面观察，可见足部的过度内旋或其他的向前偏移。腓骨长肌 TrPs 相关的中内侧摇摆足可导致足踝的无力，严重者可致患者使用拐杖。

如果坐在椅子上时，患者跷"二郎腿"，他或她可能在尝试代偿小骨盆。这种不对称骨盆所需检查在本书第四章第 41～43 页上有所说明。

要检查腓骨长肌和腓骨短肌无力问题，患者需躺在健侧。临床医生固定最上面的腿，使足跖屈和外翻（旋），足趾头放松，然后患者抱足保持该体位，临床医生压住足外侧缘使足翻转和背屈，患者提供对抗临床医生的反作用力[48,52]。小腿肌肉和足趾的长屈肌也可以产生强大的跖屈，但是这 2 个腓部肌肉是足跖屈时外翻的主要力量。第三腓骨肌和趾长伸肌也可产生外翻，但它们主要是背屈，而不是跖屈。与健侧相比，存在腓骨长肌和腓骨短肌 TrPs 的一侧不能在足外翻、跖屈时抱住足。Baker[14] 将这一现象描述为"分离"无力。TrPs 激化越明显，无力表现得越显著。

激活的腓骨长肌和腓骨短肌 TrPs 使已经外翻的足在用力外翻时引起 TrPs 疼痛，疼痛也限制了被动内翻的运动范围。第三腓骨肌的 TrPs 引起背屈（缩短）位置主动背屈时性疼痛，并限制了被动跖屈。

莫顿足部结构

1935 年，Dudley J. Morton, MD[75]，描

述了两种足的变异结构,主诉跖骨痛的150例患者中有一个或两个经常出现该结构。最常见的变异是伴有纵向足底韧带松弛的第一跖骨(跖跗关节)的过度活动,几乎与第一个类似,另一个是第一跖骨相对较短。第一跖骨活动过度使胫骨后肌和屈趾长肌过负荷[75],短的第一跖骨主要使腓骨长肌超负荷,但腓骨短肌超负荷的情况并不频繁。腓骨短肌腱不同于腓骨长肌腱,它不通过足掌到达第一跖骨。

第一跖骨相对较短较常见(约40%的人)[45]。在上述描述的两种变异结构步行期间,第一跖骨不能在足跟上升和足趾分离期间承受身体的重量(通常至少1/3)。莫顿足结构的运动员,每星期跑步约80km(50 mi)或以上则有可能出现疼痛症状[84]。

第一册第四章[105]回顾了较短的第一跖骨的有关文献。本章第14节,改进了措施后,对这种治疗的情况进行了描述。该解剖结构导致足在“刀刃”上内外摆动,该“刀刃”线从足跟通过长的第二跖骨头部。Travell[100]强调在足动力学方面机械不平衡的肌肉问题。这种由莫顿足结构引起的不平衡和超负荷,可能会影响包括腓骨肌在内的其他肌肉。与莫顿足结构相关的常见的姿势代偿肌肉包括有股内侧肌、臀中肌、臀小肌(见图8-3)。

要检查的莫顿足部结构,临床医生抓住足和弯曲的足趾关节,用手指支撑足底的跖骨头(图20-4A)。由跖趾关节形成的背褶变为可见。用钢笔标记每个跖骨头的突出部位,使五个跖骨头相对长度变得明显(图20-4B)。第二个足趾变得明显成为该结构一个突出的特点,图20-4。

如果足趾的跖骨弯曲,跖骨的位置则难以准确地进行标记(图20-4C)。

图20-5显示了如何检查得出足跖面的短的第一跖骨和长的第二跖骨的关系。第一个跖骨远端比第二跖骨远端更长。有时即使第二跖骨长于第一跖骨,但由于第二跖指骨太短,它的远端延伸无法超过第一足趾远端。跖骨的长度是更为重要的因素,因为它承担体重。因此,当患者有腓侧TrPs时,临床医生应检查2个跖骨的相对长度,而不仅仅是足趾。通常当第一跖骨短于第二跖骨时,第二和第三足趾皮肤的网状结构比第一和第二足趾之间的较大(图20-6)。这一发现提醒着检查者需查看跖骨长度。

虽然有些第一跖骨短的人在跖骨头有正常的体重分布,但那些重量分布异常的人则发展成胼胝[45]。这些胼胝的发展通常与腓骨长肌TrPs相关。它们常发生在第二跖骨头下(图20-7),有时在第三和第四跖骨头下也可以负担额外的重量。在站立期结束时这些胼胝将进一步跖骨头的异常体重分布加重。

其他胼胝也可形成于踇趾内侧、踇趾的末端;第一跖骨头内侧旁,前足外侧缘,有时在第五跖骨的侧面(图20-7)。

Duchenne[31]发现腓骨长肌麻痹患者存在足底外侧缘胼胝的疼痛。这指出当患者发展成腓骨长肌TrPs,将抑制和削弱它的功能,最终形成胼胝。这些外侧胼胝的存在表明足与鞋一侧的摩擦产生异常外侧力量。鞋过紧则易形成沿着足两侧的胼胝。内侧第一跖骨头的胼胝提示踇趾囊肿,在其早期阶段是可以通过矫正鞋子而非手术来纠正的。

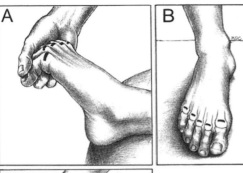

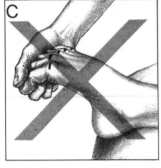

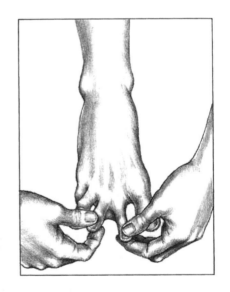

图20-5 足底前2个趾骨头远侧端末的触诊，在过度伸展足趾，演示莫顿的足部结构（一个相对较短的第一跖骨和较长的第二跖骨）。

图20-4 莫顿足结构的检查。黑色标记定位处为跖骨头。A. 内侧视图，良好的技术：跖趾关节跖骨屈趾。B. 站立负重位置。黑色标记，清楚地揭示了相对较短的第一跖骨和较长的第二跖骨。C. 不正确方式的标志跖骨头：跖骨弯曲近端跖跗关节足趾跖趾关节屈曲程度不够。

图20-6 足底前2个趾骨头远侧端末的触诊，足趾过伸，演示莫顿的足部结构（一个相对较短的第一跖骨和较长的第二跖骨）。

鞋的检查

不合适的鞋会加重莫顿足结构不稳定的现象。鞋子款式错了的话，即使适当的矫正也会导致更多的麻烦。鞋的检查至少应包括以几点：

（1）鞋应该有精确的脚模，以确保鞋子提供给足弓的最大支持。当患者穿上鞋子，2只鞋子彼此相互定位，内侧从足跟到足趾附近应相互接触。足趾不应该突出，不应该使彼此曲线远离。强行使跚趾外展的尖头鞋，使跖骨头受挤压，增加机械失衡，并导致男性和女性跚指滑膜囊肿的形成。

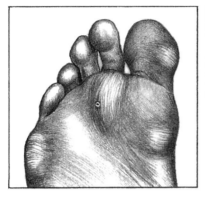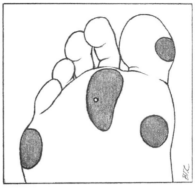

图20-7　胼胝往往与莫顿足结构相伴。当第二跖骨长于第一跖骨时，第二足趾较第一足趾通常离足较远。老茧在第二跖骨头下和第五跖骨头外侧较厚。另一个胼胝发生在第一跖骨头内侧，另外还可出现在踇趾的内侧指间关节处。

（2）**鞋面（或鞋头）**应覆盖足趾和跖骨头。足趾和跖骨头入鞋内，鞋面的垂直高度应提供充足的运动空间。如果鞋面在步行中过紧，患者失去正常的足趾运动，代偿莫顿足结构的鞋垫常使鞋面更紧，从而加重足趾拥挤的症状。出于这个原因，患者购买新鞋时应使用泡沫鞋垫，较大的足在试用每个新鞋时置入，以确保第一跖骨面有足够的空间。如果患者已经喜欢的鞋子太紧，应该修鞋匠连夜使用皮革修补（部分覆盖足背和足趾的部分）。

（3）跖骨头处的**鞋底**应该是柔软的。若因是新鞋而鞋底较硬，用手应能很容易将其压弯。在这方面，木鞋底显然是不理想的。同样，溜冰鞋也带来了类似的问题。

（4）**鞋跟**应牢固，与鞋合适。过宽的足跟空间允许足的足跟较易从一侧移到鞋内的另一侧。让整个足在鞋的侧面转动和滑移，这需要肌肉提供额外的稳定力，并可能引起水疱和跟腱敏感。这个问题是女性凉鞋的特点，特别是高跟鞋。一个足够厚的牢固的泡沫或毡垫沿两侧鞋内置入可防止这样的损伤。

（5）一个重要的现象是鞋跟的外侧或鞋底的内边缘上的**过度磨损**。一些足后跟外侧的磨损是正常的。过度磨损是因为支撑足在站立期过度的内翻和随后的过度外翻（水平面上一侧至另一侧的摇摆）。更严重的过度旋前的患者可能会出现只有内侧鞋跟和鞋底的过度磨损。鞋跟磨损更加剧足的机械失衡，应予以更换和纠正。患者可能需要一个合格的足病医生咨询。

（6）鞋跟应**平坦**，在任何方向上都不会引起莫顿足造成的不均匀的磨损。一些医生增加了一个楔子足跟，以提高其内侧，这可能对于站立的患者有帮助，但它加剧了患者行走时的机械不平衡。良好的足弓支撑是必要的。

9. 触发点检查（图 20-8）

检查腓骨肌的 TrPs，患者仰卧使足自由移动，同时覆盖另一个肢体（未被检查），以防止患者着凉（图 20-8）。腓骨长肌的 TrP 最常见的位置（图 20-1A 和触诊的近端点在图 20-8）是距腓骨头 2~4cm（约 1 in 或略多）的腓骨干上。通过对骨

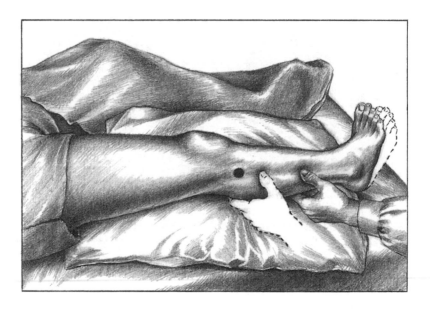

图20-8 右侧腓骨长，短肌触发点的触诊。实心圆标志着腓骨头。勾画出的手表明了对紧靠着腓骨头的腓骨长肌触发点的触诊。勾画足的点状线表示由于腓骨长肌触发点的叩诊诱发的一个局部抽搐反应。完全呈现的手显示了腓骨短肌触发点的触诊。

髂的触诊，可清楚地勾画出这个 TrP 的紧张带位置。在此基础上，对于腓骨长肌的叩诊很容易引起局部抽搐反应（LTR）。瞬态抽搐使足向外和向下摆动，如图 20-8 所指示。腓总神经斜行穿过腓骨颈，在腓骨头下有一个索状结构。神经区别于绷紧带在于神经的近侧位置和神经的行程是横跨肌肉而不是沿几乎与腓骨骨干平行的肌肉走行[70]。对神经过大的压力可能会引起腿和足的侧面刺痛感。

腓骨长肌 TrPs 的位置与 Lange[58] 发现腓骨肌肌硬结的位置相对应。腓骨短肌的 TrPs（图 20-1A 和触诊的远端点图 20-8）通常发现在两侧，在腿中 1/3 交界处附近，深达腓骨长肌肌腱。这些 TrPs 在腓骨干也易触及。腓骨短肌明显的 LTR 比腓骨长肌更难诱发，但足的可见性反应基本上是相同的。在这些肌肉活化的 TrPs 给予压力可特征性地引发牵涉痛，在后面、远端至外踝，在这种情况下也可表现出压痛。

第三腓骨肌（图 20-1B）的 TrPs 在腓骨短肌 TrPs 的远侧和前方，以及外踝的近端和前方可轻微触及。当坐位的患者试图从地面上抬起第五跖骨外翻足，这种肌肉肌腱突出，在前外侧踝和足部（趾长伸肌肌腱的外侧）很容易扪及。此肌肉的绷紧带往往难以通过触诊勾画，但给敏感的活化的 TrP 施压常引起踝关节前外侧有时足后跟外侧的疼痛（图 20-1B）。

10. 神经卡压（图 20-9）

第 6 部分鉴别诊断中回顾了腓总神经及其分支、腓浅神经和腓深神经的卡压症状。

腓骨长肌的近端附着处的开口为腓神经提供了通道。开口位于腓骨长肌近段的肌腱和纤维与腓骨颈之间，由一个纤维边缘分隔，左腿上纤维边缘呈字母"J"的形状，在右腿呈反"J"的形状。腓浅神经及腓深神经弯曲在"J"的底部、腓浅神经弯曲得最剧烈。在解剖标本和手术中，足的内翻使神经在此筋膜缘处绷紧[56]。

由于腓神经通过深入腓骨长肌起源处的尖锐的纤维边缘，所以腓神经松解术可缓解8位患者中7位患者腓总神经压迫神经病变的症状[60]。症状初期由剧烈运动引起，但报告并没有提及是否腓骨长肌肌筋膜的TrPs引起症状，特别是在神经松解术无效的患者。

腓骨长肌TrPs所造成的绷紧带增加肌肉的张力，如果靠近神经分支近端，可能导致腓总神经和（或）腓深浅[100]神经的

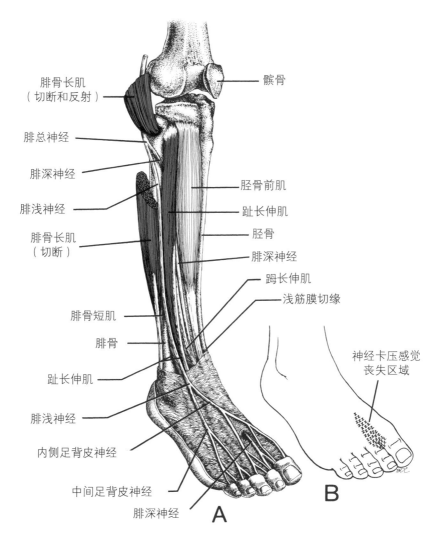

图20-9　腓总神经、腓深神经和腓浅神经的卡压。A. 图示腓骨长肌的收缩（暗红色）。腓深神经的卡压也可由紧张的趾长伸肌（中红）引起。腓深和浅神经分支穿过腓骨长肌和腓骨之间，绷紧带与腓骨长肌的触发点之间压迫神经，导致神经失用症。B. 由于腓骨长肌上的绷紧带触发点占据了第一和第二足趾背侧的区域，从而导致该区域神经卡压感觉丧失。此足的一部分皮肤完全由腓深和浅神经的分支支配。反"J"卡压结构和第三腓骨肌并没有显示。

卡压(图 20-9A)。对于神经的压迫可能会出现在腓骨,或导致周围神经肌肉紧张的绞窄感[49]。腓骨长肌肌肉的绷紧带压迫腓总神经或腓深神经的运动纤维筋膜可能会导致显著的足下垂[93,94]。由腓神经的卡压引起的足下垂和感觉障碍,可能是由于残留的小腿侧 TrPs 产生, TrPs 来源于治愈后期的神经根病。

腓总神经卡压(图 20-9B)所造成的麻木和刺痛感常出现在足背第一和第二足趾之间的三角地带。此特定的区域仅由腓深浅神经支配[54],而足背周围区域也由其他神经支配。腓深神经可能也被伸趾长肌 TrPs 绷紧带卡压对着腓骨(图20-9A)。由卡压导致的疼痛的神经学分布,有别于由腓骨长肌及腓骨短肌 TrPs引起的踝部区域的酸痛牵涉痛。腓总神经或其分支卡压的另一个潜在来源是"抗血栓性静脉炎使用的机械充气治疗"。已观察到几个年龄较大的患者,在使用四肢间隙气动压迫装置时导致的神经受损症状[2]。

11. 相关触发点

当其他 2 个腓骨肌有 TrPs 时,腓骨长肌几乎总是参与其中。并不令人惊讶,最常见的发展为继发性 TrPs 的肌肉与 TrP减弱的腓骨肌相关,它是趾长伸肌外翻的首要主动肌。事实上,趾长伸肌也可作为腓骨长肌跖屈动作的首要拮抗肌,可能导致他们发展 TrPs。相关肌肉的紧张带的慢性张力是它的拮抗剂超负荷。腓骨长肌 TrPs 的发生与胫骨后 TrPs 有关,这 2块肌肉特异性拮抗反转外翻,但在跖屈和稳定负重徒步行走是主动肌。

虽然腓骨长肌和腓骨短肌并非主要的跖屈肌,但是强大的腓肠肌和比目鱼肌的 TrPs 不太可能在腓骨肌中引起问题。腓骨肌的 TrPs 也不影响无任何功能的小腿三头肌。前臂小肌 TrPs 的疼痛延至腿的外侧面,能引起腓骨肌的卫星 TrPs。趾长伸肌和第三腓骨肌紧密协作,一个 TrP可引起另一个继发性 TrPs。

12. 牵拉下的间断性冷喷疗法（图 20-10 ）

用冰块间断性冷疗详见本书第 8～9页,用冷气雾剂间断性冷疗详见第一册第67～74 页[102]。增加放松和舒展检查的技术在第 10～11 页,其他可选治疗方式在本书第 9～11 页。避免全方位的拉伸是很重要的,因为将导致关节的不稳定性。

用间断性冷疗和伸展的方法松解腓骨肌内具有张力的 TrPs 时,应让患者平躺于治疗床上,嘱其全身放松。用冰或冷气雾剂慢速向下对腿、足踝和足部的前外侧进行喷疗(图 20-10),这可以帮助抑制缩短的肌肉(群)在被动拉伸时触及拉伸期间的牵张反射。冷气雾剂喷疗的范围应覆盖到所有 3 块腓骨肌,以及它们产生牵涉痛区域上方的皮肤。

在松解腓骨长肌和腓骨短肌肌内紧张的 TrPs 时,临床医生应将冰或冷气雾剂向下覆盖这些肌肉,并应仔细将牵涉痛通常涉及的外踝的后侧和足部的外侧包含在扫射范围内。在使足部充分内收和内翻后,临床医生应在患者舒适的前提下使足部尽量背屈(图 20-10 显示了冷气雾剂的应用)。患者吸气时,临床医生应轻柔地抵抗腓骨长肌和腓骨短肌的等长收

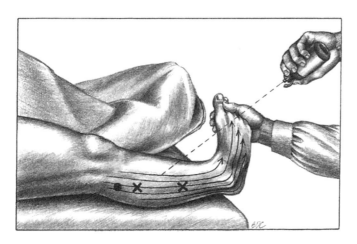

图20-10 腓骨长肌和腓骨短肌触发点（Xs）进行治疗时的牵拉体位和使用冰块或冷气雾剂的喷疗区域（细箭头）。实心圆标志腓骨头。拉伸动作结合了充分内翻和背屈这些肌肉。第三腓骨肌的拉伸（未显示）联合了内翻和趾屈，与一个额外的前（内侧）间断性冷喷疗法在第三腓骨肌的皮肤上。

缩。随着肌肉逐渐松弛，患者缓慢呼气和放松，并渐渐使足部呈背屈和内翻位，此时应再次用冷气雾剂进行平行扫射。

为了拉伸第三腓骨肌，应将患者的足部保持内翻的同时从背屈位转为跖屈位。结合深呼吸和等长收缩后放松，患者在吸气的同时应积极尝试足部外翻和背屈以抵抗由临床医生提供的等大的阻力。之后，随着患者缓慢地呼气和放松，医生应用冰水或冷气雾剂喷扫（如图 20-10 所示），期间应通过持续性平稳缓慢牵拉使其保持内翻和跖屈位发展第三腓骨肌。在该牵拉位时，被动屈曲足趾也可以拉伸趾长伸肌，这也需要对足和足趾的背面进行冷喷疗法（见第二十四章）。

胫骨前肌产生的张力应立即进行间断性冷处理和牵拉，从而缓解胫骨前肌的反应性抽搐。临床医生通过使足部外翻和跖屈的方式可被动牵拉胫骨前肌（见图 19-5）。

如之前所描述的步骤，用一块湿热的垫片重新温暖先前暴露于间断性冷处理的皮肤，然后嘱患者缓慢地充分伸展和收缩被治疗的肌肉，并如此重复几次。每天进行腓骨肌的自我伸展练习运动（见本章第 14 部分）可防止复发。

由于对腓骨进行剥离按摩或者缺血性压迫时可释放 TrPs，所以腓骨长肌及其表面皮肤比较适合使用冰而不是冷气雾剂（见第二章）。

13. 注射和拉伸（图 20-11）

第一册第 74~86 页对肌肉的注射和牵拉技术进行了详细的描述。腓骨长肌内的触发点通常出现在腓骨头远端 2~4cm，这个位置距离腓总神经通常仅 1cm（少于 1/2in），因为它在腓骨头下方斜行穿过腓骨（图 20-9）。触发点注射通常不会引起神经阻滞，但是触发点可能与神经的距离非常近，这种情况下局麻药可以随着神经向远处播散（图 20-11A）。在注射前应明智地向患者告知如果发生局麻药"溢出"，可能其足部会麻木。同时也应向患者保证，当 0.5% 普鲁卡因的麻醉

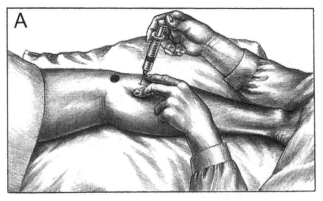

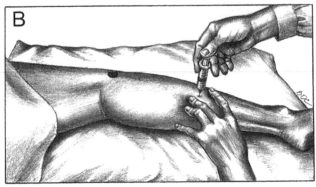

图20-11　右侧腓骨肌触发点的注射。实心圆标出来腓骨头。注意到2个膝盖之间的枕头，它展开了踝部从而支撑被注射的腿。A. 腓骨长肌触发点注射点远端靠近于仅在腓骨头下穿过腓骨的腓总神经。针的注射方向朝向下层的骨骼。B. 腓骨短肌的注射点在后外侧，在两腿的中下1/3交界处附近，注射深度达到腓骨长肌肌腱。

药效在 15～20min 后消失,足部感觉自然会恢复。

在对腓骨长肌进行注射前,临床医生应当首先触诊腓骨头后方以定位腓总神经。如果在神经穿过腓骨长肌处(而不是触发点处)按压神经可引起神经分布区的足部的神经刺激症状(Tinels 症状),那么神经很有可能就在此处遇到卡压。

在对腓骨长肌内的触发点进行注射时,嘱患者患侧朝上侧卧于治疗床上,用一只枕头隔开双侧膝盖(图 20-11A)。在温度较低的房间,用毯子或者被单盖在患者膝盖上方露出的皮肤上,以防止患者发生寒战。通过腓骨对腓骨长肌进行平滑触诊可清楚地勾画出紧张带,并对紧张带内最大的 TrPs 压痛进行定位。穿戴手套后,将一支 10ml 的皮下注射器内充满用等渗盐水稀释 0.5% 的普鲁卡因。用酒精消毒擦拭皮肤,再用冷处理的喷雾剂喷洒皮肤,使进针处的皮肤被冷却麻醉。医生用手指定位 TrPs,然后将一支 22 号 37mm(1.5 in)的穿刺针刺入,以近似垂直的方向向下朝向胫骨,以避免意外伤及腓总神经及其分支。触发点通常与骨组织非常接近。除了由穿刺针刺入 TrPs 所引起的尖锐的疼痛所导致的跳跃征外,医生可以感觉到局部抽搐反应(LTR),并可见到由 LTR 引起的足部的运动(图 20-8 中标出的足部)。与此同时,患者通常主诉在 TrPs 相关预测的牵涉区域(通常是外踝区）感到疼痛。然而,由神经投射引起的疼痛应集中于踇趾附近的足背区域。如果触诊检查时在主要 TrPs 附近触及另一个剩余的 TrPs,那么该触发点也应实施注射。触发点注射后,在应用间断性冷处理治疗的同时应被动拉伸肌肉。

注射腓骨短肌内 TrPs 的步骤与之前描述的相类似,不同之处在于此处 TrPs 的位置在肢体的更远端,通常位于大腿中、下 1/3 的交界处(图 20-1A 和图 20-11B)。穿刺针通过后外侧方向、深入腓骨长肌肌腱,到达腓骨短肌。此种注射不会引起腓神经阻滞。

第三腓骨肌内的 TrPs 注射通常较腓骨短肌内的 TrPs 偏远、偏前(图 20-1B),注射方法与腓骨短肌的方法相似。大腿中、下 1/3 水平的横截面(见图 19-3)显示,穿刺针到达第三腓骨肌最安全最直接的途径是通过肌肉表面覆盖的皮肤、直接朝向胫骨。这可避免伤及位于腓骨短肌表面的腓浅神经、骨间膜上的腓深神经及胫前血管。

注射和被动拉伸肌肉后,立即将一块湿热垫片覆盖在治疗过的肌肉的表面可减少注射后酸痛感。然后,在肌肉完全收缩和完全伸展的位置缓慢地做几个周期的主动运动,这可以帮助肌肉尽快恢复正常范围的活动和功能。患者在加强每天进行"腓骨肌自我伸展练习"(见下一部分)可有助于防止复发。

Baker 曾报道一位 14 岁的女孩,其腓骨长肌内存在 TrPs,她时常感到疼痛,并且在体操平衡木上不能保持稳定。激活的 TrPs 经注射后,这些症状得到缓解,之后,她能够赢得当地的平衡木比赛。

14. 纠正措施
(图 20-12 ～图 20-15)

健美操和更正行为
(图20-12～图20-14)
莫顿足部结构

如果一位有莫顿足部结构的患者没有皮肤硬结,也没有会引起局部抽搐反应的腓骨长肌 TrPs,那么他可能并不需要跖骨垫,而附加支持可能是更好的预防治疗措施。然而,在没有皮肤硬结的情况下,相对较短的第一跖骨头下方屈踇短肌肌腱内的籽骨(图 27-4)也可能提供必要的帮助。另一方面,为了处理腓骨源性的疼痛,莫顿足部结构通常需要得到纠正。

纠正有症状的莫顿足部结构的原则是:在足趾离地时,相对较长的第二跖骨和相对较短的第二跖骨之间的力得到平衡,具体方法是在第一跖骨头下方牢固黏合一个,有时是两个支持性薄层垫片[75,76,84]。图 20-12A 所示经剪裁的插入鞋底的插片可有助于精确地调整薄层垫片的位置。用这个方法所得的插片可使用于多双鞋子。在足部内侧,插片应延伸至第一跖骨头,几乎达到踇趾的远端趾间关节。插片的尾端应与鞋的远端折痕相重合(图 20-13),大概超出跖趾关节 1cm(3/8 in)(图 20-12C)。插片的外侧部分的尾端不应达到外侧 4 个跖骨头,这样,当插片置于鞋内时,不会对这些骨头提供任何支持。

毡垫可通过粘合性毛毡或者附加的黏合剂,如双黏地毯胶带与鞋底插片的下层相黏合(图 20-12B)。毡垫应覆盖第一跖骨头下方,延伸至鞋内侧,但不可位于第二跖骨头下方。

毛垫应该延长超过第一跖骨头末端，从而在趾分离时增加足趾头的支持，将足置于一个三足架基座上，但是它不应该延伸至蹬趾末节指骨。插入组件可以支持足（图 20-12C），以确保支撑所有第一跖骨头的部分，但是又不包括第二跖骨头。跖骨垫外侧移位仅 1mm 或 2mm 在功能上有显著差异。由于莫顿足结构通常（但不总是）都是双侧，所以一般 2 只鞋都需矫正。

足底插件必须足够大从而防止插入组件移位。一旦插入组件在鞋内外移，部分在第二趾骨头下，它就没有效了。女性为了有合适的宽度，应该购买男性尺寸的插件。如果她穿 10 号的鞋，她就应该买男性 10 号的足底插件。同样，穿 10 号鞋的男性应该购买男性 12 号的足底插件。足跟鞋垫过长的部分必须剪掉。

这个组装适用于如图 20-13 的鞋。患者应试穿鞋并检查插件的舒适性，特别需要注意，活动过程中是否有任何不适。第二趾骨头应该感觉到没有任何压力。

这是一个相对暂时的改装。毛毡垫逐渐受压，经过数月的使用，插件可能磨损。即使泡沫材料的鞋垫不需要替换，但经过一段时间的使用后，它也可能需要增加一个额外的毛毡层。

随着腓侧 TrPs 的消除和这些肌肉的运动耐受力的恢复时，通常不需要太多毛毡垫，但是完全不垫的话就会使肌肉倾向于激活 TrPs。

在随访中，应该检查患者的鞋子以纠正跖骨垫。垫子可能掉出来或者在鞋子里滑动，当患者换了双鞋或买新鞋的时候就会忘了。腓肌筋膜综合征缓解几个月后又复发，通常是由于没有矫正足够的鞋。

长久性的"荷兰人足"的矫正不需要维护，在换鞋的时候也不会忘记。为了矫正鞋，修鞋匠插入一个皮革楔形物，它在内侧有厚 3mm（1/8 in）的边缘，在第一跖骨头下皮革底层之间。女式鞋足底没有至少两层皮革的，同样男式鞋也常见，"荷兰人足"可被放置在原有鞋底和增加的薄的橡胶底之间。家居使用的胶水黏合的橡胶鞋底一般不能使用，但鞋匠有黑色薄的半个鞋底大小的橡胶很合适。

过度磨损的鞋跟应该更换，或者一个金属片或橡胶掌子修补到破损部分。矫正第一跖骨垫鞋底插件的使用经常结束或很大程度上减少鞋磨损中的过度外侧、足跟内侧的鞋底方式。仅仅有莫顿足结构的患者需要一个第一跖骨垫和一个平跟。在中间第三个[2]和第五个[76]跖骨体下方使用垫子可能也有好处。

如果患者第一跖骨为短足趾，而不是通常的位置轻微的外八字走路，校正莫顿足结构的第一跖骨垫可能被证明是无效的。对于所有的人，尤其是对这些患者，由于鞋跟太宽松足的问题可能会加重。在鞋跟侧放置鞋垫通常可以解决该问题。在一些鞋店可以买到这种垫子，从而纠正足的问题。

有时有莫顿足结构的患者也是用跖骨头垫，而且发现这也是有所帮助的。当跖骨垫不延伸到第二跖骨头时可以保留该支撑件。如果支撑件太短，可以添加第一跖骨垫来延长它的长度。Morton[74]推荐两个矫正方案。

足病医生和物理治疗师可以纠正这些矫形器，他们对以上列出的原则都很清楚。

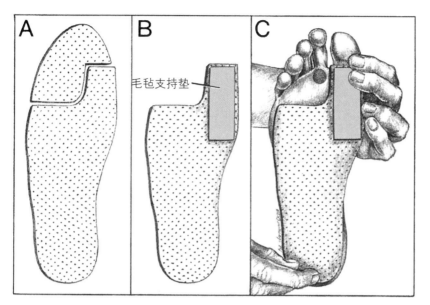

图20-12 通过在第一趾骨头下加入垫子进行鞋子插件的改进对莫顿足结构（短的第一跖骨，长的第二跖骨）进行矫正。A. 足底插件的足趾部分的去除扩大了仅在第一跖骨头下的支持垫。足底插件的外侧不应扩展到第二趾骨头下，插件应该到达第一跖骨头的末端（踇趾的皱褶线）。B. 第一趾骨头下的一个黏性毛毡支持垫。C.贴着足底的插件的合适的样子；垫子仅仅在第一跖骨头下。实心圆标出了在足中线的第二跖骨头，它必须不能被第一跖骨垫支撑。

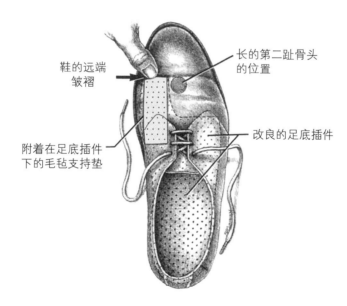

图20-13 矫正莫顿足结构（较短的第一跖骨和较长的第二跖骨）的鞋内改良足底插件的合理放置。第一趾骨头垫的远端准确地到达鞋远端的皱褶，由箭头和踇指甲所示。毛毡垫固定在泡沫足底插件的下方，如图所示。在远端皱褶足底中间的实心圆标出了长的第二趾骨头位置。毛毡垫将第二趾骨头上的重力转移到第一趾骨头，从而将足置于三角基础上，而不是通过第二跖骨的直线基础上。

临床医生必须要让患者将其所有的鞋子进行评估和修正。每双鞋子都有可能出现不同的需要矫正的问题。有莫顿足结构的患者，可能更喜欢赤足走路或穿上室内拖鞋。硬质鞋底的卧室拖鞋和凉鞋的搭配应该被丢弃。

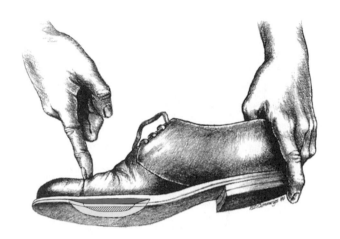

图20-14 对于"荷兰人足"持久的矫正首先是第一跖骨,然后矫正第二跖骨(莫顿足结构)图中红色标记的地方。鞋匠在第一跖骨头下方鞋子皮革的层与层之间插入了一个楔子。虚线显示的就是楔子插入的地方。手指指的地方是鞋子远端的折痕,它标记着楔子尾端的全部厚度3mm(1/8 in,内缘)。这个永久性的改良解决了毛毡垫太薄从鞋子里掉出来和鞋尖太紧不能将支持垫置入鞋内的问题,同时确保了毛毡垫的准确放置,例如高筒靴。

其他矫正方式

有其他足部类型或结构偏差的患者(见本书的第二十六章和第二十七章)需要合适的处理和鞋子的修改,从而提供平衡、舒适。

坐骨(屁股)的抬起(见本书第四章)可纠正一个小半骨盆,至少消除或减少了交叉腿的需要。

应避免穿窄尖足趾头和鞋尖紧的鞋子。相对于穿紧鞋的患者,赤足走路的患者更不容易发展足趾囊肿。鞋子的其他相关信息可见本章第8节。

随着人们变老,他们的足可能展开,倾向与肿胀。如果以往较舒适的旧鞋子如今变得紧了,就应该丢弃。

头部有较紧的松紧带或者在皮肤上留有缩进环的袜子,应及时更换,要不然就松解袜子的松紧带。可以使用熨斗松解弹性带。在没有松紧带的情况下,患者应该买足够紧的长筒袜。

矫正姿势和活动

像运动鞋、慢跑鞋、靴子之类舒适的鞋能提供良好的足弓和足部的支持,有效地降低腓肠肌的张力,从而使特定的 TrPs 治疗更有效。高跟鞋和细跟鞋应尽量避免。

对于修正高足椅引起的大腿下压力,可能的解决方案包括用足凳垫脚、缩短椅子腿,或在前方向下倾斜座椅底部。

TrPs 和腓骨长肌和腓骨短肌无力的患者,应避免在倾斜的人行道上散步,或在侧向倾斜的轨道上跑步,这些会导致这些肌肉超负荷。

矫正运动(图20-15)

腓骨长肌和腓骨短肌的自我拉伸运动如果在有流动水的温池或热水浴池中会更有效(图 20-15)。当患者抓住前足,使足充分的内翻和内收,然后向上朝向背屈的方向拉足,腓骨长肌和腓骨短肌得到了轻柔的被动拉伸。等长收缩后可易于

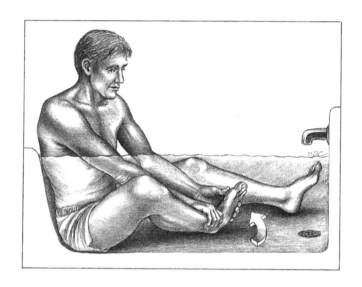

图20-15　患者坐在温水的浴盆里进行被动自我拉伸腓骨长肌和腓骨短肌练习时。箭头显示了牵拉方向：先伴随着趾屈的内翻，然后充分内翻的背屈。这拉伸训练配合等长收缩后放松更有效。

无痛拉伸；患者用一只手在踝的上方固定腿，在缓慢深呼吸的同时用一只手轻柔的对抗外翻和趾屈的主动力量。然后缓慢呼气的同时充分的伸展腿和足，患者占用了维持朝向内翻和背屈的稳定拉力的所有时间。暂停后，重复上述循环，直到内翻和背屈的活动范围没有新的进展。

由于患者可以掌握额外的复杂情况，更多的收获可能被认识到，表现在通过自愿的试图使足内翻和背屈，用手以协助它在同一方向移动。这种收缩激活腓骨长肌和腓骨短肌的拮抗肌，相互抑制，从而增加他们的舒张性和耐拉伸的能力。

由于负重，腓骨长肌压迫第一跖骨，它与胫骨后肌共同收缩支撑着跑步运动员的内侧弓，这些跑步运动员有过度旋前足和莫顿足结构。除对这些个体应用跖骨垫外，逐渐增加有氧代谢能力及腓骨长肌和胫骨后肌耐力的运动增加了他们跑步的耐力[2]。

15. 病例报告

病例20-1（J.G. Travell, M.D.所见）

一个女性儿科医生在她50多岁的时候一个人开车240km（150 mi），到达目的地后出现了急性踝关节疼痛和右足轻微的下垂，在她的油门踏板足的那侧。她习惯长途开车。在检查中，在第一和第二足趾之间背侧区域有一个清晰可见的、皮肤感觉减退的三角形斑片。温度觉的缺失比触觉更明显。右侧腓骨长肌上部显示一个激活的TrP，触诊时牵涉痛可向下延伸至外踝和足部相邻的外侧区域。患者两只足都有莫顿足结构和踇趾囊肿。

在右腓骨长肌活化的TrP上注射0.5%普鲁卡因溶液，诱发牵涉痛，但是没有证据表明该牵涉痛与腓总神经有关；24h后，皮肤感觉正常，踇趾伸展无力的症状显著减少。鞋子通过插入一个第一跖骨垫得到纠正，油门踏板也被润滑了。

她的腓骨长肌综合征再也没有复发过。她使油门踏板保持很好的润滑状态，所有的鞋子中都置入了第一跖骨垫。该患者又积极生活了20多年。

病例20-2（J.G. Travell, M.D.所见）

在7月第一次见到他之前的6个月中，这个患者，一个健康的中年男性，患有严重的左侧下背痛和腰椎间盘突出的典型症状，包括神经功能缺失，完全的足下垂，第一和第二足趾间皮肤感觉的缺失。一张X线片提示缺失这么大，怀疑可能是肿瘤。在1月份，手术发现了破裂的椎间盘突出。手术医生指出大量的椎间盘组织可能溢出在神经根和脊椎管内。

5月份，手术后的5个月，他的左侧下背部和坐骨神经痛得到很大程度上的缓解。足背屈的能力恢复到最大限度，尽管它仍然微软。大部分的受损皮肤的感觉恢复正常，但患者的腿和足存在持续性的疼痛，严重影响晚上睡眠。他已经被建议运动，尝试了慢跑。当他慢跑回来后，他几乎没法移动他的左足。到最后，他都没法工作。

从这个初步的病史看，我怀疑他有很长的第二跖骨。他来见我时，我确实找到第一跖骨短、第二跖骨长的莫顿足结构和左侧腓骨长肌明显的局部抽搐反应。按压左侧腓骨头下方的腓神经，就在被腓骨长肌潜在的卡压点处，就会出现足刺痛。虽然他的莫顿足结构是双侧，但是只有左足受累，椎间盘突出在左侧。他的下肢不等长，左下肢较短。

后来病史追问发现，当他还是个孩子时，他的足受伤了。在他的印象里，他的足一直痛。我伸展他的腓骨肌，趾长伸肌和胫前肌。然后，我在他的鞋里放了第一跖骨垫，将左侧用足跟抬起纠正下肢不等长。

治疗后，患者得到了数月以来的第一个无痛的睡眠。第2天早上他去慢跑两足未出现疼痛。第2天，我再次伸展腓骨肌、趾长伸肌和胫前肌。3年过去了，疼痛没有复发。

夏季，患者有左侧下肢较短引起的下肢长度不等，使症状（左）侧承担更大部分的身体体重，左侧由于内外侧摆动足的莫顿足结构导致左腓骨肌受损。永久性的缓解需要为莫顿足结构的鞋子进行简单修改，下肢长度不等的调整和拉伸腿部相关腓骨肌和相关伸肌间断冷处理治疗。

（周姝婧　赵贤元　译　毛煜
吕焕然　校译　王祥瑞　杭燕南　校）

参考文献

1. Alexander IT, Johnson KA, Parr JW. Morton's neuroma: a review of recent concepts. *Orthopedics* 10:103-106, 1987.
2. Anderson A. Personal communication, 1991.
3. Anderson JE. *Grant's Atlas of Anatomy*, Ed. 8. Williams & Wilkins, Baltimore, 1983 (Fig. 4-70).
4. *Ibid.* (Fig. 4-71A).
5. *Ibid.* (Fig. 4-71B).
6. *Ibid.* (Fig. 4-71C).
7. *Ibid.* (Fig. 4-72).
8. *Ibid.* (Fig. 4-73).
9. *Ibid.* (Fig. 4-79).
10. *Ibid.* (Fig. 4-81).
11. *Ibid.* (Fig. 4-106).
12. *Ibid.* (Fig. 4-107).
13. Baker BA. The muscle trigger: evidence of overload injury. *J Neurol Orthop Med Surg* 7:35- 44, 1986.
14. Baker BA. Myofascial pain syndromes: ten single muscle cases. *J Neurol Orthop Med Surg* 10:129-131, 1989.
15. Bardeen CR. The musculature, Sect. 5. In *Morris's Human Anatomy*, edited by CM. Jackson, Ed. 6. Blakiston's Son & Co., Philadelphia, 1921 (pp. 512, 515-516).
16. Basmajian JV, Deluca CJ. *Muscles Alive*, Ed. 5. Williams & Wilkins, Baltimore, 1985 (pp. 334, 335, 337, 345, 378-379).

17. Basmajian JV, Stecko G. The role of muscles in arch support of the foot. An electromyographic study. *J Bone Joint Surg [Am]45*:1184-1190, 1963.

18. Bates T, Grunwaldt E. Myofascial pain in childhood. *J Pediatr 53*:198-209, 1958.

19. Bowker JH, Olin FH. Complete replacement of the peroneus longus muscle by a ganglion with compression of the peroneal nerve: a case report. *Clin Orthop 740*:172-174, 1979.

20. Broer MR, Houtz SJ. *Patterns of Muscular Activity in Selected Sports Skills.* Charles C Thomas, Springfield, 1967.

21. Cachia W, Grumbine NA, Santoro JP, *et al.* Spontaneous rupture of the peroneus longus tendon with fracture of the os peroneum. *J Foot Surg 27*:328-333, 1988.

22. Carter BL, Morehead J, Wolpert SM, *et al. Cross-Sectional Anatomy.* Appleton-Century-Crofts, New York, 1977 (Sects. 72-85).

23. *Ibid.* (Sects. 73-83).

24. *Ibid.* (Sects. 80-84).

25. Clemente CD. *Gray's Anatomy of the Human Body,* American Ed. 30. Lea & Febiger, Philadelphia, 1985 (p. 575).

26. *Ibid.* (pp. 579-581).

27. *Ibid.* (p. 1230, Fig. 12-59, pp. 1241-1243).

28. Cox JS, Brand RL. Evaluation and treatment of lateral ankle sprains. *Phys Sportsmed 5*:51-55, 1977.

29. Cross MJ, Crichton KJ, Gordon H, *et al.* Peroneus brevis rupture in the absence of the peroneus longus muscle and tendon in a classical ballet dancer: a case report. *Am J Sports Med 16:* 677-678, 1988.

30. Davies JA. Peroneal compartment syndrome secondary to rupture of the peroneus longus: a case report. *J Bone Joint Surg [Am] 61*:783-784, 1979.

31. Duchenne GB. *Physiology of Motion,* translated by E.B. Kaplan. J.B. Lippincott, Philadelphia, 1949 (pp. 305-309, 313, 319, 362-363, 395, 408).

32. *Ibid.* (pp. 345-346).

33. Evjenth O, Hamberg J. *Muscle Stretching in Manual Therapy, A Clinical Manual.* Alfta Rehab Ferlag, Alfta, Sweden, 1984 (pp. 140, 147).

34. Ferner H, Staubesand J. *Sobotta Atlas of Human Anatomy,* Ed. 10, Vol. 2. Urban & Schwarzenberg, Baltimore, 1983 (Fig. 380).

35. *Ibid.* (Fig. 458).

36. *Ibid.* (Fig. 462).

37. *Ibid.* (Figs. 465, 467).

38. *Ibid.* (Figs. 468, 469).

39. *Ibid.* (Figs. 472-474).

40. *Ibid.* (Fig. 488).

41. *Ibid.* (Figs. 500, 503).

42. *Ibid.* (Fig. 504).

43. Good MG. Painful feet. *Practitioner 763*:229-232, 1949.

44. Hammerschlag WA, Goldner JL. Chronic peroneal tendon subluxation produced by an anomalous peroneus brevis: case report and literature review. *Foot Ankle 10*A5-47, 1989.

45. Harris RI, Beath T. The short first metatarsal: its incidence and clinical significance. *J Bone Joint Surg [Am] 31*:553-565, 1949.

46. Henstorf JE, Olson S. Compartment syndrome: pathophysiology, diagnosis, and treatment. *Surg Rounds for Orthop:* pp. 3 3 - 4 1 , Feb. 1987.

47. Jacobsen S. Myofasciel smertesyndrom (Myofascial pain syndrome). *Ugeskr Laeger 749*:600- 601, 1987.

48. Janda V. *Muscle Function Testing.* Butterworths, London, 1983 (pp. 200-202).

49. Jeyaseelan N. Anatomical basis of compression of common peroneal nerve. *Anat Anz 769*:49- 51, 1989.

50. Kamon E. Electromyographic kinesiology of jumping. *Arch Phys Med Rehabil 52*:152-157, 1971.

51. Kellgren JH. Observations on referred pain arising from muscle. *Clin Sci 3*:175-190, 1938 (pp. 179, 186).

52. Kendall FP, McCreary EK. *Muscles, Testing and Function,* Ed. 3. Williams & Wilkins, Baltimore, 1983 (pp. 138, 143).

53. Kernohan J, Levack B, Wilson JN. Entrapment of the superficial peroneal nerve. Three case reports. *J Bone Joint Surg [Br] 67*:60-61, 1985.

54. Kopell HP, Thompson WAL. *Peripheral Entrapment Neuropathies.* Robert E. Krieger Publishing Co., Huntington, New York, 1976 (pp. 34-38).

55. *Ibid.* (pp. 40-43).

56. *Ibid.* (pp. 44-50).

57. Krammer EB, Lischka MF, Gruber H. Gross anatomy and evolutionary significance of the human peroneus HI. *Anat Embryol 755*:291-302, 1979.

58. Lange M. *Die Muskelharten (Myogelosen).* J.F. Lehmanns, Munchen, 1931 (pp. 136, 137, Fig. 43).

59. Larsen E. Longitudinal rupture of the peroneus brevis tendon. *J Bone Joint Surg [Br] 69*:340- 341, 1987.

60. Leach RE, Purnell MB, Saito A. Peroneal nerve entrapment in runners. *Am J Sports Med 17:* 287-291, 1989.

61. LeMelle DP, Janis LR. Longitudinal rupture of the peroneal brevis tendon: a study of eight cases. *J Foot Surg 28*:132-136, 1989.

62. Le Minor JM. Comparative anatomy and significance of the sesamoid bone of the peroneus longus muscle (os peroneum). *J Anat 757*:85- 99, 1987.

63. Lenteil GL, Katzman LL, Walters MR. The relationship between muscle function and ankle stability. *J Sports Phys Therap 77*:605-611, 1990.

64. Lockhart RD. *Living Anatomy,* Ed. 7. Faber & Faber, London, 1974 (pp. 66-67, Figs. 136, 138, 140).

65. Lowdon IMR. Superficial peroneal nerve entrapment. A case report. *J Bone Joint Surg [Br] 67*:58-59, 1985.

66. Mann RA, Moran GT, Dougherty SE. Comparative electromyography of the lower extremity in jogging, running, and sprinting. *Am J Sports Med 74*:501-510, 1986.

67. Matsusaka N. Control of the medial-lateral balance in walking. *Acta Orthop Scand 57*:555-559, 1986.

68. McAuliffe TB, Fiddian NJ, Browett JP. Entrapment neuropathy of the superficial peroneal nerve. A bilateral case. *J Bone Joint Surg [Br] 67*:62-63, 1985.

69. McMinn RMH, Hutchings RT. *Color Atlas of Human Anatomy.* Year Book Medical Publishers, Chicago, 1977 (pp. 282, 285, 289).

70. *Ibid.* (p. 305C).

71. *Ibid.* (p. 312).

72. *Ibid.* (p. 318).

73. *Ibid.* (p. 319).

74. *Ibid.* (p. 321).

75. Morton DJ. *The Human Foot. Its Evolution, Physiology*

and Functional Disorders. Columbia University Press, New York, 1935.

76. Morton DJ. Foot disorders in women. *J Am Med Women's Assoc 70*:41-46, 1955.

77. Netter FH. *The Ciba Collection of Medical Illustrations*, Vol. 8, Musculoskeletal System. Part I: Anatomy, Physiology and Metabolic Disorders. Ciba-Geigy Corporation, Summit, 1987 (p. 98).

78. *Ibid.* (p. 99).

79. *Ibid.* (pp. 100, 104).

80. *Ibid.* (p. 102).

81. *Ibid.* (p. 103).

82. *Ibid.* (p. 107).

83. *Ibid.* (pp. 109, 111).

84. Pagliano J. The final word on the most talkedabout toe in running. *Runner's World:* pp. 68 -69, Sept. 1980.

85. Parashar SK, Lai HG, Krishnan NR. 'Harvesters Palsy': Common peroneal nerve entrapment neuropathy. (Report of 5 cases). *J Assoc Physicians India 24*:257-262, 1976.

86. Peacock KC, Resnick EJ, Thoder JJ. Fracture of the os peroneum with rupture of the peroneus longus tendon: a case report and review of the literature. *Clin Orthop 202 :* 223 - 226, 1986.

87. Perlmutter M, Ahronson Z, Heim M, *et al.* A case of foot-drop and the significance of a popliteal mass. *Orthop Rev 70*:134-136, 1981.

88. Rasch PJ, Burke RK. *Kinesiology and Applied Anatomy*, Ed. 6. Lea & Febiger, Philadelphia, 1978 (pp. 318, 319 - 320 , 330, Table 1 7 - 2) .

89. Reynolds MD. Myofascial trigger point syndromes in the practice of rheumatology. *Arch Phys Med Rehabil 62*:111-114, 1981.

90. Rohen JW, Yokochi C. *Color Atlas of Anatomy,* Ed. 2. Igaku-Shoin, New York, 1988 (p. 426).

91. Sammarco GJ, DiRaimondo CV. Chronic peroneus brevis tendon lesions. *Foot Ankle 9*:163-170, 1989.

92. Sidey JD. Weak ankles. A study of common peroneal entrapment neuropathy. *Br Med J 3:* 623-626, 1969.

93. Simons DG. Myofascial pain syndrome due to trigger points, Chapter 45. In *Rehabilitation Medicine* edited by Joseph Goodgold. CV. Mosby Co, St. Louis, 1988 (pp. 686-723, *see* pp. 711-712, Fig. 45-9E).

94. Simons DG, Travell JG. Myofascial pain syndromes, Chapter 25. In *Textbook of Pain*, edited by RD. Wall and R. Melzack, Ed 2. Churchill Livingstone, London, 1989 (pp. 368-385, *see* p. 378, Fig. 25.9F).

95. Sridhara CR, Izzo KL. Terminal sensory branches of the superficial peroneal nerve: an entrapment syndrome. *Arch Phys Med Rehabil 66:*789-791, 1985.

96. Styf J. Entrapment of the superficial peroneal nerve. Diagnosis and results of decompression. *J Bone Joint Surg [Br] 77*:131-135, 1989.

97. Sutherland DH. An electromyographic study of the plantar flexors of the ankle in normal walking on the level. *J Bone Joint Surg [Am] 48:*66-71, 1966.

98. Takebe K, Hirohata K. Peroneal nerve palsy due to fabella. *Arch Orthop Trauma Surg 99.*91-95, 1981.

99. Thompson FM, Patterson AH. Rupture of the peroneus longus tendon: report of three cases. *J Bone Joint Surg [Am] 71*:293-295, 1989.

100. Travell J. Low back pain and the Dudley J. Morton foot (long second toe). *Arch Phys Med Rehabil 56:*566, 1975.

101. Travell J, Rinzler SH. The myofascial genesis of pain. *Postgrad Med 77:*425-434, 1952.

102. Travell JG, Simons DG. *Myofascial Pain and Dysfunction: The Trigger Point Manual.* Williams & Wilkins, Baltimore, 1983.

103. *Ibid.* (pp. 86-87).

104. *Ibid.* (p. 88).

105. *Ibid.* (p. 110-112).

106. Tropp H, Odenrick P. Postural control in single-limb stance. *J Orthop Res 6:*833-839, 1988.

107. Wilson RC, Moyles BG. Surgical treatment of the symptomatic os peroneum. *J Foot Surg 26:* 156-158, 1987.

108. Woltman HW. Crossing the legs as a factor in the production of peroneal palsy. *JAMA 93:* 670-674, 1929.

第二十一章
腓肠肌

"小腿痉挛肌"

本章要点：腓肠肌肌筋膜**牵涉痛**的触发点（TrPs）可能从同侧足背延伸至踝后内侧及小腿、膝盖后侧及远端大腿后侧。最常见的 TrP、TrP$_1$，位于腓肠肌内侧头的内侧缘近肌腹中点，以最广泛的方式向周围放射。其他 3 个腓肠肌 TrP 的牵涉痛则多局限于 TrP 附近。腓肠肌的**解剖附着**于膝、踝 2 个关节。近端，内侧和外侧头分别附着在股骨远端后方；远端，腓肠肌末端肌纤维和比目鱼肌结合成腱膜构成跟腱。这 2 块肌肉结合形成的肌腱附着于跟骨的后面。当腓肠肌出现变异的第三头，该头也将附着于股骨。腓肠肌是由 S$_1$ 和 S$_2$ 脊髓节段发出的内侧腘神经和胫神经纤维支配的。腓肠肌的**功能**是协助其他跖屈肌在行走中腿向前转动时固定足部，同时也能稳定膝盖。它主要在足异常用力跖屈时发挥作用。**功能单位**包括比目鱼肌，与之形成一个紧密的组合。主要的对抗肌为胫前肌和趾长伸肌。腓肠肌 TrPs 的相关**症状**是夜间小腿痉挛，及由任何活动触发 TrPs 引起的相关疼痛类型。腓肠肌**触发点的激活和持续存在**在很大程度上是因为身体过度负荷和足的姿势不当。爬陡坡、慢跑上山及骑自行车时座椅过低、腿部上石膏均可激活 TrPs。长时间足跖屈可能使它们持续

存在。**患者检查**时发现踝关节背屈时不能充分伸展膝关节。**触发点检查**应包括所有腓肠肌的四个触发点位置。近端肌肉的内侧缘和外侧缘的肌腱表面的腱膜带常被误认为肌纤维中的 TrPs。此肌肉很少造成神经卡压。然而，一些变异的腓肠肌第三头近端可能会导致严重的血管压迫，需要手术缓解。

相关的触发点：在激活比目鱼肌或腿后部肌肉可发现，有时在趾长屈肌和胫后肌。腓肠肌 TrPs 有时也与其拮抗的胫前肌和趾长伸肌的 TrPs 相关。**间断牵拉式冷喷疗法**采用冰或喷雾剂喷到肌肉上，然后足背就会出现相关的牵涉痛。当患者的踝关节被动背屈时，膝关节就会自然伸直，使紧张的肌肉松弛。在 TrP$_1$、TrP$_2$ **注射**是相对简单无风险的。而在 TrP$_3$ 注射，则有可能穿刺到变异的腘动脉。当存在腓肠肌第三头时，这种变异的可能性增大。**矫正措施**包括减少持续的跖屈，如避免穿高跟鞋及人生下后，足后跟不能触及地面，则使用脚凳。而腓肠肌拉伸练习通常是有效的，被动拉伸腓肠肌能迅速缓解小腿痉挛（足背屈且膝盖伸直）。夜间持续的足跖屈会使腓肠肌的触发点长期存在。通常通过抑制腓肠肌的 TrPs 触发来防止痉挛复发。另外，提高床脚、服用维

生素 E 可能对部分患者夜间小腿痉挛的情况有所改善。

1. 牵涉痛（图 21-1）

腓肠肌 TrPs 往往集中在 TrP$_1$ 至 TrP$_4$ 4 个部位（图 21-1）。第一对 TrP$_1$ 和 TrP$_2$ 分别在近端腓肠肌的内侧和外侧肌腹中部。其他 2 个 TrP$_3$ 和 TrP$_4$ 分别位于膝盖后方腓肠肌内、外侧头附着于股骨髁的位置。因此，腓肠肌的每个头都有 2 个 TrP，靠近其外缘。最常见的 TrPs 为 TrP$_1$，远离膝盖，靠近腓肠肌**内侧头**的内侧缘（TrP$_1$，图 21-1）。此 TrP$_1$ 牵涉痛主要范围是在同侧足的足背，并扩散到大腿下部后方、膝关节后面以及小腿至踝后内侧区域。

仅次于 TrP$_1$ 的常见的腓肠肌 TrPs 是 TrP$_2$，位置稍远，在腓肠肌**外侧头**肌腹的外缘。TrP$_2$ 和余下的 TrP$_3$ 及 TrP$_4$，其放射痛主要局限在 TrP 周围（图 21-1）。

TrP$_3$ 及 TrP$_4$ 区域的触痛可能是由 TrP$_1$ 和 TrP$_2$ 结合的肌束带产生的肌腱张力所造成的。膝盖后方的一处或双处 TrP 区域（TrP$_3$、TrP$_4$），可能有自身可触及的肌束带而末梢的 2 个 TrPs 则没有。他们产生的疼痛主要在腘窝。四个腓肠肌 TrPs 极少一起触发。当远端 TrP$_1$ 和 TrP$_2$ 未触发时，患者若察觉膝盖后方疼痛，则可能由 TrP$_3$ 或 TrP$_4$ 造成的。

TrP$_1$ 和 TrP$_2$ 均与夜间小腿痉挛有关，

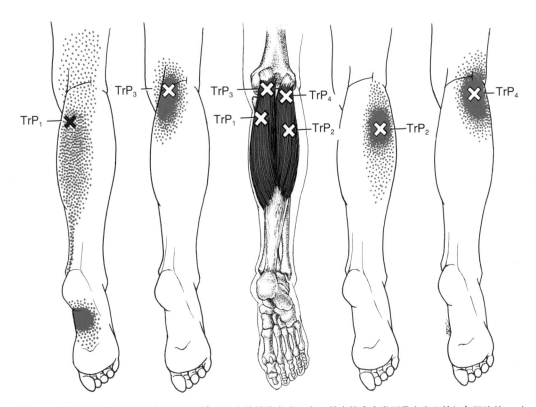

图21-1　疼痛（暗红色）源自右腓肠肌（浅红色）的触发点（Xs）。基本的疼痛类型是由**实心的红色**标注的。由红点描出的则是放射痛的基本类型，当患者发生夜间小腿痉挛疼痛时，可能会出现在内侧头的肌腹上的TrP$_1$，和在外侧头肌腹上放射区域较小的TrP$_2$、更近端的触发点TrP$_3$和TrP$_4$疼痛向膝后上方投射。

但最近端的 2 个腓肠肌 TrPs 很少与痉挛有关。小腿抽筋性质与肌筋膜 TrPs 的关系在第六章有进一步探讨。

TrP₁ 牵涉痛的类型在成人中已有报道 [153,155,173]，儿童中也有类似报道 [23]。

Good[64] 所描述的"肌痛点"的 4 个位置，与本文标注的腓肠肌 TrP 很相似。腓肠肌是足部疼痛的源头，在这些肌痛点注射普鲁卡因能缓解足部疼痛。Sola[156,157] 所描述的源自腓肠肌内、外侧缘 TrPs 的疼痛会由 TrPs 向四周放射。Kelly[83] 描述了"纤维病变"处的疼痛从膝盖后方至腿下部，在病变处注射普鲁卡因可缓解疼痛。Arcangeli[13] 等所描述的疼痛"触发区"位于本文描述的 TrP₁ 和 TrP₂ 之间的区域，此处疼痛可向下肢的背面自膝盖向小腿中部放射。

Kellgren[82] 通过将 0.2ml 6% 的生理盐水注射于腓肠肌肌腹的实验证实了可能存在疼痛感受器。可向整个下肢后方疼痛自臀部向足踝处放射。

间歇性跛行与腓肠肌 TrPs 间的联系，以及 TrPs 可明显增加跛行的疼痛，这些将在本章第 6 节中讨论。

2. 解剖附着和注意事项 （图 21-2）

腓肠肌是小腿最表浅的肌肉，小腿处可显示其轮廓。该肌肉联结膝和踝，分成 2 个完全独立的肌腹，形成内侧头和外侧头。内侧头较厚，与外侧头相比延伸的较远。近端，每个头连接到相应的腓骨髁突 [2,53,103]，由一个大而平坦的肌腱和膝关节囊构成。每个头最厚的部分位于肌腱的外侧缘。远端，两个头均附着于跟腱（Achilles 腱）[6]，固定于跟骨后表面（图 21-2）。

肌腹长度有 15 ~ 18cm（6 ~ 7 in），但单根纤维长度只有 5.0 ~ 6.5cm（2 ~ 2.5 in）[179]。纤维在浅筋膜和深筋膜之间形成角度。

跟腱腱膜沿着肌下端几乎延伸至膝，为相对较短的纤维提供依附。腱膜增厚形成 2 个头，作为附着肌肉的肌间隔。此腱膜有一个"T"形横截面。腱膜的 2 个股骨部分横截面呈附着的腱膜覆盖每个头后表面的近端 2/3。肌纤维在跟腱膜浅腱膜和深腱膜间形成一定角度 [18]。

触诊时肌肉绷紧，这种纤维排列的细节很重要 [18]。和许多解剖书中的绘图一样 [7,18,104,108,138]，在图 21-2 中纤维排列不是很清楚。然而，有些绘图很好地显示了纤维斜行排列。通常，腓肠肌两个头的最近端纤维形成一个"V"形。有一些纤维向下延伸渐与小腿平行。但是，2 个头的最中心纤维继续沿着肌间隔形成角度。当触诊近端肌肉部分时，区分紧绷的肌纤维束带和纵向分布的肌腱是重要的，肌腱也可能感觉是结实而"黏缠"。肌腱沿纤维到腱膜的连接处可能显得柔软。

据报道，约 5.5% 的日本人和 2.9%~3.4% 其他国籍的人会出现腓肠肌第三个头的变异 [78]。这个头近端附着于股骨后面、内侧和外侧头附着处之间，有时与它们挨得很近。远端可能加入腓肠肌的内侧头或外侧头的肌肉内，更多时候会加入内侧头 [78]。第三个头的具体图示显示它可能跨过包含腘血管和胫神经在内的部分或全

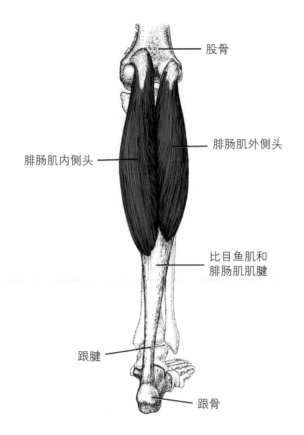

图中标注：股骨、腓肠肌外侧头、腓肠肌内侧头、比目鱼肌和腓肠肌肌腱、跟腱、跟骨

图21-2　后面观可见右侧腓肠肌（红色区域）附着物。腓肠肌远端的（深）腱膜与比目鱼肌表面的腱膜合并形成了跟腱。

部的神经血管束[61]。

2个腓肠肌相关的滑囊。腓肠肌外侧囊图解[2,5,34,53]显示其位置介乎腓肠肌外侧头和膝关节后囊之间，有时与膝关节连通[34]。另外一个滑囊是跟骨肌腱下滑囊[6,55]，位于跟腱和跟骨之间[36]。

在外侧头近端肌腱出现一个籽骨（腓肠豆/豆状体）的概率是27%～29%。约半数的内侧头肌腱处出现籽骨。其中只有约1/3为骨质，其他都是软骨[74]。

Khan和Khan[85]在三组尸检样本中每个抽取10个腓肠肌和10个比目鱼肌样品，并计算其中红色、中间物和白色纤维（分别与氧化、组合、糖酵解代谢相关）的比例。他们发现，个体差异很大。这三种

纤维类型在腓肠肌的平均百分比分别为56%、11%和33%（如预期一样，比目鱼肌红纤维比例更大）。

单关节的比目鱼肌肌肉纤维的平均长度为3.7cm（1$\frac{1}{2}$in），相比之下，跨两个功能关节的腓肠肌肌纤维平均长度为5.8cm（2.3in）[178]。

1例死婴中发现，腓肠肌的2个头中线分离处与肌肉外缘中点区域形成马蹄形的线[30]。

补充参考

腓肠肌的2个头从后侧观进行细节上的描绘，纤维方向清晰[7,18,104,108,138]，但整体上不详细[57,161,167]。胫神经和腘动静脉

从这 2 个头之间穿过,使它们分离从而形成腘窝 [3,52,106,124]。

外侧头侧面观肌腱和纤维有明确的划分 [105,140],但结构细节较少 [55,10,7,159]。

内侧头从内侧观可清晰分辨腱膜 [139],但结构细节较少 [54,107]。内侧头也可以从正面 [28,58] 及横截面上 [56,160] 看到。

3. 神经支配

腓肠肌的两头均由胫神经的分支支配。神经纤维从脊髓节段 S_1 和 S_2 延伸出 [4,35,37]。

4. 功能

站立和行走期间,腓肠肌的功能有时称作"反向拉伸";即其拉伸到最近端。该肌肉通过长时间在承重部位的伸缩来实现功能。

在行走期间,跖屈(包括腓肠肌)在起步阶段抑制(控制)距骨的前向旋转 [165],提供膝、踝的稳定,并且通过最小化身体重心的垂直摆动从而节省能量消耗。通常,它们并不推进身体向前 [166],即使是在跑步的时候,腓肠肌通常很少提供或者根本没有推力。

直立位时,腓肠肌是不活动的或者很少活动,除非平衡被打破,当一个人向前倾斜的时候,腓肠肌有较多的活动。在爬斜坡、上下楼梯、跳跃或者骑自行车等活动时起到为跖屈充当肌肉储备作用。

腓肠肌和比目鱼肌的不同作用源于纤维长度、纤维类型和解剖附着点的不同。腓肠肌是功能性双关节肌肉,当膝关节弯曲时它缩短,当膝关节伸展时起到提高踝部的杠杆功能。然而,比目鱼肌只在足踝部穿过,并不受膝关节角度的影响。

当足可以自由移动时,腓肠肌的主要作用是跖屈足部;其也趋向于产生旋转作用。尽管两头均附着于膝关节上面的股骨髁上,该肌仅发挥有限的作用即作为膝盖处的屈肌,尤其当膝盖伸展时。该附件调整腓肠肌的长度以及稳定膝关节。

作用

腓肠肌在膝盖处可辅助弯曲动作。在足踝处,腓肠肌和比目鱼肌一起通过跟腱成为足部主要跖屈肌。当膝伸展时,腓肠肌是最有效的跖屈肌;当膝逐渐弯曲时,该肌肉便失去跖屈作用,而跖屈动作靠比目鱼肌来完成。

当膝呈完全伸展式承重跛行情况时,腓肠肌协助完成膝关节的稳定 [130]。

腓肠肌使足旋后。Duchenne[44] 观察到当刺激该肌肉其中一个的头时,就会发生内翻和旋后。他对此动作的解释是,跖屈力通过跟骨传导至骰骨,并且骰骨传导该力只到第四和第五跖骨。而 Anderson[8] 则阐释了该机制。因为该力只作用于足侧面,所以跖屈过程中会发生内翻或旋后。

尽管有报道称腓肠肌是膝盖处的屈肌 [35,130],Duchenne[44] 指出,对该肌肉的刺激造成的弯曲非常弱。膝盖伸展时膝盖处的动作很弱,因为,通常在跑步和跳跃中膝盖稳定下来时该肌肉才会有非常强的作用(在足踝处)。然而,当腿弯曲 90°时,腓肠肌对膝盖弯曲的杠杆作用加强,该肌肉的弯曲作用更加明显。

当膝盖弯曲和足踝跖屈需要一个强力驱动时,比目鱼肌和腓肠肌的内侧头相对的活动发生显著变化 [63]。当膝盖弯曲 90° 时,足踝固定在一个中立位置时,坐姿被试者被要求以 0.25%、50% 和 100% 的最大自发力做膝盖弯曲和足踝跖屈的各种动作。对所有用力的动作腓肠肌电活动渐增。随着膝盖和踝关节同时用力增大，腓肠肌活动明显增多而比目鱼肌减少[65]。选择性激活似乎是存在的，因为腓肠肌在膝盖弯曲比其伸直时能使用更大的弯曲力。尽管当膝盖弯曲时腓肠肌变短，该情况还是会发生。

腓肠肌内侧和外侧头呈现出功能上的不同。Andriacchi 等用细丝电极测试了 4 名健康男性，他们等轴用力地弯曲膝盖以抵抗一个很强的膝盖伸展力，随着膝盖以 40° 角度弯曲，该力的范围最高达 32N·m。对所有角度和力的级别进行测试，在膝盖用力弯曲期间外侧头的肌电流（EMG）活动仅达到 10%~20% 的最大 EMG 活动。使用的力范围是 8~32N·m。在膝关节弯曲 40° 时，腓肠肌内侧头有强烈的反应；其 EMG 活动达到最大值 32N·m 的 70%[10]。

膝盖用力伸展时内侧头的抵抗被认为提供膝关节稳定作用[10]。膝关节弯曲成较小角度时腓肠肌外侧头的不同激活程度，被认为是抵抗股四头肌在膝关节内旋时产生的力[10]。

腓肠肌和比目鱼肌是所有肌肉中运动控制最精确的。大多数骨骼肌上每个运动神经轴突约 500 根肌纤维，而这 2 块肌肉每个轴突有近 2 000 根肌肉纤维[20]。

功能
姿态控制

站立姿势下，当重力线在踝关节轴线前面时，腓肠肌和比目鱼肌被激活以维持平衡。这些肌肉与身体几乎感觉不到的前后偏移有关，出现频繁的周期活动。小至 5° 的偏移产生腿部肌肉的反射活动。在轻负荷的情况下，比目鱼肌通常在腓肠肌前面激活[21]。

Campbell 等[27]用细丝电极插入腓肠肌的内侧和外侧头附近，在比目鱼肌末梢的内侧外侧部分至腓肠肌纤维以保证所记录的 EMG 活动的清晰且独立。结果表明当被试者裸足站立时腓肠肌的两头静止，直到向前移动才会收缩以提供动力。当裸足站立时足的反向增加了所有四个点的活动；但相比于外侧面的探针点，腓肠肌内侧部分和比目鱼肌的内侧部分的活动均增加了 3 倍。足的外翻时腓肠肌的两头产生的活动增加相等。让足跟站立在不同高度和宽度以测试稳定功能。当足跟不稳定时，腓肠肌的两头均活动增加来稳定足跟。

在另一项研究中[21]，足跟以 6cm 和 7.5cm（2 ½ in 和 3 in）高度站立观察到，腓肠肌外侧头上的 EMG 活动增加。

Campbell 等[27]也观察到，在需要各种方式用力的运动中，运动员在腓肠肌和比目鱼肌的 4 个监测点上表现出平滑递增或者递减的肌肉活动。非运动员中，没有这种平滑的变化；活动程度和持续时间起伏且不呈现任何特定的模式。显然，长期训练的运动者有协调的肌肉能力，而非运动员则没有。

当站立的受试者对他们手和手臂上突然的用力移动做出反应时，在上肢肌肉出现局部反应前，腓肠肌为了稳定出现 EMG 活动[39]。

Okada[118]发现在腓肠肌内侧和外侧头中产生大量 EMG 活动的姿势是用足站在

球面上,且当足站在地上躯干向前倾斜。躯干向前弯曲90°产生更少的活动。直立位时,在腓肠肌产生的活动均可忽略不计;当放松站立时,侧轴上的肌肉大致可达10%的最大EMG活动[118]。

为评估足部压力重心对EMG活动的影响,Okada和Fujiwara[119]使用表面探针从足跟至踇趾尖端的测量所得发现,压力中心位于足中前端时,小腿三头肌都很活跃。当压力中心向后移动至中区时,胫前肌变得活跃,而不是腓肠肌。该转变显示,当身体承受重量时,足部肌肉跖屈的功能轴更靠近踇横关节而非距小腿关节内。

Perry等[125]检查了表面探针对肌肉的选择性问题,并且得出结论,腓肠肌上所记录的活动中只有60%与该肌肉有关,在比目鱼肌上由表面探针记录EMG活动仅36%源于该肌肉上得到。其他人也报道了相似的结果,证明表面探针的非选择性[119,127]。Andersson等[9]详细测试并总结了表面探针相对于细丝电极的优势和劣势。

步行

小腿三头肌收缩显然不会在步行和跑步过程中来辅助"推动"前进[99,186],但是却抑制了胫骨在跟骨上前向旋转,因为在起步阶段重心从足跟向前偏移[165,168]。

腓肠肌的两个头,以及比目鱼肌的内侧和外侧面部分,当以表面电极监测的时候,各个步态阶段的EMG活动模式表现出明显的恒定时序。当步行速度由2.5mp提高至4.2mp以及坡度由0°提高到10°时EMG活动增加了75%。股内侧肌和股四头肌外侧对负荷的增加表现出更大的反应[24]。腓肠肌两头的EMG活动的时

序在普通级别的步行中非常一致。然而对10名受试者的研究发现,10名受试者中内侧腓肠肌和比目鱼肌达到最大EMG活动的最高百分比为近40%,而外侧腓肠肌只有约20%[49]。

不考虑向上的坡度或者步行速度,当足踝开始跖屈,膝关节伸展转为屈曲时,在足跟抬起前腓肠肌活动迅速增加并达到峰值强度[24]。该项研究证实了较早前的观察,即腓肠肌的EMG活动主要发生在站立期的中期,且与其强度与速度相对无关。另外,最佳的每步周期达到了最小EMG活动约为$1s \pm 0.2s$[110]。

腓肠肌的EMG活动在自选步速下会出现许多种模式。Shiavi[148]对25名普通人的记录进行了复杂的计算机分析以区分每步周期的16段中的不同EMG活动模式。结果表明5种常见模式和3种不常见模式。所有常见模式在站立期开始后很短时间内经过不同的阶段持续至摆动阶段。在以最高步行速度(1.6m/s)下的记录中,在站立期之前和启动时有5%的记录显示出独立的、额外的活动爆发。

腓肠肌上的表面电极记录显示,步行中单手携带体重10%和15%的负荷只在身体同侧增加了EMG活动的持续期,而20%的负荷则在肌肉两侧均增加了EMG活动[63]。

爬楼梯

利用表面电极对25个正常受试者的测试结果显示,在上楼的过程中,大多数人整个站立期及单腿站立时腓肠肌的内侧头活动最强。在下楼的过程中,腓肠肌参与了负重并在站立期直至双腿站立时

有明显的活动。在同一研究[169]的另一个分析中,作者得出的结论是这种非典型的腓肠肌活动与爬楼梯的速度无关,其出现也无明显原因。

跑步、跳跃和运动

Mann 等[99]利用表面电极研究慢跑、跑步和短跑时下肢肌肉的肌电活动。在所有这些活动中,腓肠肌收缩时跖屈的次数只占整个步态周期中跖屈次数的很小一部分。这更充分说明腓肠肌在前进时的推动作用甚微或无作用。通过阻止踝关节背屈来使膝关节伸展,腓肠肌的这一协调活动发生于足跟着地之前,同时,激活胫前肌发生收缩,这可能有助于稳定踝关节。

Kamon[81]通过将表面电极置于腓肠肌的外侧头发现,在进行立定跳远时,起跳和着地瞬间会产生爆发性的肌电活动。中等强度的活动则见于着地前,有时也可出现在整个着地及之后站稳的过程中。

利用表面电极,在排球扣球和篮球上篮时记录两侧腓肠肌外侧头的肌电活动发现,在这两种情况下,主要活动侧的肌电活动更加活跃而且明显,但是不如从比目鱼肌远端内侧传到腓肠肌纤维的同等放大电活动强烈。

用同样的方法记录另外11项用右手进行的体育活动包括低手传球、肩上传球、打网球和高尔夫球时的肌电活动,发现比目鱼肌的活动远比腓肠肌外侧头活跃。而在这些右手为主的运动中,右侧腓肠肌的活动要强于左侧。

骑车

Houtz 等[74]研究发现,在平稳骑车时,腓肠肌内侧头的活动从向下踏的后半程持续到回升早期有明显活动。

随后,Ericsion 等发现,受试者使用测力计骑行一圈时,腓肠肌的内侧头在向下用力的中期作用力最强(达肌电活动峰值的19%)。但外侧头是在踏板开始向上回升时作用力最强(达肌电活动峰值的23%),并保持高强度的作用至踏板呈90°运动。同时,其更小的一个作用力峰值开始触发,为下一次做功做好准备。踏板上升时肌肉的持续活动可能与膝关节的稳定性或屈曲活动有关。腓肠肌的两个头显然发挥不同的作用,但其不同的本质尚不清楚。比目鱼肌的活动与向下用力的时相是同步的,并在向上时逐渐减弱。而内侧头的活动并不会随着足部在踏板上的姿势而改变,此时踝关节承受的压力可加倍。总的来说,足跖屈肌承担了整个测力周期20%的做功量。

肌肉切除

在9名小腿三头肌部分缺失患者中研究解剖因素所致的肌力或功能丧失的影响[100]。只有2名患者主诉有轻微症状,即在不平坦的地面行走时步态不稳。其中一名患者是外侧的腓肠肌及外侧的比目鱼肌丧失,另一名患者是比目鱼肌和腓肠肌的内侧头丧失。在这9名患者中,部分患者小腿三头肌丧失的比例高达75%,但与其正常的对侧肢体相比,在正中位时,足跖屈肌肌力的降低均小于30%。

在研究一名手术切除腓肠肌和比目鱼肌的女性患者中,Murray 等[114]发现她可以通过股四头肌的过度外倾及作用延长维持近乎正常的步态。因此,她的残疾并不严重，只是无法在正常步幅时加快行走。

正如先前研究证明，在跖屈位快速进行跖屈时，腓肠肌表现出更强的活动，而在背屈位时，比目鱼肌表现出更强的活动。在两名腓肠肌部分缺失的患者中，跖屈位时力量明显减弱；而比目鱼肌缺失的患者，背屈位时肌力明显减弱的现象更加证明了这一点。在腓肠肌部分切除的患者中，在踝关节快速变换角度时肌力减弱表现得最为明显，这也证明了腓肠肌对于爆发力的产生十分重要。

纤维类型、收缩性质、血流

经 32 次活检证实了腓肠肌及比目鱼肌的纤维组成类型[46]。腓肠肌含有近 50% 的慢肌纤维（1 型），而比目鱼肌含有约 70% 的慢肌纤维。腓肠肌的两个头在肌纤维的组成类型上并无明显差别。

研究 11 名经过未知的某项体育训练[89]的男女人员，通过校正的表面肌电图以 XY 坐标轴的方式展现快速及慢速收缩时，腓肠肌外侧头和比目鱼肌作用的时程和强弱。正如我们推测，主要由慢肌纤维（1 型）构成的比目鱼肌启动了慢收缩，而在快收缩时（单脚跳），腓肠肌的外侧头有时可以启动但有时不能。显然，它可以作为代偿性的肌肉发挥部分作用。

Clarkson 等[32]发现，最大等长收缩与腓肠肌的疲劳性有密切关系。它们对 8 名耐力型运动员（竞技长跑运动员）及 8 名力量型运动员（长期举重运动员）的腓肠肌内侧头进行活检。当受试者膝盖处于伸直位向下躺时，高强度力量型训练组踝关节跖屈的疲劳速度是低强度耐力型组的 5 倍。此时两组人是进行同样的

训练和休息日程安排[32]。同一作者[31]在一平行研究中的发现令人印象深刻，力量与慢肌纤维数量关系的结果与前文相反。慢肌纤维含量在高强度（力量型）运动员中可低至 40%，也可在低强度（耐力型）运动员中高达 95%。在这两组运动员中，慢肌纤维所占比例的范围没有交叉。

利用表面电极探测 10 名志愿者[177]小腿三头肌中三个部分收缩特性，得到差异性是一致的。腓肠肌的外侧头颤动最快，内侧头次之，比目鱼肌最慢。其收缩时间分别为 100ms、114ms 和 157ms。半松弛时间是 101s，111s 和 152s 这表明与外侧头相比，腓肠肌内侧头快肌纤维所占的比例稍低，而比目鱼肌中此类纤维的含量明显低于前两者。

为了研究卒中患者腓肠肌缩短的现象，Halar 等[66]比较了卒中患者及正常患者肌腹和肌腱的静息长度和伸展性。结果显示卒中患者静息时的肌腹短于正常人，但肌腱无明显差异，痉挛的肌纤维表现出了正常的被动延展性。因而造成肌肉缩短的是其中的收缩组织而不是肌腱。

收缩强度对小腿三头肌血流的影响，可通过 ^{133}Xe 的清除率来显示。Sadamoto 等[146]发现肌肉最大自主收缩时造成肌肉内血流平均减少 50% ～ 64%。有趣的是，随着疲劳程度加重，肌肉组织"变软"，收缩活动更易造成血流减少。再进一步疲劳，则出现平均肌电流增强和（或）肌肉收缩力下降，而此时肌肉内的压力进一步增加，造成血流进一步减少。显然，由于肌纤维成角更大，在进行最大程度同样百分比的自主收缩时，比目鱼肌的肌肉内压力要小于腓肠肌。这一研究对短时程收缩时的力量强度限制较低，

从而可诱发肌肉突发的缺血,但不能反映出长时间收缩时能承受的最大缺血程度。

5. 功能(肌牵张)单位

腓肠肌和比目鱼肌构成了一个紧密的组合体,两者共用附着于跟骨的同一跟腱。它们与膝关节屈曲的不同作用已在前文中阐述。

腓肠肌和跖肌、股薄肌、缝匠肌及腘肌均在膝关节屈曲时协助股后肌群发挥作用[129]。在踝关节,腓肠肌和比目鱼肌是发挥作用的主要肌肉,而跖肌、腓骨长肌、腓骨短肌、姆长屈肌、趾长屈肌和胫后肌则发挥了辅助作用[80,131]。

膝盖处腓肠肌的对抗肌为股四头肌;足踝处的对抗肌为趾伸肌和胫前肌。

6. 症状

这部分将先介绍在腓肠肌肌筋膜触发点异常活跃的患者中可能出现的首发症状,随后阐述其鉴别诊断。最后,再回顾另外两种相关的情况,即夜间阵发性小腿抽筋及间歇性跛行。

腓肠肌的内侧头(或外侧头)存在**潜在触发点**的患者主要主诉可能为小腿抽筋。正如本章第1节所述,当触发点变得活跃时,患者出现小腿疼痛,有时是膝盖背侧痛或足背痛。

当患者在膝关节处用力,比如在爬陡坡、走岩石路或沿像沙滩和拱形路面等斜面行走时,会出现膝关节背面的疼痛,而肌力减弱或运动受限极少出现。

鉴别诊断

腓肠肌触发点造成的牵涉痛很容易

被误诊为其他的问题,这些触发点造成的膝关节背侧、小腿及足跖面疼痛很容易被当作S_1神经根病变[134]。而触发点的触发又可以是这一神经根病变的并发症,并且也不少见。在这种情况下,需要对该肌肉的触发点进行检查以证实肌筋膜因素在这一病理情况下的作用。神经病变的电诊断和骶尾段脊柱的影像学检查可以帮助明确神经根病变。触发点造成疼痛不影响踝反射(有时可以被比目鱼肌活跃的触发点活动抑制)。在梨状肌包埋坐骨神经(第十章)的患者中,影像学表现可以正常,但合适的电诊断方法可以显示出神经传导异常。

5岁以下患者出现的下肢肌筋膜触发点疼痛常被误诊为"生长痛"[22,23]。Martin-du-pan[101]发现60名腿部生长痛患者中56名是由腓肠肌近端"冰肌结"造成的,而冰肌结(其他作者称为肌硬结[151])的描述与肌筋膜触发点相符。

患者在腰段神经根椎板切除后仍存在牵涉痛时会被误以为是手术所致,其实下肢背侧肌肉包括腓肠肌内残留的触发点[145]很可能是造成这一椎板切除术后综合征的原因。抑制这些触发点的活动常可以完全缓解疼痛。

不幸的是,有些椎板切除术的患者出现蛛网膜脊神经根炎[132],许多这些病例中,肌筋膜触发点可能是引起疼痛的部分原因。因此,这种情况的治疗计划中,推荐使用抑制触发点活动的方法[132]。和其他研究结果一样,我们发现在椎板切除术后疼痛患者中寻找活跃的触发点具有重要意义。

前文探讨了一些由肌筋膜触发点引

发疼痛但却被误诊的情况，与此相反，有些我们当做肌筋膜触发点处理的情况实际上是错误的，如网球腿、后侧肌筋膜室综合征、静脉炎、腘滑膜（Baker's）囊肿、跟腱炎和跟骨后滑囊炎。

"网球腿"是指腓肠肌内侧肌腹部分撕裂，这是由足部处于明显跖屈及膝盖完全伸直情况下突然抵抗足部背伸造成的，此时常伴有一定角度的后旋[14,62]。网球的发球状态是这类活动的原始模型。在击球后即刻，后方的明显跖屈内翻的足保持膝盖伸展而向前方移动。足部承受整个身体的重量，腓肠肌受到强烈的延长收缩。"网球腿"患者常感到小腿部突然的剧烈疼痛，就像被踢一样，随后出现局部压痛和小腿内侧部肿胀。

在某些腓肠肌断裂的情况下，肿胀和疼痛的位置非常近因而容易与血栓性静脉炎混淆[102]。在肌腱断裂数天后，血肿在小腿处变得明显，变色延伸至内踝处[14]。这些症状有时归因于跖肌断裂，但仔细检查可以发现明显局部压痛，并且可以在腓肠肌内侧肌腹靠近肌纤维远端有触觉缺失[62,102]。

没有发现腓肠肌内侧头断裂可能导致严重的并发症——**后间隔综合征**[11,122]。这会引起更加广泛的疼痛和压痛。最好的诊断方法是利用连续输注或毛细导管进行间室内压力测量。治疗应该做迅速而彻底的肌筋膜切开减压[71]。

不管肌肉活动度或是否有足腿部的弥漫性红肿热痛，**静脉炎**可以通过相对恒定的疼痛来与肌筋膜 TrPs 区别。血栓性静脉炎可由多普勒超声和静脉造影来证实。

腘窝滑膜囊肿（Baker's 囊肿）会导致腘窝明显肿胀，当膝盖伸直时这种情况最容易被发现[115]。腘窝滑膜囊肿可通过超声确认。腘窝滑膜囊肿可导致膝盖疼痛，这可以通过有无肌肉参与来区别于肌筋膜 TrPs。破裂的 Baker's 囊肿会产生类似于血栓性静脉炎的强烈疼痛和压痛，血栓性静脉炎可伴随囊肿破裂发生（可能作为一种结果）。Baker's 囊肿破裂可通过表现为造影剂从关节流向小腿的关节造影片来证实，静脉造影是阴性的[88,128]。从肿胀区域抽出囊液在诊断和治疗上是有帮助的。

跟腱炎[25,33] 和**跟骨后滑囊炎**[15,74,123] 更容易与来自比目鱼肌 TrPs 的牵涉痛和压痛混淆。这在本书第二十二章进行了讨论。

小腿痉挛

与腓肠肌 TrPs 相关的最常见的症状是夜间小腿痉挛。

这种痉挛是常见的。这种情况的发生概率在纽约[97]女性患者中为 40～49%，男性患者为 40～75%，在德国健康儿童中为 16%[113]。在 121 名大学生中，有 115名（95%）曾经历过至少一次自发性肌肉痉挛，在这 115 名中有 18 名（16%）至少每月 2 次因痉挛而从睡眠中惊醒，通常是因为小腿肌肉痉挛[116]。

痉挛常发生在受试者长时间坐着或躺着而不移动、足部跖屈腓肠肌缩短时。被影响的个体常在保持足部强烈跖屈情况下在睡眠数小时后因小腿疼痛而惊醒。腓肠肌因强烈持续收缩而摸起来较硬。许多患者通过下床站立或行走来寻求缓解。行走是试图伸展腓肠肌，但也会使其主动收缩。主动收缩到完全缩短位置时可能导致再次抽筋。

最有效的缓解方法是主动或被动地足背屈以拉伸痉挛的肌肉。如果没有采取有效的缓解措施，痉挛可以持续半小时或更长时间。随后肌肉可能酸痛 1~2 天。包括胫前肌和足部固有肌在内的其他肌肉可能会受到同样的影响，可能是单独也可能与腓肠肌一起酸痛。

Eaton[45] 近期对肌肉痉挛的课题进行了总结。

小腿痉挛与许多医学情况相关并且可能由其诱发。这些情况包括脱水（如血液透析过程中）[93,109,142]、电解质紊乱和代谢性碱中毒（持续性呕吐导致）[182]、低血镁[163,182,183]、低血钾（腹泻导致）[73]、低钙血症[182]、甲状旁腺功能减退[182]、伴有肌红蛋白尿的热应激[144]、肌张力障碍的 Parkinson's 病、还有糖尿病[97,137]。这些与血管闭塞性疾病无关[97]。50 名癌症患者中 64% 的患者小腿痉挛不是良性的特发性事件而是神经系统起源的不良事件[163]。Rish[135] 指出 1 500 名腰椎间盘突出症及神经根型颈椎病患者中 20%~30% 的患者主诉有神经根被压迫导致的夜间痉挛：L_5 神经根受压导致前间隔肌肉痉挛；S_1 神经根受压导致后间隔肌肉痉挛。即使行神经根手术减压，此主诉仍持续存在。尽管作者没有提及做肌肉 TrPs 检查，但此结果仍强烈证实了之前关于神经受压可触发神经支配肌肉 TrPs 的结论。在这些患者中，TrPs 在手术后仍持续存在，并成为腿部痉挛最主要的原因。药物（吩噻嗪类、长春新碱、锂、西咪替丁、布美他尼）也可引起痉挛[109]。

对 7 名主诉有严重腿部痉挛的患者进行连续 2~3 天睡眠研究发现，两名患者有夜间肌阵挛，1 名阻塞性睡眠呼吸暂停低通气综合征，2 名因痉挛而惊醒但没有睡眠障碍。痉挛的时间点与睡眠阶段没有关系。夜间腿痉挛与睡眠时脑电图改变无关，且没有记录下异常睡眠病理学特征[147]。

小腿痉挛与近端胫腓关节活动受限有关[96]。

肌筋膜TrPs是夜间小腿痉挛的原因

当 TrPs 存在于腓肠肌内侧头时，常会造成间歇性小腿痉挛[170]。有时，外侧头 TrPs 引起小腿痉挛。当 TrPs 存在时，那么消除他们通常可以减轻小腿痉挛综合征。小腿痉挛与 TrPs 密切相关，目前还没有得到广泛认可。

当肌肉处于最短位置一段时间后，特别是在晚上睡眠[164]，以及在最短位置有力收缩时[92]，小腿和肌筋膜 TrPs 被刺激。小腿痉挛和 TrPs 在疲劳（或颤抖）肌肉中易出现[97]，并可通过被动拉伸来缓解[92]。

另一种是无痛性痉挛，并且似乎与肌筋膜 TrPs 无关。它主要出现在手部和下肢肌肉，由肌肉的主动收缩而形成。它常造成暂时的无力，因为它的收缩力非常强烈，以至于拮抗肌无法胜过它。这种痉挛也可以通过对收缩肌肉稳定的被动牵拉来缓解。患有这种痉挛的低钾血症患者可通过补钾得到缓解。

夜间小腿痉挛的治疗

夜间小腿痉挛的处理在本章第 14 节后面进行阐述。

夜间小腿痉挛的病因学

被推荐用于治疗小腿痉挛的奎宁和许多其他药物均能降低细胞膜兴奋性。奎宁增加肌肉的不应期并降低运动终板区域的兴奋性。另一类类似药物氯喹有同样的作用。苯妥英钠异常降低细胞膜兴奋性。卡马西平明显降低神经兴奋性，普鲁卡因胺主要降低肌肉纤维膜的反应。这表明肌肉神经连接处或肌膜肌纤维的兴奋性增加是引起小腿痉挛的主要原因（尽管 TrP 紧张带肌纤维持续收缩的机制尚未明确，但肌纤维膜的电不稳定性是一个重要的因素。这些因素表明进一步的实验性研究应致力于解决 TrPs 和小腿痉挛的病理生理学问题）。

另一种不同的机制，即增加肌肉中血管灌注。Hirsch[73] 提出腿部肌肉泵在夜间是"睡着的"，这导致腓肠肌静脉淤滞和循环不充分。Simmons[150] 强调缺血在小腿痉挛疼痛的重要性。

小腿痉挛的肌电图记录已被发表[42,109,148]。痉挛是以高电压、高频、不规则爆发的运动电位[93]。Norris 等[116] 对 5 名健康志愿者和 4 名曾遭受过间歇性肌肉痉挛的患者进行全面的肌电图研究。他们主要研究股四头肌的诱发性和自发性痉挛。他们详细报道了一些有价值的观察。自发性痉挛在最短位置进行最大收缩引发的痉挛不存在肌电图和临床差异（与 Basmajian 观察结果一致[19]）。痉挛时，有些运动单位电势的波幅是之前自主收缩时在同一位置用同一根针监测的电势的 2 倍。痉挛时，单个运动单位的触发频率明显增加，有时是自主收缩时所观察到的频率的 2 倍（从每秒 34 次增加到 60 次）[116]。

作者[116] 还发现记录到的肌电图活动越强烈，肌肉就越硬。当肌肉自发性痉挛缓解时，电活动逐渐减弱。这种自发性的缓解主要是由于肌肉局部代谢耗竭或脊髓水平的神经疲劳。

本次研究[118] 中进一步观察发现中枢神经系统控制，至少在脊髓水平，在夜间痉挛中扮演着重要角色。当痉挛时电活动呈点状贯穿肌肉，与正常自主肌肉收缩时运动单位活动的均匀分布不同。当痉挛时肌肉电活动的位置从一处跳跃到另一处。相应对侧肌肉的自主收缩增加痉挛的疼痛，并且大量的肌电图活动被记录下来。与其他研究者[19,38,59] 所发现的一样，同侧对抗肌的自主收缩能缓解痉挛。

在 Schwartz-Jampel 综合征患者中，受累肌肉的自主收缩可诱发假突触传递导致伴有复杂重复放电的痉挛[79]。这个机制可以解释当夜间痉挛时多相电位出现的原因。单纤维肌电图记录[162] 可能可以明确肌纤维间假突触传递对于痉挛是否有作用。

Basmajian[19] 观察发现小腿肌肉诱发的痉挛会产生非常活跃的电运动，但是对抗肌胫前肌无电活动。用各种治疗手段恢复后，这两组肌肉的反应恢复正常。拮抗肌的反射性抑制（如本例中的胫前肌）需要外部机械性辅助（痉挛肌肉的主动伸展）来克服这种抑制。无论主动还是外部辅助来被动伸展痉挛的肌肉是最佳治疗的重要部分。其原因需进一步调查研究。

与肌筋膜触发点的关系

夜间小腿痉挛的大部分临床特征与他们相关的肌筋膜 TrPs 相符。TrPs 的局部抽搐反应（LTR）可能与小腿痉挛有密切关系。它们之间的关系还未被试验证实。TrPs 不是痉挛的唯一原因,对于夜间肌肉痉挛需要进一步研究。

间歇性跛行

间歇性跛行是指当患者在步行一定距离后感觉小腿疼痛。人们普遍认为疼痛是由腿部运动后肌肉缺血或椎管狭窄压迫神经导致的。然而,在许多病例中,肌筋膜 TrPs,至少部分是由血液循环不良所诱发。

Arcangeli 等[12] 检查了 27 例间歇性跛行患者腓肠肌、比目鱼肌、胫前肌压痛。使用压力性痛觉计检测,他们发现这些患者中 12 人(44%)有一个或多个存在痛觉过敏区域。没有发现肌肉弥漫性压痛。这些肌痛区域的痛阈值低于 800gm。对应区域正常腿部或对侧区域已经被截肢,那么股二头肌的痛阈值在 1200gm 以上。27 例中的 8 例患者(30%),当压痛点受压所导致一定范围内的牵涉痛与这些肌肉的 TrPs 的疼痛模式相似[173]。Arcangeli 等[12] 发现间歇性跛行受累肌肉在注射低浓度氯化钠后相较于对侧未处理的肌肉更痛。缺血肌肉对有害刺激反应更激烈,这可能和他们发展成 TrPs 的趋势有关。

在随后关于间歇性跛行的研究中,Arcangeli 等[13] 发现在行走过程中出现疼痛及其他不适症状的肌肉主要分布在小腿(58 例中 81%)。肌痛点有牵涉痛在之前的研究中已经证实,并常位于小腿三头肌和胫前肌。在这些患者中有 7 例步行距离与肌痛点敏感度关系相比于与小腿血流减少关系更为密切。

Travell 等[72] 报道,8 例中 7 例有进行性闭塞性动脉硬化症和间歇性跛行。其中 4 例伴有糖尿病,对他们腓肠肌进行注射、喷雾和 TrPs 拉伸治疗后跛行疼痛得到显著改善。通过测力计测试、行走耐力或足趾站立测试来评估测量是否改善。

随后,Dorigo 等[43] 研究了 15 例间歇性跛行患者腓肠肌的 TrPs。通过一定压力作用于肌肉局部压痛点引起跳跃反应来确定 TrP。在这些 TrPs 注射 10ml 普鲁卡因溶液。任何残留的 TrPs 在下次随访时再进行相似的注射,最多进行 10 次注射。在此治疗后,腓肠肌工作量和工作时间明显增加。然而,肌肉的峰值血流和运动充血持续时间没有改变。

TrPs 可以存在于皮肤以及小腿肌肉中。Trommer 和 Gellman[176] 描述了 1 例患有与间歇性跛行相关的皮肤 TrPs 的患者,其步行范围受限为 46m(50 码)。3 例 TrPs 位于右侧腓肠肌肌腹表面的皮肤上。用麻醉药将其浸润引起剧烈疼痛向下延伸到外踝骨,但之后患者可以步行 366m(400 码)并恢复至打 18 洞的高尔夫。

总之,大部分患者中引起间歇性跛行疼痛的主要原因可能是腓肠肌和比目鱼肌的肌筋膜 TrPs。TrPs 为缺血发展的结果。TrPs 的消除后疼痛缓解而可以改善活动,但不改善血液循环。

7. 触发点的激活和持续存在

腓肠肌 TrPs 常因肌肉寒战和机械性超负荷而激活。持续收缩、持续缩短、失运动和血液循环被破坏可能使 TrPs 持续存在。这些因素中的一部分可能既会导致腓肠肌 TrPs 的初次激活也能导致其持续存在。

激活

腓肠肌 TrPs 很可能因爬上陡峭的山坡、翻过岩石、慢跑上山或自行车座位调得太低而被激活。上述情况需要踝关节强有力的跖屈及膝盖弯曲。

腓肠肌 TrPs 激活的另一种原因是踝部或腿部的意外骨折使患者穿着模具步行。肌筋膜 TrPs 可能因对引起骨折时的肌肉的压力启动或激活。步行模具固定踝部,使腓肠肌失活动及失用,这促进了TrPs 的进展。这些 TrPs 保持潜伏直到模具被去除,患者开始使用失用的、僵硬的肌肉使 TrPs 变得活跃并引起疼痛。

当行走在斜面上,例如走在海边或者路边,走到斜面的低处时,会刺激腓肠肌触发点,并且每走一步都会导致膝盖后方疼痛。这种疼痛就像是膝关节的位置产生的。患者倾向于朝向斜面的低处倾斜,这样可以使下肢缩短,需要腓肠肌的肌力及骨盆来补偿。

向前倾斜站立一段时间,拉紧腓肠肌会加重触发点,导致抽筋样疼痛。当一个人需要前倾着去拿讲台上的话筒,或者站在厨房的水槽前时,这种疼痛就会发生。

这些压力因素会因为肌肉受寒寒战而加剧,使触发点更易触发。

Baker[16] 收集了 100 例患有肌筋膜综合征的患者,其中有 24 例患者在车祸时双侧受伤。在这些患者中腓肠肌外侧头并未发现触发点。He[16] 发现在腓肠肌中部偶尔会产生触发点。16 起侧面撞击导致驾驶员受伤的车祸中,4 名患者左侧腓肠肌中部产生触发点。然而,在 16 起车子另一侧面撞击导致乘客的事故中,腓肠肌中部未受影响。坐在前座的乘客的腓肠肌中部产生触发点的可能是坐在后座的 4 倍。

持续存在

长筒袜收口的地方比较紧,在膝关节下方的皮肤上压出一条红线,将会刺激腓肠肌触发点(这种损伤类似于较紧的肩带压迫斜方肌上部)。比目鱼肌通常位置较深,皮肤浅表的压力对其影响较小。

经常行走在较长且陡的山坡上将会使腓肠肌的触发点永久性存在。"之"字形前进可因减轻了坡度,而使之缓解。如上所述,任何使腓肠肌肌肉缩短且时间较长的行为,都将加重触发点并使之持续存在。当膝关节弯曲或足跖屈时可以缩短腓肠肌。这些行为包括:穿高跟鞋;双足垂下坐在悬空的凳子上,膝关节处有绳索绑住固定;长时间驾驶时踩油门踏板时角度变化不大;睡觉时足跖屈。

任何能损伤腓肠肌肌肉中循环的行为都会触发肌筋膜触发点。该过程中也可能有缺血的影响,一张椅子有高的边缘将会增加对大腿处的挤压。较轻时会通过静脉系统回流;严重时可能会使动脉血流减少。这样的情况同样会发生在靠着椅背向后仰,椅子前 2 只足抬离地面,需要抬高膝关节,或者是椅子对于个矮的人来说太高(见图 16-6);这些动作都会导致足离开地面。

拱形的躺椅同样会减少腓肠肌的血供,当小腿休息时,在腓肠肌水平有高的边缘卡着,会减少足后跟的血供。这些都会使整条腿的重量压在腓肠肌上。一些睡塌或者牙科的椅子均会导致这些问题。

病毒感染通常具有肌肉毒性，常会增加肌筋膜触发点的激惹性[175]。

Farrell 等[50] 在 24 名儿童中发现一种肌病，由流感病毒 B 感染，呼吸道症状不明显，优先表现为腓肠肌和比目鱼肌的剧烈疼痛且不能行走。这些肌肉触诊时非常敏感。将足保持跖屈；足背屈非常疼痛并且抵抗。活组织检查肌肉节段性坏死[50]。

8. 患者检查
（图 21-3）

在比目鱼肌功能良好的情况下，目前没有可靠的临床技术可以检查腓肠肌中度无力的情况[80,84]。

患有腓肠肌和比目鱼肌肌筋膜综合征的患者通常有扁平足，他们步态僵硬，在不平坦的地面上很难走得快。

有肌筋膜综合征的患者站在地面上时，通常不能伸展膝关节。

检查者需要注意患者有无穿高跟鞋，在膝关节下方有无长袜上的橡皮筋勒出的印子。其中任意一项都会加重腓肠肌肌筋膜综合征。如果站立时腓肠肌附近有静脉曲张，提示那个部位的静脉系统缺乏静脉瓣的抵抗力，当躺下时这些静脉曲张可能会不明显。

腓肠肌触发点并不抑制腱反射。（但是，强烈刺激比目鱼肌触发点将会抑制腱反射）。当患者的膝盖如图 21-4A[67] 所示那样摆放，很容易引出踝反射。当有较强的肌肉收缩作用时，比如磨牙或者双手扣在一起，腱反射将会加强。

直腿抬高加强试验（LaSegue 操作手法，见图 16-7B）阳性表示坐骨神经或者脊神经根受刺激，引起疼痛或者大腿后方抽筋。腓肠肌紧张将会导致腓肠肌或膝关节后方疼痛。

足背及胫后动脉的搏动强弱可以作为判断动脉疾病或卡压的证据。

9. 触发点检查
（图 21-3~ 图 21-4）

腓肠肌通常通过视诊来描述，比如足跖屈或者肌肉收缩[51,98]。

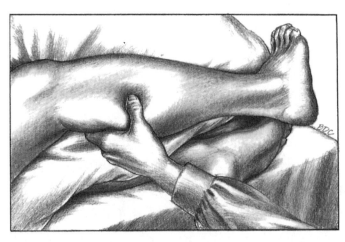

图21-3　触诊右侧腓肠肌外侧头触发点处。患者左侧卧位，并在两个膝关节和小腿之间放一枕头，以使其放松。

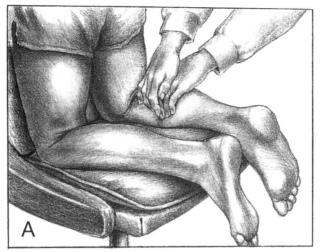

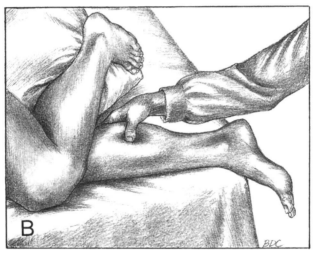

图21-4 触诊右侧腓肠肌内侧头寻找触发点。A.当患者跪于椅子上并面向椅背时进行浅触诊（此姿势同样可用于踝反射测试）。踝关节可轻度背伸以便于肌肉处于最佳的紧张程度。B.当患者处于患侧卧位（右侧）时握住内侧头（用指尖及拇指捏住肌肉），右膝关节应处于35°屈曲位，踝关节处于中立位，使得肌肉处于松弛状态而不产生过度紧张。这两种触诊可用于双侧腓肠肌。

如患者皮下组织疏松且脂肪较薄,可通过触诊来检查腓肠肌。

患者检查时可以侧卧或者跪在椅子上。如果侧卧位,被检查的腓肠肌位于另一侧的上方。腓肠肌外侧头较小且比起内侧头(图21-4B)容易触诊得到(图21-3)。腓肠肌外侧头的触诊是使用拇指插入外侧边缘与腓骨中,其他的手指触及腓肠肌两条肌肉中一条凹陷的分割线。如果患者的腿部不用力或轻微跖屈可以放松局部肌肉,更利于触诊。如果皮下组织较厚不利于触诊,需要进行平坦触诊(见图1-4A),朝向骨头的方向压紧肌肉,辨别是否存在潜在的触发点。平坦触诊时足背可以轻微背屈,这样可以使松弛的肌肉拉紧。

最常见的触发点, TrP_1 和 TrP_2 位于内侧头(图21-4)或者外侧头(图21-3)肌肉腹侧中点。通常触诊这两个部位会引出局部肌肉的颤动(LTRs)。

近端触发点,内侧头的 TrP_3 和外侧头

的 TrP_4（图 21-1）可在腘窝触及。且仅有浅触诊可触及这些近端触发点。由于这些触发点所处位置较深，此处 LTRs 极少被发现（但注射针刺入触发点时常可被发现）。

同样地，腓肠肌腱膜位于肌纤维表面，并且在肌肉的内外侧缘之间将肌纤维包裹[7,18,104,108,138]。不应混淆肌腱起止点的弹性与拉紧的肌纤维带时的弹性。通常它们会同时存在。

Lange[90] 说明了位于腓肠肌肌腹中层旁边，沿腓肠肌内侧缘腓肠肌内侧头可触及的肌硬结的位置。该位置正位于我们发现 TrP_1 的稍远端。其印痕（组织顺应性）测量试验[91] 测试了其中一个可触及的硬结，在皮肤上仅能留下 16~18mm 印痕，而临近的肌肉组织上可留下 24mm 的印痕。

Popelianskii 等[126] 研究了 12 例骨软骨病患者，11 例患者的疾病累及小腿肌肉。这些患者同时还有 L_5 和 S_1 的各种神经根症状。为了说明典型的腓肠肌肌肉表现，他们描述了 1 例肌肉紧张并且肌肉内侧头增生疼痛的患者。硬结触发区的震动引起的疼痛可牵涉至大腿的内侧。伸展小腿肌肉可加剧疼痛，而按摩可软化结节减少疼痛。肌电图记录了 12 例患者中有 3 例出现了早期去神经支配。这一肌电图发现与 2 例患者活检的病理形态学改变，以及第 3 例病理形态学正常患者的 S_1 神经根压迫临床症状相关。在这项研究中没有发现这些条件之间的明确关系。

10. 神经卡压

目前尚未发现由于腓肠肌触发点而引起的神经卡压。

若腘动脉较常偏内侧时，它可被腓肠肌内侧头卡压。这可能引起间歇性跛行[42,77]。当内侧头被移开时症状多可缓解。Iwai 等[78] 报道了 3 例第三腓肠肌头引起的腘静脉卡压患者（见本章第二部分），当第三腓肠肌头被部分切除后症状得以缓解。

11. 相关触发点

当腓肠肌有触发点时，比目鱼肌和腘肌的肌筋膜触发点往往不容易被察觉。因此，当腓肠肌内侧头触发点疼痛缓解时，疼痛的位置可能向远端转移。这是因为在趾长屈肌或胫后肌中仍有活动性触发点。

臀小肌后部的触发点的牵涉痛位置是小腿上部，并可能引起腓肠肌的卫星触发点产生。有趣的是腓肠肌触发点的相关触发点很少在股四头肌的对抗肌中被发现。然而胫前肌和趾长伸肌是互相对抗的，可被视为功能单位的一部分。

12. 牵拉下的间断性冷喷疗法（图 21-5）

在松弛腓肠肌前，应先让患者展示其踝关节背屈的范围以便与治疗后对比。在伸展腓肠肌时用冰予以间断性冷疗的方法在本书的第 8~9 页已有所介绍，而伸展肌肉同时予以冷气雾剂冷喷的方法在第一册第 63~74 页有详细介绍[174]。如何采用强化松弛肌肉的技术在本书第 10~11 页已有介绍，替代疗法可见本书第 9~11 页。

治疗腓肠肌疾患的患者，重要的是保持肌肉温暖，采用在躯干部放置加热垫。温度使下肢从近端到远端出现反射性血管舒张。在身体和对侧肢体覆盖毯子有

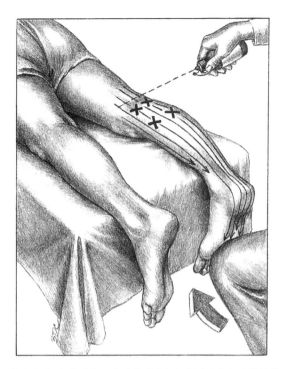

图21-5 右侧腓肠肌触发点（X）伸展位置和冰敷或冷气雾剂冷喷方向（沿箭头方向）。为了松弛肌肉，以操作者的膝盖向头侧方向轻柔地按压患者的前足掌，如箭头所示。患者的膝关节应保持为一直线。从膝盖上方开始，间断性地冷敷整个腿的后方至踝关节（包括内外侧）以及足底。可在检查台的边缘用一个软垫垫在踝关节下方以使踝关节处于中立位。在冷敷和伸展肌肉后可用一湿热的软垫覆盖腓肠肌并嘱患者适当活动。

助于保持身体的热量。

为了间歇冷疗和拉伸腓肠肌，患者取平卧位，足伸出于检查床的末端，膝盖伸直，操作者在其跗趾上施压固定，使足背屈（图21-5）。同时，在整个肌肉和牵涉痛的区域，从膝关节由近向远端平行滑动冰块或者使用冷气雾剂。

在牵拉下间断性冷疗腓肠肌后，患者应立即缓慢进行足部跖屈和背屈多次，膝盖保持伸直。之后，在小腿外裹湿热垫子或者防潮加热垫以复温皮肤和放松肌肉。患者身体覆盖毛毯以重新储存皮肤暴露在室内和间断性冷疗中流失的热量。

腓肠肌肌肉反射可从一侧下肢传导至另一侧下肢。因此，即使只有一侧腓肠肌受累，也需要放松双侧紧张的肌肉（这一原则也适用于腘肌和内收肌）。

治疗腘肌时，包括腓肠肌在内（见图16-11），患者仰卧位，髋关节屈曲90°，膝关节伸直，在腓肠肌远端使用冷冻剂。然后，在间断性冷喷疗法应用时，使足背屈以被动拉伸腓肠肌。

13. 注射和拉伸
（图21-6~图21-7）

在第一册第74～86页上，详细描述了腓肠肌注射和任一肌肉拉伸的具体步骤。注射时，操作者应戴手套。

腓肠肌容易产生注射后酸痛。内侧头比外侧头更易发生，可能由于腓肠肌内侧头更敏感。注射后，肌肉可能会持续疼痛5～6天。第1天或第2天患者走路或

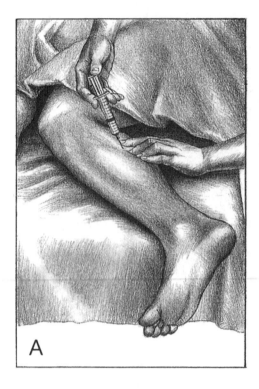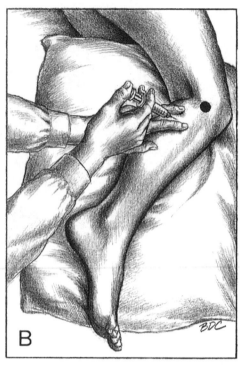

图21-6 在右侧的腓肠肌上较远端的触发点注射（TrP$_1$和TrP$_2$）。A.患者右侧卧位，在肌肉的内侧头上的TrP$_1$处进行注射。B.当患者左侧卧位时，在外侧头的TrP$_2$处进行注射。黑色的实心圆点标志的是腓骨头。

者站立时会感到不适。因此，应避免同时注射左右腓肠肌；这样做可能会造成患者行走受限。

尤其重要的是，在进行胫骨肌肉触发点注射前，应确保患者维生素C供养良好。如有疑问，应在注射前补充1g缓释维生素C，每天2次，使用2天。吸烟者的组织维生素C储备少，注射后易出现酸痛。

常见的内侧头触发点注射（TrP$_1$），患者侧卧位。皮肤消毒后，以捶击或叩诊确定注射点位置，将注射点固定于两指间，保持两指间皮肤绷紧。采用22号37mm的穿刺针，注射0.5％普鲁卡因。此肌肉周围通常没有重要神经血管组织，穿刺针可调整探查。多触发点注射需要

穿刺针大范围探查以确保各个触发点都被阻滞到。为注射较远端的外侧头隆起处（TrP$_2$），患者取患侧对侧卧位（图21-6B）。操作技术相同。为注射腘窝近端内侧头的触发点，患者俯卧位（图21-7A）。外侧头注射时，患者可俯卧或对侧卧位（图21-7B）。针尖应偏离中线以避免神经血管。当注射腘窝内侧头TrP$_3$时，应考虑到变异的腘动脉。注射前应触诊动脉搏动以定位动脉的位置。通过膝伸直使足被动背屈进一步拉紧肌肉以压迫动脉，以动脉搏动是否减弱来检查腘动脉是否存在变异。

触发点注射后，使用间断冷喷，被动拉伸肌肉。患者缓慢背屈和跖屈足部；应

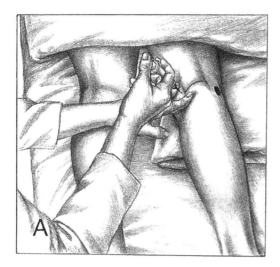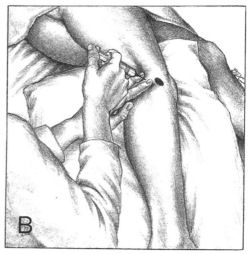

图 21-7　注射点在右腓肠肌腘窝部分较近端的触发点（TrP$_3$和TrP$_4$）。实心点在腓骨头处。A.患者俯卧位时在内侧头处的TrP$_3$处注射。在腘窝折痕处画一横实线。B.在患者半侧卧位时外侧头处的TrP$_4$处注射。

避免快速颤动。最后,在腓肠肌上附加潮湿热垫子。

表21-1　腓肠肌矫正措施的列表

姿势
- 避免穿高跟鞋
- 避免汽车油门踏板阻力过大
- 避免过于平坦的汽车油门踏板
- 落座时提供足够的足部支撑
- 高足凳不要勾住高跟鞋

活动
- 避免在湿滑的地板上穿光滑的皮革底鞋
- 蛙泳时避免足尖绷直用力地踢
- 保持小腿和身体温暖
- 避免弹力袜子顶部勒紧
- 避免过多的上坡行走
- 避免走表面倾斜的路

家庭治疗
- 坐合适的摇椅
- 做腓肠肌、比目鱼肌踏板的运动
- 做腓肠肌舒展运动
- 做Lewit's自身拉伸练习。

小腿抽筋
- 治疗腓肠肌 TrP$_1$
- 被动拉长抽筋肌肉
- 避免长时间足部跖屈（在床上）
- 补充维生素 E

14. 矫正措施
（图 21-8~图 21-11）

表 21-1 总结了主要的注意事项。

矫正的姿势和活动
姿势

大于 7.5cm 的高跟鞋会导致足趾痛,腓肠肌触发点激活,膝关节疾病及腰背痛。小于 5cm 的高跟鞋同样缩短腓肠肌。另外,高跟鞋会减少走路时腓肠肌的正常活性。应避免穿高跟鞋,尤其是有背部或下肢肌筋膜疾病的患者。

如果加速器太平坦,足位置太过平行于地面,使肌肉处于缩短位,可在其表面增加楔形物以使踝关节处于较正确的位置。长途旅行时,司机应至少每小时下车行走或绕圈走。恒速操纵器对长途来说有帮助。

身材矮小的个体，足可能长期处于跖屈而导致小腿肌肉扳机痛。当座椅太高鞋跟不能触地时，放一搁足板能纠正位置，抬高大腿使踝处于相对正确的角度。晚餐时斜足凳较理想；也可弯曲沙袋或豆袋作为足的支撑物以保持舒适的位置。

当坐在高足凳上时（酒吧或厨房），应避免足跟悬挂于横杠上，足完全下垂呈跖屈。足部应在横杠上向后用力，以处于中位保持平衡。

活动

当行走于光滑的瓷砖或打过蜡的地板时，不应使用光滑皮鞋底以避免抓地和加重小腿肌肉负荷。加用橡胶的鞋底或其他提高抓地力的材质解决此问题。

游泳时，如果有小腿肌肉的疾患，应避免踝向后用力踢。做踢的动作时小腿肌肉超负荷，处于缩短位。

腓肠肌易受凉而加重触发痛。当患者工作于寒冷的室内（冰冷的桌子），在桌子下方放置加热器能保护肌肉。大部分在寒冷的工作环境下的患者，其变成一长期易感因素，使腓肠肌触发点痛处于长期失活。

有腓肠肌触发痛的患者必须避免使用紧身短裤和紧身吊带袜，其会缩紧血液循环。可用熨斗放松短裤的松紧带。明智的是购买舒适的没有松紧带的短裤，定型的比缩紧循环的好。

家庭治疗方案
（图21-8～图21-10）

腓肠肌触发点痛（比目鱼肌）的患者，鼓励坐旋转椅，并在静息时活动，例如看电视时转动。活动有助于防止小腿及制动并增加血流。

图21-8总结了Pedal练习以保持腓肠肌等张运动。患者取坐位或平卧位，有

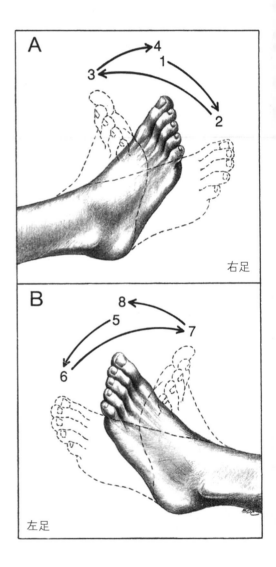

图21-8 踏板操通过背屈和跖屈的方式来保证腓肠肌的正常活动幅度，并且提高比目鱼肌的静脉泵运动。不论患者是座位或者仰卧位时，膝盖都是伸展的。当一只足休息时，另一只足随着箭头线完成周期性运动，以一个缓慢的速度运动，来完成完全的跖屈和背屈。这种周期性的练习在两个足之间来回做。这些数字提示动作的顺序。（坐位时的练习，可以看比目鱼肌，图22-13）A.右足完全跖屈，完全背屈，然后再中间位置停下。B.左足，像A一样练习。

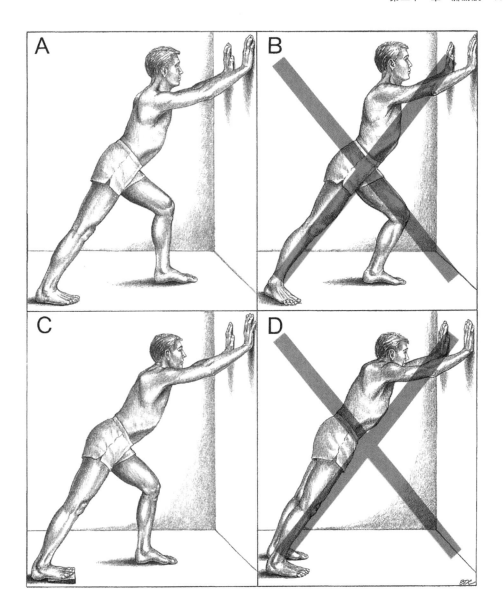

图21-9 站立时通过被动的自我伸展运动来锻炼右腓肠肌。当患者在骨盆前移的同时，保持膝盖伸直，右足背屈，同侧的足后跟必须保持固定在地面上这样才能令右侧的肌肉伸展。A.左足向前移动使肌肉处于有效的伸展位置，弯曲另外一个膝盖来放低身体以此增加对侧腿部肌肉的伸展，此时踝关节处于完全背屈状态。B.由于右小腿外旋，这样的动作是无效。C.增加了一个抬起右前足的动作，使踝关节进一步跖屈来使肌肉得到进一步的伸展。D.危险的双侧自我伸展：患者可能迅速地失去平衡控制，并且引起腓肠肌的急性过度拉伸，特别是当足向后滑时。

规律地活动足部，从中位至跖屈，再至背屈至中位，然后停止。另一足同样做次循环。重复交替进行此练习有助于保持腓肠肌整体功能和活动范围。晚上在床上做可防止小腿痉挛。

为防止腓肠肌触发点痛治疗后再发的明智方法是，站立被动拉伸练习。为有效拉伸，患者需保持患侧膝伸直，足拉直向前，不能向外旋。可在前足下放一杂志或小书以增加足背屈和肌肉拉伸力。倾斜在

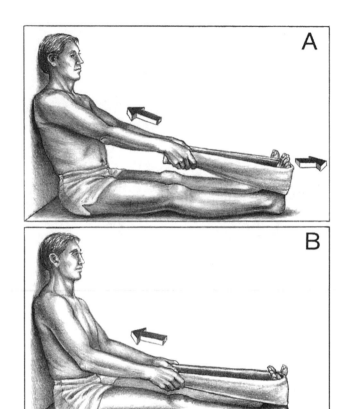

图21-10 坐位时自我拉伸可以使右腿腓肠肌等长收缩后放松。此时膝盖必须保持伸直状态。箭头指示用力拉伸的方向。A.在缓慢深吸气时，维持开始的姿势5s，以最小的拉伸幅度，右腿腓肠肌轻柔地等长收缩来抵抗阻力。在缓慢深呼气放松后，再接着收缩肌肉。B.当手臂放松时，通过缓慢的拉伸毛巾，用刚好足够的力量拉紧完全松弛的肌肉，使得足被动背屈。要循环重复练习3~4次，或者直到肌肉完全拉伸。

墙上，同时拉伸两侧腓肠肌是很危险的，足比较滑，应避免。坐位时安全且有效。

一项多学院运动员运动医学研究显示，足的跖屈是在拉伸活动中经常被忽视。作者注意到，如足球运动员未拉伸跖屈足部，常会感到不舒适。腓肠肌紧张的运动员很可能受伤（并发展为扳机痛）。

患者常可自行制止腓肠肌触发点痛。采用Lewit's放松法，自身拉伸练习（图21-10）。坐位伸长下肢，使用毛巾被动背屈足部，保持膝盖伸直（图21-10A）。标准Lewit's法：ⓐ 轻柔收缩紧绷的肌肉抵抗外力（图21-10A）；ⓑ 放松并深呼吸；ⓒ **缓慢**呼气，同时轻柔被动背屈足部，呼气时拉紧所有松紧带（图21-10B）。重复直至踝部不能再背屈，可规律采取此操作以保持运动的幅度完整，并防止触发点痛发生。

夜间小腿痉挛
（图21-11）

小腿痉挛有许多推荐治疗方法：抑制疼痛肌肉的触发点，拉伸小腿肌肉，足部的正确位置，电解质平衡，维生素，稳定膜兴奋的药物,改善肌肉循环的药物和电刺激。

拉伸肌肉

站立时膝伸直,臀部缓慢前移使踝背屈(见图 21-9A),被动拉伸腓肠肌,这个方法被反复报道能在 1~2min 内终止肌痉挛[40,45,70,88,92,97,116,180]。Travell[111] 建议冷喷雾加被动拉伸比单一被动拉伸有效。Fowler[59,60] 和 Conchubhair[38] 强调,收缩腓肠肌的对抗肌使腓肠肌主动拉伸,胫前肌具有与腓肠肌腱相互拮抗的优点,能够有效地缓解小腿肌痉挛。然而,必须注意的是,不要加压于完全缩短的对抗肌而引起其自身的痉挛。当发生痉挛时,可被动拉伸肌肉以终止痉挛。许多患者已学会夜间小腿痉挛时起床活动以缓解疼痛。被动拉伸患肌比行走更有效。结合相互拮抗与被动拉伸效果更好[19]。

Sontag[158] 成功采用肌肉拉伸的方法治疗了 100 例由于肌肉挛缩、僵直而导致下肢痉挛(和膝痛)的患者。作者[158] 并未提到肌肉痛或触发点,但他的发现与治疗和我们研究中间断触发腓肠肌的潜在触发点会反复引起患者小腿痉挛的发现是一致的。

Norris 等[116] 对 4 名志愿者和 4 例有小腿痉挛的患者进行了腓肠肌、股四头肌细丝肌电图研究。他们压迫缩短位的肌肉造成痉挛并被动拉伸肌肉以抑制痉挛。对抗肌的自主活动减轻痉挛和电活动。Schimrigk[148] 和 Basmajian[19] 同样也观察到此肌电图反应。但是,Shimrigk 指出重复此操作有效对抗活动会衰退直至消失。

保暖

夜间电热毯或热垫温暖小腿能减少触发痛发生和肌肉痉挛的可能性。在腹部放热垫以反射增加热量。对于那些不喜欢电热毯或加热垫的人,可通过在腿部包裹毛毯或大毛巾毯保持有效的温暖(体温的保持)。

足部位置

有效防止夜间痉挛的方法很简单,就是避免足部处于跖屈位。被子的重量可使足更加跖屈(如图 21-11B 中建议的,Weiner 和 Weiner 提到的)。用电热毯和轻薄的被子更有益。在足底放置坚硬的枕头或毛毯卷形成"搁足物"使足处于中位,并提高被子使之有一定空间(图 21-11A)。侧卧位易于保持足中位。但除非夜间经常醒来意

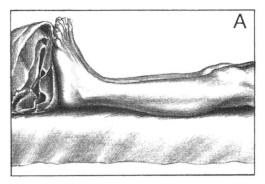
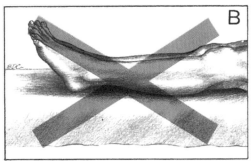

图21-11 在床上用东西将足支撑起来,防止夜间小腿抽筋,以此降低腓肠肌触发点的敏感性。A.用一张床单支持着,使得足在足踝处能保持一个中立的姿势,这个矫正方法在仰卧位,或者侧卧位都是有效的。B.没有足底支持的情况下做的则是不正确的姿势(红X)。

识到足的位置并在足偏向跖屈时有意识的调整角度至中位,否则侧卧位并不能保证足部放松。如患者坚持俯卧位,可在下方的腿下放枕头或沿床沿向下直至足悬置于床尾以保持足位于中位。通常需要几晚的坚持以养成睡眠习惯。因此,患者不能急于求成。对肌筋膜痛的患者,连续放松的睡眠是重要治疗的一部分。

升高床尾以抬高足部也是减少夜间肌痉挛的有效方法。一位作者推荐抬高23cm(9in)。此举有助于血液循环,减少静脉淤积,也减少足跖屈。

电解质平衡

电解质紊乱会增加肌肉兴奋性和神经细胞膜兴奋性。低钾和低钙常认为更易得慢性肌筋膜触发痛。

肌痉挛的发病率有所增加,但其原因不明[69]。因为在孕期禁忌使用奎宁,所以采用补充钙剂的治疗方法,并且有报道证实其有效性[6,21,69,71]。Hammar 等[68]对 60 名妊娠肌痛的患者进行了双盲对照研究,比较钙剂与维生素 C 的作用。钙剂 75% 有效,维生素 77% 有效。有或无肌痉挛的患者血钙和血镁离子水平无差别,治疗前后也无差别。作者称,孕妇对维生素 C 反应好,维生素 C 对肌痉挛可能有更好的有益效果。在非洲,早期有一项关于 129 名孕妇相似的研究,Odendaal[117]也发现 75% 的患者钙剂治疗有效,77% 的患者维生素 C 治疗有效。

维生素

许多报道建议维生素 E,300U/d,能有效治疗肌痉挛[115]。一作者认为其比奎宁有效,安全[29],但仍未有对照研究报道。我们的经验是最多口服 2 周的维生素 E(400U/d)来消除肌痉挛。此总量包括使用复合有维生素 E 的多维药物。维生素 E 是脂溶维生素,机体储备好。肌痉挛消失时停药。如肌痉挛再发生,可重复使用。有些患者对此补充有反应。触发痛对局部治疗反应好。

维生素 B_2(核黄素)被推荐[87]应用于妊娠期。

膜稳定药物

最常用的夜间肌痉挛药物是硫酸奎宁,300mg 睡前口服[97,143,182]。有报道称 60mg 同样有效。然而,两项早期研究发现奎宁无效。近期一项研究发现对年轻患者也无效[17,178]。两项研究发现 240mg 奎宁合并氨茶碱 180mg,比单用奎宁更有效[112,133]。氨茶碱有助于改善下肢循环。

氯喹具有长效缓解的作用,可持续到治疗后几周[120]。也有报道称盐酸普鲁卡因有效[181]。也尝试过苯妥英钠、地西泮、苯海拉明[143,182]和卡马西平[92]。

有循环系统毒性的药物

一项双盲交叉研究[164]显示盐酸罂粟碱对合并糖尿病的老年肌痛患者有显著疗效。

电刺激

Mills 等[109]采用经皮神经刺激治疗肌痉挛并得出肌电图分辨率。肌张力高和 EMG 活动静止的非典型患者,肌痉挛是由自主跖屈造成的。

拉伸时电刺激感觉神经有助于拉伸

痉挛的肌肉。

（朱紫瑜 曹强 丁佳 孙晓琼 译
马霄雯 王祥瑞 杭燕南 校）

参考文献

1. Aitchison WR. Nocturnal cramps. *NZ Med J 2:* 137, 1974.
2. Anderson JE. *Grant's Atlas of Anatomy*, Ed. 8. Williams & Wilkins, Baltimore, 1983 (Fig. 4–50).
3. *Ibid.* (Figs. 4–51, 4–53).
4. *Ibid.* (Fig. 4–52).
5. *Ibid.* (Fig. 4–68).
6. *Ibid.* (Fig. 4–81).
7. *Ibid.* (Fig. 4–82).
8. *Ibid.* (Fig. 4–120).
9. Andersson JG, Jonsson B, Ortengren R. Myoelectric activity in individual lumbar erector spinae muscles in sitting. A study with surface and wire electrodes. *Scand J Rehabil Med (Suppl.)* 3:91–108, 1974.
10. Andriacchi TP, Andersson GBJ, Ortengren R, *et al.* A study of factors influencing muscle activity about the knee joint. *J Orthop Res 7:*266–275, 1984.
11. Anouchi YS, Parker RD, Seitz WH Jr. Posterior compartment syndrome of the calf resulting from misdiagnosis of a rupture of the medial head of the gastrocnemius. *J Trauma 27:*678–680, 1987.
12. Arcangeli P, Corradi F, D'Ayala–Valva. Alterations of skin and muscle sensibility in chronic obliterating arteriopathy of the lower limbs and their importance in determining intermittent claudication. *Acta Neurovegetativa 27:*511–545, 1965.
13. Arcangeli P, Digiesi V, Ronchi O, *et al.* Mechanisms of ischemic pain in peripheral occlusive arterial disease. In *Advances in Pain Research and Therapy*, edited by J. J. Bonica and D. Albe–Fessard, Vol. I. Raven Press, New York, 1976 (pp. 965–973).
14. Arner O, Lindholm A. What is tennis leg? *Acta Chir Scand 116:*73–77, 1958.
15. Ayres S Jr, Mihan R. Nocturnal leg cramps (systremma). *South Med J 67:*1308–1312, 1974.
16. Baker BA. The muscle trigger: evidence of overload injury. *J Neurol Orthop Med Surg 7:*35–43, 1986.
17. Baltodano N, Gallo BV, Weidler DJ. Verapamil vs quinine in recumbent nocturnal leg cramps in the elderly. *Arch Intern Med 748:*1969–1970, 1988.
18. Bardeen CR. The musculature, Sect. 5. In *Morris's Human Anatomy*, edited by CM. Jackson, Ed. 6. Blakiston's Son & Co., Philadelphia, 1921 (Fig. 444, pp. 516–517).
19. Basmajian JV. Personal communication, 1990.
20. Basmajian JV, Deluca CJ. *Muscles Alive*, Ed. 5. Williams & Wilkins, Baltimore, 1985 (p.14).
21. *Ibid.* (pp. 256–257, 335–340).
22. Bates T. Myofascial pain, Chapter 14. In *Ambulatory Pediatrics II*, edited by M. Green and R.J. Haggerty. W.B. Saunders, Philadelphia, 1977 (pp. 147, 148).
23. Bates T, Grunwaldt E. Myofascial pain in childhood. *J Pediatr 53:*198–209, 1958.
24. Brandell BR. Functional roles of the calf and vastus muscles in locomotion. *Am J Phys Med 56:*59–74, 1977.
25. Brody DM. Running injuries. *Clin Symp 32:*2–36, 1980 (*see* p. 21).
26. Broer MR, Houtz SJ. *Patterns of Muscular Activity in Selected Sports Skills*. Charles C Thomas, Springfield, 1967.
27. Campbell KM, Biggs NL, Blanton PL, *et al.* Electromyographic investigation of the relative activity among four components of the triceps surae. *Am J Phys Med 52:*30–41, 1973.
28. Carter BL, Morehead J, Wolpert SM, *et al. Cross–Sectional Anatomy.* Appleton–Century–Crofts, New York, 1977 (Sects. 68–75).
29. Cathcart RF III. Leg cramps and vitamin E. *JAMA 279:*51–52, 1972.
30. Christensen E. Topography of terminal motor innervation in striated muscles from stillborn infants. *Am J Phys Med 38:*65–78, 1959.
31. Clarkson PM, Kroll W, McBride TC. Maximal isometric strength and fiber type composition in power and endurance athletes. *Eur J Appl Physiol 44:*35–42, 1980.
32. Clarkson PM, Kroll W, McBride TC. Plantar flexion fatigue and muscle fiber type in power and endurance athletes. *Med Sci Sports Exerc 72:*262–267, 1980.
33. Clement DB, Taunton JE, Smart GW. Achilles tendinitis and peritendinitis: etiology and treatment. *Am J Sports Med 72:*179–184, 1984.
34. Clemente CD. *Gray's Anatomy of the Human Body*, American Ed. 30. Lea & Febiger, Phila–delphia, 1985 (p. 406).
35. *Ibid.* (p. 576).
36. *Ibid.* (p. 577).
37. *Ibid.* (p. 1239).
38. Conchubhair SU. Nocturnal calf cramp. *Lancet 7:*203–204, 1973.
39. Cordo PJ, Nashner LM. Properties of postural adjustments associated with rapid arm movements. *J Neurophysiol 47:*287–382, 1982.
40. Daniell HW. Simple cure for nocturnal leg cramps. *N Engl J Med 301:*216, 1979.
41. Darling RC, Buckley CJ, Abbott WM, *et al.* Intermittent claudication in young athletes: popliteal artery entrapment syndrome. *J Trauma 14:*543–552, 1974.
42. Denny–Brown D. Clinical problems in neuromuscular physiology. *Am J Med 75:*368–390, 1953.
43. Dorigo B, Bartoli V, Grisillo D, *et al.* Fibrositic myofascial pain in intermittent claudication. Effect of anesthetic block of trigger points on exercise tolerance. *Pain 6:*183–190, 1979.
44. Duchenne GB. *Physiology of Motion*, translated by E.B. Kaplan. J.B. Lippincott, Philadelphia, 1949 (pp. 308–310).
45. Eaton JM. Is this really a muscle cramp? *Postgrad Med 86:*227–232, 1989.
46. Edgerton VR, Smith JL, Simpson DR. Muscle fibre type populations of human leg muscles. *Histochem J 7:*259–266, 1975.
47. Ericson M. On the biomechanics of cycling: a study of joint and muscle load during exercise on the bicycle

ergometer. *Scand J Rehabil Med (Suppl.)*16:l–43, 1986.

48. Ericson MO, Nisell R, Arborelius UP, *et al*. Muscular activity during ergometer cycling. *Scand J Rehabil Med* 77:53–61, 1985.

49. Ericson MO, Nisell R, Ekholm J. Quantified electromyography of lower–limb muscles during level walking. *Scand J Rehabil Med* 78:159 –163, 1986.

50. Farrell MK, Partin JC, Bove KE. Epidemic influenza myopathy in Cincinnati in 1977. *J Pediatr* 96:545–551 , 1980.

51. Ferner H, Staubesand J. *Sobotta Atlas of Human Anatomy*, Ed. 10, Vol. 2. Urban & Schwarzen–berg, Baltimore, 1983 (Figs. 380, 381) .

52. *Ibid*. (Figs. 401, 412, 435) .

53. *Ibid*. (Fig. 420) .

54. *Ibid*. (Fig. 464) .

55. *Ibid*. (Figs. 465, 467) .

56. *Ibid*. (Fig. 466) .

57. *Ibid*. (Fig. 470) .

58. *Ibid*. (Fig. 472) .

59. Fowler AW. Relief of cramp. *Lancet 1*:99, 1973.

60. Fowler AW. Night cramp. *Br Med J 2*:1563, 1976.

61. Frey H. Musculus gastrocnemius tertius. *Gegenbaurs Morphol Jahrb 50*:517–530, 1919.

62. Froimson Al. Tennis leg. *JAMA 209*:415–416, 1969.

63. Ghori GMU, Luckwill RG. Responses of the lower limb to load carrying in walking man. *Eur J Appl Physiol 54*:145–150, 1985.

64. Good MG. Painful feet. *Practitioner 763*:229–232, 1949.

65. Gravel D, Arsenault AB, Lambert J. Soleus–gas-trocnemius synergies in controlled contractions produced around the ankle and knee joints: an EMG study. *Electromyogr Clin Neurophysiol 27*:405–4113, 1987.

66. Halar EM, Stolov WC, Venkatesh B, *et al*. Gastrocnemius muscle belly and tendon length in stroke patients and able–bodied persons. *Arch Phys Med Rehabil 59*:476–484, 1978.

67. Hall H. Examination of the patient with low back pain. *Bulletin on the Rheumatic Diseases 33* No. 4:1–8 , 1983.

68. Hammar M, Berg G, Solheim F, *et al*. Calcium and magnesium status in pregnant women. *Int J Warn Nutr Res 57*:179–183, 1987.

69. Hammar M, Larsson L, Tegler L. Calcium treatment of leg cramps in pregnancy. *Acta Obstet Gynaecol Scand 60*:345–347, 1981.

70. Harnack G–A von. Nachtliche Wadenkrampfe bei Kindern. *Dtsch Med Wochenschr 95*:2394, 1970.

71. Henstorf JE, Olson S. Compartment syndrome: pathophysiology, diagnosis, and treatment. *Surg Rounds Orthop*:33–4l, Feb. 1987.

72. Herman R, Bragin J. Function of the gastrocnemius and soleus muscles. *Phys Ther 47*:105 –113, 1967.

73. Hirsch W, Malsy–Mink O. Ursache von Waden krampfen. *Med Klin 77*:168, 1976.

74. Hollinshead WH. *Anatomy for Surgeons*, Ed. 3. , Vol. 3, *The Back and Limbs*. Harper & Row, New York, 1982 (pp. 773–777) .

75. Hope–Simpson RE. Night cramp. *Br Med J 2*: 1563, 1976.

76. Houtz SJ, Fischer FJ. An analysis of muscle action and joint excursion during exercise on a stationary bicycle. *J Bone Joint Surg 41[Am]*: 123–131 , 1959.

77. Insua JA, Young JR, Humphries AW. Popliteal artery entrapment syndrome. *Arch Surg 101*:771–775, 1970.

78. Iwai T, Sato S, Yamada T, *et al*. Popliteal vein entrapment caused by the third head of the gastrocnemius muscle. *Br J Surg 74*:1006–1008, 1987.

79. Jablecki C, Schultz P. Single muscle fiber re–cordings in the Schwartz–Jampel syndrome. *Muscle Nerve 5*: S64–S69, 1982.

80. Janda V. *Muscle Function Testing*. Butterworths, London, 1983 (pp. 188–190) .

81. Kamon E. Electromyographic kinesiology of jumping. *Arch Phys Med Rehabil 52*:152–157, 1971.

82. Kellgren JH. Observations on referred pain arising from muscle. *Clin Sci 3*:175–190, 1938 (p. 186) .

83. Kelly M. Some rules for the employment of local analgesic in the treatment of somatic pain. *Med J Austral 1*:235–239, 1947.

84. Kendall FP, McCreary EK. *Muscles, Testing and Function*, Ed. 3. Williams & Wilkins, Baltimore, 1983 (pp. 145–146) .

85. Khan MA, Khan N. Statistical analysis of muscle fibre types from four human skeletal muscles. *Anat Anz 744*:246–256, 1978.

86. Kilcoyne RF, Imray TJ, Stewart ET. Ruptured Baker's cyst simulating acute thrombophlebitis. *JAMA 240*:1517–1518, 1978.

87. Kleine HO. Laktoflavintherapie der Wadenkrampfe in der Schwangerschaft [Lactoflavin therapy for calf cramps during pregnancy]. *Zentralbl Gynakol 76*:344–356, 1954.

88. Kunze K. Muskelkrampfe. *Dtsch Med Wochenschr 702*:1929, 1977.

89. Kuo KHM, Clamann HP: Coactivation of synergistic muscles of different fiber types in fast and slow contractions. *Am J Phys Med 60*:219 –238, 1981.

90. Lange M. *Die Muskelharten (Myogelosen)*. J.F. Lehmanns, Munchen, 1931 (p. 33, Fig. 6) .

91. *Ibid*. (p. 137, Fig. 43; p. 139, Fig. 44) .

92. Layzer RB. Muscle pain, cramps, and fatigue, Chapter 66. In *Myology: Basic and Clinical*, edited by A.G. Engel, B.Q. Banker. McGraw–Hill Book Company, New York, 1986 (pp. 1907 –1922) .

93. Layzer RB, Rowland LP. Cramps. *N Engl J Med 285*:31–410, 1971.

94. Lee KH, Matteliano A, Medige J, *et al*. Electro-myographic changes of leg muscles with heel lift: therapeutic implications. *Arch Phys Med Rehabil 68*:298–301, 1987.

95. Levine M, Lombardo J, McNeeley J, *et al*. An analysis of individual stretching programs of intercollegiate athletes. *Phys Sportsmed 75*: 130–138 , 1987.

96. Lewit K. *Manipulative Therapy in Rehabilitation of the Motor System*. Butterworths, London, 1985 (pp. 256–257 , 315) .

97. Lippmann HI, Perchuk E. Nocturnal cramps of the legs. *NY State J Med 54*:2976–2979, 1954.

98. Lockhart RD. *Living Anatomy*, Ed. 7. Faber & Faber, London, 1974 (Fig. 118) .

99. Mann RA, Moran GT, Dougherty SE. Comparative electromyography of the lower extremity in jogging, running, and sprinting. *Am J Sports Med 74*:501–510, 1986.

100. Markhede G, Nistor L. Strength of plantar flexion and function after resection of various parts of the triceps surae muscle. *Acta Orthop Scand* 50:693–697, 1979.

101. Martin–du–Pan R. Cause et traitement des prétendues «douleurs de croissance» chez-l'enfant. [Origin and treatment of the socalled growing pains in children]. *Praxis 65*:1503–1505, 1976.

102. McClure JG. Gastrocnemius musculotendinous rupture: a condition confused with thrombo–phlebitis. *South Med J 77*:1143–1145, 1984.

103. McMinn RMH, Hutchings RT. *Color Atlas of Human Anatomy*. Year Book Medical Publishers, Chicago, 1977 (p. 277B).

104. *Ibid*. (p. 294B).

105. *Ibid*. (p. 305C).

106. *Ibid*. (p. 306A).

107. *Ibid*. (p. 312 A & 8).

108. *Ibid*. (p. 313).

109. Mills KR, Newham DJ, Edwards RHT. Severe muscle cramps relieved by transcutaneous nerve stimulation: a case report. *J Neurol Neurosurg Psychiatry* 45:539–542, 1982.

110. Milner M, Basmajian JV, Quanbury AO. Multifactorial analysis of walking by electromyography and computer. *Am J Phys Med* 50:235 –258, 1971.

111. Modell W, Travell J, Kraus H, *et al*. Relief of pain by ethyl chloride spray. *NY State J Med 52*: 1550–1558, 1952 (*see* pp. 1556, 1557).

112. Morl H, Dieterich HA. Nachtliche Wadenkrampfe–Ursachen und Behandlung. *Med Klin 75*:264–267, 1980.

113. Mumenthaler M. Nachtliche Wadenkrampfe. *Dtsch Med Wochenschr 705*:467–468, 1980.

114. Murray MP, Guten GN, Sepic SB, et al. Function of the triceps surae during gait. Compensatory mechanisms for unilateral loss. *J Bone Joint Surg [Am]* 60:473–476, 1978.

115. Nakano KK. Entrapment neuropathies, Chapter 111. In *Textbook of Rheumatology*, Vol. 2, edited by W.N. Kelley, E.D. Harris, Jr., S. Ruddy. WB. Saunders, Philadelphia, 1981 (pp. 1829 –1846, *see* pp. 1841–1843).

116. Norris FH Jr, Gasteiger EL, Chatfield PO. An electrom–yographic study of induced and spontaneous muscle cramps. *EEG Clin Neurophysiol 9*.139–147, 1957.

117. Odendaal HJ. Kalsium vir die Behandeling van Beenkrampe tydens Swangerskap. *S Afr Med J 48*:780–781, 1974.

118. Okada M. An electromyographic estimation of the relative muscular load in different human postures. *J Hum Ergol 7*:75–93, 1972.

119. Okada M, Fujiwara K. Muscle activity around the ankle joint as correlated with the center of foot pressure in an upright stance. In *Biomechanics VIIIA*, edited by H. Matsui, K. Kobayashi. Human Kinetics Publ., Champaign, IL, 1983 (pp. 209–216).

120. Parrow A, Samuelsson SM. Use of chloroquine phosphate—a new treatment for sponta–neous leg cramps. *Acta Med Scand 787*:237–244, 1967.

121. Patterson MA. Treatment of cramps. Letter to the Editor. *J R Soc Med 75*:988, 1982.

122. Patton GW, Parker RJ. Rupture of the lateral head of the gastrocnemius muscle at the musculotendinous junction mimicking a compartment syndrome. *J Foot Surg 28*:433–437, 1989.

123. Pavlov H, Heneghan MA, Hersh A, *et al*. The Haglund syndrome: initial and differential diagnosis. *Radiology 744*:83–88, 1982.

124. Pernkopf E. *Atlas of Topographical and Applied Human Anatomy*, Vol. 2. W.B. Saunders, Philadelphia, 1964 (Fig. 352).

125. Perry J, Easterday CS, Antonelli DJ. Surface versus intramuscular electrodes for electromyography of superficial and deep muscles. *Phys Ther* 67:7–15, 1981.

126. Popelianskii Iu Iu, Bogdanov EI, Khabirov FA. [Algesic trigger zones of the gastrocnemius muscle in lumbar osteochondrosis] (clinico–pathomorphological and electromyographic analysis). *Zh Nevropatol Psikhiatr 84*:1055–1061, 1984.

127. Portnoy H, Morin F. Electromyographic study of postural muscles in various positions and movements. *Am J Physiol 786*:122–126, 1956.

128. Ramchandani P, Soulen RL, Fedullo LM, *et al*. Deep vein thrombosis: significant limitations of noninvasive tests. *Radiology 756*:47–49, 1985.

129. Rasch PJ, Burke RK. *Kinesiology and Applied Anatomy*, Ed. 6. Lea & Febiger, Philadelphia, 1978 (p. 309).

130. *Ibid*. (pp. 318–319).

131. *Ibid*. (p. 330).

132. Rask MR. Postoperative archnoradiculitis: report of 24 patients and the conservative therapy therefore. *J Neurol Orthop Surg 7*:157–166, 1980.

133. Rawls WB. Management of nocturnal leg cramps. *West J Med 7*:152–157, 1966.

134. Reynolds MD. Myofascial trigger point syndromes in the practice of rheumatology. *Arch Phys Med Rehabil* 62:111–114, 1981.

135. Rish BL. Nerve root compression and night cramps. *JAMA 254*:361, 1985.

136. Rivlin S. Nocturnal calf cramp. *Lancet 7*:203, 1973.

137. Roberts HJ. Spontaneous leg cramps and "restless legs" due to diabetogenic (functional) hyperinsulinism. *J Fla Med Assoc 60*:29–31, 1973.

138. Rohen JW, Yokochi C. *Color Atlas of Anatomy*, Ed. 2. Igaku–Shoin, New York, 1988 (pp. 420, 421).

139. *Ibid*. (p. 422).

140. *Ibid*. (p. 423).

141. Rollo IM. Drugs used in the chemotherapy of malaria, Chapter 45. In *The Pharmacological Basis of Therapeutics*, edited by Goodman and Gilman, Ed. 6. MacMillan Publishing Co. , Inc., New York, 1980 (pp. 1038–1060, see p. 1056).

142. Rowland LP. Cramps, spasms and muscle stiffness. *Rev Neurol (Paris) 747*:261–273, 1985.

143. Rowland LP. Diseases of muscle and neuro–muscular junction, Section 16, Chapter 537. In *Cecil Textbook of Medicine*, edited by J.B. Wyngaarden, LH, Smith Jr, Ed. 17. W. B. Saunders, Philadelphia, 1985 (pp. 2198–2216, see pp. 2215–2216).

144. Rowland LP, Penn AS: Heat–related muscle cramps. *Arch Intern Med 734*:1133, 1974.

145. Rubin D. An approach to the management of myofascial trigger point syndromes. *Arch Phys Med Rehabil* 62:107–110, 1981.

146. Sadamoto T, Bonde–Petersen F, Suzuki Y. Skeletal muscle tension, flow, pressure, and EMG during sustained isometric contractions in humans. *Eur J Appl Physiol 51*:395–408 , 1983.

147. Saskin P, Whelton C, Moldofsky H, *et al.* Sleep and nocturnal leg cramps (letter). *Sleep 11*: 307–308 , 1988.

148. Schimrigk K. Muskelkater und Muskelkrampf. *Med Welt 30*:780–788 , 1979.

149. Shiavi R, Griffin P. Changes in electromyographic gait patterns of calf muscles with walking speed. *IEEE Trans Biomed Eng 30*:73–76, 1983.

150. Simmons VP. Muscle spasm—why does it hurt? *Philadelphia Med 78*:307–308, 1982.

151. Simons DG. Muscle pain syndromes—Parts I and II. *Am J Phys Med 54*:289–311 , 1975, and 55:15–42 , 1976.

152. Simons DG. Myofascial pain syndrome due to trigger points, Chapter 45. In *Rehabilitation Medicine*, edited by Joseph Goodgold. C. V. Mosby Co. , St. Louis, 1988 (pp. 686–723 , *see* pp. 691, 719) .

153. *Ibid.* (p. 712, Fig. 45–9B) .

154. Simons DG. Myofascial Pain Syndromes. In *Current Therapy of Pain*, edited by K.M. Foley, R.M. Payne. B.C. Decker Inc., Philadelphia, 1989 (pp. 251–266 , see Table 4) .

155. Simons DG, Travell JG. Myofascial pain syndromes, Chapter 25. In *Textbook of Pain*, edited by P.D. Wall and R. Melzack, Ed 2. Churchill Livingstone, London, 1989 (pp. 368–385 , *see* p. 378) .

156. Sola AE. Treatment of myofascial pain syndromes. In *Recent Advances in the Management of Pain*, edited by Costantino Benedetti, C. Richard Chapman, Guido Moricca. Raven Press, New York, 1984, Series title: *Advances in Pain Research and Therapy*, Vol. 7 (pp. 467–485 , *see* pp. 480–481) .

157. Sola AE. Trigger point therapy, Chapter 47. In *Clinical Procedures in Emergency Medicine*, edited by J.R. Roberts and J.R. Hedges WB. Saunders, Philadelphia, 1985 (pp. 683–685) .

158. Sontag SJ, Wanner JN. The cause of leg cramps and knee pains: an hypothesis and effective treatment. *Med Hypotheses 25*:35–4l , 1988.

159. Spalteholz W. *Handatlas der Anatomie des Menschen*, Ed. 11, Vol. 2. S. Hirzel, Leipzig, 1922 (p. 363) .

160. *Ibid.* (p. 364) .

161. *Ibid.* (p. 366) .

162. Stalberg E, Trontelj JV. *Single Fibre Electromy–ography*. Miravalle Press Ltd., Surrey, 1979 (pp. 99–107) .

163. Steiner I, Siegal T. Muscle cramps in cancer patients. *Cancer 63*:574–577, 1989.

164. Stern FH. Leg cramps in geriatric diabetics with peripheral vascular ischemia: Treatment. *J Am Geriatr Soc 14*:609–616, 1966.

165. Sutherland DH. An electromyographic study of the plantar flexors of the ankle in normal walking on the level. *J Bone Joint Surg [Am] 48*:66 –71, 1966.

166. Sutherland DH, Cooper L, Daniel D. The role of the ankle plantar flexors in normal walking. *J Bone Joint Surg [Am] 62*:354–363, 1980.

167. Toldt C. *An Atlas of Human Anatomy*, translated by M.E. Paul, Ed. 2, Vol. 1. Macmillan, New York, 1919 (p. 368) .

168. Townsend MA, Lainhart SP, Shiavi R. Variability and biomechanics of synergy patterns of some lower –limb muscles during ascending and descending stairs and level walking. *Med Biol Eng Comput 76*:681–688, 1978.

169. Townsend MA, Shiavi R, Lainhart SP, *et al.* Variability in synergy patterns of leg muscles during climbing, descending and level walking of highly–trained athletes and normal males. *Electromyogr Clin Neurophysiol 18*:69–80, 1978.

170. Travell J. Symposium on mechanism and management of pain syndromes. *Proc Rudolf Virchow Med Soc 76*:126–136, 1957.

171. Travell J. Myofascial trigger points: clinical view. In *Advances in Pain Research and Therapy*, edited by J.J, Bonica and D. Albe–Fessard, Vol. 1. Raven Press, New York, 1976 (pp. 919–926) .

172. Travell J, Baker SJ, Hirsch BB, *et al.* Myofascial component of intermittent claudication. *Fed Proc 77*. 164, 1952.

173. Travell J, Rinzler SH. The myofascial genesis of pain. *Postgrad Med 77*:425–434, 1952.

174. Travell JG, Simons DG. *Myofascial Pain and Dys–function: The Trigger Point Manual.* Williams & Wilkins, Baltimore, 1983.

175. *Ibid.* (pp. 151–152) .

176. Trommer PR, Gellman MB. Trigger point syndrome. *Rheumatism 8*:67–72, 1952.

177. Vandervoort AA, McComas AJ. A comparison of the contractile properties of the human gastrocnemius and soleus muscles. *Eur J Appl Physiol 57*:435–440, 1983.

178. Warburton A, Royston JP, O'Neill CJ, *et al.* A quinine a day keeps the leg cramps away? *Br J Clin Pharmacol 23*:459–465 , 1987.

179. Weber EF. Ueber die Langenverhaltnisse der Fleischfasern der Muskeln in Allgemeinen. *Berichte Ciber die Verhandlungen der Kdniglich Sachsischen Gesellschaft der Wissenschaften zu Leipzig 3*:63–86, 1851.

180. Weiner IH, Weiner HL. Nocturnal leg muscle cramps. *JAMA 244*:2332–2333, 1980.

181. Weller M. Nocturnal calf cramp. *Lancet 7*:203, 1973.

182. Whiteley AM. Cramps, stiffness and restless legs. *Practitioner 226*:1085–1087, 1982.

183. Zumkley H. Nachtliche Wadenkrampfe. *Dtsch Med Wochenschr 704*:1128, 1979.

第二十二章
比目鱼肌和跖肌

"慢跑引起的足跟痛"

本章要点：比目鱼肌远端的肌筋膜触发点压痛（TrPs）和**牵涉痛**通常发生在足后部和足底表面，并常涉及跟腱远端。疼痛也可放射至同侧骶髂关节区域。比目鱼肌近端的肌筋膜 TrPs 常引起小腿背侧的放射痛。跖肌的牵涉痛和压痛主要集中在膝关节背侧；疼痛可延伸至小腿背侧和大腿中部。比目鱼肌近端的**解剖附着**起始于腓骨头后方，沿腓骨后缘中 1/3 走行至胫骨内侧缘中 1/3，终止于腓骨和胫骨间的肌腱弓。比目鱼肌和腓肠肌在远端融合形成跟腱。肌腱的比目鱼肌部分附于跟骨的内 1/3。偶尔会存在比目鱼副肌，作为比目鱼肌腹部的附加部分；此副肌在跟腱前方，踝上方，通常位于踝内侧。比目鱼肌含有短肌纤维，主要是 Ⅰ 型慢传导肌纤维。跖肌纤细脆弱，解剖位置多变，其近端主要位于深部的股骨和腓肠肌外侧头的内缘；跖肌的长肌腱从比目鱼肌和腓肠肌之间穿过，附着于跟骨后部内侧。行走时，比目鱼肌的功能是维持膝关节、踝关节稳定，限制胫骨在站立时过度向前旋转。当随意行走时，比目鱼肌与腓肠肌通过它们对踝关节的共同作用稳定膝关节（防止膝关节过度弯曲）。比目鱼肌在跑步和跳跃时起重要作用。由于比目鱼肌上面有大静脉窦、坚韧的筋膜覆盖和主要静脉通过，因此它是有效的肌静脉泵，被认为是"第二心脏"。比目鱼肌与跖肌参与跖屈，并且协助足翻转。跖肌还协助腓肠肌使膝关节弯曲。**功能单位**主要由比目鱼肌和腓肠肌组成，趾长屈肌和胫后肌也参与其中，而胫前肌和趾长伸肌是对抗其运动的主要肌肉。比目鱼肌 TrPs 的**症状**主要是足跟牵涉痛和压痛，以及踝背屈受限。牵涉痛与压痛可能会十分剧烈以至于患者行走困难或行走不能，尤其是上坡或上下楼梯时。比目鱼肌 TrPs 是儿童生长痛的原因之一。比目鱼副肌易被误诊为软组织肿瘤。跖肌肌腱撕裂应与腓肠肌或比目鱼肌撕裂鉴别。比目鱼肌 TrPs 易被误诊为跟腱炎、深静脉血栓或腘窝囊肿（Bakers 囊肿）。本章主要讨论胫骨夹板与比目鱼肌 TrPs 之间的关系，并在附录中回顾锻炼后肌痛。**触发点的激活与持续存在**的原因包括患者穿光滑的皮革底面鞋行走于易打滑的地面、软沙或斜坡，例如沙滩，造成比目鱼肌超负荷。散步和跑步也与疾病的发生有关，因为突然滑倒甚至跌倒可引起肌肉超负荷。白天坐位时足部位置不当，穿高跟鞋，或夜间睡眠时足部位置不当，使比目鱼肌长期处于收缩状态，可进一步加重比目鱼肌 TrPs。搁腿架引起血液循环不畅也是重要的病因。还应考虑到某些持续性的全身性的因素。**患者检查**，怀疑有比目鱼肌TrPs时，可在屈膝位检查踝部是否背屈受限。轻拍跟腱可减小踝痉挛幅度。用叩诊锤轻叩TrPs的肌肉肌腹可引起局部抽搐，这种抽搐类似于腱反射，但并不是腱反射。**触发点检查**，检查比目鱼肌TrPs时，患者应跪于座椅上或膝盖弯曲侧卧，如果未同时钳夹触诊跟腱两侧，那么在跟腱内侧的远端比目鱼肌TrPs可能会被忽视。近端TrPs检查则需要对其下方的骨头进行浅触诊。**神经卡压**近端比目鱼肌TrPs可引起或加重比目鱼肌间沟内血管和胫神经的卡压伤。不规则的比目鱼肌肌纤维束，也可能是产生卡压伤的一个原因。跖肌肌腱可压迫腘动脉。**牵拉下的间断性冷喷疗法**，对比目鱼肌实施牵拉下的间断性冷喷疗法时，患者跪于座椅上或膝盖弯曲90°侧卧。冷气雾剂喷疗或者冰块冷敷的范围应覆盖小腿背侧远端、足跟和足背，如果骶髂关节区域也有疼痛，还应包括骶髂关节。简单的牵拉技术，例如收缩-舒张，如果与呼吸运动同步（Lewit's姿势放松）或在牵拉的同时进行拮抗性收缩，可以增强疗效。这些方法也可与牵拉下的间断性冷喷疗法相结合。治疗结束后应立即热敷，并使肌肉做自主全幅度运动。**注射**，比目鱼肌TrPs注射时，患者取侧卧位。需要在肌肉中线深部进行注射时，在某些特殊情况下应警惕勿伤及胫神经、胫后动脉和胫后静脉。比目鱼肌注射后酸痛经常很剧烈，可对肌肉热敷（一天两次）以缓解症状，并在注射后几天内避免剧烈运动。**矫正措施**包括纠正日常生活中使比目鱼肌超负荷或使其长时间处于固定、收缩的姿势和活动，包括睡眠时垫枕头保持足部在中间位、避免座位过高及搁置足蹬、不穿高跟鞋。可用橡胶半底代替滑鞋底。搁足应同时支撑足跟和小腿。存在比目鱼肌TrPs的患者应避免在软沙和斜坡面行走，并积极矫正长短不一的双下肢。应指导患者如何在上下楼梯时弯曲身体和足部，如何从地面拾物而避免过度牵拉疼痛的、绷紧的比目鱼肌和如何避免过度前屈。在触发点注射治疗或牵拉下间断性冷喷疗法后，应指导患者如何在家自我牵拉以维持和促进疗效。比目鱼肌踏板运动有助于预防TrPs复发。

1. 牵涉痛
（图 22-1~ 图 22-2 ）

比目鱼肌

（图22-1~图22-2）

最常见的比目鱼肌触发点 TrP_1 引起的牵涉痛和压痛主要位于足后部和足底表面以及跟腱远端[136,150]。许多跑步者有这种足跟痛的主诉[149]。有文献报道外溢痛可出现在此触发痛区域，有时可在足底由足跟略微向前放射。比目鱼肌 TrP_1 通常在腓肠肌肌腹远端 $2\sim3cm$ ，中线偏内侧。

TrP_2 较 TrP_1 少见（图 22-1 ），且位于更近端的小腿外上部。比目鱼肌 TrPs 可导致小腿上 1/2 的弥散痛。

TrP_3 非常少见（图 22-1 ），它较 TrP_1 更偏外侧和近端，深部牵涉痛累及同侧骶髂关节，直径大约 2.5cm 的范围[135]。在少数情况下， TrP_3 可在 TrPs 所在区域及足跟后侧和足底产生较轻的扩散痛，这点与 TrP_1 相类似。

TrP_3 引起的疼痛可异常牵涉至下颌

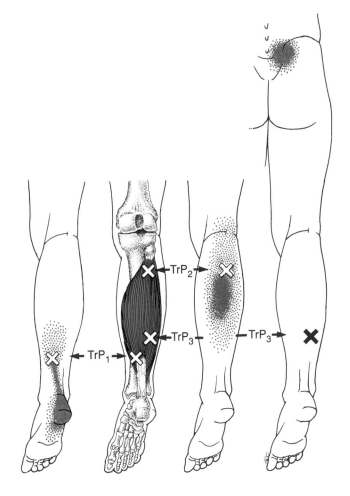

图22-1 由触发点（Xs）引起的疼痛区域（深红色），通常在右侧比目鱼肌观察到（浅红色）。存在激活的触发点患者，几乎都存在基本的疼痛区域（实心红色）。红点 提示了偶尔出现的疼痛点。远端的触发点，TrP$_1$引起足跟疼痛和压痛。近端触发点，TrP$_2$引起小腿疼痛（但与夜间小腿抽搐无关），间断出现和少见的触发点，TrP$_3$较TrP$_1$更近端，且靠外侧，引起牵涉痛的主要区域位于同侧骶髂关节。

（图 22-2），已经 2 次观察到该现象。在一位患者,此触发点疼痛牵涉至同侧颞下颌关节的颜面深部,疼痛剧烈,并出现咬合不正(患者描述道,现在我的牙齿对合不上了),但同侧踝关节主动或被动背屈时,比目鱼肌无特征性疼痛。比目鱼肌 TrP$_3$ 注射可立即减轻下颌痛。偶尔,其他肌肉的 TrPs 也可出现类似情况,说明对患者的疼痛病史进行全面详细的询问相当重要。

另有研究报道比目鱼肌 TrPs 可引起足跟痛[9]或足跟伴足底痛[7]。

比目鱼肌 TrPs 和腓肠肌 TrPs 一样,不引起小腿痉挛。

跖肌
（图22-3）

跖肌触发点牵涉痛累及膝关节后方,并向下延伸至小腿中部。在某些患者,跖肌附近的 TrPs 引起足尖和大踇趾下方牵涉痛。然而,目前还不清楚此疼痛是由跖肌 TrPs

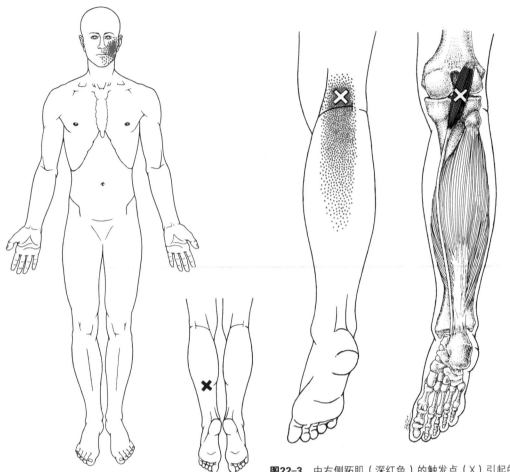

图22-2 由同侧比目鱼肌罕见的触发点（X）引起其他疼痛区域（红色），牵涉至左侧脸部和下颌。

图22-3 由右侧跖肌（深红色）的触发点（X）引起的疼痛区域（亮红色）。疼痛通常位于膝关节后面，并向下延伸至小腿中部。

引起还是由腓肠肌外侧肌纤维引起。

2. 解剖附着和注意事项（图 22-4 ～ 图 22-7）

比目鱼肌

（图22-4 ～ 图22-7）

比目鱼肌与腓肠肌不同，它仅越过踝关节区域并不越过膝关节。比目鱼肌越过距小腿关节（踝关节）和距跟关节。比目鱼肌**近端**源于腓骨头后方，沿腓骨后方近 1/3 走行（图 22-4），至胫骨内侧缘的中 1/3（图 22-5 和图 22-6），至两骨形成

的肌腱弓。此弓构成比目鱼肌沟的顶部。沟内有胫后动脉，胫后静脉和胫神经。有神经和血管走行的肌腱弓作为肌肉的主要附着点是不常见的。比目鱼肌肌纤维**远端**附着于腓肠肌终末束的腱膜下方。此腱膜形成跟腱，附于跟骨后方。

比目鱼肌被两层坚韧的筋膜包绕，浅层为跟腱腱膜，深层为比目鱼肌韧筋膜，与包绕其后方深部筋膜室肌肉的薄筋膜有明显的区别。比目鱼肌前方和后方的厚筋膜在肌肉内侧缘融合，形成胫骨内侧缘坚韧的附着点[96]。这样，比目鱼肌及其

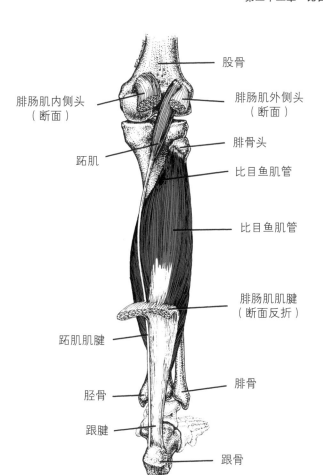

图22-4 右侧比目鱼肌（深红色）和跖肌（浅红色）的附着处。腓肠肌（未标记颜色）被切断，大部分肌肉被去除。

筋膜在深筋膜上方形成坚韧的"比目鱼肌桥"，这对理解和处理其深部后方的腿部骨筋膜室综合征相当重要[96]。比目鱼肌这种独特的包绕结构也解释了其独有的血流动力特征。

比目鱼肌的腓侧有时会有纤维束（图22-5），穿越比目鱼肌沟直至胫骨内侧髁。普通的解剖书中并未提及该纤维束。这一结构由一位资深专家发现，并用尸体解剖照片显示了该结构。当此纤维束存在时，它可能在神经血管束进入比目鱼肌沟的近端时对其产生卡压。

图 22-6 显示了比目鱼肌与比目鱼肌沟的腱弓在肌肉深面相联结，同时神经血管束在此离开比目鱼肌沟[29]。

此图同样展示了比目鱼肌结构的复杂性。最表浅的纤维向下、向外像木瓦般相互重叠。近端最深处的纤维呈双瓣排列（图22-6），这些纤维近端源自胫腓骨，远端与腱隔相连，该腱隔是跟腱的一部分。

跟腱纤维旋转约 90°，源于比目鱼肌的肌腱纤维与跟骨内 1/3 相连接（图22-7）[96]，而源于腓肠肌的肌腱纤维则与跟骨的外 2/3 相连接。

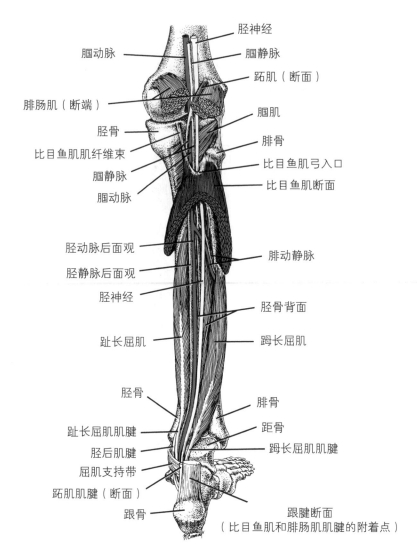

图22-5　比目鱼肌沟和右侧比目鱼肌（深红色）主要部分的浅层。显示了比目鱼肌弓与胫后动脉（亮红色）、胫后静脉（黑色交叉线）、胫神经（白色）和相邻肌肉（浅红色）的关系。从少数肌纤维束发良好的解剖标本中，可以观察到由比目鱼肌弓内侧向上延伸的肌纤维束。

第 19 章图 19-3 显示了比目鱼肌的横断图像，在下肢中 1/3 下部、位于比目鱼肌沟下方。

比目鱼肌的解剖变异包括两层肌肉 [10,160]、部分缺如 [160] 或内侧头缺如 [10]。

比目鱼副肌

偶尔可出现比目鱼肌副肌。它似乎是比目鱼肌的另一个肌腹，从比目鱼肌的深面向远端延伸至跟骨，肌腱的内侧较外侧更为常见。大部分副肌在 Karger 三角内，并代替了原先位于跟腱与胫骨间的踝关节上方区域内的纤维脂肪组织。一般认为，比目鱼副肌被独立的比目鱼肌筋膜所覆盖 [110]。

副肌肌纤维的近端与比目鱼肌在下肢中部融合；其远端，可附着于跟腱的前（深）面，也可直接附着于跟骨 [42,80,81,113,130,153]。

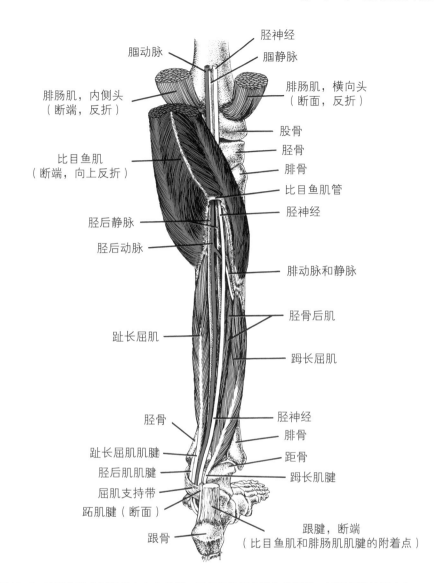

图22-6 比目鱼肌（深红色）向上反折，显示了比目鱼肌沟的远端，以及与胫神经（白色）、胫后动脉（亮红色），胫后静脉（黑色交叉线），相邻肌肉（浅红色）的关系。图中未切断胫骨和腓骨近端附着点，反折肌肉，可见比目鱼肌沟。腓肠肌已被切割反折。

比目鱼副肌有其特殊的临床意义，它可能会被误诊为是肿瘤，这将在本章第6小节讨论。

纤维类型与类别

在比目鱼肌中，依赖于有氧代谢的Ⅰ型慢传导肌纤维的比例（70%～75%）高于下肢的其他肌肉[36]。两项研究观察到比目鱼肌与股外侧肌之间的类似[37,140]。比目鱼肌包含约75%的Ⅰ型慢传导肌纤维，而股外侧肌约为50%。比目鱼肌Ⅰ型纤维在6名年轻男性运动员中的比例（79%）高于女性运动员（67%）。

Elder等[37]发现不同肌纤维的分布变异性非常大，为控制标准差在5%以下，必须在同一肌肉上取5个位点作为检测样本。

Weber 报道[157]比目鱼肌纤维约重335g,与腓肠肌的重量差不多,约为臀大肌重量的1/4。比目鱼肌及腓肠肌肌纤维的平均长度非常短,分别为 3.7cm 与 3.5cm (1.5 in)。

跖肌 (图22-4)

跖肌近端附着在腓肠肌外侧头,因此被认为是腓肠肌附加的外侧头。跖肌较小,比较脆弱,其纤维在腘窝处成角度穿过膝关节囊(图 22-4);近端附着于股骨,沿股骨脊横向延伸、附着于腓肠肌外侧头[86]。之后,肌肉穿过腘窝内侧部分在腓肠肌和比目鱼肌之间形成薄肌腱。远端,跖肌肌腱沿着跟骨肌腱内侧缘走行,附于跟骨上(图 22-4)。大部分肌肉的肌腹被腓肠肌外侧头覆盖。

跖肌是一块非常原始的肌肉,与上肢的掌长肌相类似[64]。其来源、结构和附着有很大的变异,并有文献报道在6.2%~7.5%的个体下肢中该结构缺失。

补充参考资料

比目鱼肌的轮廓可以从前方[43]和侧方[26,78]显示,在解剖标本中,可从正前方观察肌肉的边缘[126,142]。

从后方可以单独观察到比目鱼肌表浅的上半部分及跖肌,此部分无神经、血管伴行[48,147]。很少见到包含胫后血管和胫神经进入比目鱼肌沟[64,104,126,116]的跖肌和比目鱼肌上半部分跖肌肌腹。可以清晰地呈现从后方也可观察到整个跖肌和比目鱼肌浅表部分,包括跟腱[143]。比目鱼肌部分切除后可暴露穿过比目鱼肌沟的胫后血管和胫神经[4,45,65,91,105]。比目鱼肌

弓被切除后可清晰地显示出比目鱼肌沟最短仅为约 2.5cm (1 in)[90]。

跟腱可从内侧[5,46,106,127]及内下侧观察到[93]。比目鱼肌可从内侧观察到。当从外侧观察时,仅可见比目鱼肌和跟腱[30]。此时可清晰地观察到肌腱外侧缘的结构[94,108]。

皮下跟骨滑囊像垫子一样,在跟腱附着点和皮肤之间起缓冲作用,减少了跟腱和附着于跟骨处肌腱之间的摩擦[46,47,106]。

比目鱼肌和跟腱的横断面[23]、跖肌和其肌腱的横断面[24]结构可完整地显示。比目鱼肌和跖肌不同的横断面可以从下肢上 1/3[26,49,113]、中 1/3[1,116] 和下 1/3[27,117] 观察到。远端的断面显示了跖肌和跟腱与 Karger's 三角区的关系,后者位于肌腱与胫骨后方之间。当存在比目鱼副肌时,此间隙被比目鱼肌副肌占据。

通过膝关节矢状位断面能观察到比目鱼肌[125]。在骨近端有跖肌[2,44,86]和比目鱼肌[2,44,87]的附着点。跟腱[88,127]和跖肌肌腱[88]的附着点位于跟骨。

3. 神经支配

比目鱼肌由胫神经分支支配,包括 S_1、S_2 脊神经。支配跖肌的胫神经分支来自 L_4、L_5 和 S_1 脊神经[29]。

4. 功能

正常行走时,比目鱼肌的肌电活动始于对侧足趾离地时,在对侧鞋跟着地时结束。该肌肉的功能是抵抗向前运动的动能[114]。站立时,跖屈肌(包括比目鱼肌)首先产生伸长收缩,然后发生缩短收缩。这一活动有助于稳定膝关节及踝关节限制胫骨相对距骨相的旋前运动,以及通过

减少身体重心在垂直方向上的震荡从而节省能量，并不会将身体向前推[145]。根据Perry的研究[118]，比目鱼肌有助于限制踝关节在单足独立时的外翻运动。

比目鱼肌和腓肠肌共同组成了小腿三头肌，是足部的主要跖屈肌。这2块肌肉中，只有比目鱼肌可有力地进行跖屈而不需要依赖踝关节弯曲。由于跟腱附着于跟骨的中1/3（见图22-7）[96]，并旋转90°[64,96]，因此，比目鱼肌也帮助足

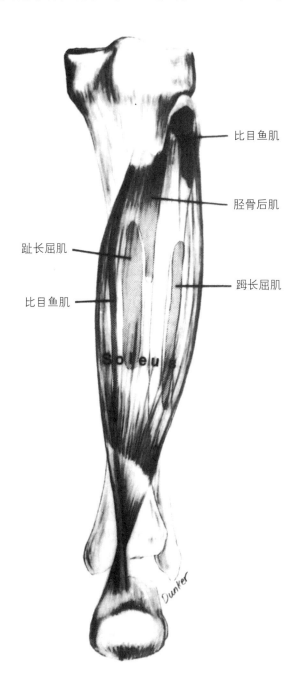

图22-7　右侧跟腱的比目鱼肌部分在跟骨附着点的后面观。标记跟骨旋转90°和跟骨中1/3的附着点。肌腱的腓肠肌部分（未显示）附着于跟骨外侧2/3。

反转。

比目鱼肌
作用

比目鱼肌是足自由跖屈的主要肌肉。Janda[68]认为其协助足做反跖动作。

尽管部分作者并不认为比目鱼肌有内翻作用[29,71,123]，但近期，Michael 和 Holder[98]的一项研究证实比目鱼肌选择性地帮助足内翻。结果表明在所有 28 个解剖对象中，跟腱的比目鱼肌部分仅附着于跟骨的中 1/3。由此，研究者猜测它可使足跟内翻。在所有接受测试的 10 名受试者中，刺激其比目鱼肌内侧均可引出跖屈和足内翻，并无外翻。该研究未测试外侧肌肉接受刺激后的反应[96]。

Campbell 等[22]利用细线电极记录比目鱼肌的 EMG 活动，结果显示足内翻或外翻与内侧或外侧肌肉运动单位的活性无关。令人惊讶的是，研究发现未经训练的人群足外翻时内侧部分肌肉活动占优势，而受过训练的人群足外翻时，外侧部分肌肉的 EMG 活动更占优势。这种差异可能是因为运动训练让人更有效地运用肌肉[22]。Herman[61]研究比较了踝关节跖屈对抗不同负重时比目鱼肌和腓肠肌 EMG 活动情况。结果表明最小收缩时，比目鱼肌的 EMG 活动更占优势，尤其当踝关节背屈时。比目鱼肌的 EMG 活动与肌张力之间的斜率关系保持不变，与肌长度无关。另一方面，当踝关节跖屈时，肌肉强烈收缩、肌张力迅速增高，此时，腓肠肌的 EMG 活动最强。

收缩性

在人体肌肉中，比目鱼肌具有显著的抗疲劳特性。Kukulka 等[72]发现比目鱼肌相对于手部及足部肌肉具有更强的抗疲劳性。相较于腓肠肌的各个头，比目鱼肌的收缩时间短 50%，半数舒张时间长 50%。Van Hinsbergh 等[155]发现比目鱼肌的氧化酶活性在被检测的下肢肌肉（臀肌，股四头肌及腓肠肌）中最高。比目鱼肌活检标本中发现，每毫克肌肉匀浆能氧化更多棕榈酸盐，具有更高的细胞色素酶活性，这可能是因为其 Ⅰ 型慢传导肌纤维比例更高，更多依靠于氧化代谢而不是糖酵解。

比目鱼肌中抗疲劳的 Ⅰ 型肌纤维比例与肌肉利用方式有关。Nardon[101]和 Schieppatil 发现腓肠肌和比目鱼肌伸长收缩时，比目鱼肌半数舒张时间较长的个体中（含有更多的慢传导肌纤维），腓肠肌外侧头被激活；而在半数时间较短的个体中，比目鱼肌先被激活。

比目鱼肌对刺激的反应可与身体其他部分的状况相互作用。Hufschmidt[87]发现，刺激 30 例个体的胫神经后，其中 17 例个体对侧比目鱼肌的静止潜伏期有所延长，认为可能是交叉运动反射的缘故。Tracchis 等[148]通过观察 Hoffmann 反射幅度，发现头部转动可影响比目鱼肌运动神经元的兴奋性。头部对侧转动 0 ~ 16° 时，神经元的兴奋性逐步增强，而向同侧转动时则减弱。Romano 同样通过 Hoffmann 反射，发现比目鱼肌运动神经元兴奋性在肌肉向心（缩短）收缩时增强，运动越快兴奋性越高。相反，兴奋性在离心（伸长）收缩时降低，运动越快兴奋性越低。被动背屈足部可抑制 Hoffmann 反射。这些调节作用都有助于防止比目鱼肌突然伸长性收缩时超负荷。

功能

比目鱼肌在行走、骑车、跑步和跳跃时起作用。它的静脉泵作用可增加从足部至腿部的静脉血液回流。

使用表面电极 EMG 研究比目鱼肌功能时需注意。Perry 等[119]发现通过比目鱼肌表面电极获取的数据中仅 36% 有关，大多数记录到的数据来自其他肌肉的活动。

行走

一项研究让 25 名正常个体按各自速度行走，然后用计算机分析其比目鱼肌的 EMG 活动，观察到 10 种不同的 EMG 活动模式[114]。比目鱼肌通常在足跟着地时或之前即刻产生 EMG 活动。随着行走速度加快，EMG 活动发生于步行周期中的时相也更早。当高速行走时比目鱼肌可以在足趾离地期间发生第二相 EMG 活动，这占所有活动模式的 5.3%。表明在某些个体，比目鱼肌有助于向前的步态。此项研究显示，不同个体使用比目鱼肌的方式有很大差异。

Brandell[16]发现，不管行走等级或速度，在抬起足跟之前，小腿肌肉 EMG 活动快速增加，并在膝关节伸直到屈曲，即踝关节跖屈时 EMG 活动达到顶峰。Yang 和 Winter[161]发现不管行走步调如何，EMG 活动时相与步态中跨越动作所占的百分比密切相关。这与以往结论相符，即小腿三头肌的主要作用在于维持起步相膝关节的稳定性，防止其过度弯曲[11,12]。

Campbell 等[22]使用细线电极研究证实，在某些个体，比目鱼肌内侧部分和外侧部分的作用完全不同。内侧部分可有力地跖屈踝关节，并且在足部稳定下肢。外侧部分对踝关节足部运动几乎没有作用，而是更多地起稳定作用，尤其是穿着高跟鞋足底不稳时。

骑自行车

Ericson 等[38]记录了 11 名年轻男性用力骑自行车时的 EMG 活动。在踏板完成向前运动之后的下移相，比目鱼肌平均 EMG 活动达到最大值的 37%。该 EMG 活动较腓肠肌稍高，而较股内侧肌和股外侧肌弱。当踏板从足弓部切换至足尖位置时，比目鱼肌是监测的下肢肌肉中唯一 1 块 EMG 活动增加的肌肉。踏板速率增加，EMG 活动也增加，但自行车座椅高度增加时，不会增加其活动。在 10 名受试者中，骑自行车和行走时比目鱼肌 EMG 活动的平均峰值振幅无差异。

运动及跌倒

当受试者单足扣球及上篮时，采用相同振幅的表面电极来记录双侧比目鱼肌活性及腓肠肌外侧头肌电活动。运动主导侧的肌肉电活动更强，并且超过了腓肠肌外侧头。与之相似，在进行右手活动时，包括举手投掷、向下投掷、打网球、高尔夫和篮球时，右侧比目鱼肌比左侧电活动强，也比腓肠肌强。

Greenwood 和 Hophins 记录了突然跌倒时比目鱼肌的 EMG 活动[59]。当意外跌倒时，肌肉的 EMG 活动出现 2 个峰值。一个高峰出现在身体失去支撑后那一刻，发生于全身肌肉。在 2 位丧失迷路功能的患者中，没有发现此峰值。另一个高峰只有当患者从特定的高度倒地时出现，只发生在下肢肌肉，且与着陆的时间有关。第一个高峰被认为是对意外跌倒的惊恐反应，而第二个则是个体对着陆已经做好准备的表现。

静脉泵

部队新兵立正不动时会突然发生眩晕，这是因为静脉血集中于下肢，未被比目鱼肌泵注回流。经过训练的士兵会有节律地等长收缩及放松小腿肌肉，以此避免立正时眩晕。

比目鱼肌的泵功能可使下肢血液回流至心脏。比目鱼肌强烈收缩压迫血管内的静脉窦，使静脉血回流至心脏。该泵功能（人体第二心脏）依赖于腘静脉内有活性的静脉瓣。下肢内有数量最多的防止血液倒流的静脉瓣，这些血管需要抵抗高静水压而使血液回流。腘静脉一般包含四个静脉瓣[31]。如果肌肉收缩对深静脉泵出血流，深静脉需有更多静脉瓣[79]。

Ludbrook[82]在肌肉静脉泵功效方面，将比目鱼肌与其他肌肉比较[82]。最大收缩时，比目鱼肌产生的最大肌肉内压力为250mmHg，而腓肠肌为230mmHg，股外侧肌140mmHg，内收肌60mmHg。站立位时，单次小腿收缩能泵出肌肉内的60%血液，而大腿只泵出20%。Ludbrook评估单次收缩可减少小腿血容量60~95ml，而大腿则减少35ml。小腿肌肉内有丰富的静脉窦而大腿内缺如。另一个增强比目鱼肌泵功能的因素是腘静脉的静脉瓣对体位变化的反应更敏感。大腿静脉从上开始

血液回流，小腿静脉则不然。

大部分肌肉在最大自主收缩50%时其动脉血流（Xe清除率）可短暂停止。与此不同的是，某项研究中，四例个体中有两例比目鱼肌达到最大收缩的80%且维持2min时，或肌肉疲劳而停止收缩时，肌肉内仍有动脉血流存在[133]。

McLachlin等[85]最先研究比目鱼肌作为肌肉静脉泵的临床价值。研究进行静脉造影显示在肌肉松弛时，比目鱼肌蓄存血液，小腿肌肉收缩排空比目鱼肌内的静脉血。对6位麻醉后手术患者进行静脉造影，结果显示，Trendelenberg体位时（踝部高于心脏水平20cm），造影剂清除时间仅为仰卧位时的1/3[74]。

Sabri等[132]将电磁流量计置于股静脉和股动脉，以评估使足被动背屈15°的踏板运动、伸展比目鱼肌时的泵功能。当踏板运动的频率从每分钟24次提升至50次，平均血流逐渐上升并加倍。

Frazie[51]在术前和术后训练患者对抗床尾的泡沫板，进行主动跖屈[51]。造影对比排空比目鱼肌静脉血，抵抗等长跖屈运动较非抵抗时更有效。

1972年，Nicolaides等[108]报道在全麻时电刺激小腿使肌肉收缩，发现脉冲频率为每分钟12~15次，持续时间50ms时可有效预防深静脉血栓。此类研究报道后，抗凝药物例如肝素被广泛应用于防止静脉血栓。

近期研究发现联合应用肝素和电刺激胫前肌及腓肠肌——比目鱼肌比单用肝素更有效抵抗深静脉血栓[95]。

"自发性"腿部深静脉血栓形成与长期坐汽车或飞机有关，尤其是在高危人群中[88]。经常活动比目鱼肌发挥其泵功能可

有效预防血栓的发生。第二次世界大战伦敦遭遇空袭后，避难营中的人们长期处于坐位，其大腿下方受到压迫，肺栓塞的发生率明显增加。此时，人们认识到了久坐的危险性[137]。

Winhel 和 Bendix 发现处于坐位、从事打字或文秘工作的人，偶尔活动比目鱼肌时，仅发挥最大自主收缩能力的 6%[159]。

体位

当个体试图安静站立时，可略微向前或向后摇摆，这种收缩由胫前肌和比目鱼肌交替收缩控制[11,70]。当个体快速或缓慢地自主向前向后摇动时，同样的肌肉收缩模式将变得非常显著。如果重心向前时，比目鱼肌收缩。当重心向后处于休息位时，胫前肌收缩[53,109,110]。对比随意站立，军姿站立时比目鱼肌的活动加倍。站立位且重心位于足尖时可引起比目鱼肌强烈活动[109]。穿高跟鞋通常增加比目鱼肌负荷，可导致踝关节不稳定，此时比目鱼肌需要额外做功以保持身体平衡[22]。

站立时，在上肢剧烈运动前，下肢特定且持续的稳定身体的调节运动（抑制和激活）总是先出现[16]。对 11 名个体进行重复试验，结果显示在此种状态下，比目鱼肌是第一个出现 EMG 活动改变的肌肉。

比目鱼肌切除

Markhede 和 Nistor 研究了 7 例比目鱼肌被部分或全部手术切除的患者[83]，所有 7 例患者均可用足尖站立和行走。只有两名患者主诉在坑洼的地面行走时步态不稳，他们的左半侧或右半侧小腿肌肉完全切除。只有 3 例患者的比目鱼肌完全切除。7 例患者中只有 1 例其患侧小腿的平均等距跖屈强度低于健侧的 80%，该患者全部比目鱼肌及一半腓肠肌被切除。

跖肌

跖肌对腓肠肌的屈膝及踝关节跖屈有微弱的协助作用[12,29,64,123]。Basmajian 通过细线电极的研究发现跖肌的主要运动是跖屈及使足旋转，只有在负荷状态下跖肌才参与膝关节弯曲[12]。

5. 功能（肌牵张）单位

比目鱼肌与腓肠肌（三头肌）共同构成足跖屈的主要肌肉。三头肌的这一功能由腓长肌、腓短肌、长屈肌、趾长屈肌、胫后肌及跖肌协同完成[68,128,123]。与所有这些肌肉（除了相对而言不太重要的跖肌）相比，三头肌因其长臂附于跟骨而具显著的机械优势。许多人的腓长肌和腓短肌并不参与跖屈，但如有必要，他们仍可学习完成该动作[63]。

对抗比目鱼肌产生的跖屈运动的主要是胫前肌，趾长伸肌及股四头肌，姆长伸肌也有协助作用[63]。

6. 症状

这一部分总结了比目鱼肌及跖肌 TrPs 的症状，并列举了主要的鉴别诊断，最后概括了运动后肌痛（细节在附录中）以及胫线疼痛、胫纤维质与肌筋膜 TrPs 之间的关系。

TrPs 的症状
比目鱼肌

迄今为止，TrP_1 是比目鱼肌最常见的

TrPs。除了本章第 1 节所描述的疼痛分布的区域外，患者还常诉有牵涉至后跟的酸痛。当向足跟施力时，患者常感到无法承受的疼痛，也可有夜间足跟痛，但夜间小腿痛更可能是由腓肠肌引起，而并非因为比目鱼肌的 TrPs 所致。业余跑步者中最常见的主诉之一是足跟痛[15]。

TrP$_2$ 或 TrP$_3$ 的牵涉痛模式在本章第 1 节已阐述。比目鱼肌上部的 TrPs 可能干扰比目鱼肌的静脉泵功能，从而引起小腿和足部疼痛合并足部和踝关节水肿的症状。

比目鱼肌的 TrPs 限制了踝背屈，这使得许多患者很难或不能拾物，因为完成人体机械动作需要通过屈膝和踝背屈来维持躯干直立。患有比目鱼肌肉 TrPs 的患者易发生腰背痛，因为踝背屈受限导致患者不恰当地弯腰或起身。

当比目鱼肌 TrPs 频繁发作时，可能需完全制动。患者行走困难，且伴有疼痛，走上坡路或上下楼梯时更甚。有些患者主诉不借助扶手从椅子起身时有腰背痛。

有作者在 54 名 5～14 岁的儿童中研究了"发育期疼痛"。有 4 种伸展运动可持续缓解症状，其中一种专门针对比目鱼肌。研究结果显示，在这些患儿中，比目鱼肌的 TrPs 是"发育期疼痛"的影响因素，与以往经验及 Bates 和 Grunwaldt 的研究结果一致[13]。

比目鱼副肌

1986 年发表的一篇综述报道仅在 15 例患者中发现比目鱼副肌，这表明由比目鱼副肌引起的症状十分少见。

体检时可在内踝和跟腱之间触及固定的肿块。肿块质软或质硬，牵拉此肌肉团块可使足跖屈[6]。当有力地主动跖屈[42,130,153]或踮足站立[58]，此块可变得坚硬（有压痛）。当足背屈时，比目鱼副肌可从跟腱及胫骨远端之间凸显出来，肿块也更明显。

如果位于副肌肌腹、靠近内踝后方的区域疼痛加重，通常发生在需要跑步的体能训练时，并因跑步或单纯步行而加重。

诊断性检测能帮助区分副肌与新生物。软组织造影能显示肿块的边界[8,58,130]，但无法确认是否为肌肉。CT 扫描能更清楚地显影肿块并确认其密度与肌肉相似[35,102,120,130]。然而，Pettersson 等[120]强调 MRI 能解决此疑问，肿块的 T$_1$ 相、T$_2$ 相的弛张时间与附近的肌肉一致。

有时可通过在活检标本或手术发现正常肌肉组织确诊[33]。许多学者通过肌电图记录正常运动单元，确认肿块是肌肉性质[35,54]。他们和 Graham 观察到应答胫神经刺激时与比目鱼肌刺激后具有相同的运动潜伏期[58]。其他学者报道了使用放射性 X 线[61,53]和超声[102]帮助确立诊断。

比目鱼副肌引起的疼痛可通过筋膜切开术，全部或部分肌肉切除[80,102,107,130,153]、从跟骨至跟腱重建副肌得到缓解[81]。比目鱼副肌引起的疼痛通常是较轻的。有时，某些比目鱼副肌的疼痛是由 TrPs 引起的，但没有专门检查此肌肉 TrPs 的方法。由于筋膜切开术在缓解疼痛方面的有效性被多次证实，因此，一些比目鱼副肌的疼痛可能是由筋膜室综合征所致，但尚无肌肉内压力的研究测试。

跖肌

如图 22-3，跖肌内的 TrPs 可牵涉至膝关节后方及小腿上部。

鉴别诊断

当患者的疼痛区域为比目鱼肌典型的 TrPs 分布区域时,需要鉴别的疾病包括:其他肌肉的 TrPs 综合征、小腿肌肉撕裂、S_1 神经根痛、跟腱炎、血栓性静脉炎、腘囊肿破裂及全身性病毒感染。外周动脉栓塞和间歇性跛行的患者,其缺血的肌肉内也可存在肌筋膜触发点,这些触发点可显著增加患者疼痛[7]。

其他触发点

引起足跟痛和压痛的另一个肌筋膜触发点是足底方肌(见图 27-1)。足底方肌引起的 TrPs 在足跟前方,在此肌肉内侧按压肌肉并将足背朝后方沿足背方向深深按压可加重疼痛。此肌肉的肌筋膜触发点与比目鱼肌的触发点相似,同样可引起足跟区域高敏,患者常诉及足跟部承重时感到疼痛。

外展触发点同样可牵涉至足跟,但范围仅局限在内侧(见图 26-2)。

撕裂

跖肌肌腹在腘窝处位于腓肠肌两头之间,肌腱在远端穿过比目鱼肌和腓肠肌之间。鉴别跖肌撕裂或跖肌肌腱撕裂与比目鱼肌撕裂很重要,前者引起的疼痛是暂时的,但跖屈的功能不受损,而后者可使跖屈的肌力减弱。

同样的外力能撕裂跖肌或比目鱼肌。然而,跖肌更可能在膝关节伸直状态强力伸长收缩时撕裂;而比目鱼肌则在膝关节弯曲到某个角度并缺乏腓肠肌保护时更容易撕裂。跖肌撕裂时,突发锐痛,可能

产生弹响声,并伴有小腿损伤感。患者可能描述在跌倒,或即将跌倒,或走在陡峭的山路上滑倒时所引起的超负荷的伸长收缩。跖肌撕裂可立刻造成由小腿中部向上和向下扩散的急性疼痛,随后可伴有低至踝部水平的瘀斑。

跖肌撕裂应该与腓肠肌撕裂相鉴别(网球腿,第见二十一章,第 403 页),目前认为网球腿比跖肌肌腱撕裂更常见[52]。腓肠肌肌腹撕裂(通常发生在内侧头)时,通常可在远端的肌肉肌腱连接处触及,1~2 天后在小腿下部和踝部区域可能出现瘀斑。如果触诊及压痛定位无法明确时,可通过超声、MRI 和 CT 确诊症状的原因和损伤程度。

足跟骨刺

如果患者在足跟底部长了骨刺,那么通常认为骨刺为足跟压痛的原因。然而,如果观察另一侧足跟的 X 线片,也可能有相同大小的骨刺但没有症状。此类患者的骨刺可能只是巧合,与疼痛或不适并无关系。比目鱼肌 TrP_1 是足跟牵涉痛的主要原因。Singer 指出,血尿酸水平升高可引起骨刺疼痛,并加重比目鱼肌(及其他肌肉)的 TrPs。

其他足跟痛的原因包括足底筋膜炎、跟腱炎、跟骨应力性骨折、胫后神经足底分支卡压和脂肪垫综合征[15]。

跟腱炎

跟腱炎或肌腱周围炎的原因可能为TrPs 逐渐增加了跟腱张力使比目鱼肌和腓肠肌收缩。肌腱炎患者可能诉及跟腱或周围组织弥散性疼痛,并在活动后加重[25]。

跑步运动员在跑步初期可感觉到烧灼样疼痛，跑步中缓解，之后又加重[19]。压痛在附着于骨的肌腱近端4cm~5cm（1.5 in ~ 2 in）处最严重，但可沿整个跟腱呈弥散性疼痛。当肌腱炎严重时，可出现肿胀、摩擦音和肌腱内结节[19]。超声显示出肌腱周围组织的增厚，及肌腱结构的改变如肌腱撕裂伴血肿[97]。

Clement 等[23]对109名患有肌腱炎的跑步者进行研究，发现最常见的原因为超负荷或不恰当的训练。大约半数的病例出现腓肠肌/比目鱼肌无力和柔韧性丧失，这两者也可由肌肉的肌筋膜TrPs引起。过度训练同样可刺激触发点，此项研究中显然未考虑该因素。跟腱炎另一个原因为肌肉功能性地过度旋前，通过进行了详细的描述和图解，认为可用鞋垫纠正肌肉的过度旋前。坚硬的鞋底使比目鱼肌超负荷并刺激触发点，但该诱因很容易纠正。

如疼痛和压痛牵涉至跟腱，则与刺激比目鱼肌触发点有关，这能与肌腱炎的症状进行鉴别。如症状与肌腱炎无关，那么触发痛失活可立即缓解疼痛和压痛。

Haglund 综合征引起的足跟疼痛与可见的、可触及的"泵—肿块"相关[112]。此综合征中，跟腱深入周围软组织。该综合征常见于穿硬鞋底、细高跟并从事繁重工作的人群。X线特征性表现为跟腱深入周围软组织处、足后跟显著增宽、黏液囊炎、肌腱增厚，以及肌腱与足跟联结处浅表软组织向外突出。X线可测量跟腱增宽的程度[112]。

血栓性静脉炎

深静脉血栓引起的小腿压痛，尤其是比目鱼肌内的静脉，其症状与急性筋膜炎综合征相似。血栓性静脉炎时，疼痛相对持续，与肌肉活动无关，并有皮肤发红、发热，这些有助于诊断。然而，这些症状也可能不出现，且无法单独依靠临床体格检查明确血栓[124]。诊断技术包括多普勒超声，阻抗体积描记以及纤维原摄取率[17,124]。这些都不是最佳确诊手段，因此，静脉造影仍是金标准。

急性血栓性静脉炎的治疗包括抗凝药物及卧床休息。如患者的比目鱼肌（或其他下肢肌肉）内存在有活性的触发点，那么卧床制动可能加重症状。鉴别静脉炎和TrPs对评估临床病情发展十分重要。尚无确切的数据证实严格卧床休息对静脉炎是必须或有必要[138]。

腘窝囊肿（Baker's囊肿）

当膝关节弯曲时，腘窝囊肿在膝关节内的渗出物可增加关节内压力。此压力可导致后侧关节囊的囊性扩大，如果膝关节与腓肠肌-半膜囊相互交通（半数尸检均有此交通[55]），则可导致腓肠肌-半膜囊黏液囊的扩大。渗出产生的腘窝囊肿很可能发生于患有膝关节炎的患者，特别是风湿性关节炎的患者及膝关节内部结构紊乱的患者（尤其是内侧半月板后方撕裂的患者）[100]。未破裂的腘窝囊肿可能由腿深部向下延伸至腓肠肌接近踝部，可无症状或产生疼痛和肿胀[55]。当保持膝关节伸直站立时，腘窝处可见肿块，触诊时肿块可活动。

Baker's囊肿可能产生显著的压力、疼痛和压痛，容易与血栓性静脉炎或比目鱼肌TrPs相混淆[55]。囊肿的疼痛及肿胀部位位于小腿更内侧，而血栓性静脉炎的疼痛部位通常更外侧。当扩大的囊肿撑开软组织，出血可能在足踝周围形成新月形瘀斑，称为"新月征"。囊肿破裂能导致急性红、肿、热、痛和压痛，强烈提示血栓性静脉炎的形成[55,100]。

血栓性静脉炎和 Baker's 囊肿可同时发生[55,57,121]。由于两者的处理截然不同，因此鉴别十分重要。静脉炎需要抗凝治疗，Baker's 囊肿破裂需要抬高腿部及卧床休息[55]。Baker's 囊肿可通过超声明确诊断[55]，血管造影能显示腘窝囊肿及其破裂。

训练后肌肉酸痛

迟发性肌肉酸痛在不经常训练的肌肉拉伸运动后的 1~2 天出现，1 周或数周后消失，与肌筋膜 TrPs 不同。有部分特征性的酸痛与 TrPs 相关。附录中对有关迟发性酸痛的大量实验数据做了系统性回顾研究，有兴趣了解更多或对其与肌筋膜 TrPs 的关系有所了解的读者可以参考阅读。

胫骨骨筋膜炎

胫骨骨筋膜炎通常发生在小腿内侧或前侧，疼痛与运动有关。目前认为此疼痛有特殊原因，应与肌筋膜 TrPs 相鉴别。此处对该内容做回顾，本书第 297 页上详细总结了内收肌与之相似的压力反应。

以往胫骨筋膜炎定义为与训练相关的腿部慢性疼痛。近年，该诊断包含了更多的特定意义：**与反复超负荷活动的肌肉相接的骨膜疼痛。**

通常认为，胫骨筋膜炎表现为腿前侧慢性疼痛及压痛，并通常表现为前筋膜室综合征（第九章讨论）。内侧胫骨筋膜炎通常由 3 种特定原因之一或共同引起。ⓐ 胫骨应力性骨折；ⓑ 慢性骨周围痛（比目鱼肌综合征，也称为胫骨内侧压迫综合征）；ⓒ 深部后侧筋膜室综合征（这是以前的描述，有些作者现在称为"胫骨骨筋膜炎"）。三者的解剖、诊断及治疗的区别由 Betmar 在"胫骨内侧压迫综合征"中详细描述[34]。近期，Brown 和 Braly 对胫骨骨筋膜炎的鉴别诊断和治疗作了阐述[21]。

应力性骨折

应力性骨折及其疼痛和压痛发生在胫骨下 1/3 内侧，疼痛部位只位于骨骼。可能为局灶或带状轻微骨折，通常在比目鱼肌筋膜附着于胫骨处[34,131]。应力性骨折的运动员因疼痛剧烈难忍而无法跑步[62]。

放射性核素能在损伤后几天内显影骨折。放射线图像可能几周后才会出现变化。放射性核素可显影骨折损伤后 10 个月的图像[131]。应力性骨折的患者需要休息 6~10 周避免任何体育运动，并在正规康复程序下逐步恢复活动[34]。

为何有些运动员发生应力性骨折而另一些却不会，这个问题目前还不清楚。有应力性骨折的患者的比目鱼肌 TrPs 的发生率还不明确。肌肉内侧的 TrPs 可能是成骨细胞修复过程中失代偿，形成紧缩带造成骨连接处慢性压迫。

比目鱼肌综合征（骨周围痛，胫骨内侧压迫综合征）

比目鱼肌骨周围痛综合征可能发生在重复节律运动时，例如有氧舞蹈或跑步。疾病初期，疼痛通常在训练后期发生，休息后可缓解。此后，连续发作的疼痛其强度逐渐加剧,在训练早期出现并持续到训练后。

1985年,Michael提出胫骨内侧骨筋膜炎是由于比目鱼肌附着处的压力过负荷(胫骨内侧压迫综合征)[96]。一年后,Detmer通过组织学发现胫骨内侧压迫综合征(比目鱼肌综合征)是由骨膜松弛所引起,有时也与骨膜和胫骨皮质分离引起,而这是由于Sharpey's纤维的破裂所致,该纤维从肌肉向外延伸,穿过骨膜至骨皮质结构。基于这些原因,称其为慢性骨周围痛。

体检时,胫骨远端内侧1/3~1/2的硬度较小,这也是疼痛的部位。此压痛部位与胫骨应力性骨折的部位平行,并在其稍后方[34]。损伤在三相放射性核素研究中的第三相显影,沿纵轴方向,常常包括胫骨1/3的长度,并且通常沿着胫骨长度显示不同的示踪剂浓度[62]。目前,此项放射技术是诊断骨周围痛(比目鱼肌综合征)、鉴别应力性骨折的可靠而敏感的检查方法[62,77,96,99,11,131,156]。

骨周围炎与训练强度和种类、疼痛和压痛的位置与超负荷肌肉深入周围组织的位置高度相关,可以此鉴别应力性骨折与肌筋膜TrPs综合征。

骨筋膜室综合征

尽管前方骨筋膜室综合征比后方骨筋膜室综合征更常见[158],但本章特别关注两种骨筋膜室综合征。浅部的后方骨筋膜室内含有比目鱼肌和腓肠肌肌腹,深部的后方骨筋膜室内含有趾长屈肌、拇长屈肌、腘肌和胫后肌肌腹[103]。第十九、第二十和第二十三章也讨论了腿部骨筋膜室综合征。

腿部骨筋膜室综合征通常由训练诱发,且起病缓慢,表现为受累肌肉的紧缩感和钝痛感。随着病情的加剧,训练后疼痛持续时间更长。后方骨筋膜室综合征通常发生于双侧,保守治疗无效,常需实施筋膜切开术。体检时,压痛并非沿胫骨一侧分布,而是沿着肌组织本身、小腿的深部。通过发现比目鱼肌压力升高可确诊浅部的后方骨筋膜室综合征[34,60,158]。

后方骨筋膜室综合征的确切病因还不明确[34],可能为先前的损伤或肌肉肥大[158]。此病程中TrPs的作用不明,但是,对易于发生成骨筋膜室综合征的患者来说,TrPs可能发挥很大作用,这一点是非常有可能的。

7. 触发点的激活和持续存在

激活

激活比目鱼肌TrPs的机械性压力包括用足趾滑动造成的肌肉过度使用及肌肉超负荷,特别是在肌肉强烈快速伸长收缩期间。其他压力包括肌肉直接外伤、TrPs的卫星灶形成和寒战。当下肢长度不等,比目鱼肌的TrPs更可能被激活,并位于较短一侧的下肢,因为该侧下肢承受了更多的身体负重。

肌肉超负荷

穿光滑鞋底的皮鞋在光滑坚硬的表面行走,例如潮湿的步道、打蜡的瓷砖或大理石地板,通常可在抬足离地时前足掌打滑跌倒。当患者以不慢的步伐前进时,此滑倒使比目鱼肌超负荷。

慢跑者常有足跟痛,常为比目鱼肌TrPs引起的牵涉痛[15]。当慢跑者前足掌触地时,TrPs可能被激活,此时比目鱼肌收缩,并强烈地向心收缩(见附录)。当滑冰或滑雪而没有充分的踝部支撑时,比目鱼肌也容易发生超负荷。

进行长时间的不熟悉活动,例如假期里玩圆盘游戏、或在陡峭的山区徒步时,可显著使比目鱼肌超负荷而激活 TrPs。

当沿海滩或其他倾斜的地方行走时,比目鱼肌及其他穿过踝部的肌肉可发生超负荷。任何一侧肌肉均可发生超负荷,取决于个体如何使用这些肌肉的运动来代偿倾斜程度。在大部分病例中,下方的比目鱼肌(相当于较短的下肢)行走时必定更费力。如果双下肢不等长,则较短那侧的情况将更加严重。

当患者穿着无弹性的鞋垫和硬鞋底时,比目鱼肌将承受相似的超负荷,此时,只有患者的踝部可以运动而足趾不能活动。此鞋底显著增加了杠杆臂,为了克服这一作用比目鱼肌必须做功。因此,选购鞋子时必须专门检测鞋底的弹性。

其他原因

滑倒或身体失去平衡造成比目鱼肌不必要的伸长收缩可激活比目鱼肌的 TrPs[59],例如单足在楼梯上意外滑倒,全身的重量以及恢复站姿的力都集中在另一侧(负重)比目鱼肌,尤其只有负重的下肢前足掌支撑时。

对比目鱼肌持续施压可产生 TrPs。病例报道,一位妇女乘坐拥挤的公交车,对着门站立,她的比目鱼肌被施压于更高的台阶以保持身体平衡将近 1h,导致患者足跟疼痛和压痛,于跟腱处注射激素并未缓解疼痛,并造成肌腱部分撕裂。体检时发现患者的比目鱼肌内有多处激活的 TrPs。局部注射普鲁卡因后 TrPs 失活,足跟痛得到缓解。

在臀小肌后部,围绕比目鱼肌的肌筋膜 TrPs 可能存在卫星灶,这些 TrPs 常牵涉至小腿的比目鱼肌区域。

疲劳、静止的腿部长时间处于低温的环境中,例如在炎热的天气长途旅行时长时间处于空调车内,会激活比目鱼肌的 TrPs。当乘坐长途汽车旅行时,频繁的休息及走动十分重要。

持续存在

除了第四章第一节描述的全身因素外[152],许多机械力学因素能激活比目鱼肌的 TrPs。三个常见的因素为肌肉长期处于缩短状态、慢性过度使用肌肉和肌肉卡压性缺血。

穿高跟鞋时比目鱼肌显然处于缩短状态。如果患者经常穿高跟鞋,那么任何治疗都不能长效缓解激活的 TrPs。纠正下肢长短不等时,在较短一侧肢体的鞋子内置入加厚的后跟垫可对该侧比目鱼肌产生与穿高跟鞋相同的效应。

坐位时,如果椅子太高,足跟不能平放在地面上,这可造成跖关节持续屈曲。如果夜间睡眠时踝部处于明显的跖屈位,则可使比目鱼肌长期处于缩短状态,从而激活了比目鱼肌内的触发点。

任何上述描述的能激活触发点的姿势只要未得到纠正,那么比目鱼肌的触发点便会迁延难愈。

压迫小腿致循环受阻可使比目鱼肌的触发点迁延。将小腿置于高凳的边缘或放置于牙科椅的搁足板上,这些均可直接压迫比目鱼肌导致局部缺血,加重 TrPs。坐于过高的椅子导致双足不能充分触地,使大腿下部神经血管干受到一定程度的压迫。如果椅子的前缘过高,尤其是斜背椅(后方比前方低一点),流向比目鱼肌的血流受到干扰。应避免对大腿下方的压迫。膝盖下方短袜的松紧带像止血带一样,可阻止血流流向小腿肌肉。Arcangeli 等[7]发现在外周血管疾病的患者中,肌痛点(触发点)的发生与肢体缺血的严重程度相关。

8. 患者检查
(图 22-8 ~ 图 22-9)

检查比目鱼肌时,应测试跟腱反射(踝阵挛)及踝背屈的范围。使患者跪在座椅上,并轻叩其跟腱是最佳检查方法(图 22-8)。屈膝 90° 使腓肠肌在膝关节处松弛从而减少其反射,可单独检查比目鱼肌反射。为了确保肌肉得到最大程度的放松,应使患者身体直立,背部固定在椅背上。鼓励患者正常呼吸,使其感觉舒适并放松。在此体位进行体检是因为患者仰卧位膝关节伸直时,跟腱反射会减弱;其他可能减弱跟腱反射的因素包括患者有维生素 B 缺乏性感觉神经疾病、糖尿病神经疾病或其他神经损伤。

当比目鱼肌存在中等活性的 TrP 时,踝阵挛幅度通常减少,并且肌肉在 6~8 次敲击后产生疲劳。如果 TrPs 的活性更显著,那么反射将几乎或完全被抑制。在这种情况下患者可跪于座椅上,并对比目鱼肌进行牵拉下的间断性冷喷疗法。

在腓肠肌远端用叩击锤直接敲击比目鱼肌肌腹的触发点,可使比目鱼肌局部发生颤搐反应,并引起不同于轻叩肌腱所产生的踝关节运动。如果比目鱼肌肌腹内没有 TrPs,则相同的敲击不会引起这种颤搐反应。比目鱼肌的 TrPs 活性越高,这种局部颤搐反应越活跃,而轻叩跟腱产生的反射则越弱。当比目鱼肌相关的触发点消除后,局部颤搐反应(局限于紧绷带相关的肌纤维反应)消失,而轻叩跟腱产生的反射(反映整块肌肉的活动)即可应答。

当比目鱼肌的 TrPs 牵涉至靠近髂后上嵴区域,触诊牵涉痛区域时,患者主诉疼

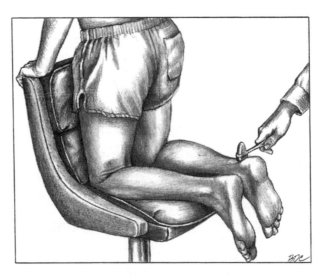

图22-8　最佳位置,患者跪于椅子座椅上,检查者轻叩跟肌腱以测试比目鱼肌的肌腱反射（踝反射）,并进行双侧对比。

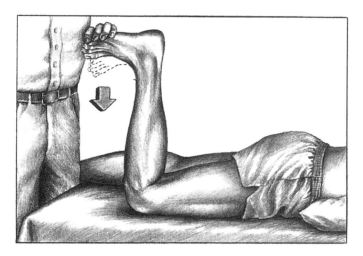

图 22-9　测试右侧比目鱼肌对踝关节运动范围的影响时，患者俯卧，膝盖弯曲90°。虚线轮廓接近完全正常的背屈范围。箭头显示压力方向向下。

痛的区域痛感非常强烈，但范围却很局限。

对比目鱼肌的活动范围进行筛选试验时，比较简单的方法是使患者的足跟平放在地板上同时考察其下蹲的能力。若患者比目鱼肌的 TrPs 被激活，则其完全不能下蹲，或只能依靠足趾下蹲（足跟不触地）[75]。当患者的膝盖在负重同时，突然弯曲膝盖，那么这个测试可能会损伤膝盖韧带。人工测试比目鱼肌的活动范围时（图 22-9），最好使患者俯卧，膝盖弯曲90°。然后，向检查床方向推压足尖测试踝关节背屈的范围。正常的踝关节活动范围应为 20°，任何比目鱼肌的 TrPs 张力均可限制踝关节背屈。

检查比目鱼肌是否无力时，嘱患者用单足站立并维持稳定。在测试中，如果患者的足部强烈倾向内翻，这表明比目鱼肌的功能已被胫骨后肌和（或）足趾长屈肌取代，而当足部倾向于外翻时，表明比目鱼肌被腓骨长、短肌所取代[71]。这些功能上的取代提示比目鱼肌无力。当患者小腿三头肌肌力正常时，能足跟不着地单足跳跃至少 10 次。

进行 Lasegue 测试时（踝关节背屈同时直腿抬高）时，相比腓肠肌的 TrPs，比目鱼肌的 TrPs 很少引起患者小腿疼痛。

激活的比目鱼肌 TrPs 可使肌肉缩短，此时，患侧下肢用足趾代替足跟负重，站立时患侧足跟略微离地抬起。这容易误认为患侧下肢长于健侧。

9. 触发点检查
（图 22-10）

所有比目鱼肌的触发点都能通过平滑触诊来检查（图 22-10A），并且远端的 TrP$_1$ 和 TrP$_3$ 也能够通过从一侧向另一侧深部跟腱的夹击触诊来检查（图 22-10B）。跪姿对于检查踝反射、用叩诊锤敲击检查局部颤搐反应，以及用触诊筛查所有三个 TrPs 的位置都很方便。

当患者侧卧位，检查其比目鱼肌的 TrPs 时（图 22-10B），应使其膝盖屈曲以放松腓肠肌。

比目鱼肌的 TrP$_1$ 通常位于腓肠肌纤维下边界的标志性隆起的下方约 3cm

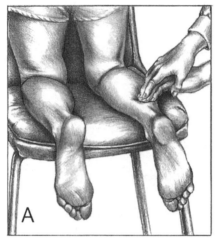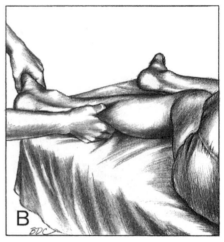

图 22-10 触诊右侧比目鱼肌的触发点。踝关节处于中立位。A. 使患者跪于座椅上，测试双侧踝关节后，对TrP₁进行初步平滑触诊；B. 对TrP₃进行夹击触诊时，使患者右侧卧位。

（1.25 in），或足跟上方约 14cm（5.5 in）。TrP_3 较 TrP_1 更为近端和外侧，靠近腓肠肌纤维的下端(图 22-1)。检查这些远端的 TrPs 时，患侧卧位卧于检查床上，小腿面对检查者(图 22-10B)。这些远端比目鱼肌的 TrPs 位于跟腱腱膜深处。检查紧绷肌带时，应用大拇指和其余 4 指抓住肌肉进行夹击触诊(图 22-10B)，并滚动手指间的肌肉进行定位。这些紧绷肌带以及它们的 TrPs 只能通过娴熟的触诊来定位，否则很容易被漏诊。检查者必须将手指插入腓肠肌的远端以及下方胫骨和腓骨的后方，抬起，然后通过滚动手指上的肌肉纤维来检查下方的 TrPs，此时，保持拇指在适当的位置。或者，检查者也可以将 4 指保持在适当的位置，然后用拇指触诊。肌肉的内侧和外侧可能需要分别单独检查。如果检查者考虑对这些 TrPs 进行注射，那么如此精确的定位是必需的。

激活的 TrPs 很少单独出现在肌肉的近端部分，也就是 TrP_2 区域，它们通常与更远端的比目鱼肌的 TrPs 一起出现。检查近端的 TrP_2 很重要。检查时，患者膝关节屈曲 90°，以降低腓肠肌张力，检查者通过下方的骨质对肌肉进行平滑触诊。这样可尽量避免将上方的腓肠肌的 TrPs 误诊为比目鱼触发点。只有腓肠肌的 TrPs，应使患者改变膝关节角度，以使其更大程度地伸展从而提高触诊的敏感性。检查比目鱼肌的 TrPs 时，患者应跪于座椅上，轻柔地背屈患者的足部以额外地增加比目鱼肌的张力，检查者的膝盖也可协助患者足部的背屈，由此可提高触诊比目鱼肌 TrPs 的敏感性(图 22-11A)。

跖肌的紧绷肌带不容易被触及，并且它的 TrPs 点压痛很难确定，因为其上方为厚实的腓肠肌，而其中可能也有 TrPs。

10. 神经卡压

比目鱼肌

图 22-5 和图 22-6 显示了胫后静脉、胫后动脉和胫神经穿过比目鱼肌管。Arkoff 等[8]指出，手术暴露腘静脉时，当小腿伸展且足背屈时，静脉进入腱弓下的比

目鱼肌管时会受到压迫。Mastaglia 等[84] 报道了胫神经在比目鱼肌肌腱弓中受到压迫的 5 个病例。3 例患者的胫神经仅受到肌腱的压迫，手术切开肌腱后压迫得以缓解。尽管这些患者的病史符合比目鱼肌筋膜触发点的特点，但病例中并未提及相关触发点的检查。在 1 个病例中，由于胫静脉内血栓形成的肿胀导致神经压迫。

图 22-5 显示了比目鱼肌发达的纤维带，有嵌压腘神经血管束的可能性。阻塞主要影响到软壁静脉，引起足部和踝部的水肿。

曾经有几例胫后静脉循环受损的患者，通过消除比目鱼肌深处 TrP_3 区域的 TrPs 来缓解。1 例患者有严重的足跟痛，提示神经嵌压的足横向部分的刺痛；这些症状同样在消除比目鱼肌 TrP_2 后得到了明显缓解。

跖肌

Taunton 和 Maxwell[146] 发现一名 26 岁女性运动员，跖肌肌腱导致腘动脉的闭塞，由于小腿疼痛，活动距离只限于三个街区，诊断为胫前疼痛/外胫夹。在跖肌肌腱切开以及血管成形术的动脉内膜修补后，她充分恢复了活动能力。

11. 相关触发点

相关的 TrPs 最有可能发生在腓肠肌和足趾的胫后屈肌，不常出现在趾长屈肌，这些都是比目鱼肌的主动肌。当这些跖屈肌肌肉广泛参与，它们的拮抗肌（胫骨前肌、趾长伸肌、第三腓骨肌以及伸足跨趾长肌）可能也会参与。应该检查踝关节跖屈的限制性，以及这些小腿前部肌肉的 TrPs。

当患有比目鱼肌 TrPs 的患者抱怨膝关节疼痛，寻找 TrPs 的可能部位是同侧股四头肌。比目鱼肌功能减退增加了股四头肌负担。

由于患有比目鱼肌 TrPs 的患者不能舒适地蹲下，他们经常俯身从地上捡东西，这样会使背部肌肉超负荷，从而激活一组新 TrPs。

12. 牵拉下的间断性冷喷疗法（图 22-11）

本书第 8~9 页解释了应用冰块来实现牵拉下的间断性冷喷疗法，使用冷气雾剂行牵拉下的间断性冷喷疗法在第一册第 67~74 页有详细描述[151]。放松和牵拉的技术在书册第 10~11 页替代治疗方法在第 9~11 页均有所回顾。

比目鱼肌
（图22-11）

牵拉下的间断性冷喷疗法

患者跪在椅子座位上检查小腿肌肉时，如图 22-10A 所示，同时也可以测试比目鱼肌 TrPs 对牵拉下间断性冷喷疗法的反应。为了使不太敏感的 TrPs 消除，这个过程在患者俯卧位时更有效（图 22-11A）。在任何体位时，冰块或冷气雾剂最初喷洒在小腿、足跟以及足背上。随后，在平扫式间断性冷喷疗时，压力逐渐被轻轻施加使足充分背屈。这总是在膝关节弯曲以释放腓肠肌张力时实施，可以阻止踝关节背屈以及防止比目鱼肌牵拉。当比目鱼肌 TrPs 牵涉痛到骶髂区时，这些牵涉到的区域也应该进行牵拉下的间断性冷喷疗法。

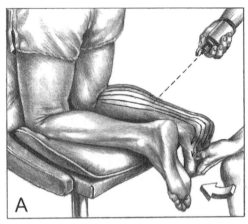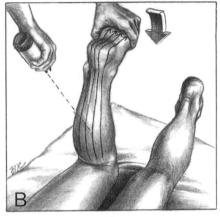

图22-11 右比目鱼肌触发点的伸展位置以及间断性冷疗方向（细箭头）。厚箭头指示的方向，是逐步增加施加的压力使踝关节背屈，使肌肉被动拉长。A. 当患者跪在椅子的座位上时的初步治疗。治疗者用膝盖协助手施加压力。B. 更有效、放松的姿势，患者俯卧位。

患者俯卧位时，在牵拉下的间断性冷喷疗法后立即在小腿上进行湿热敷或热敷，随后通过一些跖屈和背伸的主动踏板活动来重建完整的肌肉主动运动范围。

其他方式

其他牵拉技术和经皮神经电刺激（TENS）的应用有助于减轻比目鱼肌TrPs引发的疼痛。

牵拉技术　Lewit[75]描述和举例了收缩后放松紧张的比目鱼肌的方法，摆放图22-12的体位。发现收缩后放松技术在单独使用时往往有效，辅助牵拉下的间断性冷喷疗法时更为有效。

Evjenth 与 Hamberg[41]描述和举例了一位靠墙站立的患者，一侧比目鱼肌被牵拉。同时临床医生用单手手法压迫使膝关节屈曲以及踝关节背屈以稳定站立在地板上的足跟，另一只手施力于膝关节下方的小腿。

Moller 等[95]观察了8位既往无肌肉骨骼疾病病史的正常人，在膝盖弯曲（比目鱼肌牵拉）时，足踝背屈进行收缩-放松-牵拉。这个技术需要比目鱼肌最大等长收缩，在伸长位置保持 4～6s，随后完全放松治疗 2s，然后不引起疼痛的情况尽可能被动背屈，在这个伸长位置保持 8s。这个循环重复 5 次。紧接着，踝关节背屈增加了 18%幅度，并且保持这种预拉伸范围增长超过 12%持续 1 个半小时。我们希望这种活动范围的增加在由激活的 TrPs 引起的收缩肌肉中效果比正常肌肉更大。

Etnyre 和 Abraham[39] 进行了一项揭露性研究，采用了三种方法，每隔 1 天，12 例对象，ⓐ仅承受 7.4kg 的静态牵拉 9s 是无效的。ⓑ收缩-放松技术明显有效（p<0.001），并增加了活动范围 2.2°。这种方法中，等长跖屈 6s 之后比目鱼肌被动牵拉，之后再次被动牵拉 3s。ⓒ更为有效的方法是结合收缩-放松技术和拮抗肌收缩，能另外平均增加活动范围 1.6°。收缩-放松方法在被动牵拉最后 3s 时由主动背屈来协助。这个研究表明静态牵拉、等长收缩后放松以及交互性抑制的累加效应。

比目鱼肌/胫前肌是互相抑制的经典范例[32]，释放比目鱼肌的张力。

经皮神经电刺激（TENS）　Francini等[50]测试了50Hz脉冲的TENS刺激之前、刺激过程中和之后的痛阈、跟腱敲击反射和H反射的振幅。在40例健康者和25例存在小腿三头肌TrPs的患者中，分别检测了刺激和未刺激两侧的反应。报道小腿三头肌和跟腱交界处的TrPs可能位于比目鱼肌，并非腓肠肌。研究发现在疼痛患者TENS治疗过程中和治疗之后，感觉系统的易化和抑制都比正常个体明显[50]。此外，疼痛患者中疼痛肢体的初始痛阈显著高于另一侧肢体，或者显著低于另一侧。这种不对称情况在TENS治疗后减轻。研究者得出结论，TENS引出了感觉标准化以及肌肉功能，两者在TENS治疗期间持久。TENS反复治疗，可以缓解疼痛。研究并未指明TENS去除了TrPs，仅能暂时缓解疼痛。

跖肌

跖肌可以像腓肠肌那样进行牵拉下的间断性冷喷疗法（图21-5），因为2块肌肉几乎拥有相同的附着物（图22-4）。

Evjenth 和 Hamberg 描述和举例了一项作用于跖肌的牵拉技术，采用了与腓肠肌中间头的同样方法，因为跖肌肌腱附着于跟腱内侧缘。按压足跟对抗外侧楔形垫以外翻足跟，同时足背屈并且保持膝盖伸直。

13. 注射和拉伸
（图22-12）

关于肌肉TrP的注射和牵拉的完整描述在第一册第74~96页[151]。注射时，临床医生应戴手套操作。用0.5%普鲁卡因等渗盐水溶液进行注射。

比目鱼肌（图22-12）

肌肉远端注射时应避免使用类固醇，因为有肌腱撕裂可能性存在。一般患者使用22号37mm针头足够，但在小腿肌肉异常增大的比目鱼肌TrPs注射时可能需要21号50mm针头。

远端比目鱼肌TrP_1通常通过从肌肉两侧、跟腱前部的夹击触诊来精确定位。注射时TrP_1是比较容易从最大压痛点的内侧缘，腓肠肌纤维下边界隆起标志的远端来定位。患者右侧卧位，注射右侧的比目鱼肌，上侧（左侧）肢体位于下侧腿前方（图22-12A）。治疗者用一根手指从肌肉外侧缘直接按压TrP的压痛点，当针头刺入内侧缘，方向朝向手指中心。区域探测可能对消除TrPs群是必需的。

近端TrP_2注射，患者需要对侧卧位，这样比目鱼肌能从外侧靠近。针头在最大压痛点直接朝向腓骨，向深处靠近骨头（图22-12B）。

比目鱼肌TrP_3的注射方法类似于TrP_1，除了从外侧注射。

偶尔，比目鱼肌TrP位于肌肉中间部分的深处。当针头要穿透深入肌肉中线的附近，必须考虑到胫神经、胫后静脉和胫后动脉（图22-6）。这种情况下，针头最好从中线开始穿透，并且使针与皮肤成一定角度以远离神经血管束。

注射后的酸痛可能很严重，因此明智的做法是切忌不要在单次操作中同时注射两条腿。患者在酸痛期间，针对性地应

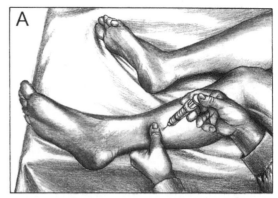

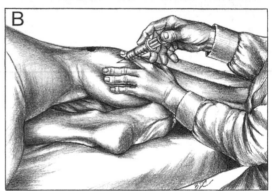

图22-12　右比目鱼肌激痛点的注射。A. 远端 TrP$_1$，最常见的位置内侧路径，患者同侧卧位 （右侧）；B. 不常见的更近端的TrP$_2$，外侧路径。患者对侧卧位。实心圆代表腓骨头。

用湿热敷在小腿数天，每天 2 次，口服对乙酰氨基酚（泰诺）来减轻疼痛，避免剧烈运动或使这些肌肉超负荷的活动。患者会发现穿长而松散的羊毛袜对于帮助小腿保暖有一定效果。

跖肌

如果存在跖肌 TrP，通常位于腓肠肌的两个头之间，在胫骨平台水平的中线稍外侧。检查时，它的表现类似于腓肠肌腘窝部分 TrP。如果进行注射，针头需要通过腓肠肌外侧头接近 TrP，以避开中线的腘窝神经血管束（图 22-3 ~ 图 22-5）。

14. 矫正措施
（图 22-13 ~ 图 22-17）

矫正姿势和活动（图22-13~图22-16）

如果夜晚比目鱼肌处于缩短状态，激活的比目鱼肌 TrPs 往往不会缓解。当仰卧或俯卧睡觉，足通常是处于强烈的跖屈状态（图 21-11B）；在侧卧位时也可能发生。如图 21-11A 所示，一个结实的枕头或其他支撑物可以放在床单下，用来维持踝关节的中立位。如不使用枕头，床可以依靠家具安放或在床的末端有一面墙可以提供对足的支持，或俯卧位使足允许挂在床尾。

对于那些仰卧位睡觉的人，膝盖下垫一个小枕头可能有帮助。膝关节完全伸直在某些个体可能会发生腘静脉阻塞。然而，膝盖下垫大枕头使得膝关节和髋关节过度弯曲，可能会导致膝关节和髋关节屈肌的长时间缩短。

对于那些容易受凉的患者，需要长而宽

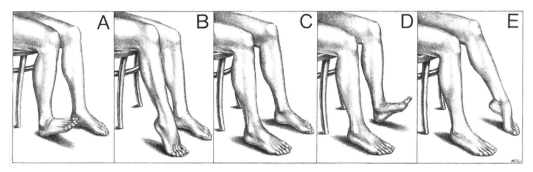

图22-13　比目鱼肌踏板运动，主动伸展比目鱼肌以增加静脉泵作用。一个足完成充分背伸、跖屈以及休息的节奏周期，然后另一只足完成一个类似的循环。A. 第一只足，充分背伸。B. 充分跖屈。C. 休息的位置。D. 另一只足，充分背伸。E. 充分跖屈，随后休息，如C。

松的袜子在夜间覆盖腿肚，以保持体温防止小腿肌肉受凉。一项有助于减少肌肉 TrPs 兴奋性的运动，是比目鱼肌踏板运动（图22-13）。它可以在长期坐时定期完成，比如长时间飞机旅行。这个主动牵拉运动交替进行：抬高一侧足的足趾，随后是足跟，然后在暂停后是抬起另一侧足跟和足跟（图22-13）。这种踏板运动也能激活"比目鱼肌泵"，改善下肢的静脉回流。在坐着的时候，至少每 30min 完成 6 个这样的踏板周期。

对于任何倾向于发生直立性晕厥的人，通过比目鱼肌交替收缩或通过左右两侧足趾互相交替负重可以激活比目鱼肌泵，有助于防止血液淤积于小腿，并能防止晕厥。存在比目鱼肌 TrPs 和易于晕厥的人，应该避免紧袜带或紧弹性的袜口，相当于起到止血带的作用压迫小腿的静脉回流。

薄层半橡胶鞋底代替滑底的皮鞋底对此有帮助，特别是存在比目鱼肌 TrP 的患者走在坚硬而湿滑的地板。应该检查鞋子的柔韧性。足趾应很容易在鞋内弯曲。如果鞋子很僵硬，在行走过程中不能充分弯曲，比目鱼肌被迫对抗延长的力臂来工作。这种慢性负重可能引起肌肉对 TrP 的特定治疗反应不佳。鞋子的摩擦力和柔韧性对于比目鱼肌功能非常重要，适合的鞋子对于持久减轻小腿和足跟的疼痛是必要的。

如果椅子的座位太高，仅足尖可以碰到地面，那么座位必须降低，或者提供一个高度合适的足凳。锥形的足凳提供了各种不同程度的膝关节屈曲高度，以及支持踝关节处于适合的高度。

高跟鞋不仅仅是使比目鱼肌长期处于缩短的状态，也导致步态不稳。在某些肌筋膜疼痛综合征的患者中，穿低跟鞋对于小腿肌肉恢复很关键。通过切除较长下肢侧的鞋子后跟的部分或全部，使足跟上台的单方面"高跟"效应可以最小化。然而，如果鞋子没有鞋跟可以被切除，就可能需要在较短肢体那端添加一个半底来抬起足跟。

当开车长途旅行时，旅途中应停留几次，每次走动几分钟帮助循环；巡回导航系统也可以提供改变姿势的机会。

引起比目鱼肌 TrPs 的常见原因是不恰当的腿部放松姿势导致的小腿受压。

当坐在躺椅上时,腿陷入躺椅,将重量集中于部分小腿,可能需要一只枕头垫于小腿下或限制腿抬高。如果用软垫椅子支持腿,需要设计椅子造型,这样部分重量可由足跟承担。图22-14A 显示的体位可使下肢重量平均分配,踝关节处于恰当的位置。

图22-14B 显示了圆形、坚实的软垫

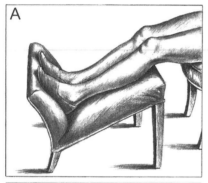
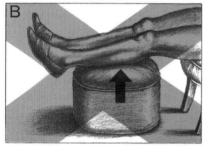
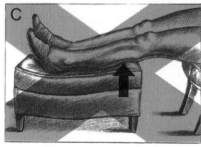

图22-14　适合和不适合（红色的X）的软垫椅子。箭头表示过多的压力。A. 适合的软垫椅子,把下肢的重量均匀地分布在足底、足跟和小腿。它还能使踝关节处于中立位。B. 不适合的软垫椅子,一个圆顶形状的椅子压迫小腿肌肉,并且阻塞循环。它也增加了足的跖屈和小腿肌肉的长时间缩短。C. 不适合的软垫椅子,一个中心软四周硬的软垫椅子压迫比目鱼肌管的神经血管束,并且阻碍腓肠肌和比目鱼肌的循环。它也增加踝关节的跖屈和肌肉的缩短。

椅子压迫小腿肌肉,阻碍静脉循环。应该避免这种情况发生。图22-14C 显示另外一种软垫椅子,这种情况也应该避免。这些说明腿搁置于中间软四周硬的椅子上会造成比目鱼肌压迫。

一种解决办法是使用倾斜的足踏板,足部搁置于踏板时,将踝关节安置于几乎接近90°的位置（见第十六章图16-6C）。有时可利用这种足踏板,将前足放在足踏板上,足跟着地,使踝关节背屈（见图16-6B）。

除非小腿肌肉适应,否则可减少在软沙滩上行走以避免比目鱼肌负重,也可减少在人行道长时间行走或者在倾斜的沙滩上行走。下肢长短不等应进行矫正（见第四章）。

存在比目鱼肌 TrPs 的患者经常在上行楼梯时出现疼痛（图22-15B）。可以通过改变上楼姿势解决,挺直身体,成45°角,避免背屈并以整个足掌上楼（图22-15A）。此方法使踝关节跖屈和背屈最小,可避免比目鱼肌疲劳和牵拉。保持身体挺直使后背肌肉放松,强壮的股四头肌分担大部分负重。此项技巧在爬楼梯时同样有用。当爬陡坡时也同样适用,侧身、站立至一侧,靠两侧爬行,或曲折前进爬行。

当患者存在激活的比目鱼肌 TrPs 时,背屈的疼痛限制了患者弯膝和挺背,这是拾物时推荐的姿势（见第一册图48-11）。应指导患者拾物时单膝跪地,避免踝关节背屈时疼痛（图22-16A、B）。

家庭治疗方案（图22-17）

患者可以简单地通过牵拉下间断性

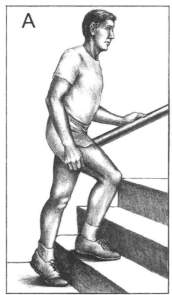
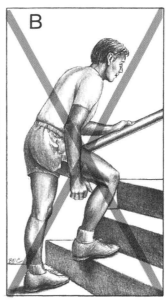

图22-15 转角楼梯攀登技术以缓解比目鱼肌、臀肌以及椎旁肌肉的绷紧。A.正确方法，身体倾斜45°靠近楼梯，躯干直立，承重足跟坚定地支持；B.通常的向前弯曲姿势，面朝台阶，倾向于比目鱼肌、椎旁肌肉和后臀部肌超负荷。应用这种姿势攀登楼梯，类似于依靠在低下的地方。这种姿势也会显著地背屈前面的足踝，使得比目鱼肌在充分伸长的位置超负荷。

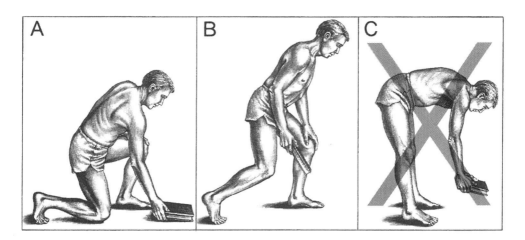

图22-16 比目鱼肌的触发点限制踝关节背伸时安全弯腰捡起地板上东西的正确和不正确的方法，以及预防一般使用膝关节弯曲的推荐技术。A. 正确捡东西姿势。弯曲一侧膝关节，另一侧踝关节不需要充分背屈。左手下压左侧膝关节以分担负重以及防止背部扭伤。B. 正确的回到站位的姿势，足和左手保持在与接近地板时的几乎相同的姿势；C. 不正确的方法，弯腰然后接近地板以捡起东西。

冷疗的方法自行治疗比目鱼肌(图22-17A)。患者站立,保持患侧膝盖弯曲,放松腓肠肌,逐渐将重心向后转移到患侧。伴随着膝盖伸直,绷紧的腓肠肌可能完全阻止比目鱼肌的被动牵拉。对侧上肢支撑保持稳定很重要。被拉伸侧的腿,足必须伸直。如果足向外翻,对比目鱼肌的牵拉减弱(图 22-17B)。患者可以采用蒸汽向下缓慢平行喷疗小腿,开始时使肌肉处于舒适的紧张状态。肌肉逐渐因屈膝而

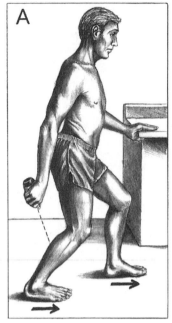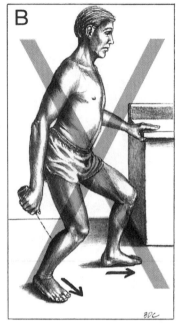

图22-17　站立时，右侧比目鱼肌的自我喷疗和牵拉技术。弯曲右侧膝关节，被动跖屈右侧踝关节。牵拉侧的足跟必须在地面上保持平稳。喷疗方法与图22-11一致，沿肌肉向下喷至足跟。A. 正确的足跟位置。B. 喷疗和牵拉侧足，后面的足（右足）错误的足跟位置（红色X）。右侧下肢外旋，足向外偏，阻碍踝关节完全背屈，减少了右侧比目鱼肌的牵拉。

拉长，比目鱼肌松弛。当足背屈时，楔形物可放置于足跟下面，轻微抬高足跟产生额外的牵拉。

　　配合肌肉等长舒张治疗，可加强牵拉下的间断性冷疗法的治疗效果。单独采用肌肉等长舒张治疗也可以。Lewit[76] 描绘并列举了坐位时比目鱼肌自身牵拉活动以及这一活动需要等长收缩后舒张的图示。

　　对于存在比目鱼肌 TrPs 的患者，可以通过先用温水浸泡足，或冲热水澡，然后进行比目鱼肌自身牵拉得到改善。

　　一项有价值的家庭治疗计划是比目鱼肌踏板练习，第449页有所描述（图22-13）。

　　小腿肌肉的牵拉对需要跑步的运动员来说很重要，例如足球和篮球运动员，

但令人诧异的是它实际上常被忽视[73]。

（朱紫瑜　怀晓蓉　译　周姝婧　黄萍　校译

王祥瑞　杭燕南　校）

参考文献

1.　Anderson JE. *Grant's Atlas of Anatomy*, Ed. 8. Williams & Wilkins, Baltimore, 1983 (Fig. 4–72).

2.　*Ibid.* (Fig. 4–81).

3.　*Ibid.* (Fig. 4–83).

4.　*Ibid.* (Fig. 4–84).

5.　*Ibid.* (Fig. 4–98).

6.　Apple JS, Martinez S, Khoury MB, *et al.* Case report 376. *Skel Radiol 15*:398–400, 1986.

7.　Arcangeli P, Digiesi V, Ronchi O, *et al.* Mechanisms of ischemic pain in peripheral occlusive arterial disease. In *Advances in Pain Research and Therapy,* edited by J. J. Bonica and D. Albe–Fessard, Vol. I. Raven Press, New York, 1976 (pp. 965–973, see p. 966 and Fig. 2).

8.　Arkoff RS, Gilfillan RS, Burhenne HJ. A simple method for lower extremity phlebography–Pseudo-obstruction of the popliteal vein. *Radiology 90*:66–69, 1968.

9.　Baker BA. Myofascial pain syndromes: ten single muscle cases. *J Neurol Orthop Med Surg 10:* 129–131, 1989.

10. Bardeen CR. The musculature, Sect. 5. In *Morris's Human Anatomy,* edited by CM. Jackson, Ed. 6. Blakiston's Son & Co., Philadelphia, 1921 (pp. 517, 523).

11. Basmajian JV, Deluca CJ. *Muscles Alive,* Ed. 5. Williams & Wilkins, Baltimore, 1985 (pp. 256–257, 337–340, 370).

12. *Ibid.* (pp. 338, 345–347).

13. Bates T, Grunwaldt E. Myofascial pain in childhood. *J Pediatr* 53:198–209, 1958 (p. 202, Fig. 3).

14. Baxter MP, Dulberg C. "Growing pains" in childhood—a proposal for treatment. *J Pediatr Orthop* 8:402–406, 1988.

15. Bazzoli AS, Pollina FS. Heel pain in recreational runners. *Phys Sportsmed* 17:55–61, 1989.

16. Bouisset S, Zattara M. A sequence of postural movements precedes voluntary movement. *Neurosci Lett* 22:263–270, 1981.

17. Bradford JA, Lewis RJ, Giordano JM, et al. Detection of deep vein thrombosis with Doppler ultrasound techniques in patients undergoing total knee replacement. *Orthopedics* 5:305–308, 1982.

18. Brandell BR. Functional roles of the calf and vastus muscles in locomotion. *Am J Phys Med* 56:59–74, 1977.

19. Brody DM. Running injuries. *Clin Symp* 32:2–36, 1980 (see p. 21).

20. Broer MR, Houtz SJ. *Patterns of Muscular Activity in Selected Sports Skills.* Charles C Thomas, Springfield, 1967.

21. Brown MR, Braly WG. Differential diagnosis and treatment of shin splints. *Surg Rounds Orthop* pp. 27–32, Sept, 1989.

22. Campbell KM, Biggs, NL, Blanton PL, et al. Electromyographic investigation of the relative activity among four components of the triceps surae. *Am J Phys Med* 52:30–41, 1973.

23. Carter BL, Morehead J, Wolpert SM, et al. *Cross-Sectional Anatomy.* Appleton–Century–Crofts, New York, 1977 (Sects. 68–80).

24. *Ibid.* (Sects. 71–80).

25. Clement DB, Taunton JE, Smart GW. Achilles tendinitis and peritendinitis: etiology and treatment. Am J Sports Med 12:179–184, 1984.

26. Clemente CD. Gray's *Anatomy of the Human Body,* American Ed. 30. Lea & Febiger, Philadelphia, 1985 (p. I II, Fig. 3–16).

27. *Ibid.* (p. I II, Fig. 3–47).

28. *Ibid.* (p. 112, Fig. 3–48).

29. *Ibid.* (pp. 576–577).

30. *Ibid.* (p. 582, Fig. 6–79).

31. *Ibid.* (pp. 850, 861).

32. Crone C, Nielsen J. Spinal mechanisms in man contributing to reciprocal inhibition during voluntary dorsiflexion of the foot. *J Physiol* 416: 255–272, 1989.

33. Danielsson L, Theander G. Supernumerary soleus muscle. *Acta Radiol Diagn* 22:365–368, 1981.

34. Detmer DE. Chronic shin splints. Classification and management of medial tibial stress syndrome. *Sports Med* 3:436–446, 1986.

35. Dokter G, Linclau LA. Case Report. The accessory soleus muscle: symptomatic soft tissue tumour or accidental finding. *Neth J Surg* 33 : 146 –149, 1981.

36. Edgerton VR, Smith JL, Simpson DR. Muscle fibre type populations of human leg muscles. *Histochem J* 7:259–266, 1975.

37. Elder GCB, Bradbury K, Roberts R. Variability of fiber type distributions within human muscles. *J Appl Physiol* 53:1473–1480, 1982.

38. Ericson MO, Nisell R, Arborelius UP, ef al. Muscular activity during ergometer cycling. *Scand J Rehabil Med* 77:53–61, 1985.

39. Etnyre BR, Abraham LD. Gains in range of ankle dorsiflexion using three popular stretching techniques. *Am J Phys Med* 65:189–196, 1986.

40. Evjenth O, Hamberg J. *Muscle Stretching in Manual Therapy, A Clinical Manual,* Vol. 1, *The Extremities.* Alfta Rehab Ferlag, Alfta, Sweden, 1984 (p. 143).

41. *Ibid.* (pp. 144–145).

42. Fasel J, Dick W. Akzessorische Muskeln in der Regio retromalleolaris medialis. *Z Orthop* 122: 835–837, 1984.

43. Ferner H, Staubesand J. *Sobotta Atlas of Human Anatomy,* Ed. 10, Vol. 2. Urban & Schwarzenberg, Baltimore, 1983 (Fig. 380).

44. *Ibid.* (Figs. 420, 469).

45. *Ibid.* (Fig. 461).

46. *Ibid.* (Fig. 464).

47. *Ibid.* (p. 465).

48. *Ibid.* (p. 471).

49. *Ibid.* (p. 472).

50. Francini F, Maresca M, Procacci P, et al. The effects of non–painful transcutaneous electrical nerve stimulation on cutaneous pain threshold and muscular reflexes in normal men and in subjects with chronic pain. *Pain* 11:49–63, 981.

51. Frazier CH. Improving venous flow and leg muscle activity in postoperative patients: an experimental method. *Orthop Rev* 4:45–47, 1975.

52. Froimson Al. Tennis leg. *JAMA* 209:415–416, 969.

53. Gantchev GN, Draganova N. Muscular synergies during different conditions of postural activity. *Acta Physiol Pharmacol Bulg* 72:58–65, 1986.

54. Ger R, Sedlin E. The accessory soleus muscle. *Clin Orthop* 116:200–202, 1976.

55. Gordon GV. Baker's cyst and thrombophlebitis: a problem in differential diagnosis. *Internal Medicine* (Oct) 1980 (pp. 39–45).

56. Gordon GV, Edell S. Ultrasonic evaluation of popliteal cysts. *Arch Intern Med* 740:1453–1455, 1980.

57. Gordon GV, Edell S, Brogadir SP, et al. Baker's cysts and true thrombophlebitis. Report of two cases and review of the literature. *Arch Intern Med* 739:40–42, 1979.

58. Graham CE. Accessory soleus muscle. *Med J Austral* 2:574–576, 1980.

59. Greenwood R, Hopkins A. Muscle responses during sudden falls in man. *J Physiol* 254:507–518, 1976.

60. Henstorf JE, Olson S. Compartment syndrome: pathophysiology, diagnosis, and treatment. *Surg Rounds Orthop* 33–41, (Feb) 1987.

61. Herman R, Bragin J. Function of the gastrocnemius and soleus muscles. *Phys Ther* 47:105–113, 1967.

62. Holder LE, Michael RH. The specific scintigraphic pattern of "shin splints in the lower leg": concise communication. *J Nucl Med* 25: 865–869, 1984.

63. Hollinshead WH. *Functional Anatomy of the Limbs and Back,* Ed. 4. W.B. Saunders, Philadelphia, 1976 (pp. 329–

330).

64. Hollinshead WH. *Anatomy for Surgeons,* Ed. 3., Vol. 3, *The Back and Limbs.* Harper & Row, New York, 1982 (pp. 775–778, Fig. 9–36).

65. *Ibid.* (p. 783, Fig. 9–15).

66. Homans J. Thrombosis of the deep leg veins due to prolonged sitting. *N Engl J Med 250* : 148 –149, 1954.

67. Hufschmidt HJ, Sell G. Uber gekreuzte Reflexe in Beinmotorik des Menschen. *Z Orthop 116:* 60–65, 1978.

68. Janda V. *Muscle Function Testing.* Butterworths, London, Boston, 1983 (pp. 189, 191–193, 198, 229).

69. Jones DC, James SL. Overuse injuries of the lower extremity: shin splints, iliotibial band friction syndrome, and exertional compartment syndromes. *Clin Sports Med 6:* 273–290, 1987.

70. Joseph J, Nightingale A. Electromyography of muscles of posture: leg and thigh muscles in women, including the effects of high heels. *J Physiol 732:* 465–468, 1956.

71. Kendall FP, McCreary EK. *Muscles, Testing and Function,* Ed. 3. Williams & Wilkins, Baltimore, 1983 (pp. 145–146).

72. Kukulka CG, Russell AG, Moore MA. Electrical and mechanical changes in human soleus muscle during sustained maximum isometric contractions. *Brain Res 362:* 47–54, 1986.

73. Levine M, Lombardo J, McNeeley J, *et al.* An analysis of individual stretching programs of intercollegiate athletes. *Phys Sportsmed 15:* 130–138, 1987.

74. Lewis CE Jr, Mueller C, Edwards WS. Venous stasis on the operating table. *Am J Surg 124:* 780–784, 1972.

75. Lewit K. *Manipulative Therapy in Rehabilitation of the Motor System.* Butterworths, London, 1985 (pp. 151, 152, Figs. 4.40, 4.41).

76. *Ibid.* (pp. 282–283, Fig. 6.104).

77. Lieberman CM, Hemingway DL. Scintigraphy of shin splints. *Clin Nucl Med 5:* 31, 1980.

78. Lockhart RD. *Living Anatomy,* Ed. 7. Faber & Faber, London, 1974 (Fig. 118).

79. Lockhart RD, Hamilton GF, Fyfe FW. *Anatomy of the Human Body,* Ed. 2. J.B. Lippincott Co., Philadelphia, 1969 (p. 650).

80. Lorentzon R, Wirell S. Anatomic variations of the accessory soleus muscle. *Acta Radiol 28:* 627–629, 1987.

81. Lozach P, Conard JP, Delarue P, *et al.* [A case of an accessory soleus muscle.] *Rev Chir Orthop 68:* 391–393, 1982.

82. Ludbrook J. The musculovenous pumps of the human lower limb. *Am Heart J 77:* 635–641, 1966.

83. Markhede G, Nistor L: Strength of plantar flexion and function after resection of various parts of the triceps surae muscle. *Acta Orthop Scand 50:* 693–697, 1979.

84. Mastaglia FL, Venerys J, Stokes BA, *et al.* Compression of the tibial nerve by the tendinous arch of origin of the soleus muscle. *Clin Exp Neurol 18:* 81–85, 1981.

85. McLachlin J, McLachlin AD. The soleus pump in the prevention of venous stasis during surgery. *Arch Surg 77:* 568–575, 1958.

86. McMinn RMH, Hutchings RT. *Color Atlas of Human Anatomy.* Year Book Medical Publishers, Chicago, 1977 (p. 277B).

87. *Ibid.* (pp. 281, 282, 285).

88. *Ibid.* (p. 289).

89. *Ibid.* (p. 312B).

90. *Ibid.* (p. 315C, No. 11).

91. *Ibid.* (p. 316).

92. *Ibid.* (p. 317).

93. *Ibid.* (p. 320).

94. *Ibid.* (p. 321).

95. Merli GJ, Herbison GJ, Ditunno JF, *et al.* Deep vein thrombosis: prophylaxis in acute spinal cord injured patients. *Arch Phys Med Rehabil 69:* 661–664, 1988.

96. Michael RH, Holder LE. The soleus syndrome. A cause of medial tibial stress (shin splints). *Am J Sports Med 73:* 87–94 1985.

97. Milbradt H, Reimer P, Thermann H. [Ultrasonic morphology of the normal Achilles tendon and pattern of pathological changes.] *Radiologe 28:* 330–333, 1988.

98. Moller M, Ekstrand J, Oberg B, *et al.* Duration of stretching effect on range of motion in lower extremities. *Arch Phys Med Rehabil 66:* 171–173, 1985.

99. Moore MP. Shin splints: diagnosis, management, prevention. *Postgrad Med 83:* 199–210, 1988.

100. Nance EP Jr, Heller RM, Kirchner SG, *et al. Advanced Exercises in Diagnostic Radiology.* 17. Emergency Radiology of the Pelvis and Lower Extremity. W.B. Saunders Co., Philadelphia, 1983 (pp. 28–29).

101. Nardone A, Schieppati M. Shift of activity from slow to fast muscle during voluntary lengthening contractions of the triceps surae muscles in humans. *J Physiol 395:* 363–381, 1988.

102. Nelimarkka O, Lehto M, Jarvinen M. Soleus muscle anomaly in a patient with exertion pain in the ankle. A case report. Arch *Orthop Trauma Surg 707:* 120–121, 1988.

103. Netter FH. *The Ciba Collection of Medical Illustrations,* Vol. 8, Musculoskeletal System. Part I: Anatomy, Physiology and Metabolic Disorders. Ciba–Geigy Corporation, Summit, 1987 (pp. 98, 99).

104. *Ibid.* (p. 101).

105. *Ibid.* (pp. 103, 105).

106. *Ibid.* (p. 109).

107. Nichols GW, Kalenak A. The accessory soleus muscle. *Clin Orthop 790:* 279–280, 1984.

108. Nicolaides AN, Kakkar W, Field ES, *et al.* Optimal electrical stimulus for prevention of deep vein thrombosis. *Br Med J 3:* 756–758, 1972.

109. Okada M. An electromyographic estimation of the relative muscular load in different human postures. *J Hum Ergol 7:* 75–93, 1972.

110. Okada M, Fujiwara K. Muscle activity around the ankle joint as correlated with the center of foot pressure in an upright stance. In *Biomechanics VIIIA,* edited by H. Matsui, K. Kobayashi. Human Kinetics Publ., Champaign, IL, 1983 (pp. 209–216).

111. Ozburn MS, Nichols JW. Pubic ramus and adductor insertion stress fractures in female basic trainees. *Milit Med 746:* 332–333, 1981.

112. Pavlov H, Heneghan MA, Hersh A, *et al.* The Haglund syndrome: initial and differential diagnosis. *Radiology 744:* 83–88, 1982.

113. Percy EC, Telep GN. Anomalous muscle in the leg: soleus accessorium. *Am J Sports Med 12:* 447–450, 1984.

114. Pernkopf E. *Atlas of Topographical and Applied Human Anatomy,* Vol.2. W.B. Saunders, Philadelphia, 1964 (Figs. 347, 381).

115. *Ibid.* (Fig. 356).

116. *Ibid.* (Fig. 357).

117. *Ibid.* (Fig. 358).

118. Perry J. The mechanics of walking. *Phys Ther* 47:778–801, 1967.

119. Perry J, Easterday CS, Antonelli DJ. Surface versus intramuscular electrodes for electromyography of superficial and deep muscles. *Phys Ther* 61:7–15, 1981.

120. Pettersson H, Giovannetti M, Gillespy T III, *et al.* Magnetic resonance imaging appearance of supernumerary soleus muscle. *Eur J Radiol* 7: 149–150, 1987.

121. Prescott SM, Pearl JE, Tikoff G. "Pseudopseudothrombophlebitis": ruptured popliteal cyst with deep venous thrombosis. *N Engl J Med* 299:1193, 1978.

122. Ramchandani P, Soulen RL, Fedullo LM, *et al.* Deep vein thrombosis: significant limitations of noninvasive tests. *Radiology* 156:47–49, 1985.

123. Rasch PJ, Burke RK. *Kinesiology and Applied Anatomy,* Ed. 6. Lea & Febiger, Philadelphia, 1978 (pp. 318–319).

124. Ricci MA. Deep venous thrombosis in orthopaedic patients. Current techniques in precise diagnosis. *Orthop Rev* 73:185–196, 1984.

125. Rohen JW, Yokochi C. *Color Atlas of Anatomy,* Ed. 2. Igaku-Shoin, New York, 1988 (p. 412).

126. *Ibid.* (pp. 421, 446).

127. *Ibid.* (p. 422).

128. *Ibid.* (p. 426).

129. Romano C, Schieppati M. Reflex excitability of human soleus motoneurones during voluntary shortening or lengthening contractions. *J Physiol* 90:271–281, 1987.

130. Romanus B, Lindahl S, Stener B. Accessory soleus muscle. *J Bone Joint Surg [Am]* 68:731–734, 1986.

131. Rupani HD, Holder LE, Espinola DA, *et al.* Three-phase radionuclide bone imaging in sports medicine. *Radiology* 756:187–196, 1985.

132. Sabri S, Roberts VC, Cotton LT. Measurement of the effects of limb exercise on femoral arterial and venous flow during surgery. *Cardiovasc Res* 6:391–397, 1971.

133. Sadamoto T, Bonde-Petersen F, Suzuki Y. Skeletal muscle tension, flow, pressure, and EMG during sustained isometric contractions in humans. *EurJAppl Physiol* 51:395–408, 1983.

134. Shiavi R, Griffin P. Changes in electromyographic gait patterns of calf muscles with walking speed. *AIEEE Trans Biomed Eng* 30 : 73 –76, 1983.

135. Simons DG, Travell JG. Myofascial origins of low back pain. 3. Pelvic and lower extremity muscles. *Postgrad Med* 73:99–108, 1983 (see pp. 104, 105).

136. Simons DG, Travell JG. Myofascial pain syndromes, Chapter 25. In *Textbook of Pain,* edited by P.D. Wall and R. Melzack, Ed 2. Churchill Livingstone, London, 1989 (pp. 368–385, see p. 378).

137. Simpson K. Shelter deaths from pulmonary embolism. *Lancef* 2:744, 1940.

138. Singer A. Bed rest, deep-vein thrombosis, and pulmonary embolism. *JAMA* 250:3162, 1983.

139. Singer AE. Management of heel pain. *JAMA* 239:1131–1132, 1978.

140. Sj0gaard G. Capillary supply and cross-sectional area of slow and fast twitch muscle fibres in man. *Histochemistry* 76:547–555, 1982.

141. Spalteholz W. *Handatlas der Anatomie des Menschen,* Ed. 11, Vol.2. S. Hirzel, Leipzig, 1922 (p. 441).

142. *Ibid.* (p. 442).

143. *Ibid.* (p. 445).

144. Sutherland DH. An electromyographic study of the plantar flexors of the ankle in normal walking on the level. *J Bone Joint Surg [Am]* 48 : 66 –71, 1966.

145. Sutherland DH, Cooper L, Daniel D. The role of the ankle plantar flexors in normal walking. *J Bone Joint Surg [Am]* 62:354–363, 1980.

146. Taunton JE, Maxwell TM. Intermittent claudication in an athlete–popliteal artery entrapment: a case report. *Can J Appl Sport Sci* 7 : 161 – 163, 1982.

147. Toldt C. *An Atlas of Human Anatomy,* translated by M.E. Paul, Ed. 2, Vol. 1. Macmillan, New York, 1919.

148. Traccis S, Rosati G, Patraskakis S, *et al.* Influences of neck receptors on soleus motoneuron excitability in man. Exp *Neurol* 95:76–84, 1987.

149. Travell J. Symposium on mechanism and management of pain syndromes. *Proc Rudolf Virchow Med Soc* 16:126–136, 1957.

150. Travell J, Rinzler SH. The myofascial genesis of pain. *Postgrad Med* 11:425–434, 1952.

151. Travell JG, Simons DG. *Myofascial Pain and Dysfunction: The Trigger Point Manual.* Williams & Wilkins, Baltimore, 1983.

152. *Ibid.* (pp. 114–164).

153. Trosko JJ. Accessory soleus: a clinical perspective and report of three cases. *J Foot Surg* 25: 296–300, 1986.

154. Vandervoort AA, McComas AJ. A comparison of the contractile properties of the human gastrocnemius and soleus muscles. *Eur J Appl Physiol* 57:435–440, 1983.

155. Van Hinsbergh VW, Veerkamp JH, Van Moerkark HT. Cytochrome c oxidase activity and fatty acid oxidation in various types of human muscle. *J Neurol Sci* 47:79–91, 1980.

156. Walz D, Craig BM, McGinnis KD. Bone imaging showing shin splints and stress fractures. *Clin Nucl Med* 72:822, 1987.

157. Weber EF. Ueber die Langenverhaltnisse der Fleischfasern der Muskeln in Allgemeinen. Berichte Ciber die *Verhandlungen der Kdniglich Sachsischen Gesellschaft der Wissenschaften zu Leipzig* 3:63–86, 1851.

158. Wiley JP, Clement DB, Doyle DL, *et al.* A primary care perspective of chronic compartment syndrome of the leg. *Phys Sportsmed* 75:111–120, 1987.

159. Winkel J, Bendix T. Muscular performance during seated work evaluated by two different EMG methods. *Eur J Appl Physiol* 55:167–173, 1986.

160. Wood J. On some varieties in human myology. *Proc R Soc Lond* 73:299–303, 1864.

161. Yang JF, Winter DA. Surface EMG profiles during different walking cadences in humans. *Electroencephalogr Clin Neurophysiol* 60:485–491, 1985.

第二十三章
胫 后 肌

本章要点：胫后肌筋膜触发点（TrPs）的牵涉痛主要集中在足跟上方跟腱的近端。扩散范围从小腿筋膜触发点往下延伸至整个足跟，以及足和足趾的跖面。**胫后肌的解剖结构**，主要是骨间膜、腓骨，以及胫骨和肌间隔。在胫骨远端，肌腱经内踝后部走向舟状骨、跟骨、楔形骨、骰骨，最后附着在第二、第三和第四跖骨。胫后肌的功能是在步态周期中防止足的过度内旋，以预防足内侧过度负重，并且把身体重量分布在跖骨头。其**主要作用**是作为一个足的旋后肌（变换器和内收肌），并且在一个较小程度上，作为一个跖屈的辅助肌。胫后肌的肌无力或者缺失可能导致严重的足外翻畸形即内旋足，这种缺失必须在几个月内得到矫正以避免足部结构的永久性损伤。**胫后肌活动性筋膜触发点引起的症状**包括跑步或者步行时，特别是在凹凸不平的表面上行走时足底的疼痛。足弓、跟腱疼痛最为严重，足跟、足趾和小腿的疼痛程度较小。还需要考虑与胫后肌筋膜触发点相关其他情况，包括胫骨夹板、后深筋膜综合征、慢性胫后肌肌腱腱鞘炎，以及肌腱断裂。**胫后肌筋膜发点的激活**由慢性体位性过负荷（比如在凹凸不平的地面上慢跑）或者作为其他功能单位肌肉的第二筋膜触发点引起。**患**者检查包括测试肌肉功能性无力的程度、运动限制的范围，以及肌肉主动收缩使其处于充分缩短位置时的肌肉酸痛。也包括检查患者是否有 Morton 足结构和其他导致过度外翻的原因。**胫后肌相关的触发点**通常在屈趾长伸肌、姆长屈肌以及腓骨肌中。**胫后肌的间歇性冷喷疗法**和拉伸应该纳入增强的等长收缩后放松技术以使效果最大化。交互抑制法的应用也有利于肌肉拉伸。该过程包括皮肤的复温和几个主动活动周期，以及充分的收缩以及拉伸胫后肌。常规情况下并不推荐**胫后肌的筋膜触发点注射**。**矫正措施**包括在光滑的平地上进行奔跑或者慢跑，但足弓应得到充分支持，并应避开拱形道路或者类似的倾斜表面。当患者患有莫顿足结构或者高可动性足中段时，鞋子需要进行调整。增强的等长收缩后放松家庭计划能够维持胫后肌的完全活动范围。

1. 牵涉痛
（图 23-1）

胫后肌筋膜触发点引起的疼痛似乎不表现为一种单一的肌肉综合征。疼痛主要集中在足跟上方的跟腱，扩散范围从触发点远端经过小腿中部延伸到足跟，一直到整个足和足趾的跖面。

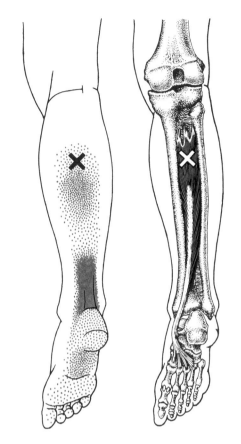

图23-1 触发点（Xs）相关的复合疼痛范围（鲜红）在右侧胫后肌的常见位置（暗红色）。基础疼痛范围（实心的暗红色），表示当这些触发点为活动性时通常会经历的疼痛。红色点表示基础疼痛范围的偶尔延伸部分。

2. 解剖附着和注意事项（图 23-2）

胫后肌是小腿最深部的肌肉。它位于骨间膜前方和比目鱼肌后方（图 23-5）。**近端**主要附着于骨间膜和腓骨的内侧表面（图 23-2）；并且也附着于胫骨体、深腹横筋膜，以及肌间隔的相邻肌肉[15,19]。在胫骨的附着延续到腿的远端 1/3 或者更远，胫后肌腱和趾长屈肌的交叉部分[65]。腓骨的附着点通常包括肌间隔，在这个间隔中为多羽肌[52]。在腿的下 1/4，它的肌腱在趾

长屈肌的深部（前面）通过[18,61]。2 个肌腱都在内踝后面通过，但有单独的鞘膜。胫后肌腱随后在屈肌支持带深处和三角肌韧带表面通过。肌腱通过足底跟舟韧带表面附近通常包含一个籽骨纤维软骨[10,19]。

胫后肌**远端**附着于大部分骨骼的跖面，形成足弓（图 23-2），主要是舟状骨，但也包括跟骨、楔形骨、骰骨，以及第三和第四跖骨的基底[19]。

胫后肌的腓骨部分比胫骨部分更多[10,52]。

有时，胫后肌可能会增加 1 倍[10]，或者它的跟腱可能有一个增大的舟骨粗隆的异常插入[66]。

补充参考资料

Netter[15]描绘了包括胫后肌所有附件的前侧视图。

省略血管从后方看，显示了足踝处肌腱的位置[5]，胫后肌腱在足部骨骼的附着点[5,15]，胫后肌与比目鱼肌深处相邻的趾长屈肌以及踇长屈肌之间的关系[27,45]，以及胫后肌腱深处与趾长屈肌的交叉[61]。胫后肌的后视图描绘了胫后肌与胫骨以及腓骨动脉[4,55]和胫骨神经[56]的关系。

从踝区域的内侧角度也显示了肌腱与其他肌腱以及韧带和骨骼的关系[6,24,47]。

一个连续的 12 层横截面表明了从整个肌肉长度上[17]，这块肌肉与其他肌肉以及神经血管结构的关系。一个 4 层的横截面提供了肌肉的肌腹部分的信息。（图 23-5）其他作者提供了小腿中 1/3 的横截面[3,26]。

一个胫后肌附着于小腿骨骼位置的后侧[2,25]和后外侧视图[43]。足底视图显示了肌腱附着于足部骨骼的位置[7,15,28,44]。

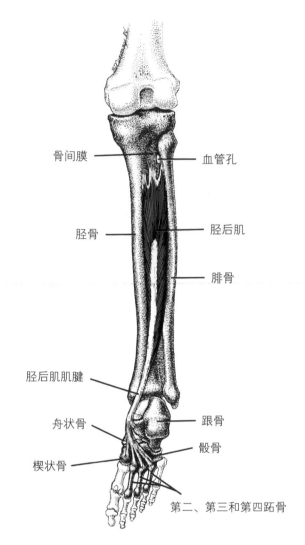

骨间膜

血管孔

胫骨

胫后肌

腓骨

胫后肌肌腱

舟状骨

跟骨

骰骨

楔状骨

第二、第三和第四跖骨

图23-2 右胫后肌的附件（红色）。肌肉附着的骨头为暗红色。标注了莫顿足（第一跖滑短、第二跖骨长）的结构。

一张图显示了所有骨性附着点[57]。

照片描绘了足踝处胫后肌腱产生的表面轮廓[37,40,46]。

3. 神经支配

支配胫后肌的胫神经的纤维发自 L_5 和 S_1 脊神经[19]。

4. 功能

负重时,胫后肌功能是在跖骨之间分配身体重量,以帮助转移重量到足的外侧。在行走的早期起步相,这块肌肉可能起到对抗踝关节外翻的推力的作用。在中间过程,它可以防止小腿过度横向倾斜,以提供横向平面的平衡。它防止了足的过度内旋,从而防止了小腿过度内旋。在站立时,胫后肌协助其他跖屈肌以控制(减速)固定胫骨的向前运动。当足处于自由(不负重)时,胫后肌表现为使足反转内旋,以及协助跖屈。

作用

胫后肌使足部旋转(反转和内旋)[10,19,3,60]。一些作者认为它也是一个重要的跖屈肌[10,3,80],但其他作者不把跖屈当做它的主要功能之一[19,21]。

在肌肉的电刺激研究中,Duchenne[21]发现足以最大的力量内收,然而,跖屈或者背屈时,内收力量减弱回到中立位。Sutherland[68]计算出胫后肌是第三最强大的跖屈肌,然而,它在腓肠肌和比目鱼肌共同作用时仅仅占了6%的力量。

功能
步行

在行走周期中,胫后肌防止足外翻超过中立位[29]。它把体重分配到跖骨头,帮助转移重量到足的侧面,由于具有较强的足底韧带,它更好地承受体重[12,54]。Perry[58]提出,在行走周期的早期站立相,胫后肌表现为对抗足踝的外翻推力。Sutherland[68]认为为足底屈肌,包括胫后肌,控制(减速)在站立时固定胫骨的前向运动,间接稳定膝关节。在正常人水平步行时,胫后肌在足跟离地(或者不久后)处于不活跃状态,这一点在它作为跖屈肌时尤为必要。扁平足的个体中,胫后肌在站立相时处于活跃状态,并且维持足外翻,从而保持身体重量在足底的外侧缘[29]。

在对11名正常成人研究中,Matsusaka[41]测试了地面反作用力、肌电活动以及足内转反掌的程度。结果表明当地面反作用力的横向分量大时,足内旋的程度小,并且胫后肌的活动在早期消失。相反,当横向分量小时,足内旋的程度大,

并且胫后肌(也包括趾长屈肌和蹈长伸肌)出现肌电活动的时间延长[41]。这表明把体重分配到外侧足底所需的力量很大程度上由身体运动或者胫后肌和其他内旋肌肉提供。Matsusaka认为胫后肌通过固定的足部防止小腿过度横向倾斜而起作用[41]。

Perry[59]通过比较在慢、自由和快速的步态过程中胫后肌的肌电活性与肌肉测定标准中不同程度的自主运动肌电活性的相互关系,表明在不同肌肉测试水平和步行速度增加需要更多肌肉力量时,EMG活动直接增加。

根据肌电活动来看,胫后肌在静态是,对足弓支撑没有明显作用[11,13]。然而,发生在胫后肌施加的力量缺失时足的改变,标明它维持正常足的位置和姿势。胫后肌和腓骨长肌的收缩合作可能帮助支持内侧足弓,并且防止足的过度内转,特别是在跑步者[1]。

肌力减弱或丧失

Duchenne指出,当胫后肌缺陷的患者行走之或站立时会发生,足外翻[22]。胫后肌的无力导致极度地足外翻,中跗关节解锁使前后足跖关节半脱位,并且发展为严重的足外翻畸形(马蹄外翻足)[30]。胫后肌肌腱断裂或者无力可能由内踝周围的肌腱下滑引起,从而诱发一个弯曲的足外翻畸形[42]。胫后肌功能的缺损可能导致进行性加重的足外翻扁平畸形,伴随一个显著外展畸形。如果缺损在数月内没有得到改变,仅肌腱的转移不能够满足,而需要关节转移[50]。

由类风湿性关节炎引起的胫后肌肌腱的断裂,在负重情况下在10天内会导致内

侧足弓的凹陷。在另外一个患者,断裂 2 年半后的检查结果显示了一个塌陷,可动的纵弓。足部 X 线片显示明显的骨质疏松,外翻的足后跟,以及距骨头的前下方位移[20]。

5. 功能(牵张)单位

趾长伸肌和趾长屈肌在胫后肌非承重动作、足反转,以及减弱跖屈动作中起到始动作用。跖屈肌是在协助维持横向平面平衡中起承重功能的主动肌。其他协助足反转的肌肉有胫骨前肌和踇长伸肌。腓肠肌、比目鱼肌、跖肌、腓骨长肌和腓骨短肌也都是跖屈肌。

与胫后肌强大的内翻动作对抗的主要肌为腓骨肌;当个体负重时,主要的对抗力量来自重力。

6. 症状

存在胫后肌活动性 TrPs 的个体,在跑步或步行时很可能有足部疼痛的主诉。疼痛在足底和跟腱肌腱处严重,在小腿中部和足跟处较轻。当患者在不平的表面上步行或跑步时疼痛特别明显,例如,在有沙石、旧砖或者鹅卵石的地方由于地面不平整,需要额外的力量稳定足部。

鉴别诊断

胫后肌(胫后肌腱)群的严重功能障碍并不罕见,需要与踝关节和足部疼痛仔细鉴别。

外胫夹和深后骨筋膜室综合征

本书第十九、第二十和第二十二章提到了相关骨筋膜室综合征和外胫夹。大多数学者认为腿部存在四个肌肉间隔:前、侧、浅后和深后间隔[51,53]。深后间隔包含胫后肌、趾长屈肌和踇长屈肌。从解剖上来看,胫后肌好似自己有一个附加的间隔[62,63]。

一些学者认为,外胫夹这个概念仅适用于沿着胫骨平台远端内侧 2/3 处的疼痛[15,16,70]。它是一种过度使用综合征,通常发生在一些训练环境较差的运动员或者跑步新手中,并且主要是由胫后肌引起的一些个体中,胫后肌附着在胫骨的附着延伸到小腿下 1/3,到达甚至超过胫后肌腱与趾长屈肌肌腱交叉的部位,过度内旋时可能严重拉紧这一部位的远端附着物[65]。这种情况仅需要保守治疗,而不是手术[15]。而后深骨筋膜室综合征可能需要手术治疗。

一位女性有氧舞者突然出现双侧胫骨中远段、后内侧(外胫夹)疼痛。放射性核素骨扫描显示,疼痛的区域活动增强,此处也是胫后肌的附着部位。患者在休息几天后康复[14]。显然她是由于胫后肌的胫骨附着处承受了过度负荷。

如何分辨这些由慢性骨筋膜室综合征引起的症状是否需要手术治疗目前仍存在争议。一组外科医生报道,26 例小腿骨筋膜室综合征患者在保守治疗失败后手术成功率为 88%,但并没有测量肌肉的压力[70]。其他一些外科医生,以肌肉压力为标准进行深后骨筋室间隔切开,达到的效果不如那些前骨筋膜室综合征的手术治疗[63]。在一组总人数为 8 例的患者中,如果肌肉压力在休息时超过 15mmHg,运动时增加,并且恢复到运动前水平延迟,就诊断为深后骨筋膜室综合征[63]。

然而,应用严格的肌肉压力指标,Melberg 和 Styf[48] 在 25 例运动诱发的小腿后内侧疼痛的患者中未能找到符合深后骨筋膜室综合征诊断的。作者没有提到是什么引起了疼痛。显然他们没有考虑深后骨筋膜室综合征肌筋膜 TrPs 的可能性。肌筋膜 TrPs 能够引起劳累性疼痛，而不伴有真正的骨筋膜室综合征。

胫后肌腱功能障碍

Johnson 和 Strom[36] 清楚地解释和描述了胫后肌腱功能障碍的三个连续阶段：ⓐ肌腱长度正常，伴随轻微疼痛和功能障碍；ⓑ肌腱拉长，承重时和承重后足运动时伴随足内侧疼痛，严重功能障碍，伴随足骨头的移位；ⓒ肌腱拉长，后足变形僵硬，伴随承重时足外侧疼痛和显著足外翻。

第一阶段表现为当患者试图完成单足跟提起试验时，胫后肌功能减弱。正常情况下，胫后肌首先反转，并且固定后足以提供一个允许重量转移到前足的刚性结构。在第一阶段，足内翻起始力量减弱，患者可能在不能固定后足的情况下不能完全提起足跟或者不能抬起大足趾。疼痛和压痛部位主要是沿着肌腱区域，在它通过内踝后内侧附着于舟状骨内侧之前。不幸的是，处于此阶段的患者通常不以上述功能障碍为主诉，但它是可以用保守措施完全纠正的，检查者必须要主动发现这种情况[36]。作者没有对患者出现这种情况的原因作出解释，也没有对 TrPs 的症状进行检查，而这很可能与患者的功能障碍表现密切相关。

Hirsh 和他的合作者们[33] 把胫骨后慢性腱鞘炎分为三个类别：腱鞘炎、狭窄性腱鞘炎和慢性腱鞘炎伴有积液。显然这些都属于 Johnson 和 Strom 所描述的第一阶段[36]。

发展到第二阶段患者，疼痛严重程度和分布区域增加，并且患者有严重的行走困难。单足提起试验异常更为明显，并且患者在站立时足外翻和内收，从后面看表现出"太多足趾"的状态。这是一个简单、重复性好以及可记录测量的姿势。前后位的常规 X 线片显示了前掌内收与后足有关，因为跟骨和舟骨横向位移到距骨头。在侧位片上，距骨在跟骨的作用下向前倾斜。X 线断层帮助有限，但肌腱的核磁共振是有价值的。这个阶段需要手术治疗以修复肌腱[36]。

第三阶段，足静态支撑的损害导致了固定的扁平足，需要足结构和关节的调整。大多数病例只需单独的距下关节融合术就足够了[36]。

正如本章和第一册所记录的[69]，肌筋膜 TrPs 的肌肉乏力，但不伴随萎缩。它们也由于绷紧带张力持续增加。因此，胫后肌肌筋膜功能障碍可能就是 Johnson 和 Stroms 第一阶段发现的一种状态：高负荷下可检测到肌肉无力，紧绷带引起的张力持续异常增加导致的肌腱退行性改变。后续阶段可能继续不能纠正初始阶段的状态。

一些作者认为胫后肌腱的断裂是一个独立诊断（Johnson 和 Strom 的第二和第三阶段）[9,20,32,39,49,64,66,67]，包括一个全面检查[34]。患者存在"我的足变平了"、"我的鞋子要跑掉了"、"我不能像过去一样行走"，或者"我上下楼梯感到困难"的主诉。通常情况下，触诊时与健侧相比，可注意到移位处肌腱的缺损。肌腱的不连续性可以通过超声和核磁共振成像进行诊断[20]。

7. 触发点的激活和持续存在

　　跑步和慢跑时,特别是在不平坦或者横向倾斜的表面上,可能使胫后肌的 TrPs 激活并迁延。有趣的是,网球选手常常穿着能够提供足够足部支持的鞋在光滑地面运动,他们中胫后肌 TrPs 并不常见。相反,穿着磨损严重的鞋子,足部易发生外翻和摆动,更易引发胫后肌 TrPs。

　　尽管在早期站立相,有些内旋是正常的,但是过度内旋可能使胫后肌过负荷,并且导致其中 TrPs 的激活以及持续。由于足弓活动度过大、踝关节跖屈、肌肉不平衡、莫顿足结构,或者某些其他原因,足可能会过度旋前。本书第二十章详细回顾了莫顿足结构导致的不平衡。

　　长期存在的系统性因素是高尿酸血症,可出现或不出现临床体征及大足趾的痛风症状。风湿性多肌痛,如高尿酸血症,显著增加了肌肉的兴奋性和易感性。易发展并形成持续性的肌筋膜 TrPs 本章第 4 节 [69] 回顾了上述以及其他持续性因素。

8. 患者检查

　　如果胫骨后 TrPs 被激活,并且已经存在了一段时间,患者行走时会伴随足的部分外翻内收,呈现一种扁平足的步态。检查者需要观察患者赤足走路,并且特别注意足过度旋前的程度。

　　常用的人工测试胫后肌强度的方法用于确定相对轻微的乏力并不理想 [37]。胫后肌的人工测试不能充分区分出主动肌力的代偿作用 [36,59]。如果应用了人工测试,检查者需要注意观察足趾的卷曲,该动作说明患者在用足趾的胫骨长屈肌来补偿胫后肌的肌力。但是,作者建议使用单足跟提起试验 [36],此试验在第 465 页已进行描述,可用于专门检测与胫后肌乏力相关的运动不稳定。胫后肌中的活动性 TrPs 引起的功能性乏力是可以被检查出的。

　　需要测试胫后肌活动受限范围时,患者采用平卧位或者坐位。医生首先充分外翻和内收患者的足,随后尝试把它放置在背屈位。胫骨后 TrPs 疼痛会限制这一活动。这种活动的限制也可能是由趾长屈肌和踇长屈肌过度紧张引起,但不会是由其他主要的内转肌(胫骨前肌)引起,因为它是一个背屈肌。如果,在运动限制的极限范围,能够使患者伸展 5 个足趾且不伴随疼痛,那么这一活动限制是由胫后肌造成,而不是任何趾屈肌。

　　活动性 TrPs 的肌肉在收缩位置可能发生痉挛性疼痛。如果是胫后肌,患者会试图充分外翻、内收并且跖屈足。疼痛位于小腿深处,胫后肌的地方。

　　应该对患者踝关节和足部关节的活动度进行检查。

　　临床医生通过检查患者的足和鞋子以确定是否符合莫顿足结构(见本书第二十章第 8 节)。经过一段时间观察可以发现胫后肌 TrPs 和莫顿足结构的患者存在持续性的足痛,他们通常已经尝试一个或多个纠正装置。经常使用的装置是一种能够增加足部支撑力的插入物,但往往终止于第一跖骨头,并且需要用一块附加的平板给大足趾的跖骨头提供足够的支撑。然而,胫骨后 TrPs 的患者经常发现穿着一个矫正器很痛苦,因为它压在了足掌部由 TrPs 牵涉痛产生的压痛区。这种牵涉性的压痛在相应的 TrPs 失活时立即消失。

如果怀疑有高尿酸血症,临床医生应该检查患者耳朵的轮廓上的痛风石。如果怀疑是一个系统性疾病引起 TrPs 持续存在,临床医生应该检测血沉以排除一些其他诊断,包括风湿性多肌痛或者其他结缔组织病。

9. 触发点检查(图 23-3)

胫后肌的 TrPs 位于小腿深处,并且只能通过其他肌肉的触诊来间接检查。因此,通过触诊最多也只是可以确定深处压痛的方向。要确定这一压痛是由胫后肌 TrPs 引起,一方面需要原有检查已确认有胫后肌与压痛相关的证据,另一方面需要排除其他相关肌肉存在 TrPs。如图 19-3 和图 23-5 所示,不能从前面进行胫后肌指诊,因为中间隔着骨间膜。

从后方,通常可以通过深压胫骨肌后侧边缘和比目鱼肌之间来引起胫骨后 TrPs 和胫骨肌附件的压痛,这一压痛点也可能位于后方(图 23-5)。如图 23-3A 所示,应该在小腿中段近端对这块肌肉进行压痛检查。从图示位置向远端开始触诊,可在胫骨后触及趾长屈肌。胫骨内侧缘更远位置的压痛与胫后肌过负荷引起的外胫夹压痛类似,正如第 6 部分鉴别诊断中提到的。

有时,在外侧缘(图 23-3B),可以通过比目鱼肌和踇长屈肌引起胫后肌的压痛(见图 19-3)[53]。

Gutstein[31] 认为胫后肌属于那些他发现存在肌痛点(可能的 TrPs)的肌肉,这些肌痛点可产生牵涉痛并且保守治疗有效。

10. 神经卡压

没有观察到神经或者血管被这块肌

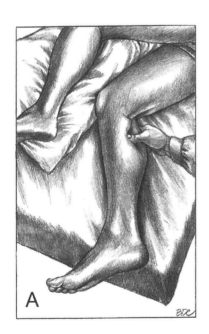
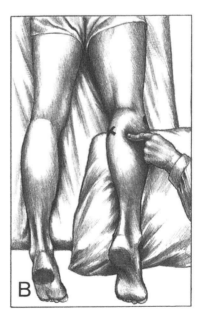

图23-3 在腓肠肌旁应用强压力,并且通过比目鱼肌以检测右侧胫后肌的深触发点。X标记出通常触诊这种压痛的内侧位置。A. 应用内侧入路来进行检查。 这块肌肉胫骨附件的压痛在小腿中1/3进行指诊。B. 应用外侧入路来进行检查。实心点(局部视图)标记了腓骨头。

肉卡压的现象。由于它位于血管神经深处，也不存在相关的可能性。

11. 相关触发点

2块反转和跖屈足的足趾肌肉、趾长屈肌和蹬长屈肌常常与胫后肌活动相关。然而，主要的足跖屈肌、腓肠肌和比目鱼肌通常不产生与胫后肌相关的 TrPs。

特别是莫顿足结构的患者，腓骨肌中的活动性 TrPs，也经常与胫后肌的 TrPs 有关。腓骨长肌和腓骨短肌是胫后肌反转动作的主要拮抗肌，但也是足屈曲和稳定的作用肌。

12. 牵拉下的间断性冷喷疗法（图 23-4）

由于胫后肌 TrPs 的注射困难且不被推荐，所以采用有效地无创性技术来释放胫后肌的紧张度是尤为重要。

使用冰来进行牵拉下的间断性冷喷疗法在本书第 8～9 页已有说明，冷气雾剂的应用在第一册第 67～74 页[69]有详细介绍。加强放松伸展的技术在本书第 10～11 页进行了回顾。

无论是后足还是足弓活动性增加，都不应该进行最大范围伸展。在这个案例中，应该应用替代治疗方法（见本书第 8～19 页）。从另一方面来说，如果足关节活动性减少，应该使它们加以活动。

间断性冷疗及拉伸时，患者以一个放松而舒适的姿势俯卧于检查台上，双腿伸直，足部位于检查台之外（图23-4）。如果需要，可以用枕头垫在身体下方提高舒适度，并且用一条毯子盖着患者以保温。临床医生先演示冰或者合适的冷气雾剂的使用，并

且提醒患者可能会感觉到非常冷。随后向下平行地进行间断性冷敷，覆盖腿的后方、足跟和足的跖面（图 23-4），同时抓住大足趾，轻柔并有力地转动和背屈足来使胫后肌松弛。任何趾长屈肌和蹬长屈肌的紧张可以通过同时被动伸展 5 个足趾来放松。

患者随后进行一个增强的等长后放松过程即在一个充分而缓慢吸气的同时，轻轻地进行胫后肌等长收缩以对抗临床医生提供的阻力。在缓慢呼气开始时，让患者集中注意力放松身体，特别是接受治疗的肢体。临床医生应用平行喷洒冷气雾剂或者应用冰平行抚触如图 23-4 所示范围，同时给予持续轻柔但坚定的压力外翻和背屈以得到胫后肌和相关肌肉的松弛。第一个周期结束于患者完成整个呼气并且必须开始另一个呼吸相对治疗周期按照患者缓

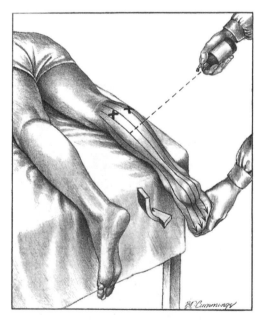

图23-4 右侧胫后肌触发点伸展位置和冷气雾剂喷扫范围（细箭头）。X符号标记所在位置通常是内侧或外侧入路最有效地触诊部位。触发点实际上位于2个X之间。足应该放置到背屈位，然后外翻以使肌肉被动伸展（粗箭头）。

慢、充分的呼吸周期节律来重复进行,密切注意患者与临床医生之间的同步性。

当运动范围没有改善时,患者可以在呼气相主动用力协助医生进行足外翻和背屈,而不是进行放松。这一胫后肌拮抗作用的激活通过相互抑制减弱了肌肉的牵张反射,从而增加了牵拉下的间断性冷喷疗法的效果。

在应用了先前所描述的伸展过程之后,临床医生使用一个潮湿的加热垫在治疗的肌肉上使皮肤复温,通过使患者舒适地进行放松进一步释放肌肉压力。随后嘱患者进行几个缓慢平稳的完整活动范围的周期运动使胫后肌先后位于充分伸长和缩短位置。

最后,患者学习如何在家每天完成等长收缩后放松技术,以保持这块肌肉的伸展活动范围的完整,以及保持其肌原纤维长度的均衡。这有助于预防及治疗这块肌肉 TrPs 的复发。

胫后肌位于许多其他肌肉层下方,按摩治疗难以充分发挥作用。超声可以探测到它,可将超声技术与伸展相结合应用。

Evjenth 和 Hamberg[23] 描述并展示了一种双手拉伸胫后肌的方法。

13. 注射和拉伸
（图 23-5 ）

作者没有推荐胫后肌的注射疗法,特别是从后方。图 23-5 的检查显示没有办法可以不经过神经、动脉和静脉旁到达肌肉。由于这块肌肉位置较深,TrPs 定位不准。图 19-3 更为清楚地显示了这个问题。这块肌肉中 TrPs 的定位困难,需要使用针来探测 TrPs 的位置,这使得遇到神经或动脉的危险性增加。如果造成动脉出血,可

能很难及时发现,也更难有效压迫止血。

胫后肌注射的一种方式由 Torabeck[62] 具体描述和展示。他使用了一个前路方法,通过骨间膜插入一根灯芯导管到胫后肌。这一方法可以测定肌肉内压力以便诊断是否存在需要外科治疗的骨筋膜室综合征。Lee 等[38] 也描述了一个完成胫后肌针刺肌电图的前路方法。

14. 矫正措施
矫正身体结构

患有活动性胫后肌 TrPs 的患者,跑步运动员或慢跑者,应该在一个光滑表面上穿着后面粗糙的有足够足弓支持的鞋子进行练习。垫子应该被垫到足的第一跖骨头下方,以矫正莫顿结构,(见第二十章图 20-4 ～图 20-7 以及图 20-12 ～图 20-14)。如果存在由于足弓活动性增加引起的过度内转,应该使用一个很好的足弓支撑。如果肌肉存在不平衡,也应该进行纠正。

矫正姿势和活动

患有过度内转"跑步运动员足"的疼痛患者,可以通过练习同时增加胫后肌和腓骨长肌的耐力和有氧能力来进行矫正。

步行和跑步应该在光滑水平面上进行。

如果 TrPs 的活动性对治疗反应不佳,以慢跑或奔跑为练习的形式应该改成游泳或者骑自行车。最初在鞋内使用插入物的矫正可能引起不适,这是由于 TrPs 引起牵涉性压痛。随着胫后肌 TrPs 问题的解决,这种相关的足底压痛会消失。

无论是跑步运动员还是慢跑者,都应该穿着合足的鞋,这样可以充分提高足的侧向稳定性。如果鞋的足后跟过于宽

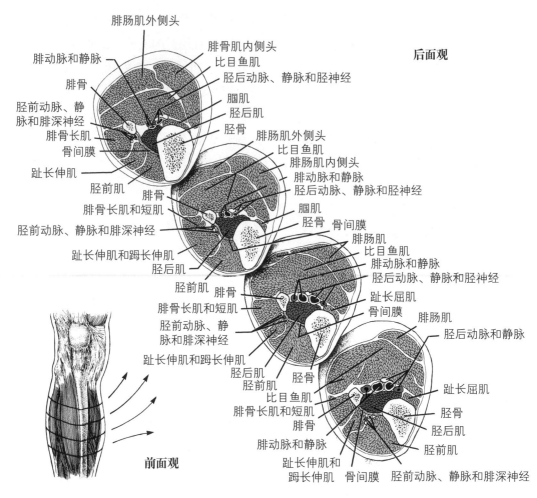

图23-5 右侧胫后肌（中度紫红色）四个连续的横截面，从上方观察与其他肌肉的关系（淡红色）。鲜红色的是动脉，没有颜色的壁包围的是黑色静脉，没有颜色的是神经。这些来源于一个俯卧着被触诊的患者。横截面的水平根据左下角确定。在远端部分跗长屈肌没有与比目鱼肌区分开来。采自1911年D.Appleton公司出版的Eycleshymer和Schoemaker改编的一本横截面解剖。

松（患者的足跟和鞋之间可以滑动一根手指），那么应该在鞋子的足跟部放入一个内垫。

必须避免穿着高跟鞋和钉鞋。其他措施还不够时可能需要穿高帮鞋。

家庭治疗计划

患者需要每天进行一个增强的等长收缩后放松练习，正如先前在第12部分描述的那样。正确地进行这一练习，可以保持肌肉不发生周期性 TrPs，除非患者有明显没有解决的持续性因素，这可能不仅仅是机械的，而是全身性的，如第一册第 114～155 页讨论的 [69]。

（怀晓蓉 译 夏苏云 校译
肖洁 王祥瑞 杭燕南 校）

参考文献

1. Anderson A. Personal communication, 1991.
2. Anderson JE. *Grant's Atlas of Anatomy*, Ed. 8. Williams &

Wilkins, Baltimore, 1983 (Figs. 4–70, 4–81).

3. *Ibid.* (Fig. 4–72).

4. *Ibid.* (Fig. 4–86).

5. *Ibid.* (Fig. 4–95).

6. *Ibid.* (Fig. 4–98).

7. *Ibid.* (Fig. 4–107).

8. *Ibid.* (Fig. 4–117).

9. Banks AS, McGlamry ED. Tibialis posterior tendon rupture. J Am *Podiatr Med Assoc 77*:170–176, 1987.

10. Bardeen CR. The musculature, Sect. 5. In *Morris's Human Anatomy,* edited by CM. Jackson, Ed. 6. Blakiston's Son & Co., Philadelphia, 1921 (pp. 522, 523).

11. Basmajian JV, Deluca CJ. *Muscles Alive,* Ed. 5. Williams & Wilkins, Baltimore, 1985 (pp. 342 –345).

12. *Ibid.* (pp. 377–378).

13. Basmajian JV, Stecko G. The role of muscles in arch support of the foot. An electromyographic study. *J Bone Joint Surg [Am] 45*:1184–1190, 1963.

14. Brill DR. Sports nuclear medicine bone imaging for lower extremity pain in athletes. *Clin Nucl Med 8*:101–106, 1983.

15. Brody DM. Running injuries. *Clin Symp 32*:1–36, 1980 (pp. 15, 18–19).

16. Bryk E, Grantham SA. Shin splints. *Orthop Rev 12*:29–40, 1983.

17. Carter BL, Morehead J, Wolpert SM, *et al. Cross–Sectional Anatomy.* Appleton–Century–Crofts, New York, 1977 (sects. 72–83).

18. Clemente CD. Gray's *Anatomy of the Human Body,* American Ed. 30. Lea & Febiger, Philadelphia, 1985 (p. 578, Fig. 6–78).

19. *Ibid.* (p. 579).

20. Downey DJ, Simkin PA, Mack LA, *et al.* Tibialis posterior tendon rupture: a cause of rheumatoid flat foot. *Arthritis Rheum 31*:441–446, 1988.

21. Duchenne GB. *Physiology of Motion,* translated by E.B. Kaplan. J. B. Lippincott, Philadelphia, 1949 (pp. 362–363).

22. *Ibid.* (p. 368).

23. Evjenth O, Hamberg J. *Muscle Stretching in Manual Therapy, A Clinical Manual.* Alfta Rehab Førlag, Alfta, Sweden, 1984 (p. 146).

24. Ferner H, Staubesand J. *Sobotta Atlas of Human Anatomy,* Ed. 10, Vol. 2. Urban & Schwarzenberg, Baltimore, 1983 (Fig. 464).

25. *Ibid.* (Fig. 469).

26. *Ibid.* (Fig. 473).

27. *Ibid.* (Figs. 475, 476).

28. *Ibid.* (Fig. 500).

29. Gray EG, Basmajian JV. Electromyography and cinematography of leg and foot ("normal" and flat) during walking. *Anat Rec 161*:1–16, 1968.

30. Green DR, Lepow GM, Smith TF. Pes cavus, Chapter 8. In *Comprehensive Textbook of Foot Surgery,* edited by E.D. McGlamry, Vol. 1. Williams & Wilkins, Baltimore, 1987 (pp. 287–323, see p. 287).

31. Gutstein M. Diagnosis and treatment of muscular rheumatism. *Br J Phys Med 1:*302–321, 1938.

32. Helal B. Tibialis posterior tendon synovitis and rupture. *Acta Orthop Belg 55*:457–460, 1989.

33. Hirsh S, Healey K, Feldman M. Chronic tenosynovitis of the tibialis posterior tendon and the use of tenography. *J Foot Surg 27*:306–309, 1988.

34. Holmes GB Jr, Cracchiolo A III, Goldner JL, *et al.* Current practices in the management of posterior tibial tendon rupture. *Contemp Orthop 20:* 79–108, 1990.

35. Janda V. *Muscle Function Testing.* Butterworths, London, 1983 (pp. 197–199).

36. Johnson KA, Strom DE. Tibialis posterior tendon dysfunction. *Clin Orthop 239*:196–206, 1989.

37. Kendall FP, McCreary EK. *Muscles, Testing and Function,* Ed. 3. Williams & Wilkins, Baltimore, 1983 (p. 142).

38. Lee HJ, Bach JR, DeLisa JA. Needle electrode insertion into tibialis posterior: a new approach. *Am J Phys Med Rehabil 69*:126–127, 1990.

39. Lipsman S, Frankel JP, Count GW. Spontaneous rupture of the tibialis posterior tendon. *J Am Podiatr Assoc 70:*34–39, 1980.

40. Lockhart RD. *Living Anatomy,* Ed. 7. Faber & Faber, London, 1974 (Figs. 136, 141).

41. Matsusaka N. Control of the medial–lateral balance in walking. *Acta Orthop Scand 57*:555–559, 1986.

42. McGlamry ED, Mahan KT, Green DR. Pes valgo planus deformity, Chapter 12. In *Comprehensive Textbook of Foot Surgery,* edited by E.D. McGlamry, Vol. 1. Williams & Wilkins, Baltimore, 1987 (pp. 403–465, see p. 411).

43. McMinn RMH, Hutchings RT. *Color Atlas of Human Anatomy.* Year Book Medical Publishers, Chicago, 1977 (pp. 282, 285).

44. *Ibid.* (p. 289).

45. *Ibid.* (p. 315).

46. *Ibid.* (p. 318).

47. *Ibid.* (p. 320).

48. Melberg P–E, Styf J. Posteromedial pain in the lower leg. *Am J Sports Med 17*:747–750, 1989.

49. Mendicino SS, Quinn M. Tibialis posterior dysfunction: an overview with a surgical case report using a flexor tendon transfer. *J Foot Surg 28*:154–157, 1989.

50. Miller SJ. Principles of muscle–tendon surgery and tendon transfers, Chapter 23. In *Comprehensive Textbook of Foot Surgery,* edited by E.D. McGlamry, Vol. 2. Williams & Wilkins, Baltimore, 1987 (pp. 714–752, see p. 739).

51. Moore MP. Shin splints: diagnosis, management, prevention. *Postgrad Med 83:*199–210, 1988.

52. Morimoto I. Notes on architecture of tibialis posterior muscle in man. *Kaibogaku Zasshi 58:* 74–80, 1983.

53. Netter FH. *The Ciba Collection of Medical Illustrations,* Vol. 8, Musculoskeletal System. Part I: Anatomy, Physiology and Metabolic Disorders. Ciba–Geigy Corporation, Summit, 1987 (p. 98).

54. *Ibid.* (p. 102).

55. *Ibid.* (p. 103).

56. *Ibid.* (p. 105).

57. *Ibid.* (p. 107).

58. Perry J. The mechanics of walking. A clinical interpretation. *Phys Ther 47*:778–801, 1967.

59. Perry J, Ireland ML, Gronley J, *et al.* Predictive value of manual muscle testing and gait analysis in normal ankles by dynamic electromyography. *Foot Ankle 6*:254–259, 1986.

60. Rasch PJ, Burke RK. *Kinesiology and Applied Anatomy,* Ed. 6. Lea & Febiger, Philadelphia, 1978 (pp. 321–323,

330, Table 17–2).

61. Rohen JW, Yokochi C. *Color Atlas of Anatomy,* Ed. 2. Igaku–Shoin, New York, 1988 (p. 424).

62. Rorabeck CH. Exertional tibialis posterior compartment syndrome. *Clin Orthop 208:*61–64, 1986.

63. Rorabeck CH, Fowler PJ, Nott L. The results of fasciotomy in the management of chronic exertional compartment syndrome. *Am J Sports Med 16:*224–227, 1988.

64. Sammarco GJ, DiRaimondo CV. Surgical treatment of lateral ankle instability syndrome. *Am J Sports Med 16:*501–511, 1988.

65. Saxena A, O'Brien T, Bunce D. Anatomic dissection of the tibialis posterior muscle and its correlation to medial tibial stress syndrome. *J Foot Surg 29:*105–108, 1990.

66. Smith TF. Common pedal prominences, Chapter 6. In *Comprehensive Textbook of Foot Surgery,* edited by E.D. McGlamry, Vol. 1. Williams & Wilkins, Baltimore, 1987 (pp. 252‑263, see pp. 252, 253).

67. Soballe K, Kjaersgaard‑Anderson P. Ruptured tibialis posterior tendon in a closed ankle fracture. *Clin Orthop 231:*140‑143, 1988.

68. Sutherland DH. An electromyographic study of the plantar flexors of the ankle in normal walking on the level. J Bone *Joint Surg [Am] 48:*66‑71, 1966.

69. Travell JG and Simons DG. *Myofascial Pain and Dysfunction: The Trigger Point Manual.* Williams & Wilkins, Baltimore, 1983.

70. Wiley JP, Clement DB, Doyle DL, *et al.* A primary care perspective of chronic compartment syndrome of the leg. *Phys Sportsmed 15:*111‑120, 1987.

第二十四章
足趾的伸肌
趾长伸肌与姆长伸肌
"典型的垂状趾"

本章重点：足趾的两种长伸肌引起的**牵涉痛**主要表现为足背部疼痛。趾长伸肌上触发点（TrPs）引起的牵涉痛集中在足背外侧并可延伸至中间3个足趾的末端。姆长伸肌上TrPs引起的牵涉痛集中在第一跖趾关节并可延伸至姆趾的末端。在**解剖**上，趾长伸肌的近端附着于胫骨外侧髁、腓骨和骨间膜、肌间隔，远端附着于4个小足趾的中节和远节趾骨。姆长伸肌的近端则仅附着于腓骨和骨间膜，远端终止于姆趾的远节趾骨。**功能**：足趾的两种长伸肌可防止足跖（底）在足跟着地后立即下落到地面，并且有助于在迈步阶段抬起前足跖（底）。趾长伸肌的功能对于足的正常结构至关重要。趾长伸肌主要作为4个小足趾近节趾骨强有力的伸肌，同时协助足部的背屈和**外翻**。姆长伸肌主要是强有力地拉伸姆趾的近节趾骨，同样协助足部的背屈和**内翻**。足趾的长伸肌上肌筋膜TrPs的**症状**包括足背部持续性的疼痛、步行过程中有时足跖（底）突然落地、足趾长伸肌的夜间痉挛以及儿童的"生长痛"。鉴别诊断包括同时存在的其他肌筋膜疼痛综合征、肌肉力量不平衡造成的锤状趾或爪形趾。**触发点的激活和持续存在**可能来自$L_4 \sim L_5$的神经根病变，这是一种前肌间隙综合征，习惯性地在拉伸状态使用肌肉，并且存在急性应力负荷的情况。**患者检查**包括查找足踝背屈无力特别是姆趾和四个小足趾伸展无力的证据并进行检测。足趾的长伸肌上存在活跃TrPs时，主动对抗性或非对抗性背屈均会引起疼痛。在最大范围内被动跖屈会引发疼痛，对抗性伸展相应足趾和被动屈曲足趾也会引发疼痛。应该对足的关节内活动度异常进行检查。趾长伸肌的**触发点检查**需要用手指触诊距胫前肌和腓骨长肌之间腓骨头远端数厘米的肌肉。姆长伸肌的触发点检查需要用手指触诊腓骨前侧的小腿中下1/3交界点稍远处。检查活动性TrPs时会特征性引起两块肌肉的局部点状压痛感和牵涉痛，但是很少会引发可感知的局部抽搐反应。腓神经深支经过趾长伸肌TrPs引发的紧绷带时，被**卡压**到腓骨上。对足趾的所有伸肌包括短伸肌和长伸肌，同时进行**牵拉下的间断性冷喷疗法**。临床医生使患者的足部跖屈并屈曲足趾，应用蒸汽冷却喷雾剂或冰沿小腿前侧和足背包括足趾水平向下进行冷疗。对足趾长伸肌进行**注射**，需要完全了解胫前血管和腓深神经的分布，并且非常当心注射针头的方向。对姆长伸肌来说，一般是推荐其他治疗技术而不是TrPs注射。**矫正措施**包括避免开车和睡觉时足部长时间剧烈背屈或跖屈。应避免加重足趾长伸肌负担的活动，如穿尖跟鞋或高跟鞋、过度奔跑和慢跑。身体和足部必须要保暖，特别是在寒冷或有风的环境里。

1. 牵涉痛
（图 24-1）

足趾的长伸肌包括趾长伸肌和𧿹长伸肌上活跃的肌筋膜触发点（TrPs）并不少见。这些肌肉上 TrPs 牵涉痛模式与手部的指长伸肌相似。

趾长伸肌 TrPs 牵涉痛主要位于足和足趾的背部，靠近中间三个足趾的趾尖（图 24-1A），像以往报道的那样[62,66]。儿童表现出相似的牵涉痛模式[10]。有时，**趾长伸肌** TrPs 牵涉痛更明显集中于足踝，而不是足背[65]。扩散型疼痛模式下牵涉痛可能会从足踝向上扩散至小腿（图 24-1A）。Jacobsen[31] 报道趾长伸肌 TrPs 牵涉痛扩散到足踝的前外侧区域。

𧿹长伸肌触发点牵涉痛主要位于足背，在第一跖骨远端和𧿹趾底部，向下可扩散至𧿹趾趾尖，还可沿着足背和小腿向上扩散，有时远至𧿹长伸肌 TrP（图 24-1B）。

Lewit[35] 报道因足趾长伸肌的张力增加，患者出现胫骨前侧的疼痛。

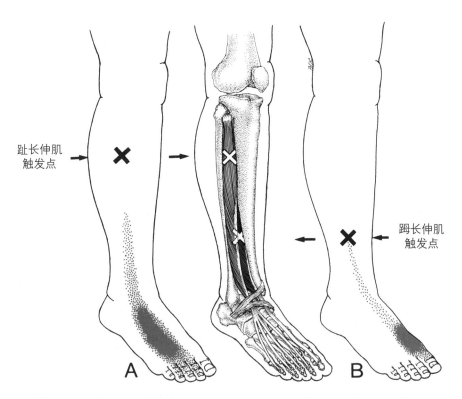

图24-1 触发点（X）牵涉痛模式（鲜红色区域）通常见于右足趾的长伸肌。基本疼痛模式（实心的鲜红色区域）表示触发点活跃时几乎所有患者都会出现的疼痛。点状红色表示牵涉痛偶尔扩散的区域。A. 趾长伸肌（浅红色）。B. 𧿹长伸肌（深红色）。

2. 解剖附着和注意事项（图 24-2）

趾长伸肌与蹞长伸肌（足趾的外在伸肌），与胫前肌和第三腓骨肌共同位于小腿的前肌间隙[49]。

趾长伸肌（图24-2）

趾长伸肌是一种羽状肌肉，**近端**附着于胫骨外侧髁（图 24-2）、腓骨前侧的上 3/4 部分、骨间膜的近端部分（位于蹞长伸肌之上）和肌间隔，与相邻的肌肉共同位于前肌间隙[15]。附着于胫骨粗隆和腓骨头的肌肉部分则覆盖住腓深神经，经腓骨颈部到达肌间隔。趾长伸肌肌腱在足踝处穿过伸肌上、下支持带，然后分为 4 条肌腱，其**远端**附着于 4 个小足趾的中节和远节趾骨。每条肌腱均受到来自骨间肌和蚓状

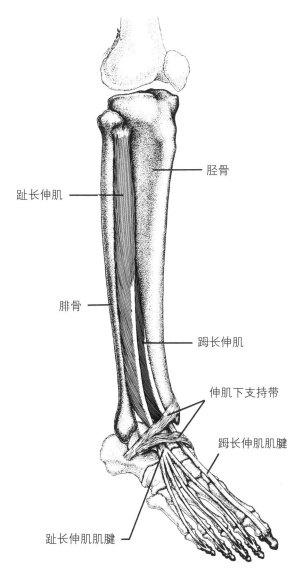

趾长伸肌

腓骨

胫骨

蹞长伸肌

伸肌下支持带

蹞长伸肌肌腱

趾长伸肌肌腱

图24-2 从前侧面看右足趾长伸肌的解剖附着。趾长伸肌用中等红色表示，蹞长伸肌用深红色表示。本图没有画出伸肌上支持带。

肌纤维的牵拉，然后进入称为伸肌腱帽的腱膜，该腱帽覆盖于近节趾骨的背侧。肌腱发出一条束带附着于中节趾骨的基底部，两条伴行的束带合在一起前行附着于远节趾骨的背侧基底[15]。Duchenne[18]描述趾长伸肌也会(通过肌腱跖面的纤维牵拉)附着于4个小足趾近节趾骨的背侧。Bardeen[8]对此也进行过描述，但并非所有的解剖学家都会提及于此[15]。

终止于第二足趾的趾长伸肌部分，经常会与附着于其他小足趾的那部分羽状肌肉分开单独形成肌腹[34]。整块肌肉的肌腹可能或多或少地完全分开，逐渐形成与每个小足趾对应的肌腱[8]。

附着于足趾的肌腱排列变异很大。从肌腱到其对应的跖骨、足趾短伸肌或某个骨间肌可能会发出其他的束带。

跚长伸肌

跚长伸肌位于胫前肌和趾长伸肌之间，并且大部分被这两块肌肉所覆盖。其肌腱出现在小腿下1/3的表浅位置。跚长伸肌**近端**附着于腓骨中间2/4的内侧面、趾长伸肌内侧和骨间膜。在足踝，深入穿过伸肌上支持带并且经过伸肌下支持带的独立间隔。**远端**附着于跚趾远节趾骨的基底部，肌腱的内侧部分也常会附着于近节趾骨的基底部[15]。

跚长伸肌与趾长伸肌的远端附着点偶尔会重合[15]。跚长伸肌(或趾长伸肌或胫前肌)偶尔会发出一块小的趾骨跚伸肌，与跚长伸肌一样深入穿过伸肌下支持带[15]。该肌肉终止于第一趾骨。极少情况下，从胫骨或骨间肌发出单独支配跚趾的第一趾骨长伸肌[68]。

补充参考资料

从前面看趾长伸肌和跚长伸肌的全部，不包括相关的神经或血管[25,50,61]。在足踝处，从前面看两块肌肉的肌腱和滑膜鞘[6,30,45,54,60]。其他图片详细显示其肌腱在足趾的附着情况[5,28,46,54]。

从前面看这两块肌肉与腓深神经和胫前动脉在小腿上的关系[4,51]。趾长伸肌近端的深部切面的反折反映该肌肉卡压腓深神经至胫骨的持续张力[23,45,52]。

从侧面看趾长伸肌和足趾的两种长伸肌[24,60]。

通过16个连续切面[12]、小腿上中下1/3段的三个横断面[27]、小腿上1/3段和下1/3段的两个横断面[13]、小腿中间偏上一点的横断面[49]、小腿中1/3段下半部分的横断面[3]，看这2块肌肉与相邻肌肉、大血管和神经干的关系。

骨骼上的标记反映的是2块肌肉附着于小腿骨骼[1,26,41,53]和跚长伸肌附着于跚趾远节趾骨[7,29,42,53]的情况。

照片反映的是趾长伸肌在皮肤表面形成的轮廓[14,17]、肌肉的肌腱在足踝和足背皮肤表面形成的轮廓[2,37]。

3. 神经支配

趾长伸肌和跚趾伸肌的神经支配均来自腓深神经分支，该神经包含L_4、L_5和S_1脊神经的纤维[15]。

4. 功能

趾长伸肌和跚长伸肌的功能是在足跟着地后立即协助控制(减缓)前足下落

至地面的速度,因此可以预防足跖(底)拍击地面。在迈步阶段,有助于抬起前足跖(底)为行走让路。趾长伸肌可通过平衡胫前肌的内翻力量,使足部背屈。足趾的长伸肌也有助于避免足部向后过度摆动。

蹞长伸肌被认为有助于行走过程中对路面进行适应。

趾长伸肌可使足部背屈和外翻,并且伸展4个小足趾。蹞长伸肌可协助足部背屈和内翻,并伸展蹞趾。

作用

趾长伸肌可强有力地牵拉四个小足趾的近节趾骨,对中节和远节趾骨的牵拉则没那么强有力[18]。该肌肉也可使足部背屈和外翻[8,15,58]。电刺激趾长伸肌可引起四个小足趾近节趾骨的伸展,并且使足部背屈和外翻、外侧缘抬高(外翻)[18]。同时电刺激胫前肌引起足踝处更有力的单纯背屈,正常情况下足部外展或内收趋势会互相抵消[20]。

尽管蹞长伸肌通过肌腱束带附着于蹞趾的远节趾骨,但它对近节趾骨的牵拉更有力[8,21,32]。该肌肉也可协助足部的背屈和内翻[8,15,58]。电刺激蹞长伸肌可引起蹞趾近节趾骨的强力伸展,伴随足部微弱的背屈和内翻[19,21]。为了蹞长伸肌能有力地牵拉蹞趾的远节趾骨,第一背侧骨间肌的协同作用是牢固地固定近节趾骨[19]。

功能
站立和行走

在站立期,蹞长伸肌没有活动,但在向后倒和足踝背屈时则会发挥作用。

在行走过程中,足跟着地后蹞长伸肌

立即发挥最大作用,主要是控制(减缓)足部的跖屈并预防足跖(底)突然落到地面。蹞长伸肌和趾长伸肌的运动单元在迈步前即已开始发挥作用,而且在整个迈步阶段都有作用,主要是协助抬起前足跖(底)[17,56]。对11名正常成人进行地面反作用力、肌电活动、足部旋后-旋前运动的测定,当外侧的地面反作用力变小时,蹞长伸肌、胫后肌和趾长屈肌发挥作用[40]。蹞长伸肌被认为在站立中期发挥作用,便于足部对路面进行适应。

对7名正常人趾长伸肌和蹞长伸肌的肌电活动强度进行检查,在缓慢步态其强度多数时候相当于徒手肌力测试(manual muscle testing,MMT)适当程度(fair),偶尔情况下为适当稍弱的程度(fair-)。在自由步态其强度多数时候稍增强至相当于MMT适当程度(fair),偶尔情况下为适当稍强的程度(fair+)。在快速步态其强度通常相当于MMT适当稍强的程度(fair+)[57]。

跳跃和运动

对5名正常成人进行测试,在双腿直立垂直跳跃的过程中,趾长伸肌EMG活动度在起跳开始时出现最大值,另外在离开地面时又出现一个峰值。落地前的短时间内其活动度恢复,持续至双足稳固落地后,并且达到稳定[33]。

在进行13种右手运动(包括肩上发球、低手发球、网球击球、高尔夫挥杆、打篮球)时,左足的趾长伸肌肌电活动始终大于右足。一般来说,在即将发球或触球时,右足的趾长伸肌表现出较长时间的适中活动。左足的蹞长伸肌在发球或触球前有时表现出活动,在发球或触球后总是表现出强有力的活动。在高尔夫挥杆的整个过程,左足的蹬长伸肌也表现出逐渐增强的活动。蹬长伸肌的活动则没有报道。

软弱无力

趾长伸肌的软弱无力会使得足部更为内翻(内翻足),因胫前肌对抗了趾长伸肌的代偿效应。另外,还可形成轻微足下垂伴有内翻、前足马蹄足和足趾弯曲[48]。

异常伸肌反射反应

蹬趾的异常伸肌反射反应或Babinski反应,主要是与蹬长伸肌异常有力的活动有关[9]。

5. 功能(肌牵张)单位

足趾的长伸肌主要功能是拉伸足趾,与其协同是两块相应的短伸肌(内在的伸肌),称为蹬短伸肌和趾短伸肌。与其对抗的是所有的足趾屈肌,包括短屈肌和长屈肌(内在和外在的屈肌)。

对于足部的背屈,胫前肌和第三腓骨肌与足趾的长伸肌一起协同发挥作用。对抗足趾的两种长伸肌足背屈作用的主要是腓肠肌和比目鱼肌。

对于足部的外翻,与趾长伸肌协同作用的是3块腓骨肌。对于足部的内翻,与蹬长伸肌协同作用的是胫前肌、胫后肌和足趾的2块长屈肌[58]。

6. 症状

足趾的长伸肌上存在触发点(TrPs)的患者主要的抱怨通常是扩散至趾关节(跖趾关节)的足背部疼痛。询问患者时,

他们经常只是说足痛。但是,患者常常不会自己提到足痛,当对此进行询问时他们的反应是"难道不是人人都会足痛吗"。因此对询问是否足痛是必需的,因为这些患者已经对这种牵涉痛和足部的触痛感习以为常,以至于会认为这种疼痛是每个人都会出现的正常情况。

患者可能也会抱怨在行走过程中足部突然下落或软弱无力,这是因为对足跟着地后控制前足落地的能力受到影响。当蹬长伸肌上存在TrPs时,这种情况就很有可能会发生。另外,当蹬长伸肌上TrPs引起腓深神经卡压时(参见本章第10节和本书第381页),由于神经失用症和前肌间隙内所有肌肉软弱无力,可能会出现完全足下垂的症状。

当足趾的长伸肌上存在活跃的TrPs时,通常会出现夜间痉挛(本书第二十一章有夜间小腿痉挛的详细内容)。足趾的这些外在伸肌更容易出现痉挛,因为疲劳和长时间处于收缩状态。

儿童和青少年可能会抱怨"生长痛",这种疼痛是由他们过度活跃的运动激活的TrPs引起的。

鉴别诊断

趾长伸肌上TrPs引发的牵涉痛很容易误诊为跗骨滑膜关节疼痛[59]。

其他肌筋膜疼痛综合征

其他5块肌肉上的TrPs引起的牵涉痛可能会与**趾长伸肌**牵涉痛相混淆(图24-1A)。有必要检查这些肌肉上的TrPS以明确是哪块或哪些肌肉与疼痛有关。**腓骨长肌和腓骨短肌**引起的疼痛出现在

足踝的外侧和足背的偏外侧(见图 20-1A)。第 3 块肌肉即**第三腓骨肌**引起的疼痛集中于足踝和足踝之上,该疼痛经常会扩散至足踝外侧以下的足跟部(见图 20-1B),在趾长伸肌疼痛范围以外。第 4 块肌肉即**趾短伸肌**(见图 26-1)引起的疼痛仅靠分布范围最难以进行鉴别。趾短伸肌引起的疼痛更集中于足背和足趾近端,并不扩散至足趾。牵涉痛向远端扩散是趾长伸肌更具特征性的表现。最后,骨间肌上的 TrPs 也会引起足趾痛,但是这种疼痛特定于一个足趾或 2 个足趾的邻近部分。骨间肌的 TrPs 疼痛集中于足趾而不是足背,尽管疼痛区域会有所重叠(见图 27-3A)。

其他 2 块肌肉上的 TrPs 引起的牵涉痛可能会与**蹈长伸肌**牵涉痛相混淆(图 24-1B)。胫前肌(见图 19-1)引起的疼痛集中于蹈趾本身的更远端,不是位于蹈趾基底部的跖趾关节。**胫前肌**疼痛还更集中于足踝部而不是足背远侧。**蹈短伸肌**(见图 26-1)引起的疼痛更常出现在跗骨区域和靠近第一跖骨外侧的区域,而不是蹈趾基底部的背侧。蹈长伸肌和胫前肌牵涉痛可能会累及蹈趾本身的背侧。

锤状趾和爪形趾

锤状趾表现多样,包括经典的锤状趾、爪形趾或槌状趾[32]。经典的锤状趾(第 4 小足趾)表现为跖趾(MP)关节过伸、近侧趾间(IP)关节屈曲挛缩、远侧趾间关节过伸,足趾末端形成扁平的"锤头"。爪形趾表现为 MP 关节显著过伸、近侧和远侧 IP 关节固定于屈曲状态,形成爪形弯曲。在槌状趾,只有远侧 IP 关节处于屈曲状态。真正的爪形趾畸形通常与弓形足和神经肌肉疾病有关。与锤状趾相比,爪形趾可能会形成更为严重的功能障碍[32]。

这些情况通常是由于代偿机制引起肌肉力量不平衡而造成的。已知的机制为屈肌稳定化、屈肌替代和伸肌替代。前两个机制涉及足趾的长屈肌,相关内容将出现在下一章。伸肌替代涉及趾长伸肌[32]。

伸肌替代会形成爪形趾和经典的锤状趾。这种机制比屈肌替代更为常见,但是比屈肌稳定化少见[32]。伸肌替代会引起行走举步期的足趾过度收缩。趾长伸肌的过度活跃会引起与蚓状肌的功能不平衡。在举步期和足跟落地过程中 MP 关节处于过伸,而且随着病程进展在足部承重期可能也保持过伸状态。

足部背屈时趾长伸肌所承担的功能超过其应承担的功能,为伸肌替代。趾长伸肌只有完成其伸展 MP 关节的简单功能时才能有效发挥使足部背屈的作用,如果 MP 关节的伸展没有受到蚓状肌的对抗约束,行走过程的每一步足趾都会处于伸展状态。前足掌跖屈的任何状态如扁平足或足踝马蹄足都会引发足趾进入屈曲变形的恶性循环,其原因主要是蚓状肌软弱无力或趾长伸肌长期张力增高(由于痉挛状态或束紧 TrPs 缩短肌肉)。患者因前足疼痛而抬足使其处于扁平状态,以避免起步末期前足受到压迫,但这会不对称地增加趾长伸肌的负担[32]。儿童期穿鞋子(特别是过紧的鞋子)是引起蚓状肌失用性萎缩或没有正常发育的主要原因。

1 例患者[64]在摩托车旅行后由于足趾伸

肌使用过度引发部分前肌间隙综合征,表现为急性胫纤维炎、仅趾长伸肌无力并且有肌肉失神经支配的证据。前肌间隙的四块肌肉中仅趾长伸肌这一块肌肉出现严重的神经功能障碍,可能是由于神经卡压综合征(见接下来的第10节)。肌肉负担过重从而激活趾长伸肌上TrPs的可能性显然不用考虑。

肌腱炎和肌腱断裂

由骨关节炎或其他原因导致的第一跖楔关节增生肥大或外生骨疣,可能会使足部容易受到鞋子的刺激而且踇长伸肌肌腱由于经过该区域而出现增生肥厚。肌腱的这种慢性微创伤可能也会引起肌腱炎、疼痛、肌腱变细,甚至可能会断裂[63]。

一例28岁的女性患者因右足急性内翻扭伤而发生前距腓韧带和部分跟腓韧带断裂。在制动处理后,患者出现足中部背侧的持续疼痛,对抗趾长伸肌的收缩时疼痛加剧。肌腱造影显示趾长伸肌腱鞘远端距骨头处有充盈缺损。对患者手术时发现,伸肌下支持带与趾长伸肌肌腱有粘连。松解和切除粘连部分,不仅缓解了疼痛而且肌肉正常功能得以恢复[55]。

一例16岁的男性患者踢足球时因踇趾用力屈曲导致踇长伸肌的肌肉肌腱连接部出现闭合性断裂。这可能是胫骨干远端骨折的晚期并发症,因骨折部位的肌腱血供受到影响容易出现断裂[47]。

7. 触发点的激活和持续存在

激活

$L_4 \sim L_5$ 神经根病变会激活足趾长伸肌上TrPs并使其迁延,但也不总是这样。

绊跤或跌倒可能也会激活TrPs。前肌间隙综合征引起间隙内肌肉缺血后也会导致TrPs激活。

对汽车司机来说,把足放在陡峭的油门踏板上足部背屈时足踝处呈锐角,足趾的长伸肌长期处于缩短状态。这种情况容易使潜在的TrPs出现激活。同样,长时间坐在凳子上,足放在椅背下面而足踝过度背屈,会激活长伸肌上TrPs。

另一方面,受到过度拉伸的长肌节肌纤维其肌力小于中肌节肌纤维,因此拉长的纤维在相同情况下做功更多。所以,在穿高跟鞋的人群这些伸肌长期处于过负荷状态,从而易于形成TrPs。足踝长时间处于跖屈位,也同样有减弱肌力的作用。小腿三头肌肌肉组织的缩短会拉紧跟腱,限制足部的背屈范围在10°以内,长此以往会加重足趾长伸肌的负担,从而刺激TrPs的形成[39]。

另外,过度慢跑或跑步、在崎岖的路面或松软的沙滩上行走、踢球时足趾撞到地面都会使TrPs得以激活。

引起TrPs激活的原因还有肌肉的直接钝性创伤、胫骨或腓骨的应力性骨折、足踝骨折或扭伤后的制动处理。急性负荷过重引发的TrPs通常对肌筋膜治疗的反应良好。

持续存在

激活TrPs的任何因素如果持续存在,都会使其迁延不愈。但是更为常见的情况是,某种因素激活TrPs后,其他因素的存在导致其持续存在。

力学性因素如睡觉时足踝长时间处于跖屈状态和全身性因素如营养不良可

能会导致以下情况,即肌筋膜治疗的开始阶段效果良好,但是疼痛的缓解只是暂时的(见第一册第四章)[67]。

8. 患者检查

临床医生应在患者行走时仔细观察和倾听足部落地的情况,并且检查足跟走路的情况以此作为足部背屈无力的证据。应该对踇趾和小足趾的伸肌以及胫前肌分别进行检查,以明确哪块肌肉引起背屈无力。五个足趾都有显著的收缩无力提示腓深神经受到趾长伸肌的卡压,轻到中度收缩无力、条索形或"分散"部位收缩无力提示神经卡压仅累及 TrPs 并没有神经失用症。

Macdonald 对踇长伸肌有压痛的患者进行检查证实[38],主动拉伸踇趾以对抗踇长伸肌的用力收缩会引起疼痛,但是足部对抗性屈曲则不会引起疼痛。同样,被动牵拉该伸肌会引起疼痛,但是使其被动缩短(足趾被动伸展)并不会引起疼痛。我们在踇长伸肌上存在 TrPs 的患者也发现同样的情况。用相同的方法对 4 个小足趾进行检查同样发现,趾长伸肌 TrPs 与疼痛有关。

临床医生应该检查患者足部关节内活动的异常情况。

9. 触发点检查
(图 24-3)

用手指检查趾长伸肌的活跃 TrPs(图 24-3A)通常会引出局部点状的压痛和足及足踝的牵涉痛(疼痛分布见于图 24-1A)。按压点位于胫前肌和腓骨长肌之间腓骨头远端约 8cm(3in)处。在该水平,踇长伸肌近端的大部分位于趾长伸肌和胫前肌之间及其深部[49]。当患者选择对抗性伸展小足趾而并没有引起足踝背屈时,通过触诊通常可明显感觉到趾长伸肌的收缩。

同样,触诊踇长伸肌的活跃 TrPs(图 24-3B)会引出局部的压痛和前足足背第一跖趾关节附近内侧的牵涉痛(图 24-1B)。检查者通常发现这些 TrPs 位于小腿中下 1/3 交界稍远端的腓骨前侧。踇长伸肌可能在该区域从胫前肌和趾长伸肌之间穿出,因为后者在此部位已是肌腱部分。踇长伸肌的位置表浅,位于腓骨的前侧并与之相邻[27]。当患者选择对抗性伸展踇趾而没有引起足踝背屈时,在 TrPs 部位远端可触摸到踇长伸肌的收缩。

轻微拉伸每个足趾的长伸肌会增加 TrPs 压痛的敏感性,使其紧绷与周围松软的肌纤维形成极大对比,并且增强局部抽搐反应。足趾长伸肌的局部抽搐反应与腓骨长肌和胫前肌相比更不容易引出,与手指长伸肌相比也不容易引出。

10. 神经卡压

腓深神经进入小腿的前肌间隙,首先与腓浅神经一起进入腓骨长肌深部,然后单独进入趾长伸肌深部(参见图 20-9)[52]。在此处,只有腓深神经会受趾长伸肌 TrPs 绷紧带的压迫靠在腓骨上。腓骨长肌上相似的绷紧带会卡压该神经的浅支和深支,如同本书第二十章第 10 节描述的那样。当趾长伸肌上引起腓深神经卡压的 TrPs 失活后,其神经失用症可能会在 5min 或 10min 内消失,而前肌间隙内受其神经支配的所有 4 块肌肉即胫前肌、踇长伸肌、趾长伸肌和第三腓骨肌的力量都会恢复。

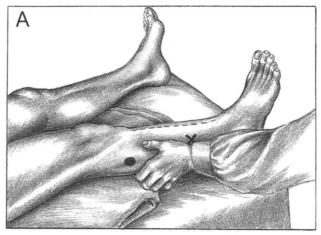

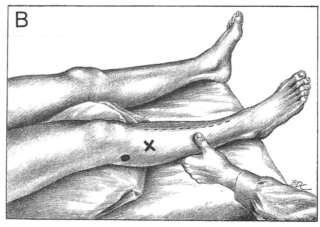

图24-3　触诊右足足趾长伸肌的触发点。近端X表示趾长伸肌触发点的通常位置,远端X表示踇长伸肌触发点的通常位置。虚线表示胫骨前嵴。实心点代表腓骨头。A. 趾长伸肌触发点,检查者在小腿胫前肌旁边向前肌间隙深部按压。B. 踇长伸肌触发点,检查者在小腿中下1/3交界处稍远侧的腓骨前侧进行平行触诊。

　　患者经常会被这种缓解症状的方法搞糊涂,特别是神经卡压已经引起非常严重的前肌间隙肌肉神经失用症伴有严重的足下垂者。患者会感到奇怪,为什么注射局部麻醉药如普鲁卡因能够使肌肉变得有力,相反他们会认为麻醉药能"使神经入睡"从而引起肌肉无力。然后临床医生向患者解释症状缓解的机制是由于解除了肌肉对周围神经的卡压。

11. 相关触发点

　　足趾长伸肌上的TrPs通常单独出现,但有时也可能与邻近肌肉上的 TrPs 一起出现。腓骨长肌和短肌很有可能与趾长伸肌一起形成 TrPs,这并不奇怪,因为这 3 块肌肉是使足部外翻的主要收缩肌。踇长伸肌和趾长伸肌可能会与胫前肌一起形成 TrPs。

　　趾长伸肌和第三腓骨肌共同发挥足部背屈和外翻的作用。其中 1 块肌肉上活跃 TrPs 的出现会代偿性增加另一块未受损肌肉的负担,从而使其出现 TrPs。

　　有时整个前肌间隙的肌肉上都存在 TrPs,特别是在有引起触发点持续存在的严重因素时。因此,如果前肌间隙的其他肌肉存在问题,检查足趾的长伸肌是否存在 TrPs 非常重要。

12. 牵拉下的间断性冷喷疗法（图 24-4）

足趾的 2 块长伸肌对牵拉下的间断性冷喷疗法反应良好。应用这种方法使足趾长伸肌上 TrPs 失活,必须使足踝跖屈同时也要屈曲相应的足趾（图 24-4）[62]。另外,应该是**足内翻**,充分拉伸**趾长伸肌**和**足外翻**以便充分拉伸**踇长伸肌**。对每块肌肉来说,平行向下喷洒冷气雾剂或冰块冷疗应覆盖肌肉的全长及其牵涉痛范围（图 24-4）。

如果跗跖关节不断活动,应该用双手牵拉足趾以使足中部固定不动。在这种情况下,应该先行间断性冷喷疗法再牵拉足趾而不是与牵拉足趾同时进行。

本书第 8 ~ 9 页解释了使用冰块进行牵拉下间断性冷喷疗法的方法,第一册第 67 ~ 74 页详细解释了使用汽气雾剂和牵拉的方法[67]。

仅在患者抱怨疼痛的相关区域进行喷雾或冰敷,而没有包括覆盖肌肉及其 TrPs 的皮肤,通常只能暂时缓解疼痛。喷雾或冰敷时包括覆盖肌肉及其触发点的皮肤,更有可能长时间甚至是永久地消除疼痛、运动受限和牵涉性深压痛[65]。

被动牵拉下间断性冷喷疗法的应用应该覆盖四块收缩肌,即踇趾和足趾的长伸肌、短伸肌,能够有效地缓解这些肌肉 TrPs 的紧张感。与伸肌相对抗的屈肌可能也需要用同样的方法进行治疗以防止该屈肌因不寻常的收缩而激活 TrPs。该治疗过程结合 Lewit 利用反射加强效应[36]的等长收缩后放松方法[35]其有效性得以增强,如同本书第 10 ~ 11 页描述的那样。

在牵拉下的间断性冷喷疗法之后,迅速对接受治疗部位的皮肤(和无意中被冷

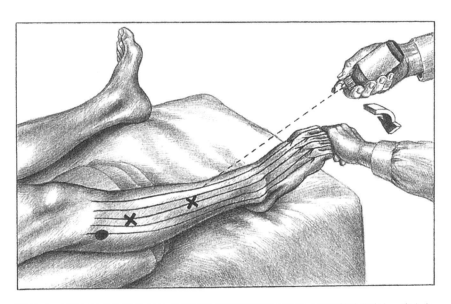

图24-4 足趾长伸肌触发点（X）的牵拉部位和喷雾或冷疗方向（用细箭头代表）。实心点代表腓骨头。近端X代表趾长伸肌上触发点的通常位置,远端X代表踇长伸肌上触发点的通常位置。粗箭头指示向下按压足趾和足部以同时牵拉趾长伸肌和踇长伸肌这2块肌肉。

疗的肌肉)进行温热处理,会减轻治疗后的酸痛。缓慢地锻炼这些肌肉的运动范围,从完全缩短到完全拉长(足趾屈曲和伸展的最大范围),有助于进一步增加其运动范围并将最大运动范围结合到日常活动中。

Evjenth 和 Hamberg 描述了牵拉趾长伸肌或蹈长伸肌的特殊方法。这些方法在应用喷雾或冰敷时并不顺手,但是其优点包括有助于稳定跗跖关节的区域。

应用缺血性压迫和深部按摩这两种有用的技术后,立即进行完全的被动性和主动性肌肉拉伸,除非是因运动过度而禁忌进行牵拉锻炼。本书第二章中讨论了缓解肌筋膜 TrPs 的其他方法。

13. 注射和拉伸(图 24-5)

如果认为有必要对足趾的长伸肌 TrPs 进行注射治疗,应该仔细避开腓深神经和胫前血管。与蹈长伸肌相比,趾长伸肌触发点注射的困难较小。腓深神经绕过腓骨到达趾长伸肌的深部,位于其 TrPs 通常位置的近端(图 24-1)。然后该神经与胫前血管一起位于蹈长伸肌深部的骨间膜上(见图 19-3)[27]。因此,对趾长伸肌 TrPs 进行注射时(图 24-5),应该靠近胫前肌外侧缘进针,针的角度向后朝向腓骨[27]。

一般不推荐对蹈长伸肌 TrPs 进行注射,只有在紧绷带和 TrPs 压痛点明确定位并且其深度确定的情况下才会考虑蹈长伸肌 TrPs 注射。注射时,必须要特别当心进针的深度。必须使针头绕过胫骨前肌的外侧缘并朝向腓骨,进针深度要足以到达趾长伸肌 TrPs 部位,但是不能过深以避免误伤下方的腓深神经和胫前血管(见图 19-3)[27]。

如果要对这些肌肉的 TrPs 进行注射,需要事先提醒患者在注射后可能会感觉有些麻木并且肌肉会变得运动"迟钝"。如果发生这种情况,无需担心。当使用

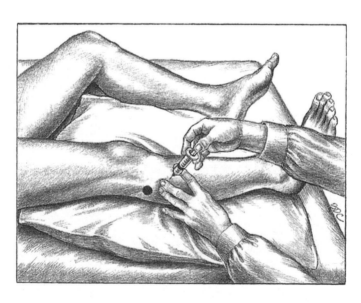

图24-5 对右侧的趾长伸肌触发点进行注射。实心点代表腓骨头。参见文中关于腓深神经和胫前血管走行的描述,避免误注入神经和血管内。一般不推荐对蹈长伸肌进行注射。

0.5%普鲁卡因溶液,即便有部分普鲁卡因渗透到神经周围,神经的传导功能会在15min 或20min 后恢复,这种短暂的神经阻滞经常会发生。事先对患者进行提醒比在意想不到的事情发生后再对患者进行解释效果好。注射时使用0.5%普鲁卡因非常重要,如果选用1%或2%普鲁卡因或长效局麻药进行注射,患者可能1h 或更长时间都不能走路离开治疗场所。

触发点注射后,应在足趾的屈曲和伸展范围内主动进行缓慢且重复的活动。在肌肉拉长的状态下进行冰敷或喷雾治疗,有助于确保任何残留TrPs 的失活并且恢复肌肉功能。迅速进行温热处理持续数分钟会减少注射后酸痛。如果注射后的主动活动引起疼痛,可以先行温热处理。

14. 矫正措施

除了如第一册第四章描述的那样要纠正引起触发点持续存在的全身因素[67],对足趾的长伸肌施以特殊的物理性应激是推荐的矫正措施。足踝与足的连接处如果运动过少,应加强运动。如果运动过度,需要在鞋内增加适当的支撑。

矫正姿势和活动

如果足放在汽车的油门踏板时处于显著背屈或跖屈姿势,应该放置形状合适的楔形垫来调整油门踏板的倾斜度,便于以更为自然的角度将足放在踏板上。应该建议患者在长途驾驶过程中每隔30~60min 就应下车走动一下,以避免驾驶过程中小腿肌肉长时间不运动带来的不利影响。

患者应该穿平的低跟鞋(不是尖跟鞋),使足踝行走过程中处于自然的角度而且走路平稳,还有应该走平地。

如果过度慢跑或涉及跑步的体育运动是引发足趾伸肌TrPs 的因素,在特异性TrP 治疗后即应在一段时间内避免这些费力的负重运动。患者最好是通过划船、游泳或骑自行车进行锻炼。如果患者坚持要进行以往的运动锻炼,应该渐进性地增加运动量以避免重新处于超负荷状态。

在睡觉时既应避免足部跖屈也应避免过度背屈,足踝应该处于自然的角度。在床单下放置枕头垫足,以避免睡觉时被子盖得太重或太紧引起足部过度跖屈,如图21-11 所示腓肠肌那样。然而需要当心枕头摆放的位置以避免导致足部过度背屈(肌肉处于缩短的位置)。

家庭治疗计划

因为寒冷会加重肌肉TrPs,患者应该穿暖和的短袜或长筒袜和家常裤来保持腿部温暖。寒冷通气的地方需要保暖,可以在书桌下放置暖气。坐着的时候可能需要在腿上盖一条毯子。用电热地毯防止地板过冷。晚上睡觉时使用电热毯有助于身体保暖和肌肉放松。

应该指导患者进行拉伸足趾长伸肌的被动锻炼。患者坐在舒适的位置,用一只手固定小腿(或者足中部运动过度的话用手扶住足),另外一只手使足踝跖屈、足趾屈曲。患者可以坐靠在盛满温水的浴缸内进行这种锻炼。

当患者长时间坐着或斜靠时,每隔20~30min 就应该进行主动的踏板锻炼,足踝和足趾一起进行屈曲和伸展活动(见

图 22-13)。

（赵嫣红 译　赵延华 校译

王祥瑞　杭燕南 校）

参考文献

1. Anderson JE. *Grant's Atlas of Anatomy*, ED. 8. Williams & wilkins, Baltimore, 1983 (Fig. 4–70)
2. *Ibid.* (Fig. 4–71)
3. *Ibid.* (Fig. 4–72)
4. *Ibid.* (Fig. 4–73)
5. *Ibid.* (Fig. 4–77)
6. *Ibid.* (Fig. 4–79)
7. *Ibid.* (Fig. 4–106)
8. Bardeen CR. The musculature, Sect. 5. In *Morris's Human Anatomy*, edited by CM. Jackson, ED. 6. Blakiston's Son & Co., Philadelphia, 1921 (PP. 512–514).
9. Basmajian JV, Deluca CJ. *Muscles Alive*, Ed. 5. Williams & Wilkins, Baltimore, 1985 (pp. 351, 353).
10. Bates T, Grunwaldt E. Myofascial pain in childhood. *J Pediatr 53*:198–209, 1958.
11. Broer MR, Houtz SJ. *Patterns of Muscular Activity in Selected Sports Skills*. Charles C Thomas, Springfield, 1967.
12. Carter BL, Morehead J, Wolpert SM, *et al. Cross–Sectional Anatomy*. Appleton–Century–Crofts, New York, 1977 (Sects. 72–87).
13. Clemente CD. *Gray's Anatomy of the Human Body*, American Ed. 30. Lea & Febiger, Philadelphia, 1985 (p. 111).
14. *Ibid.* (p. 112).
15. *Ibid.* (pp. 574–575).
16. *Ibid.* (p. 582).
17. Close JR. *Motor Function in the Lower Extremity*. Charles C Thomas, Springfield, 1964 (p. 78).
18. Duchenne GB: *Physiology of Motion*, translated by E.B. Kaplan. J.B. Lippincott, Philadelphia, 1949 (pp. 338, 340, 341, 346, 370–371, 412).
19. *Ibid.* (pp. 343–344, 371, 381, 416–417, 421).
20. *Ibid.* (p. 345).
21. *Ibid,* (pp. 371, 381, 416–417).
22. Evjenth O, Hamberg J. *Muscle Stretching in Manual Therapy, A Clinical Manual*. Alfta Rehab Forlag, Alfta, Sweden, 1984 (pp. 136–139).
23. Ferner H, Staubesand J. *Sobotta Atlas of Human Anatomy*, Ed. 10, Vol. 1. Urban & Schwarzenberg, Baltimore, 1983 (Fig. 458).
24. *Ibid.* (Figs. 465, 467).
25. *Ibid.* (Fig. 466).
26. *Ibid.* (Fig. 468).
27. *Ibid.* (Figs. 472–474).
28. *Ibid.* (Fig. 488).
29. *Ibid.* (Fig. 503).
30. *Ibid.* (Fig. 504).
31. Jacobsen S. Myofascielt smertesyndrom (Myofascial pain syndrome). *Ugeskr Laeger 149*:600–601, 1987.
32. Jimenez L, McGlamry ED, Green DR. Lesser ray deformities, Chapter 3. In *Comprehensive Textbook of Foot Surgery*, edited by E. Dalton McGlamry, Vol. 1. Williams & Wilkins, Baltimore, 1987 (pp. 57–113, *see* pp. 57–58, 66–71).
33. Kamon E. Electromyographic kinesiology of jumping. *Arch Phys Med Rehabil 52*:152–157, 1971.
34. Krammer EB, Lischka MF, Gruber H. Gross anatomy and evolutionary significance of the human peroneus III. *Anat Embryol 155*:291–302, 1979.
35. Lewit K. *Manipulative Therapy in Rehabilitation of the Motor System*. Butterworths, London, 1985 (p. 282).
36. Lewit K. Postisometric relaxation in combination with other methods of muscular facilitation and inhibition. *Manual Med 2*:101–104, 1986.
37. Lockhart RD. *Living Anatomy*, Ed. 7. Faber & Faber, London, 1974 (Figs. 136, 138).
38. Macdonald AJR. Abnormally tender muscle regions and associated painful movements. *Pain 8*: 197–205, 1980.
39. Maloney M. Personal communication, 1991.
40. Matsusaka N. Control of the medial–lateral balance in walking. *Acta Orthop Scand 57*:555–559, 1986.
41. McMinn RMH, Hutchings RT. *Color Atlas of Human Anatomy*. Year Book Medical Publishers, Chicago, 1977 (pp. 282, 285).
42. *Ibid.* (p. 289).
43. *Ibid.* (p. 314).
44. *Ibid.* (p. 318).
45. *Ibid.* (p. 319).
46. *Ibid.* (p. 321).
47. Menz P, Nettle WJS. Closed rupture of the musculotendinous junction of extensor hallucis longus. *Injury 20*:378–381, 1989.
48. Miller SJ. Principles of muscle–tendon surgery and tendon transfers, Chapter 23. In *Comprehensive Textbook of Foot Surgery*, edited by E. Dalton McGlamry, Vol. 2. Williams & Wilkins, Baltimore, 1987 (pp. 714–755, *see* p. 737).
49. Netter FH. *The Ciba Collection of Medical Illustrations*, Vol. 8, Musculoskeletal System. Part I: Anatomy, Physiology and Metabolic Disorders. Ciba–Geigy Corporation, Summit, 1987 (p. 98).
50. *Ibid.* (p. 99).
51. *Ibid.* (p. 100).
52. *Ibid.* (p. 104).
53. *Ibid.* (p. 107).
54. *Ibid.* (p. 111).
55. Perlman MD, Leveille D. Extensor digitorum longus stenosing tenosynovitis. *J Am Podiatr Med Assoc 78*:198–199, 1988.
56. Perry J. The mechanics of walking. *Phys Ther 47*: 778 – 801, 1967.
57. Perry J, Ireland ML, Gronley J, et al. Predictive value of manual muscle testing and gait analysis in normal ankles by dynamic electromyography. *Foot Ankle 6*:254 – 259, 1986.
58. Rasch PJ, Burke RK. *Kinesiology and Applied Anatomy*, Ed. 6. Lea & Febiger, Philadelphia, 1978 (pp. 318, 330, Table 17 - 2).
59. Reynolds MD. Myofascial trigger point syndromes in the practice of rheumatology. *Arch Phys Med Rehabil 62*:111 - 114, 1981.
60. Rohen JW, Yokochi C. *Color Atlas of Anatomy*, Ed. 2.

Igaku‐Shoin, New York, 1983 (p. 423).

61. *Ibid.* (p. 426).

62. Simons DG, Travell JG. Myofascial pain syndromes, Chapter 25. In *Textbook of Pain*, edited by P.D. Wall and R. Melzack, Ed. 2. Churchill Livingstone, London, 1989 (pp. 368‐385, *see* p. 378, Fig. 25.9G).

63. Smith TF. Common pedal prominences, Chapter 6. In *Comprehensive Textbook of Foot Surgery*, edited by E. Dalton McGlamry, Vol. 1. Williams & Wilkins, Baltimore, 1987 (pp. 252‐263, see p. 260).

64. Streib EW, Sun SF, Pfeiffer RF. Toe extensor weakness resulting from trivial athletic trauma. Report of three unusual cases. *Am J Sports Med 10*:311‐313, 1982.

65. Travell J. Ethyl chloride spray for painful muscle spasm. *Arch Phys Med Rehabil 33*:291‐298, 1952.

66. Travell J, Rinzler SH. The myofascial genesis of pain. *Postgrad Med 11*:425‐434, 1952.

67. Travell JG, Simons DG. *Myofascial Pain and Dysfunction: The Trigger Point Manual*. Williams & Wilkins, Baltimore, 1983.

68. Wood J. On some varieties in human myology. *Proc R Soc Lond 13*:299‐303, 1864.

第二十五章
足趾的长屈肌
趾长屈肌和踇长屈肌
"爪形趾"

本章要点：**趾长屈肌**触发点（TrPs）**牵涉痛**主要出现于靠近 4 个小足趾的前足足底的中间，并可扩散至这些足趾的跖面。**踇长屈肌** TrPs 牵涉痛集中于踇趾的跖面和第一跖骨的头部。**趾长屈肌**的**解剖附着**为：近端附着于胫骨的后面，远端附着于 4 个小足趾末节趾骨的基底面。**踇长屈肌**的解剖附着为：近端附着于腓骨的后面，远端附着于踇趾的末节趾骨。其肌腱在趾长屈肌腱的深部，共同经过内踝的后面。足趾的两种长屈肌的**神经支配**均来自胫神经。这些外在的趾屈肌**功能**是帮助当重心在前足时保持平衡，在行走过程的站立中期至晚期帮助稳定足部和踝关节。在剧烈的体育活动中趾长屈肌一般比踇长屈肌起更大作用。下肢未承重时，这两种长屈肌的主要作用是有力屈曲相应足趾的远节趾骨，轻微屈曲足趾的其他关节。当足的位置固定时，这 2 块肌肉在协助控制足的矢状面和冠状面运动方面的作用显得更为重要。足趾长屈肌 TrPs 的主要**症状**是足痛，尤其是负重时。鉴别诊断包括其他筋膜疼痛综合征、胫骨应力综合征、慢性骨筋膜室综合征和踇长屈肌腱断裂。鉴别诊断需要对足趾畸形有一定认识。在不平的地面上奔跑，特别是穿着严重磨损的鞋袜可导致趾长屈肌和踇长屈肌 TrPs 的**激活和迁延**。在柔软的沙滩上赤足散步和跑步可导致 TrPs 的迁延，莫顿足结构或其他偏差引起足的过度旋前或不稳定也能使 TrPs 迁延。**患者检查**包括对步态、足结构、足趾伸展范围、足趾屈肌肌力和鞋袜进行评估。趾长屈肌**触发点检查**，临床医生需对胫骨背部和腓肠肌内侧缘之间的肌肉进行加压。踇长屈肌触发点的定位，需要压迫覆盖于该肌肉的腓肠肌腱膜与比目鱼肌，将该肌肉压迫到腓骨上。对这些长屈肌进行**牵拉下的间断性冷喷疗法**，需要沿肌肉、足底和足趾跖面应用喷雾剂或冰进行冷喷疗。同时，使足被动背屈外翻而且所有足趾的末节趾骨受到拉伸。然后进行温热湿敷，缓慢主动地在运动范围内进行充分活动，完成治疗过程。教给患者如何进行自我拉伸的家庭锻炼。趾长屈肌触发点的**注射**需要注意胫后血管和神经、骨筋膜另一侧的胫前动脉和腓深神经。踇长屈肌的注射更为困难，需要注意腓血管。**矫正措施**包括替换磨损严重的鞋，如有必要在鞋内放入第一跖骨垫或足弓支撑垫，限制跑步或慢跑（至少仅在平整的路面进行活动）。患者在家里应该经常进行自我拉伸并且渐进性地加强这些肌肉的锻炼。

1. 牵涉痛
（图 25-1）

趾长屈肌的肌肉牵涉痛和肌紧张的触发点主要在足底前跖近 4 个小趾的中间，并且有时疼痛扩散到这些小趾（图 25-1A）。偶尔 TrPs 疼痛涉及足踝和小腿内侧，并不牵涉足后跟。因此，当患者抱怨足底疼痛和肌紧张时，很少有医生考虑检查小腿是否为疼痛的根源。

跖长屈肌肌筋膜触发点的牵涉痛位于跖趾跖面和第一跖骨头部（图 25-1B）。疼痛可能偶尔放射至足底近端表面，但不能扩展到足跟或腿。

2. 解剖附着和注意事项
（图 25-2）

足趾的 2 个长（外在）屈肌与胫后肌、腘肌共享小腿后深筋膜室[41]。

趾长屈肌位于胫骨的背侧，比目鱼肌和腓肠肌深面，胫骨后内侧。**近端**附着在胫骨后表面的中 1/2 面[43]，远端开始附着比目鱼肌（图 25-2），并且包括与胫后肌共享的肌间隔。这一羽状肌纤维聚集形成肌腱，通过内踝后方走行于一条与胫后肌肌腱共享的沟槽内，但两者所处的隔间

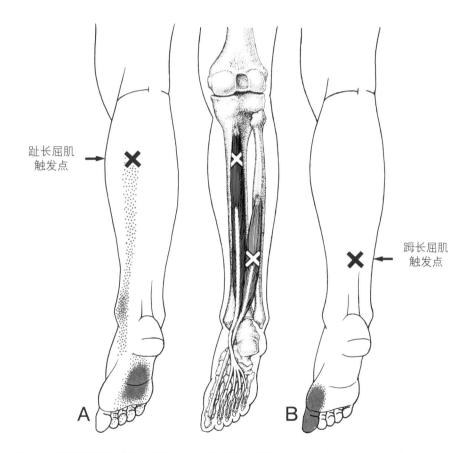

趾长屈肌
触发点

跖长屈肌
触发点

A

B

图25-1　涉及长屈肌的触发点（X）在足趾（右侧，后视图）疼痛区域（亮红色）。疼痛区域（红色）显示了这些触发点的典型疼痛分布，红色小点表示疼痛区域偶尔会扩展到的部分，A. 为疼痛牵向后趾长屈肌(暗红色)。B. 为跖长屈肌（淡红色）。

和滑膜鞘是独立的。由于肌腱附着舟骨并进入到足底，它从接受一个主要肌腱头的地方，穿过踇长屈肌腱表面。大约在足底中部，该足底方肌加入趾长屈肌腱，然后分成4束，每一个经过趾短屈肌腱的相应开口。**远端**4个肌腱附着在其相应的小趾末节的根部[12,16]。

变异并不少见。趾长屈肌可能多少

被各足趾的束带分开。更常见的腿部肌肉变异之一是**趾长副屈肌**，从腓骨和胫骨至趾长屈肌腱或跖方肌固定[16,30,49,55]。

踇长屈肌位于趾长屈肌和胫骨后肌的远端和外侧（图25-2）。它还在比目鱼肌和腓肠肌深面。这一肌肉**近端**位于腓骨体的下2/3和骨间膜，并与在它的两侧肌肉共享肌间隔。当跨越胫骨下端后表面时，

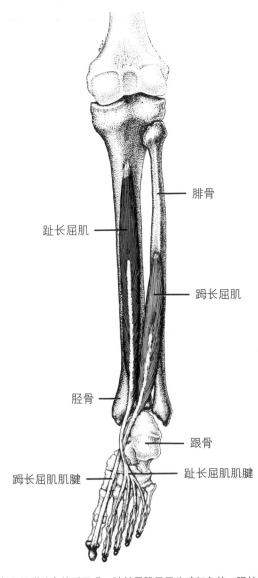

腓骨

趾长屈肌

踇长屈肌

胫骨

跟骨

趾长屈肌肌腱

踇长屈肌肌腱

图25-2 右足趾长屈肌附着点的后面观。趾长屈肌显示为暗红色的，踇长屈肌显示为中红色。

此肌肌纤维继续汇聚形成跟腱。然后肌腱穿过距骨的后表面和跟骨载距突的下表面——趾长屈肌肌腱深面。在足底,跗长屈肌肌腱向前跨过跗短屈肌的两头之间,远端与跗趾的末端趾骨根部相连[16]。

偶尔,**腓籽跟骨内肌**走行腓骨后方和跗长屈肌腱一起进入跟骨[16,49]。一个籽骨可能由经过距骨和跟骨的跗长屈肌肌腱发展而来[12]。

补充参考资料

趾长屈肌和跗长屈肌的后视图[39,47],足踝肌腱的后视图[6],以及后视正中图[7]。从后面看,肌肉与胫后动脉和神经并行[4,21,42],并且至胫后动脉的后面[40]。其他后视图包括腓动脉[21,40,42],胫后[4,42],并在足腱交叉[40,42]。在后一条腿的后视图和足底描绘了肌肉,肌腱交叉和足趾附着[8]。

从内侧和足底视角显示两趾长屈肌和跗长屈肌[48]。图示显示从内侧观察[5]踝关节和腱鞘[17,22]。足底视角揭示了在足趾的足及其附件的肌腱附着[7,9,25,48]。

趾长屈肌的整个长度的14段横截面[15],和跗长屈肌在13段截面呈现[14]。2块肌肉通过腿的近、中、远端1/3处的各横断面[24],在腿中1/3处靠下一横截面[2]和腿中部以上一横断面[41]来显示。后者描绘深部后骨室与腿的其他骨室间的关系[41]。

后视图标出趾长屈肌与腓骨和胫骨的骨性附着。足底视角显示附着在足趾的肌腱。

3. 神经支配

趾长屈肌接受胫神经分支的支配,其中包含L_5和S_1脊神经纤维。跗长屈肌神经接受胫神经分支支配,包含L_5、S_1和S_2脊神经纤维[16]。

4. 功能

趾长屈肌和跗长屈肌在行走时起到稳定中后期足和踝关节的作用,保持内外侧平衡。协助其他跖屈肌使人体将重量转移到前足,当重心在前足时它们帮助维护平衡。

趾长屈肌屈曲四个足趾末端指关节;跗长屈肌屈曲跗趾的末端指关节。当足能自由活动时,协助跖屈和内翻。

作用

趾长屈肌和跗长屈肌的作用主要是屈曲各自足趾的末端指关节,同时极大地辅助足跖屈与内翻[16,45]。在下肢松弛情况下,直接电刺激趾长屈肌可有力屈曲4小足趾的远端趾骨;中、近节趾骨可被轻易地伸展。刺激跗长屈肌同样可有力屈曲跗趾的远端趾骨并略微屈曲近端趾骨[19]。

功能
站立

如果没有跗长屈肌,站立时保持平衡是相当困难[27]。

行走

肌电图的研究表明,在行走时,当重心集中于一侧肢体,跗长屈肌[13,18,51]、趾长屈肌[18,51]主要发挥作用以便行走中晚期这些肌肉可以定位和稳定足踝关节。跗长屈肌在平足患者足跟着地期略有作用,但在正常人群中则可忽略不计。跗长屈肌可帮助平足患者防止过度背屈蹬趾[13,29]。

Perry[44]发现,在 7 个正常对象中,趾长屈肌电活动的峰值强度在手动肌力测试模拟快速、适中和慢速步态足趾运动,对于大多数受试者结果分别是平衡＋、平衡＋和平衡。

胫神经阻滞后跖屈肌运动功能丧失的(包括趾长屈肌和蹑长屈肌)患者无法将重心转移到足前面部分,使得它很难靠单一肢体承重[52]。

跑步和体育运动

趾长屈肌对运动的"驱动"起重要作用。例如,Kamon[32]发现在双足向上跳跃的起跳和着地动作时该肌收缩有力。在柔软的沙滩上跑步需要强大的足趾卷曲作用[45]。

5. 功能（肌牵张）单位

这些足趾长屈肌协同肌为足趾的短屈肌, 即趾短屈肌和蹑短屈肌。这些屈肌的拮抗肌是足趾的长伸肌(外在)和短伸肌(内在)。

主要的屈踝跖肌是腓肠肌和比目鱼肌,同时一些足趾的长屈肌, 即胫后肌,腓骨长肌,腓骨短肌进行辅助。主要的足内翻肌为胫前肌和胫后肌,而外在的趾屈肌也可协助。

6. 症状

患者抱怨行走时足部疼痛。疼痛出现在前足跖底和足趾跖面。这些人经常得到定制插入物(矫形器)以减少对足的压力。大多数患者喜欢插入物并保留它们,即使引起疼痛的 TrPs 已消除。

这些足趾的外源性长屈肌的 TrPs 偶尔可造成这些肌肉的疼痛性收缩,类似腓肠肌 TrPs 痛性痉挛。然而,趾屈肌"痛性痉挛"更可能是由足趾内源性屈肌 TrPs 引起。

鉴别诊断

踝关节内侧疼痛有时是趾长屈肌 TrPs 牵涉痛所致,呈现症状易被误解为跗管综合征。如果临床医生不知道这种牵涉疼痛模式且未对肌肉 TrPs 进行检查。

其他肌筋膜疼痛综合征

趾长屈肌(图 25-1A)和胫后肌的牵涉痛区域(见图 23-1)都出现在足底和足趾跖面。然而,趾长屈肌 TRP 疼痛集中于足底,鉴于疼痛起于胫后并集中于跟腱,且疼痛分布于足底只是一种扩散,而非必定。趾长屈肌和小趾展肌疼痛区域(图 25-3A)都出现在足底外侧面,而小趾展肌的疼痛通常限于第五跖骨头并不导致足趾疼痛。趾长屈肌和蹑收肌(图 27-2A)的基本区域很相似,但蹑收肌模式不涉及足趾或腿部。如果一些骨间肌受累,趾长屈肌和骨间肌(见图 27-3)疼痛症状容易混淆。骨间 TrP 牵涉痛区域主要指相应的足趾和足趾基部纵向带,特别是跖面。

趾短屈肌 TrPs 的牵涉痛(见图 26-3B)在跖骨头区域横穿足底。蹑长屈肌以及趾长屈肌的疼痛从没有这种横向定位。

蹑长屈肌以及蹑短屈肌的疼痛基本区域包括大趾的跖面,但蹑长屈肌的疼痛区域延伸至足内侧,并波及大足趾的背侧表面。

这一疑问应通过对所有可疑肌肉的紧张度、TRP点压痛的触诊和复述患者疼痛主诉来解决。

足趾畸形

锤状趾和爪状趾 锤状趾和爪状趾（见本书第24章描述）畸形可由趾长屈肌的过度活动引起，而后者的可能机制为屈肌稳定或屈肌替代[31]。

屈肌稳定最常发生在伴有足外翻畸形（平足）的趾长屈肌试图稳定足骨性结构时。距下关节的内旋导致跗关节过度活动合并非固定状态，因而导致前足过度活动[31]。于是趾长屈肌比正常步态时更早且更持久地发挥作用。这种异常活动往往增加较小的内在蚓状肌、骨间肌以及跖方肌负担，而非稳定前足。跖方肌的功能缺失使得第五趾及可能的第四趾产生内翻。屈肌稳定是锤状趾最常见的病因[31]。

当发生小腿三头肌无力而小腿后深部及外侧肌肉试图弥补时，**屈肌替代**产生。当屈肌相对于骨间肌有机械优势时，这种替代发生于高弓外旋足的步态晚期；它通常导致所有足趾完全屈曲（爪形）而不伴有第四和第五足趾内翻。如果小腿三头肌的力量不足以让足跟抬起，这一动作容易导致锤状趾综合征。屈肌替代是产生锤状趾三种机制（屈肌稳定，屈肌替代，展肌替代）中最少见的[31]。展肌替代请参考第二十四章第6节。

足趾卷曲可能是由继发于脑外伤或脑血管意外的痉挛所致。单纯松弛踇长屈肌、趾长屈肌腱仅提供约四分之一的满意缓解率。联合进行趾短屈肌松解可进一步改善功能性预后[33]。

踇外翻 Snijders等[50]使用测力板研究站立或蹬地时踇趾外翻角增加（踇外翻）和第一跖骨内翻角增加（阔足）的生物力学效应。他们发现若踇趾外翻角越大，踇长屈肌施力越大，后者导致异常角进一步增大。这与如下临床观察相符：若一位女性在20岁时外翻角不大于10°，之后发生踇外翻可能性较小[50]。这些发现强调穿鞋的重要性，从童年早期至成年，穿矫形鞋可避免踇趾侧面直接受力。

胫骨纤维炎和慢性股骨筋膜室综合征

Garth和Miller[28]检查了17名主诉为胫骨后内侧中段1/3疼痛（涉及趾长屈肌附着点和肌腹）的运动员。反复负重会诱发并加重症状。这些相似的症状都被描述为胫骨纤维炎[28]、内侧胫骨压力综合征[28]和慢性卡压综合征[54]。另17名无症状的运动员作为对照。运动员患者的第二足趾都有轻度爪状畸形，其足弓位置异常，指向跖趾关节。检查发现蚓状肌肌力减弱[28]。蚓状肌肌力减弱引起跖趾关节稳定性不足，似乎导致肌力更强的趾长屈肌负荷过重，进一步导致其余足趾形成爪状，而非具有有效稳定性。缓解症状的治疗方法有足趾屈曲练习、减少运动、使用跖骨和足弓衬垫弥补蚓状肌功能不全，可以缓解一些症状。很显然不需要检查运动员肌肉疼痛的触发点来评估后者对运动状态的影响。

肌腱断裂

趾长屈肌自发性断裂可能发生于负

荷过重,且没有证据表明有关既往疾病或损伤[48]。即使手术修复也不能完全恢复蹬趾功能,作者总结,手术修复似乎适用于一些肌腱撕裂或者断裂的病例[46]。

7. 触发点的激活和持续存在

激活

在崎岖的地面或倾斜的表面上跑步可引起趾长屈肌和蹬长屈肌上触发点的激活,继而症状迁延。但是莫顿足结构(内外向摇动)的存在会加重此过程(详见第二十章,第 376～379 页)。

当足过度跖屈时(病因为中足活动过度、柔性足外翻畸形、肌力失衡等),趾长屈肌和蹬长屈肌负荷过重并形成触发点。在高弓外旋足合并小腿三头肌肌力减弱的患者中也会出现这些肌肉的过度负荷。

在一项对 100 例遭受交通事故患者的研究中发现:事故导致多个肌肉的触发点激活,但蹬长屈肌却很少涉及[11]。

持续存在

足关节的活动性受损导致这些肌肉上触发点的持续存在。

跑步者通常犯的一个错误是仍然使用鞋底和后跟已磨损的跑鞋。缓冲及弹性的失去可导致在关节和肌肉处,包括趾长屈肌处,产生过多张力。在柔软的沙子上走路或跑步,尤其是赤足,可引起趾长屈肌负荷过重;这种运动会使该肌肉上的触发点激活并迁延。

走路或慢跑时硬底鞋会阻碍跖趾关节的正常伸展。鞋底的硬度会明显增加抵抗两趾长屈肌功能的力臂,继而使之负荷过重。

8. 患者检查

患者走路时,应在患者行走时观察其踝或足是否过度旋前。应检查是否存在第一跖骨短、第二跖骨长的异常结构(莫顿足)。此类患者的鞋独具特征(见第二十章,第 378～379 页)或有过度磨损的证据,表现为:两只鞋子不对称,在鞋内底和鞋边间有裂隙,放在水平面上不管是里面还是外面总有倾斜,失去运动鞋独特的模式,鞋跟变平或者扩大。

要检查患者的足,是否有肌肉不平衡,运动受限(包括关节活动度),运动过度,是否有偏差,比如说马蹄足、平足或高弓足。

临床医生检查从结构和压痛两方面来检查足部。检查内容包括 Kendall 和 McCreary 描述的远端趾骨屈曲无力[34]。趾长屈肌和蹬长屈肌无力会影响相应足趾的远端趾骨屈曲,趾短屈肌无力会影响四个小趾的中段趾骨屈曲。另外在检查伸长收缩肌力时发现受累肌肉表现为齿轮样强直或分离样无力。当相应屈肌存在触发点时,蹬趾和其余四趾在足跖屈状态可引发疼痛。当蹬长屈肌累及时,蹬趾运动的被动伸展范围受限[36],运动范围受限,当趾长屈肌含有触发点时其余四足趾的被动伸展运动也会受限。

9. 触发点检查 (图 25-3)

趾长屈肌触发点触诊,患者向患侧侧卧,检查者用浅触诊法(图 25-3A)在腿内侧胫骨和比目鱼肌、腓肠肌之间施加压力(见图 19-3,横断面)。膝关节屈曲 90°和足跖屈状态下,从后方推腓肠肌远离胫

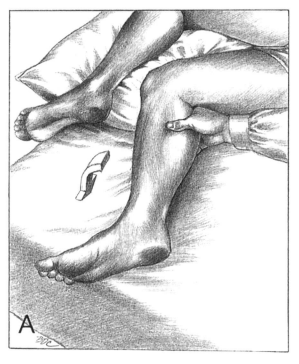
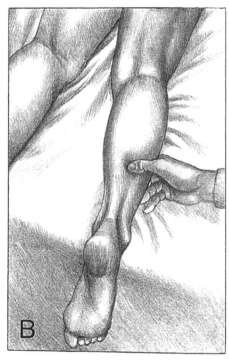

图25-3 右侧趾长屈肌触发点的触诊。A. 趾长屈肌，患者为侧卧位。大箭头表示用力方向。此肌肉位于胫骨后面和比目鱼肌、腓肠肌之间。屈膝及足跖屈状态下，腓肠肌可被向后推离胫骨以充分暴露趾长屈肌。先向前用力抵住胫骨后侧，再于胫骨和腓肠肌之间向侧面施力，作用于趾长屈肌。B.通过在比目鱼肌和比目鱼肌、腓肠肌间肌腱施加向前的力来触诊蹈长屈肌的触发点，患者为俯卧位。

骨并暴露趾长屈肌,从而能够有效触诊。临床医师向胫骨后方用力,继而向侧方趾长屈肌施力。从此深层肌肉很难引起局部抽搐反应,但触痛点可通过患者的反应识别并可诱发牵涉痛的预期模式。

蹈趾长屈肌触痛点检查时,患者俯卧位,医生行平触诊,在小腿中下 2/3 连接处即在中线的外侧,对着腓骨的背面作深部按压 (图 25-3A)。触诊的压力必须通过比目鱼肌及形成跟腱的厚腱膜。如果检查者确信覆盖的肌肉无触发点,则压痛可能位于蹈长屈肌。

10. 神经卡压

趾长屈肌或蹈趾长屈的触发点未被

确认是神经卡压的原因。然而跖方肌异常可引起蹈管综合征[49]。

11. 相关触发点

相关肌肉最可能激活触发点,当患者在趾长屈肌中发现以下触发点:胫骨前肌,也是足的主要内翻肌和辅助跖屈肌,和趾长伸肌、趾短伸肌,即对抗趾长屈肌和蹈趾长屈引起的趾屈曲功能。

趾短(内在)屈肌也可作为功能单元能产生触发点。

12. 牵拉下的间断性冷喷疗法 (图 25-4)

为消除蹈长屈肌和趾长屈肌的 TrPs,

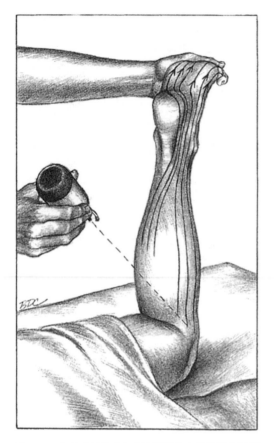

图25-4　右侧趾长屈肌和踇长屈肌的牵拉位置和间断性冷喷疗法方向，患者俯卧位且膝关节屈曲90°。沿箭头方向平行喷洒冷气雾剂或冰。踝关节背屈且5个足趾均被拉伸，最后足也被外翻。如果跖趾关节活动过度，首先进行间断性冷喷疗法，然后用一只手固定这些中间的关节同时用另一只手拉伸足趾。等长收缩后的放松能有效增强肌肉拉伸的效果。

如 Lewit 与 Simons 所述[35]，对这两块肌肉进行牵拉下的间断性冷喷疗法（图 25-4），可与等长收缩后放松相结合。当患者俯卧将膝弯曲 90° 时，临床医生被动屈曲外翻足部并使 5 趾远端趾骨背伸，直到遇到阻力。嘱患者深吸气，同时试着弯曲足趾以轻轻对抗医生手法。然后让患者慢慢呼气，并当医生在平行小腿的两侧、足底和趾跖面放置冰块或使用冷气雾剂时尽量放松。医生轻轻按压使足部背屈和外翻，

使足趾背伸，应注意松弛肌肉、避免疼痛。重复以上过程直至运动范围达到极限。

使用冰块来进行间断性冷疗和拉伸的手法在本书第 8~9 页有所说明。使用蒸汽冷气雾剂和拉伸技术在第一册第 67~74 页有所说明[53]。本书第 10~11 页回顾了增加松弛度和拉伸的各项技术。

当出现趾跖区域过度活动的症状，需要双手拉伸手法来稳定足中部区域。在这种情况下，小腿两侧平行间断性冷喷疗法的使用应先于拉伸而非同时。

在冷气雾剂喷洒或冰块按摩和拉伸手法后，医生应在患者放松时用湿热的毛巾覆盖肌肉来加热冷却的皮肤。热处理几分钟后，患者进行几个周期的、缓慢的、从完全背屈踝至跖屈足趾的主动运动，利用交互抑制，规范肌节长度并完全恢复功能性运动范围。

为了保持所取得成果，患者应学习和实践如何对受累肌肉进行自我被动拉伸作为一项家庭锻炼。这在本章第 14 节描述。

Evjenth[20] 描述并说明足趾的每个长屈肌的拉伸技术，由于此法需要双手，使用冰块或冷冻喷雾剂并不方便。然而此方法的优点包括了使趾跖区域稳定。在本章及第二章描述的 Lewit 技术，尽管未采用冷疗，本身有时起了一定的作用。两者的组合通常是非常有效的。

13. 注射和拉伸（图 25-5）

趾长屈肌往往可形成多个触发点（与指长屈肌类似），这些触发点可能分别涉及各足趾的趾突。因此，人们很容易忽略

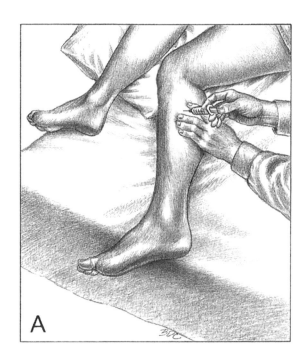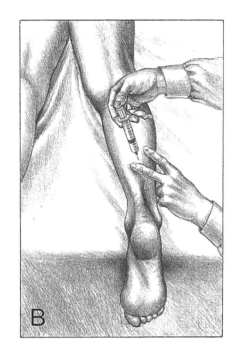

图25-5 右足足趾的长屈肌上触发点的注射。A. 趾长屈肌。操作者用左手的手指握住并固定触发点。向前进针朝向胫骨的背面。B. 姆长屈肌。向外侧进针朝向腓骨的背面。参见图19-3的该区域横截面。

此肌肉的某些触发点。注射要求触发点精确定位及了解相关解剖知识。图 19-3 中的横截面视角清楚地表明，趾长屈肌前方毗邻胫骨，后方毗邻胫神经。胫前血管和腓深神经在趾长屈肌的深部走行并且被骨间膜和（在腿的某些部分）胫骨后肌覆盖。

对趾长屈肌的触发点进行注射，患者患侧卧位（和触诊时相同），医生通过手指间仔细定位触发点压痛（图 25-5A）。通过比目鱼肌内侧缘朝胫骨后表面入针，这样临床医生将贯穿胫神经和胫后血管的危险最小化。由于这种倾斜入针方法，针长可能需要 63mm（$2\frac{1}{2}$ in）。针到达触发点通过患者的疼痛反应（跳跃征）被证实。当预期反应出现时，临床医生使用近 1ml 0.5% 普鲁卡因溶入等渗盐水在触发点区域进行浸润。

姆长屈肌的触发点比趾长屈肌的更难精确注射，在注射前应尝试无创的替代治疗方法。图 19-3 说明了该肌内侧部分与腓血管之间的临近关系。对姆长屈肌触发点进行注射时，患者呈俯卧位（图 25-5B），医生通过对腓肠肌和比目鱼肌深触诊来定位触发点的压痛。有时可能需要 63mm（$2\frac{1}{2}$ in）的针长。注射时推荐朝外避开腓血管向腓骨后表面入针。轻轻触及腓骨以确定针的位置并确保有足够的进针深度以达到此肌触发点是有必要的。医生使用少于等于 1ml 的 0.5% 普鲁卡因溶于等渗盐水来浸润每个触发点。

注射后立即对小腿进行几分钟的湿热敷以将注射后疼痛最小化。然后患者通过几个周期的肌纤维充分缩短伸长的锻炼，来达到主动收缩和拉伸肌肉的目的。

离开诊所之前,患者应学习和实践如何进行被动的自我拉伸锻炼,使之作为一项家庭活动,这将在下一节描述。

14. 矫正措施

如果患者有莫顿足结构(内外向摇摆)(见第二十章,腓骨长肌,第385～388页),在鞋中增加第一跖骨矫正垫。过度内旋足或过度活动足可能需要足弓支撑物。

如果足活动过小是一项因素,正常的关节活动和运动应维持。

正确的姿势和活动

患者应穿着能够吸收足够的冲击(橡胶鞋底或鞋内泡沫材料置入)和底部远端可充分屈曲的舒适鞋子。新鞋应该在购买时进行测试以确保鞋面有足够空间可插入附属材料并不会引起足趾束缚。应更换穿旧的鞋和那些底部远端失去弹性的鞋。异常坚硬的鞋底会阻碍踇趾的跖趾关节伸展,应当避免这种情况。患者足跟应紧贴在鞋内以提供内外向的稳定性;如需要,应加入外侧衬垫直到鞋与后跟贴合良好。应完全避免高跟鞋。

如果患者是具有趾长屈肌和踇长屈肌活跃触发点的跑步者或慢跑者,初步管理应致力于触发点消除,纠正解剖和生物力学失衡,提高废用肌肉的耐力。如果这些措施还不够,应鼓励跑步者寻找替代的非负重活动,如划船、游泳,或骑自行车。初期应在平坦表面,有限距离进行跑步,继而在能忍受情况下渐渐增量。如果仅有的跑步路面是倾斜的,则在一次练习期间应等额分配时间给内侧和外侧倾斜[1]。

除非触发点已消除且肌肉已恢复功能,否则应避免在柔软的沙滩上跑步。

家庭治疗计划

被动的自我伸展活动,即让患者将足跟放置于地板上或凳子上,然后踝关节背屈以触摸足趾,接着逐步伸展足趾。如果踇跖区存在过度活动,患者应用另一只手稳定这一区域。交替地进行以下程序:积极屈曲足趾以对抗阻力,放松并再次屈曲(Lewit技术)以便于充分拉伸。腘绳肌章节中图16-13B说明如何进行趾长屈肌自我拉伸结合腘绳肌拉伸。在本书第二章详细描述了Lewit技术。

在游泳池中水淹没至腰部,大步行走对患者是有益的。这就要求以慢动作形式来使用这些稳定性肌肉,而因水的浮力效应则不会使之运动过度。趾屈肌肌力强化的温和运动包括,用足趾拾取对象(弹珠或纸巾)。应坚持这一锻炼以达到拉长肌肉的目的,如果比目鱼肌和跖屈肌肌肉能承受此种压力,通过在干燥的沙地上大步慢走能获得更强化的疗效。

（龚　寅 译

於章杰　王祥瑞　杭燕南 校）

参考文献

1. Anderson A. Personal communication, 1991.
2. Anderson JE. *Grant's Atlas of Anatomy*, Ed. 8. Williams & Wilkins, Baltimore, 1983 (Fig. 4–72).
3. *Ibid.* (Fig. 4–81).
4. *Ibid.* (Figs. 4–84, 4–86).
5. *Ibid.* (Fig. 4–87).
6. *Ibid.* (Fig. 4–89).
7. *Ibid.* (Fig. 4–95).
8. *Ibid.* (Fig. 4–99B).
9. *Ibid.* (Fig. 4–102).
10. *Ibid.* (Fig. 4–107).
11. Baker BA. The muscle trigger: evidence of overload

injury. *J Neurol Orthop Med Surg* 7:35–44, 1986.

12. Bardeen CR. The musculature, Sect. 5. In *Morris's Human Anatomy*, edited by CM. Jackson, Ed. 6. Blakiston's Son & Co., Philadelphia, 1921 (pp. 521–523).

13. Basmajian JV, Deluca CJ. *Muscles Alive*, Ed. 5. Williams & Wilkins, Baltimore, 1985 (p. 378).

14. Carter BL, Morehead J, Wolpert SM, *et al. Cross–Sectional Anatomy*. Appleton–Century–Crofts, New York, 1977 (Sects. 74–86).

15. *Ibid.* (Sects. 74–87).

16. Clemente CD. Gray's *Anatomy of the Human Body*, American Ed. 30. Lea & Febiger, Philadelphia, 1985 (pp. 578–579).

17. *Ibid.* (p. 583, Fig. 6–81).

18. Close JR. *Motor Function in the Lower Extremity*. Charles C Thomas, Springfield, 1964 (Fig. 65, p. 78).

19. Duchenne GB. *Physiology of Motion,* translated by E.B. Kaplan. J.B. Lippincott, Philadelphia, 1949 (pp. 372–374).

20. Evjenth O, Hamberg J. *Muscle Stretching in Manual Therapy, A Clinical Manual*. Alfta Rehab Førlag, Alfta, Sweden, 1984 (pp. 154, 156).

21. Ferner H, Staubesand J. *Sobotta Atlas of Human Anatomy*, Ed. 10, Vol. 2. Urban & Schwarzenberg, Baltimore, 1983 (Figs. 461, 462).

22. *Ibid.* (Fig. 464).

23. *Ibid.* (Fig. 469).

24. *Ibid.* (Figs. 472–474).

25. *Ibid.* (Fig. 499).

26. *Ibid.* (Fig. 500).

27. Frenette JP, Jackson DW. Lacerations of the flexor hallucis longus in the young athlete. *J Bone Joint Surg [Am]* 59:673–676, 1977.

28. Garth WP Jr, Miller ST. Evaluation of claw toe deformity, weakness of the foot intrinsics, and posteromedial shin pain. *Am J Sports Med* 17: 821–827, 1989.

29. Gray EG, Basmajian JV. Electromyography and cinematography of leg and foot ("normal" and flat) during walking. *Anat Rec* 161:1–16, 1968.

30. Hollinshead WH. *Anatomy for Surgeons,* Ed. 3., Vol. 3, *The Back and Limbs.* Harper & Row, New York, 1982 (p. 783).

31. Jimenez L, McGlamry ED, Green DR. Lesser ray deformities, Chapter 3. In *Comprehensive Textbook of Foot Surgery*, edited by E. Dalton McGlamry, Vol. 1. Williams & Wilkins, Baltimore, 1987 (pp. 57–113, see pp. 66–68).

32. Kamon E. Electromyographic kinesiology of jumping. *Arch Phys Med Rehabil* 52:152–157, 1971.

33. Keenan MA, Gorsi AP, Smith CW, *et al.* Intrinsic toe flexion deformity following correction of spastic equinovarus deformity in adults. *Foot Ankle* 7:333–337, 1987.

34. Kendall FP, McCreary EK. *Muscles, Testing and Function,* Ed. 3. Williams & Wilkins, Baltimore, 1983 (pp. 134, 135).

35. Lewit K, Simons DG. Myofascial pain: relief by post-isometric relaxation. *Arch Phys Med Rehabil* 65:452–456, 1984.

36. Macdonald AJR. Abnormally tender muscle regions and associated painful movements. *Pain 8:* 197–205, 1980.

37. McMinn RMH, Hutchings RT. *Color Atlas of Human Anatomy*. Year Book Medical Publishers, Chicago, 1977 (pp. 281, 285).

38. *Ibid.* (p. 289).

39. *Ibid.* (p. 315).

40. *Ibid.* (p. 316).

41. Netter FH. *The Ciba Collection of Medical Illustrations,* Vol. 8, Musculoskeletal System. Part I: Anatomy, Physiology and Metabolic Disorders. Ciba–Geigy Corporation, Summit, 1987 (p. 98).

42. *Ibid.* (p. 103).

43. *Ibid.* (p. 107).

44. Perry J, Ireland ML, Gronley J, *et al.* Predictive value of manual muscle testing and gait analysis in normal ankles by dynamic electromyography. *Foot Ankle* 6:254–259, 1986.

45. Rasch PJ, Burke RK. *Kinesiology and Applied Anatomy,* Ed. 6. Lea & Febiger, Philadelphia, 1978 (pp. 320–321, 330, Table 17.2).

46. Rasmussen RB, Thyssen EP. Rupture of the flexor hallucis longus tendon: case report. *Foot Ankle* 10:288–289, 1990.

47. Rohen JW, Yokochi C. *Color Atlas of Anatomy,* Ed. 2. Igaku–Shoin, New York, 1988 (p. 424).

48. *Ibid.* (p. 425).

49. Sammarco GJ, Stephens MM. Tarsal tunnel syndrome caused by the flexor digitorum acces–sorius longus. *J Bone Joint Surg [Am]* 72:453–454, 1990.

50. Snijders CJ, Snijder JGN, Philippens MMGM. Biomechanics of hallux valgus and spread foot. Foot Ankle 7:26–39, 1986.

51. Sutherland DH. An electromyographic study of the plantar flexors of the ankle in normal walking on the level. *J Bone Joint Surg [Am]* 48:66–71, 1966.

52. Sutherland DH, Cooper L, Daniel D. The role of the ankle plantar flexors in normal walking. *J Bone Joint Surg [Am]* 62:354–363, 1980.

53. Travell JG, Simons DG. *Myofascial Pain and Dysfunction: The Trigger Point Manual*. Williams & Wilkins, Baltimore, 1983.

54. Wiley JP, Clement DB, Doyle DL, *et al.* A primary care perspective of chronic compartment syndrome of the leg. *Phys Sportsmed* 15:111–120, 1987.

55. Wood J. On some varieties in human myology. *Proc R Soc Lond* 13:299–303, 1864.

第二十六章
足部的浅表肌群

趾短伸肌、蹞短伸肌、蹞外展肌、趾短屈肌、小趾外展肌
"足部肌肉疼痛"

本章要点：足趾小的伸肌、趾短伸肌以及蹞短伸肌上的**牵涉痛**与触发点（TrPs）引起的压痛会放射至足背的特定区域。而蹞外展肌的疼痛与 TrPs 则沿着足背的中线可以放射至足跟。小趾外展肌触发点引起的疼痛与 TrPs 集中在第五跖骨的底面，并可能蔓延至邻近的足底及足前部的外侧面。趾短屈肌的疼痛与压痛集中于第二至第四跖骨的前端。趾短伸肌的**解剖附着**有三个部分：近端附着于跟骨，远端为趾长伸肌相应肌腱的外侧面，还有一部分则通过伸肌附着于第二、第三、第四趾的中节和远节趾骨。同样，蹞短伸肌近端附着于跟骨，远端直接附着于第一足趾近节趾骨的表面。蹞外展肌和小趾外展肌的近端附着于跟骨结节。蹞外展肌的远端附着于第一足趾近节趾骨的内侧面或足底面；小趾外展肌的远端附着于第五足趾近节趾骨的外侧面。同样，趾短伸肌近端附着于跟骨结节，远端分别通过肌腱依次附着于四个小足趾的中节趾骨。**功能**：蹞外展肌和蹞短屈肌在行走过程中从站立到足趾离地起到重要作用。这些肌肉和其他的内在肌为单腿站立和推动行走提供稳定性。趾短伸肌通过附着于趾长伸肌的肌腱，使第二、第三、第四趾得以伸展。蹞短伸肌伸展第一足趾的近节趾骨。蹞外展肌通常可以使

第一足趾的近节趾骨屈曲，并且可能使其外展。蹞外翻形成后，蹞外展肌的紧张会使其加剧。趾短屈肌的可使四个小足趾的第二（中）节趾骨屈曲。小趾外展肌可使第五趾近节趾骨外展和屈曲。足趾短屈肌 TrPs 的**症状**包括行走时足酸和足痛，如果 TrPs 严重还会出现静息时的深部痛。鉴别诊断应该包括具有类似牵涉痛范围的其他肌筋膜疼痛综合征、足底的筋膜炎、先天性肌肥大和肌肉附着点的撕脱性骨折。**患者的检查**包括观察有无止痛步态、运动范围受限、弥漫性足底腱膜深压痛。蹞外展肌本身或与其有关的筋膜束带或副蹞外展肌会引发胫后神经和（或）其分支的**神经卡压**。应用**牵拉下的间断性冷喷疗法**技术使足趾的两种短伸肌上 TrPs 消除时，应该沿小腿前外侧向下至足背和足趾喷敷冰或喷雾剂，并同时屈曲五个足趾。沿足底从足跟至足趾平行喷敷冰或喷雾剂同时被动牵拉小足趾，会缓解趾短屈肌的紧张。在治疗过程中足踝始终位于中间，冷喷疗后立即进行温热湿敷和主动进行充分活动，完成治疗。对这些浅表的足部肌肉进行**注射和拉伸**前需要用过氧化氢清洗消毒。通过平触诊或钳形触诊准确定位肌肉上的紧张带及其 TrP，然后用针穿透 TrP，才能达到有效的注射效果。唯有蹞外展肌很厚，

必须通过深触诊才能在接近骨质处定位其触发点。胫后动脉和神经及其分支在内踝下方向深部走行于跗外展肌，必须要加以注意。牵拉下的间断性冷喷疗后再给予湿热温敷和运动范围内进行充分的主动活动，以完成 TrP 注射过程。**矫正措施**包括鼓励患者买合适的鞋子并且在坚硬的地面站立或行走时鞋子里要垫软的鞋垫。对于足趾长伸肌或短伸肌有 TrP 的患者，在家中学着进行弯曲足趾自主伸展的锻炼非常重要。对浅部足底肌肉有 TrPs 的患者，"高尔夫球技术"和"滚动棒技术"可以作为家庭治疗计划的一部分。

1. 牵涉痛
（图 26-1 ～图 26-3）

足部浅表肌肉的牵涉痛和压痛会传递至足部而不是踝部或踝部以上。若患者主诉扭伤了踝部，但却抱怨足部的疼痛时，医生应该检查其足部的 TrPs，因为是它本质上导致了踝部的疼痛感受。Krout[63] 指出会将疼痛和压痛传递至足底承重区域的足部肌筋膜 TrPs 对很多患者造成了困扰。

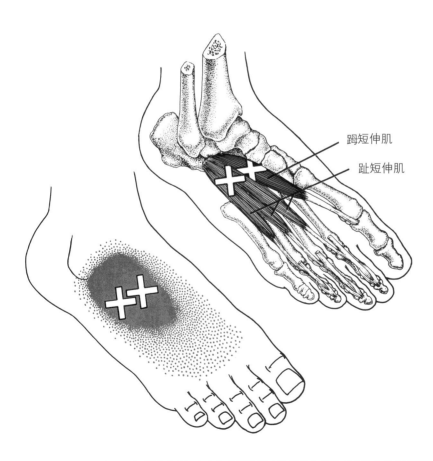

跨短伸肌

趾短伸肌

图26-1 右足跨短伸肌（暗红色）和趾短伸肌（浅红色）触发点（Xs）的疼痛和压痛放射区域（大红色）。较密的大红色代表几乎每次都会出现疼痛的区域，红点代表偶尔会出现牵涉痛的区域。

趾短伸肌（内在固有的伸肌）

趾短伸肌和踇短伸肌的 TrPs 形成的牵涉痛涵盖了足背中间的区域(图 26-1)。[101]

在儿童中偶尔在足趾发现这些 TrPs。儿童的牵涉痛区域与成人类似 [18]。Kelly[55] 发现趾短伸肌的肌痛伤害刺激会引起足部肌肉痉挛，接着又报道这种疼痛会扩散至足背 [56]。

第一至第五趾外展肌

踇外展肌的 TrPs 形成的牵涉痛和压痛(图 26-2)分布于足后跟的中线，发散至足底和足背中间。这与大多数的牵涉痛和压痛都会通过比目鱼肌的 TrPs 传递至整个足跟的理论大相径庭(见第 429 页图 22-1)。

在儿童肌筋膜的 TrPs 会发生于踇外展肌，被确定为导致儿童的足跟痛的根源 [18]。在一项对肌痛引起的足跟痛研究中，Good[47] 发现踇外展肌的因素占了 10%，Kelly[54,55] 报道踇外展肌疼痛损伤的刺激会引起肌肉痉挛。

小趾外展肌的 TrPs 引起的疼痛主要区域集中在第五跖骨头端足底面，并传递到相邻的足趾。足底的疼痛传递包括前足远端的侧面(图 26-3A)。

足趾的浅表短屈肌

踇短屈肌的 TrPs 引起的疼痛和压痛反射至第二至第四足趾跖骨的前端，偶尔也会反射至第五中骨(图 26-3B)。牵涉痛不会传递回足底，也不会传递至足尖。足前部的底部骨性部分会酸痛，因而形成疼痛的主诉。

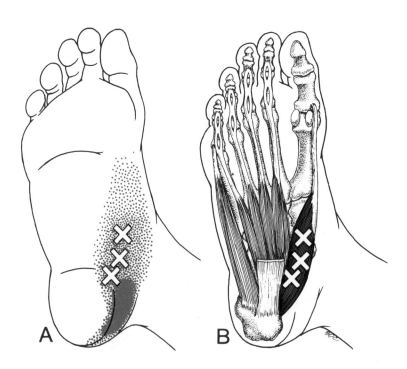

图26-2　右足踇外展肌（暗红色）触发点（Xs）牵涉痛及压痛区域（鲜红色）。A. 足跟中间的主要牵涉区域为大红色，向足背弥散区域的是红点。B. 踇外展肌附着点。

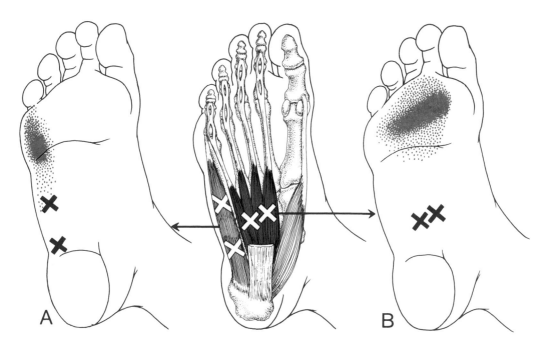

图26-3　右足2块浅表肌触发点（Xs）牵涉痛及压痛区域（鲜红色）。A. 小趾外展肌（浅红色），向足背弥散区域的是红点。B. 趾短屈肌（暗红色）。

Good[47]在对100例由于足部肌肉痛点而主诉足部疼痛的研究中发现足趾的短屈肌在牵涉痛中超过一半。踇短屈肌（深部肌肉）在其中占了40例，而趾短屈肌占了12例。

2. 解剖附着和注意事项（图 26-4）

请读者参考本书图 18-2 的足部骨骼解剖图。通过回顾足部图解，韧带和其他软组织能对结构和功能之间的联系有更好的理解。

足趾的短伸肌

趾短伸肌和**踇短伸肌**位于足底背面，在趾长伸肌肌腱深部（图 26-4A）。**近端**附着于跟骨的上表面，腓骨短肌肌腱远端，和韧带组织相连。同时，这些肌肉形成 4 个肌腹。位于最内侧的踇短伸肌肌腱最为清晰。内侧肌腱**远端**附着于大足趾近节趾骨的背侧面，通常与踇长伸肌肌腱联合在一起。其余 3 根肌腱与趾长伸肌肌腱侧面联合，形成第二、第三、第四足趾伸肌结构，第五趾几乎不参与（图 26-4A）[12,27]。这个结构与足底的中间和远端趾骨连接。并非所有文献都会提及伸肌结构和其余四趾的**近端**趾骨的关系，但有些作者[12,32]在文章中描述了特定的纤维组织（从长伸肌肌腱边缘开始）到近端足趾的背面。

趾短伸肌偶尔与跖骨趾骨间的关节、与第五趾或与足背骨间肌肉相连[27]；一根或多根肌腱缺如，甚至整个趾短伸肌缺如[12]。在对流产死胎的趾短伸肌检查其运动神经支配中,发现带有卵圆形终板的多头肌肉与主要的肌腱联合[25]。

第一至第五足趾的外展肌

蹬外展肌在皮下的走形靠近足中线的后半部[88],覆盖足底静脉和神经。它**近端**锚定于跟骨结节(图 26-4B),止于踝部屈肌韧带和足底腱膜,并与趾短屈肌共用一个肌间隔。其肌腱连接到蹬短屈肌中间束的头端,通常被认为**远端**与大足趾近端趾骨底部的中线相连(图 26-4B)[27]。然而针对这个理论有研究指出,在 22 个样本中,仅有 1/5 蹬外展肌与第一趾骨中线相连。其余样本的肌腱直接或间接连接在足底表面[17]。

蹬外展肌的附着点可以延伸至踝骨中部上方的胫后神经浅筋膜,或蹬外展肌中点[19,50]。

小趾外展肌位于足部侧面皮下,沿着足外侧缘(图 26-4B)。其**近端**附着于跟骨结节[26],位于结节的中外侧部,足底筋膜外侧表面,纤维束从跟骨延伸至第五中骨底部的侧面[12,27]。其**远端**与小趾短屈肌一起,附着于第五足趾近端足底的侧面。前者[44]的肌纤维数量超过了后者,使得肌肉近端看上去较粗壮。

小趾外展肌先天性肌肥大患者可以

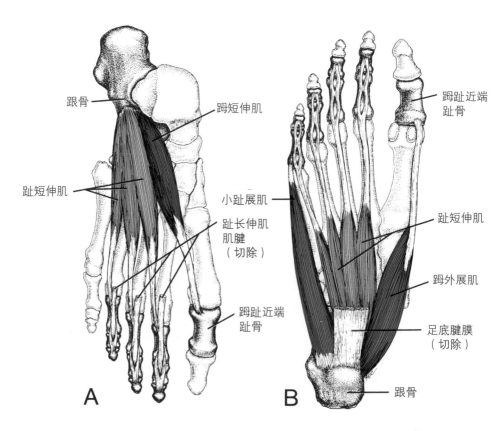

图26-4　足背和足底观：右足浅部肌肉以及骨骼连接。A. 足背肌肉,蹬短伸肌为暗红色,趾短伸肌为浅红色。B. 足底观,最浅层。蹬外展肌为暗红色;趾短屈肌为浅红色,小指展肌为中红色。

通过手术缓解肌肉疼痛[35],有作者描述这些肌肉在术前是无压痛反应的。

足趾的浅部短屈肌

趾短屈肌位于足底中部,仅由皮肤和足底筋膜覆盖(图 26-4B)。深部的姆短屈肌将在下章阐述。趾短屈肌覆盖了足底侧面的血管和神经。其**近端**附着于跟骨结节中间的足底筋膜,与肌间隔膜接壤。趾短屈肌有 4 个头,每个附着于相应的 4 个趾骨上[27]。其**远端** 4 个肌腱在近端足底水平分开,使相应的趾长伸肌肌腱通过后再集合,再次分开,最终附着于中间趾骨的两侧[27]。

第五趾的趾短屈肌可能缺如(38%),或由附着于长屈肌肌腱的小肌肉取代(33%),或由跖方肌来源的小肌肉取代[27]。

补充参考资料

足底观 图片描述了小趾展肌和姆趾展肌的足底观[8,28,39,43],其中部分包括趾短屈肌[28,39]。一张解剖图片同样展示了足底面[93]。如图所示,在足底面,本章的三种足底肌肉(即小趾展肌、姆趾展肌和趾短屈肌)和足底足趾神经与动脉[6],以及中部及边缘的足底神经[88],并且仅有 2 条足趾展神经(而不是趾短屈肌)以及中部及边缘的足底神经[7]。一张图片显示胫后动脉、中部及边缘足底动脉的路径在进入足底时深入姆指展肌深部[42]。另一张解剖图包括了姆趾展肌和小指展肌的血管和神经[74]。

足背观 在足背观图片[2,34]和解剖图谱[2,92]中可见趾短伸肌和姆短伸肌。趾短伸肌在图片[4]中出现,小趾展肌和趾短伸肌在足背观解剖图谱[76]中出现。

足背观图片中的 2 条趾伸肌与足背动脉和腓总神经内侧支并行[87],解剖照片中也显示了同样的结构。

外侧观 图片展示了起始于外侧和背外侧[76]的小趾外展肌和趾短伸肌。外侧观解剖图谱也展示了同样的肌肉和从起始于外侧的姆短伸肌[72]。

内侧观 内侧观解剖图谱展示了姆外展肌[78]。图片显示神经和血管在进入足底时行经姆外展肌深部。

冠状面 姆外展肌和趾短伸肌和毗邻结构的关系可以在足部 6 个冠状切面中看到[21],姆短展肌可在 5 个切面中看到[20],小趾展肌可在 4 个切面中看到[23],趾短屈肌可在 3 个切面中看到[22]。本章中全部 5 条肌肉的图片可在足部 4 个切面中看到[83]。5 条肌肉可在经过踝部前方的冠状切面上看到[40],小趾展肌和姆趾展肌与其余 3 趾的肌腱出现在经过跖骨的冠状切面上[41]。与本书下一章中图 27-9 所示类似。

矢状面 经过跖骨中部的矢状面图片展示了姆外展肌[80]。经过第二足趾的矢状面展示了趾短屈肌[81]。经过第五足趾的矢状面包含了小趾展肌和趾短伸肌[82]。

骨骼附着 本章中全部 5 条肌肉的骨骼附着点可在足背观和足底观中看到[10,11,70,75]。足背面观展示了小趾展肌、姆外展肌和趾短伸肌的附着点[45]。内侧面观展示了姆外展肌的附着点[9]。一张简略的足底观图片描述了小趾展肌、姆外展肌和趾短屈肌的行经路线和附着点[44]。

表面轮廓 外侧观[3,66]和前内侧观[71]图片显示了其中趾短伸肌内侧产生的皮肤轮廓。图片显示了足底观中的小趾展肌和姆外展肌[37]和外侧面观中的趾短伸肌[66]。

3. 神经支配

　　踇短伸肌和趾短伸肌的支配神经来源于腓深神经的分支，而腓深神经起源于 L_5 和 S_1 脊神经。踇外展肌和趾短屈肌的支配神经来自于足底内侧神经，后者同样起源于 L_5 和 S_1 脊神经[27]。小趾外展肌由起源于 S_2 和 S_3 脊神经的足底外侧神经的第一支支配[27]。

4. 功能

　　在行走过程中，足部肌肉的弹性起到了缓冲减震和保持平衡的作用，同时使步伐在向前推进中稳定坚实。由于足部各肌肉起到的功能性作用密不可分。这些肌肉的肌电图（EMG）活动反映了肌肉在髁下关节水平进行渐进性的旋动，从水平到背屈和跖屈。它们在行进过程中维持足部髁下和横向跗关节的稳定[68]。

　　踇外展肌和趾短屈肌的功能更为重要，可以为扁平足的人群提供静止时的足弓平衡，而这种足弓平衡的作用在正常人群中并不需要。它们可以在行走中弥补松弛的韧带不足以及缓解特殊压力[49]。

　　踇外展肌在大足趾的近端趾骨中起到屈曲和外展的作用。趾短屈肌能屈曲其余4趾的中节趾骨。小趾外展肌能帮助大足趾的近端趾骨弯曲和外展。趾短伸肌使第二、第三、第四趾外展，踇短伸肌则使大足趾的近端趾骨伸展。

作用

　　趾短伸肌经过趾长伸肌在跟腱的附着部位，延伸至第二、第三、第四趾骨。踇短伸肌仅延伸至踇趾近端趾骨[27]。

　　踇外展肌可以屈曲和（或）外展踇趾近端跖骨[27,51]。22例受试者中仅有1/5的踇外展肌附着点主要作用是外展踇趾；在其余受试者中的主要作用是屈曲踇趾[17]。对这块肌肉进行电刺激主要对踇趾近端跖骨产生屈曲作用和部分外展，以及踇趾远端趾骨代偿性伸展。

　　趾短屈肌可使其余4趾的第二（中节）趾骨屈曲[27]。对这块肌肉进行电刺激可确定其仅可有力地屈曲第二趾骨，同时刺激趾长伸肌可产生近节趾骨背伸，形成爪形足趾[31]。

功能

　　在14例正常受试者中，站立时的踇外展肌、趾短屈肌和小趾展肌的肌电活动均被忽略，但在受试者踮足时肌电活动显著。在少数受试者中踇外展肌肌电活动显著，与踇趾不必要的"挖掘"动作有关。当受试者的足趾变直后，肌电活动立刻消失[14]。另外5例受试者在站立状态下增加压力时，仅有1例没有激发出肌电活动[33]。

　　支持静止的正常足弓的既不是踇外展肌也不是趾短屈肌，即使在180kg（400 lb）的负荷下也没有这两块肌肉的支持[13]。在另一项研究中，全部6个扁平足受试者在单足站立时显示出踇外展肌的肌电活动明显增加。

　　在正常的行走的受试者中，踇外展肌和趾短屈肌在中间变得活跃，持续至足趾落地。在扁平足受试者中，这些肌肉的EMG活动更强，常常从足跟落地到足趾落地[16]。

　　Basmajian[15]进行的EMG研究了10例踇外翻受试者，发现当踇外展肌试图外展时没有肌电活动。他详细地解释了第一趾骨的侧向偏移如何造成蹬外展肌充当屈肌在进一步外展时力量增强。Duranti发现蹬外翻患者的蹬外展肌在负重时比正常人更活跃,但这可能只会恶化它的拉力线移位问题。那些蹬外展肌仅有屈曲作用和没有附着在产生外展作用位置的受试者更容易因为鞋子的原因发生蹬趾的外翻移位,因此,更容易发生蹬趾囊肿。

基于文献回顾和他们自己的经历,Reinherz 和 Gastwirth 总结无论有无可能都应避免彻底切除外翻的蹬趾,因为它尺寸大、对平衡的重要性以及缺失后可能引起足部结构变形。

5. 功能(肌牵张)单位

足趾长、短伸肌和屈肌与蚓状肌和骨间肌作为一个功能单位一起工作。由于蹬外展肌主要起到屈曲的作用,因而与蹬长屈肌、蹬短屈肌和深部的内收肌形成功能单位一起共同发挥作用。

6. 症状

足底肌肉中任意 3 块的 TrPs 触发(2块外展肌和 1 块蹬短屈肌)都会使患者感到难以忍受的酸痛并竭力寻找缓解的方法。通常这些患者试遍了所有的鞋子和鞋垫。矫形器的不舒适使得它很快被丢弃,因为当足部受压时肌肉的压痛感会对其产生抵触。很多患者感觉"坍塌的足弓。"这些患者的行走距离有限,被认为有变成瘸子的趋势。当 TrPs 失去活性,患者就能承受适当的加载于足弓的压力,并有助于缓解难忘的肌肉压力。

静息时深部的疼痛非常令人痛苦,患者有时不得不寻求手术来缓解。

鉴别诊断

对于足部问题的细节描述和讨论,读者可以参考 McGlamry 的综合教材两章节[69]。

其他肌筋膜疼痛症状

有两种筋膜疼痛会被误认为 TrPs,这通常发生在**蹬短伸肌**和**趾短伸肌**(见图 26-1)。这种疼痛和压痛会传递至近端足部表面、侧踝前。趾长伸肌(见图24-1A)的牵涉痛与之类似,但传递更远,甚至包括足趾和小腿。腓长肌和腓短肌(见图 20-1A)的 TrPs 引起的疼痛与上述不同,并非传递至侧踝前,更多在其上方或后方。

其余三种肌筋膜疼痛综合征会被误认为是**趾短屈肌**的疼痛(见图 26-3B)。这种疼痛可以传递至第二、第三、第四跖骨。最容易被混淆的是蹬外展肌的疼痛(见图 27-2A),它除了上述的牵涉疼痛范围,还延伸到脚背。趾长屈肌牵涉痛区域(见图 25-1A)在方向上纵向比横向长纵向上还覆盖足底侧面,较趾短屈肌延伸至更近端。足底骨间肌 TrPs 的牵涉痛(见图 27-3)更纵向,并覆盖相应的足趾。足趾疼痛能帮助区分由于 TrPs 引起的蹬短屈肌多条骨间肌的参与。

足底筋膜炎

症状　患者主诉足底筋膜局部和(或)足跟疼痛[29,99,100],也称之为"警察足跟"[53]。患者常表述为"足底表面靠近中间部分疼痛"[52]。这种疼痛开始为隐痛[29,99],与运动无关,但会伴随一次突然的运动量增加而感觉到疼痛[99]。晨起疼痛最明显。行走最初 10～12 步是疼痛最严重的时候，因为此时足底的筋膜未完全伸展开[29,96,99]。疼痛在夜晚会再次加剧[96]，在需要跑跳的运动之后也会加重[29,99,100]。

体征　通过体检可以发现跟骨足底筋膜正中有压痛[29,99]和（或）足底整个中线上有弥散的压痛[99]。有些患者在大足趾被动伸位时也能感受到足底疼痛[95,99]。通过刺激足跟可以意外发现对应的疼痛。有学者不通过足底刺激来治疗筋膜炎[95,96]。足底筋膜突然完全断裂仅发生于多次局部类固醇注射后[29,99]。

治疗　足底筋膜炎的治疗强调通过减少运动让足部得到休息[29,95,99]。——拄几天拐杖[29]——并通过暂时使用木制的硬鞋底减少对足底筋膜的压力[95]或在足部包扎有黏性的绷带[100]。几项治疗方法的关键在于拉伸跟腱（腓肠肌和比目鱼肌）[29,99,100]。矫形器的治疗包括使用软或硬的纵向足弓支持，楔形后跟治疗，或者用 Steindler 后跟代替鞋后跟肌腱处的橡胶海绵[96,100]。许多作者推荐采用口服抗炎药治疗[96,99,100]。局部注射类固醇的效果短暂，并会导致足底筋膜的撕裂[29,99]。超声治疗结合 10% 可的松加上对小腿三头肌的被动拉伸和休息是很有效的保守治疗[87]。外科手术较少应用，也是不得已才使用的手段[29,53,96,99,100]。

病因　足底筋膜炎是由于反复牵拉足底筋膜的微裂纹形成的[100]，反复牵拉对靠近中线的跟骨结节的足底筋膜产生炎性刺激使病情进展恶化[53,96]。肌紧张超负荷是由于跟肌腱绷紧从而增加筋膜的压力，[99,100]过多的行走、奔跑或跳跃[96,99]，重

量负荷导致的内翻平足也会引起肌紧张负荷[99]。Lewit[65]指出足底筋膜紧张可能是附着于其的肌肉紧张引起的。以下是足趾的屈肌：姆外展肌、趾短屈肌和小趾外展肌。肌筋膜的 TrPs 引起慢性肌纤维缩短。

实际上很多足底筋膜炎的症状和体征对于肌筋膜疼痛综合征也是有特征性的，这就引发了一个问题，后者是否引起患者足底筋膜的慢性超负荷。最有可能的肌肉是足趾屈肌、腓肠肌和比目鱼肌。后跟疼痛和足底筋膜压痛的区域与比目鱼肌（见图 22-1）、跖方肌（见图 27-1）和姆外展肌（见图 26-2）放射痛区域匹配。沿足底筋膜分布的疼痛和压痛与 TrPs 引起的趾长屈肌疼痛区域匹配（见图 25-1A）。足趾的屈肌会由于突然的跑动和跳跃而负荷增加。由于被动外展大足趾引起的足底筋膜疼痛也是姆外展肌 TrPs 的特征。

结构问题

平足　能区分跗骨联合导致的平足和松弛倾斜平足很重要。前者需要手术才能治疗，后者通过保守治疗即可。无论哪种平足，只有需要缓解疼痛时才可以采取手术手段[46]。趾外翻（行走时足底外翻外展）通常很不受欢迎，急需通过手术矫正其姿势。然而，对于平足手术，Lapidus[64]指出趾外翻起着有意义的作用，最好保留不予矫正。

姆囊炎　姆囊炎和姆外翻在不同种族人群中有显著的不同，具有明显的遗传特征。姆囊炎的突出强调的是第一趾骨的内翻融合和大足趾的外翻融合。这种融合需要手术矫正其继续发展[62]。偏斜引起的肌肉不平衡会加剧这种情况[15,98]。

先天性肌肥大　已有 1 例小趾外展肌[35] 和 3 例踇外展肌[34] 的报道。在这些病例中，被拉长的肌肉导致了疼痛，并难以找到合足的鞋。通过外科治疗的效果确切而没有副作用的报道。肥大组织的性质必须通过触诊患者主动屈曲第五足趾形成的肿块或肌电图判断。

撕脱骨折　折趾短伸肌撕脱导致的跟骨背侧面撕脱骨折也不少见。在一项 1 年的回顾研究中发现占急诊室踝部创伤的 10%[24]。骨折是由于反转损伤导致的，可以通过支持绷带、提拉、早期活动来治疗[84]。

隔间综合征

Myerson[85] 在综述中描述了前半足的 4 个隔间解剖：正中隔间（足底的）、内侧隔间、外侧隔间和骨间隔间（背侧的）。他认为文献的缺乏和对疾病认识的缺少使得医生在用石膏固定受伤的足部时造成损伤。

其他问题

足部关节功能障碍可能影响机械力学并造成不平衡，导致在许多位点出现疼痛。

7. 触发点的激活与持续存在

激活

鞋盖或鞋面较紧（足前与鞋之间空隙过小）会限制足部的运动。这种限制增加了浅表足部肌肉的负担并导致 TrPs 的激活。一旦 TrPs 被激活，其持续作用开始显现。踝部或其他骨的骨折加之肌肉负荷过重，尤其是足部被敷料固定过久也会激活足趾短屈肌的 TrPs。

擦伤、碰撞、踢碰足趾、摔伤和其他没有骨折的创伤引起这些肌肉的损伤，会激活 TrPs。

若患者足部中外侧由于莫顿足而摇摆，那么其小趾外展肌和踇外展肌的 TrPs 容易被激活。

持续存在

尽管有些站立时的足内翻是正常的，但未经矫正的过度内翻会引起足部肌肉的 TrPs 持续作用。

无论是运动过度还是过少都会引起足部浅表肌肉的 TrPs 持续作用。

没有弹性的鞋底（木质或有钢质结构贯穿鞋底）会限制足部的运动，导致足部肌肉的 TrPs 持续作用。

如果办公椅的底面又重又滑，那么将椅子推入书桌下会加重足趾屈曲的负荷。

在不平整的地面或斜坡上行走或奔跑也会导致足部肌肉的 TrPs 持续作用。

引起足部肌肉的 TrPs 持续作用的全身性因素在第一册第 115～155 页中阐述[102]。

8. 患者检查

观察患者的步态有助于提示医生询问不愿意主动告知主诉的患者是否有足趾疼痛。脱鞋行走时，医生还需检查过度内翻的情况。

如果大足趾和（或）其余 4 趾的跖屈因疼痛而受限，趾短伸肌[59] 和踇短伸肌[60] 会由于 TrPs 引起的紧张带而短缩。如果第五足趾往足底的被动伸展因疼痛受限，小趾外展肌会因为 TrPs 而短缩。第二、第三、第四的趾短屈肌对于 TrPs 的反应相似[58]。在外展时按压大足趾的近端足底可以测试活动受限,同时也是蹈外展肌和蹈短屈肌受 TrPs 影响的症状。让患者用力按压被检查的足趾来测试是否有明显的肌力下降。

疼痛区域的触诊可以了解这些区域是否也会因为 TrPs 引起压痛。慢性肌肉 TrP 压痛会加剧肌肉附着物的压痛,因此足趾屈肌 TrPs 的患者在跟骨前端会有压痛,因为此处有足底筋膜附着。

运动受限(包括关节活动受限)和运动过度也必须检查。足底结构的检查也是必需的,包括有否前半足或后半足的足内翻或外翻、马蹄足、运动过度或位置不正、第一短中骨(相对于第二长中骨)、足弓过弯、蹈外翻和锤状趾。足背和胫后搏动需要触诊,以评估动脉循环的状态。还需检查足部皮肤和趾甲有否受损,是否有水肿。

患者的鞋子也需要查看是否有过紧、鞋底过硬、尖鞋头以及高跟。

9. 触发点检查
(图 26-5)

浅表足底肌筋膜的 TrPs 可以通过滑动触诊图中标出的部位来检查(图 26-5)。若患者在绷带紧紧包裹的情况下跳跃是有强烈的压痛点,即可初步确定 TrPs。这些肌肉通过触诊是几乎无法做出判断的。附着于上的肌腱增加了足趾短伸肌触诊的难度;趾短屈肌位于足底筋膜的深部,蹈外展肌出乎意料的厚,使得相应的肌束必须靠更用力的深部触诊而不是轻柔的

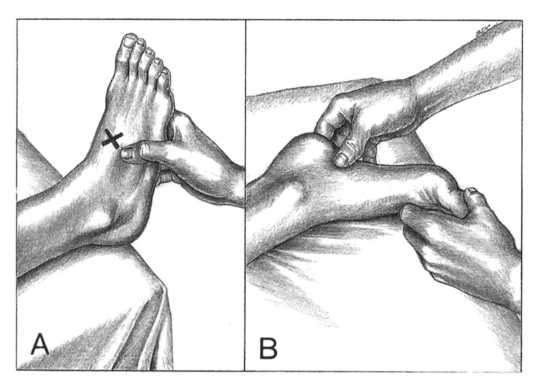

图26-5 通过检查来定位右足浅表肌肉TrPs。A. 蹈指触诊趾短伸肌TrPs范围的最远端;X表示蹈短伸肌TrPs范围的最远端。B.蹈蹈外展肌TrPs触诊。

触诊来探出深部的 TrPs 引起的压痛。

检查小趾展肌最有效的方法通常是沿着足底侧缘触诊。检查者应查及与第五足趾靠远及较近的跖骨基底部,判断有无紧张带和 TrPs 引起的压痛。

10. 神经卡压

胫后神经及其两个分支、足底内侧和外侧神经走行于跨外展肌深部,因此会被跨外展肌压迫到内侧跗骨上[42]。这些神经在内踝下走行于跨趾展肌深部,位于跗骨沟内屈肌支持带的远端。跨外展肌上 TrPs 紧张带引起的神经卡压可能是引起跗骨沟综合征的原因。

在 2 例病例中,1 例为先天性跨外展肌肥大,另 1 例为附属肌附着于跨外展肌造成了卡压症状[34]。Goodgold 和同事[48] 在创建跗骨隧道综合征的神经卡压的诊断时证实了电活动诊断的价值,还引用了一个病例,边缘纤维化的跨外展肌对电刺激仍有反应。Wilemon[103] 报道了两例跨外展肌纤维束压迫全部或部分胫前神经的病例。Rask[90] 注射位于跨外展肌和舟骨结节之间的足底内侧神经的扳机点缓解了卡压症状。

足跟疼痛的症状归因于足底外侧神经的小趾展肌分支的卡压,因为该神经经过跨外展肌深部。Kenzora[61] 报道 6 例患者通过用弯血管钳轻轻沿着该神经在跨外展肌深部的纤维管道进行扩张几次,从而缓解神经压迫。Rondhuis 和 Huson[94] 确诊了位于跨外展肌和足底方肌前正中之间,支配趾短屈肌的足底外侧神经分支的卡压。这些作者[94] 没有证据表明足底筋膜造成该神经的卡压,那需要有事实来对卡压进行解释。另一方面,

外科手术可缓解 90% 的胫神经和足底内、外侧神经的卡压症状[1]。位于足底筋膜的跨外展肌扳机点似乎与患者的足跟痛无关。

跨外展肌近端附着于胫后神经前方的筋膜,约在内踝顶部前方 4cm,跨外展肌主体部分经过神经深部并且部分包绕其中末支[19]。在一个 24 岁的病例中,肌肉突发无法解释的胫后神经卡压性疼痛。通过外科手术切除附属跨外展肌缓解了症状。作者[19] 没有报道在术前是否进行了肌肉松解处理。在另一个病例中[50],肌肉导致足弓疼痛,通过外科手术缓解。对扳机点部分的疼痛未作报道。

Edwards 和同事[34] 报道了 3 例年龄分别为 7 岁、14 岁、20 岁的主诉足步疼痛的患者,找不到合适的鞋子,还有明显的包块导致纵向足弓消失。在手术中,发现 2 例患者的跨外展肌是正常大小的 3 倍,第三个患者发现同 1 块肌肉上有附属肌腹,从而压迫了胫前神经。

11. 相关触发点

趾短伸肌和跨短伸肌的 TrPs 与对应的长伸肌的 TrPs 有关。有发现跨外展肌的 TrPs 会出现在邻近的深部肌群中。整个足部出现酸痛,尤其是远端足底表面包括夹层区域。

趾短屈肌的 TrPs 与足趾长屈肌、有时与深部的跨短屈肌相关。从另一个角度看,小趾外展肌有可能独立的,在很大程度上与鞋子过窄造成的绷紧有关。

12. 牵拉下的间断性冷喷疗法（图 26-6）

在这章所述的牵拉下的间断冷喷疗法中,医生如果能同时加用在第二章第

10～11页中描述的 Lewit 放松方法，会很有效。其他的治疗方法在第二章中已经阐述。加压敷冰在本书第 8～9 页中已经描述。加压喷冷气雾剂的方法在第一册第 67～74 页中有描述[102]。

若患者的跗跖骨存在运动过量的情况，这部分需要拉伸足趾的肌肉维持其稳定。冷疗此时可以先于拉伸应用。当患者的足部较冰冷，在冷喷治疗前感受足部皮肤温度很重要。可以通过腹部用干燥的热棉垫间接暖足或直接放在足部。在多次间断性冷疗后皮肤的温度需要反复测量。进行每一步上述治疗后，医生需要用湿的热棉垫使足部复温，并嘱患者针对患足进行轻度的全方位的拉伸或回缩运动。

足趾的短伸肌

采取牵拉下的间断性冷喷疗法时，为了缓解**趾短伸肌**和**踇短伸肌**的张力，患者取仰卧位，头下垫枕保持舒适，足部伸到治疗台边缘（图 26-6A）。医生先在患者踝部或足底平行挥动喷洒冰或冷气雾剂，再向5 个足趾轻按喷头使其屈曲。冷疗同时使足趾伸肌放松，直到失效。冷疗不能超过2～3 次，必须复温，以防足部肌肉的寒战。

为了缓解足趾伸肌的紧张，踝部可以自然体位。踝部跖屈，如图 26-6A，同样拉伸和放松足趾长伸肌的 TrPs，需要对整个前外侧足部进行冷疗。

足趾的外展肌

为了让牵拉下的间断性冷喷疗法能使**踇外展肌**的 TrPs 失活，患者应取患侧向下的侧卧位或取俯卧位，足部悬于治疗桌外，踝部自然放松（既不背屈也无需跖屈）。医生使用冷气雾剂或冰块沿患者足底中线远端，从足后跟到大足趾（图 26-6B）进行冷疗。然后医生按压大足趾近节趾骨，使之伸展，并在局部放松的前提下重复冷疗。此操作一直重复至完全缓解；但勿忘 2～3 个循环后需要用潮湿的热棉垫对足部皮肤复温（如果可能的话，也要对足部肌肉复温）。由于踇外展肌通常是屈曲而非外展，并且踇外翻较常见，因此需要没有外展的内收作用近端足底。深部的足趾肌肉伸展结合深部缓慢按摩对于拉伸肌纤维是很有帮助的。

小趾外展肌 TrPs 的失活和上述的方法类似，唯一不同在于冰块或冷气雾剂喷扫的位置不是置于足底中线，而是外侧。对第五足趾内收与外展被同样强调。

这些浅表内收肌 TrPs 失活也可通过深部按摩或等长舒张来有效实现。

足趾的短屈肌

缓解 TrPs 引起的**趾短屈肌**紧张需要患者取患侧向下的体位，尽量**舒适**，踝部中立位，如图 26-6C。医生对患者足底进行冰敷及喷扫冷气雾剂，从足跟至足趾，并轻柔地拉伸后 4 个足趾来缓解肌肉紧张。医生通过间断性冷喷疗法不断缓解患者的肌紧张，然后用湿热的棉垫对足部复温。

对于趾短屈肌，包括**踇短屈肌**和趾短屈肌，也可采取类似的方法（图 26-6D）。间断性冷疗足底的整个部位，包括大足趾和足部外侧边缘。所有的足趾同时被动拉伸。

Evjenth 和 Hamberg[36] 报道并证实，对踇外展肌、踇短伸肌和踇短屈肌可采用加压拉伸的方法而不通过冷疗达到效果，因

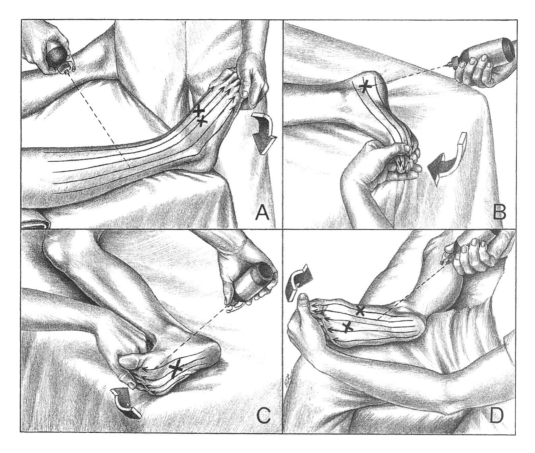

图26-6　对足部浅表肌肉的TrP间断性冷疗的区域（细箭头）和拉伸位置。粗箭头表示被动拉伸肌肉时的加压方向。X代表所拉伸肌肉的TrP位置。A. 屈曲所有足趾来拉伸趾短伸肌和踇趾伸肌，并且屈曲足底来同时拉伸足趾长伸肌。当仅仅屈曲足趾时(无踝部屈曲)，踝部上方的间断冷刺激没有必要。B. 伸展大踇趾来拉伸踇外展肌。C. 伸展其余4足趾来拉伸趾短屈肌（和足底方肌）。当保持中立位时，仅需伸展足趾。冰敷或冷气雾剂喷扫范围应包括足趾底部的疼痛区域。D. 如果希望将间断性冷疗和拉伸趾短屈肌和踇短屈肌结合起来（图27-7），医生应当同时伸展大踇趾。当跗跖骨区域过度运动时，间断性冷疗应当限于被动拉伸，这样可以一只手稳定足中段，另一只手活动足趾。

为冷疗能达到的部位手指都能涉及。这项技术也确实能增加足部的稳定性，并能使患者在舒适的体位下操作。

13. 注射和拉伸
（图26-7）

如果上述相对无创的操作（如牵拉下的间断性冷喷疗法、Lewit 放松法和缺血性压缩法）不能起效的话可以考虑针刺 TrPs。基本操作方法见第一册第 74～86 页[102]

足部任何肌肉的针刺前必须用酒精或安尔碘消毒备皮。如果患者工作在农场或花园中，有机会接触动物排泄物的话，则患者足部必须用过氧化氢消毒后备皮以杀灭破伤风孢子。针刺后立即局部加压防止出血，针刺部位需贴上贴合皮肤的敷贴保证伤口的封闭性。这些额外的过氧化氢和敷料在针刺其他部位的 TrPs 是不需要的，但对足部皮肤来说是有必要的。

在对下述所有肌肉针刺治疗后，医生需要对足部进行间断冰敷和加压与被动伸展，方法如前述，并立即对皮肤进行复温,防止针刺后疼痛的发生。之后患者可以在有效范围内进行缓慢的运动、完全屈曲或完全伸展,以维持肌节长度,使肌肉功能恢复正常。

足趾的短伸肌

（图26-7）

　　趾短伸肌的 TrPs 针刺操作需要患者仰卧位,头下垫枕,盖毯保暖以保证操作中的舒适(图 26-7A)。通过触诊找到并标记定位紧张的肌肉和 TrPs,绷紧皮肤止血,手指置于 TrP 的两边。22 号 3.8cm 的针可以达到任何浅表的 TrPs,而 2.5cm 的针足以满足操作。当患者出现跳跃征或足趾伸展时,医生可以将等渗盐水稀释过的 0.5% 普鲁卡因注射入 TrP。在完全拔出针前,医生通过手指在皮肤上滑动找到肌肉内其余 TrP 并实施上述针刺。

　　图 26-7 中的 X 是**踇短伸肌**的 TrP 位置。除了穿刺点,操作程序和前述踇短伸肌的一致。

足趾的外展肌

　　踇外展肌的 TrP 针刺治疗需要患者取患侧在下体位(图 26-7B)。按前述清洁足部皮肤后通过触诊精确定位肌紧张处和 TrP,进 22G 3.8cm 针,后接 10ml 针筒。尽管有人认为足趾外展肌的 TrP 靠近表浅部位,但出乎预料的是,此肌肉出奇的厚。其主要的 TrP 接近骨头,因此针的长度以能接近骨膜为主,再在肌肉中探得 TrP。这些肌肉深部的 TrP 往往被忽视。接近 TrP 时患者会有穿破厚橡皮的感觉,并会触发患者该部位的疼痛反应。在踇外展肌,痉挛时大足趾屈曲。此时医生可以在该 TrP 注射 0.5% 普鲁卡因,探的位置更深一些的话,可以找到一簇 TrP 并阻滞它们。

　　在肌内注射时,必须了解胫后动脉和神经以及行经足跟后方正中深入踇趾展肌并附着于跟骨分支的位置。

　　为了对小趾展肌的 TrPs 进行注射,患者取患侧在上的侧卧位(图 26-7C)。清洁足部后,医生通过在紧张带触诊定位 TrPs。与踇外展肌不同,小趾展肌并不厚,紧张带和 TrPs 易于定位。它们第五跖骨前部或后部,或基底部,是一个沿着足外侧缘的明显的骨性结节。不论在肌肉的

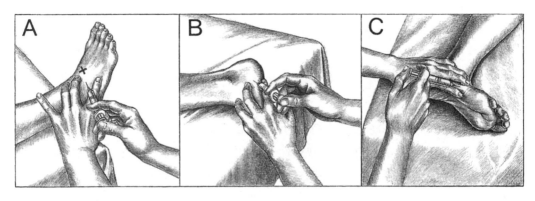

图26-7　右足浅表肌肉TrPs针刺。A. 趾短屈肌最远端TrPs。X代表趾短屈肌最远端TrPs的位点。B. 在足中部踇趾展肌。C. 在足外侧缘的趾短屈肌。

哪个位点发现 TrPs，即注射 0.5% 普鲁卡因生理盐水溶液，可能会引起局部抽搐反应，表现为第五足趾各种外展和屈曲的混合。

14. 矫正措施
（图 26-8 和图 26-9）

在鞋底第一跖骨头安装矫正垫来代偿莫顿足结构（见第二十章，第 385～388 页），对于小趾展肌存在 TrPs 的患者尤为重要。对于活动过量的足来说可能需要足弓支持。其他足部结构偏离应该被矫正或者鞋子必须经改制来提供良好全面的支持以维持血流稳定和舒适。

如果原因是运动不足，则应恢复正常的关节活动和正常的活动范围。

矫正人体力学机制

很多患者发现随着年龄增长，他们的足变大了。几年前原本合足的鞋子变得太紧，不再舒适。旧鞋不得不换成新鞋，才不会太紧和挤脚导致行动受限。不仅足的长度增加，宽度也随年龄增加[97]，这个变化可能与韧带松弛和（或）肌肉不再紧致有关。

患者在买新鞋时要确定尺码足够大，他们试尺码时会带一块海绵鞋垫放进鞋子。鞋子必须提供舒适的足跟支持并且最好有部分踝部支持，有弹性的鞋底和足够高的鞋盖，足趾不会顶着，一个中等高度的鞋跟（不是无跟、高跟或细高跟）。运动鞋专为合足和支持足部和踝部而设计，现在被广泛接受为一种潮流而普遍使用。为特殊运动而设计的鞋应在此基础上挑选。高质量运动鞋值得付更高的价格[30]。

矫正姿势和活动

穿着又硬又滑的皮革底面的鞋子在坚硬的平面上走会使足部肌肉超负荷。扁平足更加恶化这个问题[97]。穿鞋跟有弹性的鞋子，比如跑鞋，或加入海绵鞋垫的鞋子会比较好。加入的东西不能影响足部舒服或影响足趾正常运动。然而，穿过于有弹性的绉纱鞋底来支持跖骨区，也可能有麻烦，有损伤的可能性[97]。

买新鞋时，考虑鞋子有足够的空间是很重要的，因为很少有人能买到完全合脚的，新鞋应该适合于更大尺码的脚。

除非患者有结构上的畸形，在引起足痛的 TrPs 消失后通常无需矫形器。患者需要软垫，而不是硬邦邦的矫形器。如果加入的东西使鞋子太紧而限制正常运动，那么缓冲也是无效的。

矫正锻炼

对于足部肌肉来说在干燥的沙子上行走是一种有效的锻炼，可能容易被过度运用。在潮湿的沙子上带着特殊的注意力行走提供了一种低强度的锻炼。

用足趾捡起弹子能证实足部肌肉的力量和协调性[89]。

家庭治疗计划（图26-8和图26-9）

患者在家中针对趾长（短）屈肌的 TrPs 进行足趾屈肌自我伸展锻炼见图 26-8。在这种最简单的行走中，患者尽可能简单地放松腿和足部肌肉，抓住足趾轻拉到伸展位，并且使足呈背屈。通过一致性的协调性收缩和呼吸放松，结合 Lewit's 放松技术（见第二章第 10～11 页），这种伸展的有效性被显著证明。如果存在过度运动，患者应当固定足中段。此外，在浴缸或 Jacuzzi® 浴缸中将腿足浸入温水中进行被动伸展可能有帮助。

增加让患者伸展足趾和足背曲对缓解被拉伸的屈肌交互抑制有作用，患者可以通过**缓慢**进行几个周期的**全范围**的运动锻炼得到类似的效果。

图 26-9 描述了家庭版压迫性缺血的自我治疗以及对足底肌肉的深部按摩。在使用图 26-9A 中的高尔夫球技术时，患者将足够的体重落于高尔夫球上来定位

肌肉的压痛点。然后患者沿着紧张带在压痛点（TrP）转动球来进行改良的按摩，第二章第 9 页中有详细描述。通过这种高尔夫球技术患者可以得到想要的压力，无须用尽手的力气。这种技术特别适用于对趾短屈肌和位于足底腱膜深部的部

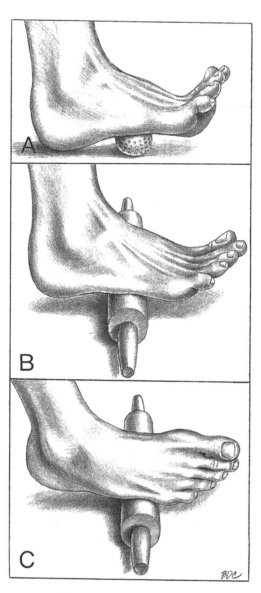

图26-9 自行针对压迫性缺血锻炼和按摩足底肌肉。A. 用高尔夫球技术，在体重的压力下在足下来回滚动高尔夫球，来治疗趾短屈肌，有时可治疗足底方肌。B. 用滚动棒技术按摩足趾屈肌。C. 使用滚动棒技术来治疗小趾展肌。

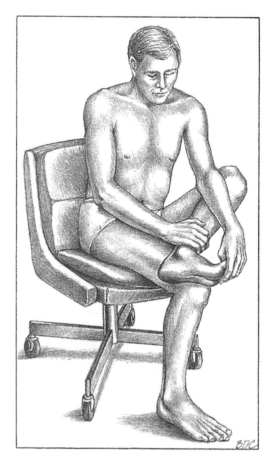

图26-8 足趾的短伸肌（和长伸肌）存在触发点的患者在家中进行被动的足趾屈肌自我拉伸锻炼。患者用一只手牵拉5个足趾。如果跗趾关节活动过度，用另一只手固定住该区域。

分小趾展肌提供有效的压力。

图 26-9A 描述了如何运用类似的方法来使用滚动棒。这种方法对于定位来说不够特异，但更易进行。如图所示，足放平，对趾短屈肌、踇短屈肌和踇趾展肌施加压力。

图 26-9 显示了滚动足侧能更有效地治疗边缘的肌肉，即以足内倾来治疗小趾展肌、外倾来治疗踇外展肌。滚动棒技术的两种倾斜可用于自我治疗压迫性缺血或改良按摩。对于后者来说，滚动棒要非常慢并贯穿肌肉疼痛的长度。

积极地足趾拉伸锻炼为足趾肌肉的屈伸提供了一个普遍的目的，与 Artisan 的手指拉伸锻炼（见第一册，图 35-8）[102] 相同，为手指的屈伸提供了普遍的目的。患者坐在椅子上，在地板上伸展腿足同时用力弯曲足趾，慢慢转为外翻位和背曲并用力伸展足趾，至少重复 5 遍，每一遍之间停顿一会儿，Pagliano 和 Wischnia[89] 描述了一组足部力量锻炼，其中几项可用于足趾内侧和外侧的屈肌和伸肌。

（张晓怡 译

瞿亦枫　王祥瑞　杭燕南 校）

参考文献

1. Albrektsson B, Rydholm A, Rydholm U. The tarsal tunnel syndrome in children. *J Bone JointSurg [Br]* 64:215-217, 1982.

2. Anderson JE. *Grant's Atlas of Anatomy,* Ed. 8. Williams & Wilkins, Baltimore, 1983 (Fig. 4-77).

3. *Ibid.* (Fig. 4-78B).

4. *Ibid.* (Fig. 4-79).

5. *Ibid.* (Fig. 4-87).

6. *Ibid.* (Fig. 4-93).

7. *Ibid.* (Fig. 4-100).

8. *Ibid.* (Fig. 4-102).

9. *Ibid.* (Fig. 4-103).

10. *Ibid.* (Fig. 4-106).

11. *Ibid.* (Fig. 4-107).

12. Bardeen CR. The musculature, Sect. 5. In *Morris's Human Anatomy,* edited by CM. Jackson, Ed. 6. Blakiston's Son & Co., Philadelphia, 1921 (pp. 514, 524-528, 530).

13. Basmajian JV, Deluca CJ. *Muscles Alive,* Ed. 5. Williams & Wilkins, Baltimore, 1985 (pp. 342 -345).

14. *Ibid.* (p. 349).

15. *Ibid.* (pp. 351, 352).

16. *Ibid.* (pp. 351, 379).

17. *Ibid.* (pp. 353, 354).

18. Bates T, Grunwaldt E. Myofascial pain in childhood. *J Pediatr 53:*198-209, 1958.

19. Bhansali RM, Bhansali RR. Accessory abductor hallucis causing entrapment of the posterior tibial nerve. *J Bone Joint Surg [Br]* 69:479-480, 1987.

20. Carter BL, Morehead J, Wolpert SM, *et al. Cross-Sectional Anatomy.* Appleton-Century-Crofts, New York, 1977, (Sects. 82-86).

21. *Ibid.* (Sects. 82-87).

22. *Ibid.* (Sects. 83-85).

23. *Ibid.* (Sects. 83-86).

24. Cavaliere RG. Ankle and rearfoot—calcaneal fractures, Chapter 28, Part 3. In *Comprehensive Textbook of Foot Surgery,* edited by E. Dalton McGlamry, Vol. 2. Williams & Wilkins, Baltimore, 1987 (pp. 873-903, *see* pp. 881, 885).

25. Christensen E. Topography of terminal motor innervation in striated muscles from stillborn infants. *Am J Phys Med 38:*65-78, 1959.

26. Clemente CD. *Gray's Anatomy of the Human Body,* American Ed. 30. Lea & Febiger, Philadelphia, 1985 (p. 293, Fig. 4-220).

27. *Ibid.* (pp. 575, 584-587).

28. *Ibid.* (p. 585, Fig. 6-82).

29. Coker TP Jr, Arnold JA. Sports injuries to the foot and ankle, Chapter 57. In *Disorders of the Foot,* edited by M.H. Jahss, Vol. 2. W.B. Saunders Co., London, 1982, (pp. 1573-1606, *see* pp. 1604-1605).

30. Drez D. Running footwear: examination of the training shoe, the foot, and functional orthotic devices. *Am J Sports Med 8:*140-141, 1980.

31. Duchenne GB. *Physiology of Motion,* translated by E.B. Kaplan. J.B. Lippincott, Philadelphia, 1949 (pp. 373-374, 376).

32. *Ibid.* (p. 412).

33. Duranti R, Galletti R, Pantaleo T. Electromyographic observations in patients with foot syndromes. *Am J Phys Med 64:*295-304, 1985.

34. Edwards WG, Lincoln CR, Bassett FH, *et al.* The tarsal tunnel syndrome: diagnosis and treatment. *JAMA* 207:716-720, 1969.

35. Estersohn HS, Agins SW, Ridenour J. Congenital hypertrophy of an intrinsic muscle of the foot. *J Foot Surg 26:*501-503, 1987.

36. Evjenth O, Hamberg J. *Muscle Stretching in Manual Therapy, A Clinical Manual.* Alfta Rehab Förlag, Alfta, Sweden, 1984 (pp. 150, 155, 159).

37. Ferner H, Staubesand J. *Sobotta Atlas of Human Anatomy,* Ed. 10, Vol. 2. Urban & Schwarzenberg, Baltimore, 1983 (Fig. 381).

38. *Ibid.* (Fig. 489).

39. *Ibid.* (Fig. 491).

40. *Ibid.* (Fig. 492).

41. *Ibid.* (Fig. 493).
42. *Ibid.* (Fig. 497).
43. *Ibid.* (Fig. 498).
44. *Ibid.* (Fig. 500).
45. *Ibid.* (Fig. 503).
46. Goldner JL. Advances in care of the foot: 1800 to 1987. *Orthopedics 10*:1817-1836, 1987.
47. Good MG. Painful feet. *Practitioner 163*:229-232, 1949.
48. Goodgold J, Kopell HP, Spielholz NI. The tarsal- tunnel syndrome: objective diagnostic criteria. *N Engl J Med 273*:742-745, 1965.
49. Gray EG, Basmajian JV. Electromyography and cinematography of leg and foot ("normal" and flat) during walking. *Anat Rec 181*:1-16, 1968.
50. Haber JA, Sollitto RJ. Accessory abductor hallucis: a case report. *J Foot Surg 18*:74, 1979.
51. Hollinshead WH: *Functional Anatomy of the Limbs and Back,* Ed. 4. W.B. Saunders, Philadelphia, 1976, (p. 358, Table 20-1).
52. Hoppenfeld S. Physical examination of the foot by complaint, Chapter 5. In *Disorders of the Foot,* edited by M.H. Jahss, Vol. 1. W.B. Saunders Co., Philadelphia, 1982 (pp. 103-115, *see* pp. 108-110).
53. Hoppenfeld S, deBoer P. *Surgical Exposures in Orthopaedics: The Anatomic Approach.* J. B. Lippincott Co., Philadelphia, 1984 (p. 528).
54. Kelly M. The nature of fibrositis. II. A study of the causation of the myalgic lesion (rheumatic, traumatic, infective). *Ann Rheum Dis 5*:69-77, 1946.
55. Kelly M. Some rules for the employment of local analgesic in the treatment of somatic pain. *Med J Austral 1*:235-239, 1947.
56. Kelly M. The relief of facial pain by procaine (Novocaine) injections. *J Am Geriatr Soc 11*: 586-596, 1963.
57. Kendall FP, McCreary EK. *Muscles, Testing and Function,* Ed. 3. Williams & Wilkins, Baltimore, 1983 (p. 131).
58. *Ibid.* (p. 133).
59. *Ibid.* (p. 139).
60. *Ibid.* (p. 140).
61. Kenzora JE. The painful heel syndrome: an entrapment neuropathy. *Bull Hosp Jt Dis Orthop Inst 47*:178-189, 1987.
62. Kenzora JE. A rationale for the surgical treatment of bunions. *Orthopedics 11*:777-789, 1988.
63. Krout RR. Trigger points [letter]. *J Am Podiatr Med Assoc 77*:269, 1987.
64. Lapidus PW. Some fallacies about intoeing and outtoeing. *Orthop Rev 10*:73-79, 1981.
65. Lewit K. *Manipulative Therapy in Rehabilitation of the Motor System.* Butterworths, London, 1985 (p. 284).
66. Lockhart RD. *Living Anatomy,* Ed. 7. Faber & Faber, London, 1974 (Fig. 138).
67. Maloney M. Personal communication, 1991.
68. Mann R, Inman VT. Phasic activity of intrinsic muscles of the foot. *J Bone Joint Surg [Am] 46*: 469-481, 1964.
69. McGlamry ED (Ed). *Comprehensive Textbook of Foot Surgery,* Vols. I & II. Williams & Wilkins, Baltimore, 1987.
70. McMinn RMH, Hutchings RT. *Color Atlas of Human Anatomy.* Year Book Medical Publishers, Chicago, 1977 (p. 289).
71. *Ibid.* (p. 318).
72. *Ibid.* (p. 321).
73. *Ibid.* (p. 322).
74. *Ibid.* (p. 325B).
75. McMinn RMH, Hutchings RT, Logan BM. *Color Atlas of Foot and Ankle Anatomy.* Appleton-Century- Crofts, Connecticut, 1982 (p. 28).
76. *Ibid.* (p. 54).
77. *Ibid.* (p. 56).
78. *Ibid.* (p. 58).
79. *Ibid.* (p. 64).
80. *Ibid.* (pp. 72-73).
81. *Ibid.* (p. 74).
82. *Ibid,* (p- 75).
83. *Ibid.* (pp. 82-83).
84. Morse HH, Lambert L, Basch D, *et al.* Avulsion fracture by the extensor digitorum brevis muscle. *J Am Podiatr Med Assoc 79*:514-516, 1989.
85. Myerson M. Diagnosis and treatment of compartment syndrome of the foot. *Orthopedics 13*: 711-717, 1990.
86. Netter FH. *The Ciba Collection of Medical Illustrations,* Vol. 8, Musculoskeletal System. Part I: Anatomy, Physiology and Metabolic Disorders. Ciba-Geigy Corporation, Summit, 1987 (p.109).
87. *Ibid.* (p. 111).
88. *Ibid.* (p. 113).
89. Pagliano J, Wischnia B. Fabulous feet: the foundation of good running. *Runner's World* pp. 39-41, Aug. 1984.
90. Rask MR. Medial plantar neurapraxia (jogger's foot). *Clin Orthop 134*:193-195, 1978.
91. Reinherz RP, Gastwirth CM. The abductor hallucis muscle [Editorial]. *J Foot Surg 26*:93-94, 1987.
92. Rohen JW, Yokochi C. *Color Atlas of Anatomy,* Ed. 2. Igaku-Shoin, New York, 1988 (p. 426).
93. *Ibid.* (pp. 427, 428).
94. Rondhuis JJ, Huson A. The first branch of the lateral plantar nerve and heel pain. *Acta Morphol Neerl-Scand 24*:269-279, 1986.
95. Sammarco GJ. The foot and ankle in classical ballet and modern dance, Chapter 59. In *Disorders of the Foot,* edited by M.H. Jahss, Vol. 2. W.B. Saunders Co., Philadelphia, 1982 (pp. 1626-1659, *see* pp. 1654-1655).
96. Seder JI. How I manage heel spur syndrome. *Phys Sportsmed 15*:83-85, 1987.
97. Sheon RP. A joint-protection guide for nonarticular rheumatic disorders. *Postgrad Med 77*: 329-338, 1985.
98. Shimazaki K, Takebe K. Investigations on the origin of hallux valgus by electromyographic analysis. *Kobe J Med Sci 27*:139-158, 1981.
99. Tanner SM, Harvey JS. How we manage plantar fasciitis. *Phys Sportsmed 16*:39-47, 1988.
100. Torg JS, Pavlov H, Torg E. Overuse injuries in sports: the foot. *Clin Sports Med 6*:291-320, 1987.
101. Travell J, Rinzler SH. The myofascial genesis of pain. *Postgrad Med 11*:425-434, 1952.
102. Travell JG, Simons DG. *Myofascial Pain and Dysfunction: The Trigger Point Manual.* Williams & Wilkins, Baltimore, 1983.
103. Wilemon WK. Tarsal tunnel syndrome: a 50-year survey of the world literature and a report of two new cases. *Orthop Rev 8*:111-117, 1979.

第二十七章
足部的深肌群

跖方肌和蚓状肌、蹬短屈肌、蹬收肌、小趾短屈肌和骨间肌

本章要点：跖方肌上的触发点（TrPs）引起的**牵涉痛**和压痛位于足跟处。蹬收肌的斜肌和横肌的头则牵涉到跖骨的区域中的前掌跖面。从蹬短屈肌转移的疼痛覆盖了第一跖骨头的足底内侧面，并可能波及包括所有的第一趾和第二趾。TrPs 在骨间肌的牵涉痛和压痛主要沿着该侧的足趾分布，这里有每块肌肉的附属点和相应的跖骨头跖面。跖方肌的**解剖附着**点位于邻近的跟骨和远端趾长屈肌肌腱。蚓状肌从趾长屈肌腱的指状分裂延伸到 4 个较小的足趾的每一个伸肌头。小趾短屈肌从第五跖骨的基底延伸到第五小趾的近节趾骨。蹬短屈肌的两部分近端附着于一个共同的相邻表面的骰骨和横向楔形骨，远端附着于两条肌腱，分别位于大足趾近节趾骨的两端。每条蹬短屈肌的肌腱包含一个籽骨。蹬收肌的斜肌头固定于第二、第三、第四中骨的基底部。横头则附着于足底跖趾（MP）、韧带的第三、第四和第五足趾。蹬收肌的两个肌头平均地附着于横向基底部的大足趾的近端趾骨。这 4 块分叶的背侧骨间肌近端附着于相邻跖骨轴。在远端，第一背侧骨间肌附着于内侧，第二背侧骨间肌附着于近端趾骨第二趾基底的侧面，两者同时参与该趾的趾长伸肌肌腱趾背腱膜。第三和第四背侧骨间肌远端仅附着于

第三、第四趾的侧面。这三条足底骨间肌从第三、第四、第五跖骨基底延伸到第三、第四、第五近端趾骨的内侧基底。**功能**：足底深部肌肉的功能在于行走时保持平稳。趾方肌牵引趾长屈肌屈曲并协助其弯曲其余 4 趾。蚓状肌屈曲其余 4 趾的近端趾骨并拉伸远端趾骨。小指短屈肌弯曲小趾近节趾骨，蹬短屈肌则使大足趾的近节趾骨弯曲。蹬收肌内收并协助大足趾的屈曲并维持横向平面的固定。足背和足底的骨间肌分别使 4 个小趾外展和内收，维持前足的稳定。**症状**：TrPs 引起的足深部肌肉疼痛和压痛源于疼痛或难以忍受鞋内行走矫形器而造成的行走方式改变。医生有必要将上述深部肌肉的疼痛症状区分于肌筋膜的器质性疼痛症状、足底筋膜炎、关节功能障碍和籽骨受伤。**患者检查**：包括观察病态步态，有否过度内旋或外旋，足趾、足前部、后足活动受限或过度活动，足趾无力，莫顿足，结茧处位置和厚度和鞋子是否合足。**牵拉下的间断性冷喷疗法**：对于趾方肌、蹬短屈肌、小趾短屈肌和蹬内收肌的 TrPs 引起的疼痛有效。但对骨间肌和蚓状肌效果不佳，后者要依赖按摩或深部针刺治疗。**注射和拉伸**：针对趾方肌、蹬短屈肌和蹬内收肌的注射和拉伸治疗需要患者被动体位。趾方肌和蹬短屈肌的针刺治

疗从足部内侧进针,蹈内收肌的治疗从足底进针,足背和足底的骨间肌则从足背进针。**矫正措施**:包括对足部关节的修复和接合,并建议只穿合足的鞋子。在鞋子上适当的支撑有助于足部结构问题的改善。自身拉伸锻炼、高尔夫球或滚钉技术都是可行的。

1. 牵涉痛
（图 27-1 ~ 图 27-3 ）

趾方肌的 TrPs 触发点会引起足底后跟表面的牵涉痛和压痛(图 27-1)。

蹈内收肌的斜肌头和横肌头引起的牵涉痛和压痛可以在足底远端 感受到(图 27-2A),主要在第一至第四趾骨。**蹈内收肌**的横肌头的 TrPs 会引起类似于"绒毛"样麻木和趾骨皮肤肿胀感。

在蹈内收肌斜肌头的内侧,**蹈短屈肌**的 TrPs 主要引起第一趾骨底部和内侧的牵涉痛和压痛(图 27-2A),导致蹈外翻或第二趾外翻。Kelly[38] 描述过一种"纤维

性抽搐"损伤导致蹈短屈肌痉挛。

小趾短屈肌的另一种疼痛区域未被建立,其类似于小趾外展肌(见图 26-3A)。

和手部骨间肌一样,足部骨间肌的牵涉痛和压痛常发生于肌腱附着点。但在足部,TrPs 的牵涉痛还沿着相应趾骨的远侧放射至足背和足底。图 27-3A 阐述了从背侧观察的第一足背骨间肌,图 27-3B 则从足底观察[70,71]。而且,第一背侧骨间肌的 TrPs 会导致大足趾的刺痛,这种干扰会在足底和低位胫骨感受到。足底骨间肌的 TrPs 和足背骨间肌的类同。蚓状肌的独立疼痛区域还未被确认,但和相应的骨间肌区域类似。

Kellgren[36] 曾报道过一例病例,患者主诉每走一步都引起距骨头下或足或踝关节外侧的疼痛因此跛行。在位于第三骨间的疼痛区域浸润 3ml 普鲁卡因溶液,疼痛瞬间再现随后消失,患者因此恢复正常行走。Kellgren 还报道 [37] 在第一背侧骨间肌注射约 6% 高渗氯化钠溶液 0.2ml 可

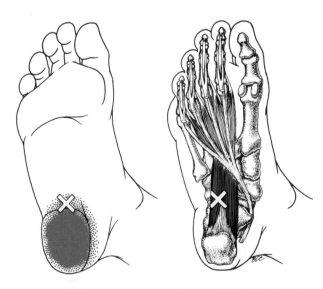

图27-1　位于右足跖方肌（深红色表示）深部的触发点（X）引发的疼痛区域（亮红色表示）。红色实心部分表示基本牵涉痛区域，红色点状部分表示基本牵涉痛的扩散部分。没有着色的肌肉为蚓状肌。

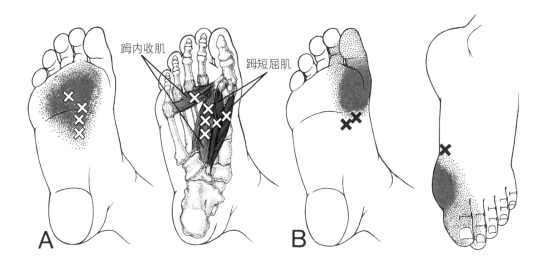

图27-2 检查中观察到，位于右足深部肌肉（深红色表示）的触发点（Xs）引发的疼痛区域（亮红色表示）。红色实心部分表示基本牵涉痛区域，红色点状部分表示基本牵涉痛的扩散部分。A. 跨内收肌，斜头及横头（淡红色）。B. 跨短屈肌肌肉（暗红色）。

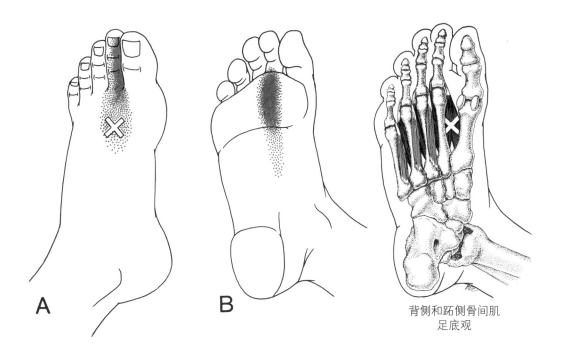

背侧和跖侧骨间肌
足底观

图27-3 位于右边的第一背侧骨间肌的触发点（X）引起的典型的疼痛区域（鲜红色表示）。骨间背侧肌以中等程度红色表示而跖间肌淡红色表示。A. 背面观。B. 足底观。

引起足外侧及小腿腓侧的疼痛。

2. 解剖附着和注意事项 （图 27-4 和图 27-5 ）

足部骨骼的图片读者可以参考本书图 18-2。仔细观察图片和肌肉韧带解剖的说明可以帮助读者理解足部肌肉结构和功能之间的联系。

趾方肌和蚓状肌都是从足底算起第二层结构的肌肉，均附着于趾长屈肌的肌腱（图 27-4A ），**趾方肌**有两个头，较长较内侧的一头**近端**附着于跟骨内侧，旁边的一头**近端**附着于趾骨一侧足底韧带。两个头被足底的长韧带分开，在**远端**以直角状汇集组成肌腱外侧缘和趾长屈肌肌腱[14,52]。足底外侧血管和神经穿行于此肌肉和浅层肌肉之间。

有时候趾方肌的外侧头甚至整条肌肉缺失。相应屈肌腱数目也存在变异[14]。

蚓状肌的**近端**附着于足底中部附近的趾长屈肌肌腱,**远端**随其余 4 趾的趾长伸肌肌腱拉伸（图 27-4A ）[14,52]。每条蚓状肌从两条肌腱分出，而第一蚓状肌则从第二趾的趾长屈肌肌腱内侧面分出。蚓状肌肌腱穿越趾侧的趾骨深横韧带，到达远端内侧表面伸肌拉伸的附着点。有时会附着于第一趾骨,一条或数条蚓状肌缺如[14]。

倒数第三层的足底肌肉包括纵向的第一和第五趾短屈肌、踇收肌的横向头和纵向斜肌头（图 27-4B ）。

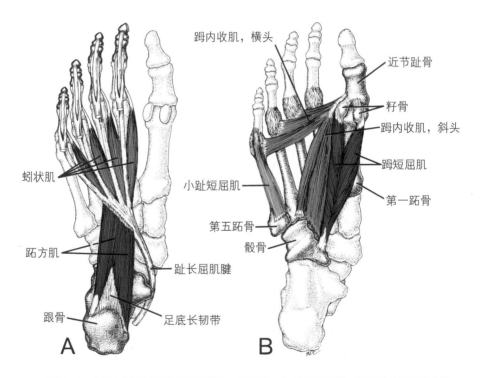

图27-4 右足中间的足底肌肉解剖附着，足底观。A. 第二层肌肉：趾方肌（深红色）和蚓状肌（中红色）；B. 第三层肌肉：踇短屈肌（深红色）、踇内收肌的斜头和横头（中红色）、小趾短屈肌（浅红色）。

小趾短屈肌近端附着于第五跖骨底部,**远端**附着于第五足趾近端基底的外侧面(图 27-4B)[14,30]。

当小趾短屈肌的深部纤维附着至连接第五跖骨和骰骨的韧带上,而后向远端伸展至第五跖骨远半部的侧部时,这些纤维有时候会被认作是小趾对跖肌[14,30,74],这通常出现在猿类身上。

踇内收肌有 2 个头(图 27-4B),斜向头对角穿过四根中骨,**近端**附着于第二、第三、第四跖骨基底部及腓骨长肌腱鞘[14,30]。其**远端**同踇内收肌侧部一起附着在大足趾的近节趾骨的侧面基部。**横头**从表面经第四跖骨头跨越至第二跖骨头。其纤维束**侧向**附着于第三、第四、第五趾的足底跖趾韧带和相同足趾的横向趾韧带。**在中部**,横头纤维束加入一起附着于大足趾近节趾骨基部的侧面,与斜头的肌腱混合[14,29]。

Valvo 等人[75]发现踇内收肌两个头的联合肌腱持续经过大部分内侧深横向跖骨韧带的分叉点。偶尔,该肌肉的一部分会附着到第一跖骨上,形成对**小趾对跖肌**[14]。

踇短屈肌的两头在**近端**由一个共同的肌腱固定在临近的骰骨、外侧楔形骨的表面(图 27-4B)和胫骨后肌腱附件的临近部分上。**远端**,2 个头附着于大足趾近节趾骨基部的内外两侧面。籽骨分别出现在两个肌腱的远端附件上。踇短屈肌的一个额外的骨片可能会附着在第二足趾的近节趾骨上[14]。

骨间肌位于足底的第四肌层。图 27-5A 描绘了**背部骨间肌**的附件。它们的动作与第二足趾的中线有关。这 4 个背部骨间肌均是位于两根跖骨间的双羽状肌肉。各背部骨间肌在**近端**分别固定在两块临近的跖骨上,**远端**附着在近节趾骨基部和趾长伸肌肌腱膜上,该肌腱膜位于第二足趾侧面朝向其拉伸的方向[14](第一背部骨间肌附着在第二足趾近节趾骨的内侧;剩余的 3 根肌腱附着于第二、第三、第四足趾的外侧面上)。Manter[44]认为背部骨间肌几乎不会继续向背部延伸进伸肌腱膜。

这三个足底骨间肌见于图 27-5B。每根肌肉**近端**均固定在相关的跖骨的基部而**远端**附着在相应足趾近节趾骨的基部的内侧,并且通常会附着至趾长伸肌的足背肌腱膜上[14]。每个跖骨骨间肌的肌腹均沿着相应的跖骨列于足底表面上,如图 27-5A 和图 27-9 的剖视图所示。

Kalin 和 Hirsch[35] 指出,尽管大部分现时的解剖学书本没有提及,但骨间肌可能有多种软组织起源,这使得骨间肌能够越过附跖骨关节,并且以一种协调的方式充当前足稳定器的角色。作者报道了一项详细的研究,该项研究涉及了 10 名不同的被实验者身上 10 只上 69 条骨间肌,并且另外观察了 115 只足。他们[35]发现,88% 的足背骨间肌和 93% 的足底骨间肌不仅发源于骨骼,还发源于软组织,包括其他肌肉的肌外膜,腓骨长肌腱的滑动或者韧带网络。该韧带网络由附跖骨关节囊的交织纤维和腓骨腱鞘组成。全部 10 名被试者的第一足背骨间肌的内侧头均观察到腓骨长肌腱的滑动。其他研究显示,115 只足中的 64.3%[35] 和 149

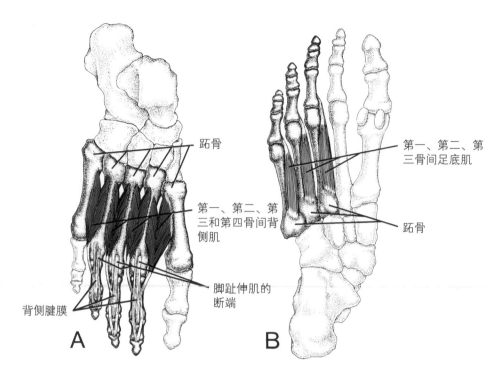

图27-5 右足足底深部（第四层）骨间肌的解剖附着。A. 骨间背侧肌的背侧观
（深红色）；B. 骨间足底肌的足底观（浅红色）。

只足中的 63.5%[44] 亦存在这种结构。第四
放射线上的肌肉(第二足底和第四背骨间
肌)是最大的骨间肌，它们从足部最近端延
伸至最远端，有最广泛的组织起源[35]。最值
得注意的是，这项研究发现，73%的研究对
象的足部骨间肌含有其他(非骨间肌的)肌肉
成分。这种不同来源肌肉组织的交叉在足
背及足底居中的骨间肌上较常见，而在足内
外侧面的骨间肌上较为少见。在猩猩身上，
足纵轴穿过第三跖骨(像人类的手一样)。
在人类身上，足纵轴穿过第二足趾。这项近
期的进化改变很可能对解剖学结构的丰富
做出了贡献[44]。

补充参考资料

这里列出的足底方肌有时被定义或
标注为副屈肌。

无大血管及神经的足底视角图 绘
图描绘了除去血管和神经之外足底方
肌[2,14]、蚓状肌[2,14]、小趾短屈肌[5,15]、蹈趾
内收肌[15]、蹈趾短屈肌及背侧[5,15]和足底
侧的骨间肌[5,16,25,80]。图片记录了除去
血管和神经之外的足底方肌[47,52,65]、蚓状
肌[4,7,51,52,64,65,67]、小趾短屈肌[51-53,64-66]、蹈趾
内收肌[47,48,53,66]、蹈趾短屈肌[47,48,53,66]及背侧
和足底侧的骨间肌[47,48,54]。

有血管和神经的足底视角图 绘图
描绘了与足底方肌[4,23,57,59]、蚓状肌[23,57,59]、
小趾短屈肌[4,59]、蹈趾内收肌[4,59]、蹈趾短屈
肌及背侧[4,57,59]和足底侧的骨间肌[59]相关
联的内外侧足底神经。另一张图[59]描绘
了内外侧足底动脉。此图包括第一跖趾
关节处蹈趾短屈肌腱的籽骨。

背侧视角图 背侧视角图展现了除

去血管及神经之外 [16,25,60] 的背侧骨间肌 [50] 及腓侧深部静脉及动脉 [58]。

内侧视角图　除去血管和神经从内侧视角可在绘图上见到足底方肌和姆趾短屈肌 [3]，在照片上可看到足底方肌 [63]。

横断面　一系列的横断面显示了足底方肌 [10]、蚓状肌、小趾短屈肌、背侧及足底短屈肌 [12]、姆趾内收肌 [13]、姆趾短屈肌周围结构间的关系。跖骨横断面显示了小趾短屈肌、姆趾短屈肌、姆趾内收肌及背侧和足底侧骨间肌 [22]。

矢状断面　骨上标识显示了足底方肌、小趾短屈肌、姆趾内收肌 [55]、姆趾短屈肌及背侧和足底侧骨间肌的骨性附件 [58]。

骨骼附件　通过骨性标志识别跖方肌 [6,7,24,49]、小趾短屈肌 [7,24,49]、姆内收肌 [7,24,46,49]、姆短屈肌 [7,24,46,49] 和足背及足底的骨间肌附着物。

3. 神经支配

本章中提到的肌肉，只有姆指短屈肌和第一蚓状肌由来自 L_5 和 S_1 的内侧足底神经支配。本章中的其他肌肉由来自 S_2 和 S_3 的外侧足底神经支配 [14]。这些肌肉包括足底方肌、第二、第三、第四蚓状肌、小趾短屈肌、姆趾内收肌和所有骨间肌。

4. 功能

当进行垂直运动时，足部肌肉起到缓冲和保持平衡的柔性作用。当处于前进步态时，足部肌肉起到保持稳定性的刚性作用。一般来说，足部固有肌肉作为一个整体存在。当水平前行、上坡、下坡行走时，这些肌肉的肌电活动使髁下关节紧密的循序旋后。当处于前进步态时，这些肌肉保持足部髁下关节及横向跗骨关节的稳定性 [42]。骨间肌帮助足趾对地形的变化进行相应的调整，并通过其广阔的软组织结构在维持前足稳定性上起到一定作用。当有重量承载于足部时维持跗跖关节 [35]。

作用

足底方肌在 4 个小趾远端关节屈曲状态时可协助趾长屈肌 [14,27,28,61]。由于其附着于趾长屈肌腱的角度，足底方肌使第五趾及部分第三、第四趾的牵引力位于正中线。第二趾的牵引力是相对较直的并不需要进行校正 [28,34]。足底方肌甚至可以在无趾长屈肌活动下使 4 个小趾屈曲。足底方肌也能为足部蚓状肌提供稳定性 [34]。

4 个**小趾**的蚓状肌在跖趾关节屈曲近端跖骨、在趾间关节伸展远端 2 个趾骨 [14,28,61]。这与手部蚓状肌的作用相类似 [14]。

小趾短屈肌在跖趾关节屈曲小趾近端趾骨 [14,61]。

姆趾内收肌向第二趾方向内收大姆趾 [27,61]。同时在大姆趾近端趾关节屈曲及维持横向平面稳定性上起协同作用 [14]。在刺激下，姆趾内收肌斜侧头产生比姆趾短屈肌外侧头更强的内收作用 [17]。

姆趾短屈肌在跖趾关节屈曲大姆趾近端趾骨 [14,61]。在刺激下，姆指短屈肌内侧头外展近端趾骨，外侧头使姆趾向第二趾方向内收 [17]。

背侧及足底侧**骨间肌**的作用与第二趾纵轴相关联。背侧骨间肌外展第二、第三、第四趾（外展第二趾使其离开其原有纵轴，外展第三、第四趾使其离开第二趾）。背侧骨间肌也屈曲近端趾骨，同时通过第二、第三、第四趾伸肌机制轻微伸展远端 2 个趾骨 [14,17,27,31,61]。

有些作者认为骨间肌**未附着**于伸肌机制中,这导致只有蚓状肌来伸展趾间关节 [33]。

足底侧骨间肌向第二趾方向内收第三、第四、第五趾,同时也是近端趾骨的屈肌 [14,27,61]。只有当其插入到伸直肌机制时,足底侧骨间肌还可能作为第三、第四、第五远端趾骨的伸直肌 [31]。

功能

在休息状态下,肌肉活动对于支撑全负荷足部的足弓并不是必需的 [42]。

按照 Basmajian [9] 的理论,在前进步态时固有肌肉的主要作用是维持足部稳定性,其主要作用于骰下关节和横向跗骨关节。过度旋前的足部较正常足部需要更强的骨间肌活动以保证稳定性 [42]。

足底方肌将趾长屈肌的后中部牵引力变成趾的单纯屈曲牵引力。当承重足踝部背屈时,这样的作用对于屈曲足趾可能是非常重要的 [28]。

姆指短屈肌的正常功能显然是帮助防止姆趾损伤。在 McBride 手术操作中去除外侧籽骨后,姆趾内翻损伤可能源于姆趾短屈肌外侧肌腱的离断 [74]。

当走在松软的沙地上时,**蚓状肌**的足趾杠杆作用使足趾更有效地插入沙土中。蚓状肌与骨间肌联合作用为前足提供稳定性。尽管蚓状肌没有穿过跗跖关节,但当压力承载于足部及从站立状态未改变时其仍影响这些关节的稳定性(与足底方肌收缩联合)[35]。为防止趾长伸肌造成的跖趾关节过伸,在前进步态的摆动状态时

蚓状肌也发挥作用 [33]。

从站立中期到足趾离地期 [32,42],**骨间肌**展现了强大的电活动。当足跟离开地面及当跗跖关节延伸的站立后期及迈出期时,骨间肌在维持前足稳定性中起着重要的作用。另外,趾骨间肌能使足趾适应于地形的变化 [35]。Jarrett 及其同事 [33] 提出在前进步态的站立期骨间肌起到检查趾长屈肌及趾短屈肌的作用,从而提供使趾直接对抗地面的稳定作用。

姆趾内收肌帮助在横向平面上维持前足(跖骨头区域)稳定性。

5. 功能(肌牵张)单位

足底方肌、**趾长屈肌**、**趾短屈肌**、**蚓状肌**及**骨间肌**在屈曲四个小趾及控制它们的伸展中作为一个整体发挥作用。它们的对抗肌是趾长伸肌和趾短伸肌。

小趾短屈肌、**小趾外展肌**、**第四蚓状肌**及**第三足底侧骨间肌**协同作用以屈曲第五趾。它们被附着于第五趾的趾长伸肌及趾短伸肌腱鞘所对抗。

姆趾内收肌和**姆趾短屈肌**形成一个功能单位以控制大姆趾的定位。

背侧及足底侧骨间肌与蚓状肌一起控制 4 个小趾的外展及内收功能。

6. 症状

足深部固有肌 TrPs 患者往往表现为疼痛导致明显的行走限制。同时他们可能主诉足部麻木及肿胀感。这样的感觉改变常包括整个足部远端而不是仅限于一个足趾。这种感觉的改变常开始于小趾短屈肌、姆趾短屈肌及姆趾内收肌的TrPs。这些肌肉 TrPs 的患者常将矫正器

械塞入鞋中,但又因对 TrPs 逐渐增加的压迫产生的无法容忍的强烈疼痛而很快取出。

足部肌肉失调和关节功能障碍会导致身体近端任何部位的问题,包括膝盖、髋部、骨盆和脊柱。

足深部固有肌肉受累患者的疼痛主诉常合并疼痛所累及足部其他肌肉的 TrPs 肌筋膜模型。

足底侧骨间肌的活跃及潜在 TrPs 常伴随**锤状趾**。足趾的变形可在 TrPs 失活后消失,特别是在年轻患者中。

鉴别诊断
其他肌筋膜疼痛综合征

因为患者常同时在多个足部和腿部肌肉存在活跃的 TrPs,所以能见到多种疼痛相关区域的结合。

足底方肌　足底方肌 TrPs（图 27-1）常表现为足跟底部疼痛及压痛,然而腓肠肌 TrPs（图 21-1）和趾长屈肌 TrPs（图 25-1）也表现为足背及足跟疼痛及压痛。比目鱼肌导致的足跟疼痛常较足底方肌导致的疼痛更广泛。比目鱼肌 TrPs（图 22-1）牵涉面不仅包括足跟足底面还常延伸到足跟后面及部分跟肌腱。胫骨后 TrPs（图 23-1）疼痛常延伸到足跟,但主要集中在足跟上方(图 26-2)的跟腱。踇趾外展肌的疼痛及压痛只集中于足跟内侧缘,而足底方肌的疼痛和压痛覆盖足跟的足底面。

踇趾内收肌　踇趾内收肌的疼痛和压痛常涉及前足的足底面(图 27-2A),而腓肠肌 TrPs（图 21-1）涉及更靠近足弓。与较局限疼痛及压痛的骨间肌 TrPs（常

为单个足趾的强烈疼痛及压痛）进行区别一般不是问题。趾长屈肌(图 25-1)和趾短屈肌(图 26-3B)导致的前足足底面部分区域的疼痛和压痛常易与踇趾内收肌导致的疼痛及压痛混淆。当疼痛主诉包括前足足底面时,应对趾长屈肌、趾短屈肌及踇趾内收肌进行检查。

踇趾短屈肌　踇趾短屈肌 TrPs 疼痛及压痛主要涉及第一跖骨头部区域并向大足趾延伸(图 27-2B),而胫前肌 TrPs 常主要涉及大足趾本身(见图 19-1)。踇趾长伸肌 TrPs 只涉及第一跖骨头部的背侧(见图 24-1A),而不像踇长屈肌那样涉及第一跖骨头部的内侧及足底侧。踇长屈肌 TrPs（图 25-1A）的疼痛及压痛常只涉及第一跖骨两头的足底面及大足趾。

骨间肌　骨间肌 TrPs（图 27-3A、B）特异性放射性疼痛形式包括相对应跖骨头的足底区域及相应足趾的毗邻面。因此不易与前面所述的踇趾内收肌的疼痛形式相混淆,除非同时有几个相邻的骨间肌有活动性 TrPs。

在骨间背侧肌肌筋膜的 TrPs 可引起肌力减退从而导致锤状趾。

其他情况

读者可参考 McGlamry's 教科书以得到更多关于影响足部的情况的更多信息[45]。其他应该考虑的情况包括足底筋膜炎、踇趾外翻、应力性骨折、跟骨间隔综合征、神经内陷、关节功能障碍及籽骨损伤。

足底方肌 TrPs 引起的疼痛和压痛可能伪装成**足底筋膜炎**。在第二十六章第 503～504 页上已叙述了这样的情况。

蹈趾外翻是与一种第一距趾关节大量关节周围结构挛缩相关的渐进性变形。这些结构包括外侧副韧带及关节囊、**蹈趾内收肌**及肌腱、**蹈趾短屈肌外侧头**及其腓侧籽骨[69]。肌电图研究显示蹈趾外翻患者蹈趾内收肌活动性明显减弱时,蹈趾外展肌无活动性。因此,微弱的内收力是有效的[9]。蹈趾内收肌切断术被报道对缓解蹈趾外翻有效[74]。据我们所知,位于蹈内收肌上的针对蹈趾外翻(无须增加 EMG 刺激即可缩短肌肉)的 TrPs 尚无进一步研究。

Alfred 和 Bergfeld[1] 论述了**足部应力性骨折**。跟骨应力性骨折可在任何年龄出现并引起慢性跟骨疼痛但往往会被漏诊,因为这常需要靠骨扫描来诊断。舟骨应力性骨折非常少见并容易被忽视,因为足弓疼痛在成年人中非常普遍。一般舟骨应力性骨折患者同时有足部背侧及内侧弓疼痛及肿胀,其在活动及晚上更严重。跖骨应力性骨折引起前足酸痛常见于入伍新兵和芭蕾舞演员。诊断的关键是受累跖骨的点状压痛[1]。

Manoli 和 Weber[43] 研究了 3 位跟骨骨折患者发展成 4 个小趾爪状趾后遗症的原因。对 17 例下肢样本检查显示先前未定义的后足单独间隔,这个跟骨间隔内含有**足底方肌**。作者推断爪状趾样变形是一种未定义的**跟骨间隔综合征**的后遗症,跟骨间隔综合征会导致足底方肌挛缩。作者提出了一种缓解此类跟骨骨折导致的间隔综合征的手术技术。

足底方肌 TrPs 特征性的足跟疼痛形式也可由足底外侧神经第一分支的**内陷**造成。一次广泛的解剖学研究显示最可能发生内陷的位置在**蹈趾外展肌和足底方肌**内侧头之间[68]。内陷的机制并不明了。

足部关节功能障碍(无论是高活动性还是低活动性)会严重扰乱足部力学结构并造成从足部到头、颈部多位点疼痛的失调。

其他**结构性变异**也可能是足部力学障碍的原因。这样的结构性变异包括后足内翻或外翻、前足内翻或外翻、马蹄足、足部高活动性、第一放射线错位、足弓过高。

蹈趾短屈肌腱内的**籽骨损伤**会使运动员残疾[82]。特异的单次损伤很少导致疼痛,其往往由反复施压造成。大蹈趾跖趾关节处的疼痛常难以定位。检查者可通过轻柔的按压引出籽骨局限性压痛。外展大蹈趾可引出关节处疼痛。这种症状可能由籽骨炎、骨软骨炎、籽骨单纯应力性骨折、籽骨移位性骨折导致,且一般对保守治疗敏感[62]。

在 2 个病例中发生背外侧副韧带和第二骨间肌腱**外伤性断裂**导致第二趾偏斜重叠在大蹈趾上的情况[26]。2 个病例都得到了手术修复。

7. 触发点的激活和持续存在
激活

足部深肌群 TrPs 激活及持续存在的因素与第二十六章第 505 页所讨论的足部浅表肌群相似。过紧的鞋头或鞋面(高度过小)限制了足趾的活动,这可能是大部分足趾深部固有肌 TrPs 被激发及持续的主要因素。相比过紧的鞋面、过短的鞋子更易使骨间肌 TrPs 激活并持续存在。

这些肌肉的 TrPs 可能在踝部及足部

其他骨头骨折时被激活。随着固定器械使足部一段时间内无法活动,TrPs进一步恶化。

诸如挫伤、重击、截断足趾及高处坠落伤等对足部深部固有肌的其他创伤也可激活TrPs。

持续存在

在沙地上行走、在凹凸不平的地面或斜坡上行走或奔跑、将足放入冷水中、在寒冷的天气穿湿袜子等可能使足部肌肉的TrPs激发及持续存在。尤其是当肌肉疲劳时。

足部关节活动性受损可使穿过这些关节的足部固有肌TrPs持续存在。第二、第三、第四跖跗关节的运动受限常较普遍且易于确定[41]。

莫顿足结构及其他导致足部过度旋前的原因若未被纠正可明显导致足部固有肌TrPs持续存在。站姿早期的旋前是正常的,而过度旋前是异常的。

足底无法弯曲的鞋子(木底鞋或纵轴上固定有钢板的鞋子)会明显限制前足活动性从而导致深部固有肌TrPs持续存在。

大踇趾痛风等导致足部固有肌TrPs持续存在的系统性疾病已在第一册第115~155页提及[73]。

8. 患者检查

动脉循环的状况可通过触诊足背动脉和胫后动脉来检查。应检查皮肤及趾甲有无损伤。还应检查皮肤颜色、温度及水肿情况。

临床医生应观察患者赤足行走情况,特别要注意足部的过度旋后及旋前。如果患者没有这方面的主诉,但有异常步态,这常提醒医生询问关于足部疼痛的问题。患者可能回答"是,我有脚痛,不过我已经习惯了。"患者可能已习惯并耐受足痛,从而忽略这一主诉症状[72]。

前足深部肌肉活动性TrPs的患者不能用疼痛足单腿跳跃。

临床医生应检查足部结构及足趾屈曲和伸展运动的受限范围。肌筋膜TrPs令伸展活动的范围痛苦地受到限制。处于收缩位置时,足的伸展和有效收缩能力也会因疼痛而受到限制。

Lewit[41]描述的用来检测足部受限关节活动的两部分筛选试验是简单而有效的。在第一部分,患者将松弛状态足的足跟放在检查桌上,临床医生双手各抓起一侧的前足,然后尝试围绕着足部长轴旋转前足。旋转中心经过距骨头。跖跗关节运动阻碍可限制任一方向或双向的旋转。第二部分试验通过围绕踝下关节猛烈的向前、向后运动前足检测旋前、旋后功能。这个运动的限制表明跖跗关节的近端关节运动阻碍。如果筛选试验阳性,则应对个别关节进行检查以确定运动的限制[41]。

足部固有肌疼痛的患者,尤其是如果伴有第一距趾关节炎症者,应检查有无结晶沉积性疾病。

应检查有无诸如莫顿足结构、后足内翻或外翻、前足内翻或外翻、马蹄足、足部高活动性、第一放射线错位、足弓过高、踇趾外翻及锤状趾等结构变异。亦应注意其足部有无老茧及老茧的厚度。此外,还应检查患者的鞋子,以确定有无过紧的鞋面、坚硬的前脚掌鞋底及异常磨损等情况,后者通常提示扭曲的足部力学作用。

测试跗趾跖趾关节屈曲力量来检测跗趾短屈肌，一定程度也检测跗趾外展肌和跗趾内收肌。这个试验可通过在保持前足稳定状态下在近端趾骨对抗大跗趾的屈曲来进行检查[39]。有些检查者通过对抗4个小趾趾间关节[40]的伸展来检测骨间肌的力量，此时应维持足部跖趾关节处于跖屈$20°~30°$的稳定状态。比起骨间肌力量，这个试验能更好地表明蚓状肌力量[33]。骨间肌力量可以通过并拢内外侧足趾近端趾骨来进行评估，而此时受试者应尝试保持足趾分开。无论如何，检查者应该记住许多个体患者无法很好地完成这些足趾运动。

9. 触发点检查
（图27-6）

足底方肌　要检查足底方肌TrPs，临床医生必须进行深触诊（图27-6A），并在足趾轻度外展情况下施加足够大的压力以渗透到足底腱膜。压痛点可以被清楚地确定，但不会触及肌肉的紧张带。

跗趾短屈肌　由于足底腱膜覆盖了大部分的跗趾短屈肌，通过对足底内侧缘较薄的皮肤进行平触诊可以更有效地触诊跗趾短屈肌内侧头（图27-6B）。外侧头TrPs必须通过对足底深触诊来确定压痛点。跗趾外展肌腱不应被误当作跗趾短屈肌紧张带。有时候，TrP紧张带可在第一跖骨下的跗趾短屈肌内侧头处触及。

跗趾内收肌　当检查时应使大跗趾轻柔的被动外展以造成对肌肉的适度张力。跗趾内收肌必须透过前足远端4个较小跖骨头近端处的足底腱膜而触及。跗趾内收肌横向头延伸跨过足部并位于

跖骨头近端（图27-6C，）。跗趾内收肌斜头轻微成角并从第二、第三、第四跖骨基底部跨过足背（图27-4B和27-6C）。只有极小的可能触及其中任一头的紧张带，然而，临床医生常可以检测到TrP压痛。

骨间肌　骨间肌和蚓状肌可用图27-6D中的双手法在临近跖骨之间触及。这种方法易于将骨头分开并增加肌肉的张力。背侧骨间肌可以用单根手指触及，此时另一只手的一根手指应在足底面给予精确的对抗力。蚓状肌和足底骨间肌的压痛可通过对足底肌腱的深触诊来引出，此时另一只手应在足背给予一定的对抗力。在骨间肌附着的相邻跖骨处，常可触及活跃的背侧骨间肌TrPs的绷紧带。在这些病例中，可通过突然撤去对活跃性TrP的按压而引出局部抽搐反应。亦可临床医生通过触诊足底肌腱和（或）跗趾内收肌斜头来区分蚓状肌和足底骨间肌TrPs。

小趾短屈肌　通过触诊来区别小趾短屈肌及其外侧小趾外展肌的可能性较小。一般来说，对两者的区分并不重要。两者可通过沿着第五跖骨下外侧的足外侧缘触诊而触及。有时，在这个区域小趾外展肌基本上呈腱膜状态，能触及的唯一肌肉是小趾短屈肌。有些患者能在第五趾屈面触及紧张带并可引出局部抽搐反应。

10. 神经卡压

目前没有充分证据表明足部深部固有肌TrP的拉伸可导致神经内陷。

11. 相关触发点

单一肌肉肌筋膜疼痛综合征有时可在足部被发现（如骨间肌）。然而在作者

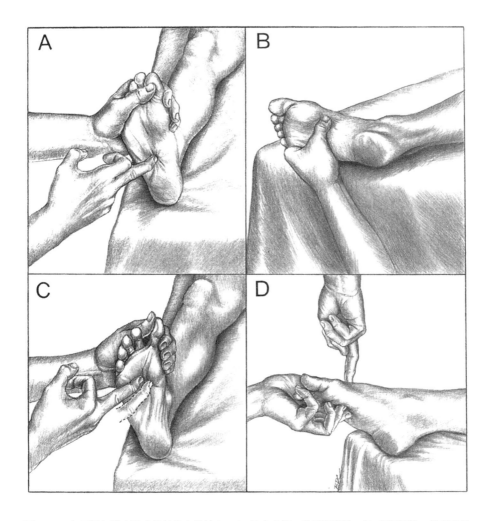

图27-6 右足深部肌肉活动的触发点的检查。A. 足底方肌，使用深触诊。B. 跨短屈肌，使用平触诊。C. 跨内收肌，横头（实线轮廓手指）和斜头（虚线轮廓手指），使用平或深触诊。D. 骨间肌和蚓状肌，双手法触诊，一只手的手指进行触诊，而另一只手的手指提供反向压力。

的实际工作遇到的复杂性慢性病例中，当一条足部深部固有肌受累时，其他肌肉也会受累。

12. 牵拉下的间断性冷喷疗法

为了达到持续缓解，无论是在 TrPs 失活前还是失活后，任何足部低活动性关节都应被运动。

使用冰块进行牵拉下的间断性冷喷疗法已在本书第 8 ~ 9 页解释过。如何使

用蒸汽冷气雾剂及进行伸展已在第一册第 67 ~ 74 页详细介绍[73]。增进松弛和伸展的技术已在本书第 10 ~ 11 页回顾过。

图 27-7 解释了**跨趾短屈肌肌筋膜** TrPs 对间断性冷喷疗伸展的反应。患者取侧卧位，使用冷气雾剂或冰块覆盖前足足底面的内侧半部分，同时，操作者伸展大跨趾。踝部保持中立位。如果临床医生想同时放松**跨趾内收肌** TrPs，那么应将治疗范围扩大至前足整个足底面，同时大

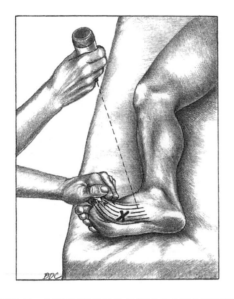

图27-7　右蹈短屈肌的触发点（X）的伸展位置和间断性冷疗方向（细箭头）。大足趾延伸至跖趾关节（踝关节位置正中）。间断性冷疗与被动伸展所有足趾短屈肌同时所有5个足趾延伸和应用并行喷扫冷却整个前足的跖面可以合并（见图26-6D）。如果过度活动的蹈区域的存在，临床医生在足伸展前可以应用间断性冷疗，然后也可用于稳定足弓。

蹈趾进行被动地外展及伸展。

如果足部蹈跖关节区为高活动性，此区域应该用一手保持其稳定状态，同时，另一手抓起足部使延伸的肌肉松弛。在这种病例中，间断性冷疗应在伸展前使用而不是在伸展时。

其余足部固有肌常无法以肌肉为单位来进行牵拉下的间断性冷喷疗法治疗，但可以作为一个整体来治疗。上一章中图26-6C所述的缓解趾短屈肌TrPs的技术也能缓解**足底方肌**和**小趾短屈肌**TrPs。踝部不能同时保持背曲状态，因为趾长屈肌的张力会阻碍足底方肌的完全伸展。

在处理一组肌肉的时候以同样的方式处理其拮抗肌来防止其反应性痉挛是非常重要的。在这种病例中，临床医生必须考虑趾短伸肌和蹈短伸肌。反应性

痉挛的概念和预防方法在本书第18页已叙述。

用牵拉下的间断性冷喷疗法来缓解骨间肌和蚓状肌TrPs导致的疼痛。横向分开2块相邻跖骨，同时将一块跖骨向背侧移动，另一块向足底侧移动，这样的方法可以伸展两块相邻跖骨间的背侧骨间肌。深部按摩和注射技术可能对这些肌肉更有效。治疗的另一种方法在本书第9～10页已叙述。

Evjenth和Hamberg[18]清楚地注解及描述了如何通过伸展大蹈趾跖趾关节来伸展蹈趾短屈肌的各个肌肉头。运用这种技术时，助手可对肌肉及所指疼痛及压痛处远端进行间断性冷喷疗法。同样地，临床医生可以使用这种方式伸展蚓状肌[19]、同时伸展第二、第三、第四背侧骨间肌、伸展小趾短屈肌和小趾外展肌[21]、伸展蹈趾内收肌[20]。

13. 注射和拉伸 （图 27-8 和图 27-9）

在注射治疗前应仔细消毒足部皮肤。这些深部肌内注射治疗容易导致足底神经阻滞。注射0.5%普鲁卡因溶液后阻滞可持续15min或20min。在对TrPs注射治疗前应将这种可能性告知患者。

对这些肌肉进行注射治疗应先准备一个10ml的装满用等张盐水稀释的0.5%普鲁卡因溶液的注射针筒。22号38mm的注射针头已足够长，以触及那些深部固有肌。

对**足底方肌**进行注射治疗时，患者取患足侧侧卧位，临床医生通过从足部内侧缘对足底腱膜进行深触诊来定位压痛点。

注射针头在足底内侧缘内外侧(图27-8A)足底神经之间进针并向外侧倾斜以触及足底方肌。

蚓状肌是小肌肉,不易通过触诊与足底骨间肌区分。后面段落描述的对足底骨间肌的注射治疗绝大部分可涵盖蚓状肌TrPs。

小趾短屈肌常不能与小趾外展肌远端肌腹相区分。小趾短屈肌TrPs的定位和注射治疗基本与第二十六章第510~511页描述的小趾外展肌相似。

对**姆趾短屈肌**TrPs注射治疗时,患者仍取患足侧侧卧位并定位肌肉的TrP压痛点(图27-8B)。由于趾固有神经在肌肉表面,因此注射针头应从足内侧进针并越过神经至深部的第一跖骨表面进入趾短屈肌。

对**姆趾内收肌**TrPs注射治疗时,患者

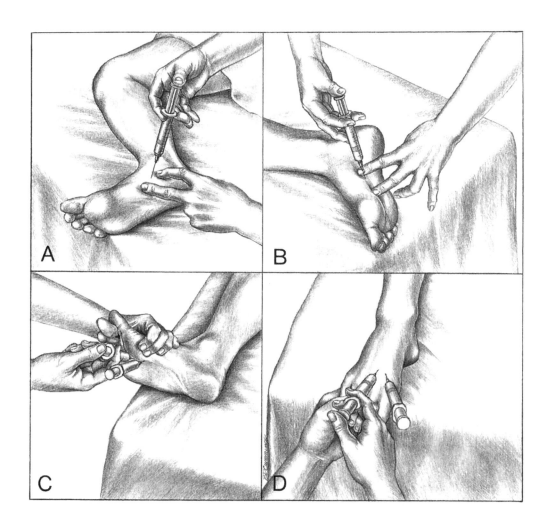

图27-8　足深部肌肉触发点的注射。A.足底方肌。B.姆短屈肌。C.姆内收肌,横头(手握的注射器处)和斜头(游离的注射器)。D.第一和第二背侧骨间。游离的注射器必须沿第二跖骨显示方向,探测定位第一背侧骨间肌的触发点。将在手的注射器针头引导进入第二和第三跖骨之间的第二背侧骨间肌。为了达到第一跖骨间肌,针必须调整为横向角度,穿过第二和第三跖骨之间,达到深层到第三跖骨(见图27-9)。

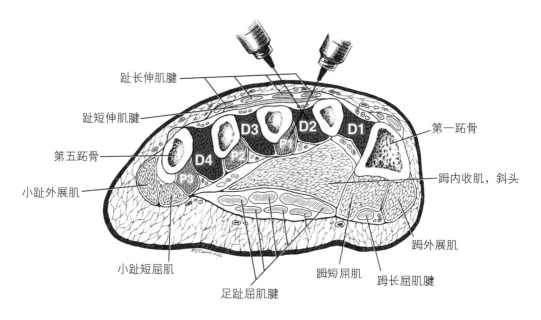

图中标注文字：
趾长伸肌腱
趾短伸肌腱
第五跖骨
小趾外展肌
小趾短屈肌
足趾屈肌腱
D3 D2 D1
P1
D4 P2
P3
第一跖骨
蹈内收肌，斜头
蹈外展肌
蹈短屈肌
蹈长屈肌腱

图27-9 前面观，通过足跖骨头的足近端横截面。背侧骨间肌（D）暗红色表示，跖骨间肌肉（P）淡红色表示，其他肌肉本色表示。改编自Ferner Staubesand[22]。

取之前所述体位,临床医生通过深触诊对最大 TrPs 压痛点进行定位。在皮肤准备后,临床医生向 TrP（图 27-8C,）外侧进针使针尖沿第一跖骨方向向内侧倾斜以到达蹈趾内收肌斜头（图 27-9）。对蹈趾内收肌横头注射治疗时,操作者向远端进针使其靠近跖骨头(图 27-8C)。

所有**骨间肌**(背侧及足底侧)可通过足部背面来进行注射治疗(图 27-8D 和图 27-9)。患者取仰卧位,膝盖弯曲使足部尽量平放在检查床上。通过触诊确定背侧骨间肌压痛点后,临床医生对趾骨间肌肉进行注射治疗。一手的手指从足部足底面向注射治疗的骨间肌空间按压(如 27-6D 和 27-8D 所示)。临床医生必须仔细地探索背侧骨间肌的 2 个肌腹以在骨间肌空间每个面来定位所有的 TrPs (图 27-5A)。

对用双手深压法从**足底**侧定位的足底骨间肌 TrPs 压痛点进行治疗时,一手手指固定压痛点,另一手操作注射器。图 27-9 显示了注射针在第二、第三跖骨间向外侧倾斜进针以探查位于第三跖骨内下方的肌肉,从而通过背侧入路到达第一足底骨间肌。

在对这些肌肉进行注射治疗后,临床医生可以在轻柔伸展肌肉的同时,给予间断性冷喷疗以缓解注射治疗所遗漏的残留 TrPs。热敷治疗可缓解严重的注射后疼痛。此后,可进行数次缓慢的完全缩短及完全拉长幅度的运动,可帮助平衡肌节长度并保持肌肉功能。

14. 矫正措施

必须及时诊断及处理诸如痛风一类的结晶沉积性疾病及其他使 TrPs 持续存在的系统性疾病,继发的 TrPs 会随着原发疾病的好转而被消除,即使局部治疗对它们已经无效。

应该恢复关节的正常活动及运动范围[41]。

应在鞋内使用适当的支撑物以代偿其他方法无法纠正的结构性及机械性问题。这对于那些习惯于运动和慢跑的患者、长距离慢走练习的患者、或需长时间站立的患者尤其重要。

矫正性姿势和活动

应在平坦的路面上进行走路和慢跑等活动直到 TrP 活性被解决。

鞋子应该合足且有坚硬的足跟底衬和良好的足弓支撑。鞋子应该有可弯曲的鞋底,特别是在跖骨头区域。患者应避免穿着高跟或尖跟鞋及尖头鞋。鼓励患者购买橡胶鞋跟、橡胶鞋底、弹性泡沫鞋垫等有良好缓冲能力的鞋子。

Basford 和 Smith[8] 评估了弹性聚氨酯鞋垫在 96 名成年女性中缓解背部、腿部和足部疼痛的效果。这些受试者大部分工作时间是站立着的且未进行医学护理。25 名受试者认为鞋垫使鞋子过紧而将其丢弃。其余受试者认为鞋垫非常舒适并表示上述三个区域的疼痛得到明显减轻[8]。

矫正锻炼

第二十六章 14 节描述的条件反射及强化锻炼也可应用于这些深部固有肌。

家庭治疗方案

在第二十六章第 511～513 页描述及图示的自我伸展方法对于足底方肌、蚓状肌、踇趾短屈肌及趾短屈肌受累的患者同样有效。将足部浸在温水中(例如盆浴)时可更有效地进行伸展。这些方法包括趾屈肌自我伸展锻炼(见图 26-8)、高尔夫球运动及擀面杖技术(见图 26-9)。

（曹强　译　　孙晓琼　许雅萍　校译

王祥瑞　杭燕南　校）

参考文献

1. Alfred RH, Bergfeld JA. Diagnosis and management of stress fractures of the foot. *Phys Sportsmed* 15:83-89. 1987.
2. Anderson JE. *Grant's Atlas of Anatomy,* Ed. 8. Williams & Wilkins, Baltimore, 1983 (Fig. 4-95).
3. *Ibid.* (Fig. 4-98).
4. *Ibid.* (Fig. 4-100).
5. *Ibid.* (Fig. 4-102).
6. *Ibid.* (Fig. 4-103).
7. *Ibid.* (Fig. 4-107).
8. Basford JR, Smith MA. Shoe insoles in the workplace. *Orthopedics 11*:285-288, 1988.
9. Basmajian JV, Deluca CJ. *Muscles Alive,* Ed. 5. Williams & Wilkins, Baltimore, 1985 (p. 351 -352).
10. Carter BL, Morehead J, Wolpert SM, *et al. Cross-Sectional Anatomy.* Appleton-Century-Crofts, New York, 1977 (Sects. 82-84).
11. *Ibid.* (Sects. 83-87).
12. *Ibid.* (Sects. 85,86).
13. *Ibid.* (Sects. 85-87).
14. Clemente CD. Gray's *Anatomy of the Human Body,* American Ed. 30. Lea & Febiger, Philadelphia, 1985 (pp. 587-590, Fig. 6-83).
15. *Ibid.* (p. 588, Fig. 6-89).
16. *Ibid.* (pp. 889-890, Figs. 6-85, 6-86).
17. Duchenne GB. *Physiology of Motion,* translated by E.B. Kaplan. J.B. Lippincott, Philadelphia, 1949 (pp. 375-377).
18. Evjenth O, Hamberg J. *Muscle Stretching in Manual Therapy, A Clinical Manual.* Alfta Rehab Førlag, Alfta, Sweden, 1984 (pp. 153, 158, 159).
19. *Ibid.* (p. 157).
20. *Ibid.* (p. 158).
21. *Ibid.* (p. 162).
22. Ferner H, Staubesand J. *Sobotta Atlas of Human Anatomy,* Ed. 10, Vol. 2. Urban & Schwarzenberg, Baltimore, 1983 (Fig. 493).
23. *Ibid.* (Fig. 497).
24. *Ibid.* (Fig. 500).
25. *Ibid.* (Figs. 501, 502).
26. Goldner JL, Ward WG. Traumatic horizontal deviation of the second toe: mechanism of deformity, diagnosis,

and treatment. *Bull Hosp Jt Dis Orthop Inst* 47:123-135, 1987.

27. Hollinshead WH. *Functional Anatomy of the Limbs and Back,* Ed. 4. W.B. Saunders, Philadelphia, 1976 (p. 358, Table 20-1).

28. Hollinshead WH. *Anatomy for Surgeons,* Ed. 3., Vol. 3, *The Back and Limbs.* Harper & Row, New York, 1982 (pp. 840-841).

29. *Ibid.* (pp. 841-842).

30. *Ibid.* (pp. 842-843).

31. *Ibid.* (pp. 843-846).

32. Inman VT, Ralston HJ, Todd F. *Human Walking.* Williams & Wilkins, Baltimore, 1981 (p. 116).

33. Jarret BA, Manzi JA, Green DR. Interossei and lumbricales muscles of the foot: an anatomical and function study. *J Am Podiatr Assoc* 70:1-13, 1980.

34. Jimenez AL, McGlamry ED, Green DR. Lesser ray deformities, Chapter 3. In *Comprehensive Textbook of Foot Surgery,* edited by E.D. McGlamry, Vol. 1. Williams & Wilkins, Baltimore, 1987 (pp. 57-113, *see* pp. 65-67).

35. Kalin PJ, Hirsch BE. The origins and function of the interosseous muscles of the foot. *J Anat 152:* 83-91, 1987.

36. Kellgren JH. A preliminary account of referred pains arising from muscle. *Br Med J* 1:325-327, 1938.

37. Kellgren JH. Observations on referred pain arising from muscle. *Clin Sci* 3:175-190, 1938 (see Fig. 8).

38. Kelly M. The relief of facial pain by procaine (novocaine) injections. *J Am Geriatr Soc* 11:586-596, 1963.

39. Kendall FP, McCreary EK. *Muscles, Testing and Function,* Ed. 3. Williams & Wilkins, Baltimore, 1983 (p. 132).

40. *Ibid.* (pp. 136-137).

41. Lewit K. *Manipulative Therapy in Rehabilitation of the Motor System.* Butterworths, London, 1985 (pp. 136-137, 207-210).

42. Mann R, Inman VT. Phasic activity of intrinsic muscles of the foot. *J Bone Joint Surg [Am])* 46: 469-481, 1964.

43. Manoli A II, Weber TG. Fasciotomy of the foot: an anatomical study with special reference to release of the calcaneal compartment. *Foot Ankle* 10: 267-275, 1990.

44. Manter JT. Variations of the interosseous muscles of the human foot. *Anat Rec* 93:117-124, 1945.

45. McGlamry ED (Ed.). *Comprehensive Textbook of Foot Surgery,* Vols. I and II. Williams & Wilkins, Baltimore, 1987.

46. McMinn RMH, Hutchings RT. *Color Atlas of Human Anatomy.* Year Book Medical Publishers, Chicago, 1977 (p. 289).

47. *Ibid.* (p. 325).

48. *Ibid.* (p. 326).

49. McMinn RMH, Hutchings RT, Logan BM. *Color Atlas of Foot and Ankle Anatomy.* Appleton-Century-Crofts, Connecticut, 1982 (p. 29).

50. *Ibid.* (p. 56).

51. *Ibid.* (p. 64).

52. *Ibid.* (p. 65).

53. *Ibid.* (p. 66).

54. *Ibid.* (p. 67).

55. *Ibid.* (p. 74).

56. *Ibid.* (p. 75).

57. Netter FH. *The Ciba Collection of Medical Illustrations,* Vol. 8, Musculoskeletal System. Part I: Anatomy, Physiology and Metabolic Disorders. Ciba-Geigy Corporation, Summit, 1987 (p. 105).

58. *Ibid.* (p. 112).

59. *Ibid.* (p. 115).

60. *Ibid.* (p. 116).

61. Rasch PJ, Burke RK. *Kinesiology and Applied Anatomy,* Ed. 6. Lea & Febiger, Philadelphia, 1978 (pp. 324-325, 330, Table 17-2).

62. Richardson EG. Injuries to the hallucal sesamoids in the athlete. *Foot Ankle* 7:229-244, 1987.

63. Rohen JW, Yokochi C. *Color Atlas of Anatomy,* Ed. 2. Igaku-Shoin, New York, 1988 (p. 425).

64. *Ibid.* (p. 427).

65. *Ibid.* (p. 428).

66. *Ibid.* (p. 429).

67. *Ibid.* (p. 456).

68. Rondhuis JJ, Huson A. The first branch of the lateral plantar nerve and heel pain. *Acta Morphol Neerl-Scand* 24:269-279, 1986.

69. Ruch JA, Banks AS. Anatomical dissection of the first metatarsophalangeal joint, Chapter 5, Part 3. In *Comprehensive Textbook of Foot Surgery,* edited by E.D. McGlamry, Vol. 1. Williams & Wilkins, Baltimore, 1987 (pp. 151-172, *see* p. 159).

70. Simons DG. Myofascial pain syndrome due to trigger points, Chapter 45. In *Rehabilitation Medicine,* edited by J. Goodgold. C. V. Mosby Co., St. Louis, 1988 (pp. 686-723, *see* p. 712, Fig. 4 5 -9F).

71. Simons DG, Travell JG. Myofascial pain syndromes, Chapter 25. In *Textbook of Pain,* edited by P.D. Wall and R. Melzack, Ed 2. Churchill Livingstone, London, 1989 (pp. 368-385, see p. 378, Fig. 25.9H).

72. Travell JG. Chronic Myofascial Pain Syndromes. Mysteries of the History, Chapter 6. In *Myofascial Pain and Fibromyalgia,* Vol. 17 of *Advances in Pain Research and Therapy,* edited by J.R. Fricton and E.A. Awad, Raven Press, New York, 1990 (pp. 129-137).

73. Travell JG, Simons DG. *Myofascial Pain and Dysfunction: The Trigger Point Manual.* Williams & Wilkins, Baltimore, 1983.

74. Turner RS. Dynamic post-surgical hallux varus after lateral sesamoidectomy: treatment and prevention. *Orthopedics* 9:963-969, 1986.

75. Valvo P, Hochman D, Reilly C. Anatomic and clinical significance of the first and most medial deep transverse metatarsal ligament. *J Foot Surg* 26:194-203, 1987.

76. Wood J. On some varieties in human myology. *Proc R Soc Lond* 13:299-303, 1864.

第二十八章
慢性肌筋膜疼痛综合征的处理

本章要点：肌筋膜的触发点疼痛（TrPs）可以表现为急性、反复或慢性疼痛综合征。如果有非常严重的持续因素存在，急性肌筋膜疼痛综合征会持续存在并转变成慢性肌筋膜疼痛综合征。为了对慢性肌筋膜疼痛综合征作出完整**诊断**，临床医生应获得**完整**的一般病史，以及任何可明确的疼痛区域的外伤及疼痛史，并做一些特殊检查以明确持续的系统性因素。同时病史也要包括对患者整个生活环境的调查及功能和疼痛的情况。除了对患者进行**全面**的体格检查，临床医生应对每一块疑有活性的或潜在 TrPs 的肌肉进行肌筋膜检查，并对导致 TrPs 的体位和结构异常进行评估。检查目的是为了定位与个体激活的 TrPs 相关的特定区域混合性疼痛。**鉴别诊断**应考虑肌筋膜疼痛调节紊乱，即某特定区域内任何肌肉的 TrPs 引起的牵涉痛及压痛；创伤后高应激综合征，伴随中枢神经系统损伤使伤害感受及 TrP 的激惹性明显增高；纤维性肌痛，具有与慢性肌筋膜疼痛相区别的特征；关节功能失调，与肌筋膜 TrPs 密切相关。治疗方面，除了消除特定的触发点外，主要集中于指导患者如何去鉴别和牵拉引起肌筋膜疼痛的肌肉，以及肌肉应力因素的治疗。纠正引起慢性疼痛机械性和系统性的持续因素。如果患者更倾向于疼痛性肌筋膜疼痛综合征而属于功能性的，那么必须明确诊断病因以便治疗这些肌肉，包括实施自我治疗方案。调整不恰当的处理方法及抑郁情绪，并重视患者可能并发关节功能失调及纤维性肌痛。

1. 概述

近期研究表明肌筋膜疼痛是肌肉骨骼疼痛最常见的独立原因。疼痛的差异是致使患者寻求医疗帮助的病因[10,15,3,9,51]。

激活的 TrPs 导致肌筋膜疼痛，可表现为急性、反复或慢性。急性肌筋膜疼痛综合征的患者，疼痛的急性发作常与肌肉特定的超负荷有关，难以期望肌筋膜疼痛像运动后酸痛一样具有自限性。在无机械性或系统性的持续因素的情况下，如果肌肉保持适度活跃但不超负荷，新激活的触发点偶尔会自发地退化为潜在的触发点。由于潜在 TrPs 导致的残余肌筋膜综合征持续引发一定程度的无痛性功能失调[55]。《触发点手册》第一册与本书中的相关肌肉章节主要阐述了单一肌肉的肌筋膜疼痛综合征。自发退化为潜伏状态的触发点易被激活而复发，患者可能会经历同一疼痛问题的反复发作。然后，患者期待每次发作能自限，因此往往忍受疼痛直到缓解。

　　然而,只要有严重的持续因素,激活的触发点会持续存在,并衍生出继发的或卫星触发点,导致日益严重、广泛的慢性肌筋膜疼痛综合征。不明原因的慢性疼痛无法寻找器质性病因,是国家医疗机构有待解决的主要问题[23]。Fields 等[9]发现,最普遍且持续存在的致残性疼痛是肌肉骨骼源性疼痛。多数情况下,这些病因未明的慢性疼痛是由肌筋膜 TrPs、纤维性肌痛、关节功能失调或合并上述三者所导致的。本章主要讲述触发点所致的慢性疼痛,这些疼痛是可以诊断和治疗的。

　　当诊断不明确时,相比短期疼痛,长期疼痛会在心理上产生完全不同的影响。正如 Hendler 强调的,慢性疼痛会对一个以往心态良好的患者造成心理问题[21]。因此,如果患者对于疼痛反应是适当的,但没有客观的物理证据,那么医生应负责寻找患者的疼痛根源。Gasma 认为慢性疼痛患者的情绪波动可能是结果,并非是疼痛的原因[16]。

　　由于继发或卫星的触发点通常与最初的触发点在同一区域、功能相关的肌肉中形成,因此专业术语"**慢性区域性肌筋膜疼痛综合征**"有助于区分慢性肌筋膜疼痛综合征和纤维性肌痛导致的全身性疼痛的分布区域。由于机械性及系统性的持续因素也能增加最初的触发点激活的易感性,因此有严重持续因素的患者可能会在身体多个区域形成肌筋膜综合征。

2. 诊断

　　慢性肌筋膜疼痛的患者是指遭受此疼痛数月甚至更久的人群。这种未经治疗的严重而持续的疼痛常降低患者的活动性、限制患者参与社交活动、影响患者睡眠、引起一定程度的抑郁、导致家庭角色的迷失、失业及生活能力的丧失。许多人会受到很大的人格诋毁,认为他们的疾病不是"真实的",而是精神性的。医生有时也会使患者的家属及朋友确信他们的疼痛不是真实的,致使患者无处寻求帮助。之前列举的各种结果可能引起或加重疼痛,这些情况都可能使患者遭受痛苦。患者求医希望缓解疼痛。

　　对存在慢性的不明原因疼痛的患者进行检查时,医生必须进行一次彻底的**病史**询问及**体格检查**以明确疼痛的原因,并明确是否有主要的肌筋膜成分。Materson 清楚、见解深刻且详细地列举了必要的体格检查[34]。Hendler 强调一旦诊断为慢性疼痛时,彻底的体格检查常会被忽视[21]。如果患者确诊患有慢性肌筋膜疼痛综合征,诊断任务常是双重的。除了确定触发点、肌肉部位及患者疼痛部位外,检查者还应明确使初发的急性疼痛综合征转变成慢性疼痛综合征的持续因素。肌筋膜触发点可能因机械因素(结构性或体位性)、系统性因素、相关医疗条件、心理压力等而持续存在。Fricton 将其持续因素称为作用因素[12]或相关问题[13],并列举了头颈部慢性肌筋膜疼痛综合征的常见原因[13]。

肌筋膜疼痛病史

　　首先,临床医生必须相信患者受到了如他们所说的痛苦。患者描述所遭受的痛苦。通过信任患者,发现及定位相关牵涉痛形式,即使他们描述的疼痛在无法解释的区域。目前已知中枢神经系统能多方位地调节来自肌肉的疼痛传入,这就能解释相关的疼痛及 TrPs 的感觉过敏 [35,42]。相关的疼痛、压痛及其他肌肉感觉异常已不再像以前那样未知。

通过询问详细疼痛史，可将患者已鉴定的每个疼痛区域精确地画在身体图上来对活跃性触发点进行定位。每个疼痛区域应按其初发时间在身体图上排序，并记录下疼痛病程、特征及形式。这种技术已在第一册第 46～50 页描述过。患者可能有许多无法区分的疼痛区域（有些可能不是由触发点引起，而是由诸如外周神经内陷等原因引起）。这些患者肌筋膜触发点相关疼痛的分布一般与本书及《触发点手册》第一册所示区域相符。如果触发点的相关疼痛形式重叠，那么几个活跃性触发点可能引起同一区域的疼痛。

清楚地描绘出每个疼痛区域的边缘及鉴别初发时间、与初发时相关的劳累或损伤、使其恶化及缓解的因素是非常重要的。后两个观察项与肌筋膜疼痛综合征的阶段有关。在第一阶段（强烈活跃性触发点引起的持续性疼痛），患者可能有非常强烈的疼痛，强烈到无法感知疼痛的增加且无法分辨其恶化因素。第二阶段（仅在运动时能感觉到而休息时感觉不到的来自少量易激惹触发点的疼痛）对于教育患者分辨导致疼痛的肌肉和运动或处理疼痛是比较理想的。在第三阶段（不引起疼痛的潜伏期触发点），患者仍有一些残存的功能障碍且易发生潜伏期触发点复活。

通过回顾许多在询问肌筋膜疼痛病史时可能遗漏的问题，强调了解诸如睡姿、饮食习惯、工作时的姿势及动作等患者日常生活细节的重要性。包括患者信息问卷表在内的近期回顾的价值，它既可以当做初步回顾的手段，也可作为询问初发及间隔史的核对表。

在询问病史需要考虑的特异的系统性持续因素已列在近期回顾中。

患者生活中的特异性功能丧失应按鉴定其类型及程度。无论患者的导向是针对功能还是针对疼痛都应该被迅速阐明，如果导向不是针对功能的，那么治疗团队应该探究其原因。大部分患者表现为功能导向性，只是想获得控制他们疼痛的方法使他们能回归正常的生活形式。应对能力较差的患者需要给予个别辅导以处理这种附加的痛苦。一般而言，患者所牵涉的关于他们疼痛的诉讼或者是因为他们坚信医疗结构无法提供给他们缓解疼痛和改善功能的方法，或者是因为希望能有人为其支付累积的医疗账单。

肌筋膜体格检查

肌肉的特异性肌筋膜检查应在完整的全身体格检查后进行。

当在寻找引起患者疼痛的活性触发点时，有必要明确疼痛的精确位置及引起疼痛的特异肌肉。通过肌肉运动过程中**被动**伸展范围的局限性及**主动**运动中收缩末期的疼痛情况，并与未受累的对侧肌肉比较，检测可能引起疼痛的肌肉。并通过常规的等长强度试验或在伸长收缩过程中检测可疑肌肉轻至中度的无力。这种肌无力与肌萎缩无关。

在这些试验中表现异常的肌肉最有可能为触发点的紧张带和压痛点。紧张带可通过触诊来定位，并测试局部颤搐反应，还可通过手指按压触发点再现患者的疼痛不适。医生必须试着区分激活的触发点与潜在的触发点,潜在触发点对上述测试也可表现为阳性但并不引起疼痛不适。激活的触发点比潜在的触发点更易激惹,且对检查表现出更强烈的反应。如果可疑触发点的消除未能缓解疼痛,那么它可能是潜在的触发点或者它不是唯一的引起该区域疼痛的激活的触发点。

对于持续的机械性因素,检查需要仔细观察患者的姿势、身体对称性及运动模式。一篇最新的综述列出了许多需要考虑的因素;这已经在第一册第104～114页及两册《触发点手册》各肌肉章节的第7部分(触发点的激活和持续存在)中详细描述过[47]。常见的影响肌肉的机械性因素为曲背头前位,这样失去了腰椎正常弯曲;以及包括长短足及小骨盆在内的身体不对称性。姿势因素已在本书第二章中治疗部分进行讨论。身体不对称性已在本书第四章中具体阐述。髂腰肌和腿部肌肉的紧绷也会严重破坏平衡的姿态。

3. 鉴别诊断

应识别两种变异的肌筋膜疼痛综合征,一种是可混淆诊断的肌筋膜疼痛调节混乱,另一种是治疗复杂的创伤后高应激性综合征。另外,无论是纤维性肌痛还是关节功能障碍均可混淆为慢性肌筋膜疼痛综合征,这两者鉴别需要进行额外的特异性检查技术及其特有的治疗方式。

为帮助那些疑似慢性疼痛的患者,检查者必须发现以往被忽视的疼痛根源,需要进行全面的检查。询问完病史后,首先要做的是进行一次彻底、仔细、完整的体格检查以发现被忽略的疼痛病因[21,34]。当检查者认为患者的疼痛已被完全掌握时,往往很少进行如此全面的体格检查。

肌筋膜疼痛调节紊乱

专业术语"肌筋膜疼痛调节紊乱"[45]源于Moldofsky[36]使用过的词汇,是指相当小部分的肌筋膜疼痛患者,表现为疼痛模式的显著改变。区域内的所有TrPs引起的牵涉痛和压痛集中在同一位置,并非每个激活的TrPs均有放射疼痛的指定区域(涉及区域)。而此区域可能不是所涉及肌肉的放射疼痛区域。这个集中的位置具有特征性地位于以往创伤或强烈疼痛的部位,其往往先于疼痛调节紊乱的发生。这种特征与Reynolds实验结果相似[38]。

这种异常的牵涉痛模式可能由中枢神经系统的感觉调节紊乱引起。大部分患者曾在疼痛的集中区域遭受创伤或疼痛,但往往不会严重到引起中枢神经系统结构性损伤。这种感觉神经系统功能障碍的机制并不明了,但可能的机制已在现今的神经感觉研究中开展。

创伤后高应激综合征

"创伤后高应激综合征"专业术语用来定义部分对感觉神经系统,对已有触发点表现为显著高应激性的肌筋膜疼痛患者。这种综合征发生在对脊髓和脑干的感觉调节机制产生明显损伤的巨大创伤后,诸如车祸、坠落伤、严重撞击等。患者存在持续疼痛,且这种疼痛会因为自行车的震动、门的撞击、噪声(近距离的爆竹声)、撞击(挤压或冲撞)、轻柔的拍打(轻拍背部)、严重疼痛(触发点注射)、持续的体力活动、情绪压力(如生气)而加剧。从这类刺激中恢复是缓慢的。即使是轻度的恶化也需要患者用数分钟甚至数小时来恢复到基线疼痛水平。疼痛的严重加剧可能需要数天、数周甚至更长的时间去恢复到基线疼痛水平。

患者总会告诉医生,他们在生活中妥善处理的方法多于疼痛本身,并不比他们的朋友或家人更多关注疼痛。相对于其他人,他们对这些刺激并不更加敏感。然而从初发创伤的那一刻起,疼痛突然成为他们生活的焦点。他们必须密切关注以避免强烈的感觉刺激,必须限制活动,因为即使轻中度的肌肉受压及疲劳都会加剧疼痛。努力尝试增加耐受力可能是自我毁灭性的。经历严重疼痛的患者很难得到理解和帮助的。

在这样的患者中,当脊髓失去脊髓上通路的抑制时,感觉神经系统表现得更像运动系统。在后者中,几乎任何一种强烈感觉传入都会长时间地激活非特异性运动。相似的,在这些患者中,强烈的感觉传入会长时间增加伤害感受系统的兴奋性。另外,这些患者可能表现出因皮肤温度改变和肿胀产生的自主神经系统不稳定,在局部触发点失活后缓解。由于对这些患者进行常规医学检查而无法发现器质性原因,因此常被归结为衰竭状态。通常意外的失败或轻微的交通事故会加重高应激综合征,并长达数年。不幸的是,患者在遭遇连续创伤后,对于后继的创伤表现得更加脆弱。最常见的是数年内发生一系列的交通事故。

类似现象已被描述为**"累积性创伤紊乱"**[5]**"压力神经脊髓病性疼痛综合征"**[33]**"震颤综合征"**[8]。

纤维性肌痛

纤维性肌痛,过去被称为纤维组织炎,官方定义是引起广泛疼痛至少3个月。对患者触诊,必须在18个已经诊断的触痛位点中引出11个疼痛位点[59]。旧术语**"纤维组织炎"**以往被引用在许多方面[37],因此当查询文献时常被其混淆。纵观20世纪1977年之前,相比现在所知的纤维性肌痛,纤维组织炎的表述与肌筋膜疼痛综合征有更多的相似处[45]。1977年,Smythe 和 Moldofsky 对纤维组织炎重新定义,类似于现在所知的纤维性肌痛[52]。术语"纤维组织炎"已被1981年所引入的更专业的纤维性肌痛所取代[59,61]。包括本书作者在内的许多作者们都认为肌筋膜疼痛综合征和纤维性肌痛是两种应在临床加以区别的独立状态[3,6,20,41,44,57,60]。其他人认为肌筋膜疼痛综合征和纤维性肌痛是本质上同一状态的不同方面,每个诊断代表一系列症状和体征的终末状态。**急性**单个肌肉的肌筋膜疼痛综合征易于与纤维性肌痛区别。然而,将慢性肌筋膜疼痛综合征与纤维性肌痛区分开可能会比较困难。如果患者同时有纤维性肌痛和累及多个区域的**慢性广泛性**肌筋膜疼痛,那么两者间的区别将尤其模糊。

某些特性在区别两种状态时可能是有帮助的。纤维性肌痛患者大部分为女性(在6次研究中占73%～88%)[57],而患肌筋膜疼痛综合征的概率男女几乎相等。典型的**急性**肌筋膜疼痛综合征患者可精确地辨别发作的时间和部位。通常肌肉承受了短时间的超负荷,例如交通事故、近距离的坠落、突然而剧烈的运动(体育运动)、搬运重物、拾物、上车,疼痛会在初始事件发生后有数小时到一天的滞后。慢性肌筋膜疼痛患者的发作可能难以清楚地辨别。这些患者可能不只有单一的肌筋膜疼痛综合征。相比之下,典型的纤维性肌痛患者症状发展隐匿,常无法辨别症状发作的特定时间。然而,肌筋膜疼痛的发作比纤维性肌痛更具特征性地与肌肉活动及特定的活动有关。

对于这两种情况的患者检查的方向不同。要诊断肌筋膜疼痛,临床医生应尽量精确地辨别每个疼痛主诉的分布区域,寻找功能失调的体位和不对称性,检查肌肉以确定哪块肌肉存在伸展运动范围受限。运动受限不是纤维性肌痛诊断的依据。

肌筋膜检查包括对可疑肌肉的触诊以寻找绷紧带的压痛点,压痛点在受压时,向患者疼痛的主诉区域放射痛,而当横向按压时,产生局部震颤反应。检查纤维性肌痛,仅对可疑的压痛点区域进行压痛检查。压痛点位置和患者疼痛分布的关系不是讨论的范围。

通过触诊,纤维性肌痛患者广泛压痛的肌肉性质柔软(除了特定区域),可能紧张带也有触发点[32,50]然而肌筋膜疼痛患者的肌肉性质紧张,而且除了在触发点和牵涉区域外无压痛。

存在 TrPs 的肌肉同时表现出不伴肌萎缩的肌无力,但并不易疲劳。纤维性肌痛的特征不是无力,而是全身严重的易疲劳[3]。

肌筋膜疼痛综合征的慢性化是由未被纠正的持续因素引起的。纤维性肌痛的慢性化是疾病固有的。这种区别在最初评估时不明显。

对于两种情况来说,有些共同特征易混淆。质量不佳的睡眠在任何情况下都会出现,但不是诊断必需的。超过半数的

特定压痛点位置也是常见的肌肉触发点的位置[45]。从定义上,在这些压痛点某一处的潜在的或激活的触发点会被视为压痛点。最近的研究表明紧张带不仅能在肌筋膜疼痛患者和纤维性肌痛患者中找到,也能在正常受试者中找到[14,58]。这个发现可能使紧张带和触发点之间的关系存在未知的含义。许多纤维性肌痛患者同样存在激活的肌筋膜 TrPs[58]。

目前,无论是纤维性肌痛还是肌筋膜触发点的病因尚未明确。然而,临床上认为,触发点引起的肌筋膜疼痛主要是肌肉局部功能失调,而纤维性肌痛是一种能影响肌肉的系统性疾病[7,40,45,2,25]。

关节功能障碍

关节功能失调是需要人为移动、活动或手法治疗以恢复正常功能的关节活动性降低(包括关节活动丧失)或者是需要稳定化的关节活动性增高。术语**"机体功能障碍"**现在常被使用,其包括常需要通过活动或手法治疗的骨骼功能障碍,还有常通过肌筋膜松解术治疗的肌筋膜功能障碍[19]。

肌筋膜疼痛综合征与关节功能障碍之间的关系是目前人工合成药物知识中很大的空缺。相比描述疼痛的调节,Korr 等[29,30]关于节段易化的早期研究工作更多地描述牵涉的调节、运动活动和皮肤传导改变。关节功能障碍导致的运动反应性易化对肌筋膜疼痛综合征来说特别恰当,但基本上仍无法用现代仪器进行检测。Janda 等[27,28]已经验证了协调运动正常顺序的紊乱与骨骼不对称及肌肉失平衡有关[28]。Lewit 强调了肌筋膜疼痛综合征与关节功能障碍之间密切的临床关系[31]。

4. 治疗

肌筋膜疼痛综合征之所以演变为慢性病变是由于未被重视或不恰当的持续性因素存在。慢性肌筋膜疼痛综合征的特征是最初对特定的肌筋膜治疗令人不满意的反应。缓解常常是暂时的,持续数小时或数天。然而,**纠正持续存在的因素后,受累肌肉会逐渐对治疗变得有效果**。偶尔,严重的持续因素使触发点变得非常易激惹,即使在治疗时最轻柔的尝试也会导致更强烈的疼痛而不是缓解。**当在处理持续因素有进展时,受累肌肉逐渐变得可治疗**。

一旦纠正显著的机械性持续因素,以往治疗无效的肌筋膜触发点可能产生明显的缓解,并给予患者信心。肌筋膜疼痛综合征的每一部分都应作为单个肌肉综合征,与同一区域内的其他触发点联合来进行分析和治疗。伸展练习的家庭治疗方案非常重要,尤其对于还有一块或两块肌肉受累的肌筋膜疼痛综合征患者更为重要。

如 Materson 所述,重要的是为慢性肌筋膜疼痛的患者设立明确的目标[34]。最初的目标是教育患者如何去识别特定的触发点综合征、如何使用恰当的体位以及采用何种伸展技术缓解。这都在患者可控范围内。如果他们需要进一步缓解,知道如何去达到。如果他们想通过承受一定程度的疼痛来达到一定时间及所要求的缓解效果,这由他们决定。他们知道对于疼痛的控制掌握在他们手中,逐渐明白什么导致他们不合理使用肌肉(可能会加重疼痛),何种措施可以减少肌肉不必要的超负荷,试图学会根据具体情况合理使用肌肉。

Travell 强调了就诊最后让患者回忆及记录会带给医生建议的重要性[35]。在离院前患者必须在监督下完成他们所掌握的正确的牵拉练习方法。

机械性持续因素

临床医生选择初步的治疗方法,当肌筋膜疼痛综合征是最主要的疼痛病源,并对触发点治疗有反应,且使机械性持续因素被纠正后(如坐姿或减少肢体长度不等),患者可以看到直接的疗效并对治疗产生信心。与患者疼痛有关的其他机械性持续因素也应立即纠正。

许多机械性因素已在第一册[56]第104～114页及其他刊物中详细论述[49]。两册《触发点手册》中各肌肉章节的第7部分(触发点激活及持续存在)讨论了其相关持续存在。随着电脑终端及信息化工作的推广,错误的姿势正作为一种机械性持续因素变得逐渐普遍和严重。

姿势训练即使不是训练计划的第一部分,也应该是训练计划的第一部分之一。Kendall 和 McCreary 描述了理想的站立姿势,鉴别了多种错误的站立姿势,并提出纠正这种错误的治疗性操作[28]。

常见的屈背头前位在第二章第19页已经简单讨论过。错误的姿势会加重身体许多区域的触发点,也会增加纤维性肌痛的压痛[22]。此重要性被 Brugger 反复强调[4]。

坐位时,"蜷缩坐姿"或者疲劳坐姿具有使腰椎曲度变平(失去正常前曲)、加重背部后凸、肩胛骨伸展、头部向前颈椎曲度变平等特征。这个姿势导致躯干、上肢、颈部及头部的多处肌肉和关节问题,同时限制了呼吸功能。

对于蜷缩坐姿,患者可以通过有意识地将头往上抬高并保持轻度前倾来改善姿势[1]。这种简单的方法将胸部扩张到呼吸的最佳位置。另一种类似的坐姿是在下腰部形成一个"空腔"。由于这种笔直的坐姿不能长时间地有效维持,因此患者可以通过将臀部靠在椅背上并在腰椎后方放置一个靠垫来达到相同的效果。每天数次向上"触摸"头顶可以作为一种锻炼方式。当洗澡或用餐时,抬头的原则同样是离开肩膀,因此要避免耸肩。

对于良好的坐姿,足部应该触及地面。当腿过短或者椅子过高时,柔软的足踏(如结实的小枕头、豆包、沙包)可用来支撑足。坚硬的电话本并不是最合适的,但可以临时使用。手臂应放在扶手上,扶手应该足够高使人们在坐直时肘部能得到支撑。当在打字等办公时,前臂应得到一定支撑。当坐在沙发上或办公桌前时,可通过使用放置在枕头上的木板来提供手臂支撑。

交替坐位是坐于椅子前缘、一足向后置于椅子下方,另一足向前伸的坐姿。这种平衡的姿势促使腰椎保持自然弯曲的竖直姿势。另一种良好的坐姿是在座椅上放置靠垫,直接放在坐骨结节下方而不是大腿下。靠垫使骨盆轻度前倾,使正常的腰椎前凸,这促使身体向上。两种良好的坐姿对于办公桌前的工作者来说是非常有效的。同时有必要经常改变姿势以保持肌肉和椎间盘的健康。

最重要的是患者能意识到问题的存在、明白其重要性并愿意练习竖直的站姿和坐姿。通过适当的姿势训练(包括动态和静态),有能力处理因慢性姿势异常和日常活动引起的疼痛。当患者坚持治疗时,他们在生理和心理上都可以得到改善。

全身性持续因素

如果实验室检查明确存在系统性持续因素,那么应该被纠正。这些复杂的因素在第一册第114~156页已详细讨论并在之后总结过[56,49]。全身性因素常被忽略并且常很难处理,同时也导致了治疗结果的差异。

维生素不足是最常见的系统性持续因素,实验也已证明维生素对于慢性疼痛患者是重要的[43]。

另一种经常被忽视的全身性因素是临界的或亚临床的甲状腺功能减退。和维生素缺乏一样,它也应被纠正的[54]。

心理方面

如果患者的疼痛是功能起源,且疼痛不严重,那么上述方案可以治疗成功。如果患者已经因为疼痛而失去了自尊且已形成了疼痛行为,临床医生面临的是复杂的问题,需要由包括专业咨询师在内的跨学科团队来处理,使患者恢复功能。消除患者原发性肌筋膜疼痛的触发点是方案的基础部分。然而,因为睡眠质量差、缺乏活动、对必要的家庭牵拉治疗方案的犹豫等原因,疼痛却持续存在。通过善意、保护性的、有效的方法来教育患者,改良的技巧可能是必需的首要步骤,完成这个步骤的原则已由 Fordyce 清楚地呈现[11]。

这种着重于患者教育和触发点消除的多途径治疗的有效性已由 Graff-Radford 等用实验证明[18]。

如果慢性疼痛患者是沮丧的,那么有必要缓解疼痛。缺乏活动会使其加重,活动并使他们得到成就感可使其改善。常规练习方案是非常重要的。抗抑郁药可能是必需的,特别是当睡眠受到影响时。对于患者的治疗应做到最小化,应尽力去告知患者做他们自己可以做到的事。

关联条件

相关肌肉的关节功能障碍和触发点紧张状态可相互使其持续存在。为得到最终的利益,这两种情况必须都被纠正。

明确伴有纤维性肌痛的肌筋膜疼痛综合征的患者可有效改善他们的情况。他们仍存在纤维性肌痛并应同时接受治疗[17]。两者之间相互影响的程度尚未明确。

（曹强　译　黄萍　校译

王祥瑞　杭燕南　校）

参考文献

1. Barker S. The Alexander Technique. Bantam Books, New York, 1978.
2. Bennett RM. Muscle physiology and cold reactivity in the fibromyalgia syndrome. In The Fibromyalgia Syndrome, Rheumatic Disease Clinics of North America, Vol. 15, edited by R.M. Bennett, D.L. Goldenberg. W.B. Saunders, Philadelphia, 1989 (pp. 135-147).
3. Bennett RM. Myofascial pain syndromes and the fibromyalgia syndrome: a comparative analysis, Chap. 2. In Myofascial Pain and Fibromyalgia, Advances in Pain Research and Therapy, Vol. 17, edited by J.R. Fricton, E.A. Awad. Raven Press, New York, 1990 (pp. 43-65).
4. Brügger A. Die Erkrankungen des Bewegungsap parates und seines Nervensystems. Gustav Fischer Verlag, New York, 1980.
5. Burnette JT, Ayoub MA. Cumulative trauma disorders. Part I. The problem. Pain Management 2: 196-209, 1989.
6. Campbell SM. Regional myofascial pain syndromes. In The Fibromyalgia Syndrome, Rheumatic Disease Clinics of North America, Vol. 15, edited by R.M. Bennett, D.L. Goldenberg. W.B. Saunders, Philadelphia, 1989 (pp. 31-44).
7. Caro XJ. Is there an immunologic component to the fibrositis syndrome? In The Fibromyalgia Syn-drome, Rheumatic Disease Clinics of North America, Vol. 15, edited by R.M. Bennett, D.L. Goldenberg. W.B. Saunders, Philadelphia, 1989 (pp. 169-186).
8. Elson LM. The jolt syndrome. Muscle dysfunction following low-velocity impact. Pain Management 3:317-326, 1990.
9. Fields HL. Pain. McGraw-Hill, New York, 1987 (pp. 209-214).
10. Fishbain DA, Goldberg M, Meagher BR, et al. Male and female chronic pain patients categorized by DSM-III psychiatric diagnostic criteria. Pain 26:181-197, 1986.
11. Fordyce WE. Behavioral Methods for Chronic Pain and Illness. C.V. Mosby, St. Louis, 1976.
12. Fricton JR. Myofascial pain syndrome. Neurol Clin 7:413-427, 1989.
13. Fricton JR. Myofascial pain syndrome. Characteristics and epidemiology, Chapter 5. In Myofascial Pain and Fibromyalgia, Advances in Pain Research and Therapy, Vol. 17, edited by J.R. Fricton, E.A. Awad. Raven Press, New York, 1990 (pp. 107-127, see pp. 118-121).
14. Fricton JR. Personal communication, 1991.
15. Fricton JR, Kroening R, Haley D, et al. Myofascial pain syndrome of the head and neck: A review of clinical characteristics of 164 patients. Oral Surg 60:615-623, 1985.
16. Gamsa A. Is emotional disturbance a precipitator or a consequence of chronic pain? Pain 42: 183-195, 1990.
17. Goldenberg DL. Treatment of fibromyalgia syn-drome. In The Fibromyalgia Syndrome, Rheumatic Disease Clinics of North America, Vol. 15, edited by R.M. Bennett, D.L. Goldenberg. W.B. Saunders, Philadelphia, 1989 (pp. 61-71).
18. Graff-Radford SB, Reeves JL, Jaeger B. Management of chronic headache and neck pain: the effectiveness of altering factors perpetuating myofascial pain. Headache 27:186-190, 1987.
19. Greenman PE. Principles of Manual Medicine. Williams & Wilkins, Baltimore, 1989 (pp. 106-112).
20. Hench PK. Evaluation and differential diagnosis of fibromyalgia. Approach to diagnosis and management. In The Fibromyalgia Syndrome, Rheumatic Disease Clinics of North America, Vol. 15, edited by R.M. Bennett, D.L. Goldenberg. W.B. Saunders Company, Philadelphia, 1989 (pp. 19-29).
21. Hendler N. The psychiatrist's role in pain man-agement, Chapter 6. In Innovations in Pain Man-agement, Vol. 1, edited by R.S. Weiner. Paul M. Deutsch Press, Orlando, 1990 (pp. 6-1 to 6-36, see pp. 6-7, 6-20 to 6-23).
22. Hiemeyer K, Lutz R, Menninger H. Dependence of tender points upon posture—key to the un-derstanding of fibromyalgia syndrome. J Man Med 5:169-174, 1990.
23. Institute of Medicine. Pain and Disability: Clinical, Behavioral and Public Policy Perspectives. National Academy Press, Washington, D.C., May 1987.
24. Ibid. (p. 288).
25. Jacobsen S, Danneskiold-Samsøe B. Muscle function in patients with primary fibromyalgia syndrome—an overview. J Man Med 5:155-157, 1990.
26. Janda V. Muscle Function Testing. Butterworths, London, 1983.

27. Jull GA, Janda V. Muscles and motor control in low back pain: assessment and management, Chapter 10. In *Physical Therapy of the Low Back*, edited by L.T. Twomey and J.R. Taylor. Churchill Livingstone, New York, 1987 (pp. 253-278).

28. Kendall FP, McCreary EK. *Muscles, Testing and Function*, Ed. 3. Williams & Wilkins, Baltimore, 1983.

29. Korr IM, Thomas PE, Wright HM. Symposium on the functional implications of segmental facilitation. *J Am Osteopath Assoc* 54:265-282, 1955.

30. Korr IM, Wright HM, Chace JA. Cutaneous patterns of sympathetic activity in clinical abnormalities of the musculoskeletal system. *Acta Neurovegetativa* 25:589-606, 1964.

31. Lewit K. *Manipulative Therapy in Rehabilitation of the Motor System*. Butterworths, London, 1985.

32. Lewit K. Personal communication, 1989.

33. Margoles MS. Stress neuromyelopathic pain syndrome (SNPS): report of 333 patients. *J Neurol Orthop Surg* 4:317-322, 1983.

34. Materson RS. Assessment and diagnostic techniques, Chapter 5. In *Innovations in Pain Management*, edited by R.S. Weiner, Vol. 1. Paul M. Deutsch Press, 1990 (pp. 5-3 to 5-25).

35. Mense S. Physiology of nociception in muscles, Chapter 3. In *Myofascial Pain and Fibromyalgia, Advances in Pain Research and Therapy*, Vol. 17, edited by J.R. Fricton, E.A. Awad. Raven Press, New York, 1990 (pp. 67-85).

36. Moldofsky H, Tullis C, Lue FA. Sleep related myoclonus in rheumatic pain modulation disorder (fibrositis syndrome). *J Rheumatol* 13:614-617, 1986.

37. Reynolds MD. The development of the concept of fibrositis. *J Hist Med Allied Sci* 38:5-35, 1983.

38. Reynolds OE, Hutchins HC. Reduction of central hyper-irritability following block anesthesia of peripheral nerve. *Am J Physiol* 152:658-662, 1948.

39. Rosomoff HL, Fishbain DA, Goldberg M, *et al*. Physical findings in patients with chronic intractable benign pain of the neck and/or back. *Pain* 37:279-287, 1989.

40. Russell IJ. Neurohormonal aspects of fibromyalgia syndrome. In *The Fibromyalgia Syndrome, Rheumatic Disease Clinics of North America*, Vol. 15, edited by R.M. Bennett, D.L. Goldenberg. W.B. Saunders, Philadelphia, 1989 (pp. 149-168).

41. Scudds RA, Trachsel LC, Luckhurst BJ, *et al*. A comparative study of pain, sleep quality and pain responsiveness in fibrositis and myofascial pain syndrome. *J Rheumatol Suppl* 79:120-126, 1989.

42. Sessle BJ. Central nervous system mechanisms of muscular pain, Chapter 4. In *Myofascial Pain and Fibromyalgia, Advances in Pain Research and Therapy*, Vol. 17, edited by J.R. Fricton, E.A. Awad. Raven Press, New York, 1990 (pp. 87-105).

43. Shealy CN. Vitamin B6 and other vitamin levels in chronic pain patients. *Clin J Pain* 2:203-204, 1987.

44. Sheon RP, Moskowitz RW, Goldberg VM. *Soft Tissue Rheumatic Pain*, Ed. 2. Lea & Febiger, Philadelphia, 1987.

45. Simons D. Muscular Pain Syndromes, Chapter 1. In *Myofascial Pain and Fibromyalgia, Advances in Pain Research and Therapy*, Vol. 17, edited by J.R. Fricton and E.A. Awad. Raven Press, New York, 1990 (pp. 1-41).

46. Simons DG. Myofascial pain syndrome due to trigger points, Chapter 45. In *Rehabilitation Medicine*, edited by J. Goodgold. C.V. Mosby Co., St. Louis, 1988 (pp. 686-723).

47. Simons DG. Myofascial pain syndromes. In *Current Therapy of Pain*, edited by K.M. Foley, R.M. Payne. B.C. Decker Inc., Philadelphia, 1989 (pp. 251-266).

48. Simons DG. Symptomatology and clinical pathophysiology of myofascial pain. *Rheuma und Schmerz, State of the Art Lectures*, edited by M.Zimmermann, H. Zeidler, H. Ehlers. Verlag:Gesellschaft zum Studium des Schmerzes, Heidelberg, pp. 29-37, 1990. (ISBN: 3-980 1528-1-2). Also, *Der Schmerz 5 [Suppl. 1]*:S29=S37, 1991.

49. Simons DG, Simons LS. Chronic myofascial painsyndrome, Chapter 42. In *Handbook of Chronic Pain Management*, edited by C. D. Tollison. Williams & Wilkins, Baltimore, 1989 (pp. 509-529).

50. Simons L. Personal communication, 1989.

51. Skootsky SA, Jaeger B, Oye RK. Prevalence of myofascial pain in general internal medicine practice. *West J Med* 151:157-160, 1989.

52. Smythe HA, Moldofsky H. Two contributions to understanding of the fibrositis syndrome. *Bull Rheum Dis* 28:928-931, 1977.

53. Sola AE, Rodenberger ML, Gettys BB. Incidence of hypersensitive areasin posterior shoulder muscles. *Am J Phys Med* 34:585-590, 1955.

54. Sonkin LS. Endocrine disorders, locomotor and temporomandibular joint dysfunction, Chapter 6. In *Clinical Management of Head, Neck and TMJ Pain and Dysfunction*, edited by H.Gelb.W.B.Saunders Company, Philadelphia,1977 (pp. 158-164).

55. Travell JG. Chronic myofascial pain syndromes. Mysteries of the history, Chapter 6. In *Myofascial Pain and Fibromyalgia, Advances in Pain Research and Therapy*, Vol. 17, edited by J.R. Fricton, E.A. Awad. Raven Press, New York, 1990 (pp. 129- 137).

56. Travell JG, Simons DG. *Myofascial Pain and Dysfunction: The Trigger Point Manual*. Williams & Wilkins, Baltimore, 1983.

57. Wolfe F. Fibrositis, fibromyalgia, and musculoskeletal disease: the current status of the fibrositis syndrome. *Arch Phys Med Rehabil* 69:527 -531, 1988.

58. Wolfe F, Simons D, Fricton J, et al. The fibromyalgia and myofascial pain syndromes: a study of tender points and trigger points in persons with fibromyalgia, myofa s-cial pain syndromes and no disease. *Arthritis Rheum* 33 (Sup):Sl37, Abst. No. D22, 1990.

59. Wolfe F, Smythe HA, Yunus MB, et al. American College of Rheumatology 1990 Criteria for the Classification of Fibromyalgia:Report of the Multicenter Criteria Committee. *Arth Rheum* 33: 160-172, 1990.

60. Yunus M, Kalyan-Raman UP, Kalyan Raman K. Primary fibromyalgia syndrome and myofascial pain syndrome: clinical features and muscle pathology. *Arch Phys Med Rehabil* 69:451-454, 1988.

61. Yunus M, Masi AT, Calabro JJ, *et al*. Primary fibromyalgia (fibrositis): clinical study of 50 patients with matched normal controls. *Semin Arthritis Rheum* 77:151-171, 1981.

附 录

运动后肌肉疼痛

关于运动后(迟发性)肌肉疼痛(非肌肉紧张、撕裂、抽筋或慢性腿痛)最早发表于1902年,最近则发表于1983年、1984年及1986年。Hough在1902年尚未意识到向心性及离心性收缩的重要区别。在某些方面,运动后肌肉疼痛与肌筋膜疼痛综合征相似,但在其他方面存在差异。因为运动后疼痛已被透彻研究,理解两者之间的相似处及差异可帮助理解肌筋膜触发点(TrPs)。在此将回顾迟发性肌肉疼痛的特征并与触发点比较,寻找其相似处、差异处及可能存在关系的地方。

相似处
肌肉收缩

在两个独立的研究中发现,强烈的离心性运动后,第2天产生股二头肌明显缩短,但不是在运动后即刻发生[11,12]。在随后的4天内肌肉逐渐恢复到接近其基础长度。肌肉收缩的恢复能力完全取决于相似时间内的自动恢复能力。

存在激活的或潜伏的触发点的肌肉在牵拉长度及有效收缩上受到限制。但这种限制伴随着触发点的存在而存在。

锻炼效果

在剧烈离心性收缩前进行**温和**缓慢的离心性收缩锻炼可防止运动后疼痛。另外,在首次强烈运动1周后,再进行一次强烈运动,肌肉缩短明显减少、释放入血的乳酸及疼痛均减少[11]。在剧烈运动2周后再次运动也可观察到同样的减少效应[42]。在剧烈运动测试前2周内进行适度的离心性运动可得到相似结果[12]。虽然在剧烈运动前1~2周内进行适度日常离心性收缩运动可产生保护作用,相似的向心性运动不会产生同样的效果[52]。另一个研究发现在单次运动后6周仍能看到锻炼效果,且锻炼效果特异性针对离心性收缩[9]。

8周的渐进性自行车测力锻炼可增加37.5%的离心性收缩能力而最大动态向心性肌肉强度基本不变[24]。在最大离心性锻炼之前及之后即刻行组织学检查发现2C型纤维数量增加及2B型纤维选择性糖原耗尽。这表明2型纤维有选择性地受锻炼影响。超显微镜下发现细微结构被很好地维持。增加的线粒体容积密度可以被观察到而Z带宽度没有改变[24]。

长肌肉的强烈离心性收缩导致肌肉疲劳,并且其疲劳持续时间比短肌肉的离心性收缩引起的疲劳持续时间要长几倍。即使短肌肉比长肌肉的收缩更强,但这样的情况依然存在[34,44]。

肌肉的条件反射使他们对肌筋膜触发点的激活有更强的抵抗性。这种对于抵抗触发点持续存在的保护作用是否同样对离心性收缩锻炼有效还未经过试验证实。

静息肌电图活动

在剧烈收缩锻炼后24h、48h及72h后，对腓肠肌内外侧头肌电图活动进行仔细的量化评估发现11例受试者的平均肌电图活动没有增加[6]。相似的是，当收缩锻炼后存在疼痛或肘部外展受限时，肱二头肌[32]及其他肌肉[33]在肌电图上是静息性的。

这证明肌肉的收缩或疼痛都不是由肌肉痉挛引起的。相似的，存在肌筋膜触发点的紧张的肌肉也没有表现出静息性肌电图活动的增加。

对治疗的反应

大多数（但并非所有）研究表明，抗炎药物对锻炼后肌肉酸痛、疲劳和收缩仅能产生少量甚至不产生缓解作用[14,21,33,49]。由于前列腺素E在肌肉修复中起重要作用，前列腺素阻滞剂如阿司匹林等可能不仅是无效的而且事实上会对收缩单元的恢复产生有害作用[15]。相似的，阿司匹林并没有被发现对于肌筋膜触发点相关疼痛的缓解产生有效作用[59]。

维生素E对于缓解剧烈的收缩锻炼产生的酸痛、活动范围受限及肌肉疲劳等是无效的[20]。而且阿司匹林也未被证实对于肌筋膜疼痛综合征的处理是有效的，除了在腓肠肌触发点相关的夜间腓肠肌痉挛的病例中。

临床试验显示运动后僵硬可服用500mg或更多的维生素C来预防或明显缓解，因此维生素C在运动时可使用。据我们所知，这已经在对照试验中得到验证[58]。

差异处

运动后肌肉酸痛和肌筋膜疼痛综合征之间最明显差异是疼痛及压痛的位置和症状的时程。另外，明显的血清酶改变出现在锻炼后肌肉酸痛中，而肌筋膜疼痛综合征中则没有。两者的肌肉疲劳源于不同原因。静止牵拉和热身练习不能预防剧烈运动后的肌肉酸痛，但对于缓解肌筋膜触发点相关疼痛和僵硬是有效的。

疼痛和压痛的位置

当迟发性肌肉疼痛发作时，疼痛和压痛常被描述为广泛分布于大部分肌腹[2]。在其他研究中，压痛被描述为局限在远端肌肉和肌腱连接处的区域内[2,47]。

在肌筋膜疼痛综合征中，疼痛主要涉及包含触发点的肌肉外的区域。通常，患者不能发现肌肉中引起疼痛的触发点。在肌筋膜疼痛综合征中，局部压痛主要位于触发点处并沿着触发点相关绷紧带以减弱的强度扩散。压痛可能延伸并包括绷紧带的肌肉和肌腱连接处。压痛也存在于触发点的疼痛牵涉区域。

时程

肌肉酸痛在离心性运动后8～24h内出现[57]，强度逐渐增加，在24～72h内达到高峰，常在5～7天消失。受试者常描述这种锻炼后的肌肉为"僵硬"或"触痛"。

离心性运动后24～48h内出现高峰的酸痛取决于年龄、受试者的锻炼情况和使用的锻炼方案[10,11,32,33,41,56,57]。每2周剧烈锻炼时,在第一次锻炼后 48h 内酸痛达到高峰,随后的锻炼中在 24h 内出现酸痛高峰[42]。酸痛持续存在直到剧烈离心性运动后第 5 天[41,42]、第 7 天[32] 或者直到 2 周[47]。

一次剧烈的离心性运动后产生的组织学损伤可能需要长达 12 周来恢复[15]。

在突然的创伤后,急性肌筋膜触发点相关疼痛在受伤后即刻或数小时内出现。在反复超负荷或疲劳引起的慢性肌筋膜疼痛综合征中,疼痛常在数天、数周甚至数月内逐渐发展。无论何种发作后,肌筋膜疼痛常自发缓解并进入慢性期。

对治疗的反应

肌筋膜手法治疗和肌肉-能力技术这两种肌肉牵拉技术[41] 对于肌肉酸痛没有效果,但牵拉对肌筋膜疼痛治疗有效。

血液指标

在剧烈离心性运动后,肌肉损伤的一些指标在血液中出现高峰的时间比其他指标早。

血浆 IL-1(白介素 1)[16]、总硫代巴比妥酸反应性物质[37]、乳酸脱氢酶[25,37,57]、血清肌酸磷酸激酶[57]、天冬氨酸氨基转移酶[37] 和血清谷氨酸草氨酸转氨酶[25,27] 浓度在 24h 内达到高峰。然而,血浆肌酸激酶[11,18,33,42,43] 浓度和肌肉摄取放射性 ^{99m} 锝焦酸盐[45] 可能直到锻炼后 5 ~ 6 天才达到高峰。血液中乳酸在离心性锻炼后没有改变[51]。Jone 等[35] 推断疼痛可能出现于连接组织的应力而不是对收缩性结构的伤害。

在慢性肌筋膜疼痛综合征患者中,未发现相关血清酶增加,除非患者有并发症。尚无对急性发作的肌筋膜综合征进行酶的精细检测。因为与触发点激活相关的创伤效应常混淆结果。

疲劳

触发点和锻炼后肌肉酸痛引起的疲劳由不同机制引发。Pavo 等发现 40min 的剧烈离心性运动后,力量降低至基线的 50%[47]。然而,相应的向心性运动后肌肉力量仅降低至基线的 80%。Sargeant 和 Dolan 报道称最大自主收缩的减少持续到离心性运动后 96h[50]。一项每 2 周重复 1 次的锻炼研究中,发现在首次锻炼后需要 2 周来恢复力量[42],而在随后的锻炼中仅需要 1 周甚至更少的时间来恢复力量。疲劳主要不是由于疼痛引起的抑制,因为它主要在锻炼后即刻出现,这可以用直接电刺激证明。从疲劳中部分恢复出现在 24h 内,在最大酸痛时间点之前[42]。持续最大等长收缩的疲劳不是由于神经肌肉连接障碍[36]。锻炼后酸痛相关的疲劳是由于肌肉收缩组织的伤害,这由一些酶的改变来证明。

激活的和潜伏的触发点特征性地引起适度的肌肉疲劳,这不是因为有意的避免疼痛。疲劳随触发点持续存在。这种触发点引起的轻微的持续存在的肌肉虚弱主要由反射抑制引起。

尚未明确的可能因素
肿胀

临床上,肿胀出现在剧烈离心性运动后的酸痛的肌肉中[47]。在剧烈离心性运动后 24h 和 48h,在兔的股三头肌中发现水肿引起重量增加 11% 和 17%。但在第 6 天时没有发现重量增加。离心性运动后 48h 的人类的胫骨前肌组织学检查与对侧向心性运动人类的胫骨前足的组织学检查比较显示明显更高的水含量 [26]。对于锻炼后股三头肌的容量体积描述法研究显示锻炼后 24h、48h 和 72h 腓肠肌容量较未锻炼的对侧腿明显增加 [6]。对一侧胫骨前肌离心性锻炼及另一侧进行向心性锻炼后组织压力和组织学活检进行比较发现,肌肉纤维肿胀作为主要特征仅在离心性运动后出现 [26]。对前臂屈肌的对比研究 [56] 和肌肉内压力研究 [33] 发现对照手臂和锻炼后前臂没有显著差异。然而,前臂屈肌不易产生隔室综合征。

关于肌筋膜触发点周围区域是否具有水肿特征的问题还没有清楚地解决。

组织学差异

剧烈离心性运动后组织学改变显示肌肉暴露于特异的机械性超负荷导致的压力而不是代谢失调 [39]。这与离心性收缩锻炼较向心性收缩锻炼有更强的机械效应相一致 [13,35,46,48,50]。离心性运动和向心性运动的净机械效应是基于机械运动的反作用力测试板测量和呼气能力能量消耗分析法进行计算。向心性运动的机械效应平均为 19.4%,离心性运动的机械效应在一些情况下超过 100%,离心性运动倾向于更少的代谢性消耗。

尽力的离心性运动后人类肌肉组织学检查显示没有纤维组织异常或细胞水平的再生 [27,28]。在亚细胞水平、条纹模型的严重分裂可以在锻炼后 1h 及此后 2~3 天内被看到。在锻炼后即刻,大约一半的肌纤维 Z 带表现出明显增宽、流动(分散的增宽),有时完全断裂。最显著的是可以观察到受影响的 Z 带周围肌节过度收缩或紊乱并和 Z 带不关联。锻炼后 7 天,许多已经恢复。超收缩是以收缩节为特征 [27]。

在剧烈离心性运动前及随后 6 天对股外侧肌进行组织学活检以观察免疫细胞学改变。仅第 3 天的样本显示有明显改变。使用对结蛋白有特异性的抗体进行显微免疫荧光法研究发现纤维间蛋白有反应。作者认为大量的纵向结蛋白延伸和强烈的自发荧光颗粒表示结蛋白复合物增加及细胞支架系统的重组以重建扭曲的肌纤维单位 [23]。

Friden 和同事 [27,28],McCully[38] 和 Armsrong[3] 断定迟发性肌肉酸痛的主要损伤是机械性超负荷而非代谢紊乱导致的肌纤维结构的破坏。

剧烈离心性自行车运动后的组织活检研究表明,肌纤维断裂和水肿在锻炼后即刻出现 [46]。在这次研究中,10 天后出现肌纤维坏死、炎性细胞浸润,但没有肌纤维再生的证据。此时,肌糖原在 1 型和 2 型肌纤维中仍是耗竭的。这些改变不能简单地归结于肌肉活动引起的代谢需求的增加。

关于急性肌筋膜触发点的组织学活检研究还是未知的。然而,相对关注对纤维肌痛的定义,1977 年前关于纤维组织炎的大部分报道更多地关注于对慢性肌筋膜触发点综合征的描述 [54]。这个专业术语已经在本书第二十八章纤维肌痛中阐述过。对于纤维组织炎的许多研究已报道了收缩节并描述了收缩节连接于 Z 带出肌动蛋白的裂解。

肌筋膜触发点的急性激活是强烈地但非专有地与剧烈长度收缩引起的超负荷相关。重叠的反射收缩可能在导致活动性触发点的额外超负荷中起作用。在这些急性情况下,肌筋膜触发点导致的超负荷是一种瞬时压力,相当于持续离心性运动所产生的累积性压力效应。

肌筋膜触发点可能源于一次肌肉酸痛中描述的局限的严重的机械性断裂,但也建立了一个通过中枢神经系统的自我维持的反射弧[53]。

磁共振发现

运动后肌肉酸痛的运动员磁共振影像显示在剧烈运动后即刻在腓肠肌和比目鱼肌各肌头部包绕高亮的共振离子物质[18]。然而,24 ~ 72h 后,当疼痛和横纹肌溶解产生时,只有在腓肠肌内侧头处的信号强度明显减弱。在锻炼后运动员中,影像异常倾向于定位在肌肉和肌腱连接区域内靠近肌肉附着处。磁共振影像异常在包括疼痛和组织化学改变等受伤迹象出现之前发生,并可持续到其他改变消失后 2 周。

在离心性运动之前和运动之后即可利用磁共振光谱学获得的光谱显示正常静息的磷酸化代谢产物水平和正常细胞内 pH 值。然而 24h 后,当肌肉酸痛明显时,无机磷酸盐水平平均增加 42%。包括磷酸肌酸、三磷腺苷在内的其他代谢产物没有明显改变。这个结果可能归结于有氧代谢的缺乏、与之前所述超微结构损害有关的组织坏死或肌浆损伤导致无机盐内流[1]。

我们还未进行关于肌筋膜触发点的磁共振影像或光谱学研究。

关于剧烈的离心性运动后肌肉酸痛的观察结果无法应用一小部分用于使肌筋膜触发点消失或修复肌肉的缓慢离心性收缩的治疗效果[60]。

(曹强 译 黄萍 校译

王祥瑞 杭燕南 校)

参考文献

1. Aldridge R, Cady EB, Jones DA, *et al.* Muscle pain after exercise is linked with an inorganic phosphate increase as shown by 31 P NMR. *Biosci Rep* 6:663-667, 1986.
2. Armstrong RB. Mechanisms of exercise-induced delayed onset muscular soreness: a brief review. *Med Sci Sports Exerc* 76:529-538, 1984.
3. Armstrong RB. Muscle damage and endurance events. Sports Med 3:370-381, 1986.
4. Awad EA. Interstitial myofibroses: hypothesis of the mechanism. *Arch Phys Med* 54:440—453, 1973.
5. Bennett RM, Goldenberg DL (editors). The fibro-myalgia syndrome. *Rheum Dis Clin North Am* 15:1-191, 1989.
6. Bobbert MF, Hollander AP, Huijing PA. Factors in delayed onset muscular soreness of man. *Med Sci Sports Exerc* 18:75-81, 1986.
7. Brendstrup P. Late edema after muscular exercise. *Arch Phys Med Rehabil* 43:401-405, 1962.
8. Brendstrup P, Jespersen K, Asboe-Hansen G. Morphological and chemical connective tissue changes in fibrositic muscles. *Ann Rheum Dis* 16:438-40, 1957.
9. Byrnes WC, Clarkson PM. Delayed onset muscle soreness and training. *Clin Sports Med* 5:605-614, 1986.
10. Clarkson PM, Byrnes WC, McCormick KM, *et al.* Muscle soreness and serum creatine kinase activity following isometric, eccentric, and concentric exercise. *Int J Sports Med* 7:152-155, 1986.
11. Clarkson PM, Dedrick ME. Exercise-induced muscle damage, repair, and adaptation in old and young subjects. *J Gerontol* 43: M91-M96, 1988.
12. Clarkson PM, Tremblay I. Exercise-induced muscle damage, repair, and adaptation in humans. *J Appl Physiol* 65:1-6, 1988.
13. Dick RW, Cavanagh PR. An explanation of the upward drift in oxygen uptake during prolonged sub-maximal downhill running. *Med Sci Sports Exerc* 79:310-317, 1987.
14. Donnelly AE, McCormick K, Maughan RJ, *et al.* Effects of a non-steroidal anti-inflammatory drug on delayed onset muscle soreness and indices of damage. *Br J Sports Med* 22:35-38,1988.
15. Evans WJ. Exercise-induced skeletal muscle damage.

Phys Sportsmed 75:89-100, 1987.

16. Evans WJ, Meredith CN, Cannon JG, *et al.* Metabolic changes following eccentric exercise in trained and untrained men. *J Appl Physiol* 61:1864-1868, 1986.

17. Fassbender HG. *Pathology of Rheumatic Diseases.* Springer-Verlag, New York, 1975 (Chapter 13, pp. 303-314).

18. Fleckenstein JL, Weatherall PT, Parkey RW, *et al.* Sports-related muscle injuries: evaluation with MR imaging. *Radiology* 772:793-798, 1989.

19. Francis KT. Delayed muscle soreness: a review. *J Orthop Sport Phys Ther* 5:10-13, 1983.

20. Francis KT, Hoobler T. Failure of vitamin E and delayed muscle soreness. *Ala Med* 55:15-18, 1986.

21. Francis KT, Hoobler T. Effects of aspirin on delayed muscle soreness. *J Sports Med Phys Fitness* 27:333-337, 1987.

22. Fricton JR, Auvinen MD, Dykstra D, *et al.* Myofascial pain syndrome: electromyographic changes associated with local twitch response. *Arch Phys Med Rehabil* 66:314-317, 1985.

23. Friden J, Kjorell U, Thornell L-E. Delayed muscle soreness and cytoskeletal alterations: an immunocytological study in man. *Int J Sports Med* 5:15-18, 1984.

24. Friden J, Seger J, Sjostrom M, *et al.* Adaptive response in human skeletal muscle subjected to prolonged eccentric training. *Int J Sports Med* 4:177-183, 1983.

25. Friden J, Sfakianos PN, Hargens AR. Blood indices of muscle injury associated with eccentric muscle contractions. *J Orthop Res* 7:142-145, 1989.

26. Friden J, Sfakianos PN, Hargens AR, *et al.* Residual muscular swelling after repetitive eccentric contractions. *J Orthop Res* 6:493-498, 1988.

27. Friden J, Sjostrom M, Ekblom B. A morphological study of delayed muscle soreness. *Experientia* 37:506-507, 1981.

28. Friden J, Sjostrom M, Ekblom B. Myofibrillar damage following intense eccentric exercise in man. *Int J Sports Med* 4:170-176, 1983.

29. Glogowski G, Wallraff J. Ein beitrag zur Klinik und Histologie der Muskelharten (Myogelosen). *Z Orthop* 80:237-268, 1951.

30. High DM, Howley ET, Franks BD. The effects of static stretching and warm-up on prevention of delayed-onset muscle soreness. *Res Quart Exercise Sport* 60:357-361, 1989.

31. Hough T. Ergographic studies in muscle soreness. *Am J Physiol* 7:76-92, 1902.

32. Jones DA, Newham DJ, Clarkson PM. Skeletal muscle stiffness and pain following eccentric exercise of the elbow flexors. *Pain* 30:233-242, 1987.

33. Jones DA, Newham DJ, Obletter G, *et al.* Nature of exercise-induced muscle pain. In *Advances in Pain Research and Therapy.* Vol. 10, edited by M. Tiengo *et al.* Raven Press, Ltd., New York, 1987 (pp. 207-218).

34. Jones DA, Newham DJ, Torgan C. Mechanical influences on long-lasting human muscle fatigue and delayed-onset pain. *J Physiol* 472:415-427, 1989.

35. Komi PV, Kaneko M, Aura O. EMG activity of the leg extensor muscles with special reference to mechanical efficiency in concentric and eccentric

exercise. *Int J Sports Med (8 Suppl)* 1:22-29, (Mar) 1987.

36. Kukulka CG, Russell AG, Moore MA. Electrical and mechanical changes in human soleus muscle during sustained maximum isometric contractions. *Brain Res* 362:47-54, 1986.

37. Maughan RJ, Donnelly AE, Gleeson M, *et al.* Delayed-onset muscle damage and lipid peroxidation in man after a downhill run. *Muscle Nerve* 72:332-336, 1989.

38. McCully KK. Exercise-induced injury to skeletal muscle. *Fed Proc* 45:2933-2936, 1986.

39. McCully KK, Faulkner JA. Injury to skeletal muscle fibers of mice following lengthening contractions. *J Appl Physiol* 59:119-126, 1985.

40. Miehlke K, Schulze G, Eger W. Klinische und experimentelle Untersuchungen zum Fibrositis syndrom. *Z Rheumaforsch* 79:310-330, 1960.

41. Molea D, Murcek B, Blanken C, *et al.* Evaluation of two manipulative techniques in the treatment of postexercise muscle soreness. *J Am Osteopath Assoc* 87:477-483, 1987.

42. Newham DJ, Jones DA, Clarkson PM. Repeated high-force eccentric exercise: effects on muscle pain and damage. *J Appl Physiol* 63:1381-1386, 1987.

43. Newham DJ, Jones DA, Edwards RHT. Plasma creatine kinase changes after eccentric and concentric contractions. *Muscle Nerve* 9:59-63, 1986.

44. Newham DJ, Jones DA, Ghosh G, *et al.* Muscle fatigue and pain after eccentric contractions at long and short length. *Clin Sci* 74:553-557, 1988.

45. Newham DJ, Jones DA, Tolfree SE, *et al.* Skeletal muscle damage: a study of isotope uptake, enzyme efflux and pain after stepping. *Eur J Appl Physiol* 55:106-112, 1986.

46. O'Reilly KP, Warhol MJ, Fielding RA, *et al.* Eccentric exercise-induced muscle damage impairs muscle glycogen repletion. *J Appl Physiol* 63:252-256, 1987.

47. Paavo V, Komi PV, Rusko H. Quantitative evaluation of mechanical and electrical changes during fatigue loading of eccentric and concentric work. *Scand J Rehabil Med (Suppl.)* 3:121-126, 1974.

48. Romano C, Schieppati M. Reflex excitability of human soleus motoneurones during voluntary shortening or lengthening contractions. *J Physiol* 90:271-281, 1987.

49. Salminen A, Kihlstrom M. Protective effect of indomethacin against exercise-induced injuries in mouse skeletal muscle fibers. *Int J Sports Med* 8:46-49, 1987.

50. Sargeant AJ, Dolan P. Human muscle function following prolonged eccentric exercise. *Eur J Appl Physiol* 56:704-711, 1987.

51. Schwane JA, Watrous BG, Johnson SR, *et al.* Is lactic acid related to delayed-onset muscle soreness? *Phys Sportsmed* 77:124-131, 1983.

52. Schwane JA, Williams JS, Sloan JH. Effects of training on delayed muscle soreness and serum creatine kinase activity after running. *Med Sci Sports Exerc* 19:584-590, 1987.

53. Simons DG. Myofascial pain syndrome due to trigger points, Chapter 45. In Rehabilitation Medicine, edited by Joseph Goodgold. C.V. Mosby Co., St. Louis, 1988 (pp. 686-723).

54. Simons DG. Muscle pain syndromes, Chap. 1. In *Myofascial Pain and Fibromyalgia*, edited by J.R. Fricton

and E.A. Awad. Raven Press, New York, 1990 (pp. 1-41).

55. Simons DG, Stolov WC. Microscopic features and transient contraction of palpable bands in canine muscle. *Am J Phys Med* 55:65-88, 1976.

56. Talag TS. Residual muscular soreness as influenced by concentric, eccentric, and static contractions. *Res Quart* 44:458-469, 1973.

57. Tiidus PM, Ianuzzo CD. Effects of intensity and duration of muscular exercise on delayed soreness and serum enzyme activities. *Med Sci Sports Exerc* 15:461-465, 1983.

58. Travell JG, Simons DG. *Myofascial Pain and Dysfunction: The Trigger Point Manual.* Williams & Wilkins, Baltimore, 1983.

59. *Ibid.* (pp. 91).

60. *Ibid.* (pp. 680-681, Fig. 49.11).